AF827120

GRUNDRISS DER MEDIZIN DER ALTEN ÄGYPTER V

HERMANN GRAPOW

DIE MEDIZINISCHEN TEXTE IN HIEROGLYPHISCHER UMSCHREIBUNG AUTOGRAPHIERT

AKADEMIE-VERLAG · BERLIN
1958

Copyright 1958 by Akademie-Verlag GmbH, Berlin
Alle Rechte vorbehalten

Erschienen im Akademie-Verlag GmbH, Berlin W 8, Mohrenstraße 39
Lizenz-Nr. 202·100/809/58
Gesamtherstellung: VEB Druckerei „Thomas Müntzer“ Bad Langensalza
Bestell- und Verlagsnummer: 3014/V
Printed in Germany
ES 7 L

Vorwort

Es war von vornherein meine Absicht, in diesem Grundriß auch die ägyptischen Texte mitzuteilen, die dafür schon seit Jahren vorbereitet waren, insbesondere die Zusammenstellungen der Paralleltexte. Aber es war bei der Herstellung der Übersetzungen und der Erläuterungen zu ihnen zunächst nicht abzusehen, wann diese Absicht erreicht werden könnte. Daher sind die Noten zur Übersetzung so gehalten, als ob der Benutzer unserer Arbeit nur auf die Ausgaben angewiesen sei: in den Noten ist alles angegeben, was über die Lesungen, Abweichungen von den bisherigen Umschreibungen, Verbesserungen in den Handschriften und derlei mehr zu sagen war. Die Aufnahme solcher textkritischer Anmerkungen in den Noten zur Übersetzung ist dem vorliegenden Band mit den ägyptischen Texten insofern zu gute gekommen, als in ihm bis auf ganz wenige Fälle darauf verzichtet werden konnte, sie zu wiederholen. Die ägyptischen Texte, deren Reihenfolge dieselbe ist wie in dem Band IV 1 mit den Übersetzungen, sollen diese begleiten. Das ist zunächst ihr Zweck. Sie können und sollen die Ausgaben der Papyri nicht ersetzen, die neben ihnen immer ihren Wert behalten, da man nur aus ihnen eine Vorstellung vom Aussehen der Quellen und von deren Eigenheiten, von der Größe der Lücken und so fort gewinnen kann. Für das Studium der Einzeltexte aber sind sie nicht geeignet, zumal für einige hundert derselben die Parallelen erst aus den verschiedenen Ausgaben zusammengesucht werden müssen, so daß deren Abweichungen und Übereinstimmungen nur durch das Nebeneinanderlegen der Ausgaben betrachtet werden können, da es ja eine Zusammenstellung der Paralleltexte bisher nicht gibt.

Die vorliegende Neuausgabe enthält alle in Band IV 1 übersetzten Texte: es sind über 1700 Einzeltexte aus mehr als zwanzig Quellen in einem guten Dutzend von Ausgaben. Die Texte schließen sich auch in ihrer Gliederung in Abschnitte genau den Übersetzungen an. Aber in den nicht ganz wenigen Fällen, in denen in der Übersetzung zwei oder mehr Parallelen zu einer Einheit zusammengefaßt sind mit Angabe der Unterschiede nur in den Noten, erscheinen hier die Paralleltexte im vollen Wortlaut, möglichst genau und übersichtlich untereinander gestellt. Ich hoffe, daß die Texte sich einigermaßen leicht lesen lassen, trotz der unvermeidlichen Gedrängtheit. Aber ein Absetzen der Drogennamen und der Quantenbezeichnungen durch Spatien hätte sehr viele Seiten mehr beansprucht, und eine Wiedergabe der Texte wie in den „Urkunden", also satzweise, würde den Umfang des Bandes vervielfacht haben. — Von den Zaubersprüchen sind nur diejenigen Stücke gegeben, die von uns übersetzt wurden, was bedeutet, daß oft erhebliche Teile derselben in der Autographie fortgelassen sind.

Ich wünschte, in anspruchsloser Form ein Lesebuch der ägyptischen medizinischen Texte zu machen, das über seinen nächsten Zweck hinaus sich auch für das Studium der Orthographie, der Grammatik, des Stils der Medizinsprache nützlich erweisen könnte. Daß die Autographie äußerlich, auch in der Form mancher Hieroglyphen, zu wünschen läßt, weiß ich selbst. Aber ich konnte nicht besser schreiben. Im übrigen habe ich mir einige Abweichungen erlaubt, für die ich Verständnis erbitte. So habe ich den hoffnungslosen Versuch aufgegeben, zwischen dem sogenannten großen und dem kleinen *w* zu scheiden, und habe überall den Vogel geschrieben und die Schlinge vermieden. Der Unterschied ist für das Sprachliche unwesentlich, und ist es umsomehr, als wir beim *w* zwar zu scheiden versuchen, beim großen und kleinen *m* es aber unterlassen, weil es keine hieroglyphische Form für das kleine *m* gibt. Des Weiteren habe ich das Götterdeterminativ nicht mit dem Falken auf der Stange wiedergegeben, sondern mit dem bärtigen Gottesmann, was den Inschriften entspricht. Und ich wollte doch auch gar nicht das Hieratische genau abbilden, sondern es in Hieroglyphen umsetzen. Bei dem Determinativ des Topfes bin ich in der Wiedergabe des Zeichens nicht immer konsequent gewesen, den Kreis bei *sp* „Mal" habe ich ohne die Körner darin und das Kornmaß auch als *ỉt* „Gerste" ohne die kleinen Körner darauf gelassen, das Schreibzeug habe ich (vom Hieratischen aus gesehen) falsch herum geschrieben (mit den Binsen nach links statt nach rechts): solche kleinen Sünden möge man verzeihen und lieber auf das Ganze sehen, das ich im Übrigen so sorgsam gemacht habe, wie ich es vermochte.

Derselbe Nachweis der Einzeltexte, der schon in Band IV 2 mit den Erläuterungen enthalten ist, liegt auch diesem Band V bei als loses Heft, damit der Benutzer unabhängig von Band IV einen bestimmten Text leicht auffinden kann.

Hermann Grapow

Inhaltsverzeichnis

I. Das Gefäßsystem

A. Herz und Gefäße

1. Aussagen über Anatomie und Physiologie des Herzens und des Gefäßsystems

Eb 854 (99,1)

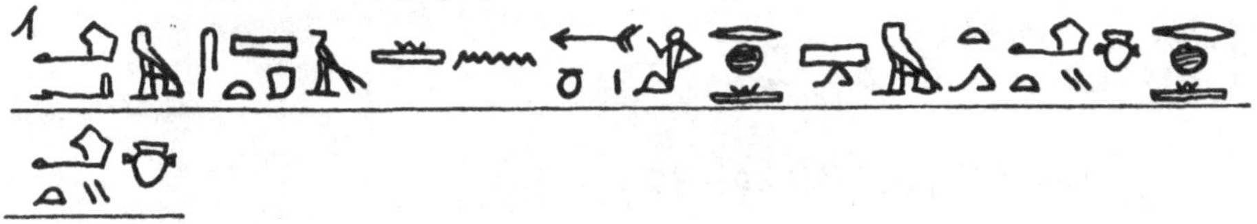

Eb 854a (99,2–5)[a]

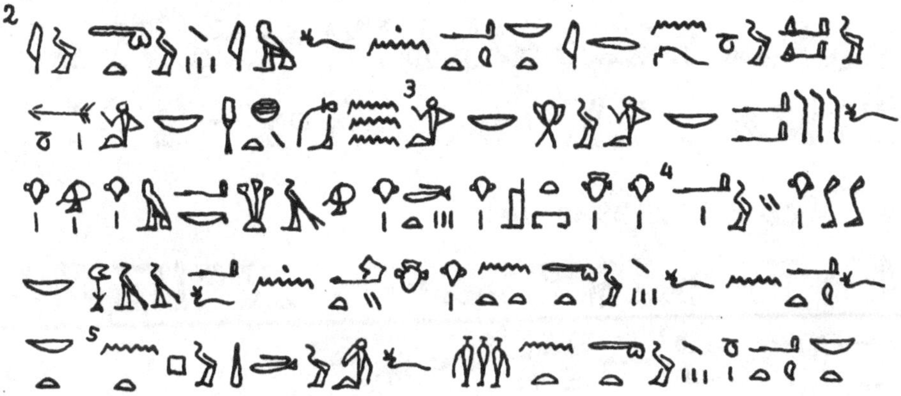

Eb 854b (99,5–6)

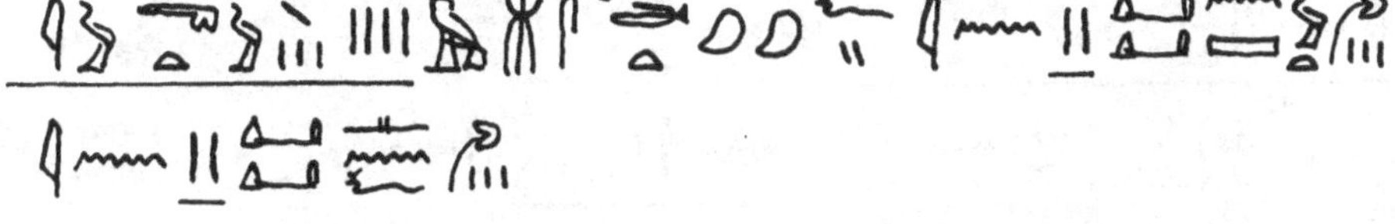

a die Parallele in Smith 1,6–8 siehe bei der Gruppe V A (Seite 300).

Eb 854 c (99, 6–10)

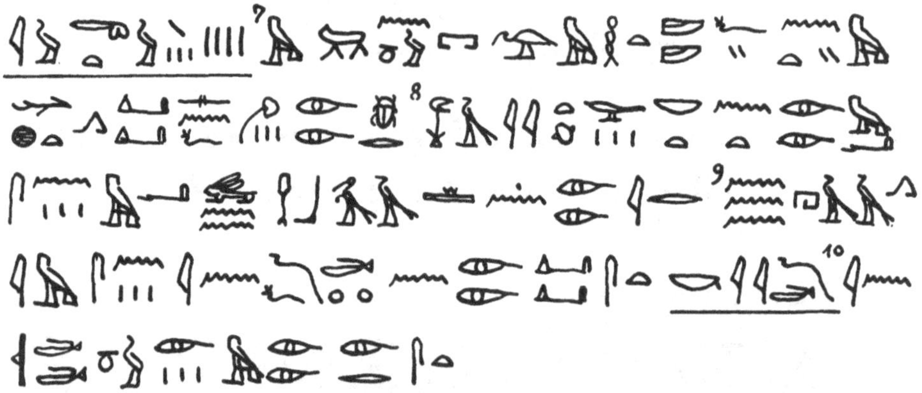

Eb 854 d (99, 10–12)

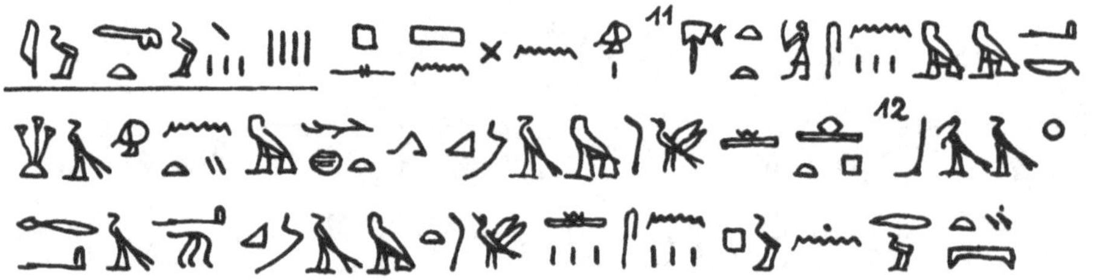

Eb 855 a (99, 12–14)

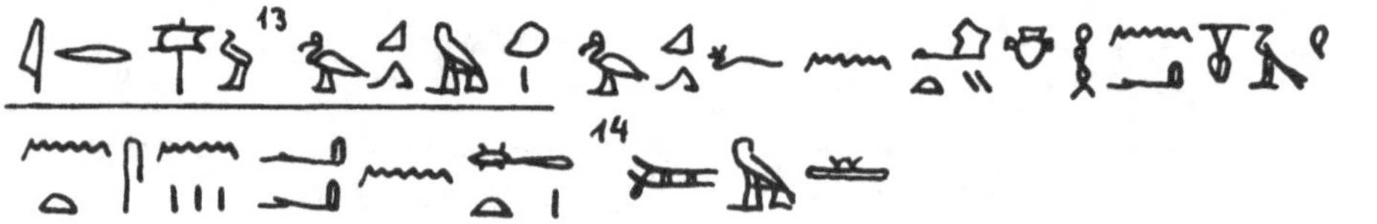

Eb 854 e (99, 14–17)

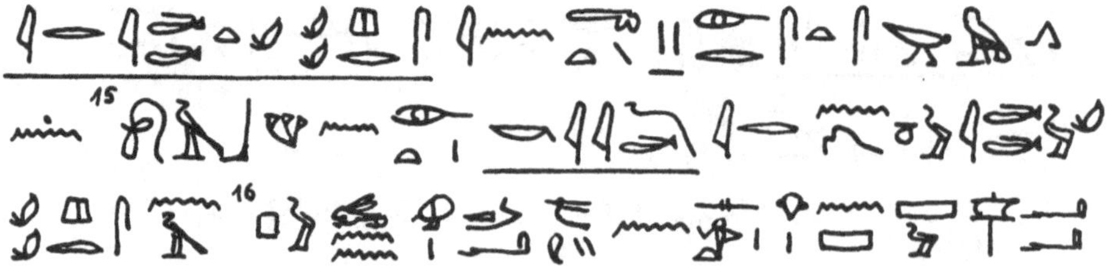

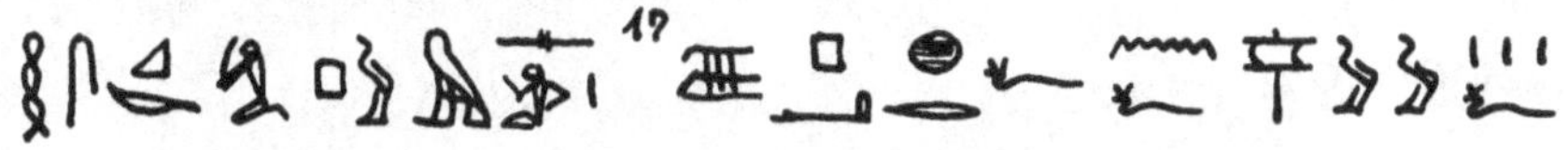

Eb 854 zu c (99, 19–21)

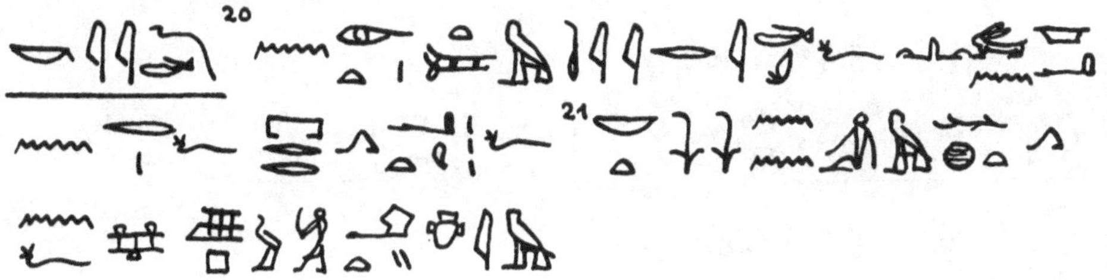

Eb 854 f (100, 2–5)

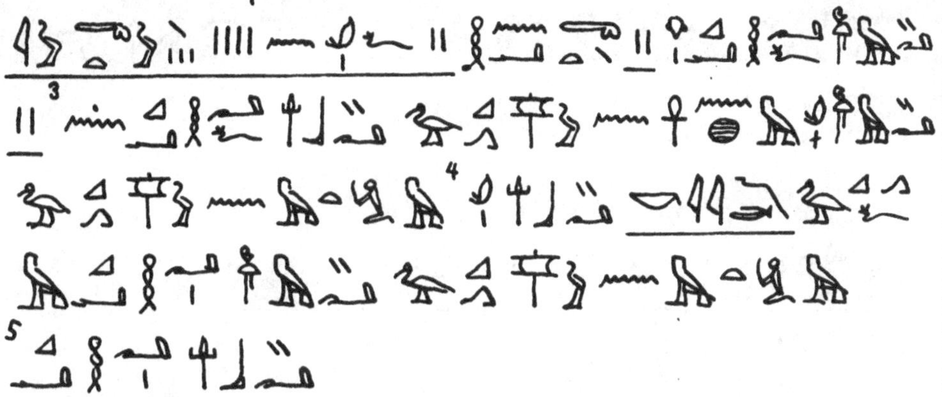

Eb 854 g (100, 5–6)

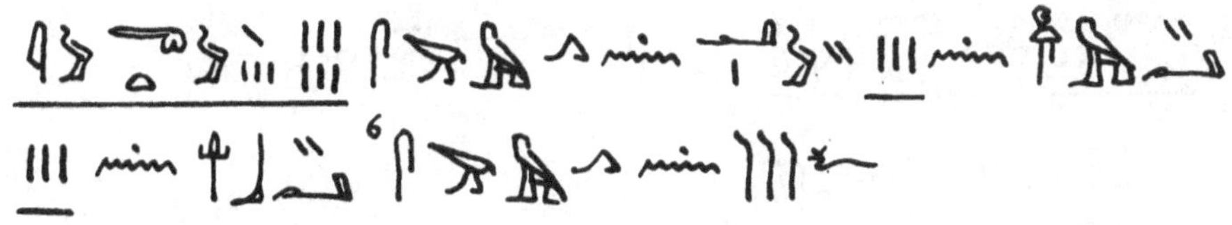

Eb 854 h (100, 6–7)

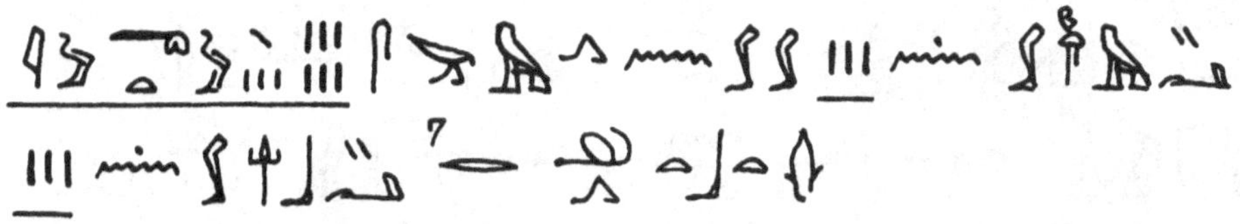

Eb 854 i (100,7)

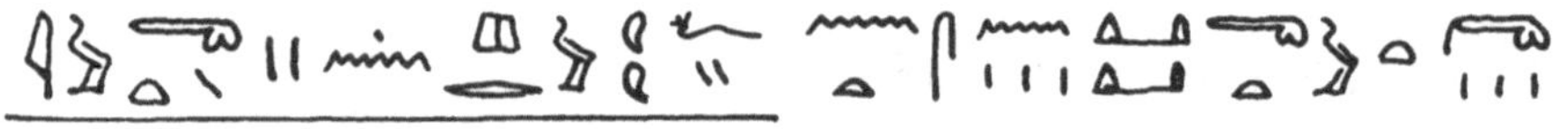

Eb 854 k (100,7–8)

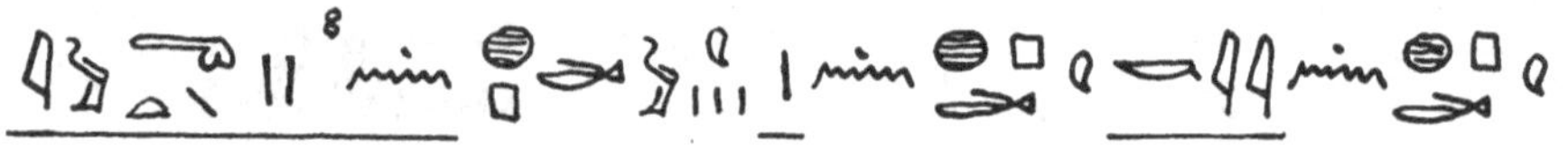

Eb 854 l (100,8–10)

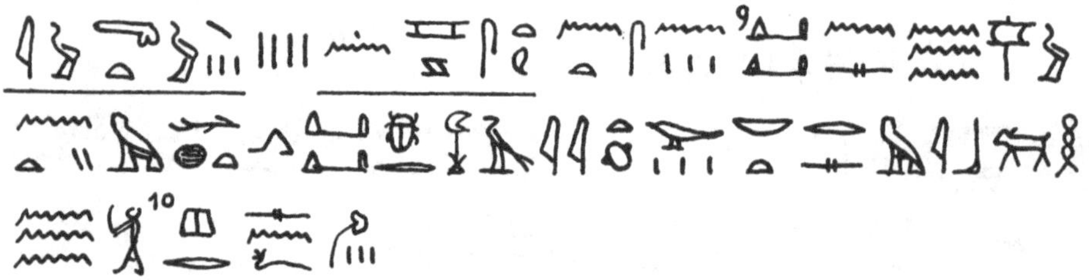

Eb 854 m (100,10)

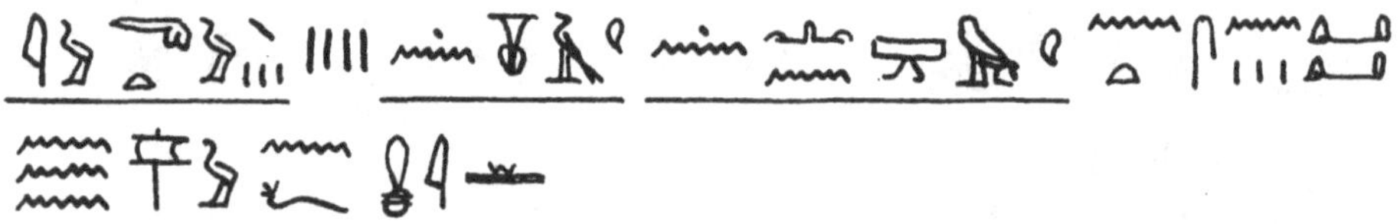

Eb 854 n (100,11)

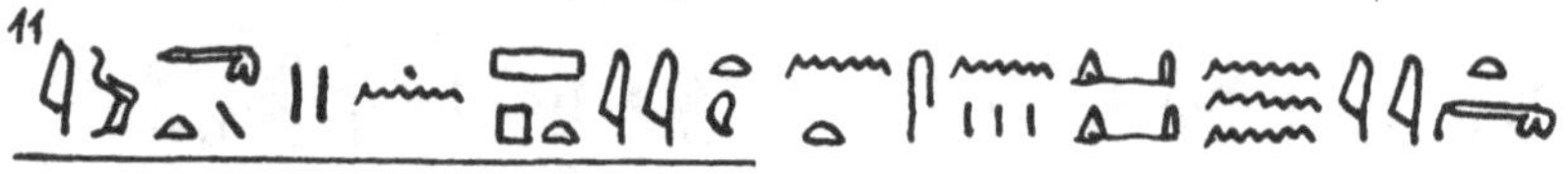

Eb 854 o (100,11–14)

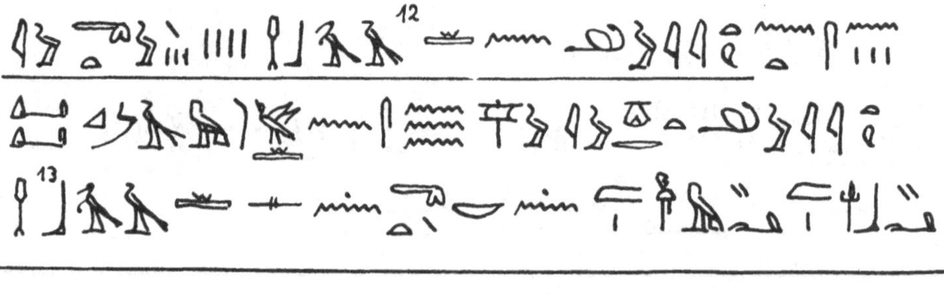

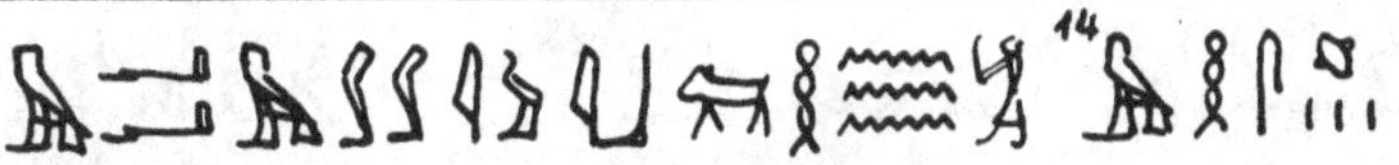

I A 2 Glossen zu Ausdrücken über krankhafte Zustände des Herzens

Eb 855 w (102, 9-11)

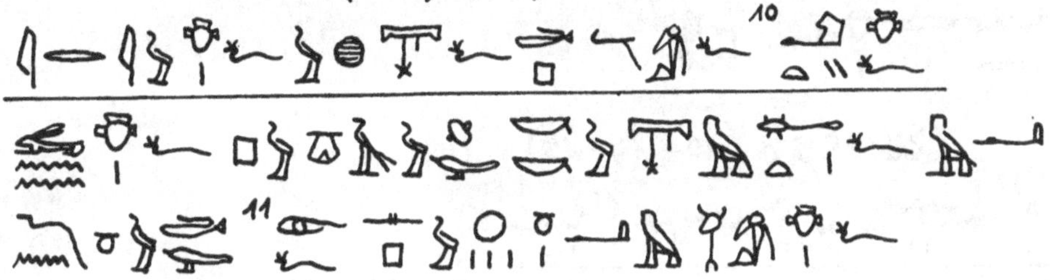

Eb 855 t (102, 2-4)

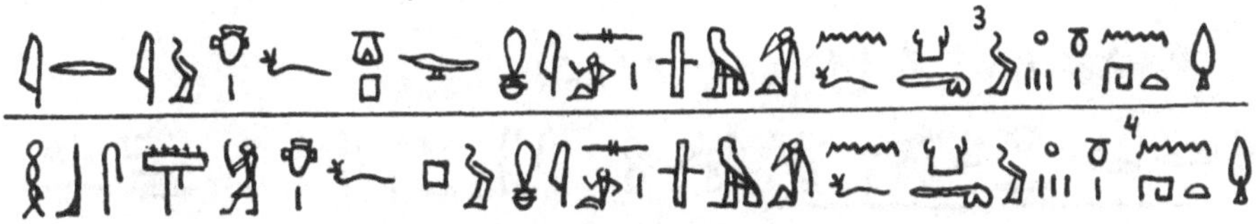

Eb 855 x (102, 11-14)

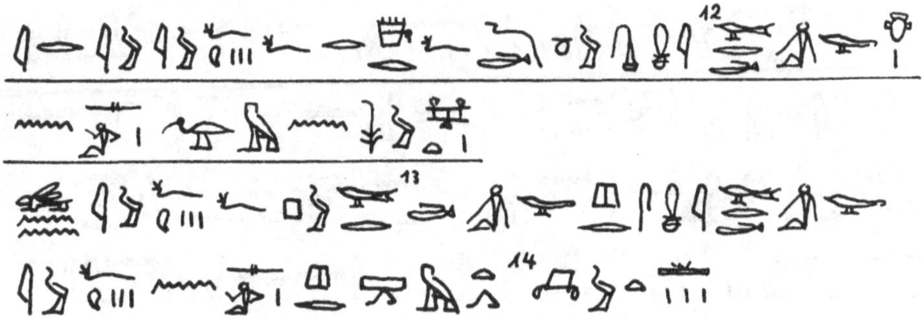

Eb 855 s (101, 20-102, 2)

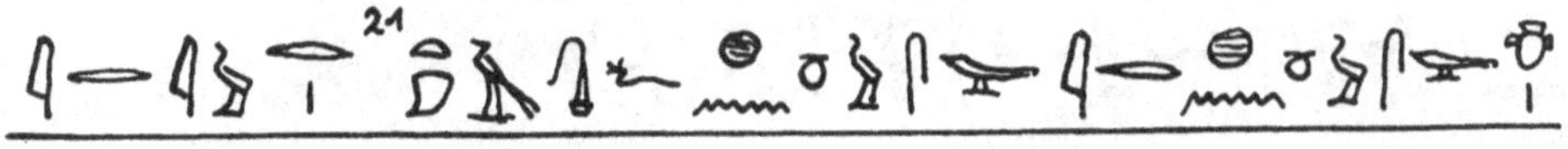

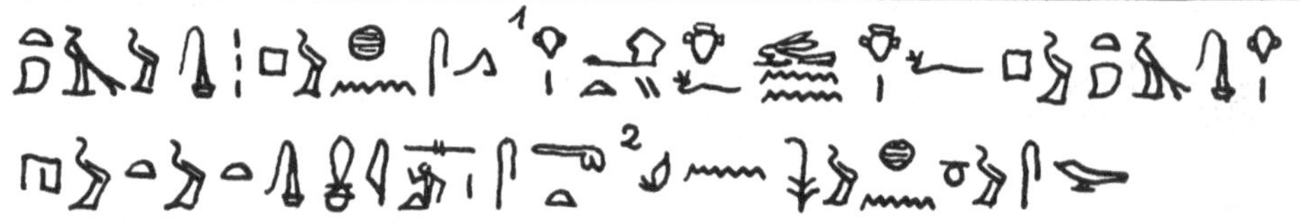

Eb 855 r (101, 20)

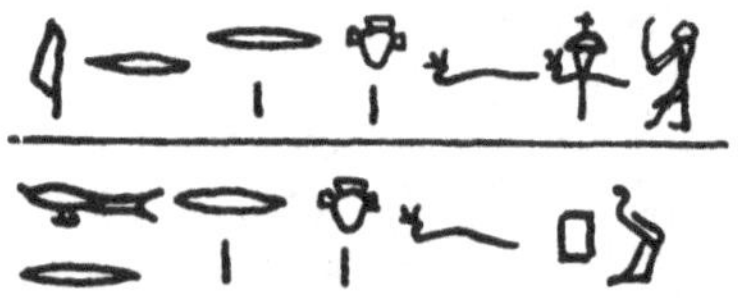

Eb 855 o (101, 14-15)

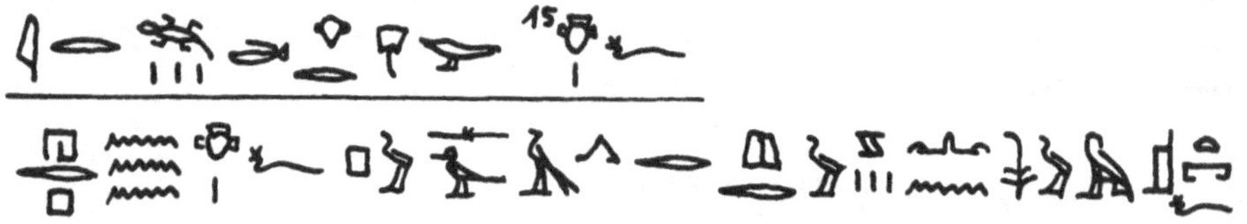

Eb 855 h (100,18-101,2)

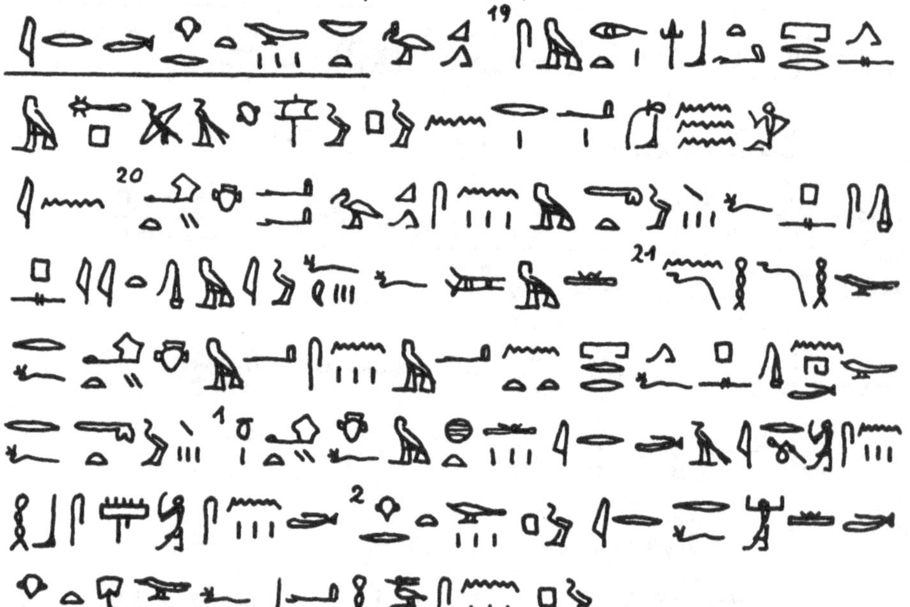

Eb 855 i (101, 2-5)

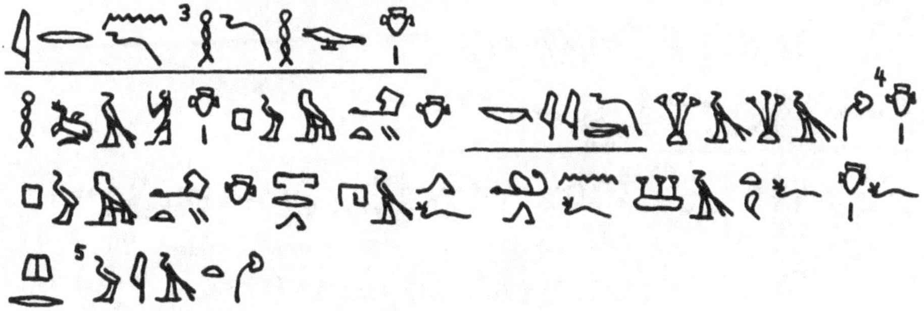

Eb 855 k (101, 5-8)

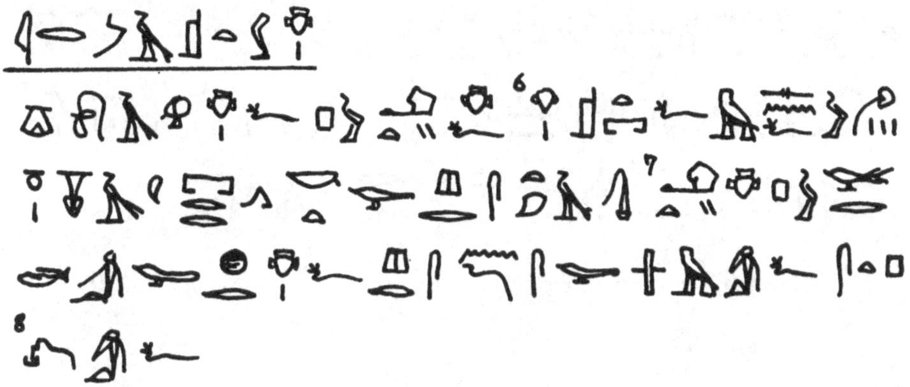

Eb 855 l bis (101, 8-10)

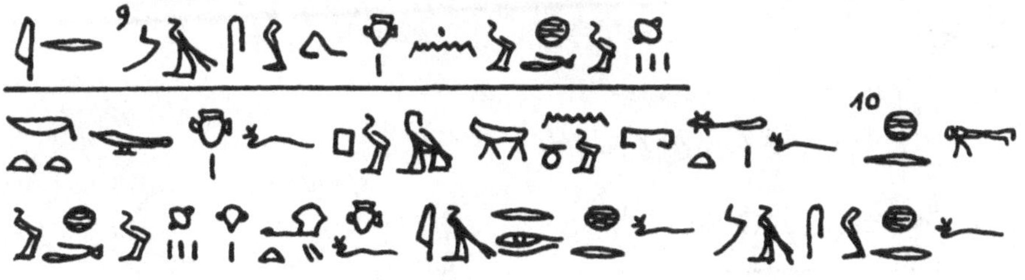

Eb 855 m (101, 11)

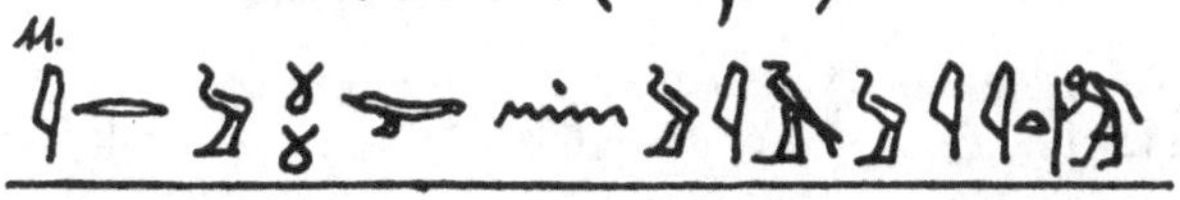

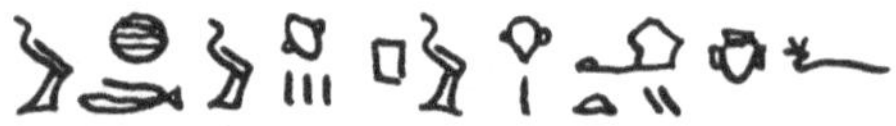

Eb 855 b (99,17-18)

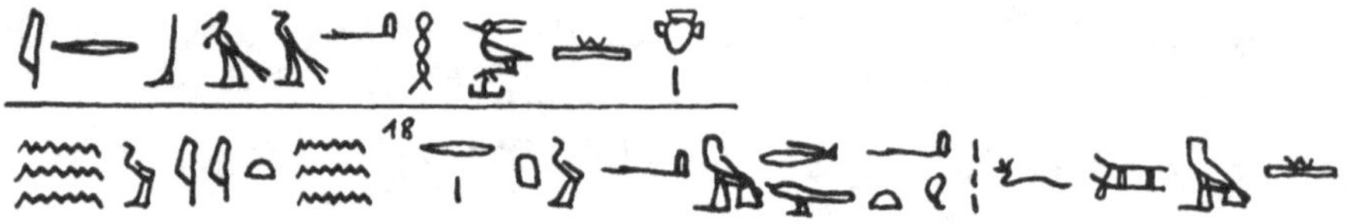

Eb 855 e (100,14-16)

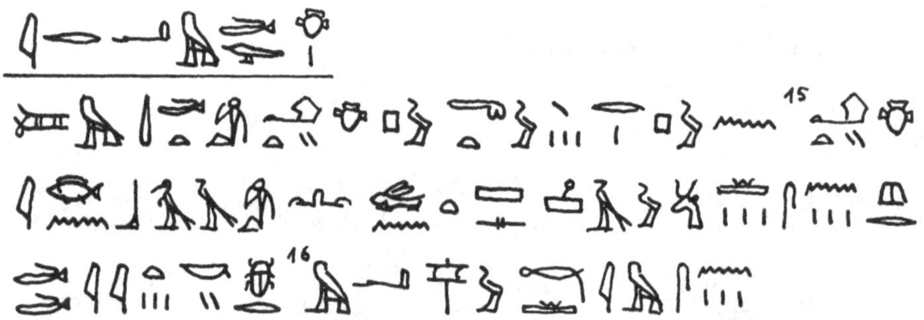

Eb 855 c (99,18-19)

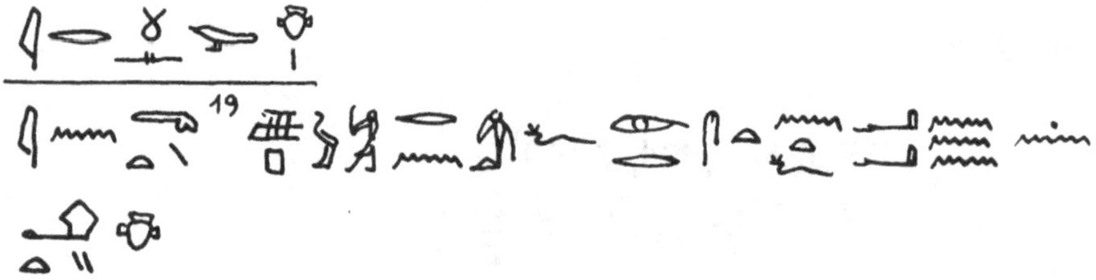

Eb 855 f (100,16-17)

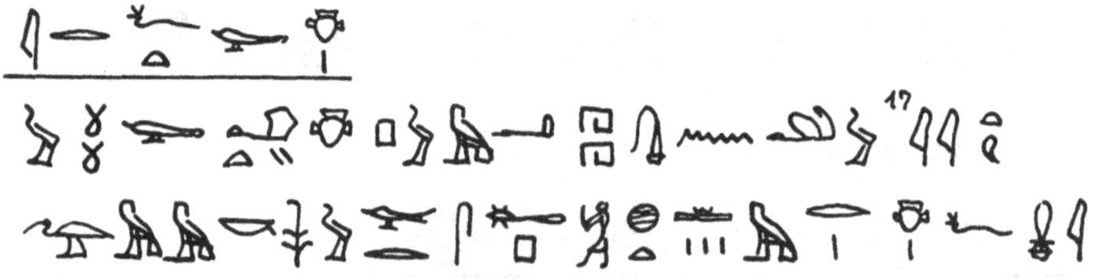

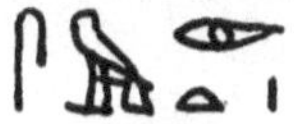

Eb 855 g (100,17-18)

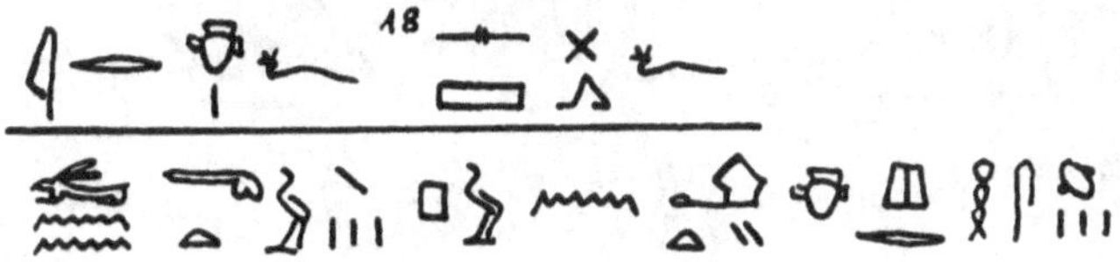

Eb 855 l (101,8)

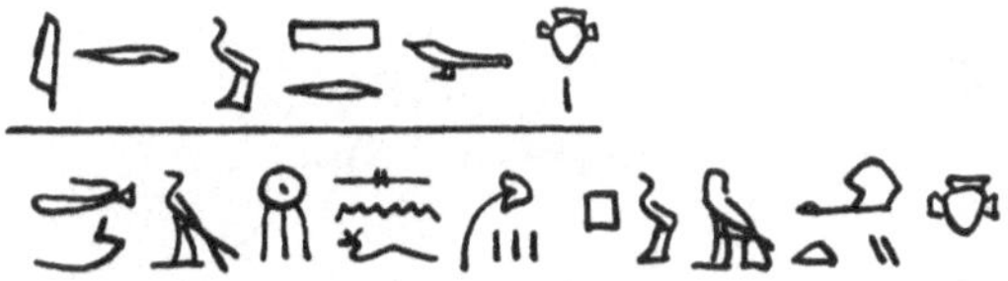

Eb 855 u (102,4-5)

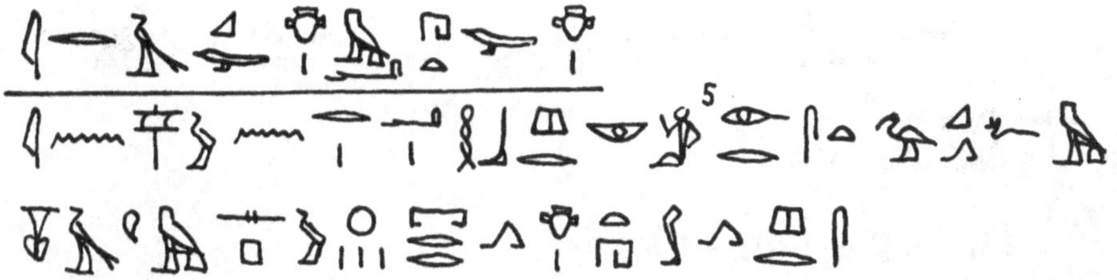

Eb 855 z (102,15-16)

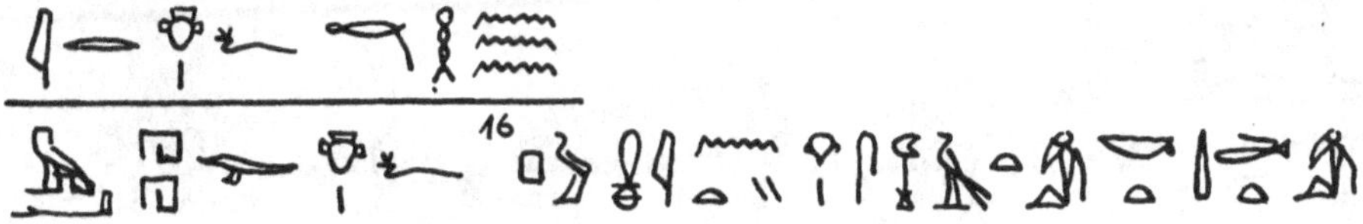

Eb 855 y (102,14-15)

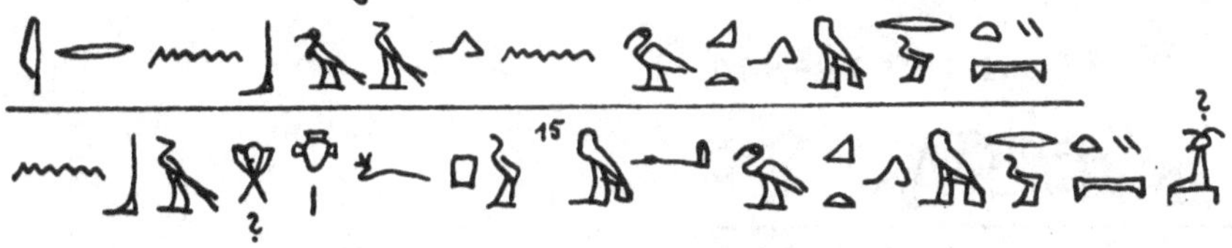

Eb 855m (101,11-14)

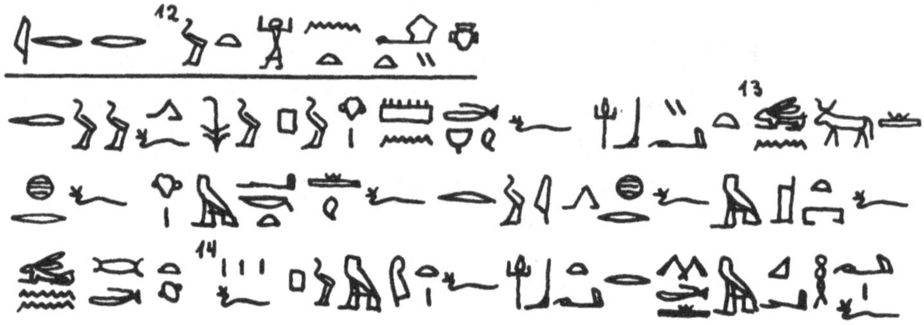

Eb 855p (101,15-18)

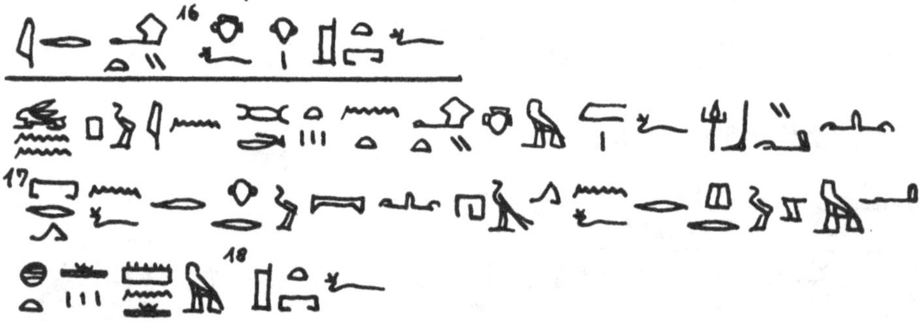

Eb 855q (101,18-20)

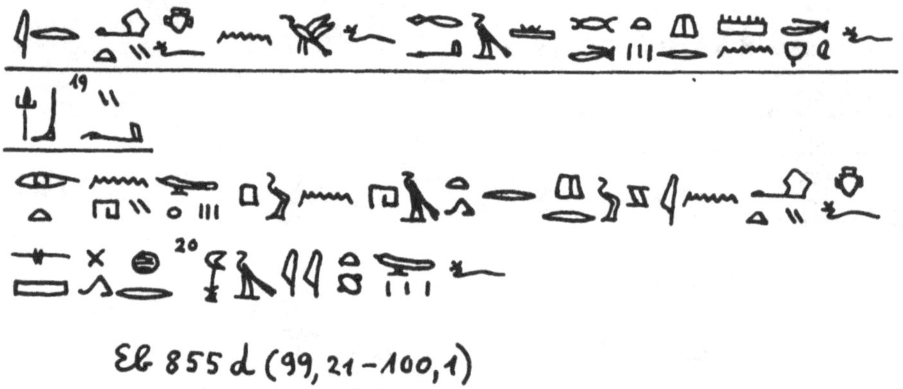

Eb 855d (99,21-100,1)

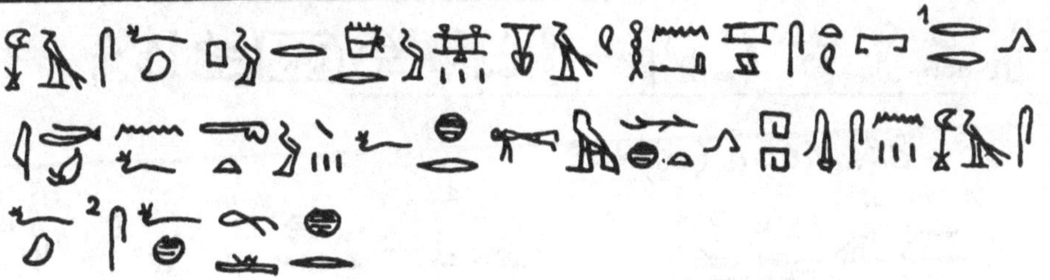

Eb 855 w (102,6-9)

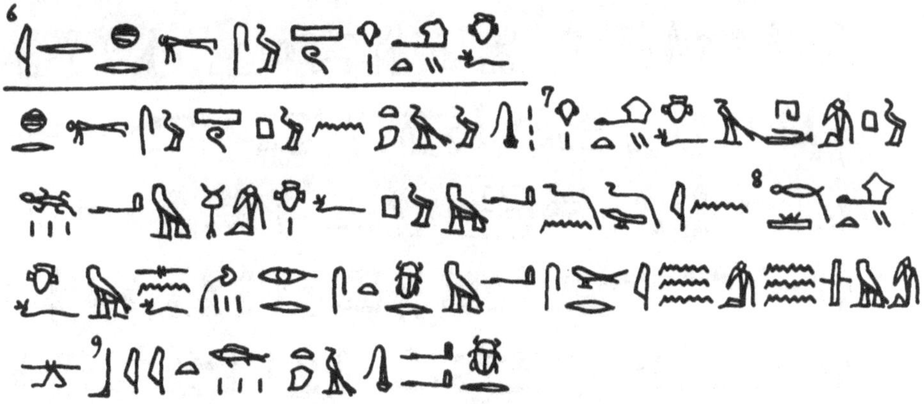

I B. Die Gefäße als Verbreiter der Schmerzstoffe (wḫdw) und Rezepte für die Behandlung der Schmerzstoffe (wḫdw).

1. Die Gefäße als Verbreiter der Schmerzstoffe (wḫdw) mit beigefügten Rezepten (Eb 856 = Bln 163)

Eb 856 a (103, 1-2)

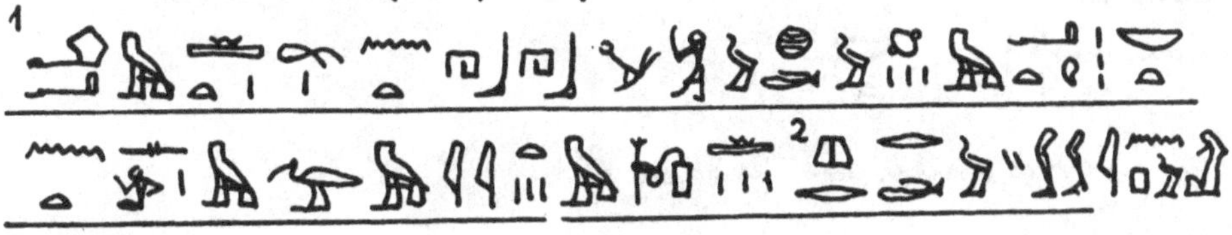

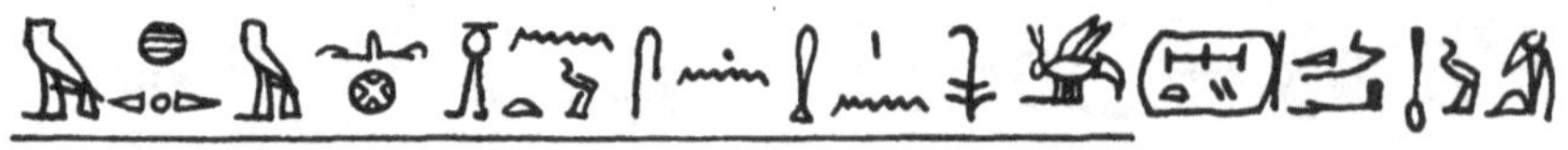

Bln 163 a (15, 1-5)

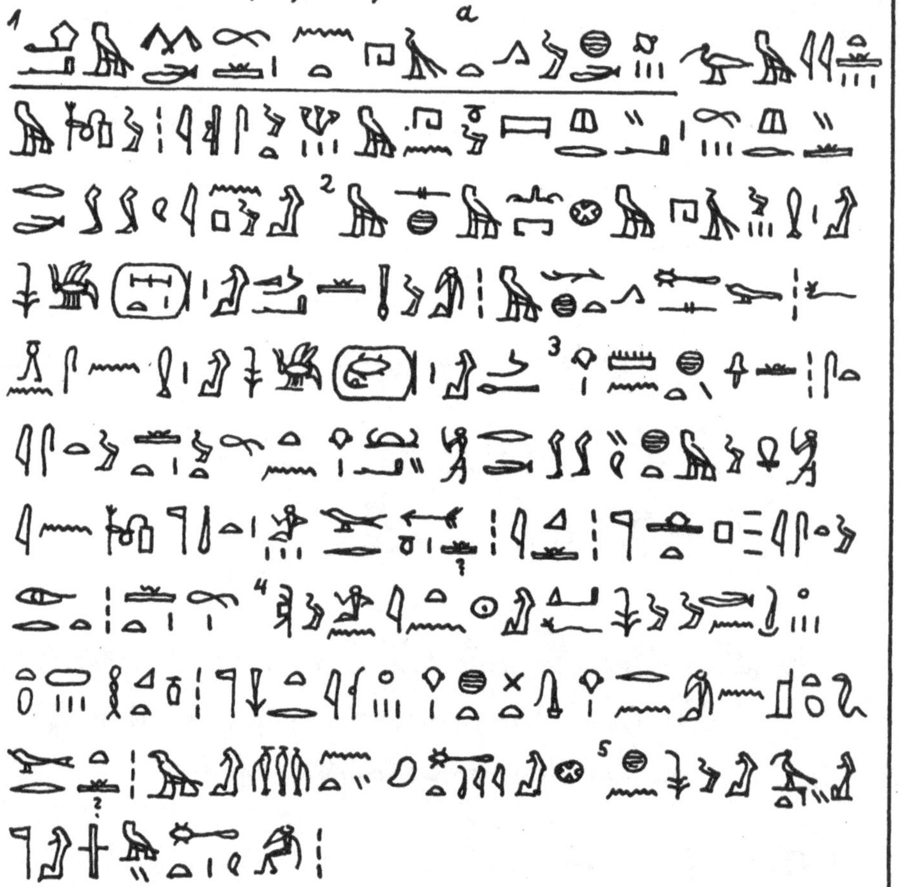

Eb 856 b (103, 2-3)

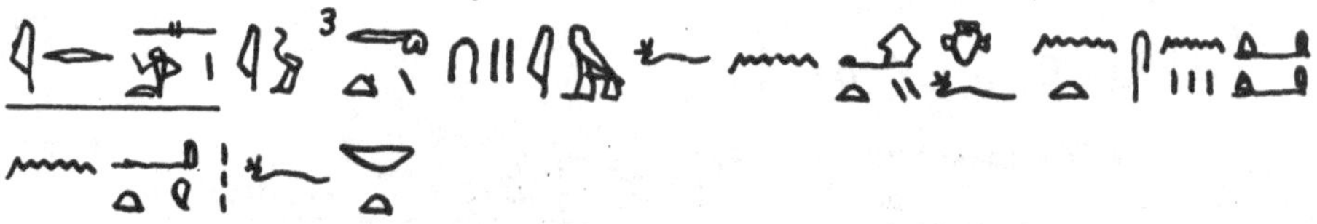

a. über ⌓ unlesbares Zeichen ∨

Bln 163b (15,5-6)

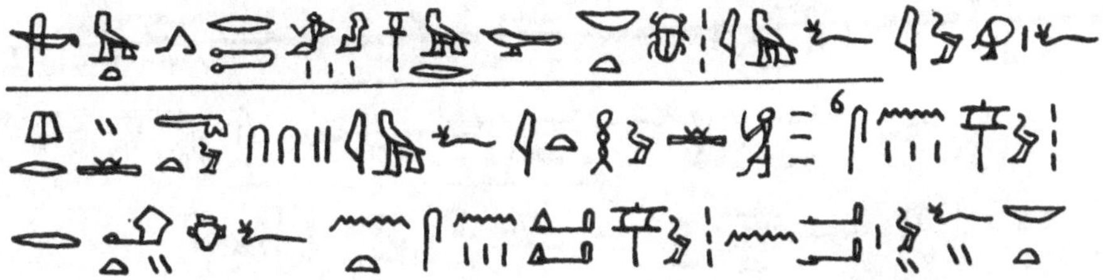

Eb 856c (103,3-5)

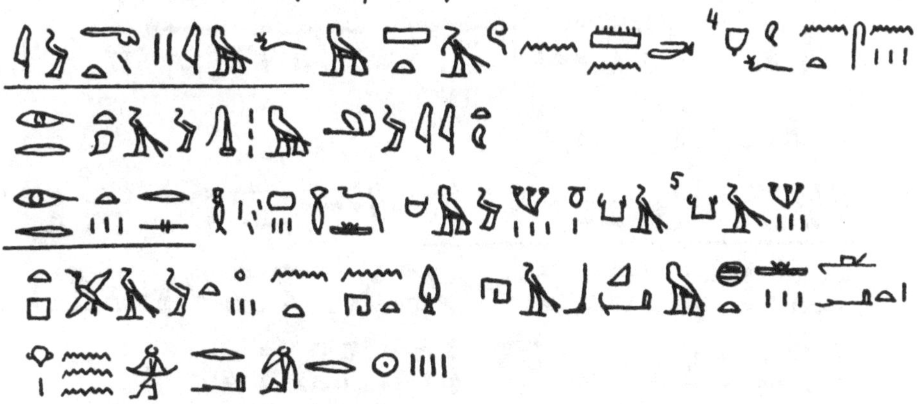

Bln 163c (15,6-8)

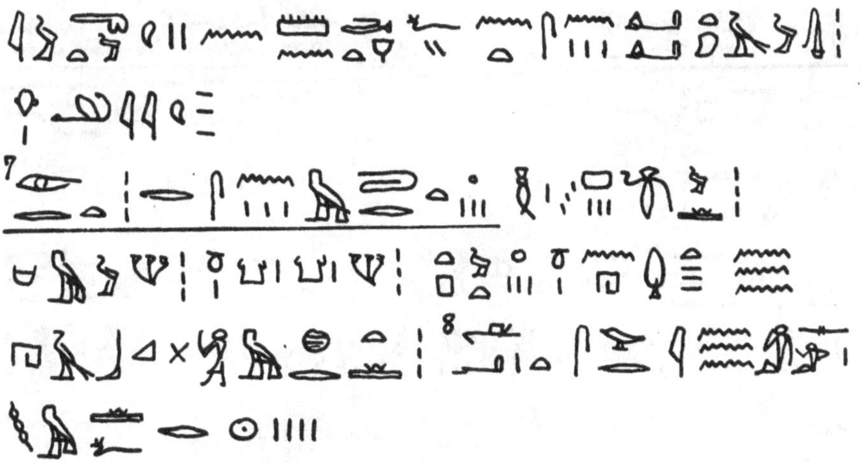

Eb 856 d (103, 5-8)

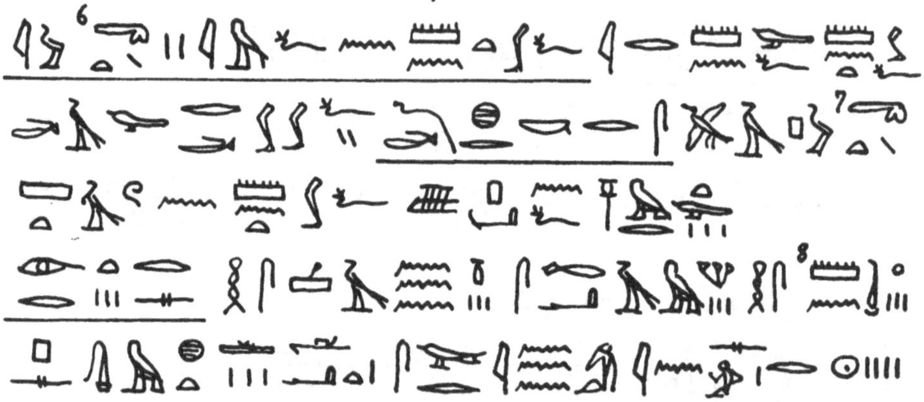

Bln 163 d (15, 8-9)

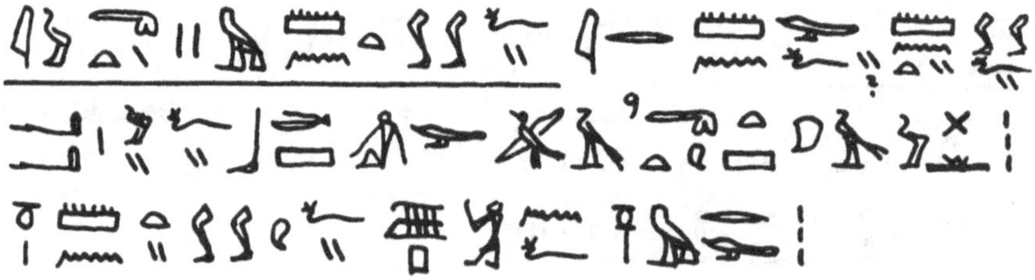

Eb 856 e (103, 8-11)

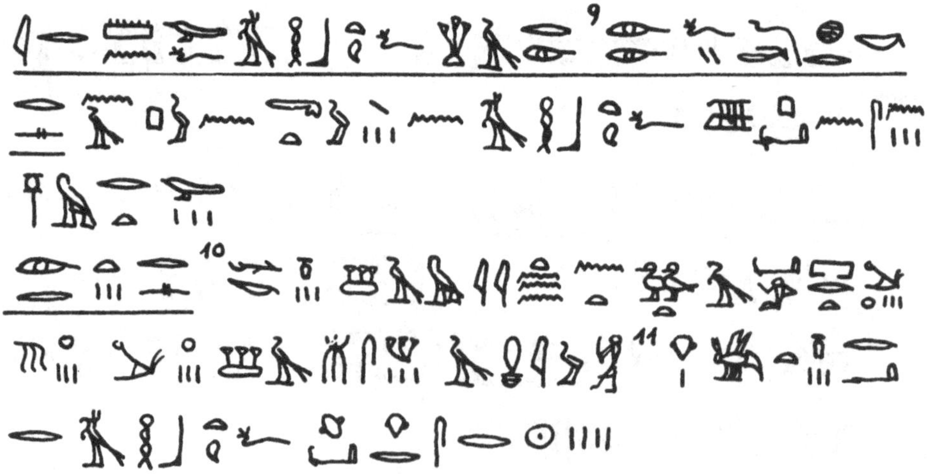

Bln 163e (15,9–10)

Eb 856 f (103,11–13)

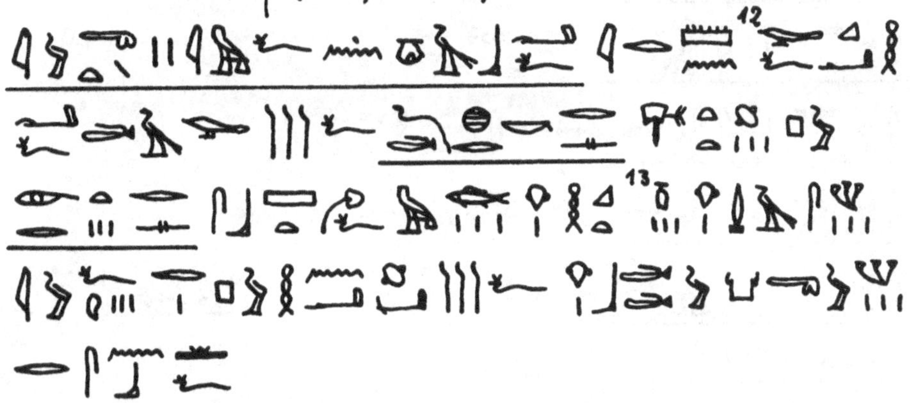

Bln 163 f (15,10–16,1)

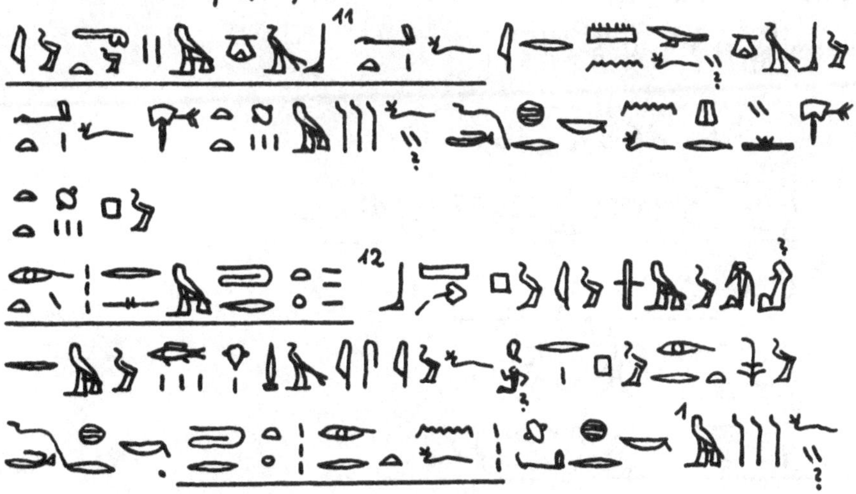

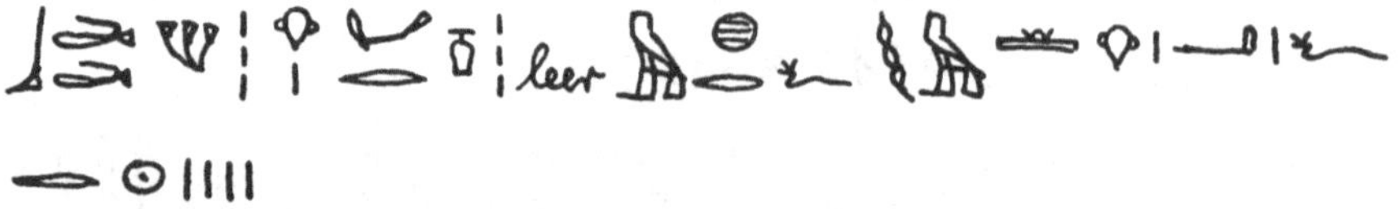

Eb 856 g (103,13-16)

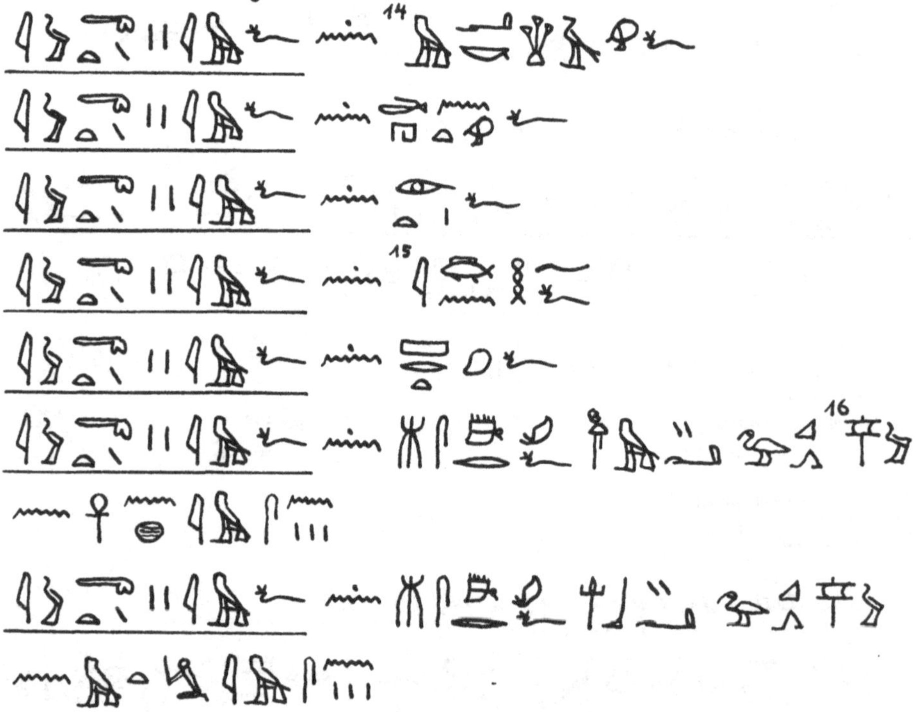

Bln 163 g (16,1-3)

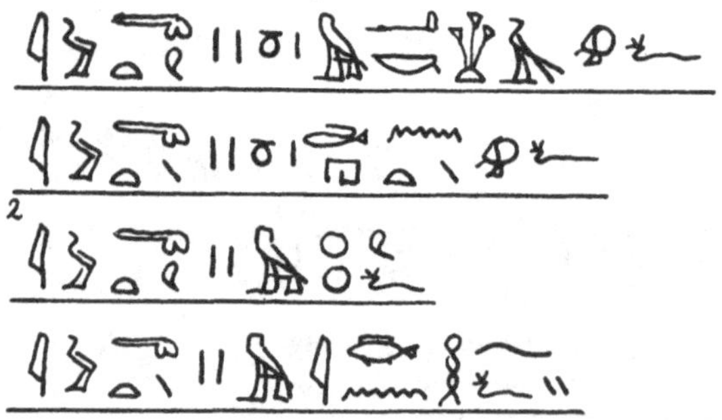

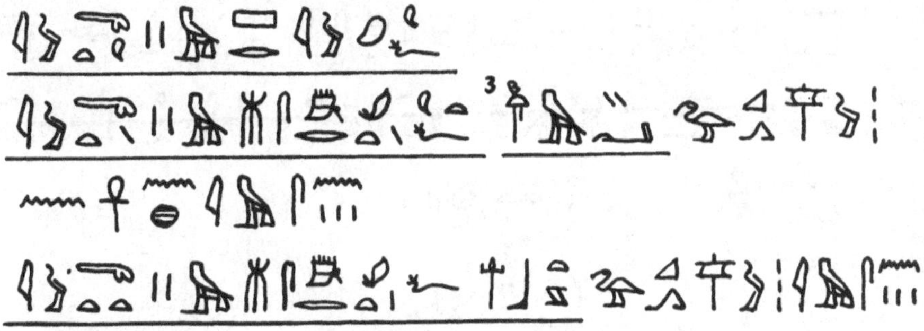

Eb 856 h (103,16-18)

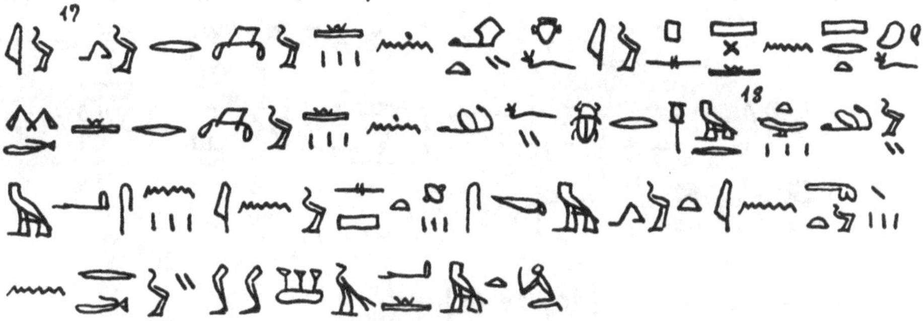

Bln 163 h (16,3-17,1)

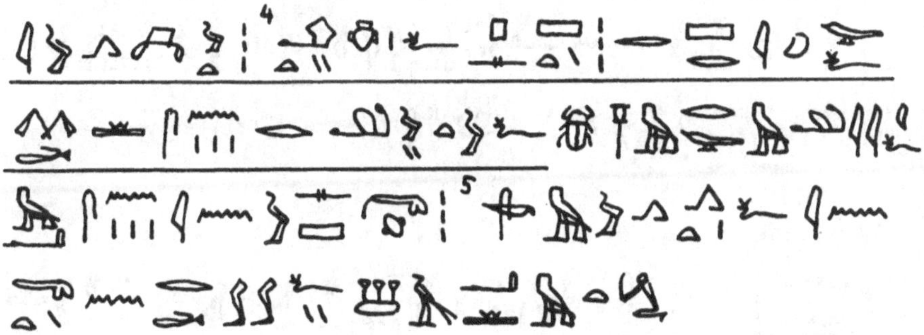

(16,5-7)

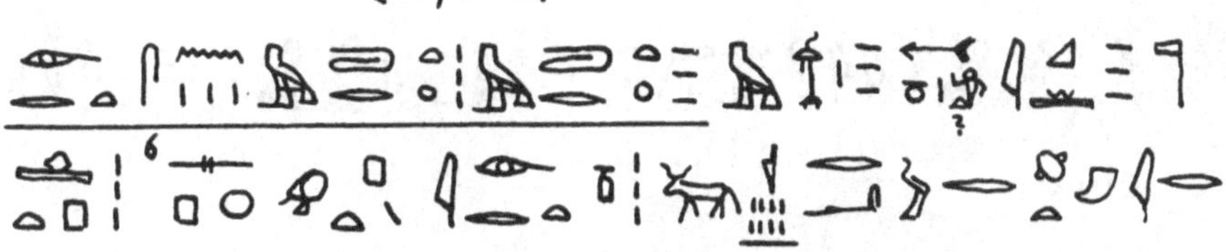

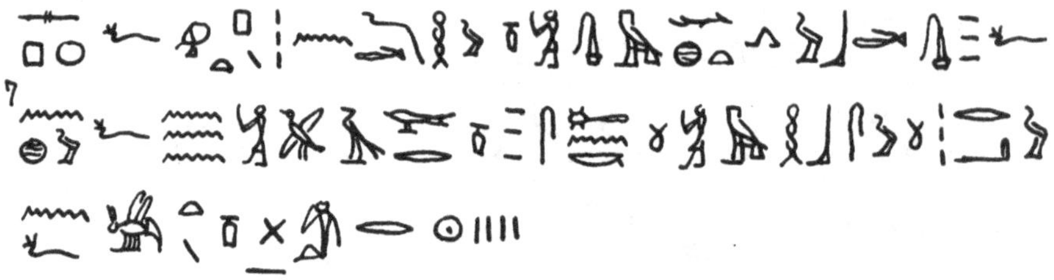

(16,7-9)

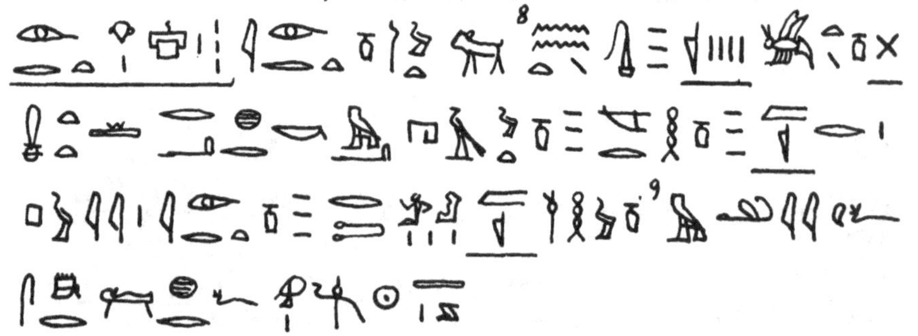

(16,9-10)

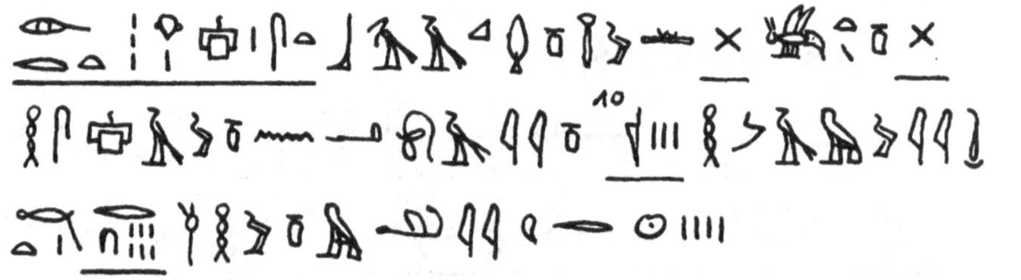

(16,10-11)

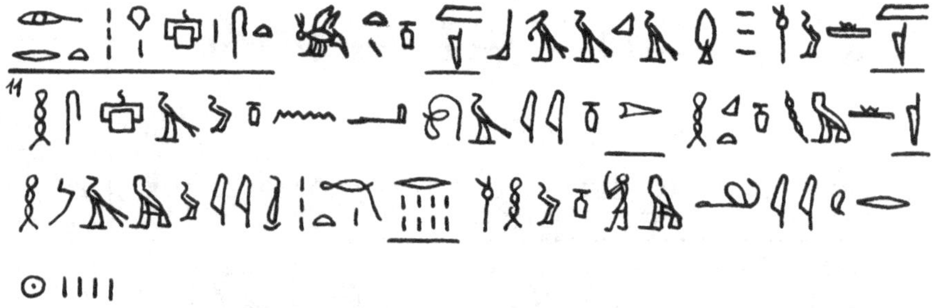

(16,11–12)

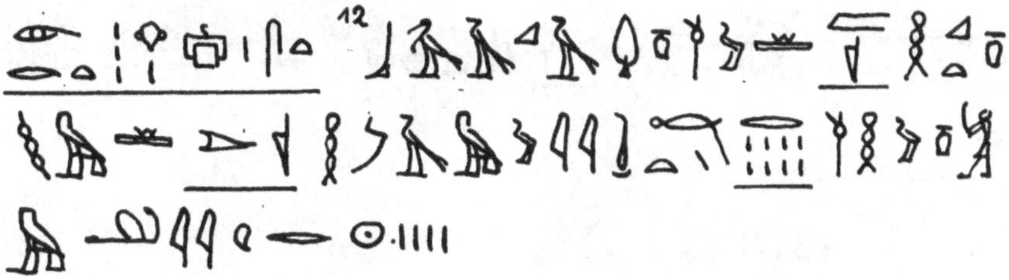

(16,12–17,1)

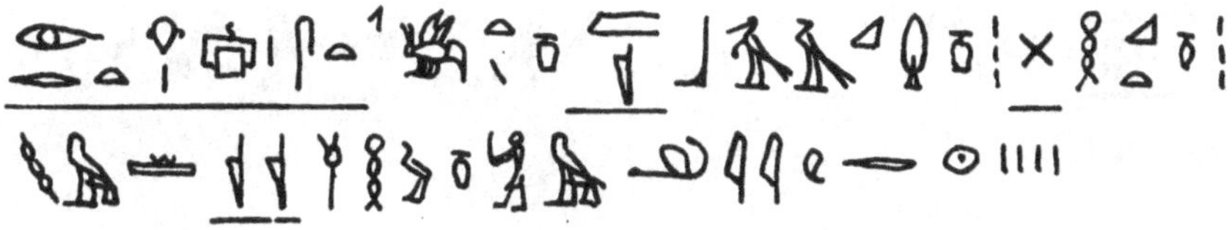

I B 2 Sonstige Rezepte für die Behandlung der Schmerzstoffe.

Eb 98 (24,12–13)

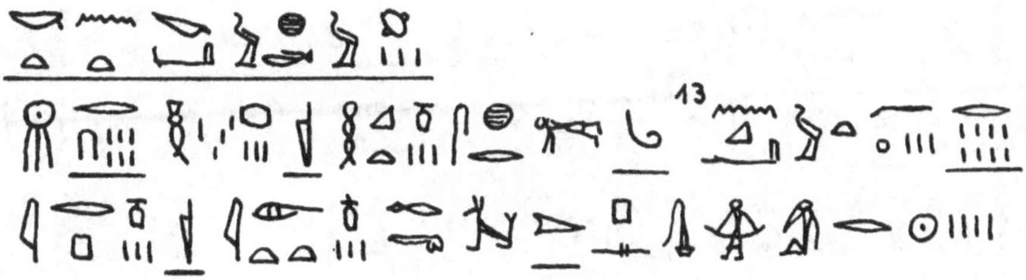

H 42 (3,11–13)

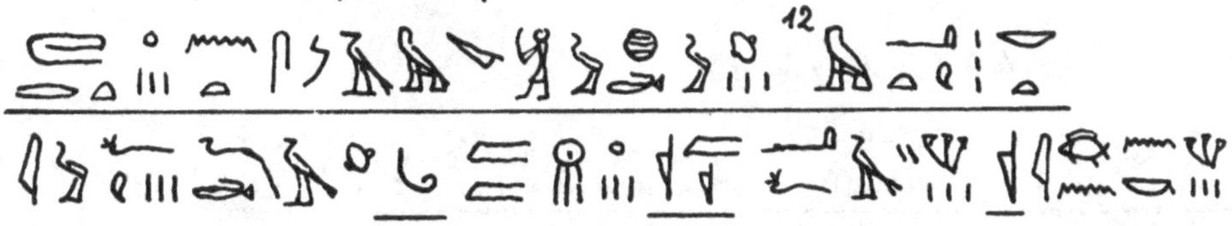

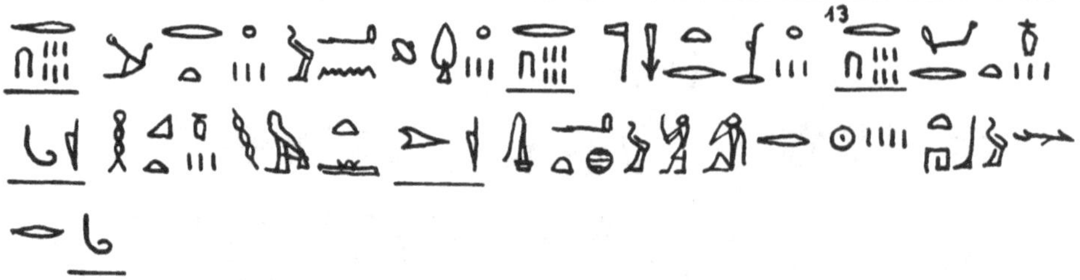

ℋ 43 (3,13–14)

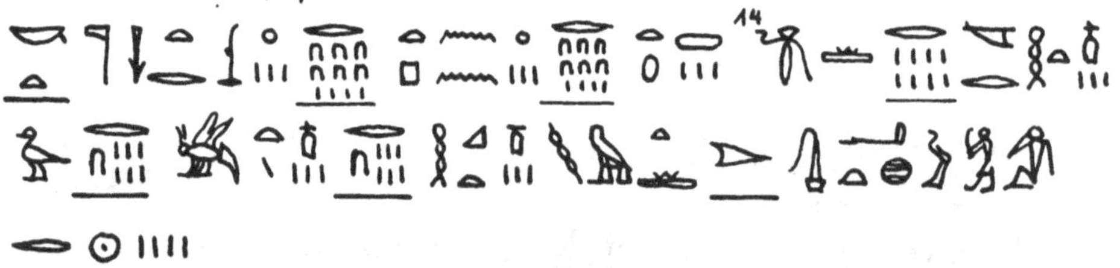

ℋ 44 (3,14–15)

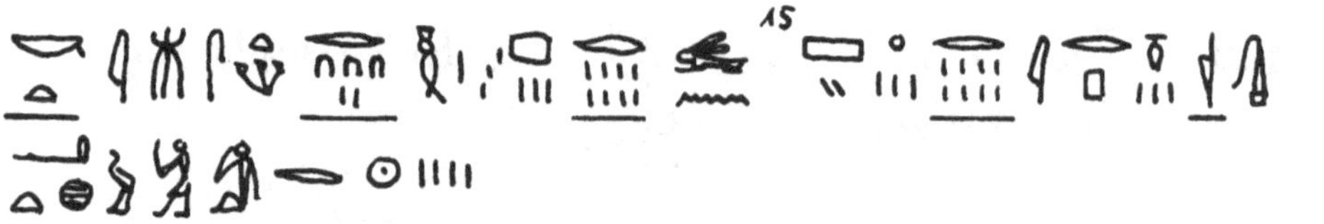

ℋ 45 (3,15–17)

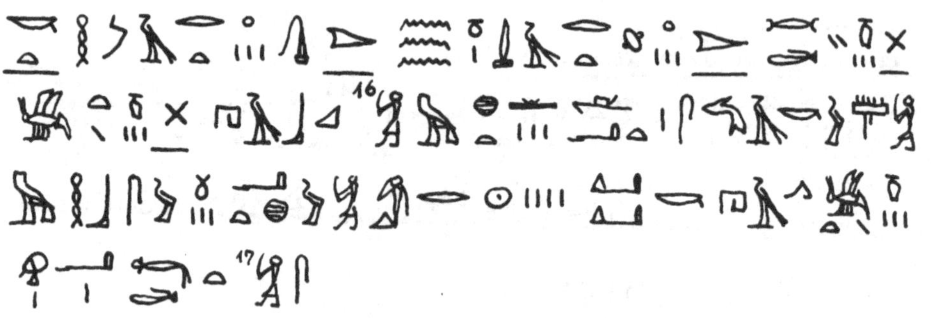

ℋ 46 (3,17–4,1)

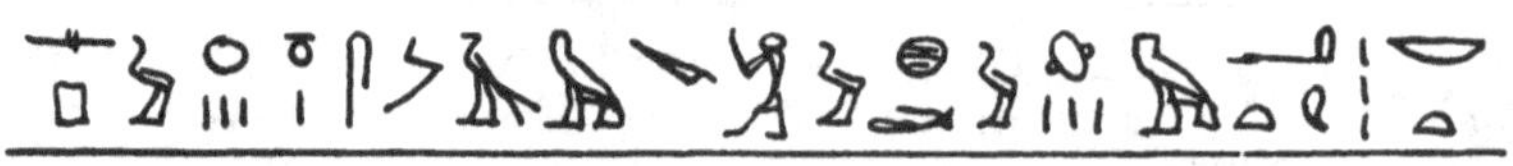

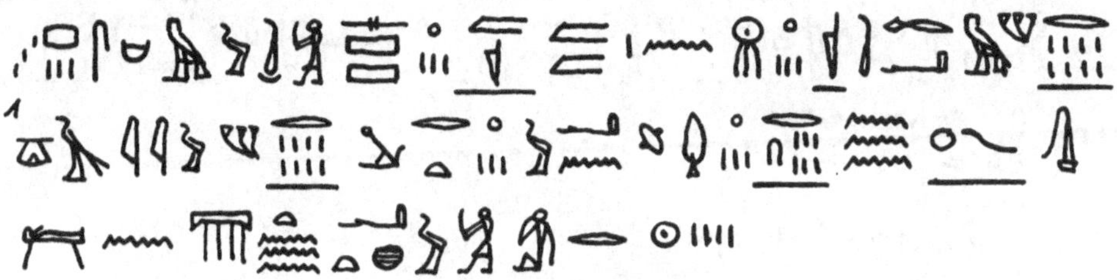

H 41 (3,10-11) = Eb 584 (75,4-5)

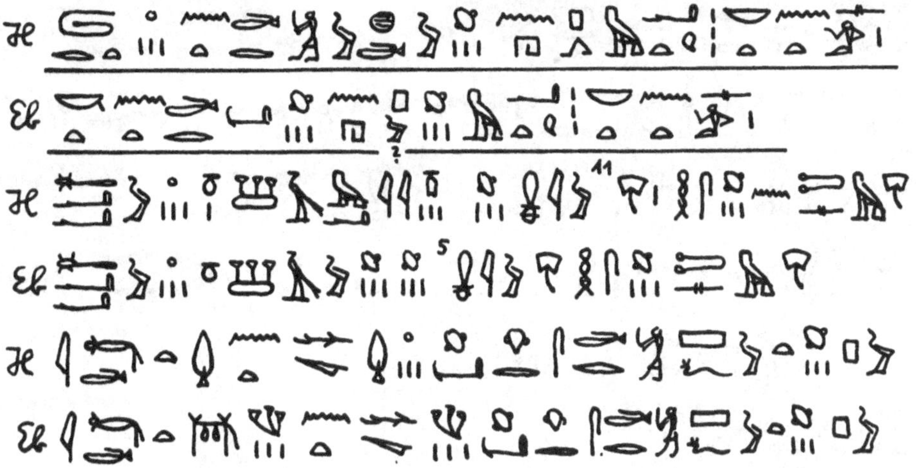

H 37 (3,7-8)

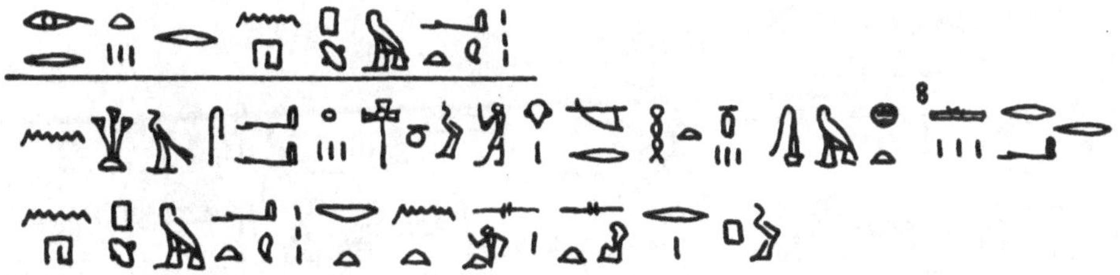

Eb 121 (27,5-7)

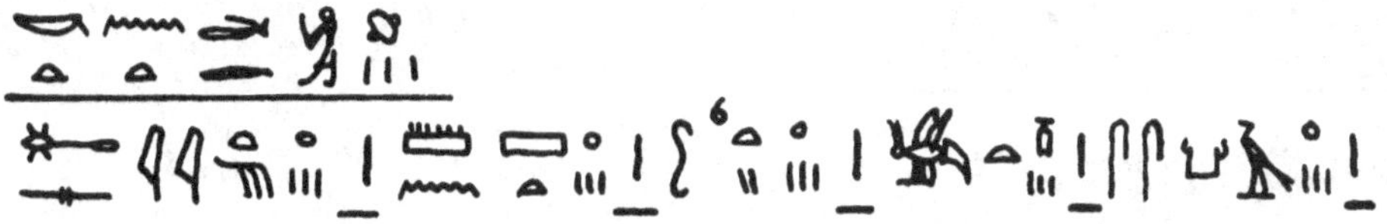

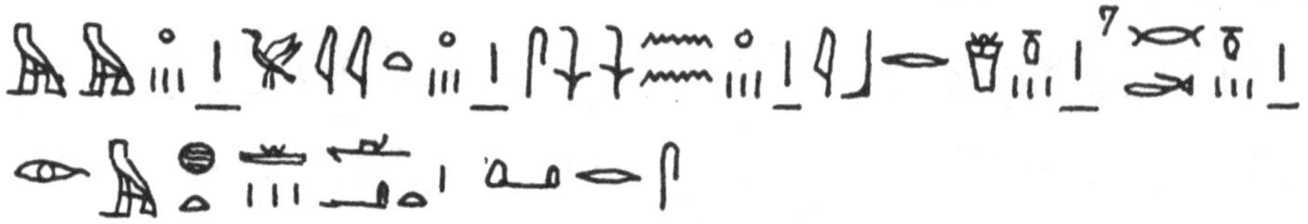

Eb 123 (27,11-14)

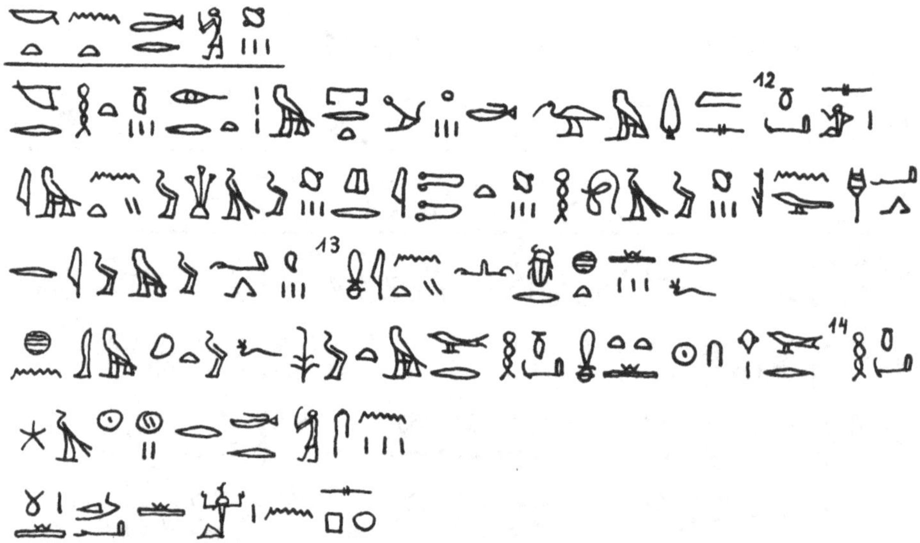

Eb 124 (27,14-16)

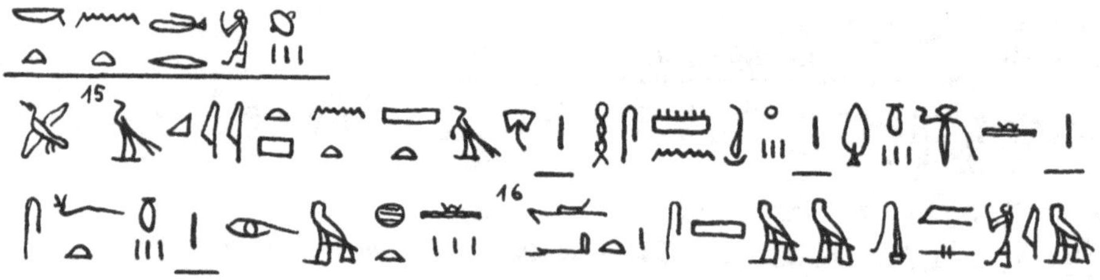

Eb 129 (30,2-4)

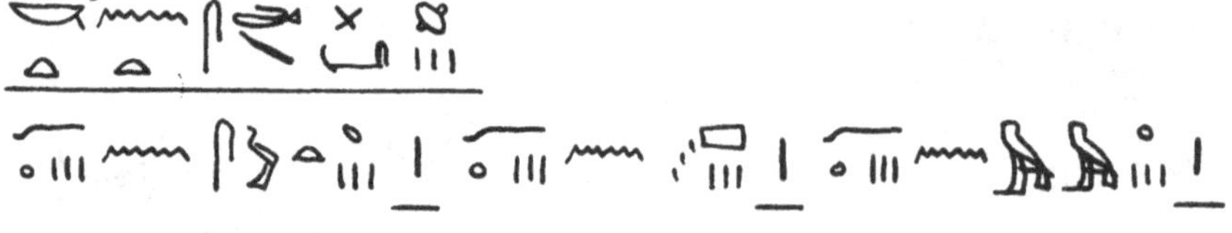

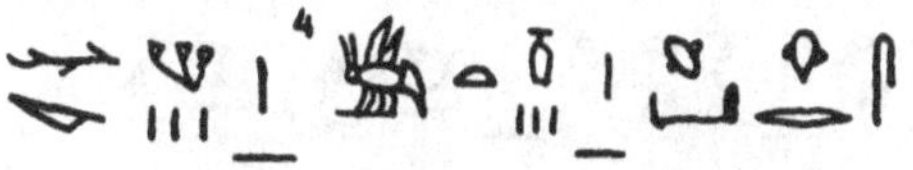

Bln 168 (17,10 - 18,1)

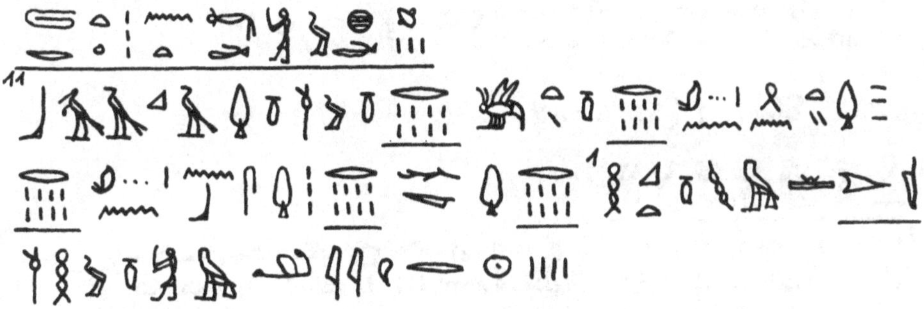

Bln 74 (7,1-2)

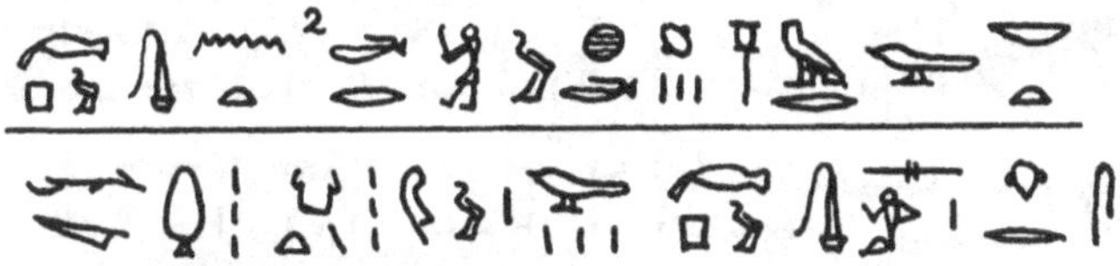

Ram III A 27

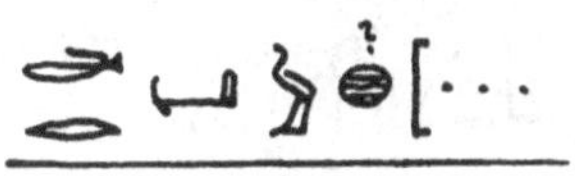

Eb 126 (27,17-19)

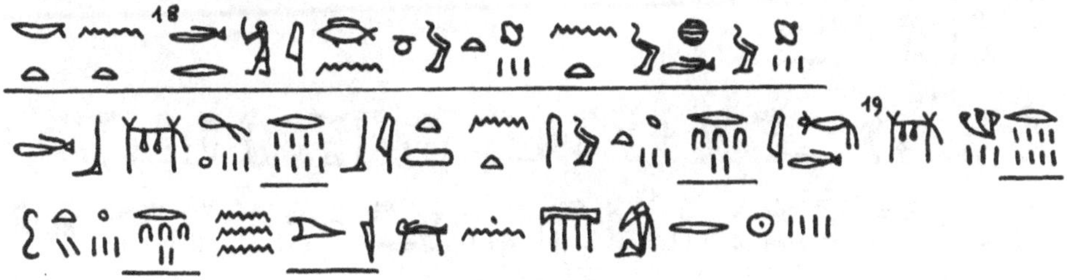

Eb 127 (27,19-21)

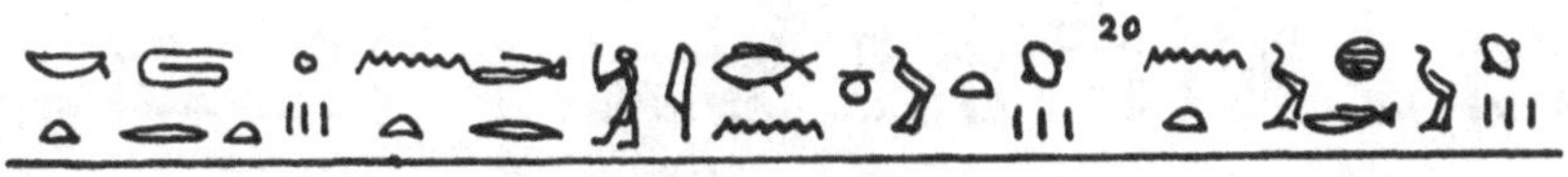

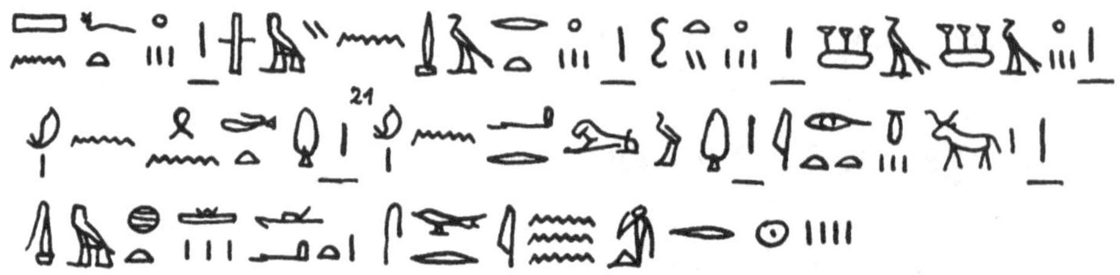

Eb 131 (30, 6-17)

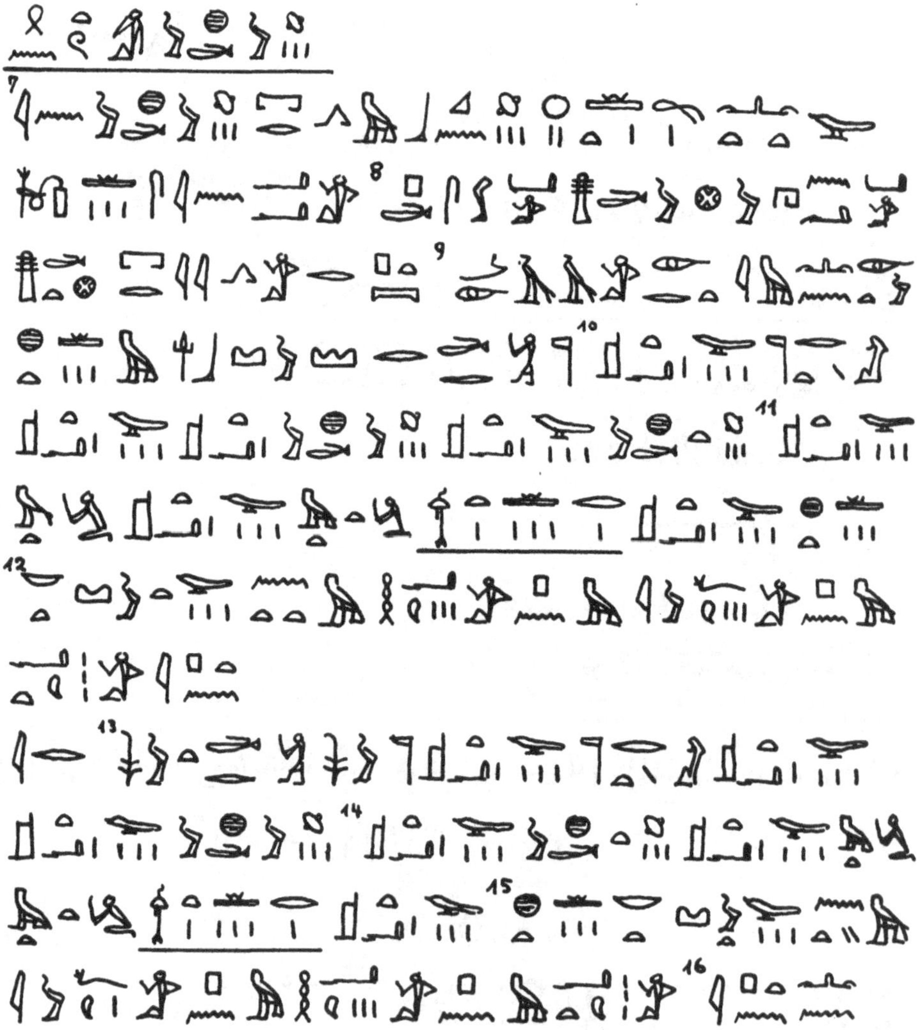

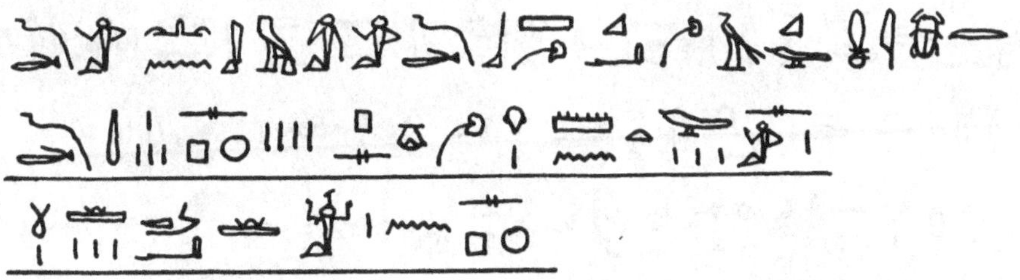

L 26 (10,1–5)

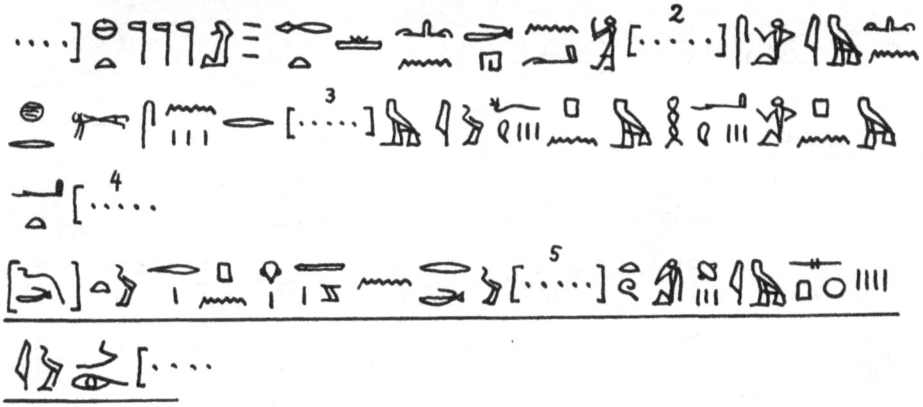

I B 3 Trankmittel als erster Teil von Kombinierten Rezepten

Bln 184 (19,7–11)

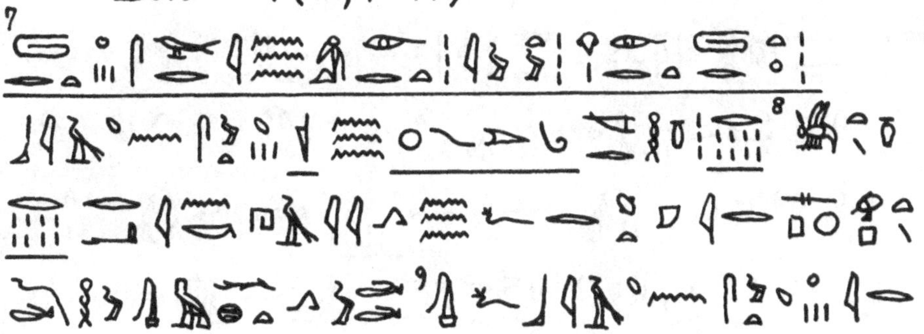

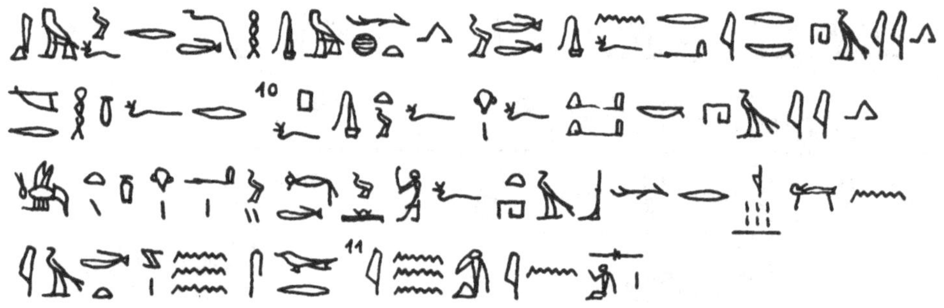

Bln 185 (19,11–20,4)

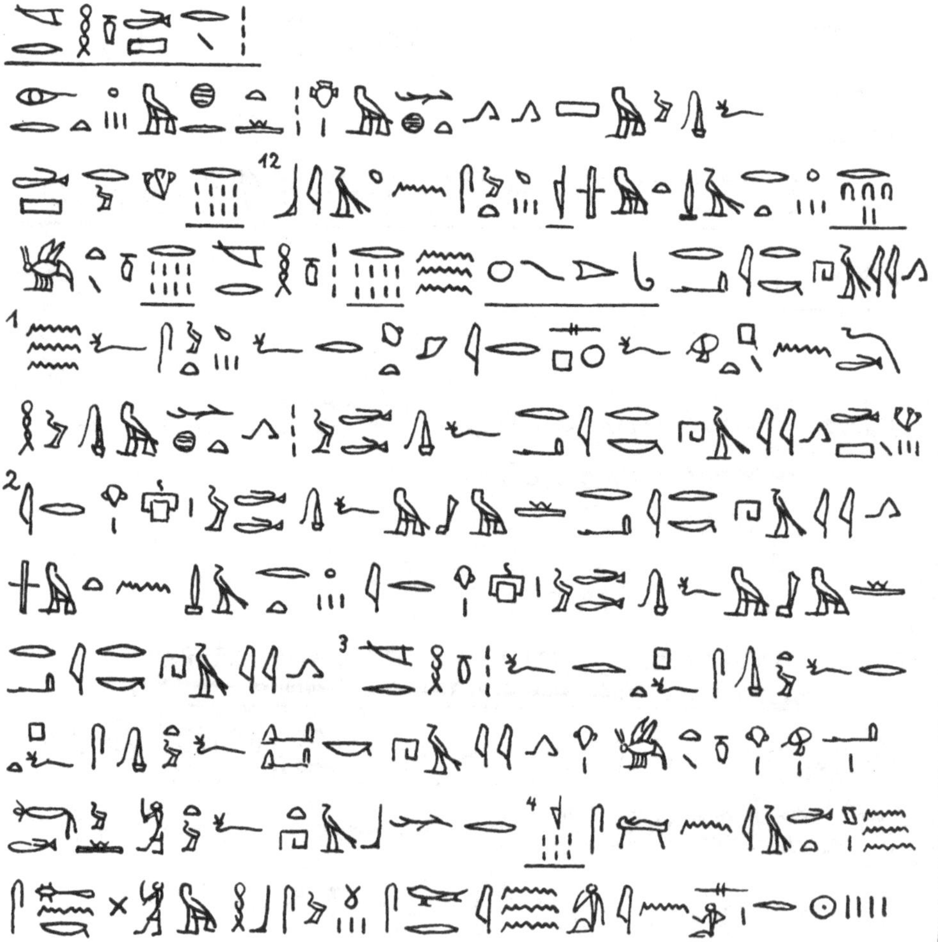

Bln 186 (20,4-6)

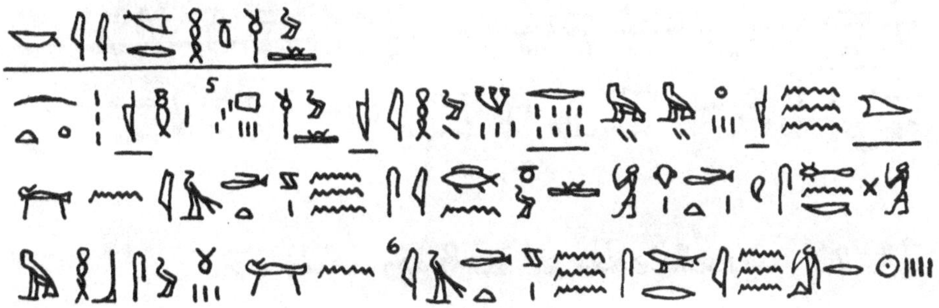

IC. Rezepte für die Behandlung der mt.w (Gefäße oder Stränge)

1. Vorbehandlung der mt.w

Eb 642 (80,15-17) = H 111 (8,12-13)

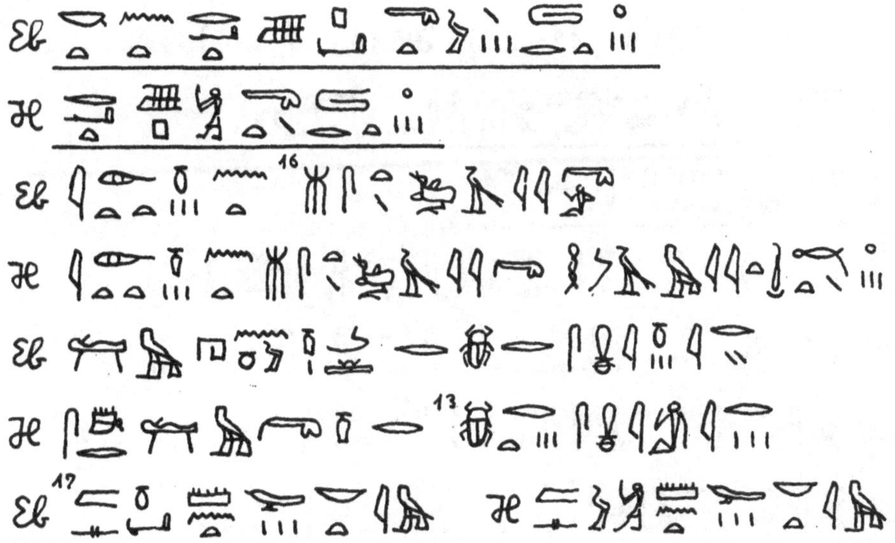

Eb 643 (80,17-18) = H 112 (8,13)

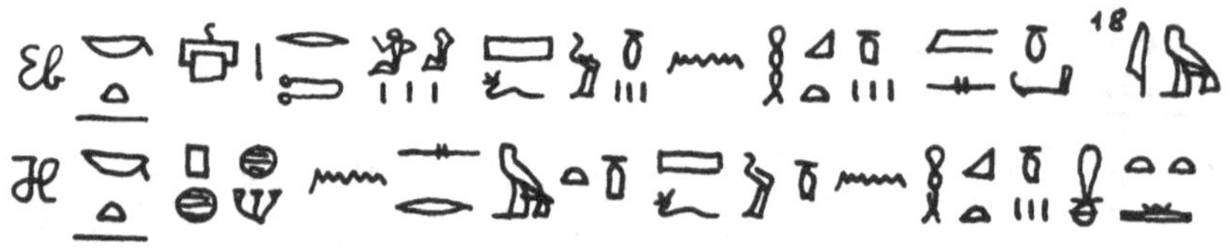

IC 2. Verschiedene Behandlungen

a. Gefäße

H 122 (9,1-2)

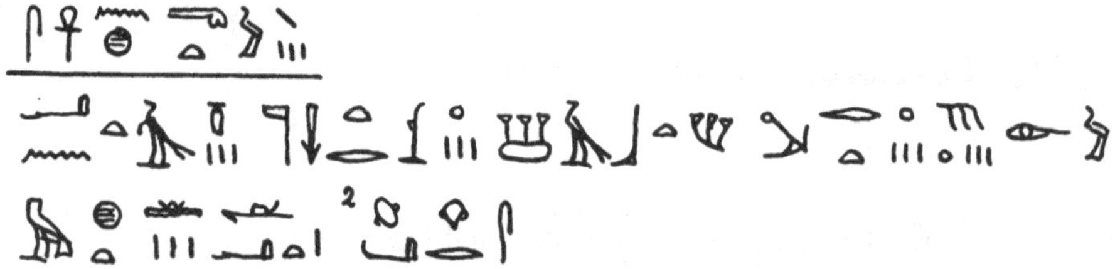

Eb 652 (81,17-20) = H 101 (8,5-6)

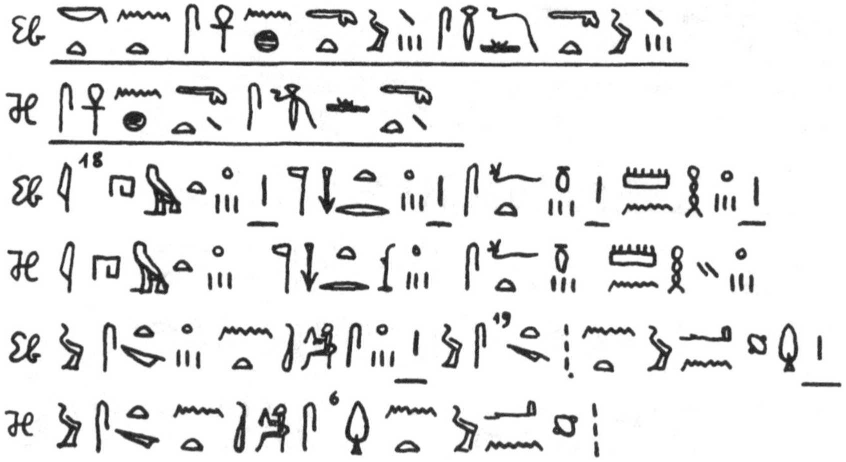

Eb 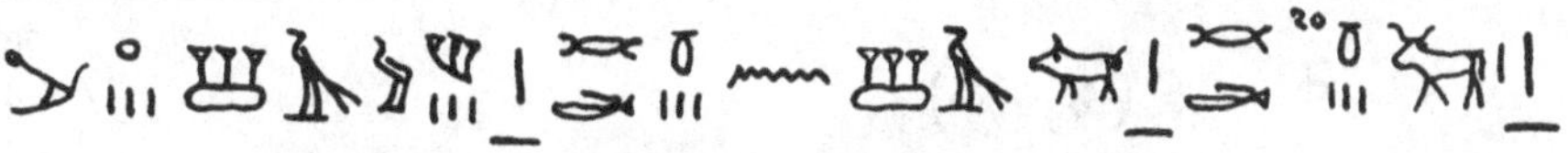

H 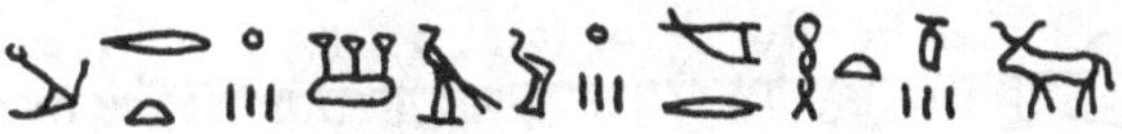

Eb 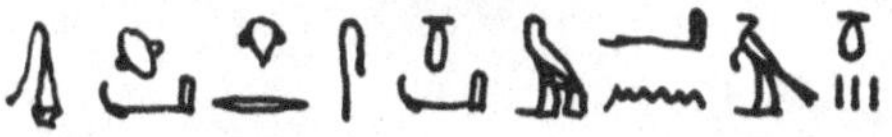

H 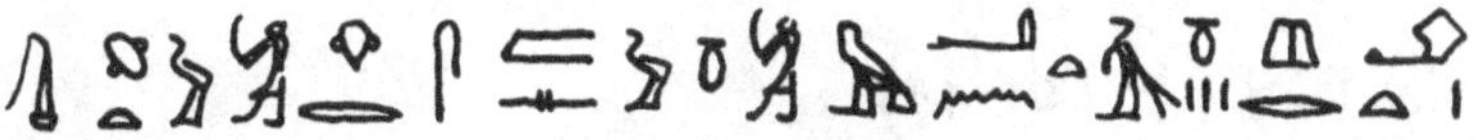

H 104 (8,7–8)

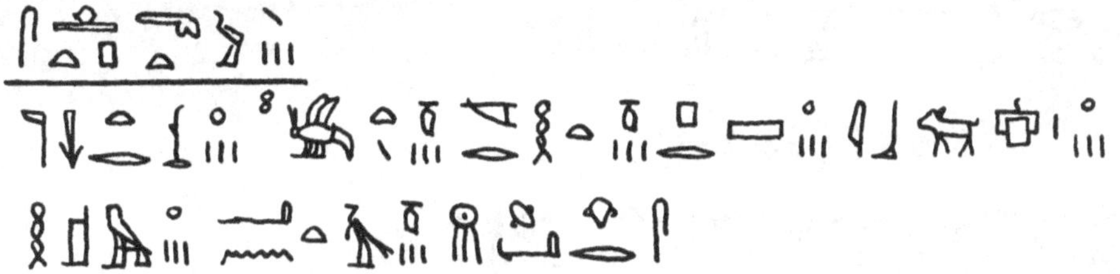

H 105 (8,8)

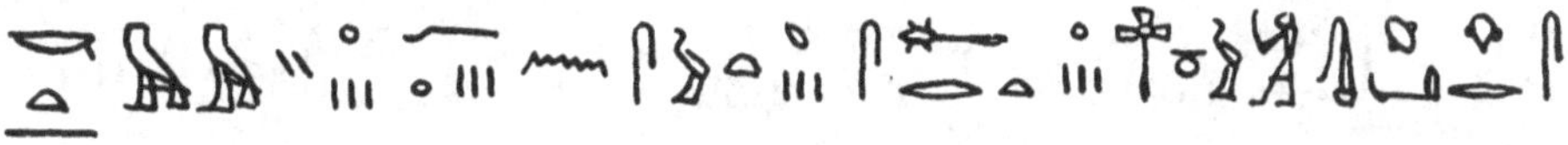

H 106 (8,8–9)

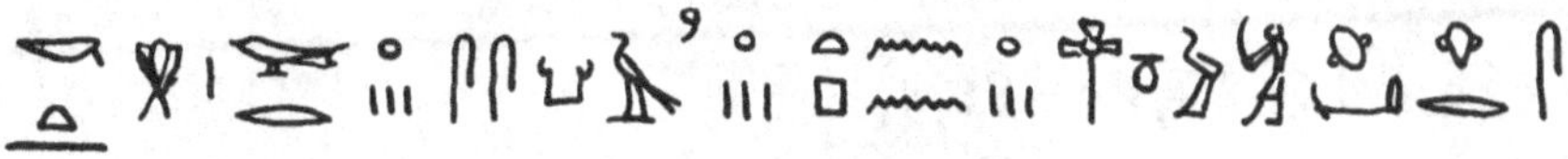

H 107 (8,9–10)

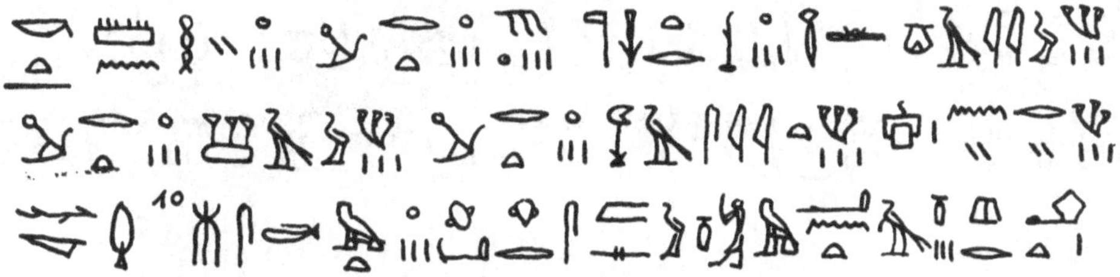

H 108 (8,10)

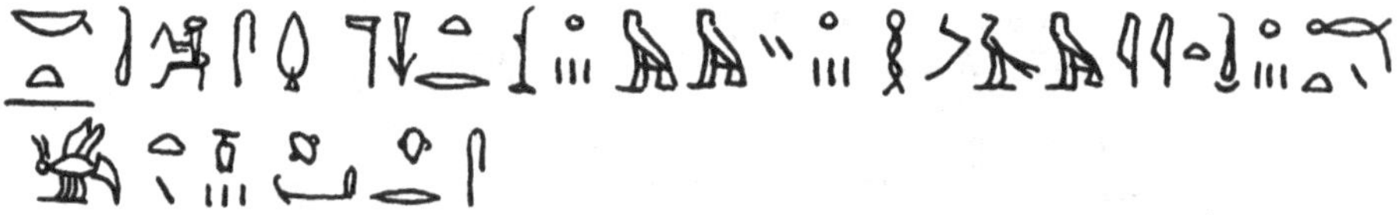

H 109 (8,10-11)

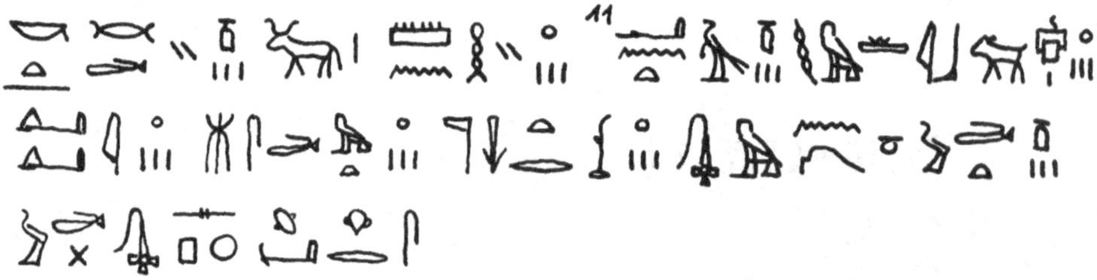

Eb 687 (85,2-3)

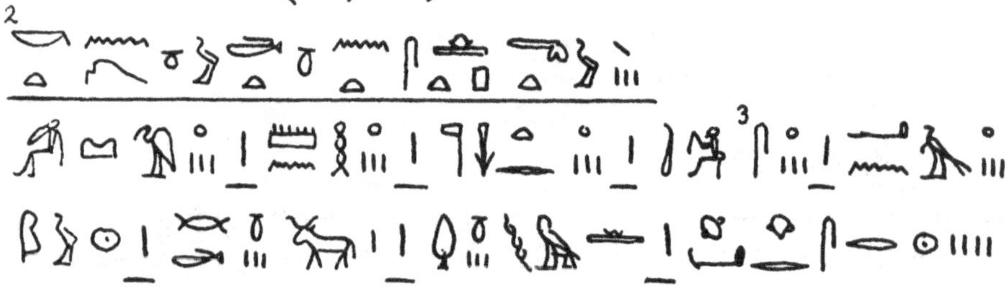

Eb 686 (84,20-85,1)

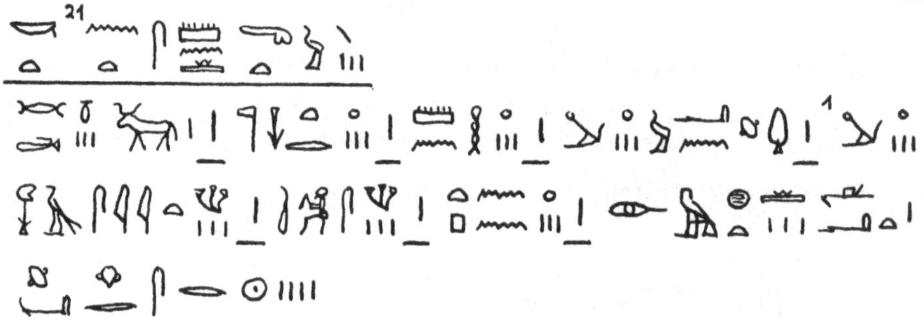

Eb 630 (79, 8-9)

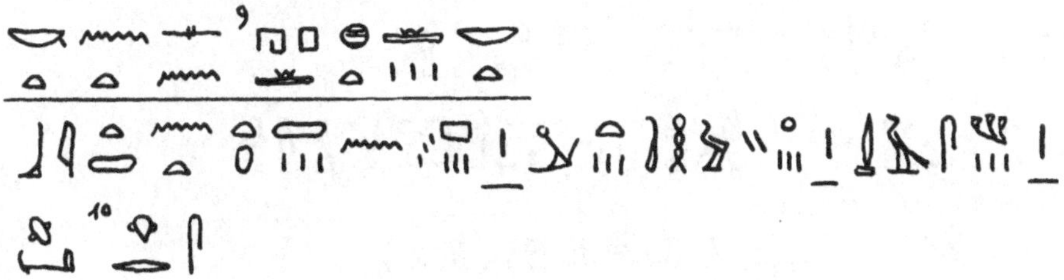

Eb 695 (85, 13-14) = H 142 (10, 1-2)

Eb 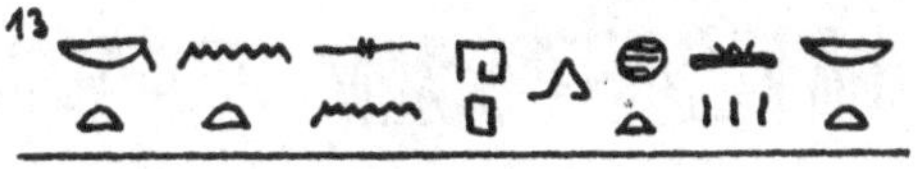

H 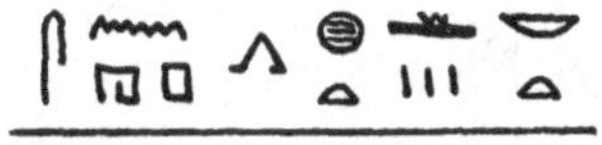

Eb 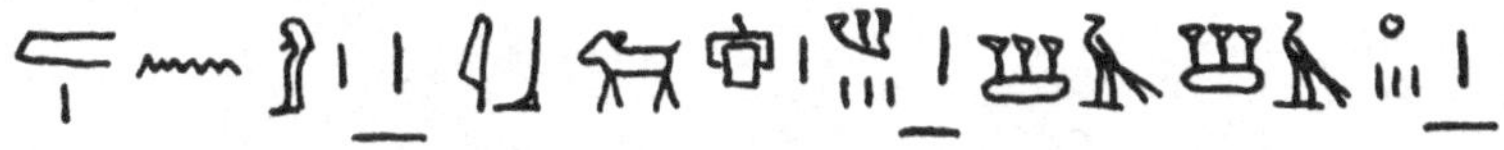

H 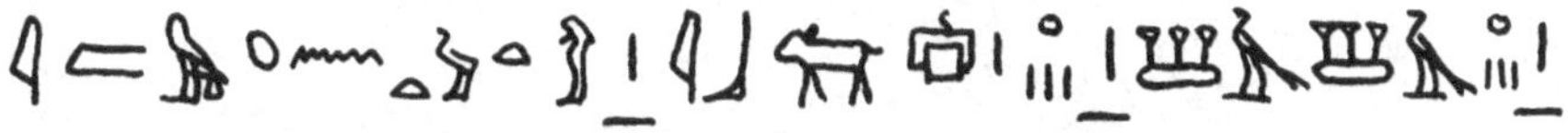

Eb 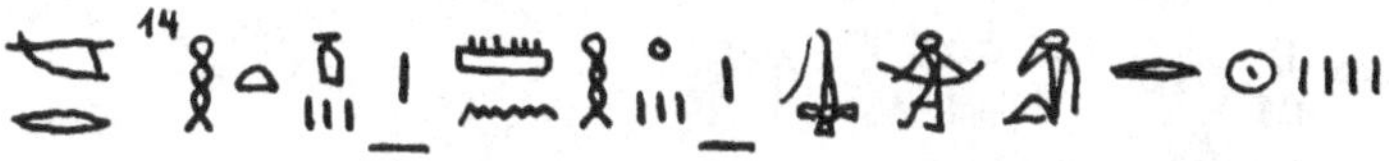

H 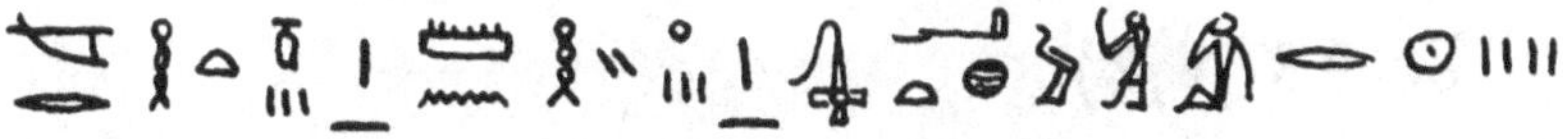

Eb 627 (79, 5-7) = H 96 (8, 1-2)

Eb 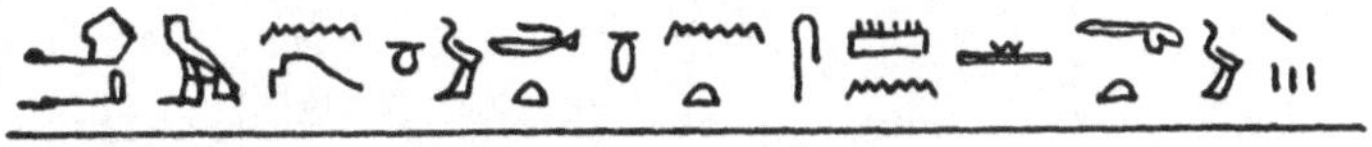

Eb 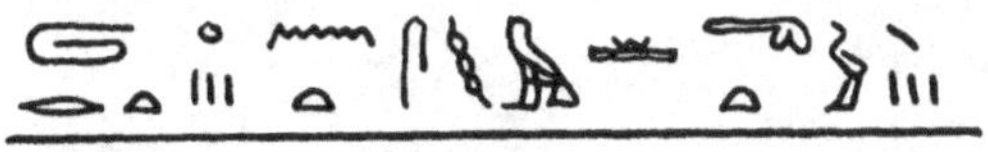

H 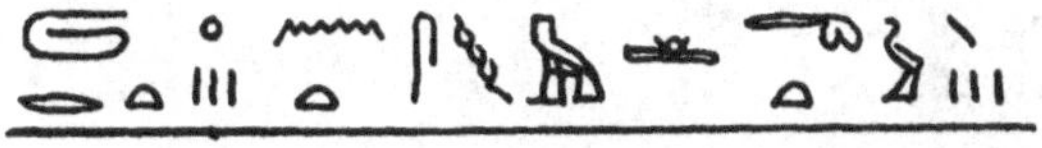

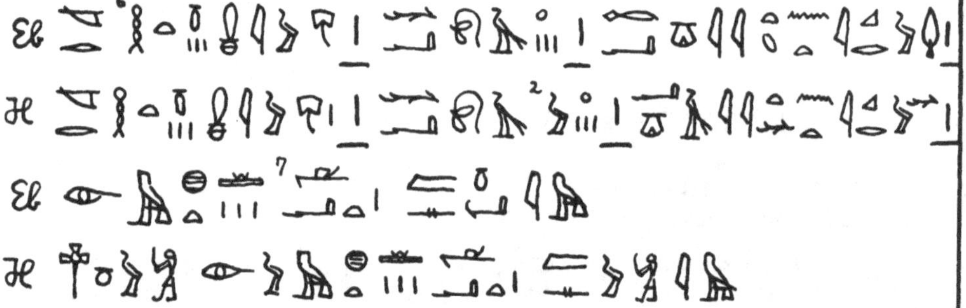

Eb 628 (79,7-8) = H 97 (8,2)

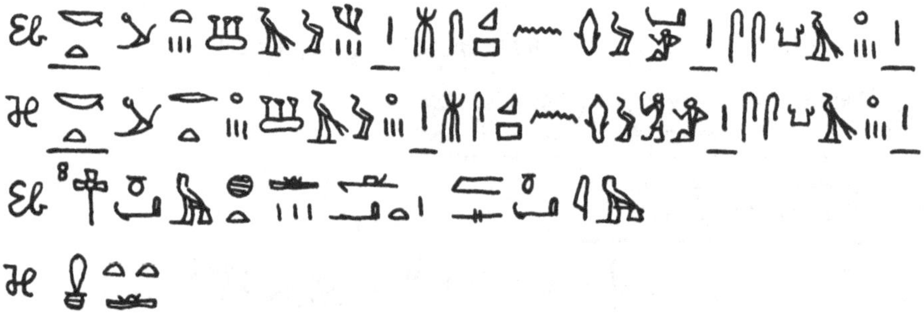

Eb 629 (79,8)

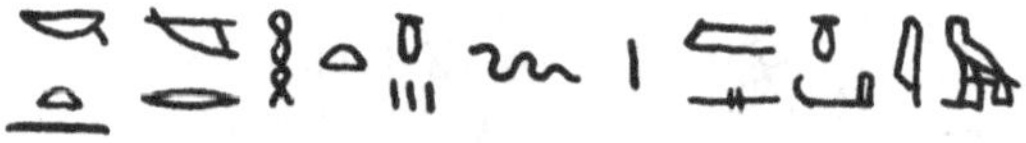

H 98 (8,3)

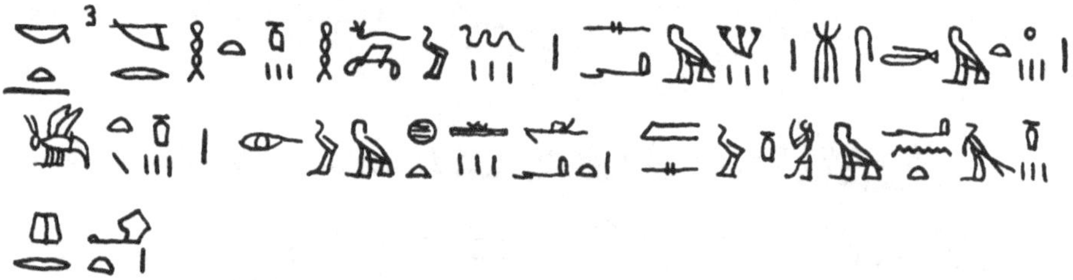

Eb 651 (81,14-17)

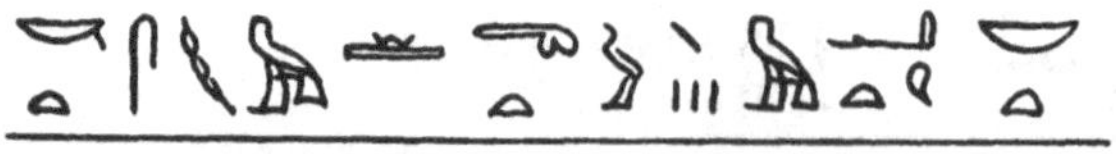

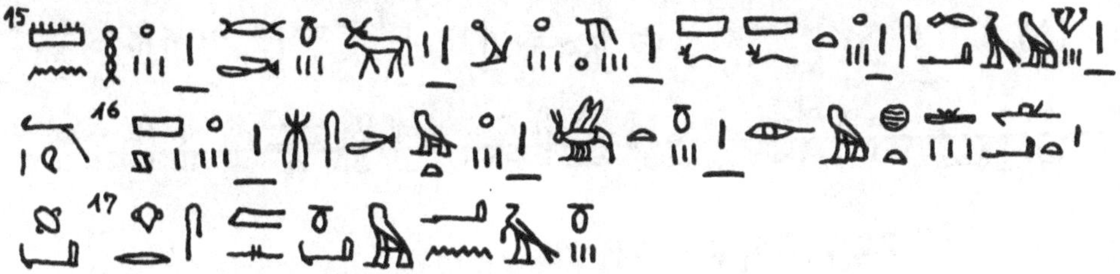

Eb 653 (81,20-82,1)

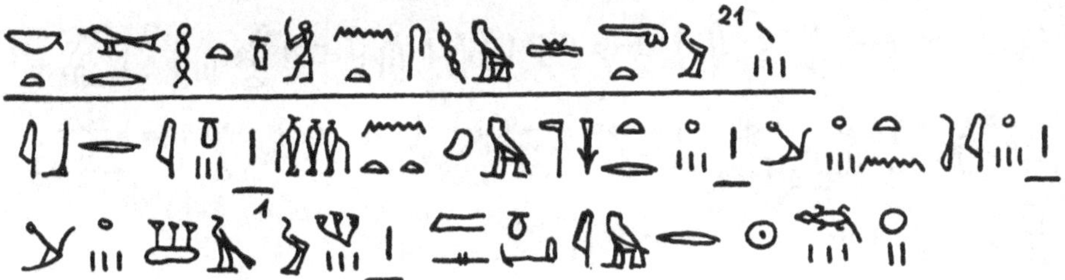

H 102 (8,6)

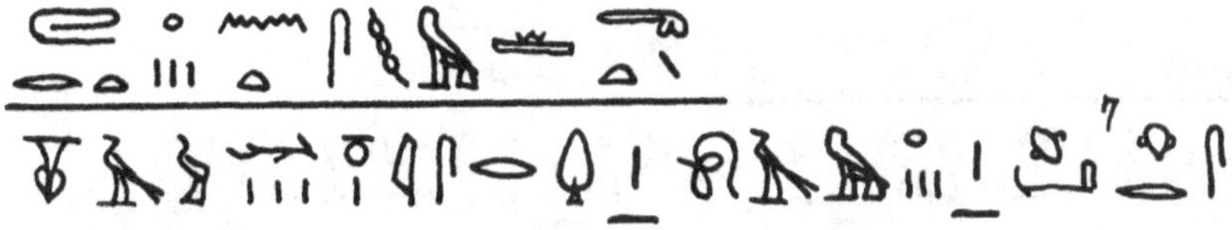

H 103 (8,7)

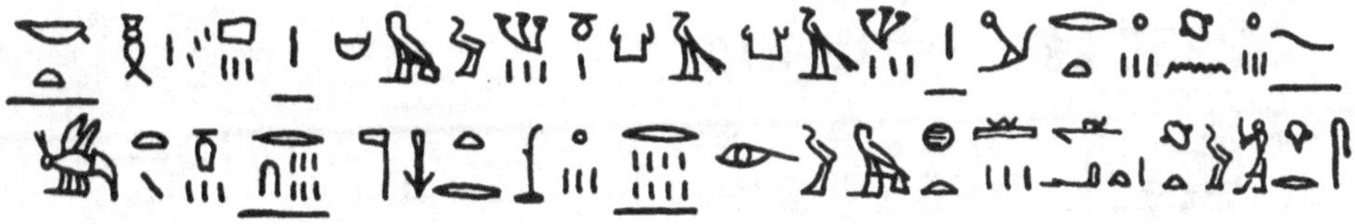

H 228 (15,6-8)

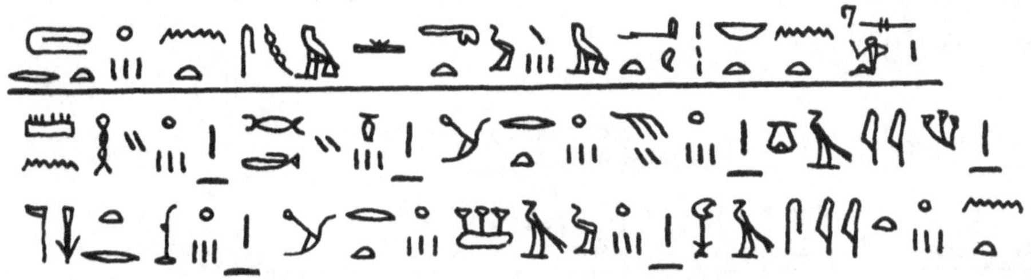

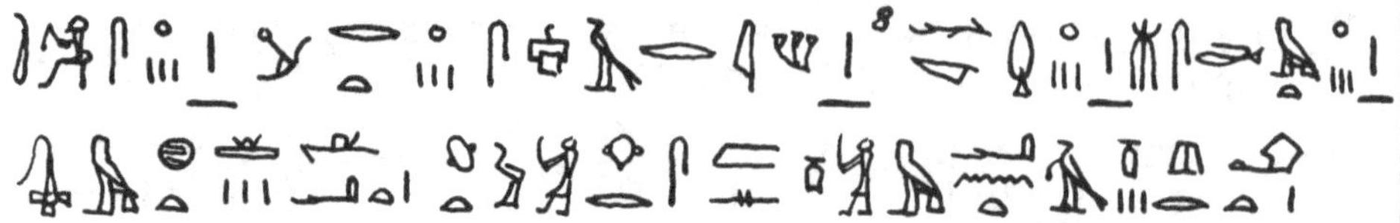

ℋ 229 (15, 8–10)

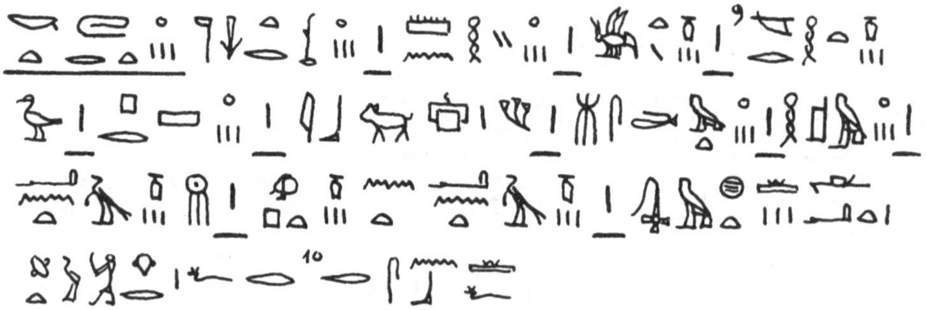

ℋ 230 (15, 10)

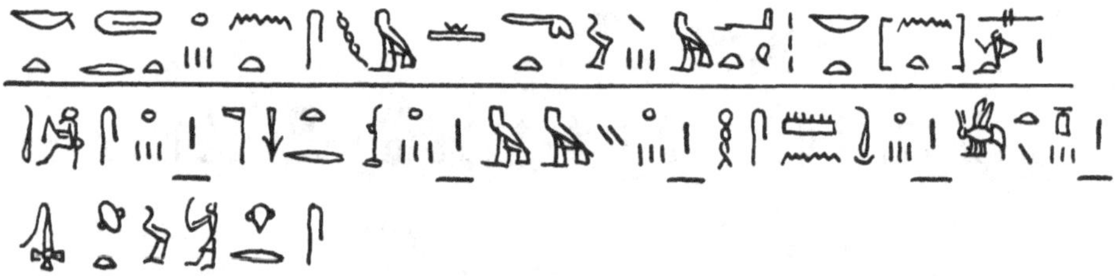

ℋ 231 (15, 10–11)

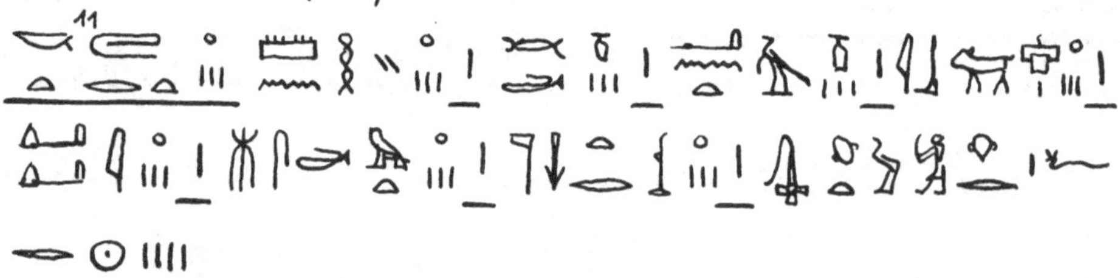

ℋ 237 (16, 1–2)

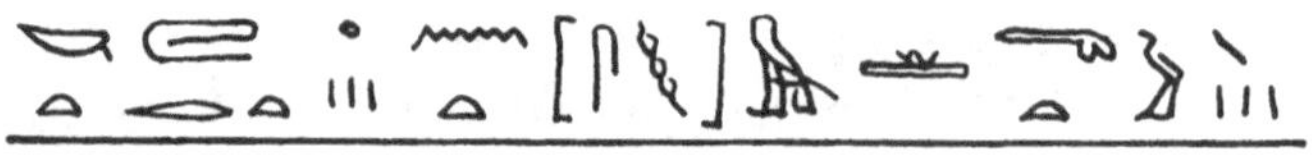

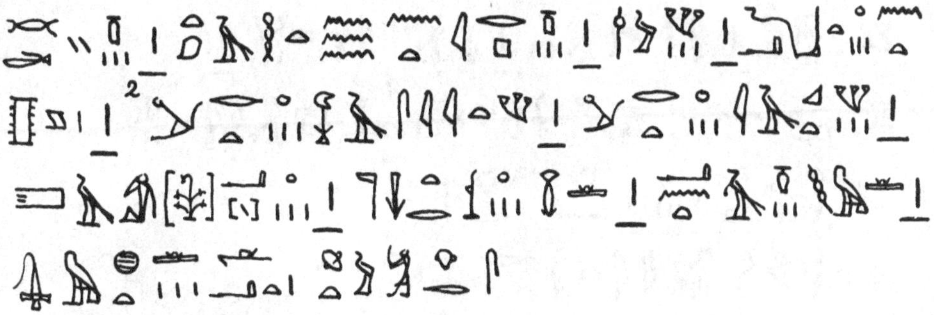

Bln 51 (4,12–5,1)

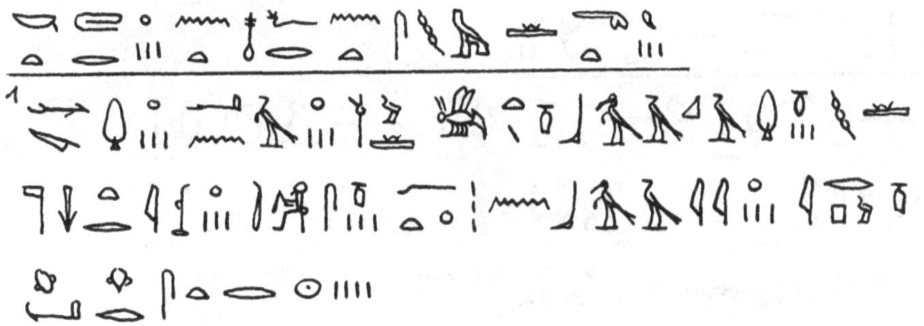

I C 2 b. Stränge (?)

Eb 693 (85,10–12) = H 121 (8,18–9,1)

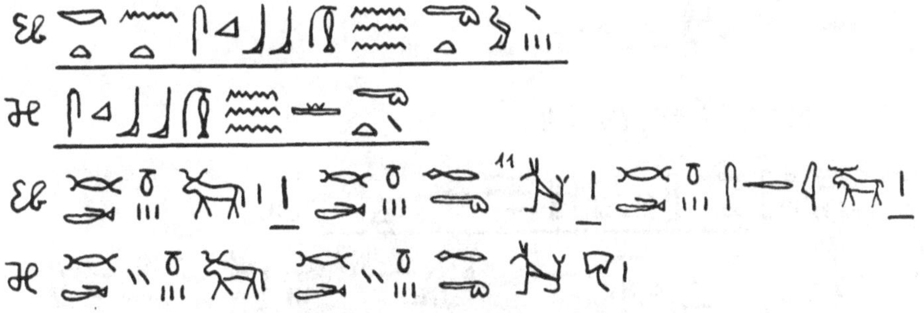

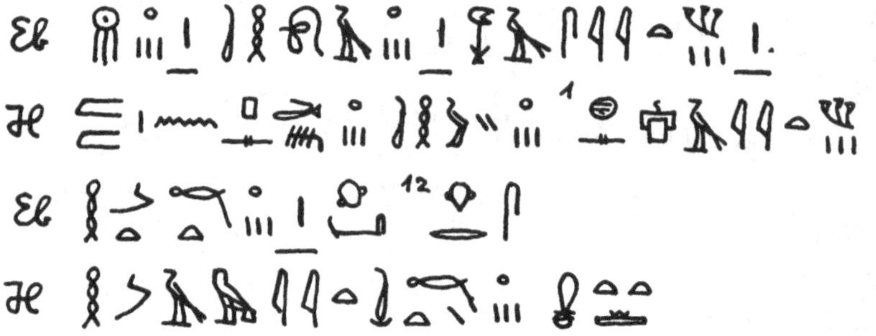

ℋ 95 (7,16–8,1)

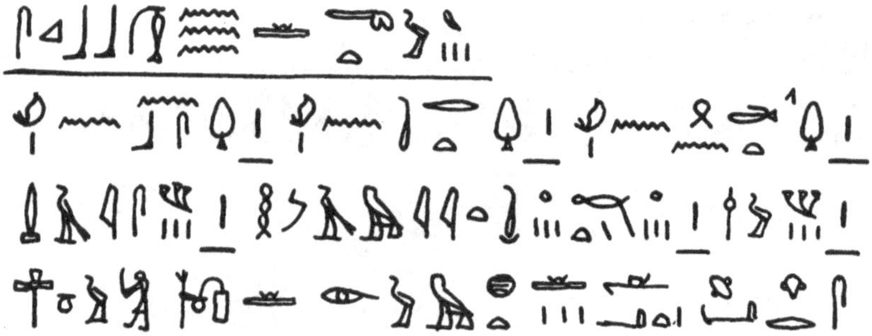

ℋ 238 (16,2–4)

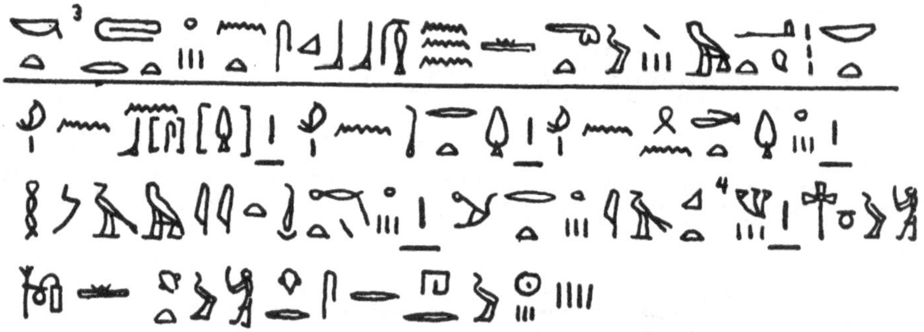

ℋ 249 (16,13–14)

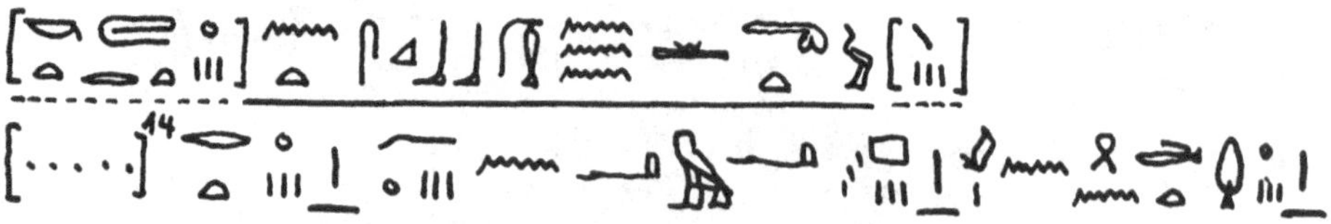

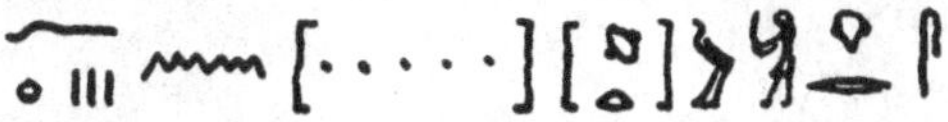

ℋ 250 (16,14–17)

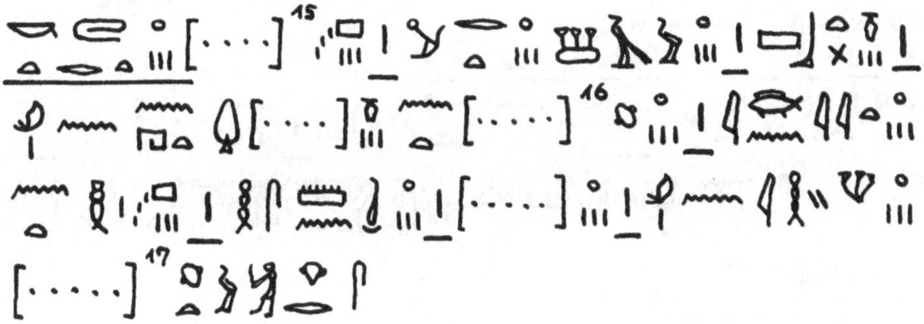

ℋ 251 (16,17–17,3)

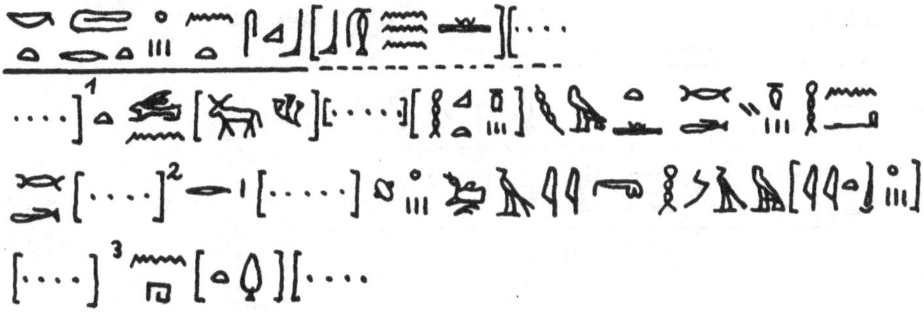

Eb 649 (81,7–10)

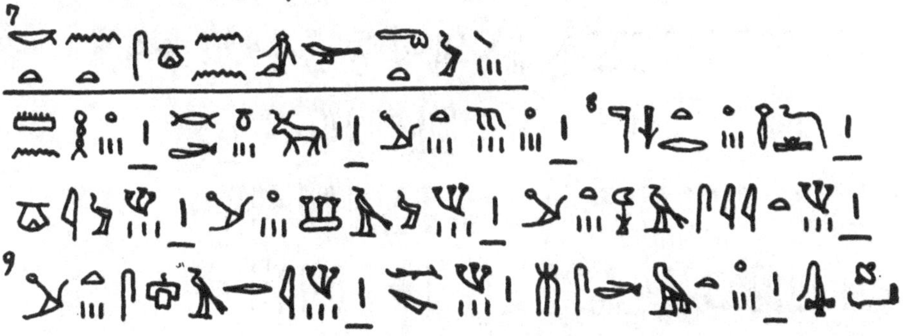

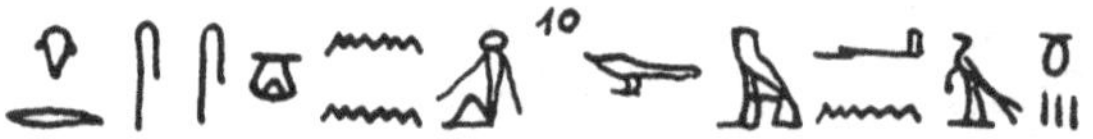

Eb 688 (85, 3–5)

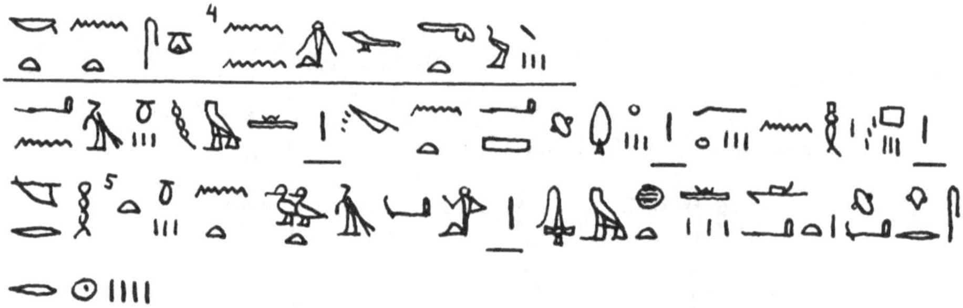

H 94 (7,14–16) = Eb 657 (82, 10–13) = Ram V Nr. V

H 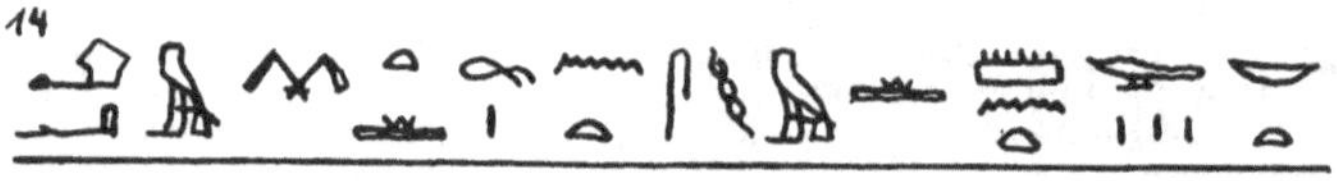

H 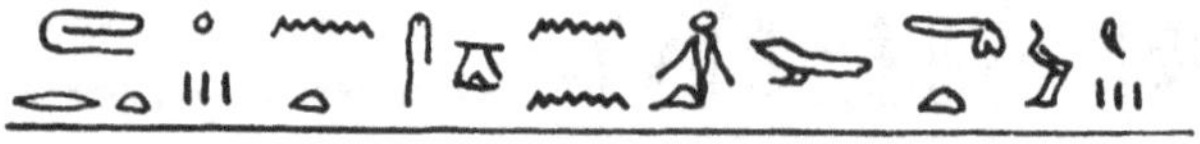

Eb 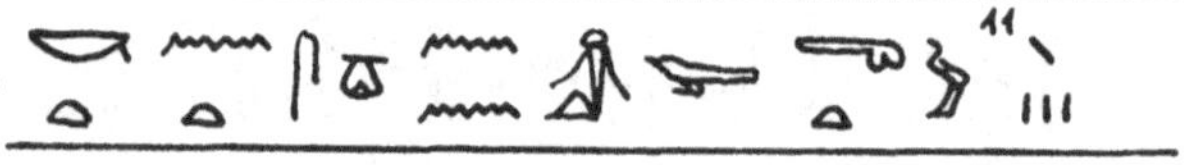

Ram [· · · · · ·]

H 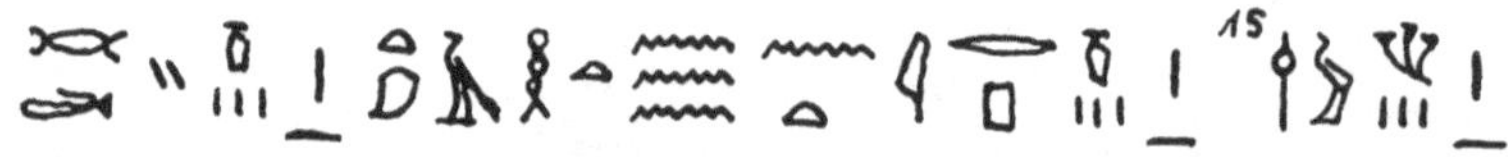

Eb 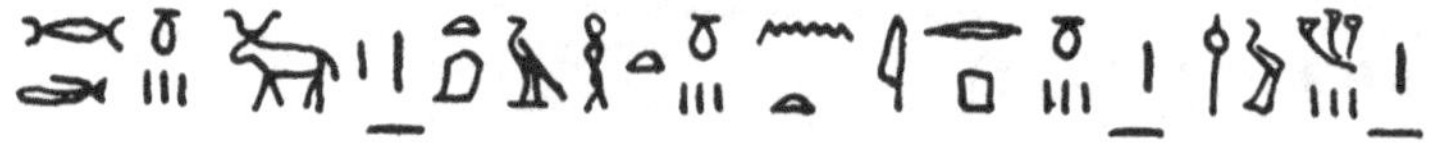

Ram 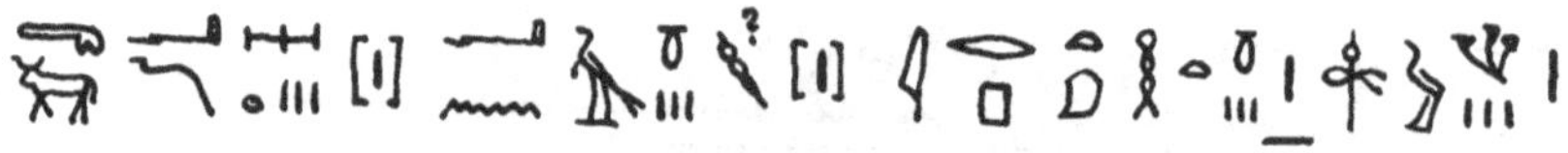

H 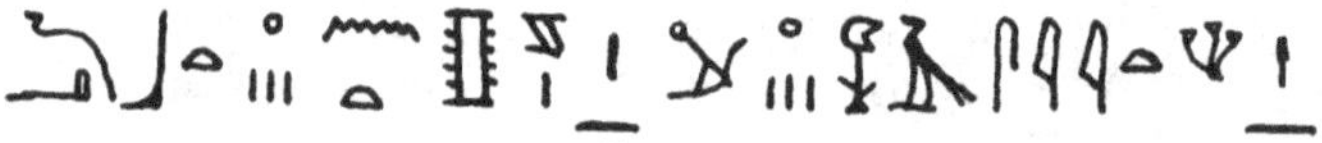

Eb 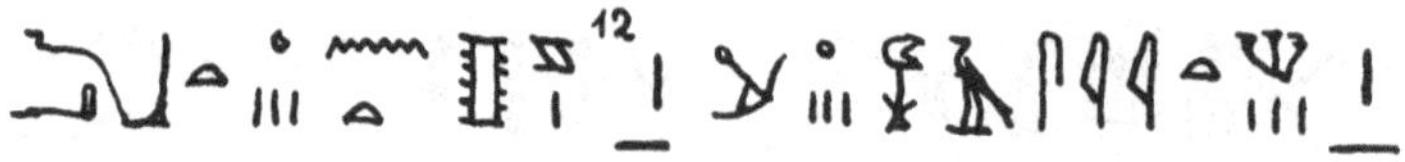

Ram 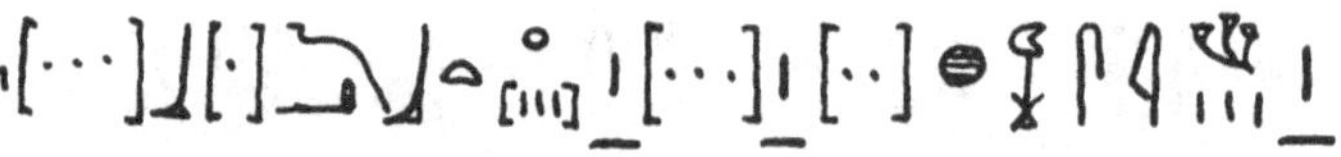

He 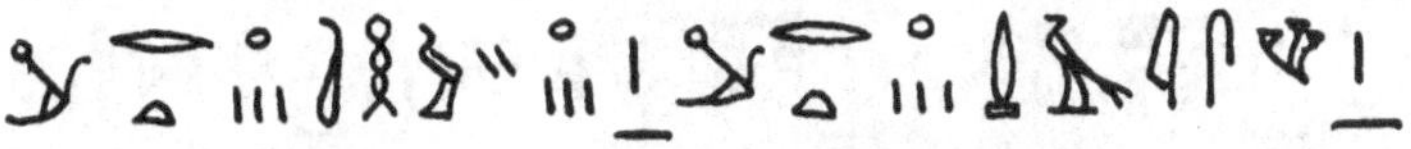

Eb 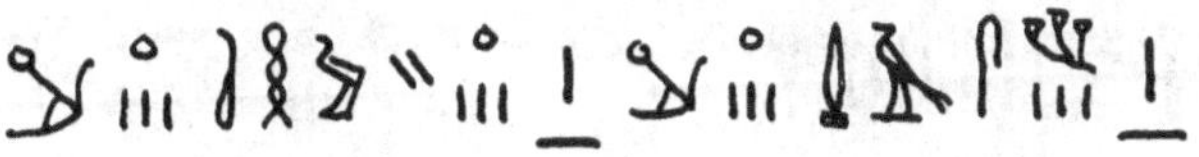

Ram 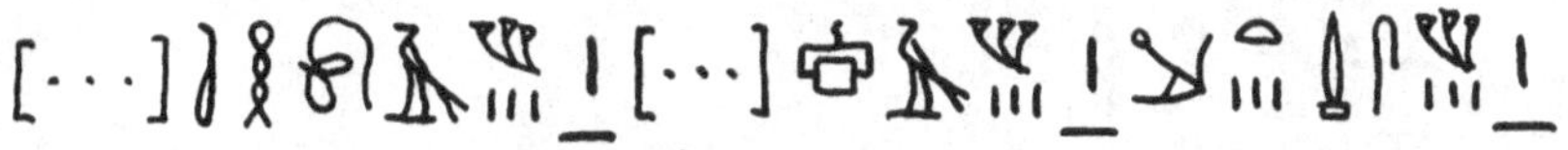

He 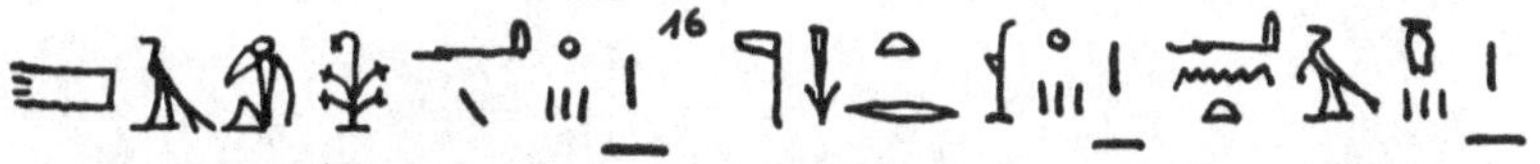

Eb 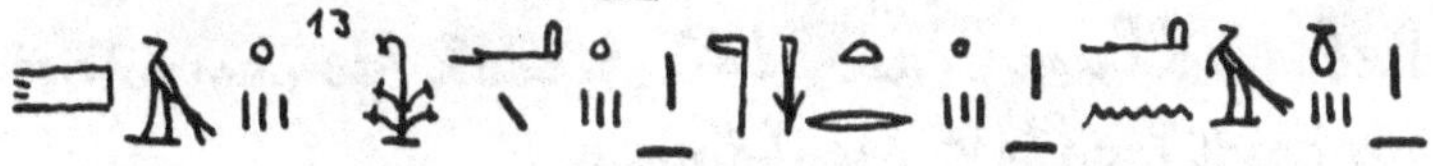

Ram 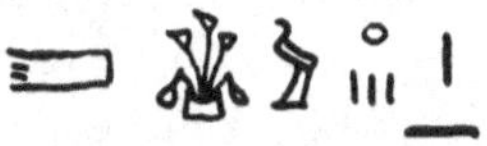

He 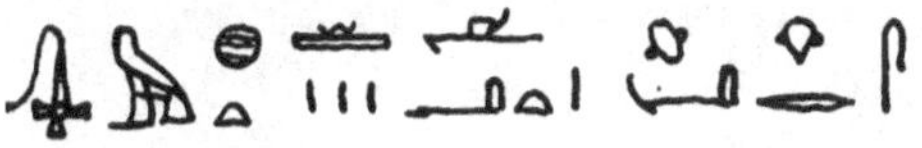

Eb 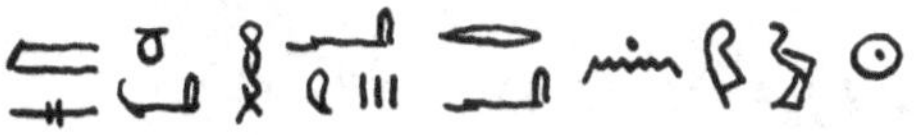

Ram 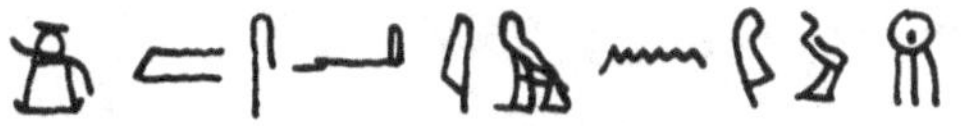

He 232 (15,11-13)

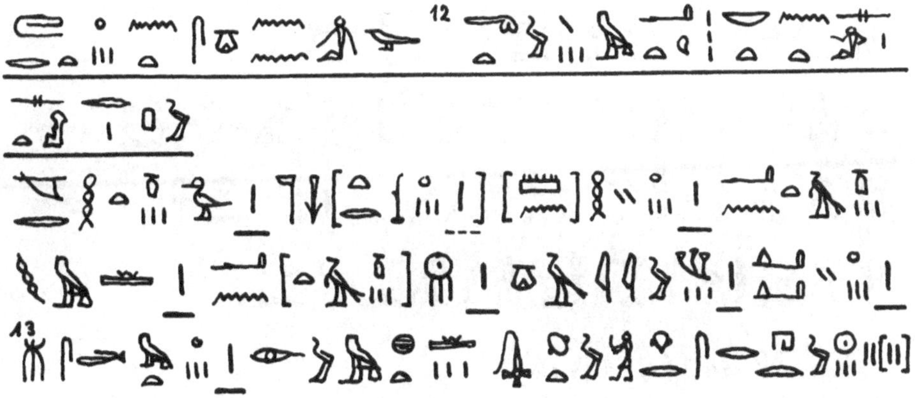

Ram V Nr XVIII

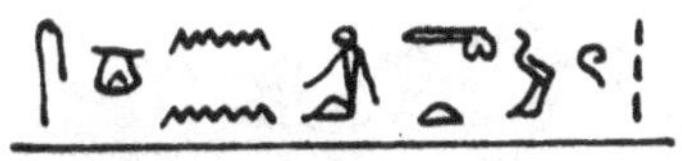

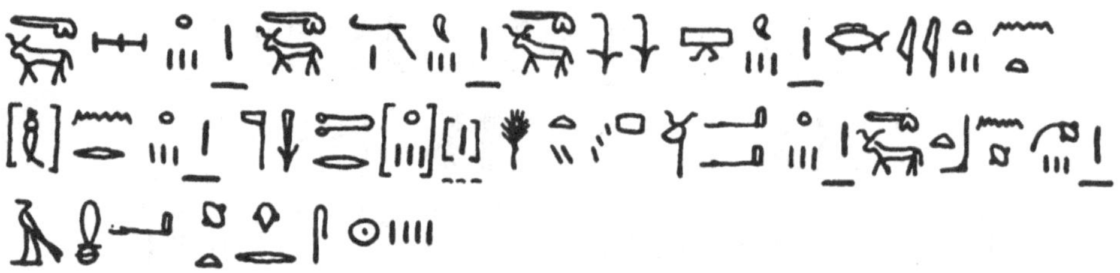

IC 3. Behandlung ausdrücklich genannter krankhafter Zustände

a. Gefäße

Eb 662 (82,20–22) = H 120 (8,17–18)

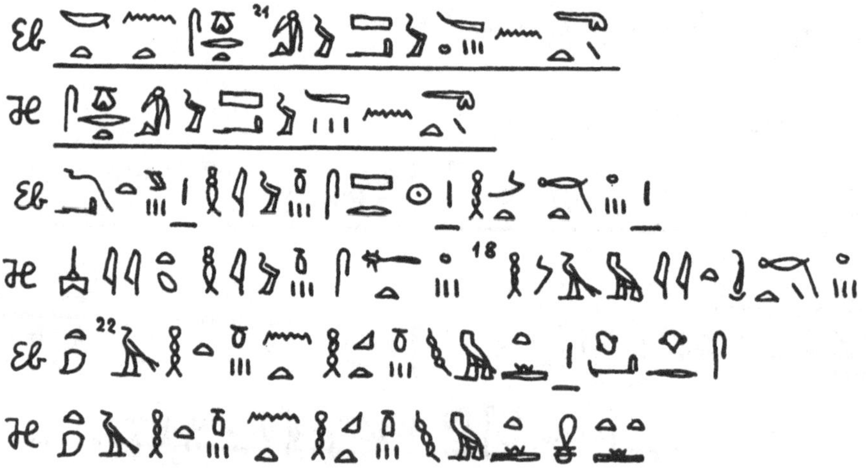

H 113 (8,13–14)

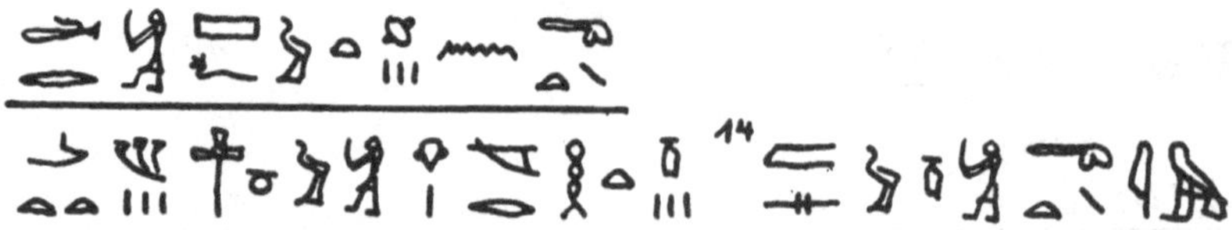

Eb 684 (84, 18–20)

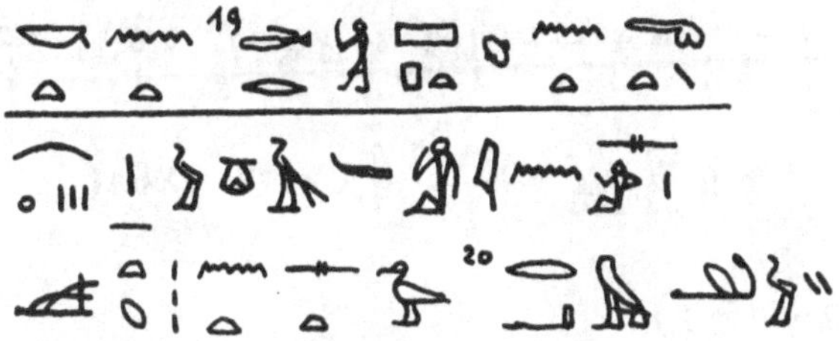

Eb 685 (84, 20)

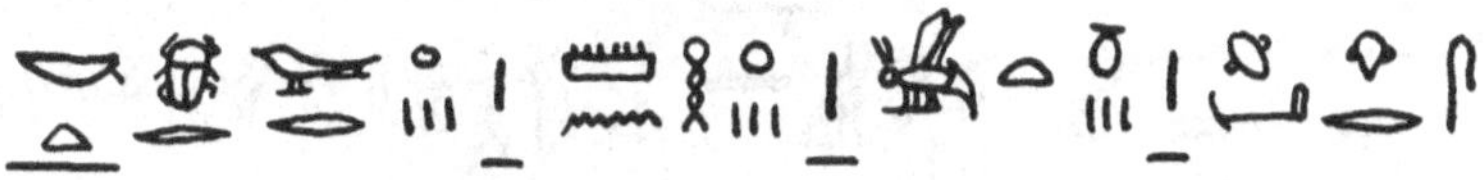

Bln 174 (18, 7–9)

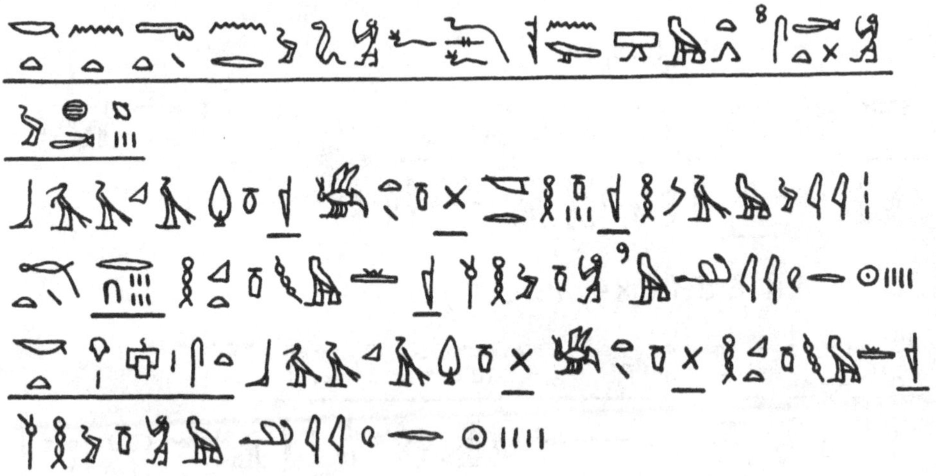

Bln 175 (18, 10–11)

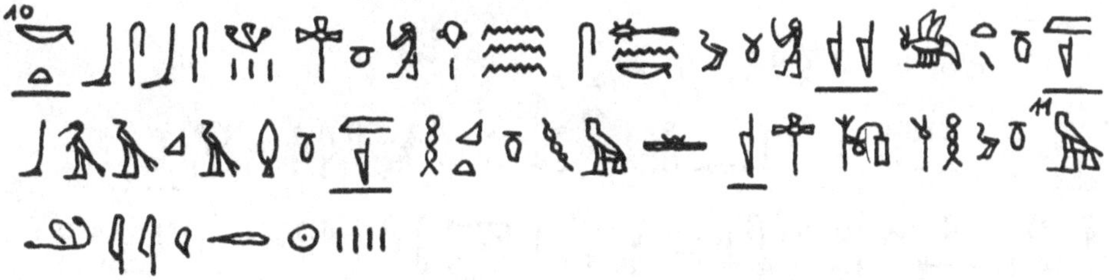

Bln 176 (18, 11-12)

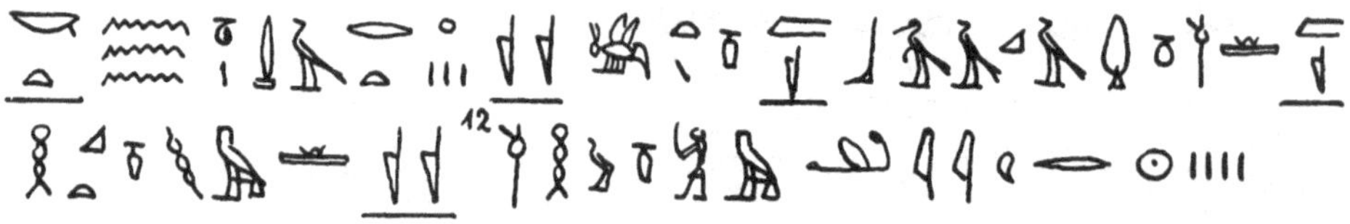

Bln 177 (18, 12-19, 1)

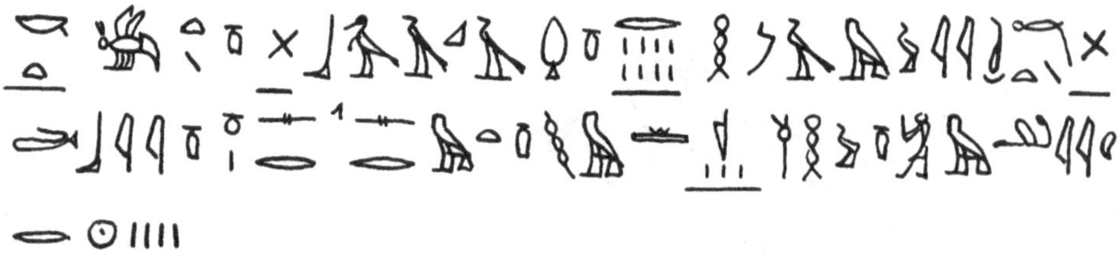

Bln 178 (19, 1-2)

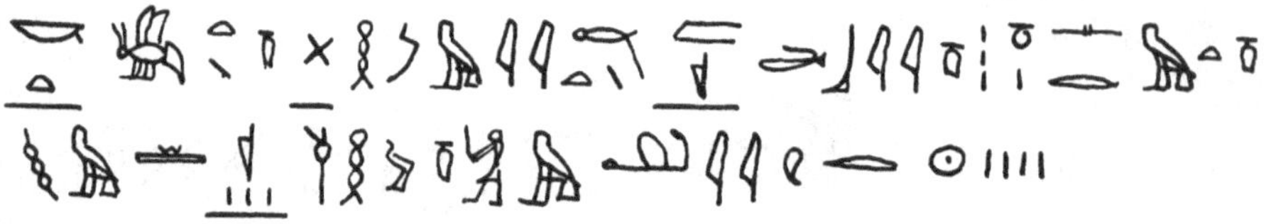

Eb 681 (84, 13-15)

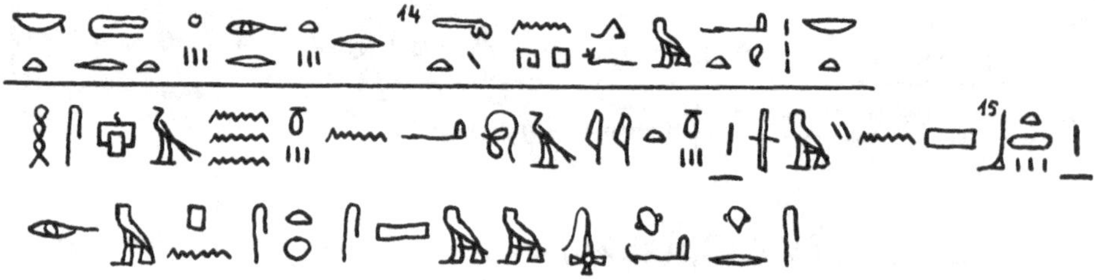

Eb 682 (84, 15-17)

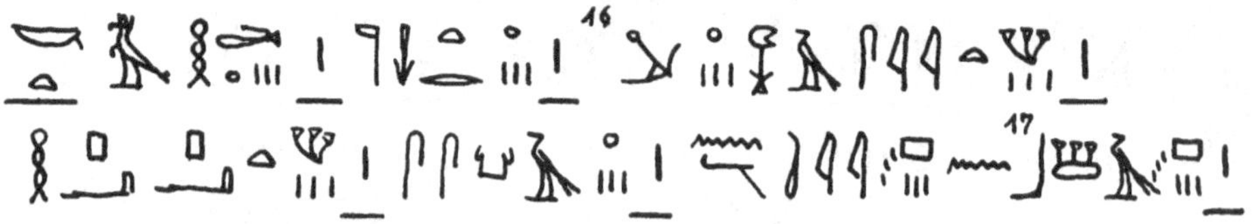

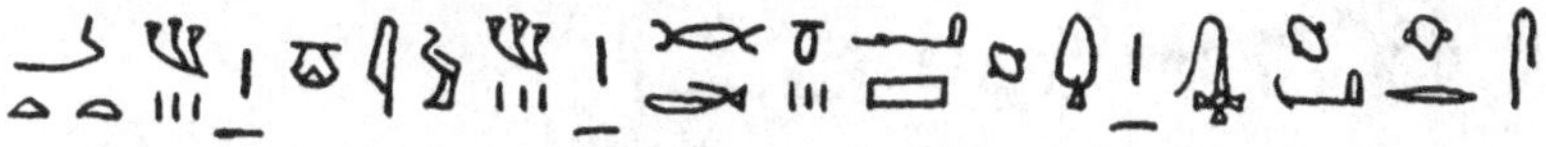

Eb 683 (84,17-18)

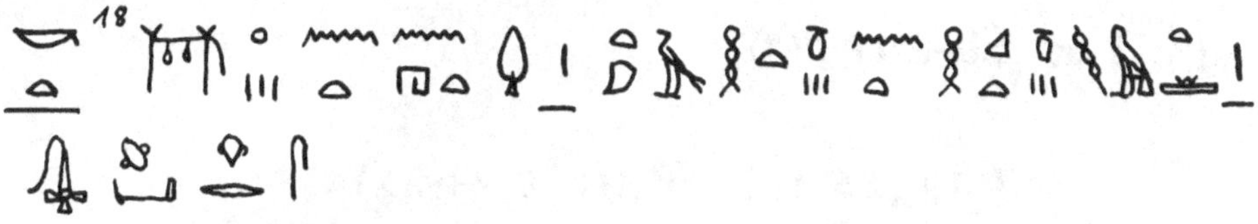

Eb 644 (80,18-19) = H 99 (8,3-4)

Eb 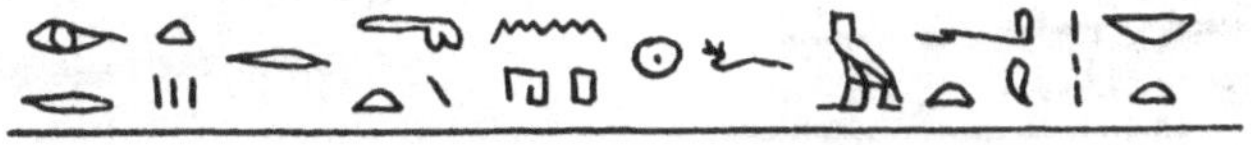

H 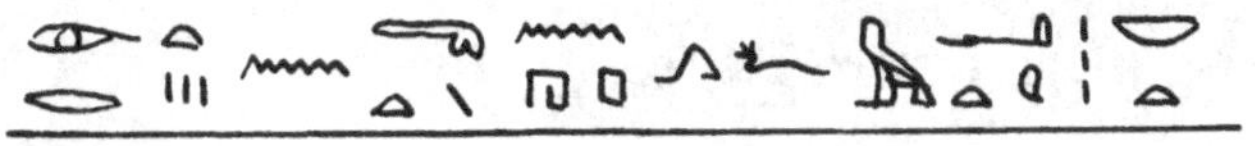

Eb 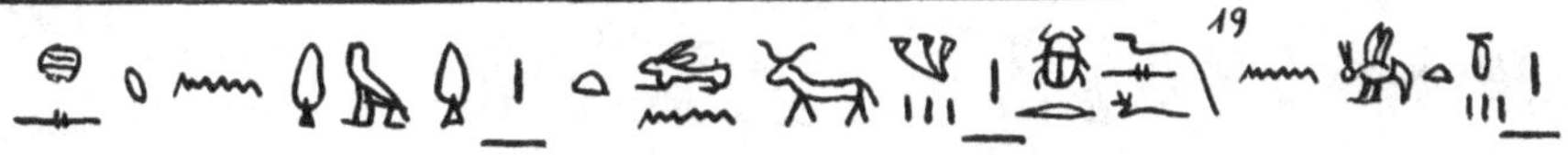

H 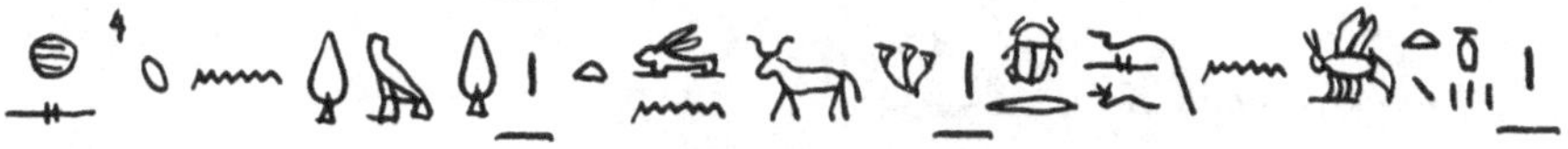

Eb 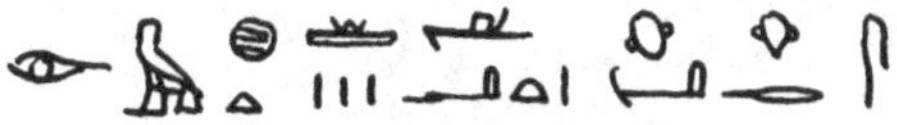

H 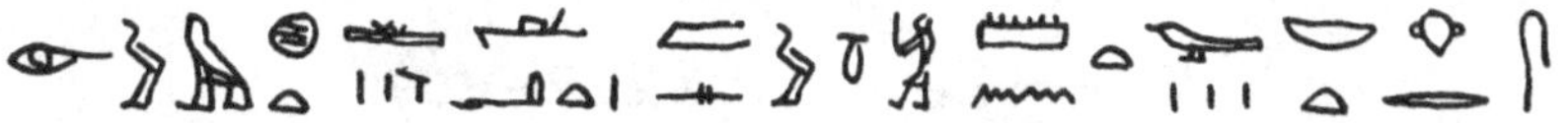

Eb 645 (80,19-21)

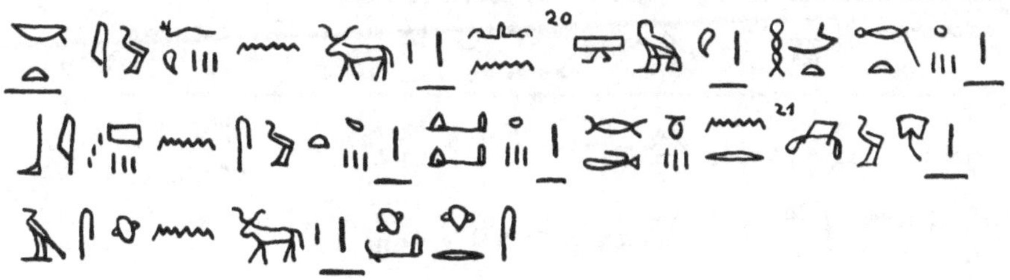

Eb 646 (80,21-81,1)

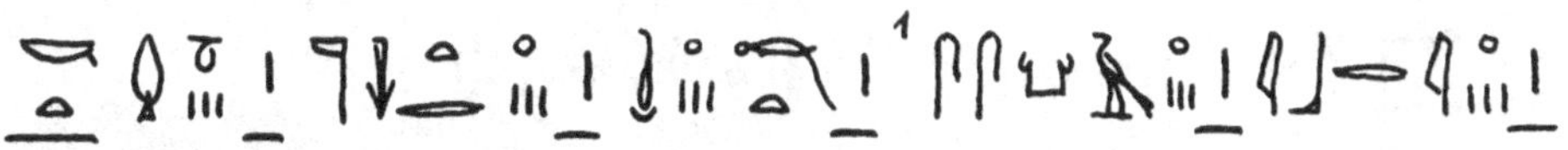

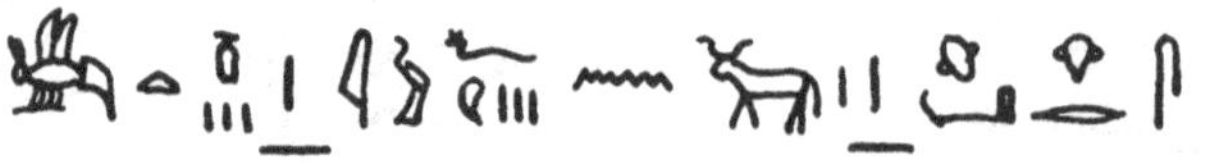

I C 3 b. Stränge (?)

Eb 694 (85,12) = H 110 (8, 11-12)

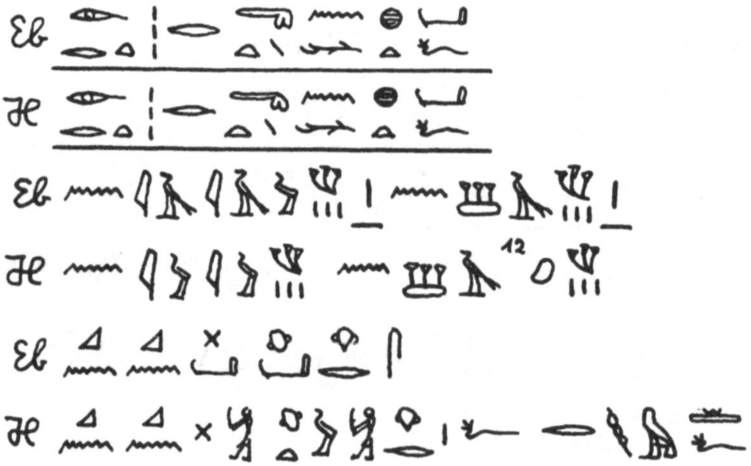

Ram V Nr. II = Eb 656 (82, 7-10)

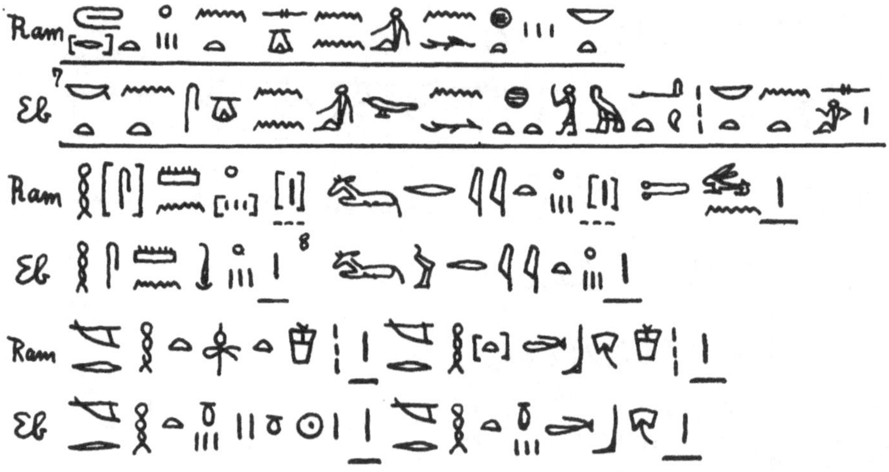

Ram 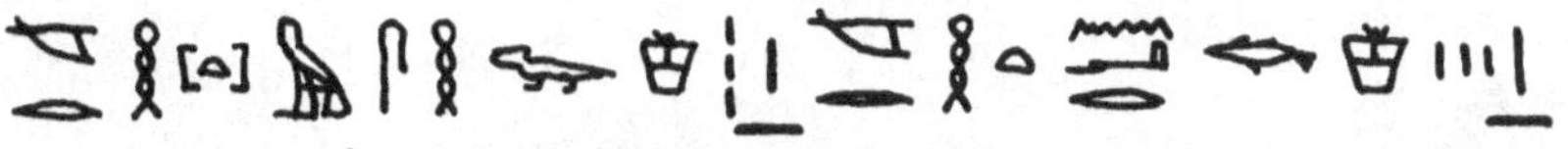

Eb 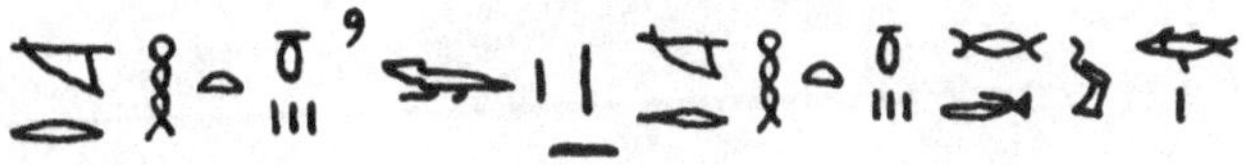

Ram 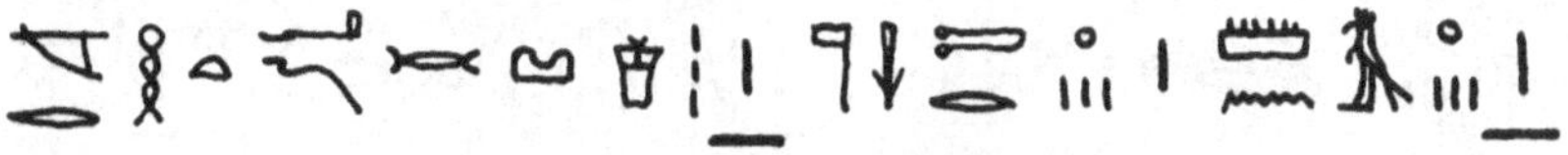

Eb 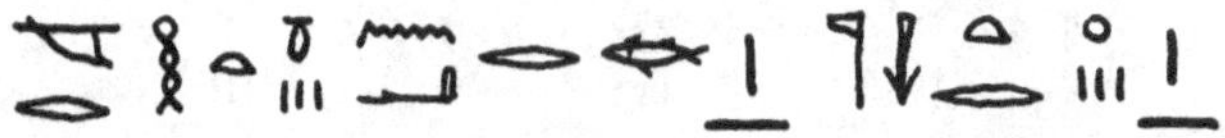

Ram 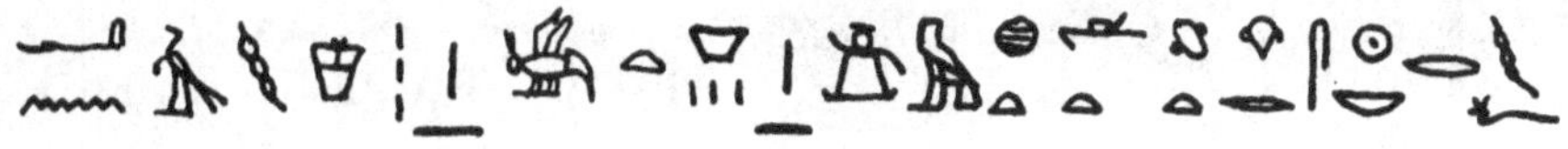

Eb 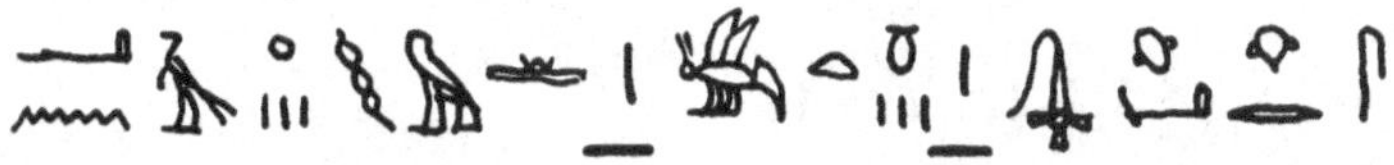

Eb 670 (83,15-18)

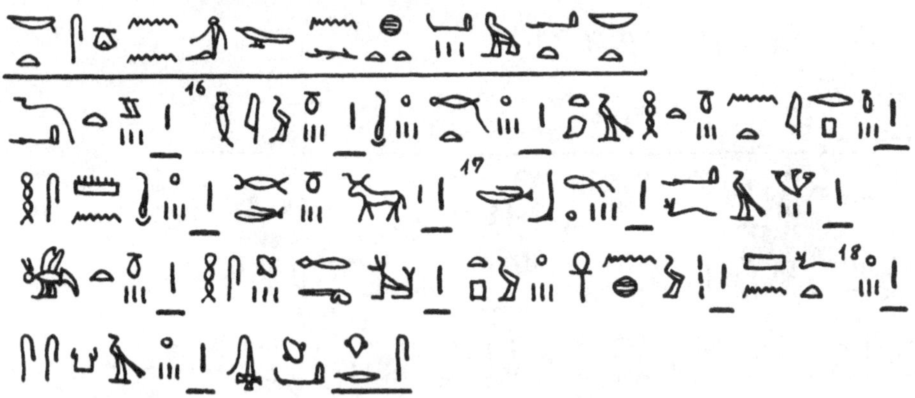

Eb 671 (83,18-19)

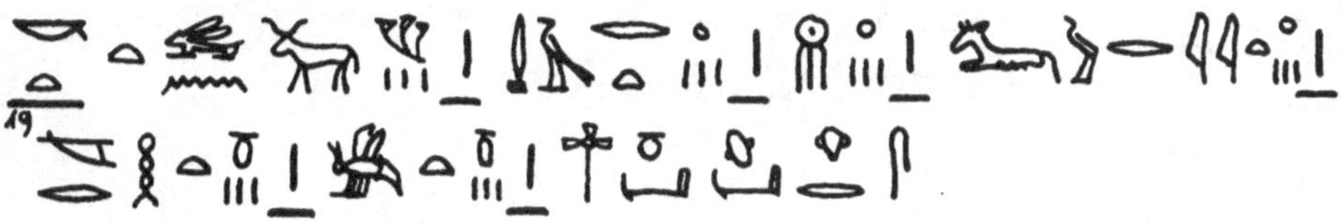

Eb 672 (83,19-20)

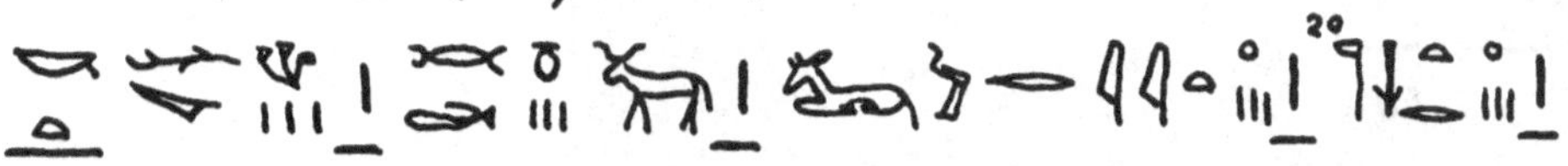

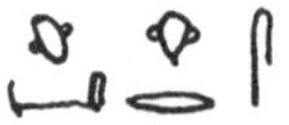

Eb 673 (83,20-22)

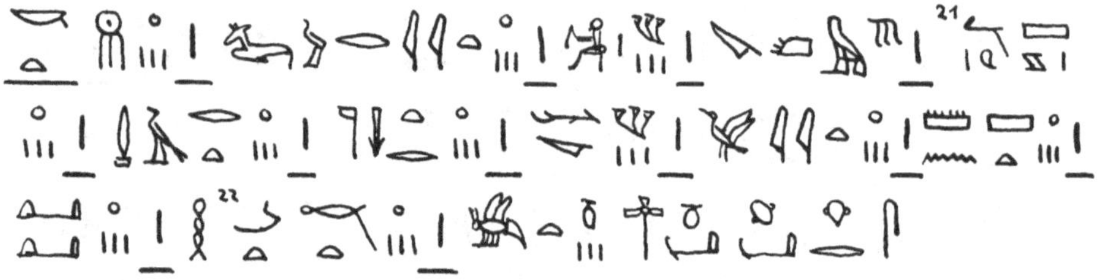

Eb 674 (83,22-84,1)

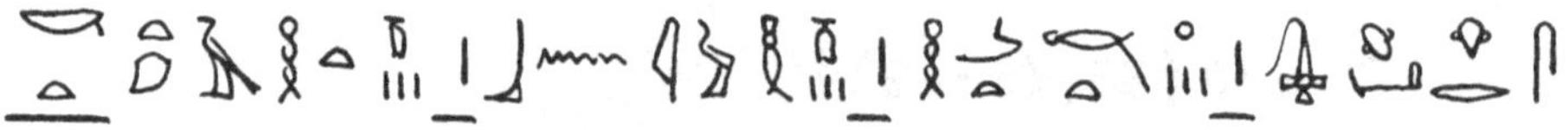

Eb 675 (84,1-5)

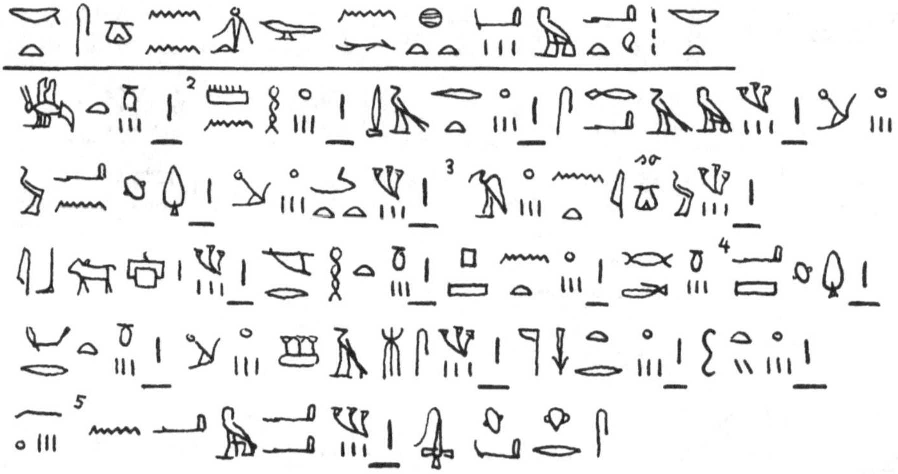

Eb 676 (84,5-6)

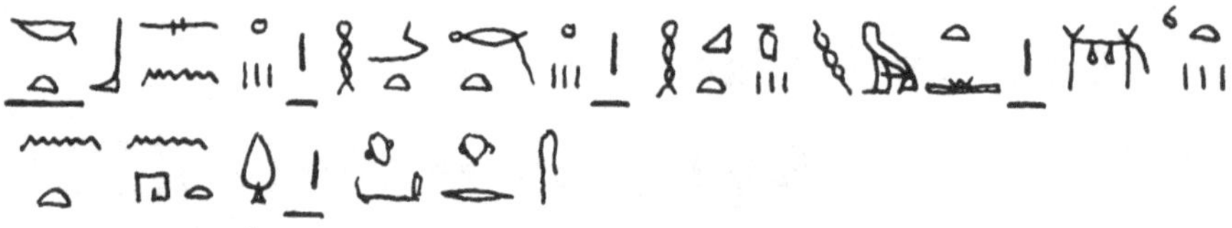

Eb 677 (84, 6-8)

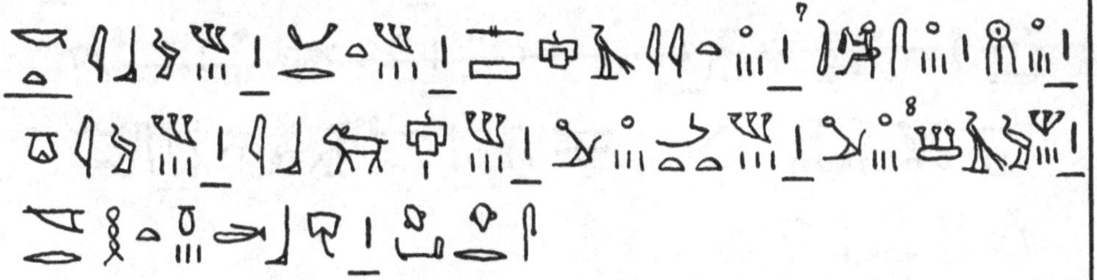

Eb 678 (84, 8-10)

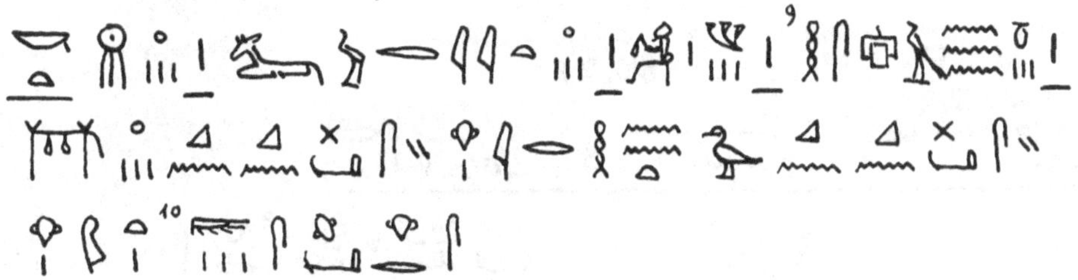

Eb 679 (84, 10-12)

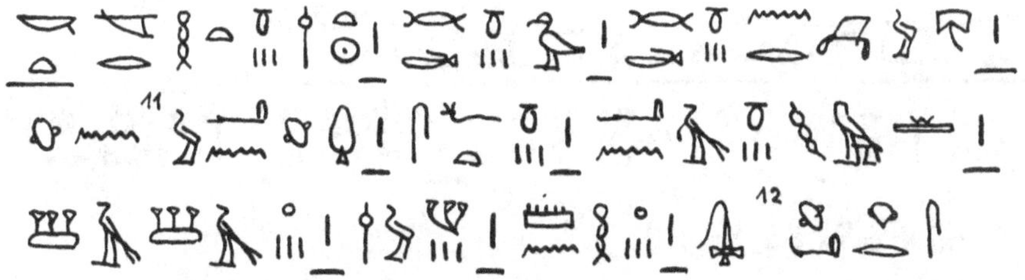

Eb 680 (84, 12-13)

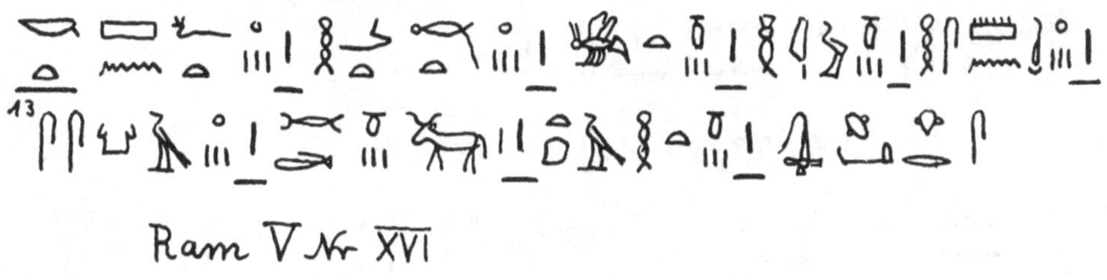

Ram V Nr XVI

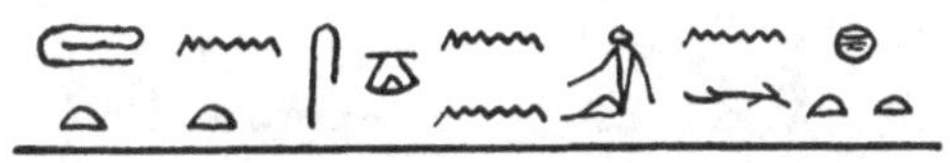

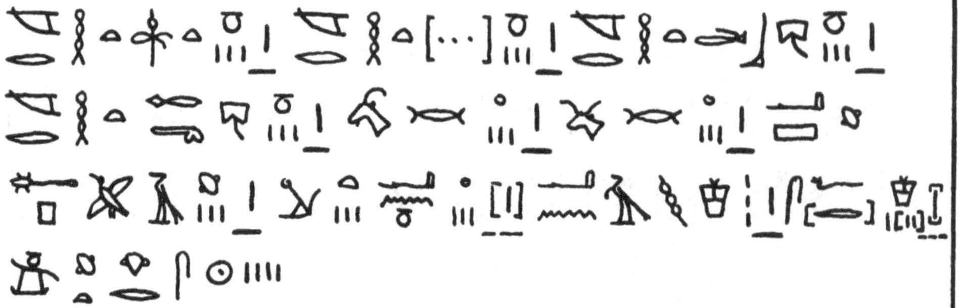

Eb 635 (79,22–80,2)

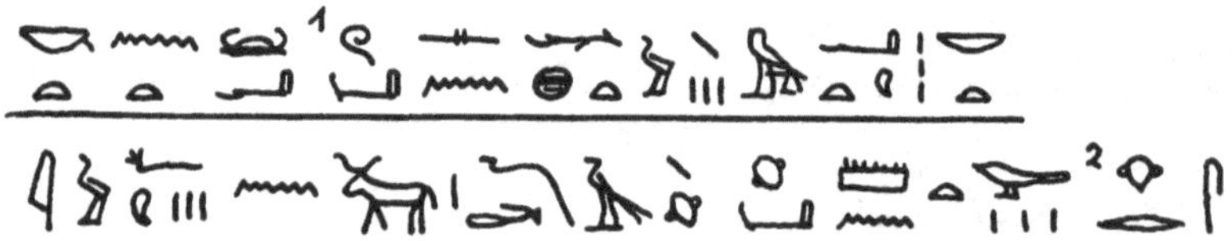

Eb 664 (83, 8–9)

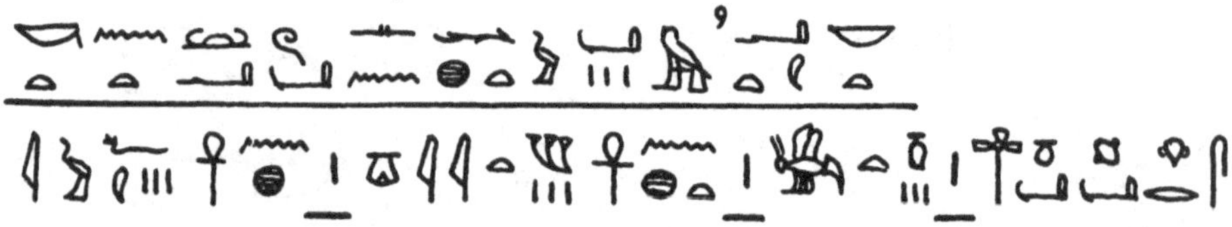

Eb 665 (83, 9–10)

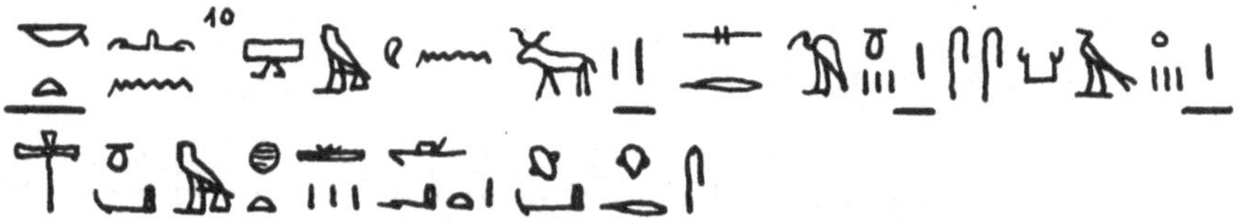

Eb 666 (83, 10–12)

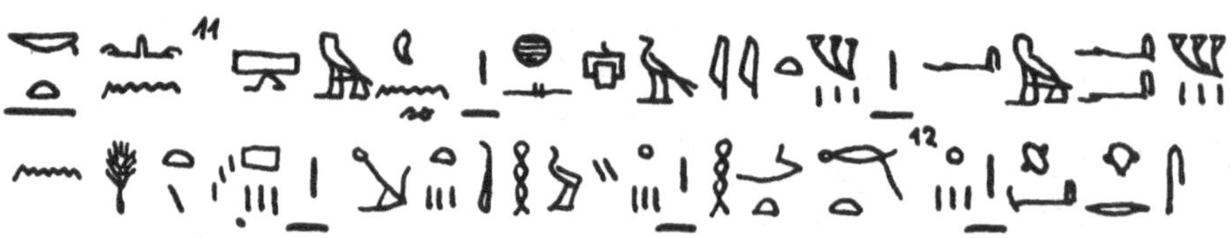

Eb 667 (83,12-13)

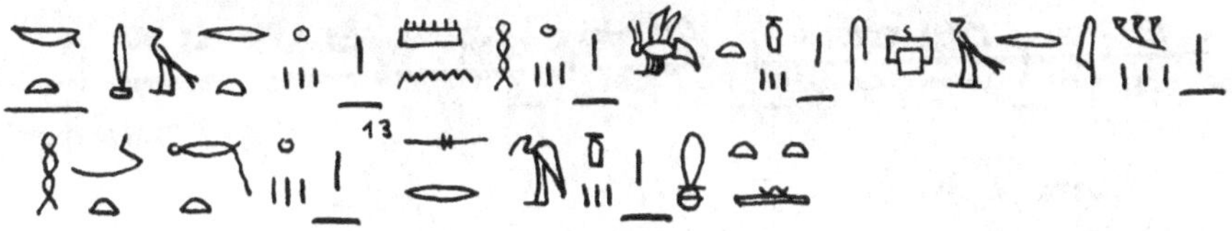

Eb 668 (83,13-14)

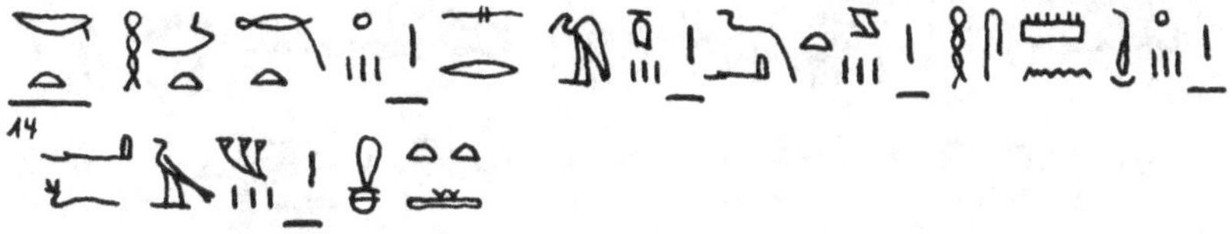

Eb 669 (83,14-15)

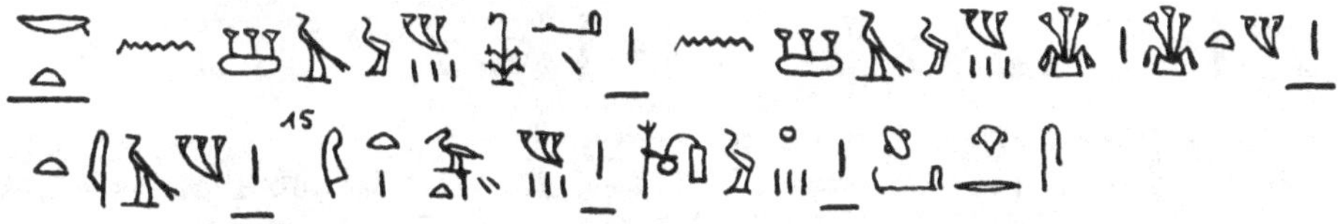

Eb 658 (82,13-16)

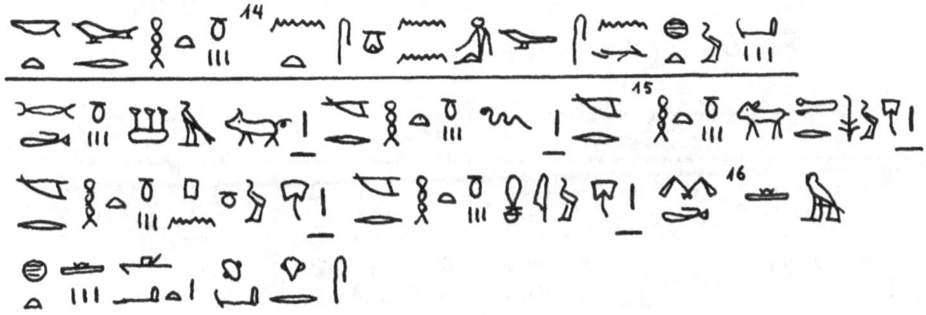

Ram V Nr. XV

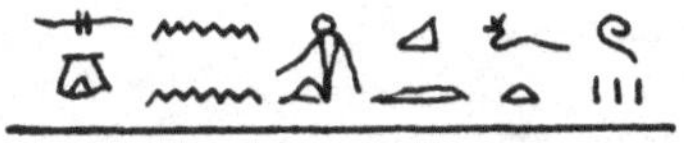

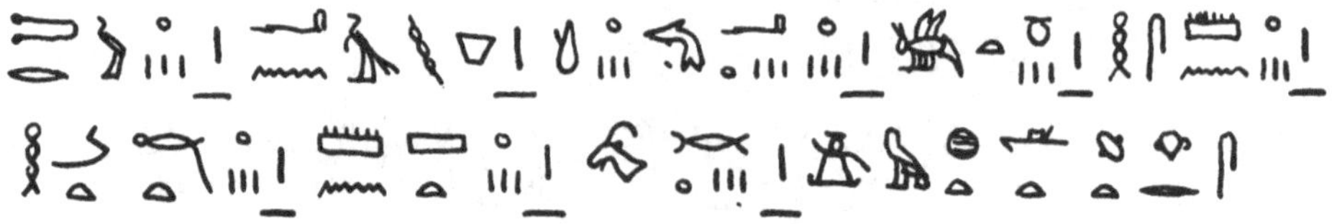

Ram V Nr. III

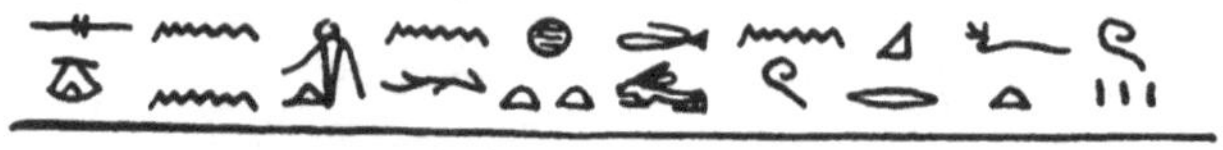

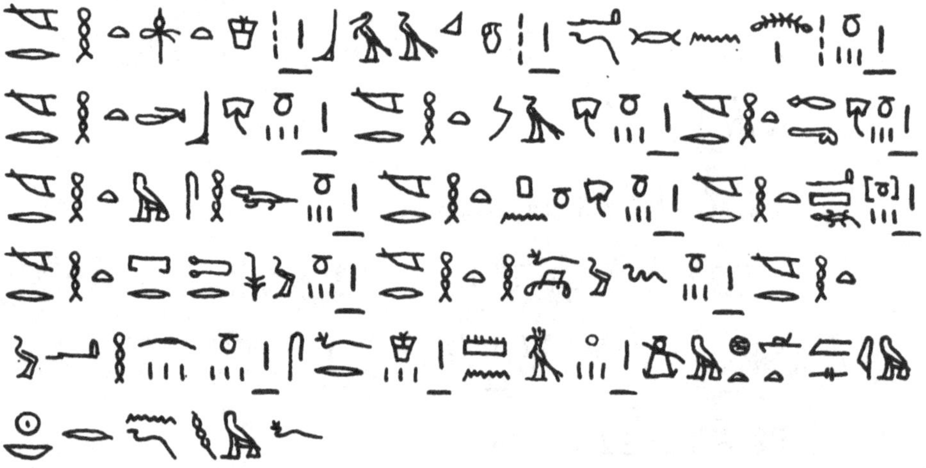

Eb 689 (85, 5-7)

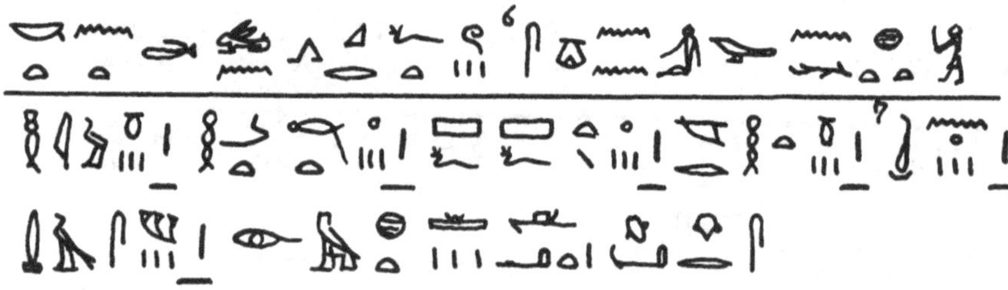

Eb 637 (80, 4-6)

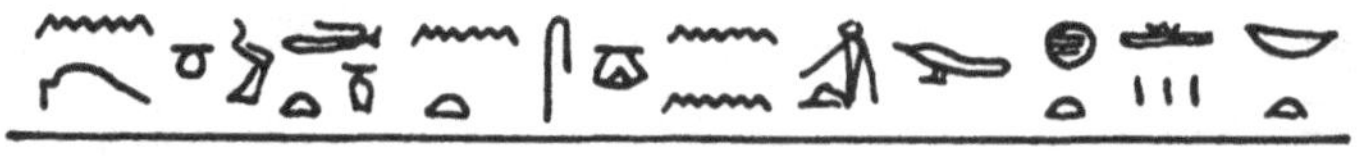

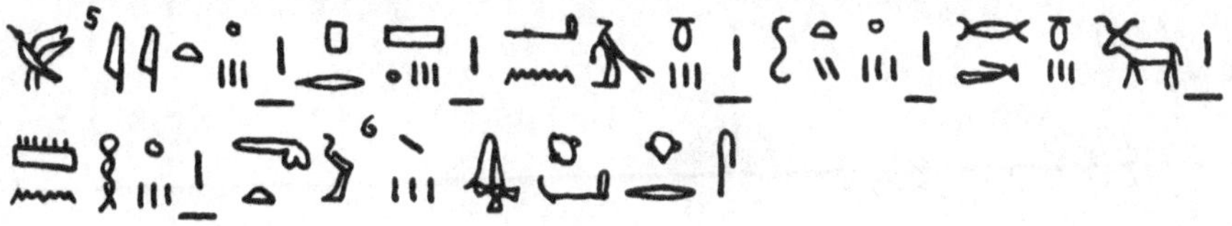

Eb 638 (80, 6-8)

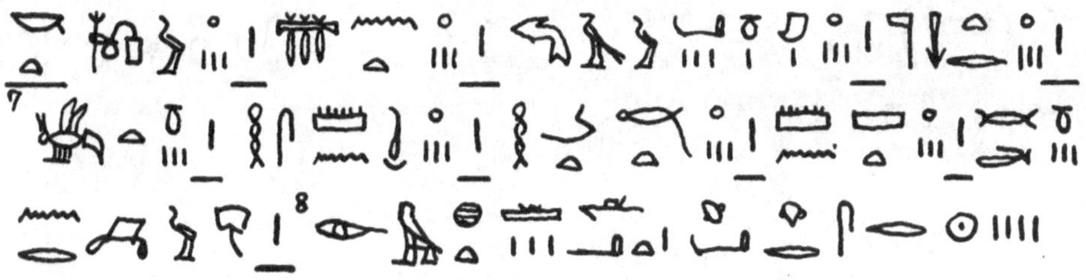

Eb 639 (80, 8-9)

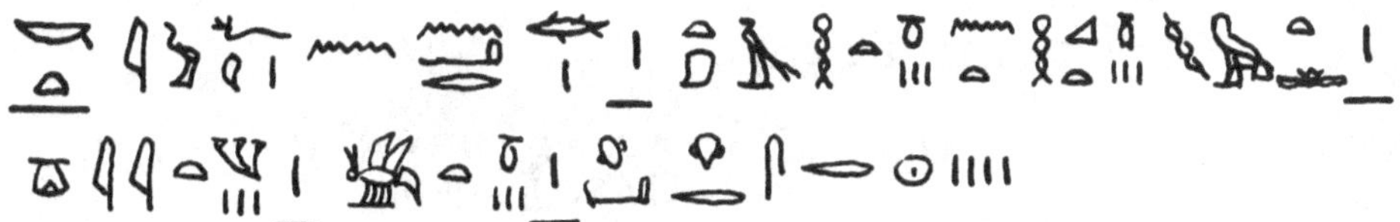

Eb 640 (80, 9-14)

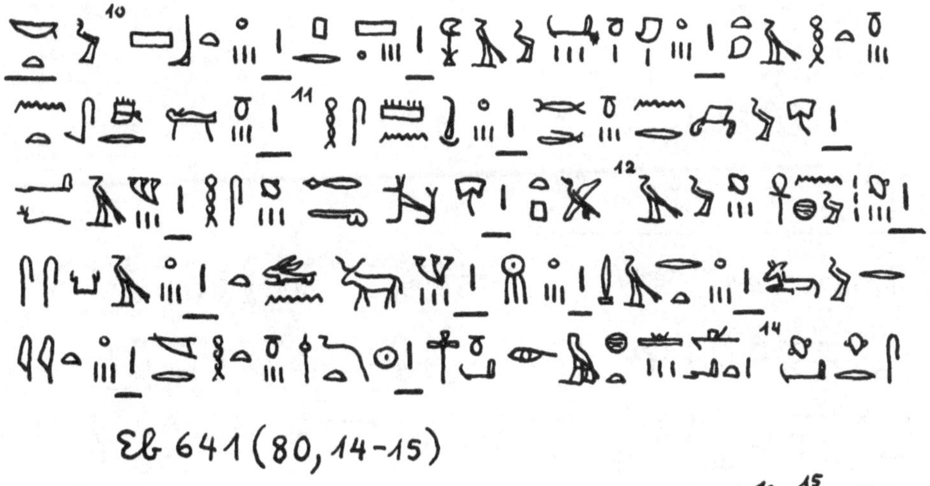

Eb 641 (80, 14-15)

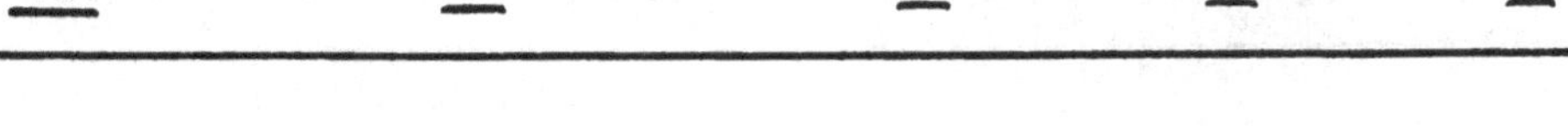

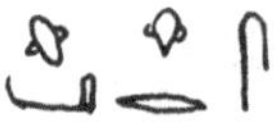

Eb 690 (85,7-8)

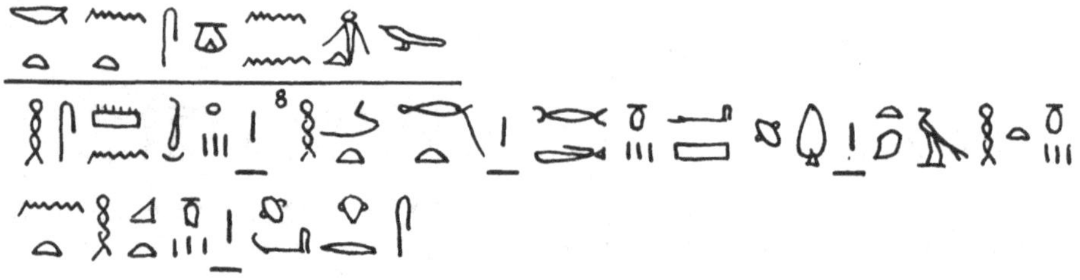

Eb 691 (85, 8-9)

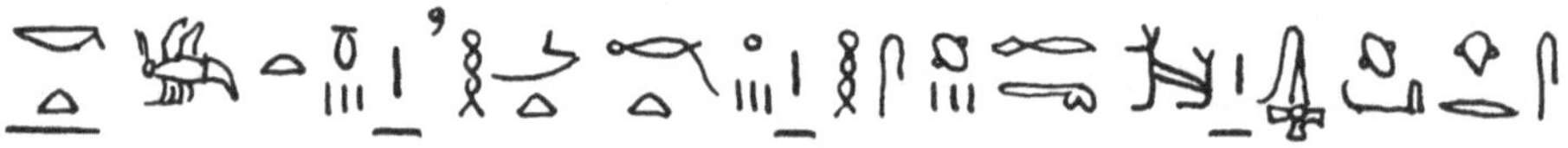

Eb 692 (85, 9-10)

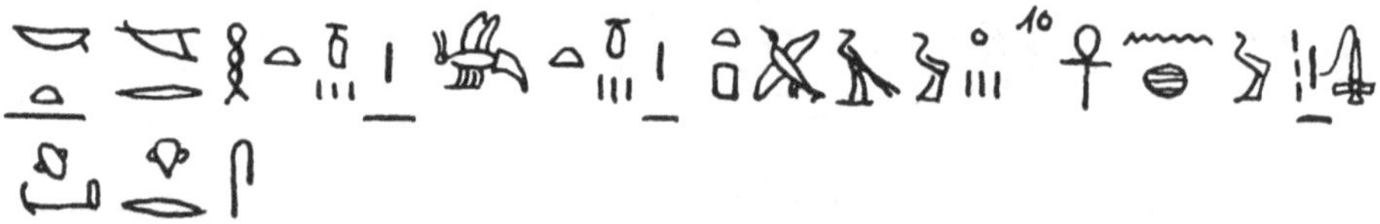

Eb 663 (82,22-83,8)

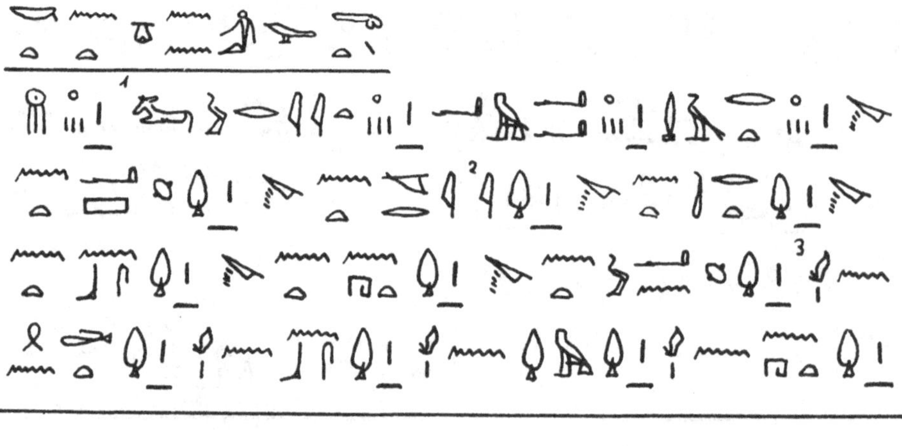

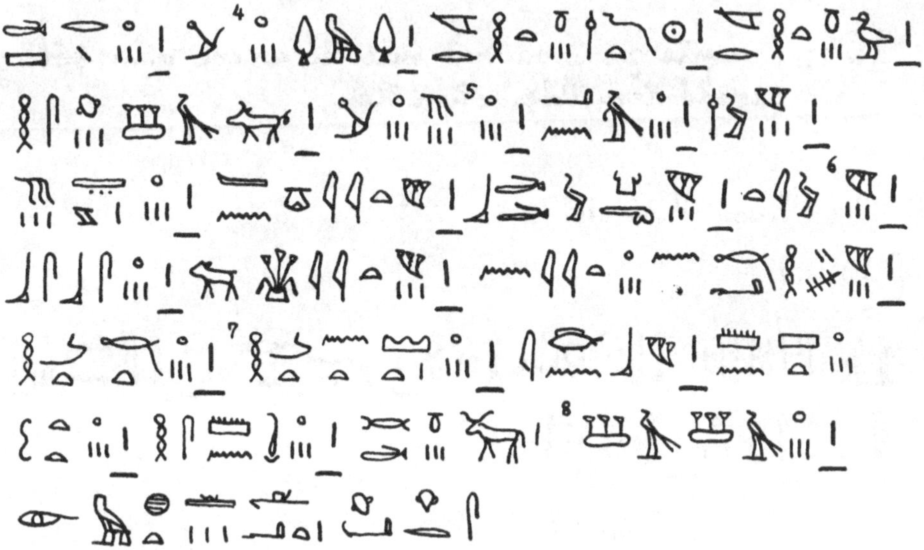

Ram V Nr. XII

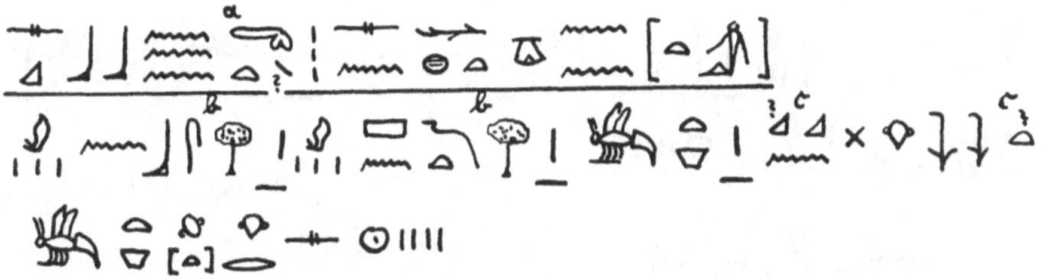

Ram V Nr. XIII

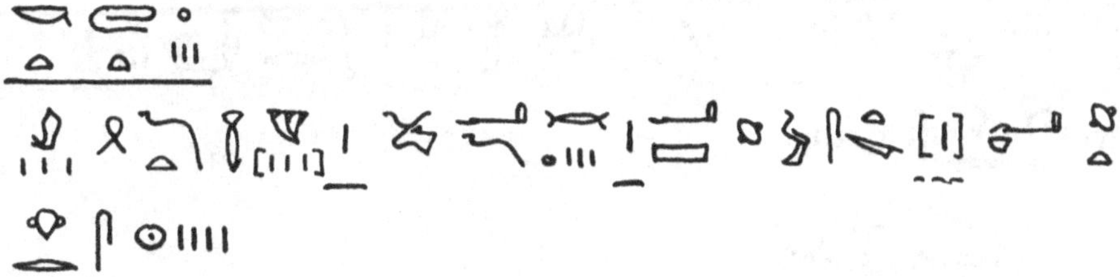

a Barns umschreibt ! b so gibt Barns das im Faksimile nicht deutliche Determinativ eines Baumes mit Blättern wieder.
c so nach Barns.

I C 4. Rezepte zu 2 oder 3 mit teilweise oder völlig zerstörten Überschriften

Ram V Nr. IV

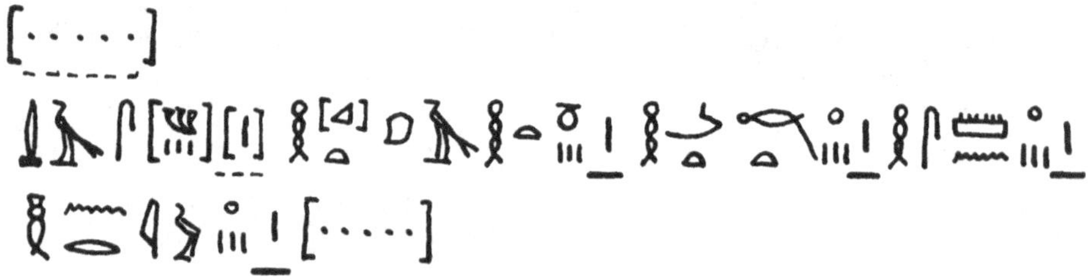

Ram V Nr. VI

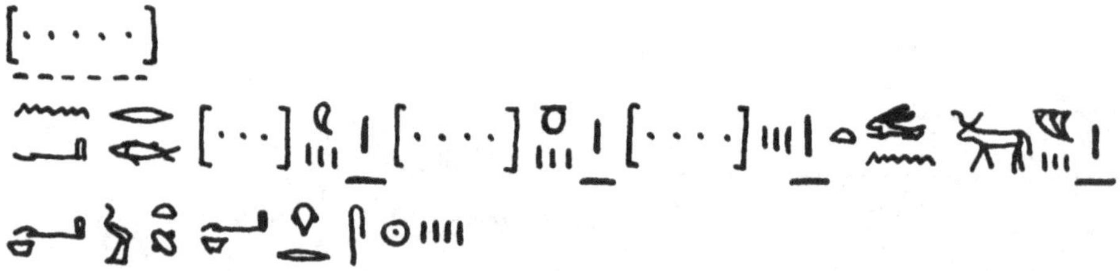

Ram V Nr. VII

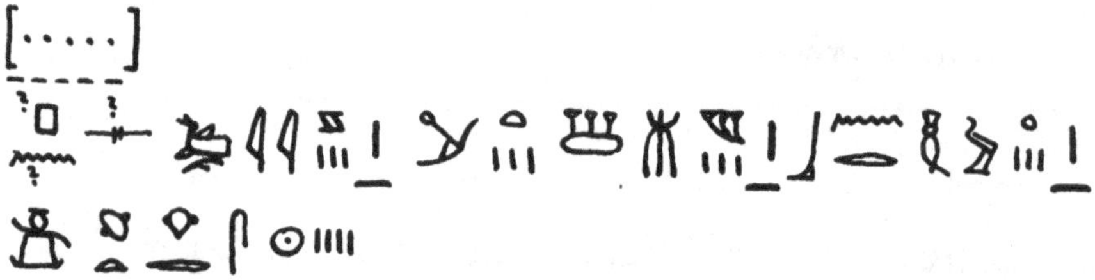

Ram V Nr. VIII

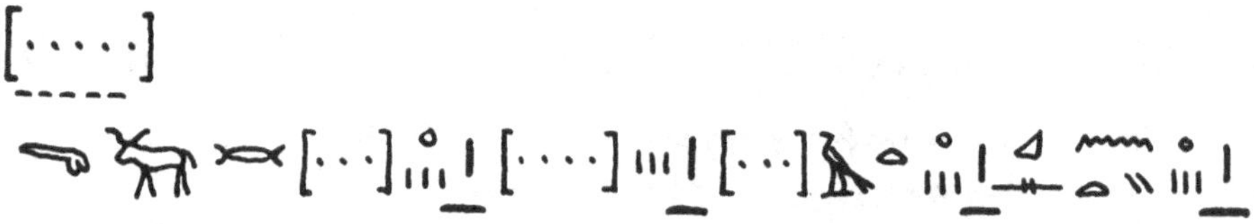

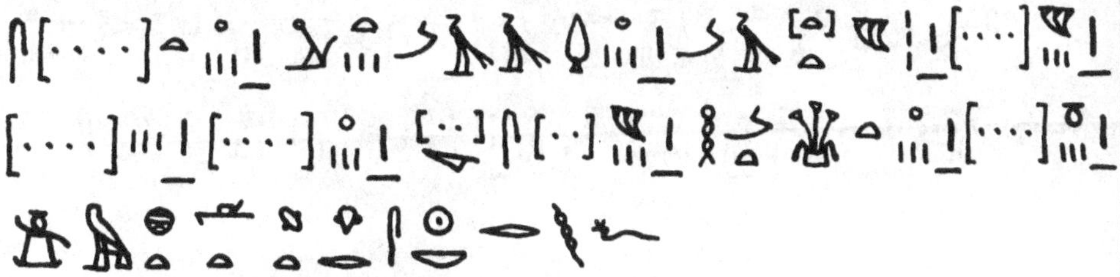

Ram V Nr. IX

[.....]

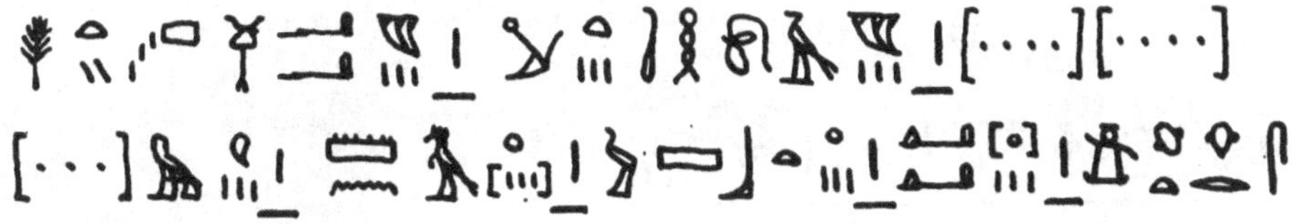

Ram V Nr. X

[.....]

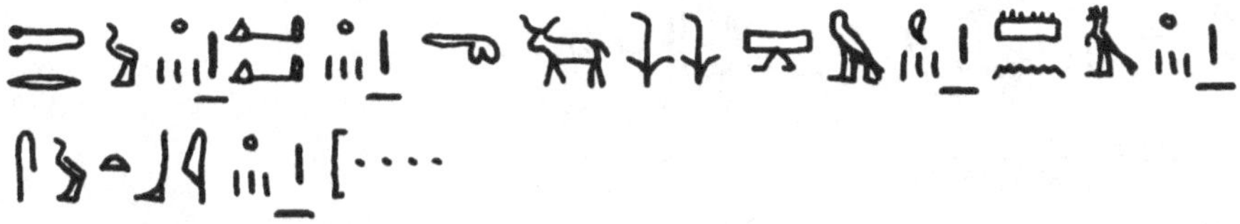

Ram V Nr. XI

[.....]

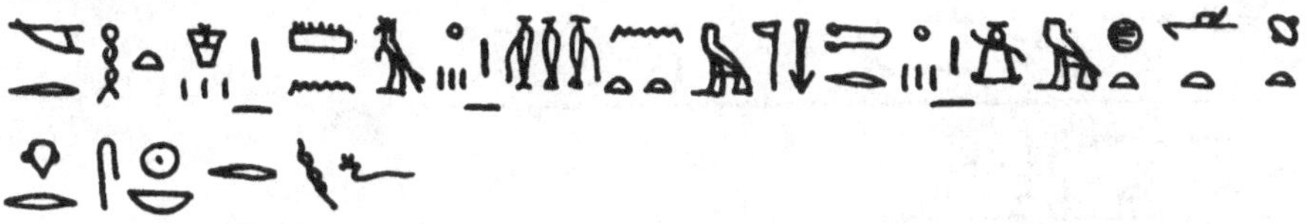

Ram V Nr. XX

[.....]

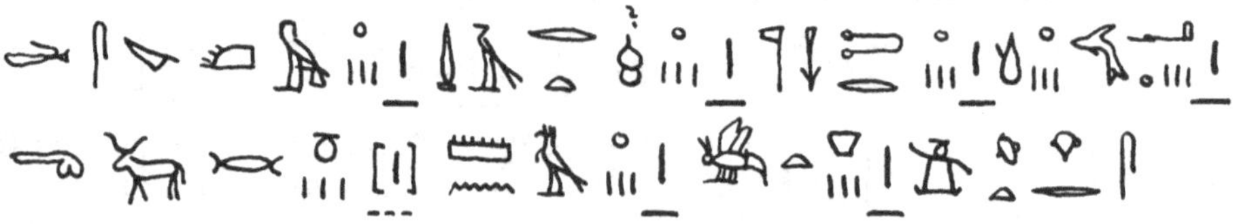

I C 5. Behandlung des štw-Gefäßes

Ram V Nr. XVII

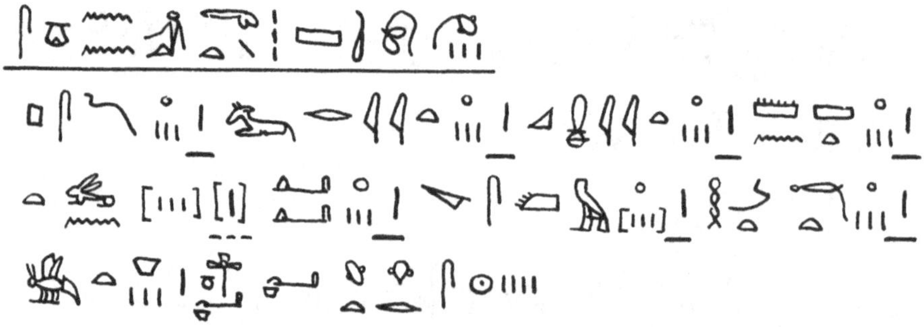

I C 6. Unklares

a. šw.t nt mt

Eb 659 (82,16-17) = Bln 49 (4,11-12)

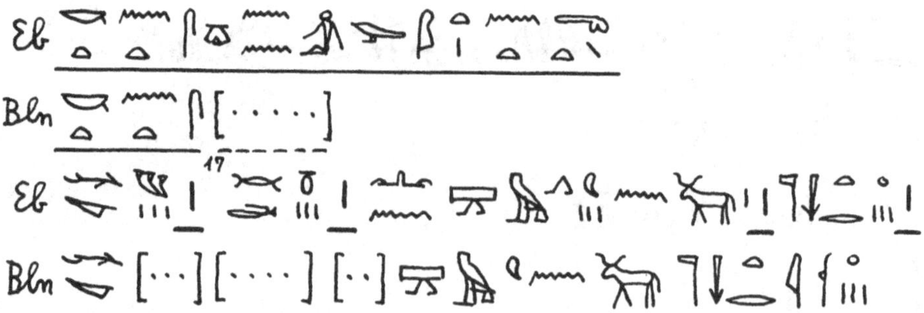

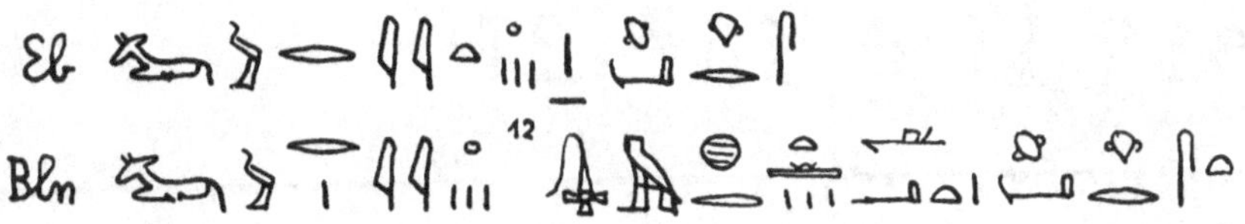

Eb 660 (82,18–19)
= H 117 (8,16) [= Bln 50 (4,12)] + H 118 (8,16–17)

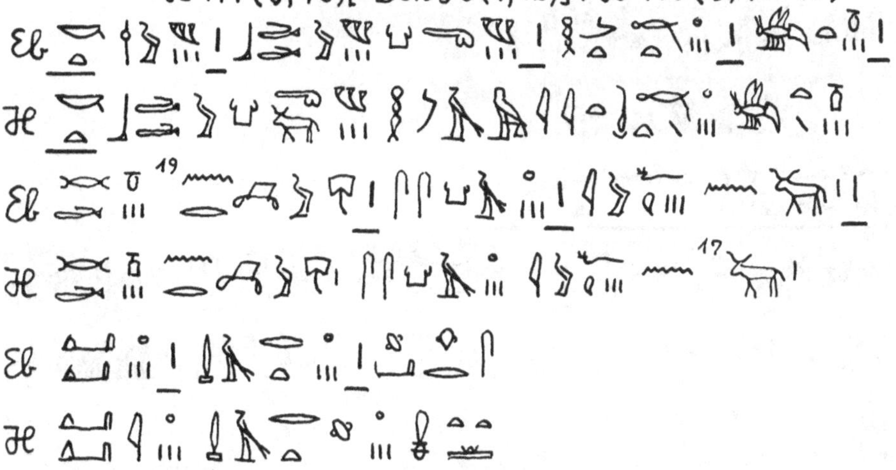

Eb 661 (82,19–20) = H 119 (8,17)

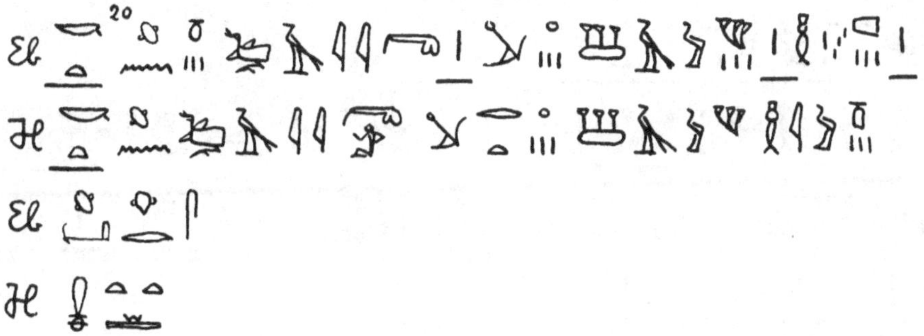

H 114 (8,14)

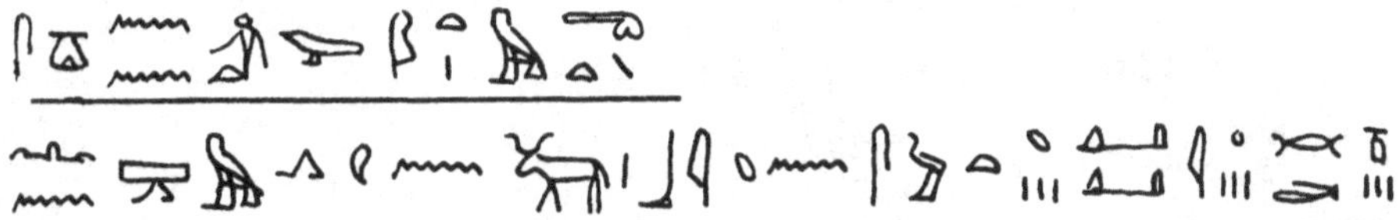

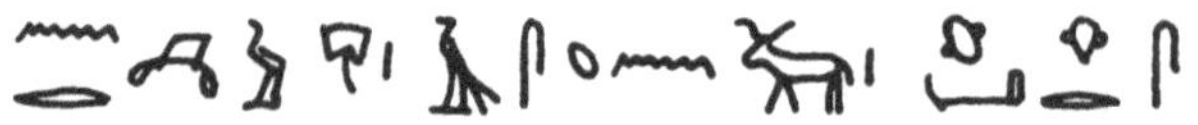

H 115 (8,14-15)

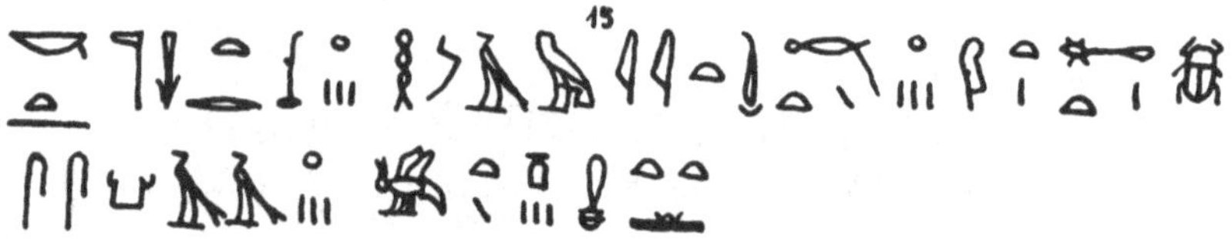

Ram V Nr. XIV

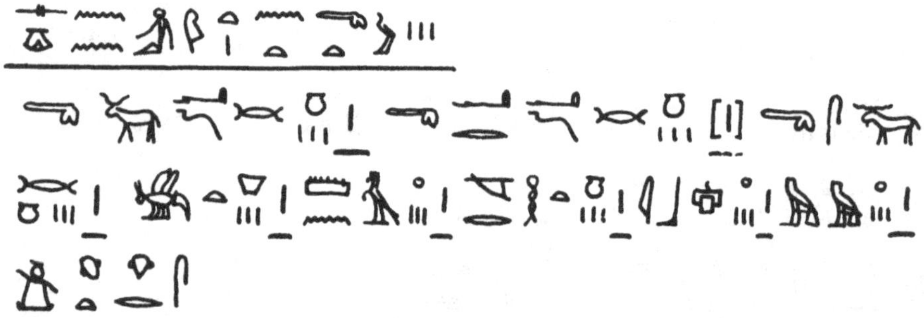

Ram V Nr. XIX

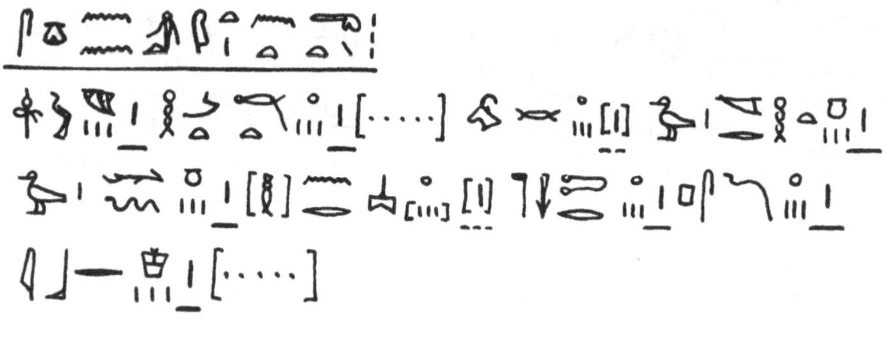

I C 6 b. ib n mt

H 100 (8, 4-5)

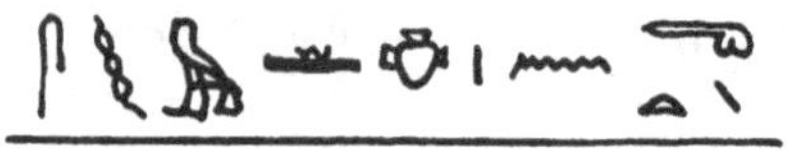

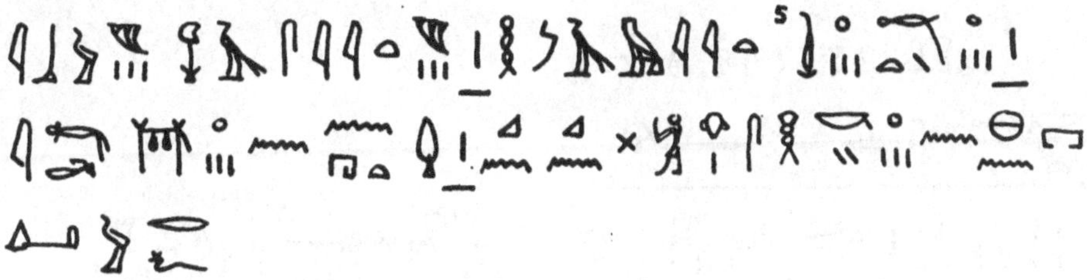

II. Krankheiten im Bereich des Kopfes

A. Kopf und Schädel als Ganzes

1. Schmerzen im allgemeinen

Eb 253 (48, 5-7)

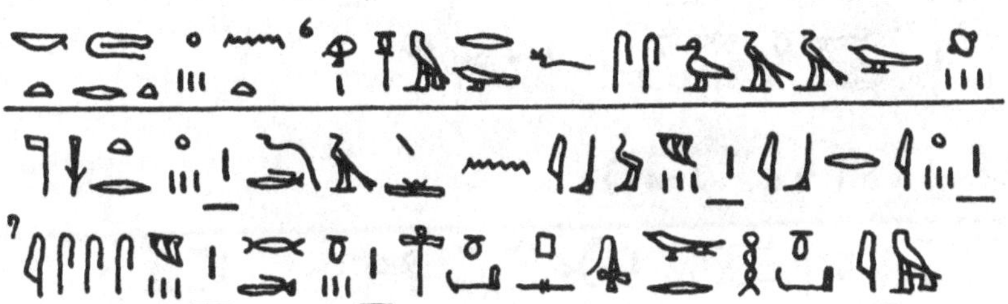

Eb 254 (48, 7-9)

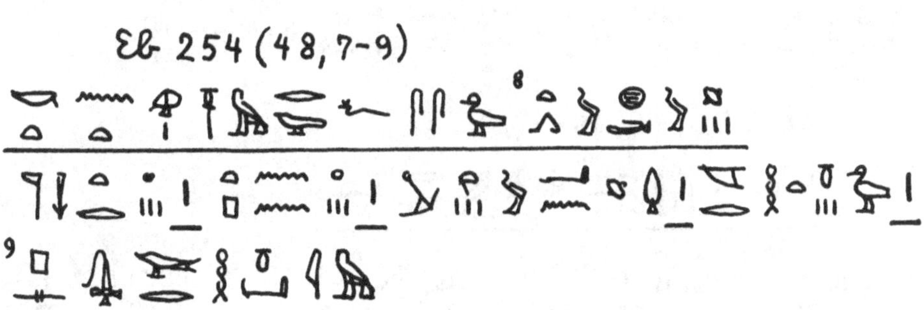

Eb 255 (48, 9-10)

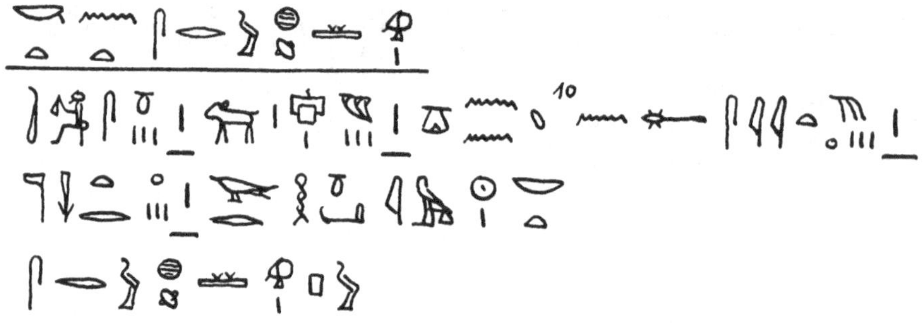

Eb 256 (48, 10-11)

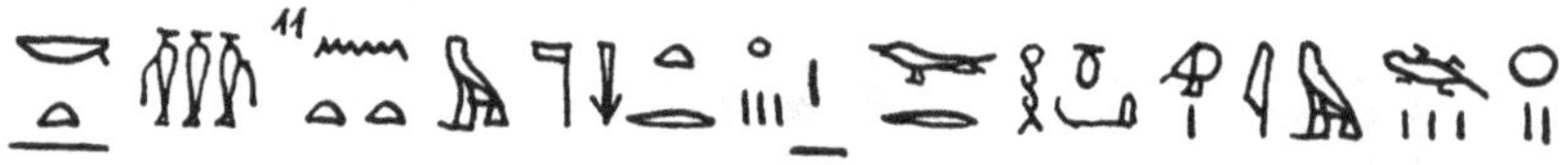

Eb 257 (48, 11-13)

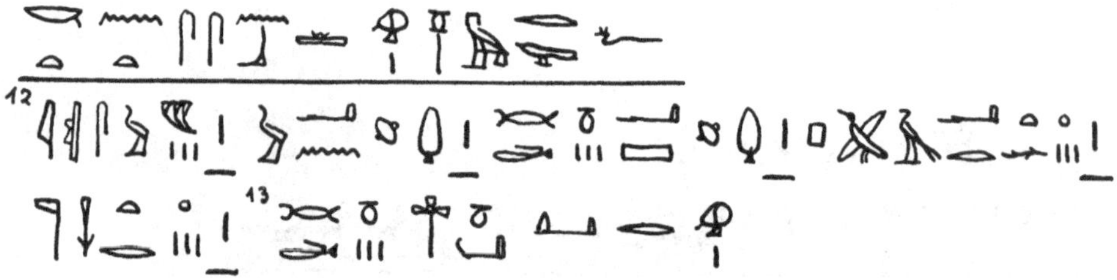

Eb 258 (48, 13-14)

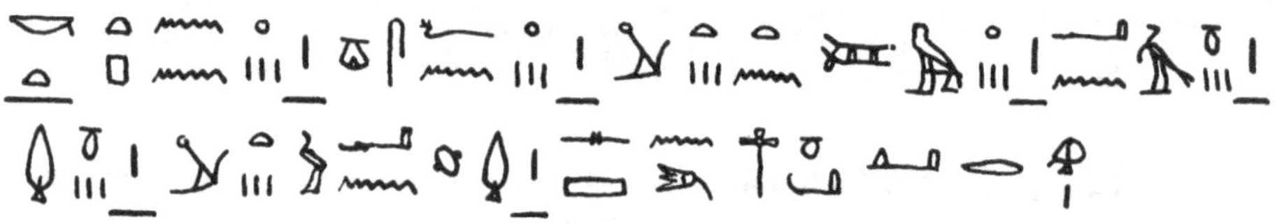

Eb 259 (48, 14-17)

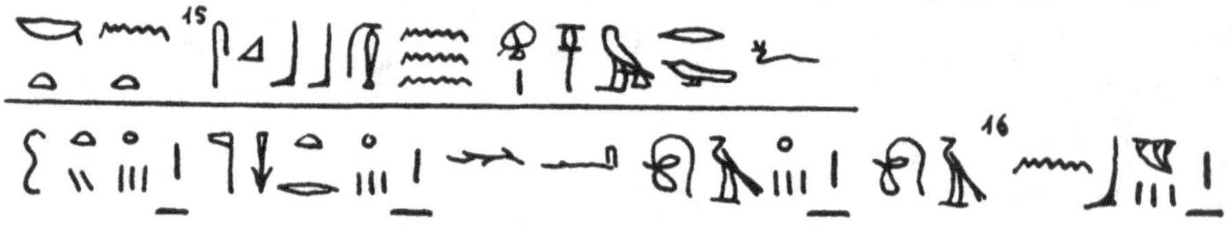

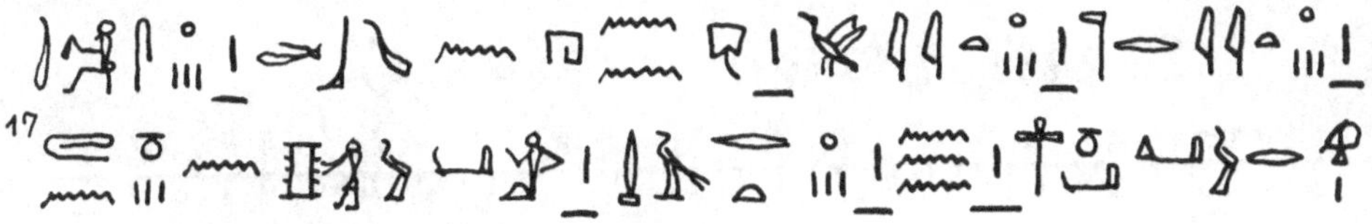

Eb 260 (48, 17-20)

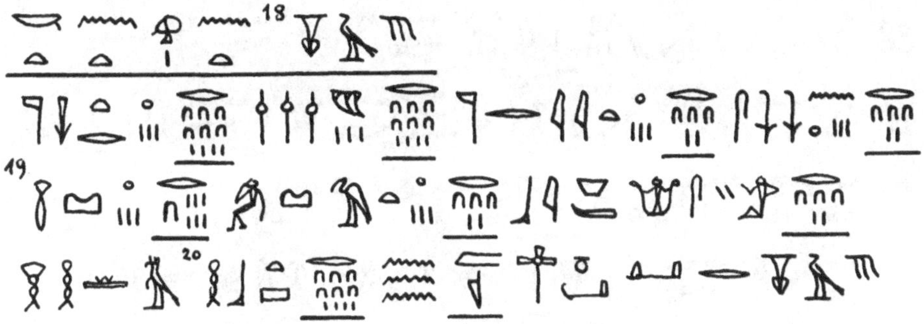

Eb 248 (47, 10-12) = H 76 (6, 2-4)

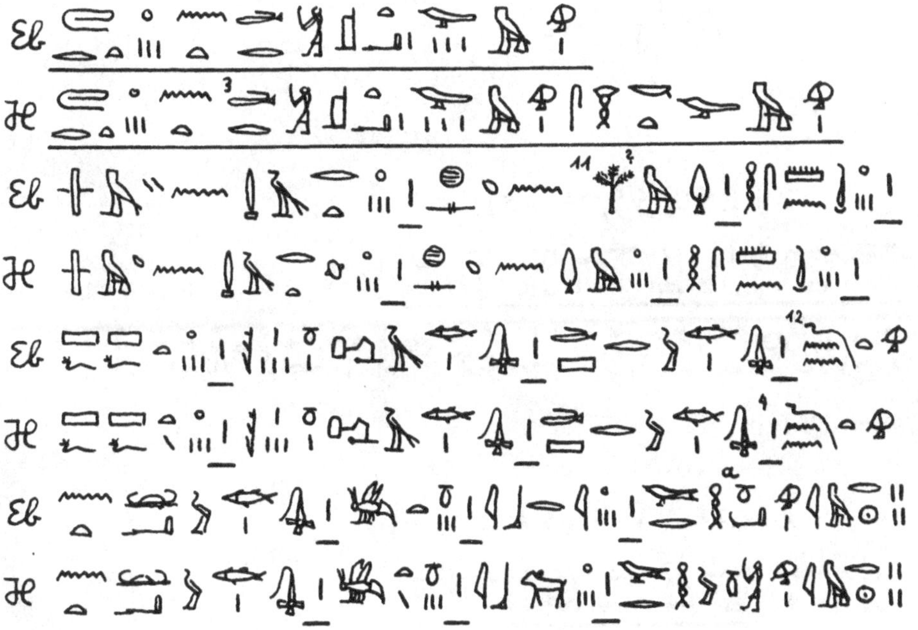

a und in Korrektur; über früherem III

Eb 249 (47,13-14) = H 77 (6,4-5)

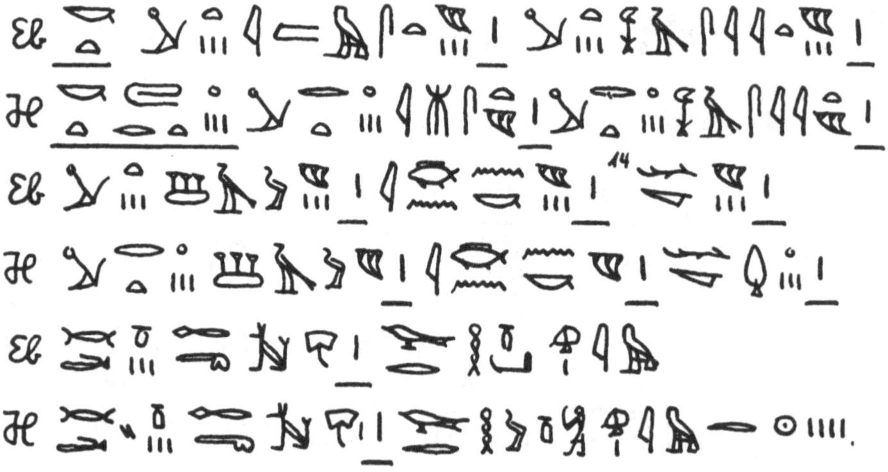

II A 2. Migräne

Eb 250 (47,14-15)

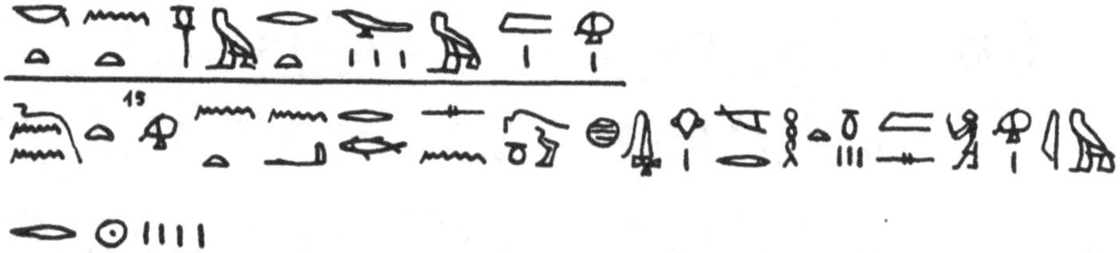

Beatty V Rs 4,1-9

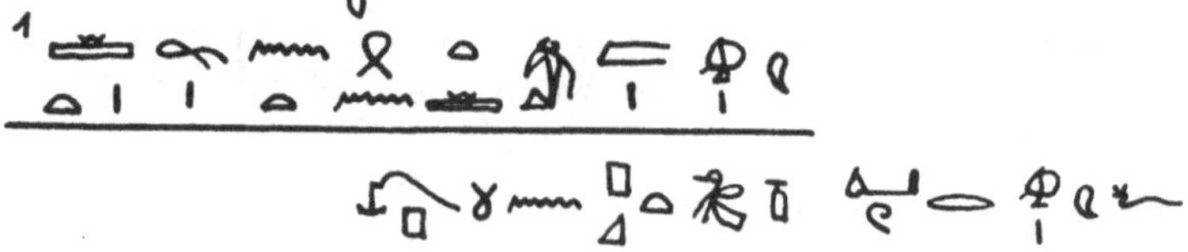

Beatty V Rs 4,10 – 6,4

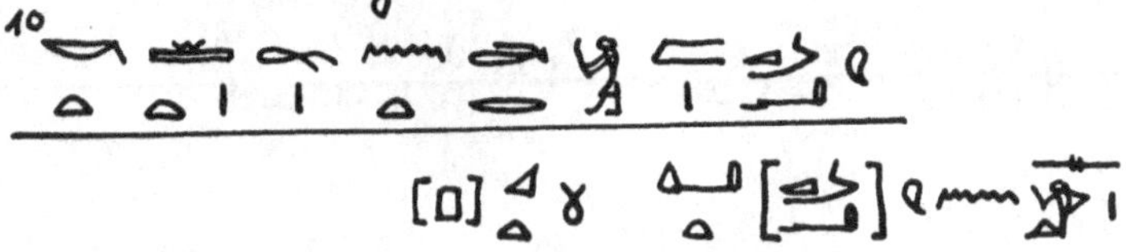

Beatty V Rs 6,5–7

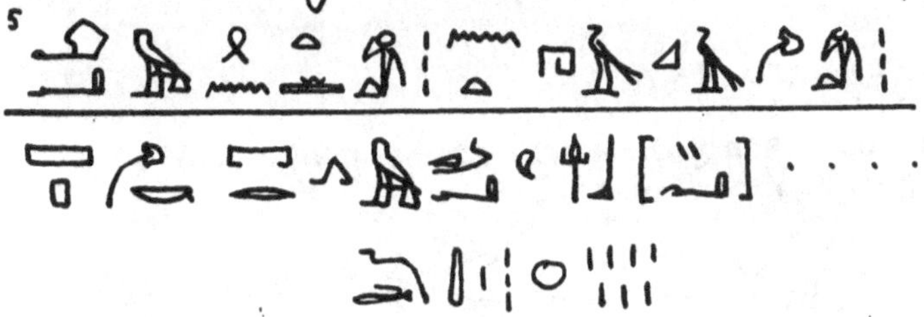

II A 3 Verschiedene äußerliche Krankheiten

Eb 437 (64,14–15) = H 24 (2,8–9)

Eb 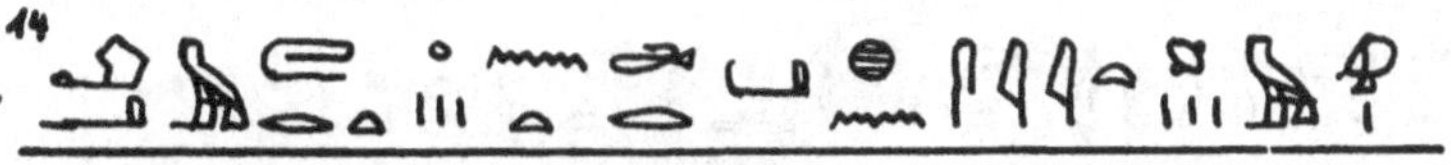

H 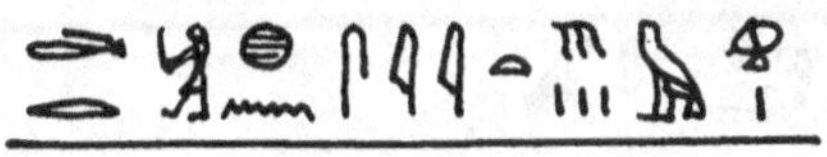

Eb 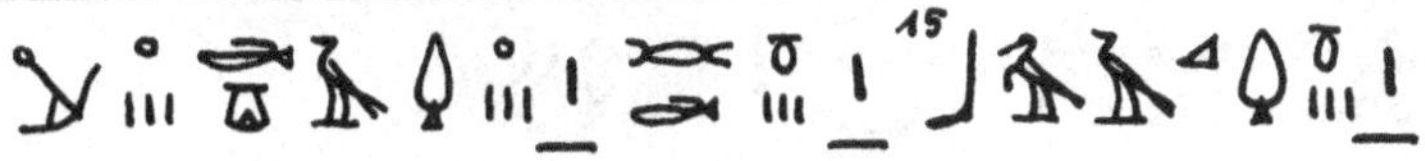

H 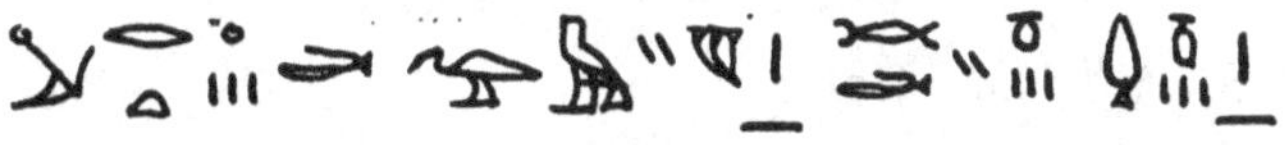

Eb 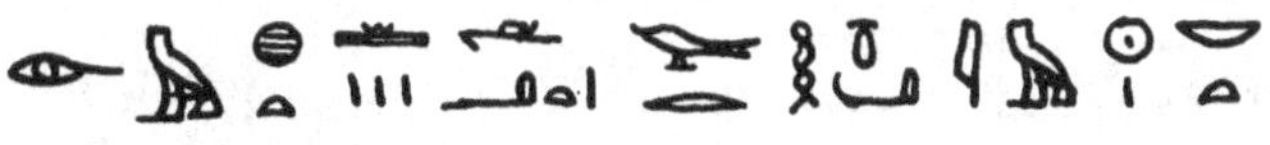

H 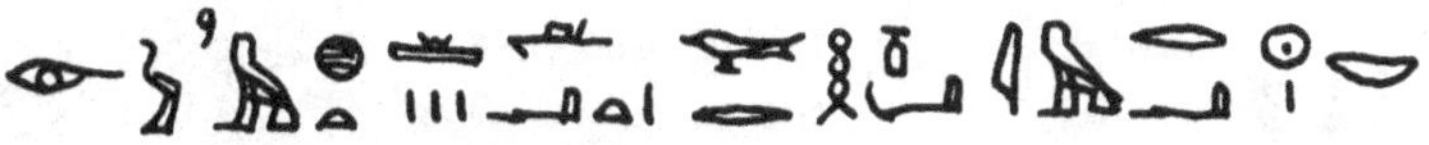

Eb 438 (64, 15-16)

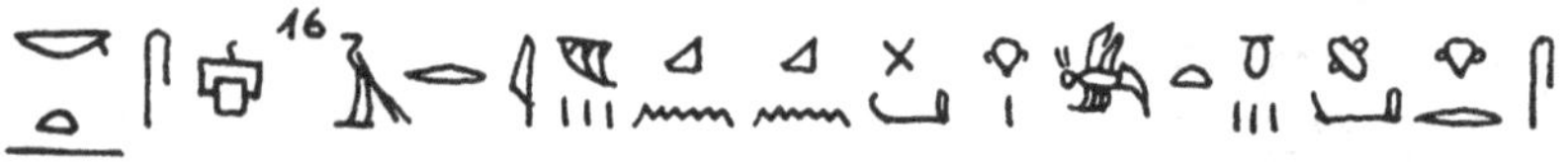

Eb 439 (64, 16-17)

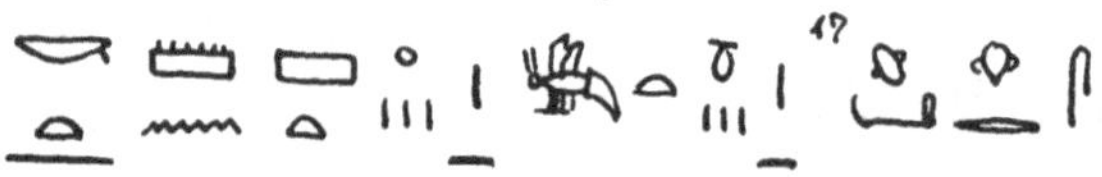

Eb 440 (64, 17-18)

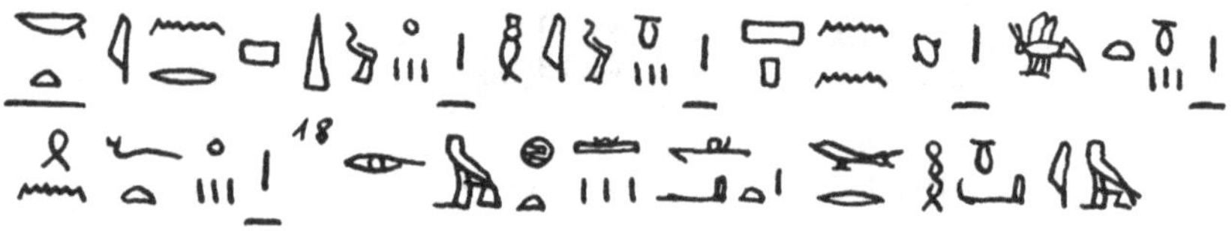

Eb 441 (64, 18-19)

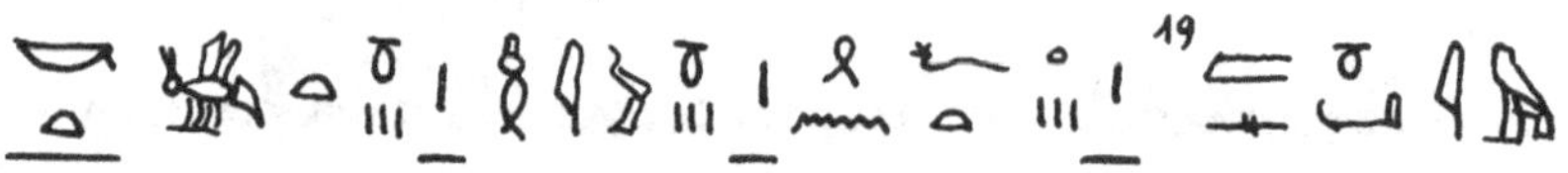

Eb[1] 442 (64, 19-20) = Eb[2] 450 (65, 7-8)

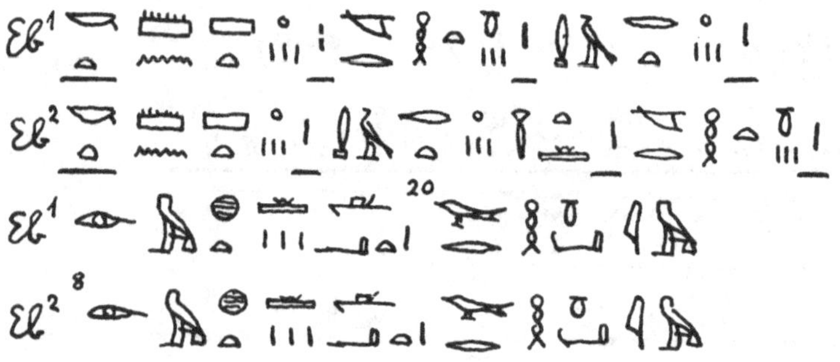

Eb 443 (64, 20-21)

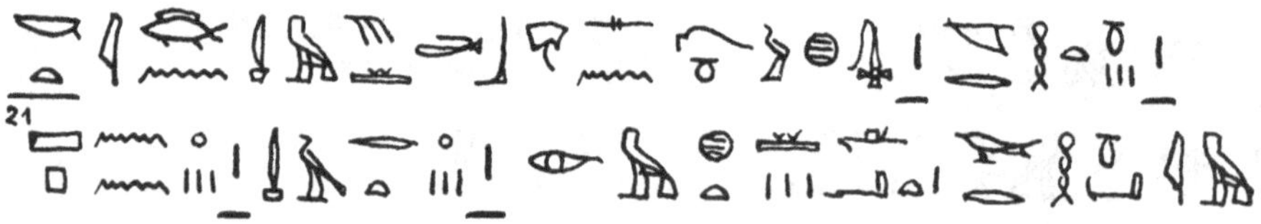

Eb 444 (64,21-65,1)

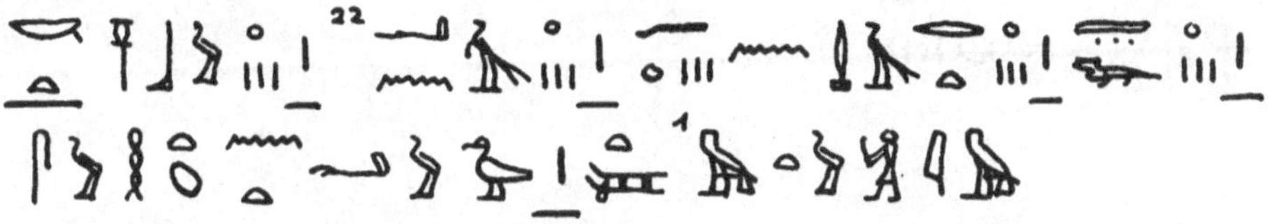

Eb 445 (65,1-2)

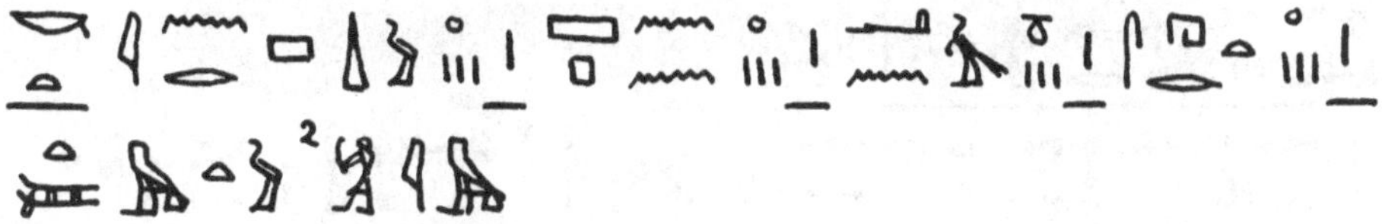

Eb 446 (65,2-3)

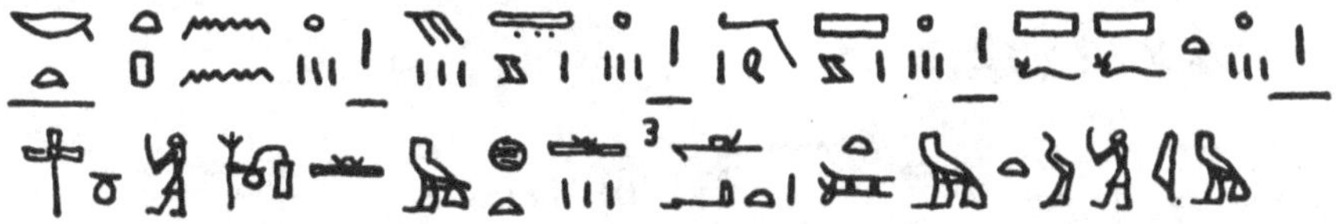

Eb 447 (65,3-4)

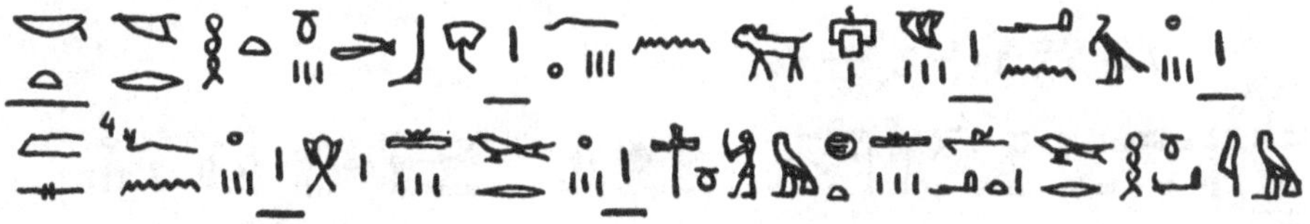

Eb 448 (65,4-5)

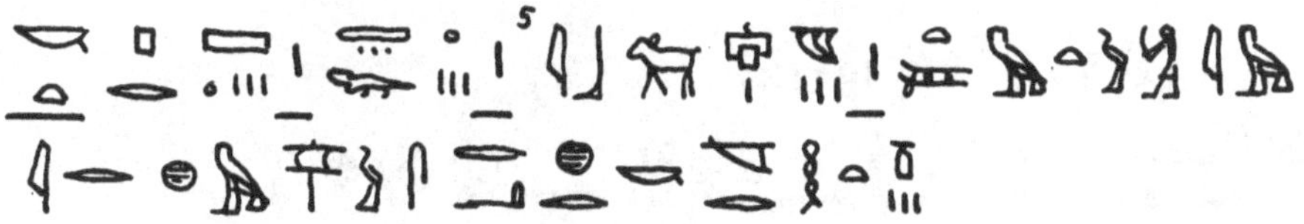

Eb 449 (65,5-7)

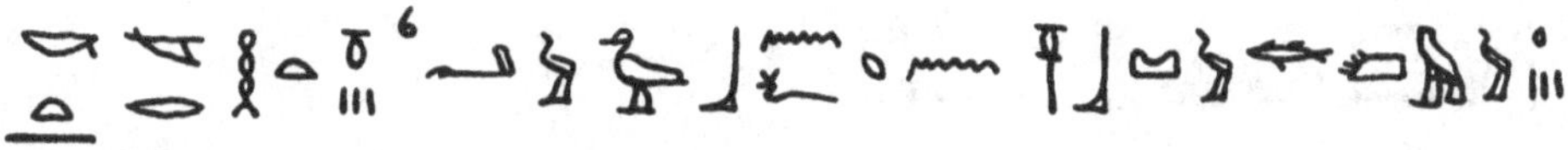

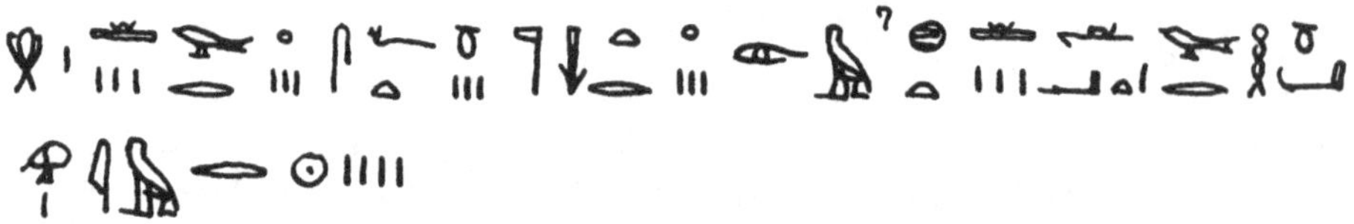

Eb 771 (92, 7–8)

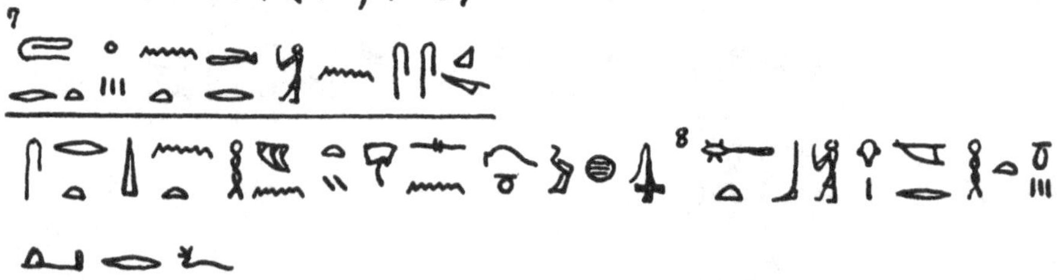

Eb 772 (92, 8–9)

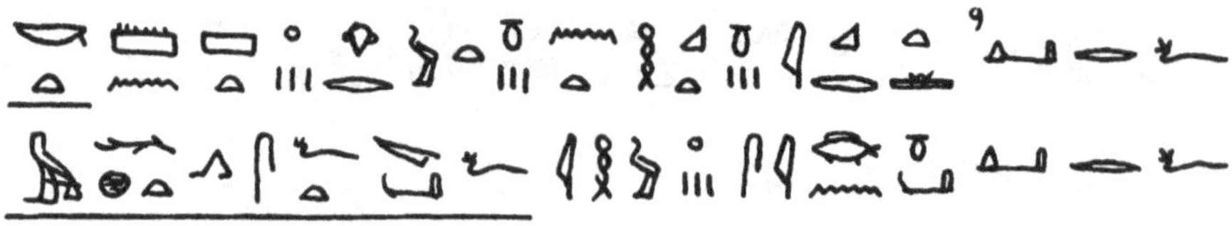

Eb 773 (92, 9–10)

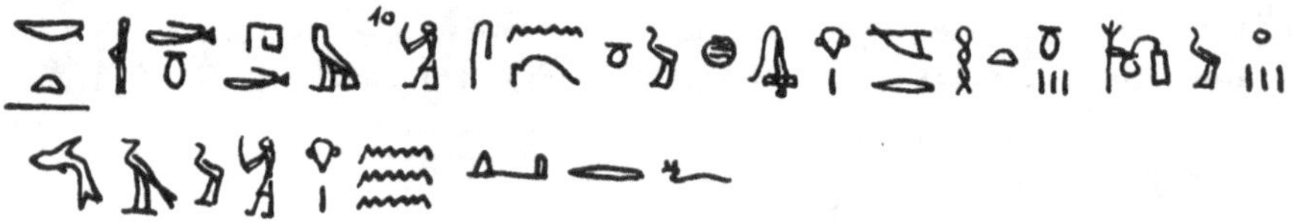

Eb 774 (92, 10–12)

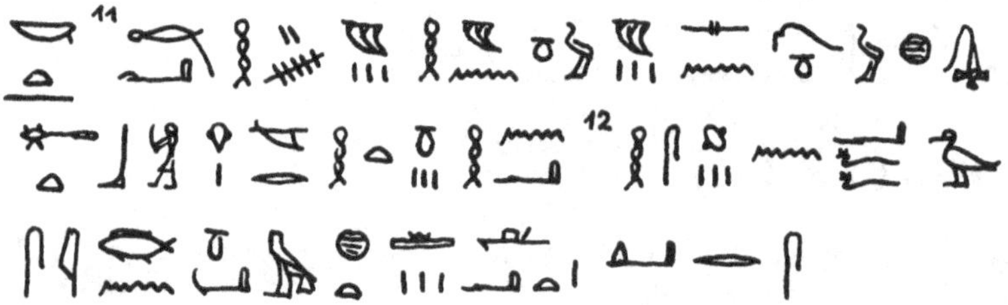

Eb 775 (92,12-13)

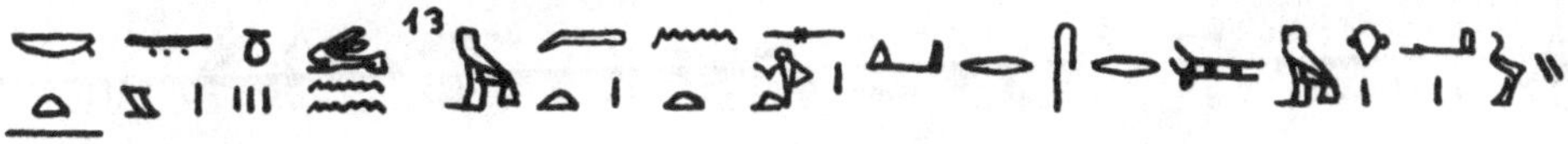

Eb 777 (92,16-18)

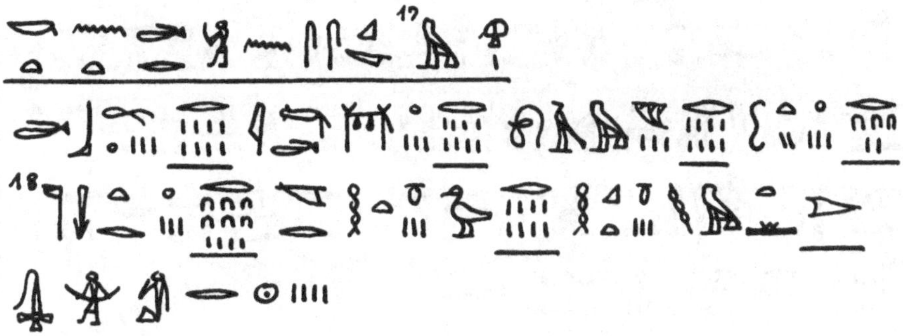

Eb 776 (92,13-16)

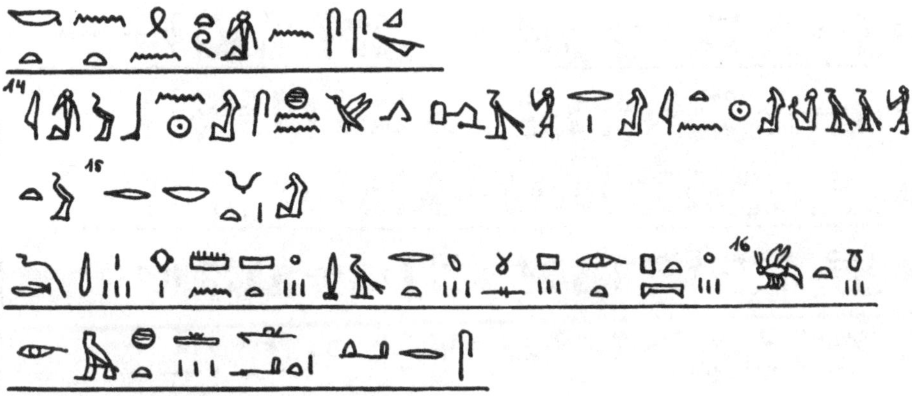

Eb 712 (86,15-21) = H 17 (2,1-4)

Eb 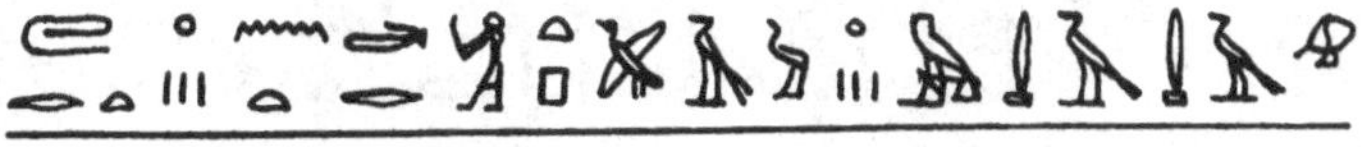

H 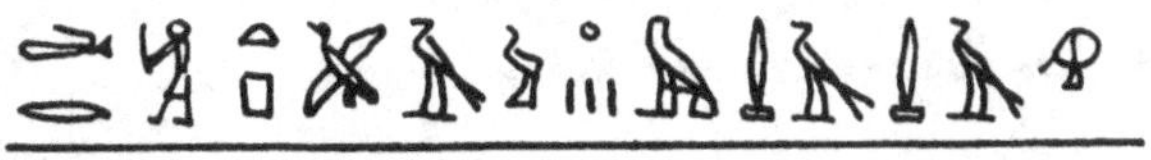

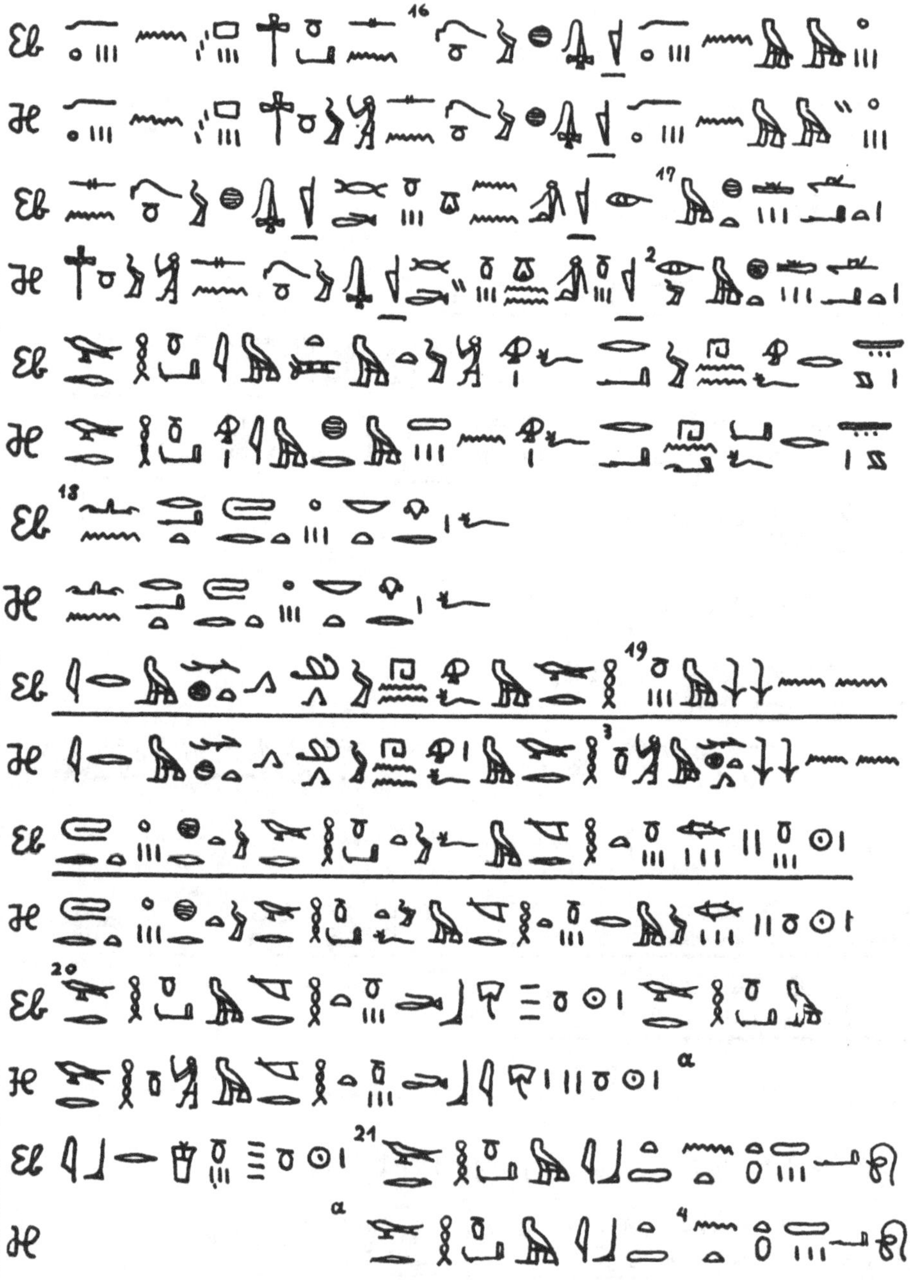

a – a der Satz wrḥ m ỉbr fdw-nw ḥrw fehlt in He

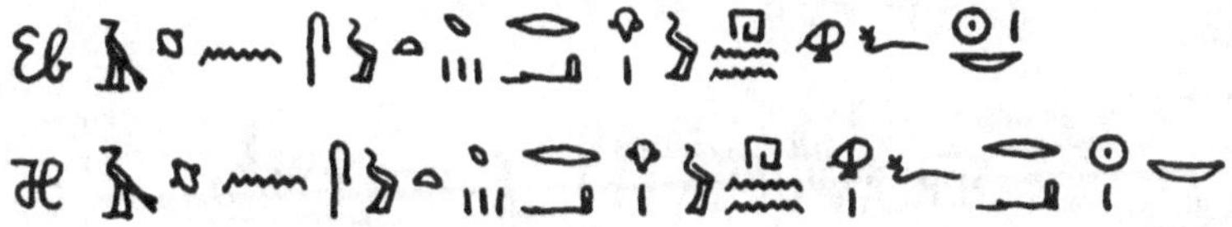

Ram III B 8-10

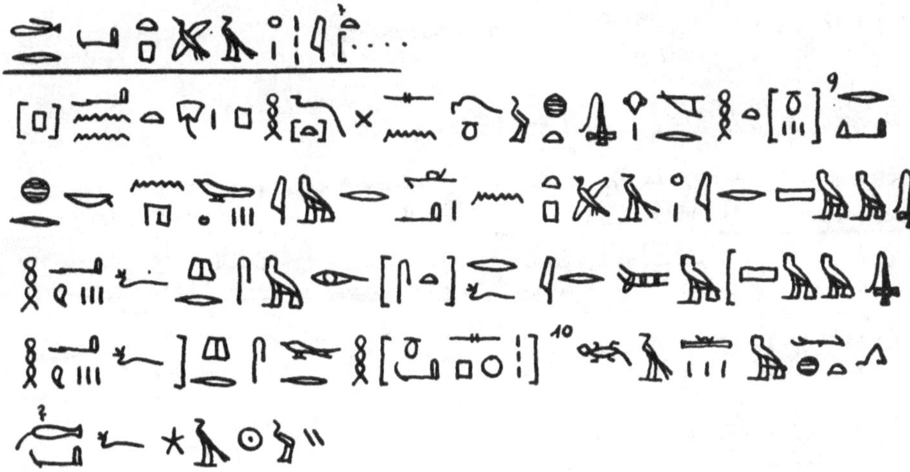

H 167 (11, 9-10)

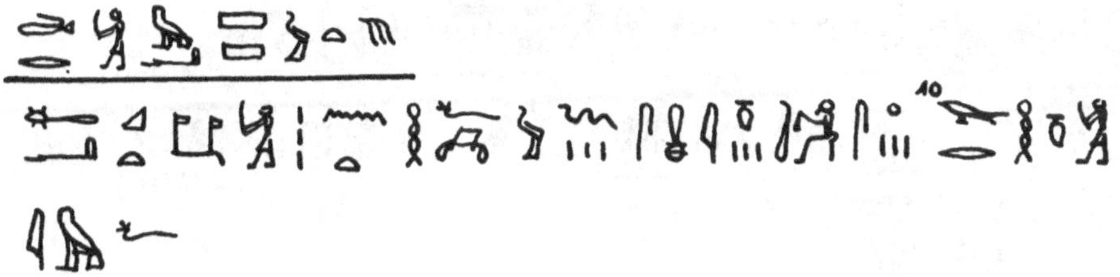

Eb 298 (52, 10-13)

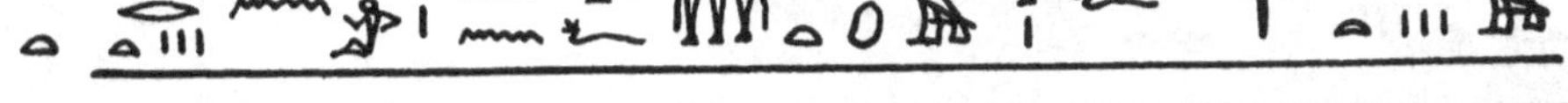

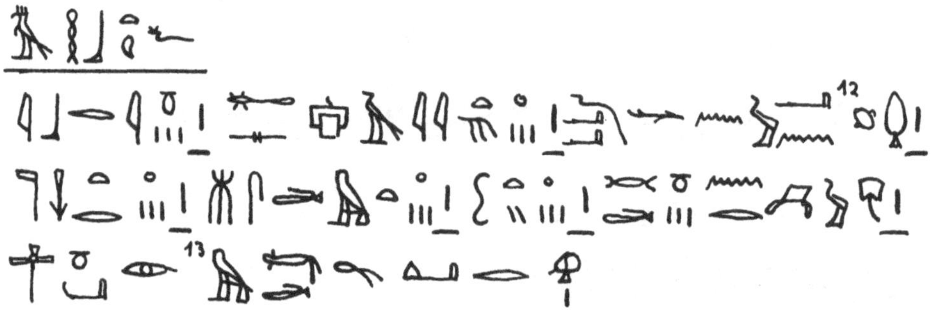

Eb 299 (52, 13–15)

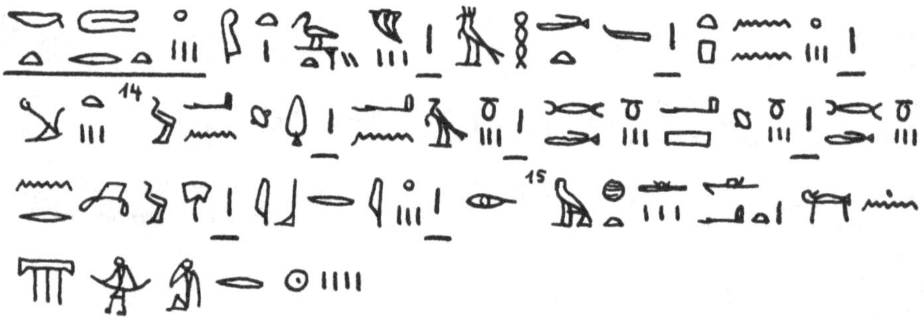

Eb 391 (61, 9–11)

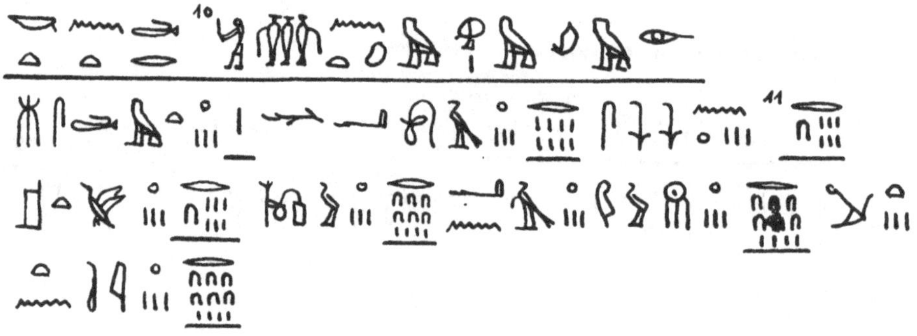

Eb 778 (92, 19–20) + Eb 779 (92, 20–21)

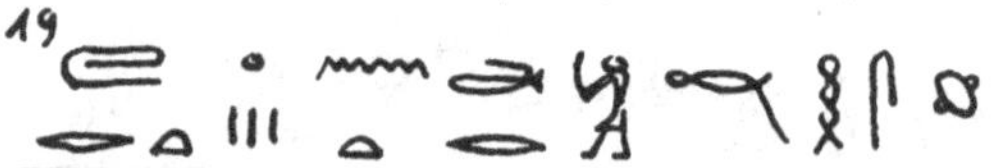

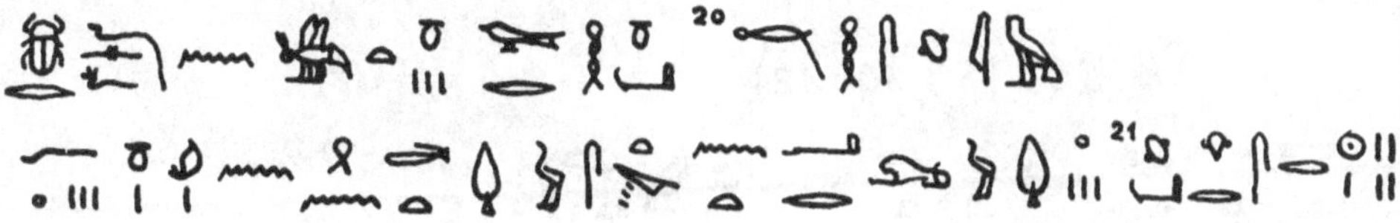

Eb 252 (48, 3-5)

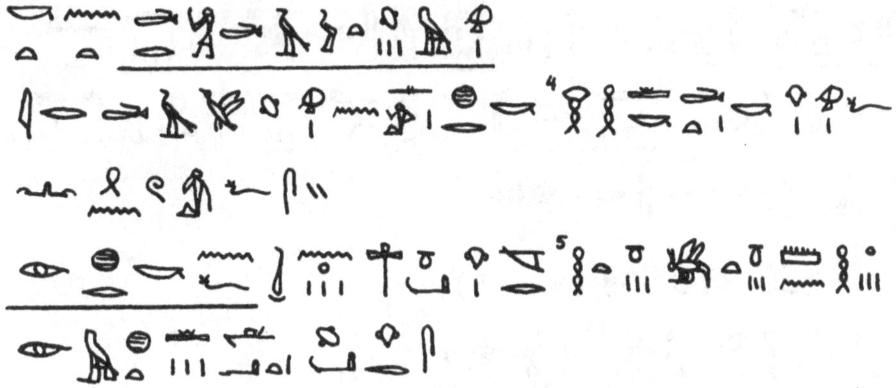

II B Augen

1. Krankheiten, Krankhafte Erscheinungen, Verletzungen
(nach den ägyptischen Bezeichnungen geordnet)

Eb 365 (59, 1-2)

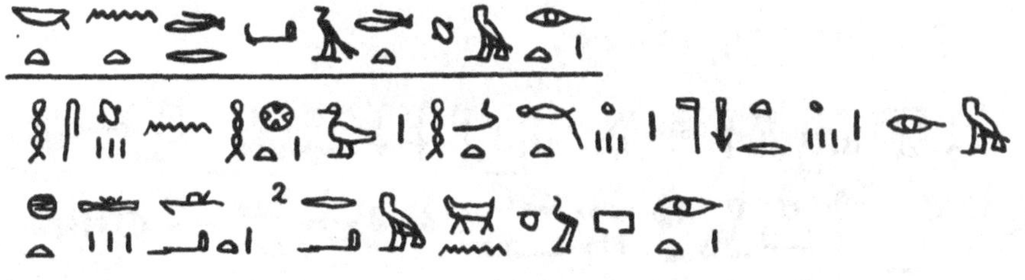

Eb 369 (59,10-13)

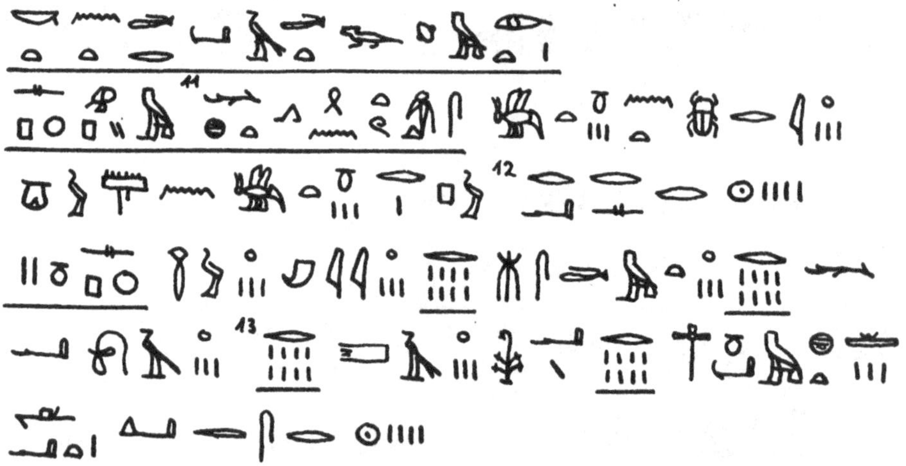

Eb 370 (59,13-15)

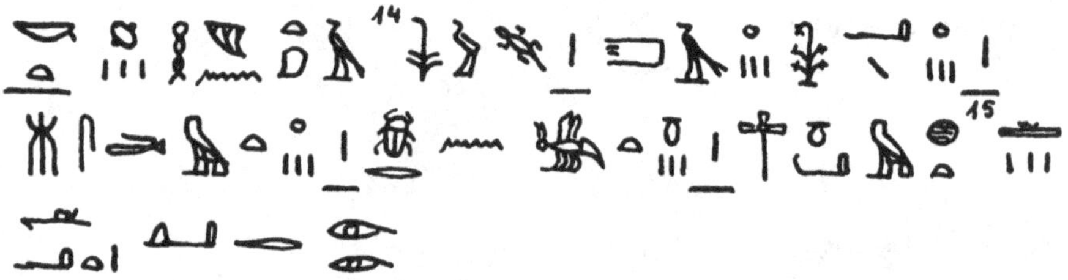

Eb 371 (59,15-16)

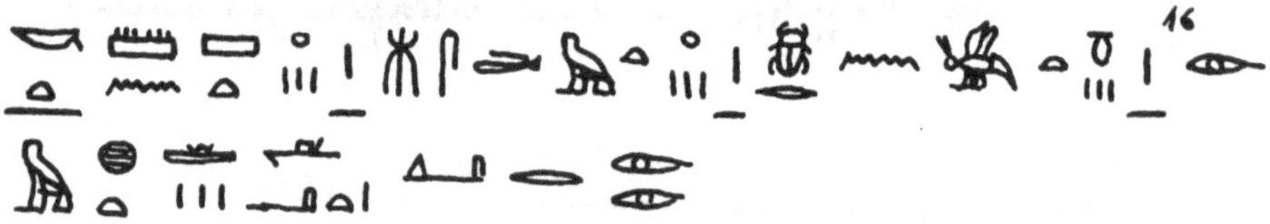

Eb 373 (59,17-18)

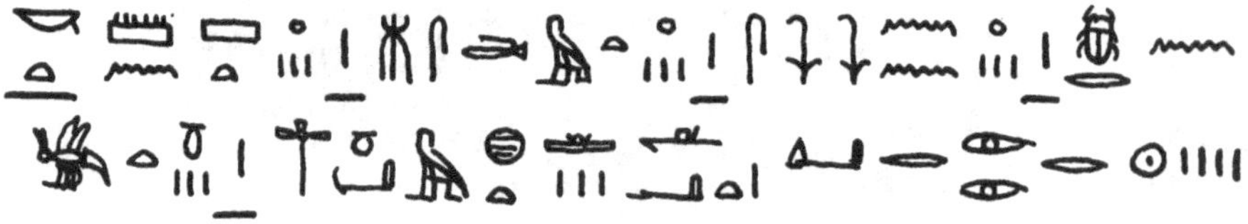

Eb 374 (59,18-20)

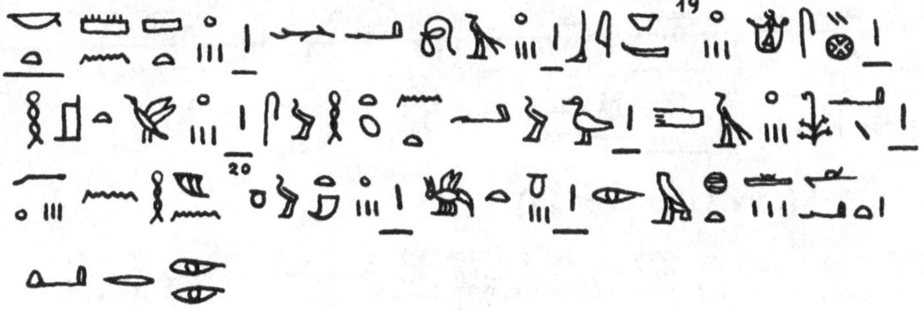

Eb 375 (59,20-21)

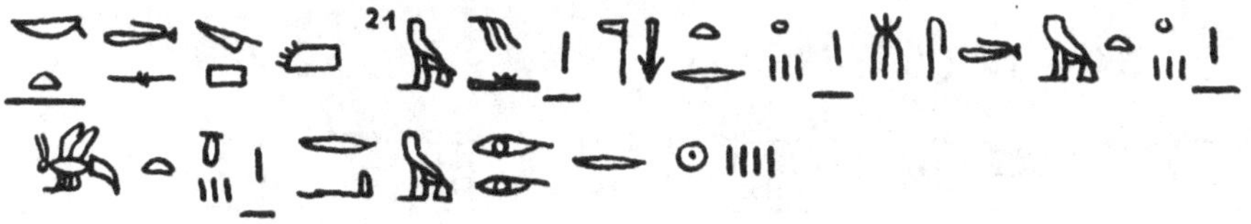

Eb 372 (59,16-17)

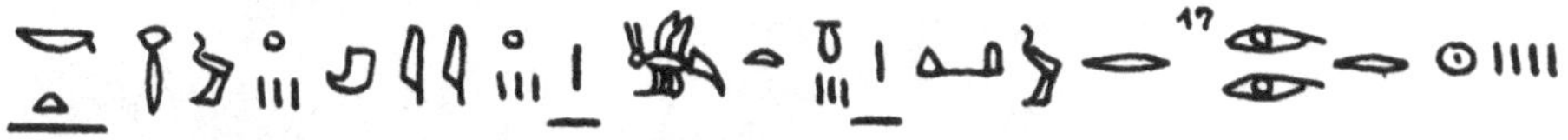

Eb 409 (62,10-12)

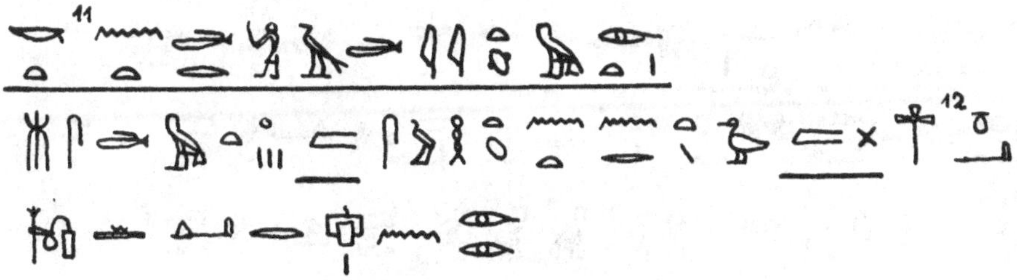

Eb 410 (62,12-13)

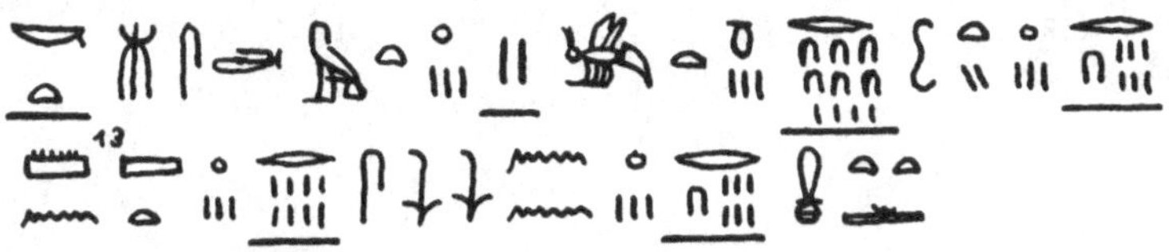

Eb 411 (62, 13–14)

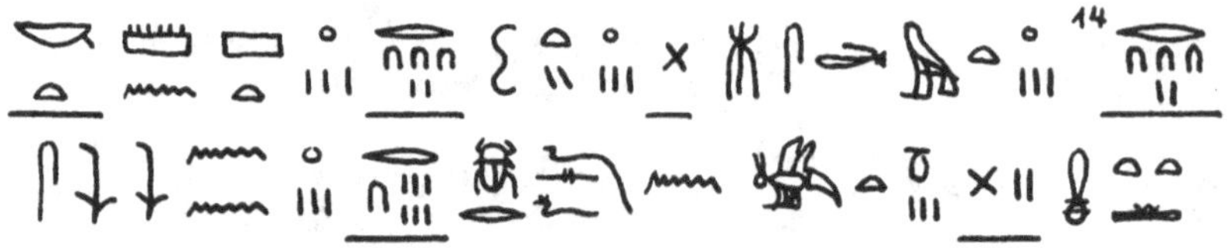

Eb 413 (62, 15–17)

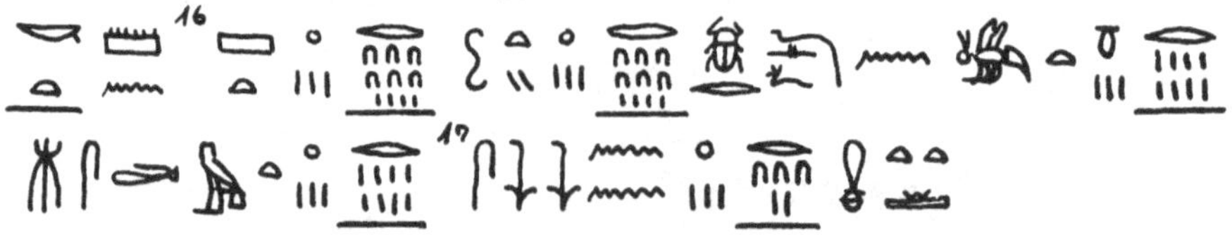

Eb 412 (62, 14–15)

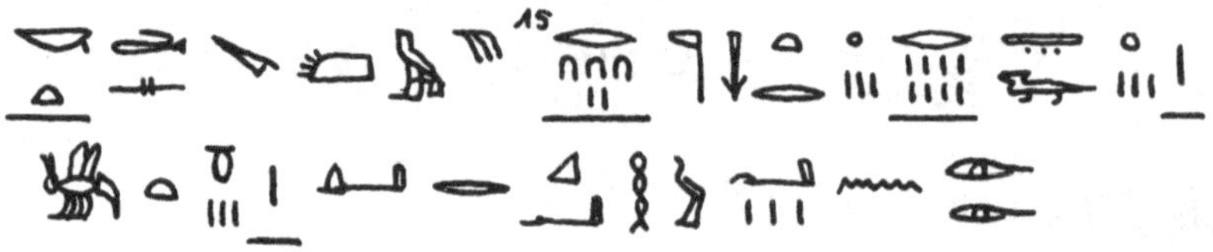

Eb 392 (61, 12–14)

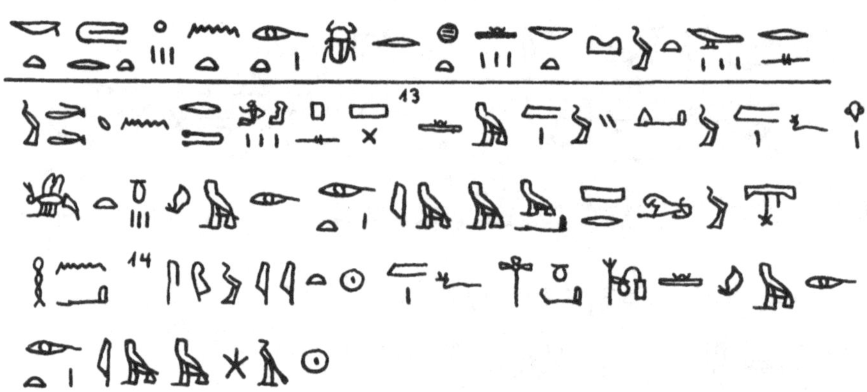

Eb 378 (60,3-6)

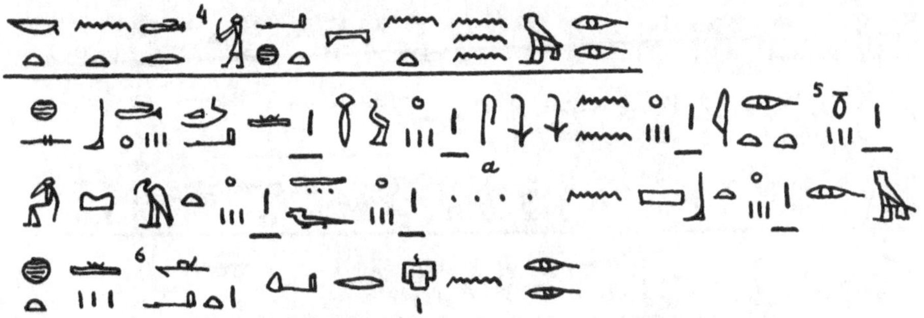

Eb 379 (60,6-7)

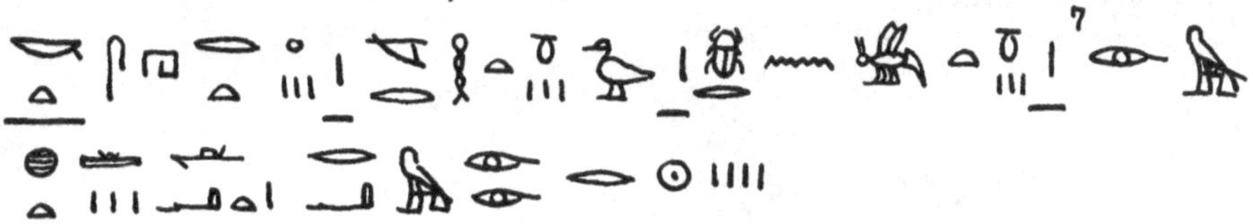

Eb 380 (60,7-8)

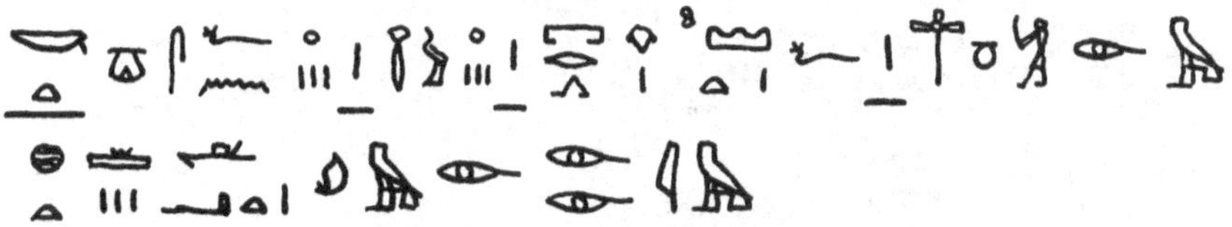

Eb 385 (60,16-61,1)

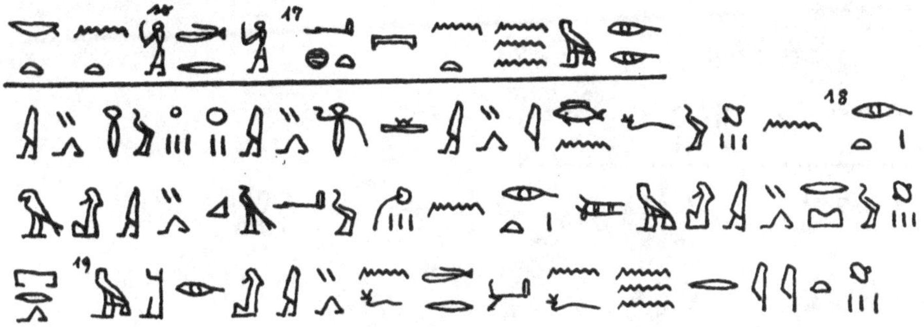

[a] Wreszinski ; möglich wäre auch oder oder

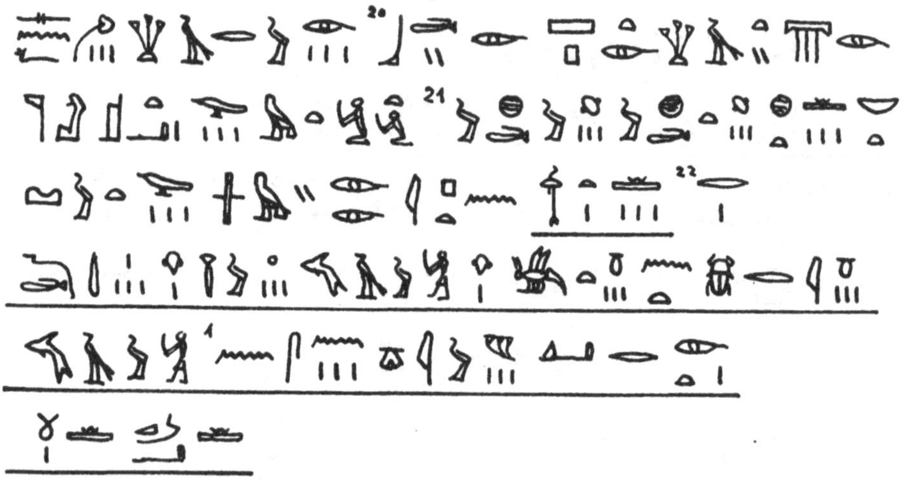

Eb 346 (57, 4–5)

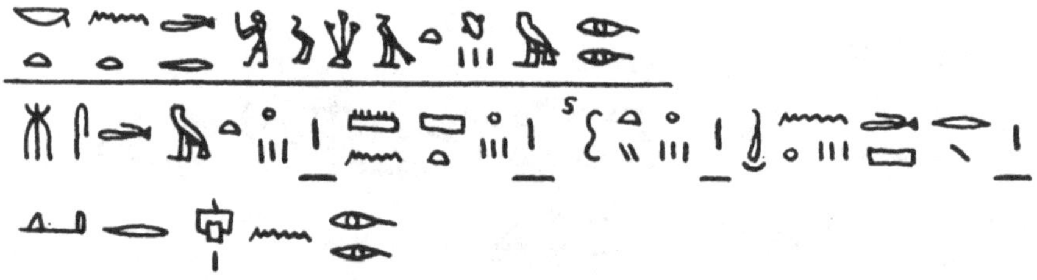

Eb 341 (56, 16–17)

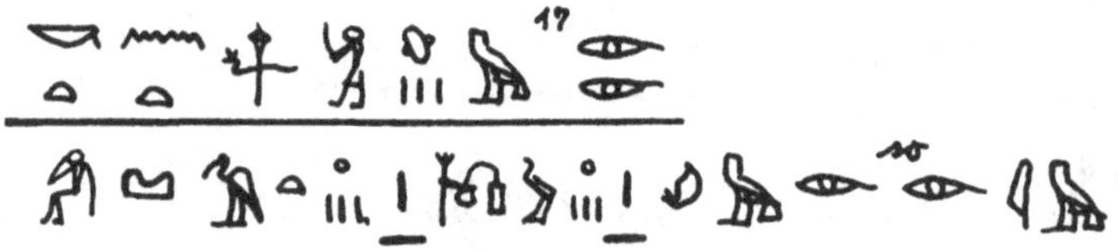

Eb 386 (61, 1–3)

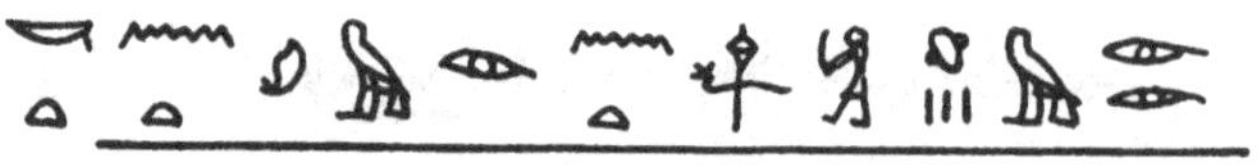

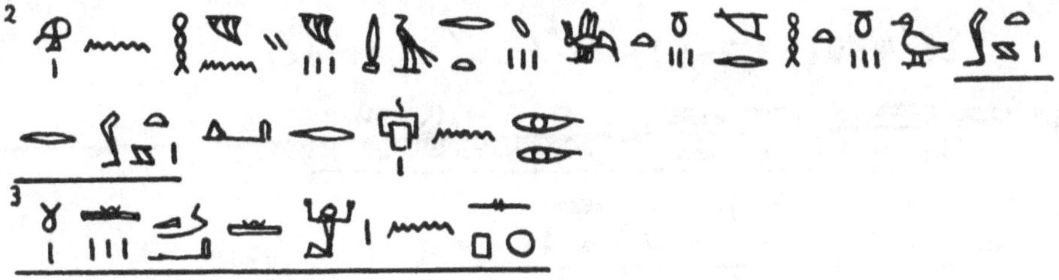

Eb 368 (59, 6-10a)

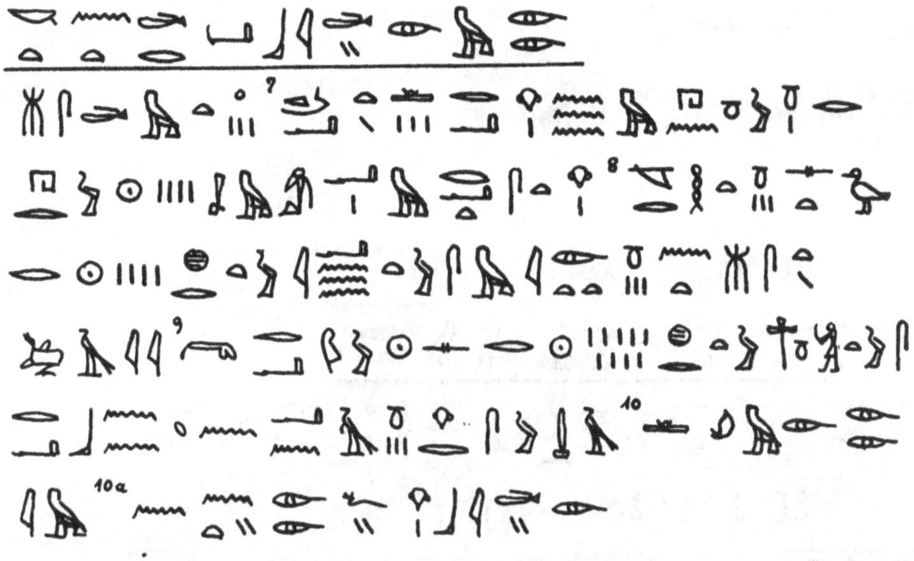

Eb 355 (57, 15-17)

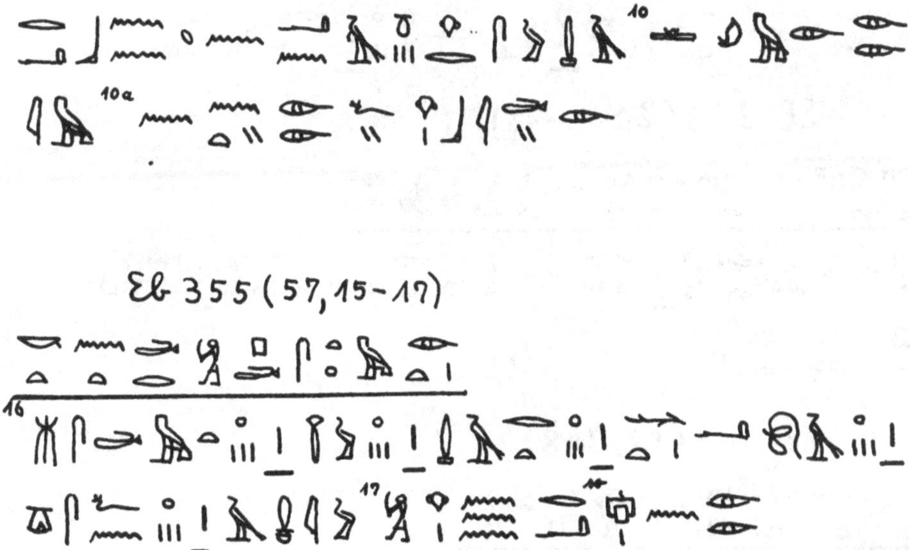

Eb[1] 430 (64,3-4) = Eb[2] 423 (63,11-12)

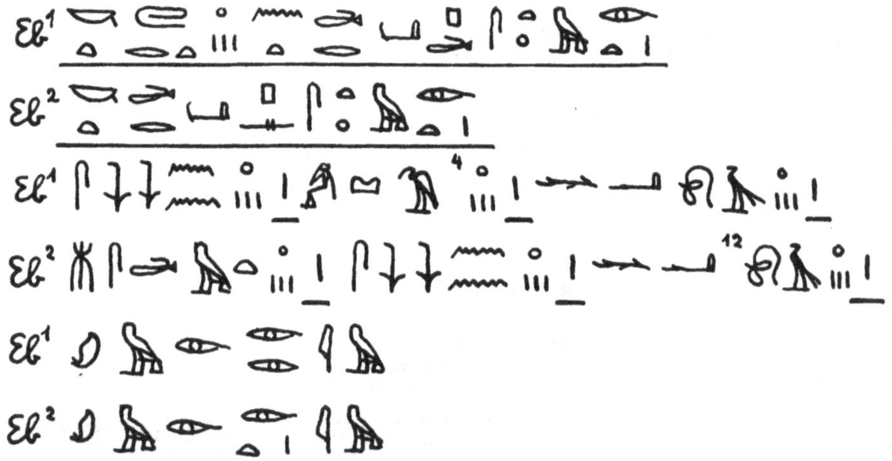

Eb 350 (57,10-11)

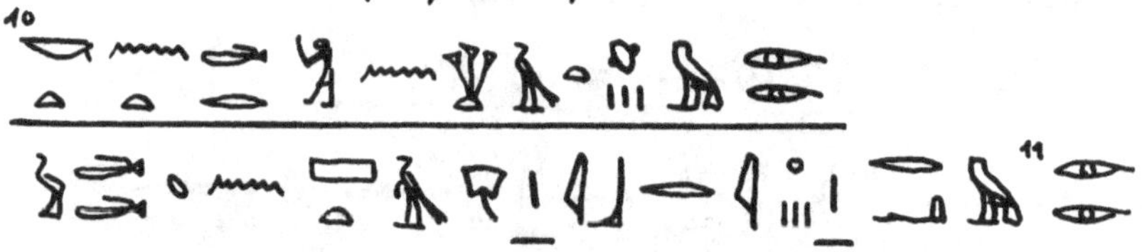

Eb 383 (60,12-13)

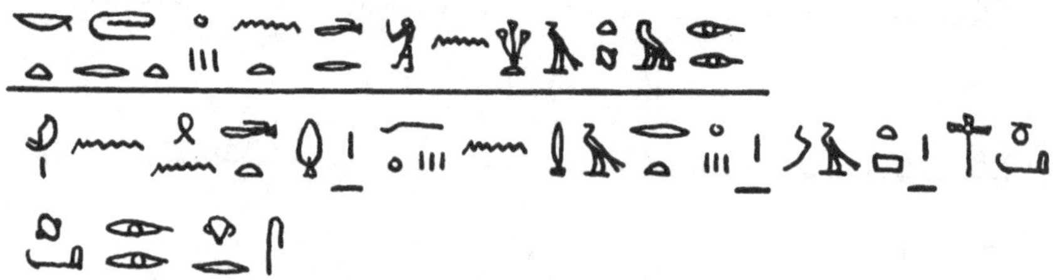

Eb 407 (62,7-8)

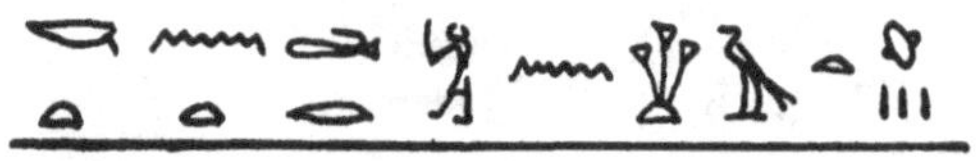

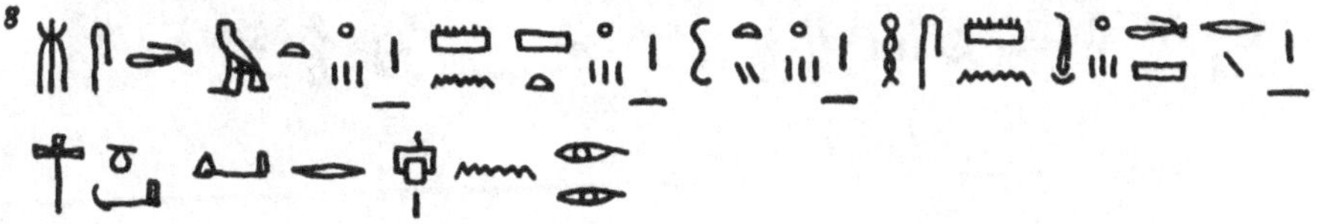

Eb 336 (55,20-56,6)

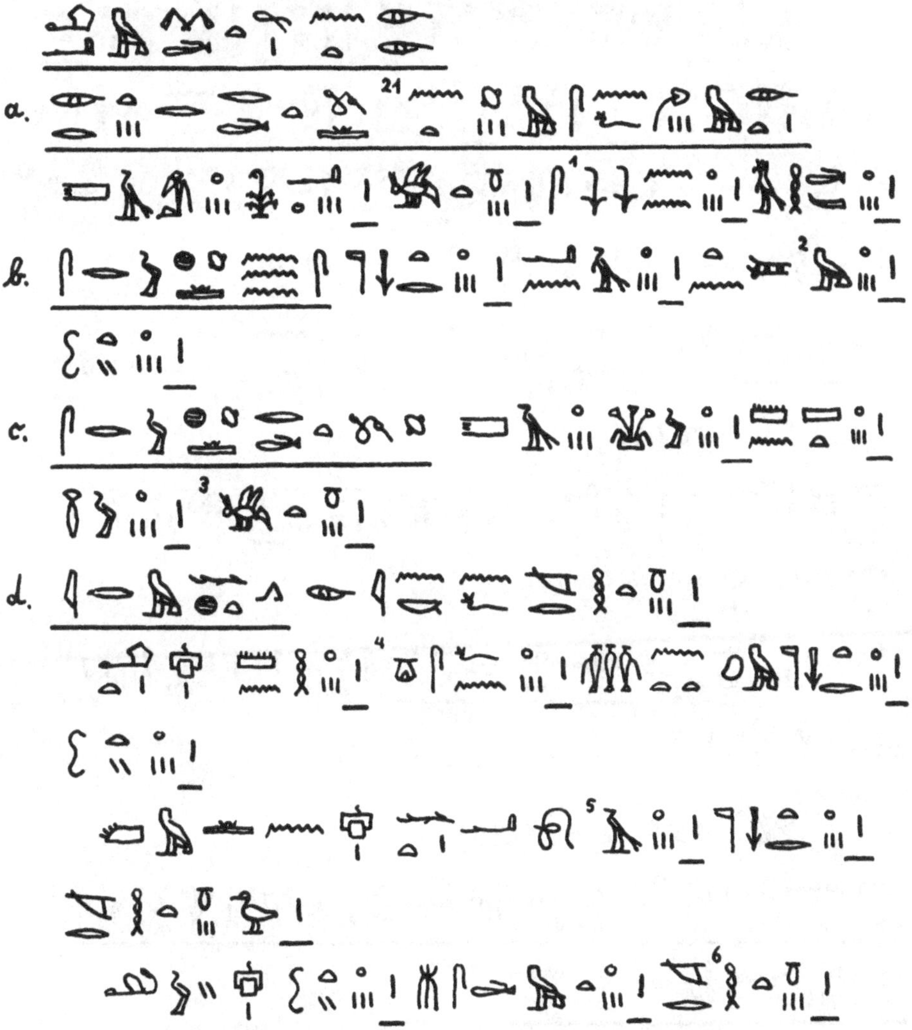

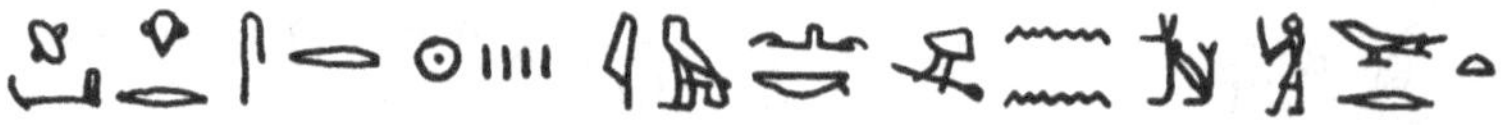

Eb 339 (56, 11-15)

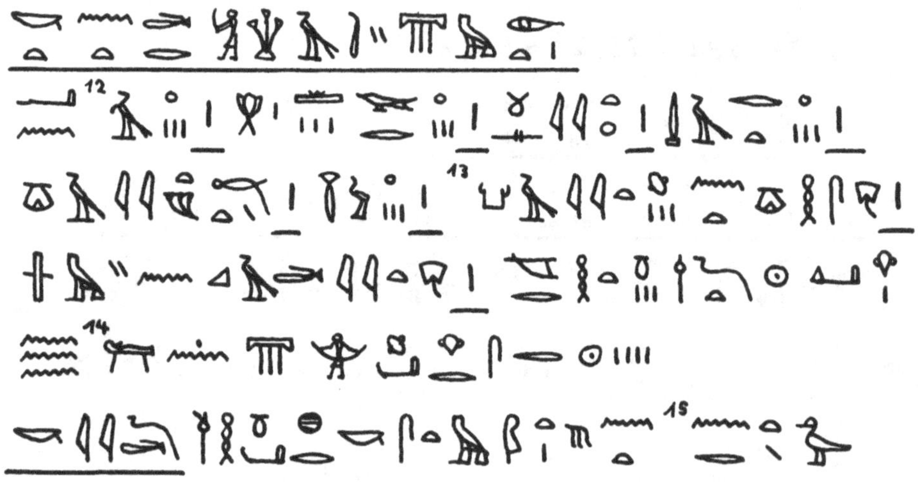

Eb 340 (56, 15-16)

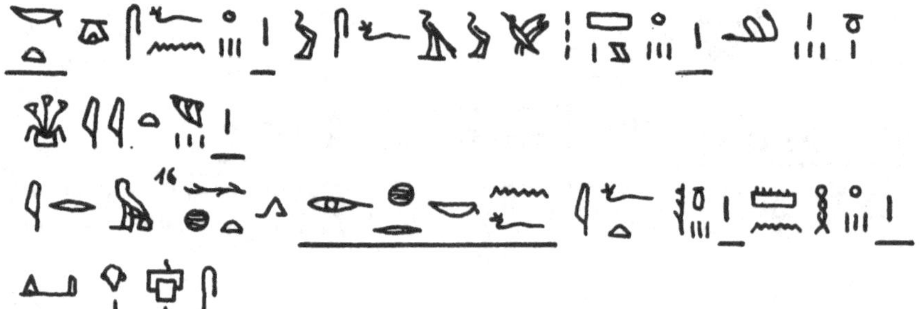

Eb 415 (62, 18-21)

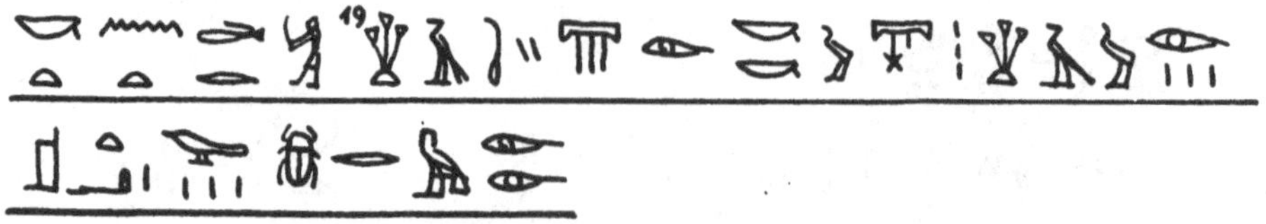

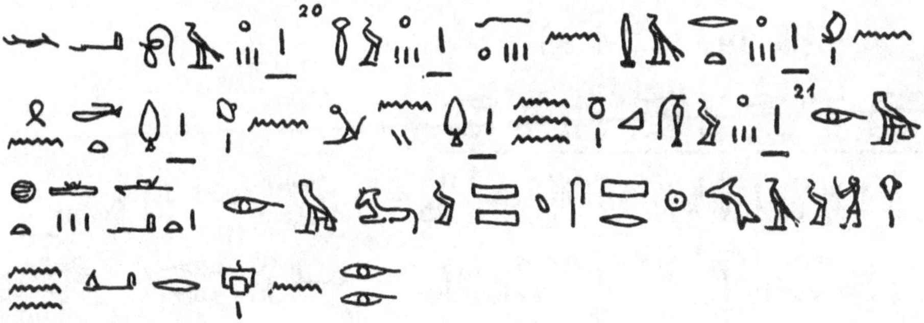

Eb 367 (59, 3-6)

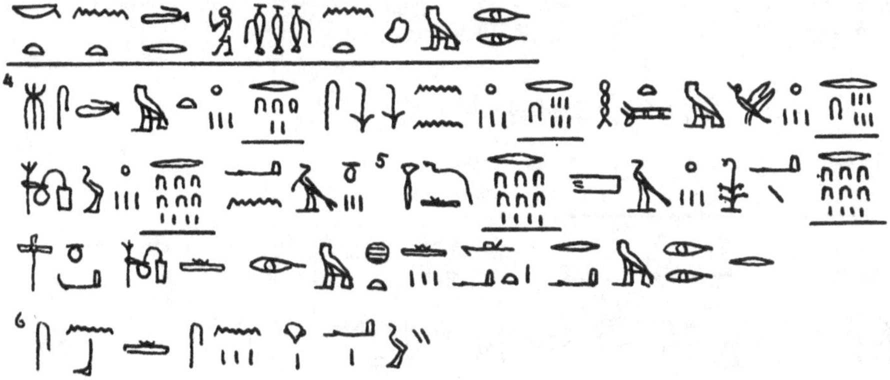

Eb 421 (63, 7-8)

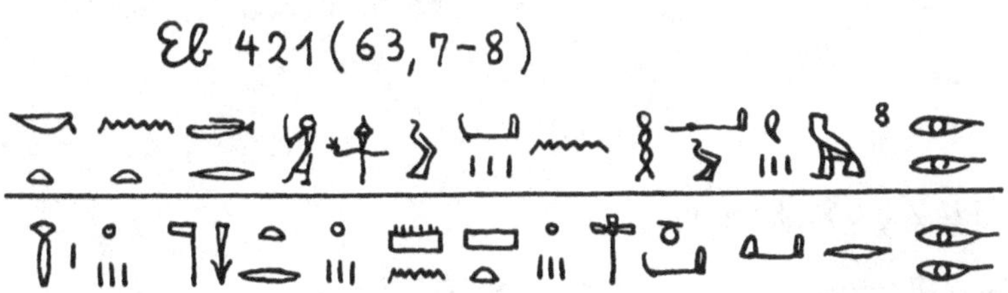

Eb 348 (57, 6-8)

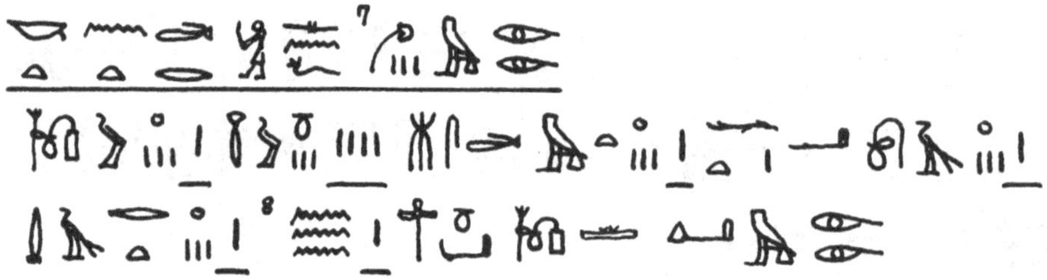

Eb 352 (57, 12)

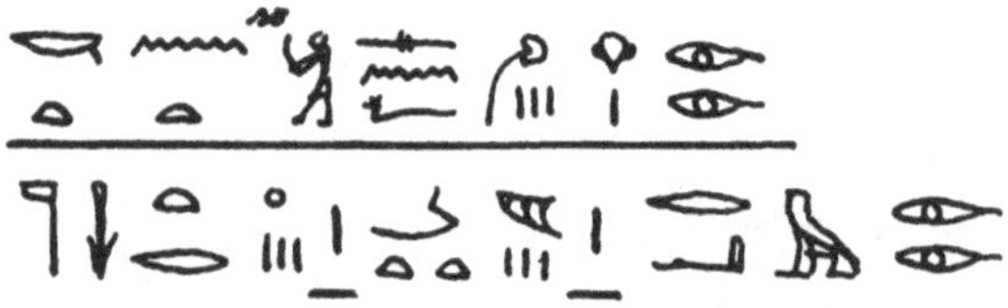

Eb 384 (60, 13-16)

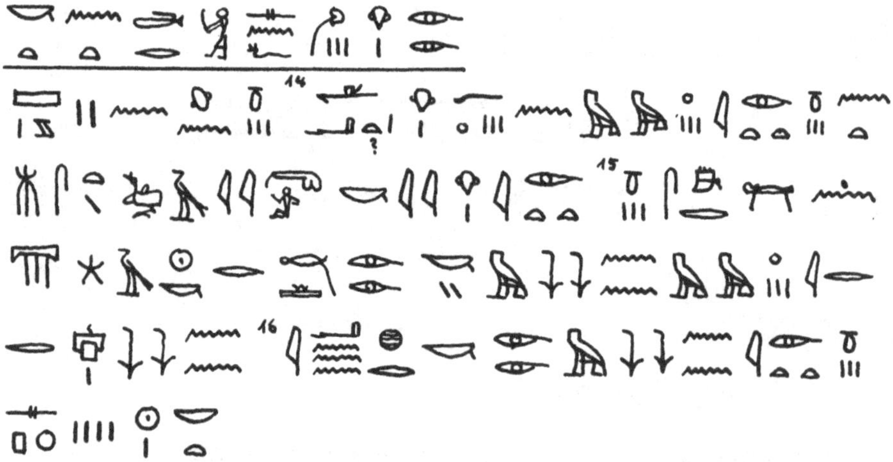

Eb 387 (61, 3-4)

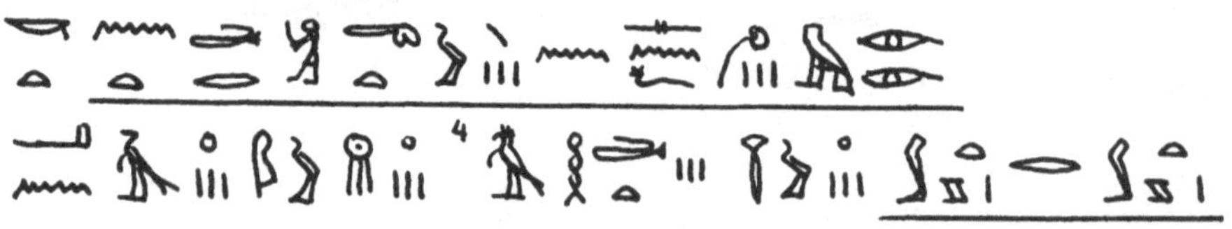

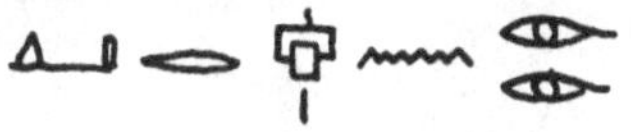

Eb 402 (62, 4–5)

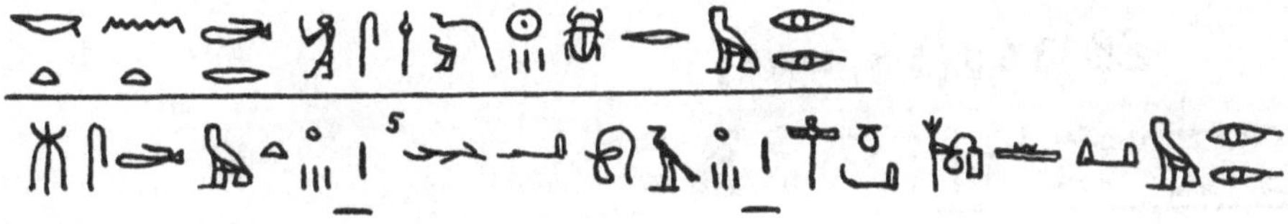

Eb 403 (62, 5–6)

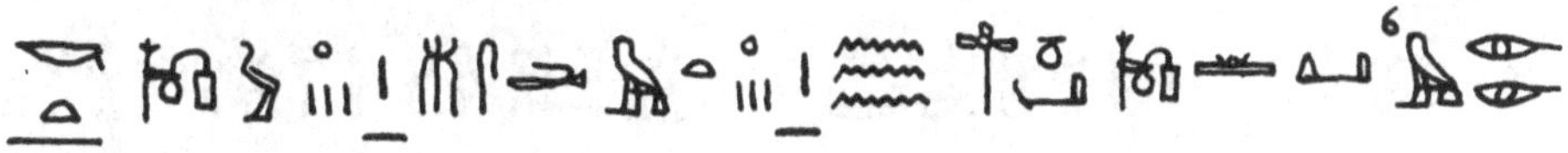

Eb 404 (62, 6)

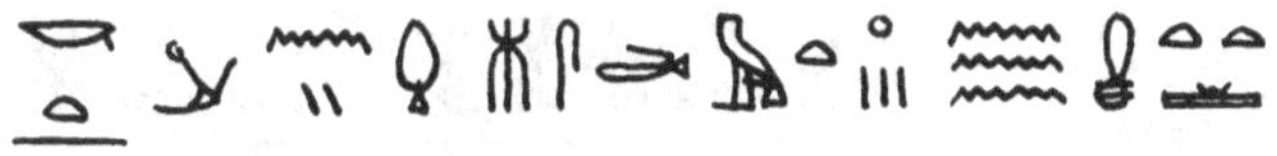

Eb 405 (62, 6–7)

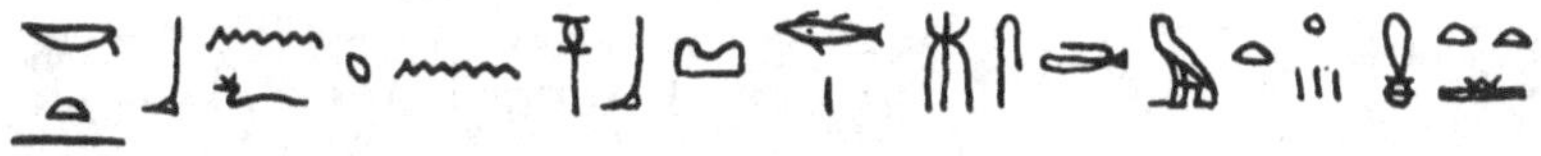

Eb 406 (62, 7)

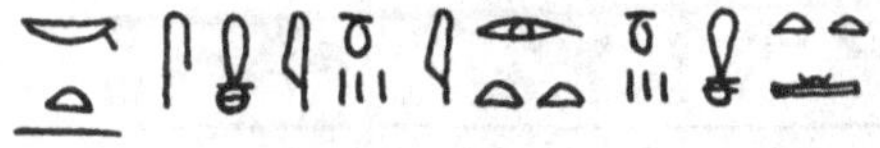

Eb 382 (60, 10–11)

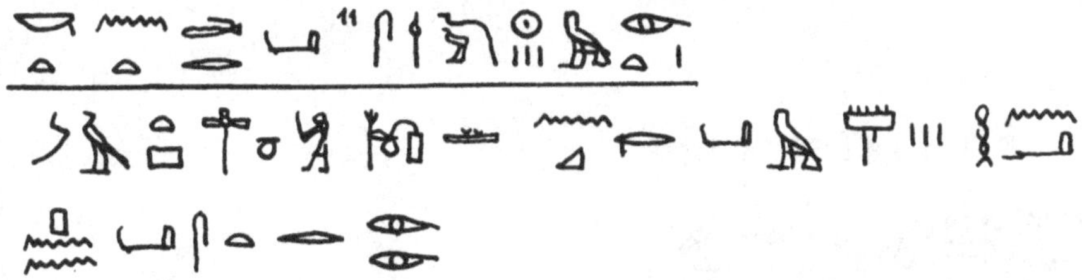

Eb 347 (57,5-6)

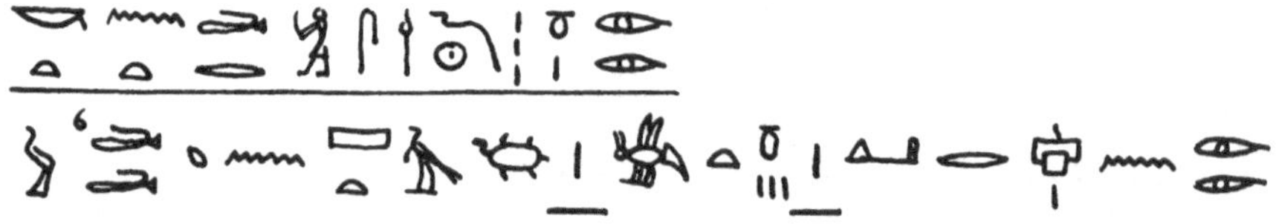

Eb 360 (58,6-15)

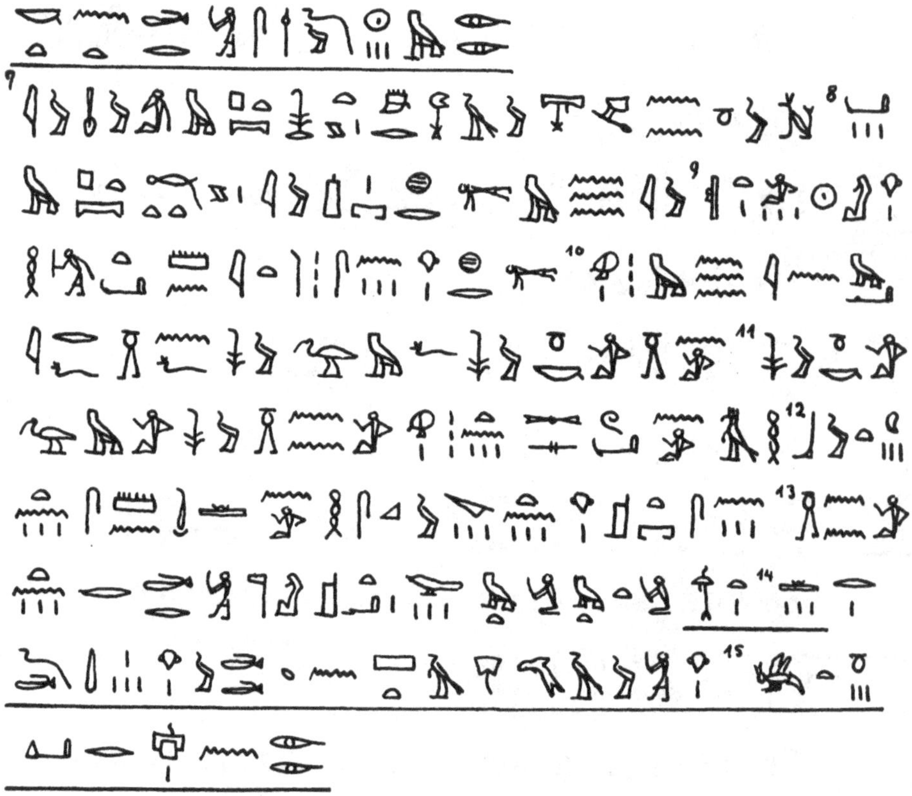

Eb 351 (57,11-12)

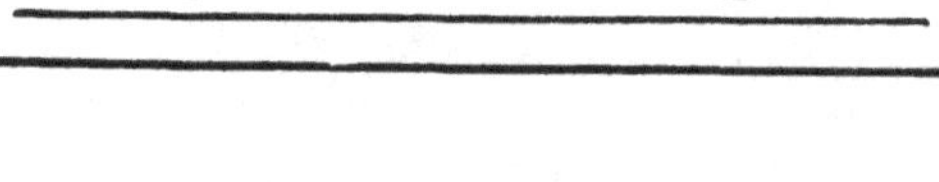

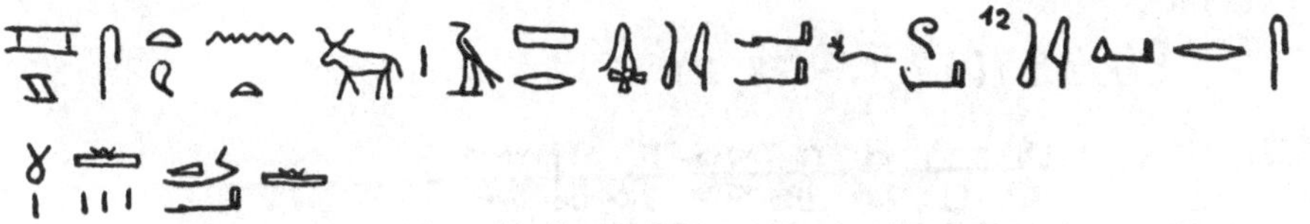

ℒ 35 (12, 2-3)

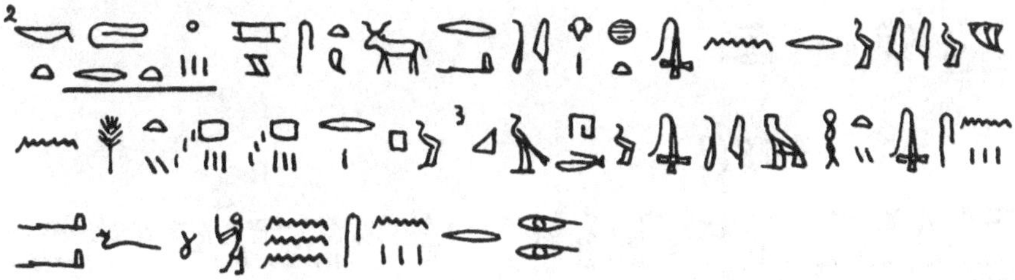

ℒ 34 (11, 8 - 12, 1)

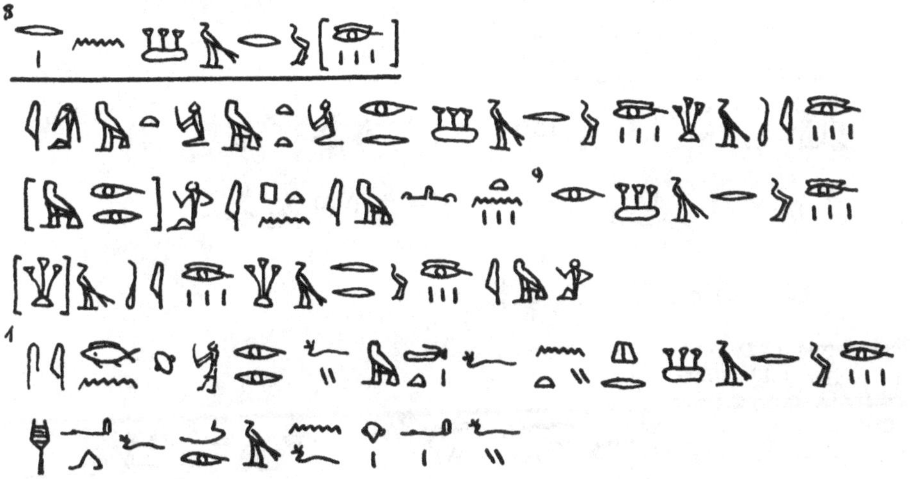

ℒ 36 (12, 3-14)

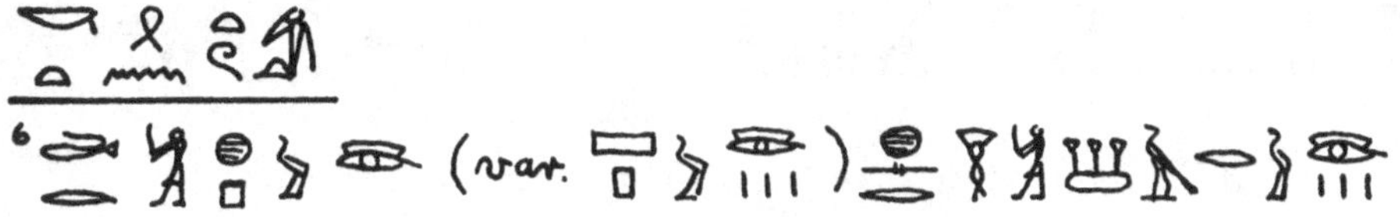

Eb 357 (57,21–58,2)

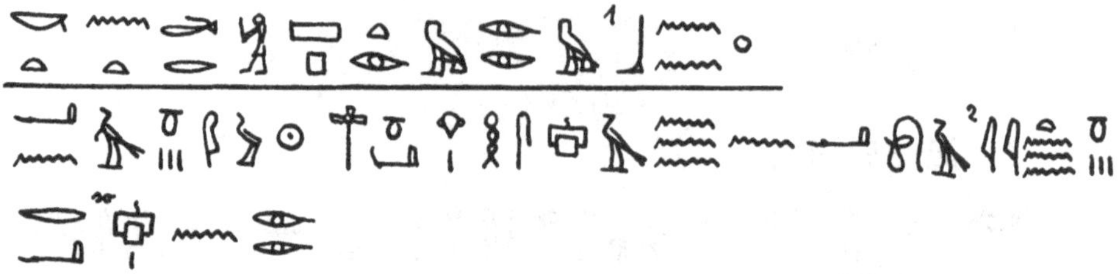

Eb 358 (58,2)

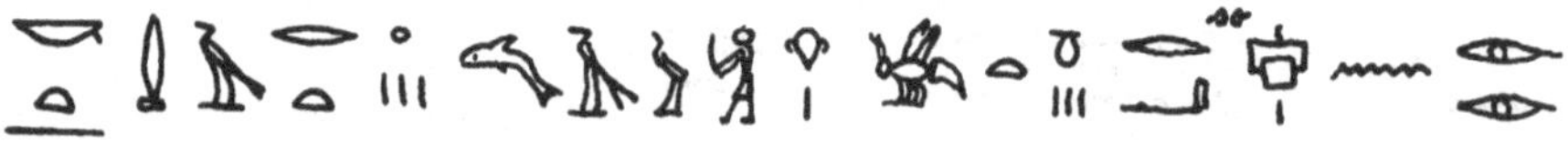

Eb 420 (63,6–7)

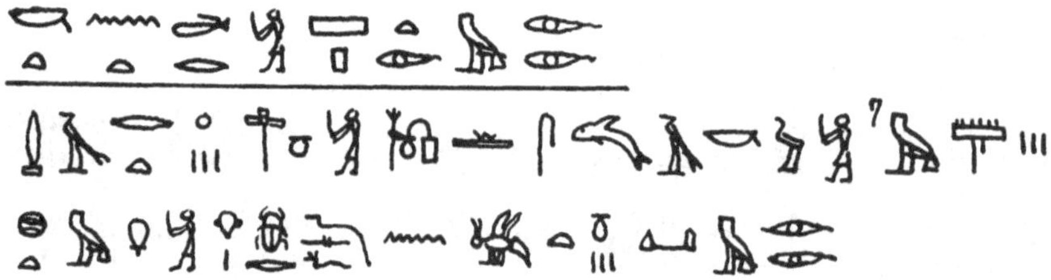

Eb 356 (57,17–21)

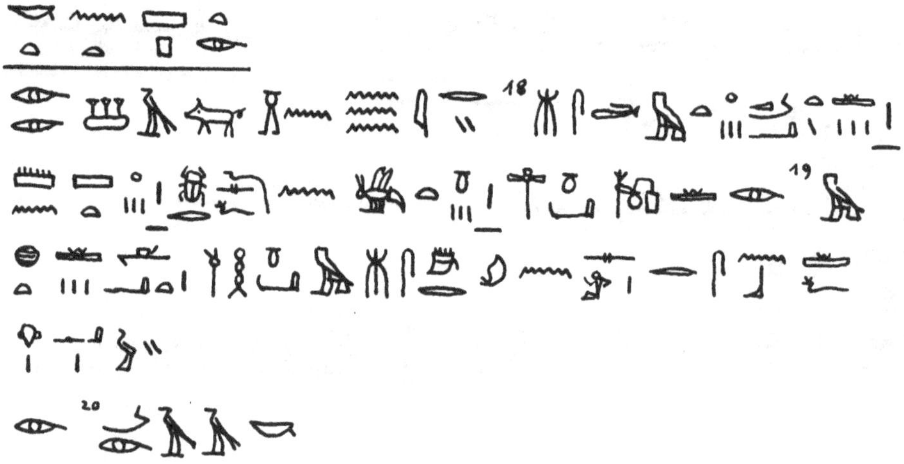

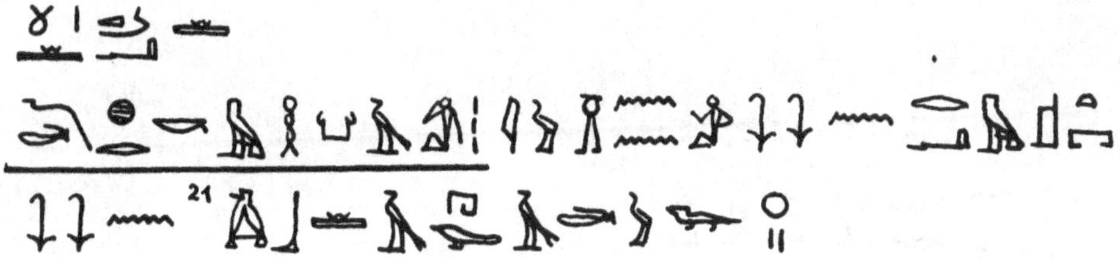

Eb 408 (62,9-10)

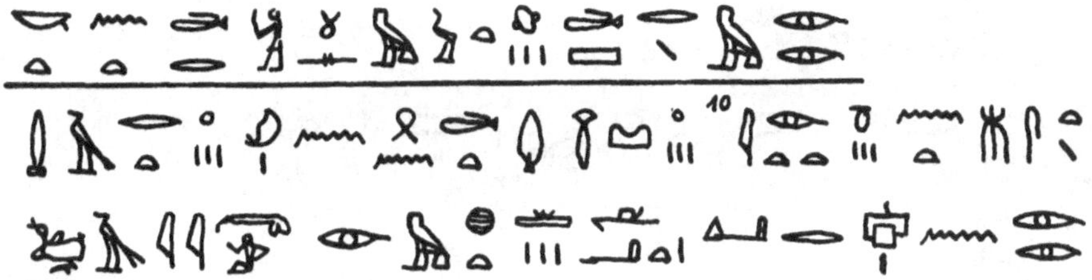

Eb 431 (64,4-5)

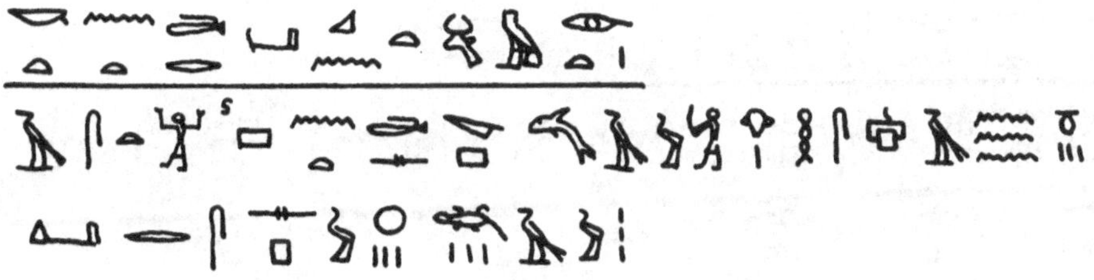

Eb 354 (57,14-15)

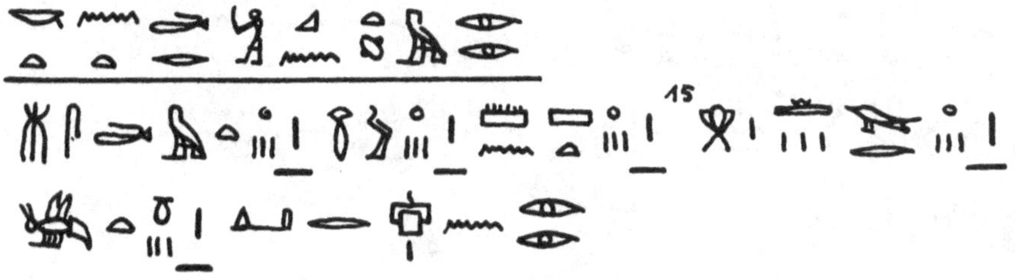

Eb 416 (62,22–63,1)

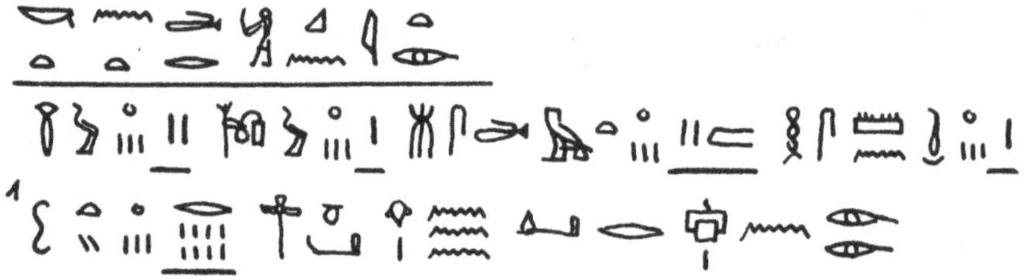

Eb 417 (63,1–2)

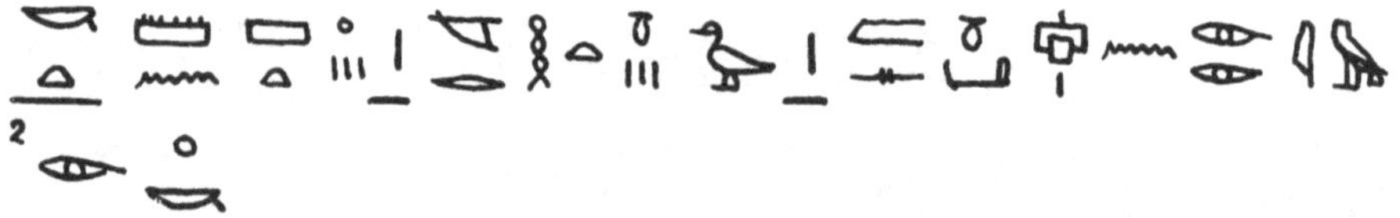

Eb 361 (58,15–17)

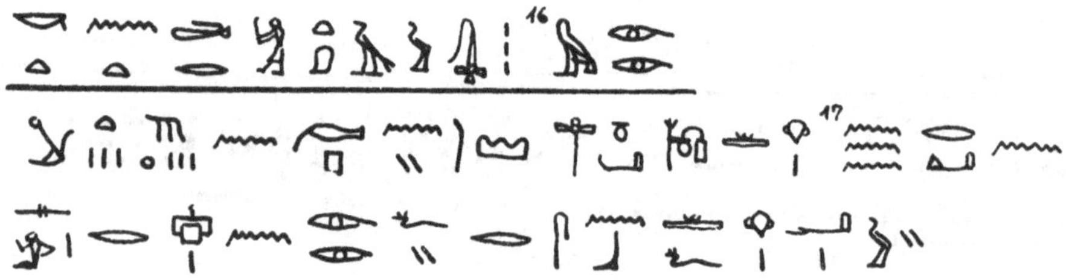

Eb 362 (58,17–20)

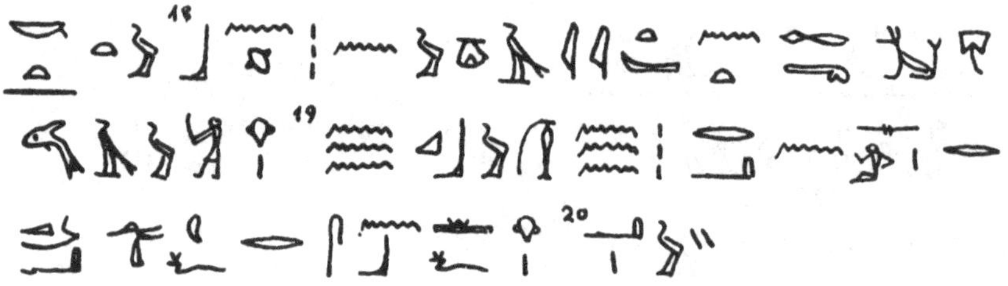

Eb 363 (58, 20-21)

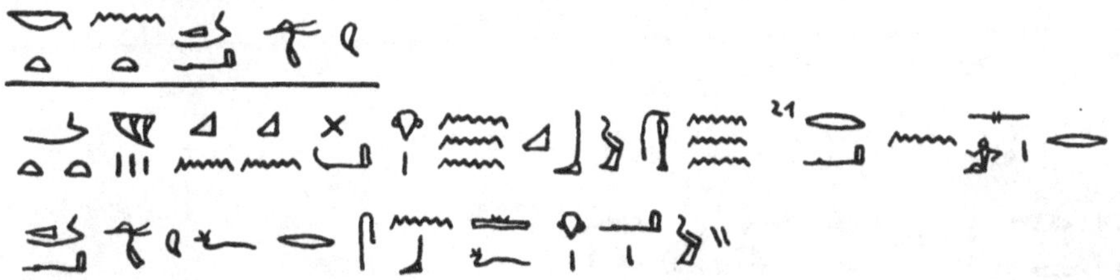

Eb 364 (58, 21-22)

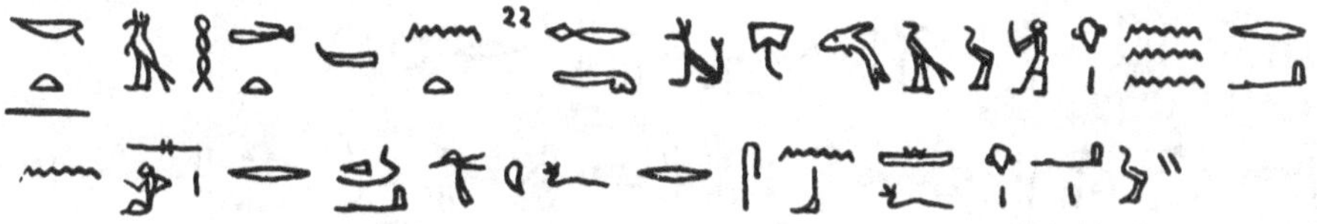

Eb 366 (59, 2-3)

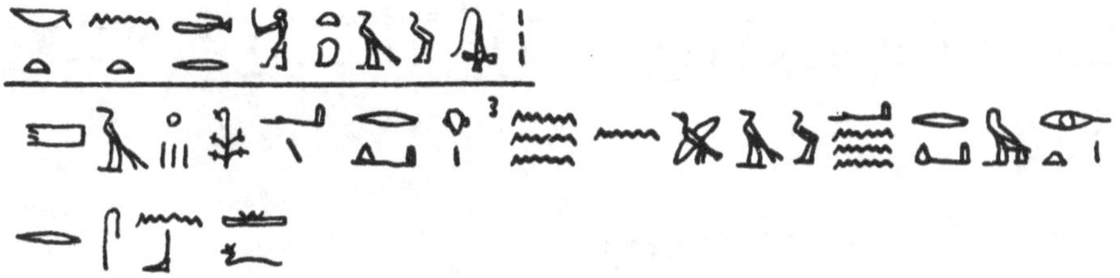

Eb 353 (57, 13-14)

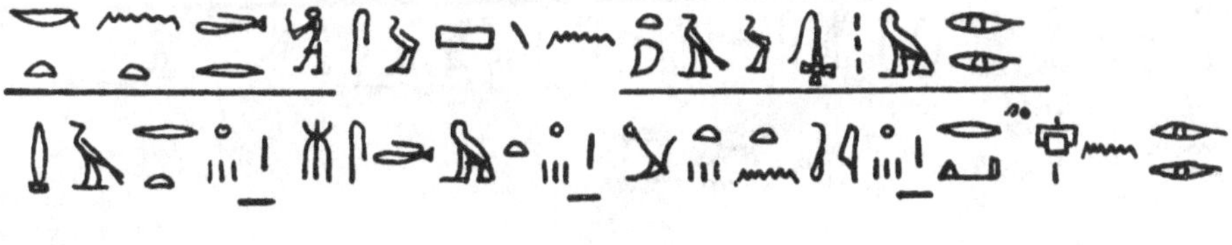

Ram III A 14-15

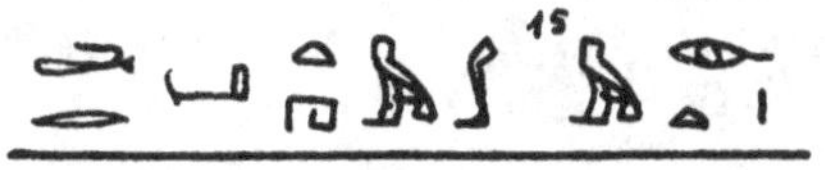

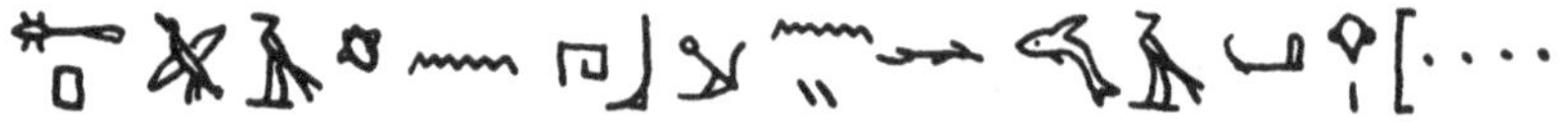

Eb 337 (56, 6–10)

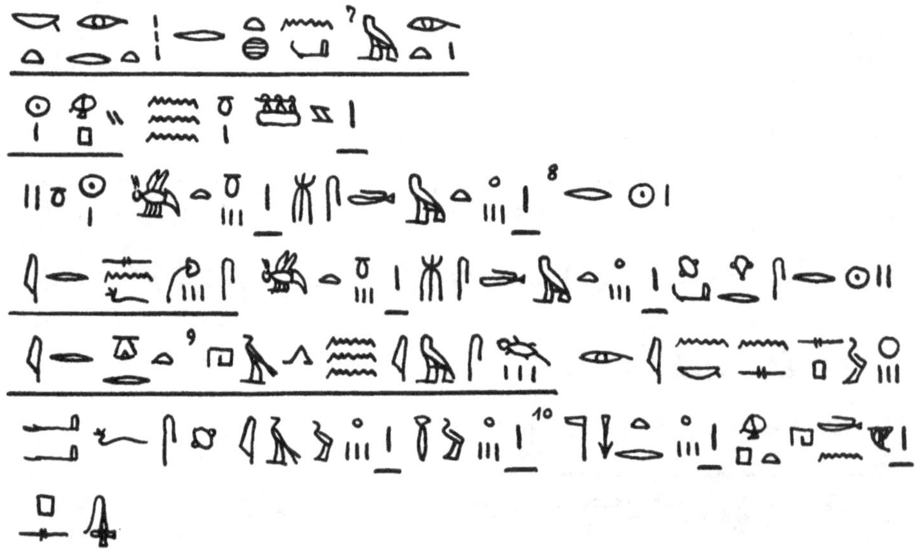

Eb 338 (56, 10–11)

[ ]

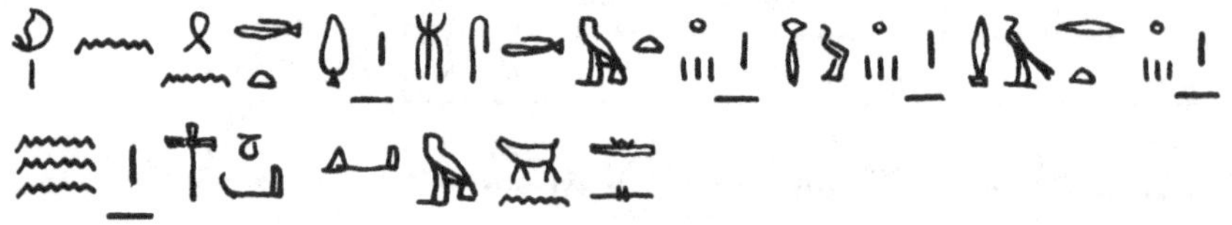

Eb 349 (57, 8–9)

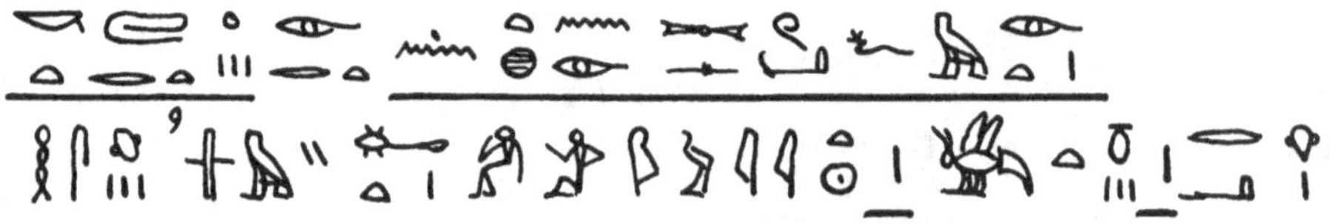

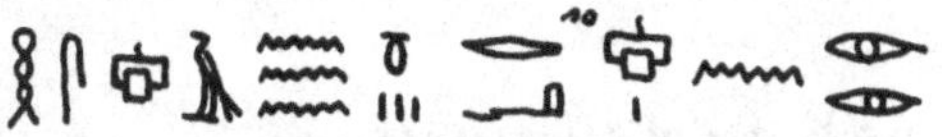

Eb 381 (60,8-10)

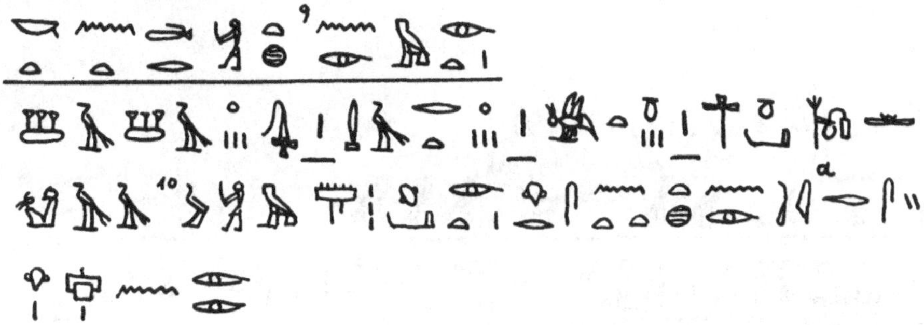

Ram III A 20-21

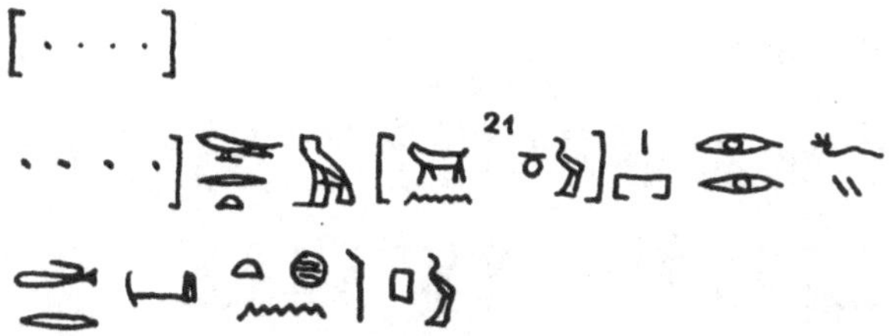

Eb 376 (59,21-60,1)

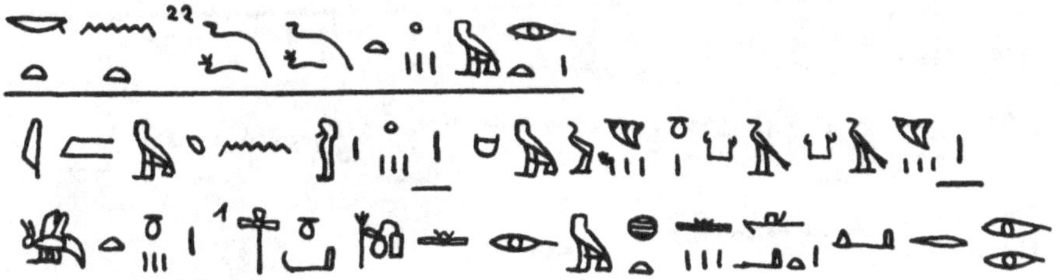

a 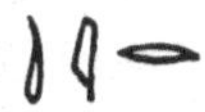 rot durchstrichen ; \\ rot nachgetragen.

II B 2. Verschiedene Behandlungen

a Behandlung der Sehfähigkeit

Eb 342 (56, 17–19)

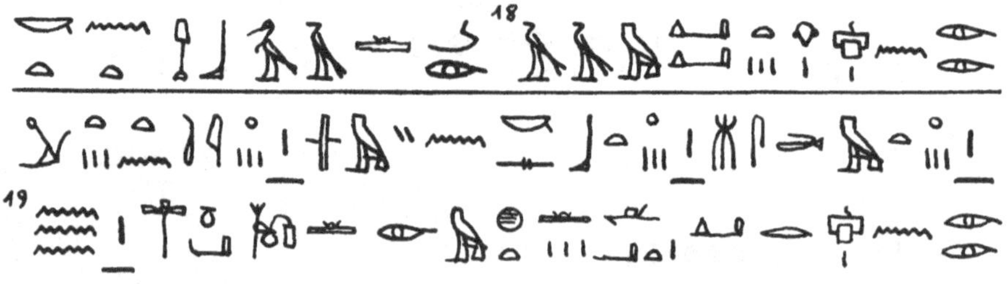

Eb 343 (56, 19–21)

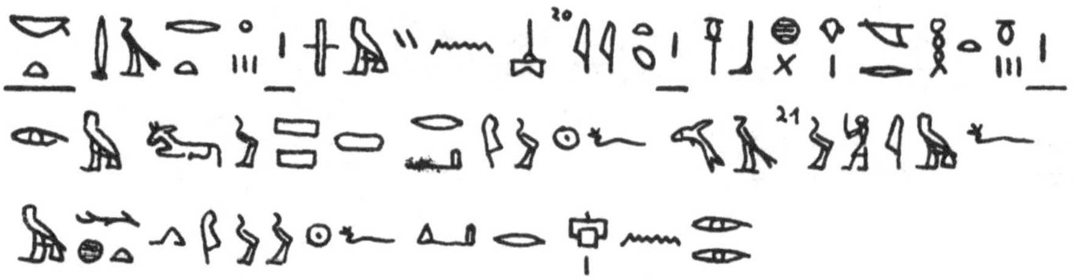

Eb 344 (56, 21–57, 2)

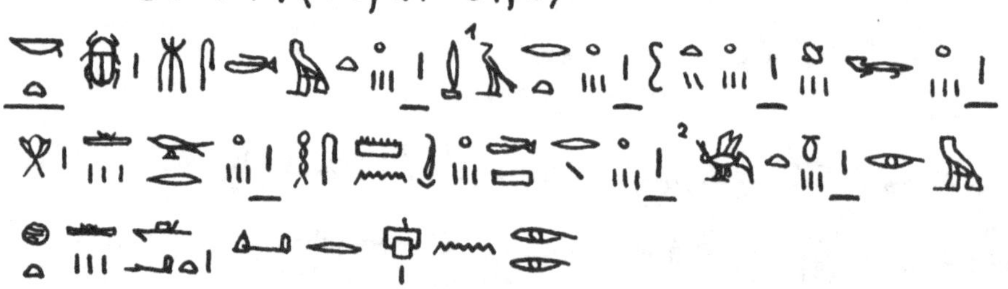

Eb 377 (60, 1–3)

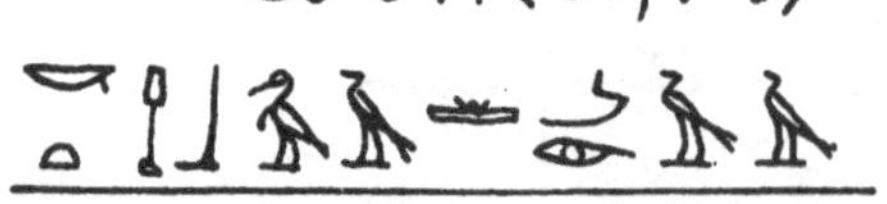

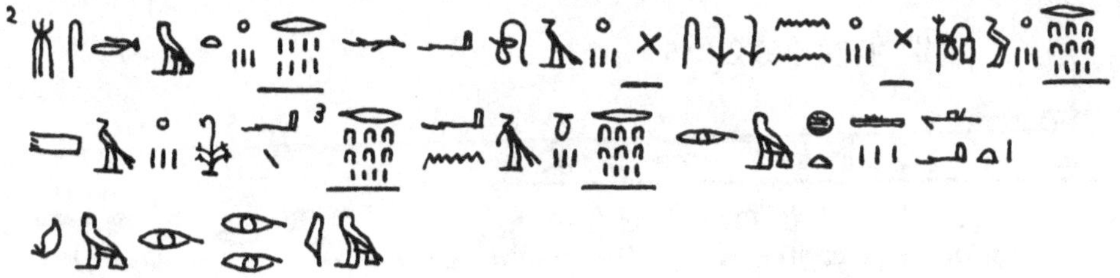

Eb 396 (61,18–19)

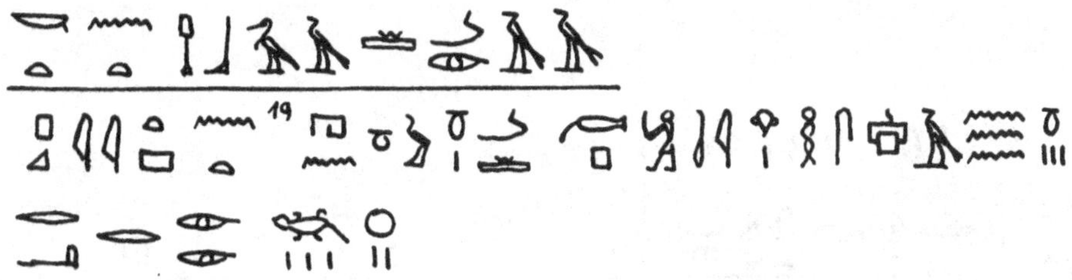

Eb 397 (61,19–20)

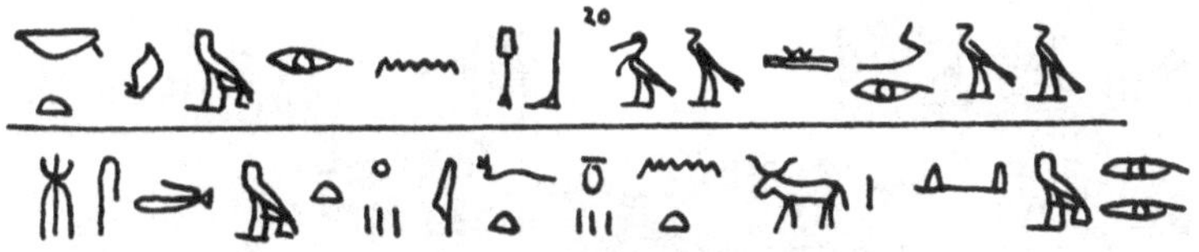

Eb 398 (61,20–21)

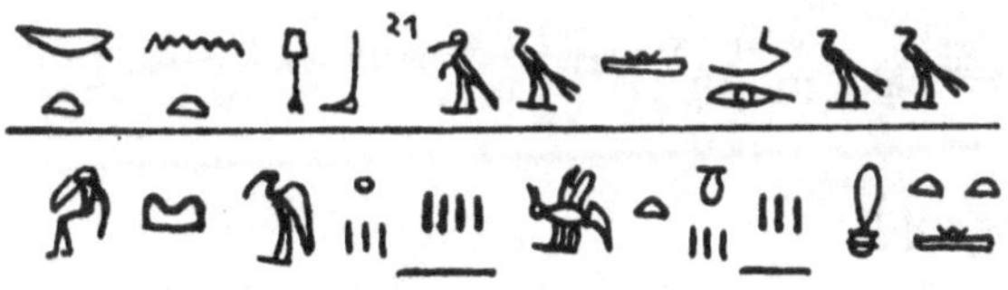

Eb 399 (61,21–62,2)

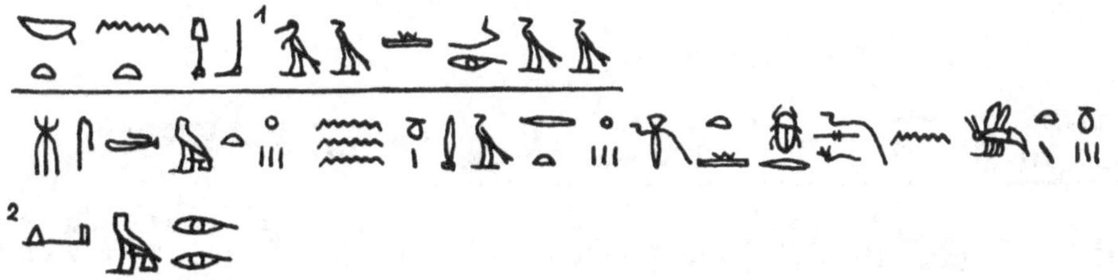

Eb 414 (62, 17-18)

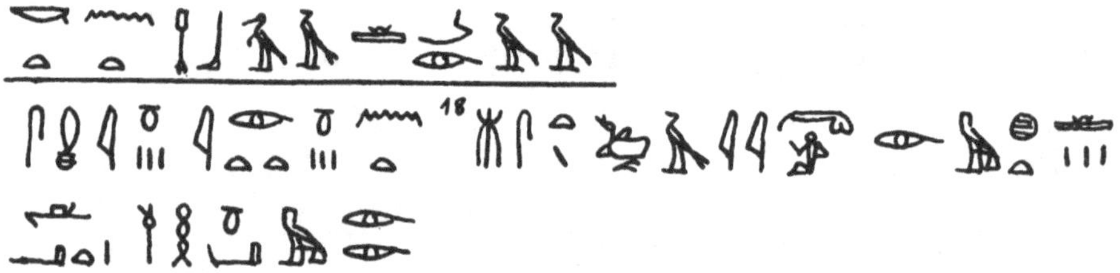

Eb 393 (61, 14-16)

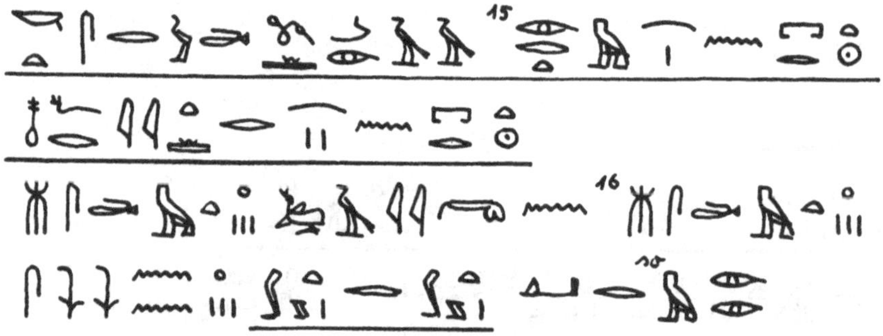

Eb 394 (61, 16-17)

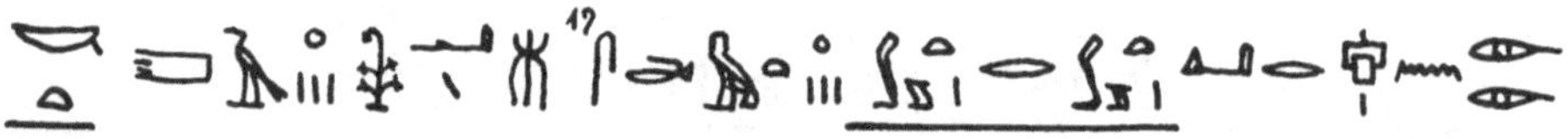

Eb 395 (61, 17-18)

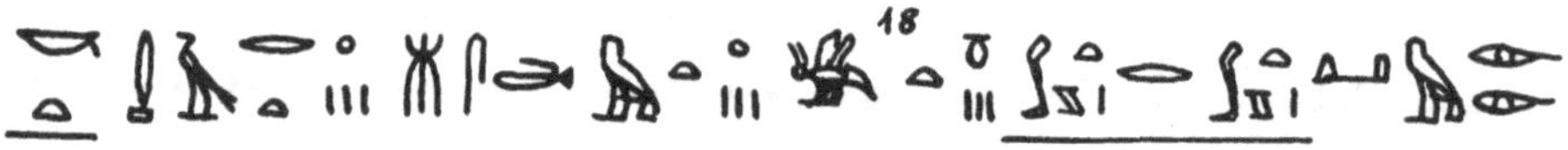

Eb 388 (61, 4-6)

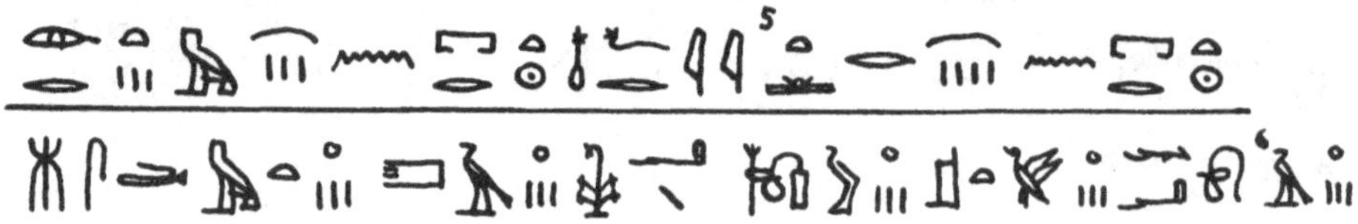

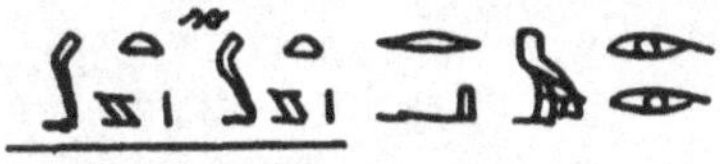

Eb 359 (58,3-6)

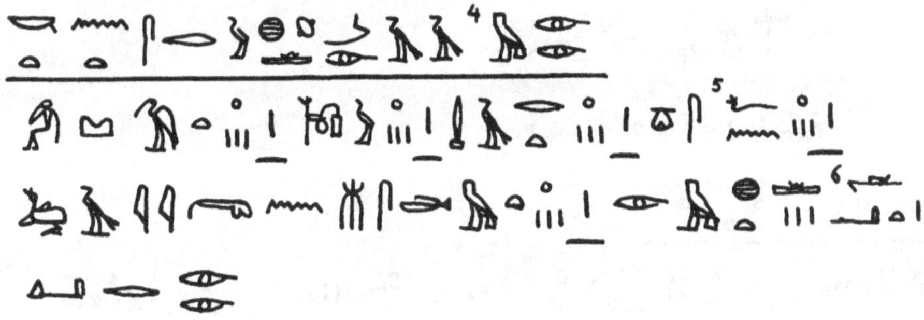

II B 2 b Schminkmittel

Eb 389 (61,6-8)

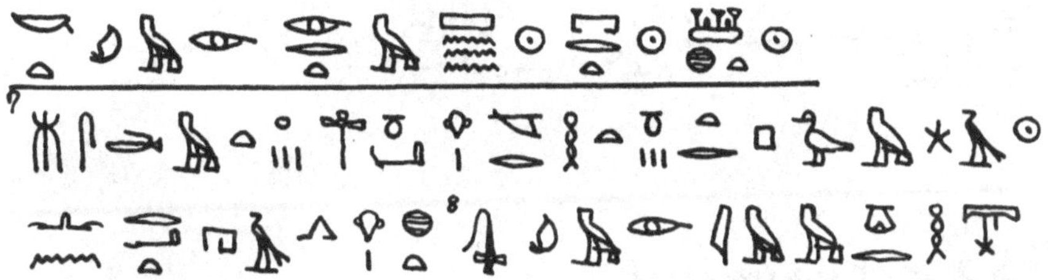

Eb 390 (61,8-9)

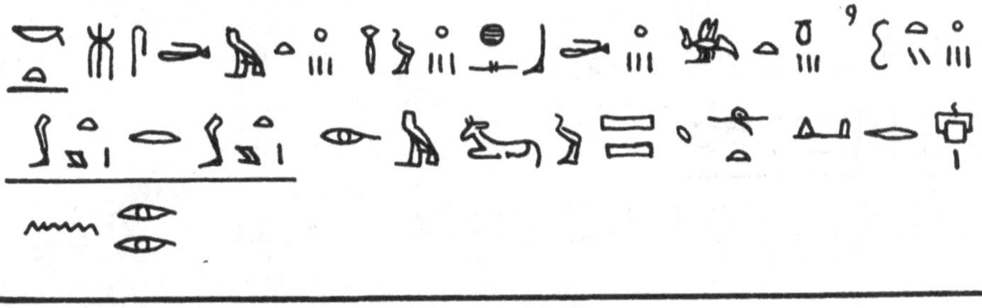

Eb 400 (62, 2-3)

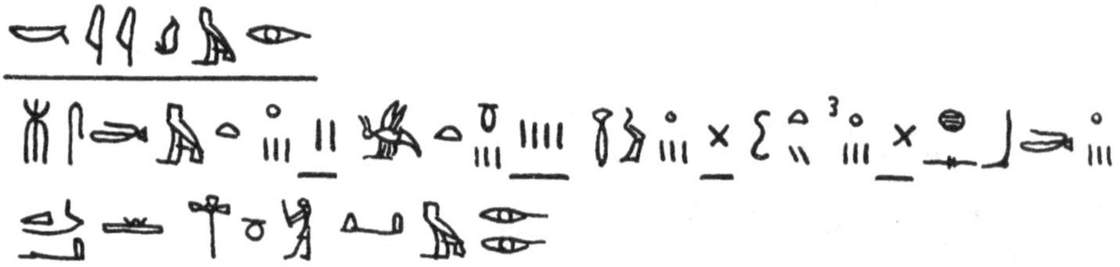

Eb 401 (62, 3-4)

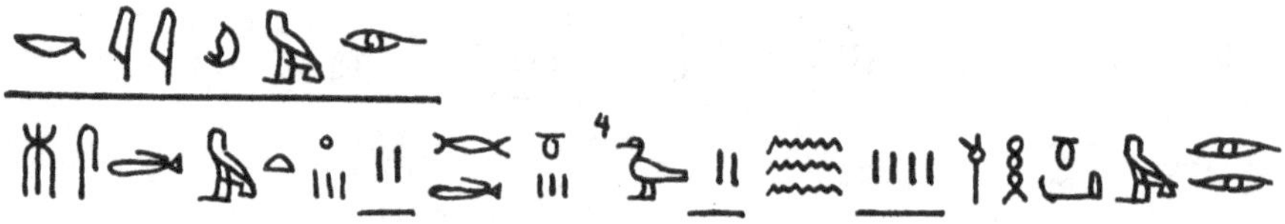

Eb 419 (63, 4-6)

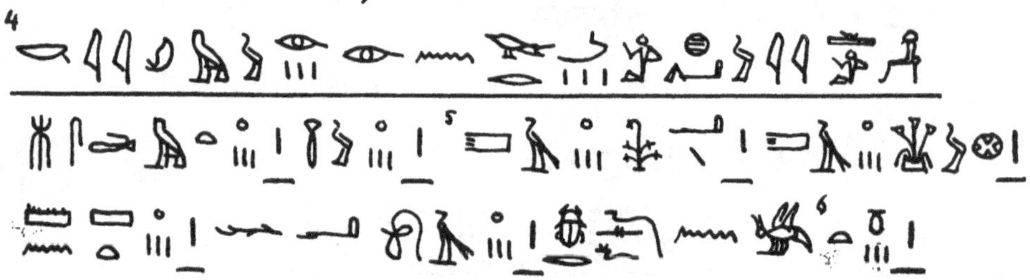

II B 2 c Kühlmittel

Ram III A 24-25

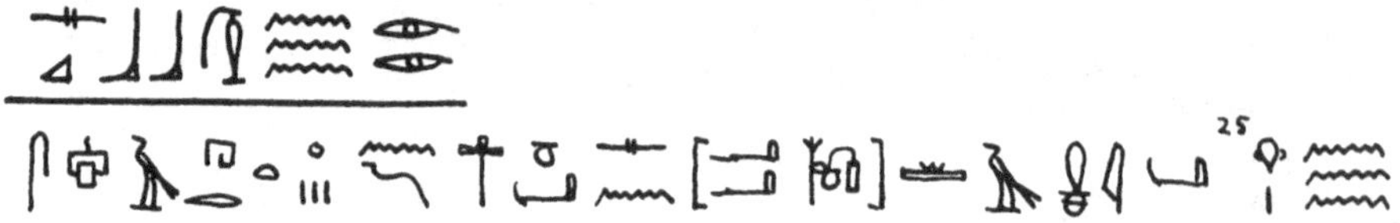

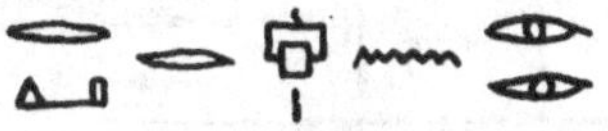

Ram III A 25

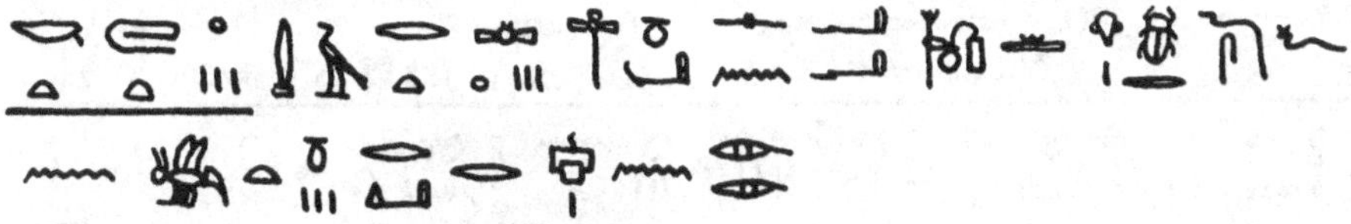

Ram III A 25-26

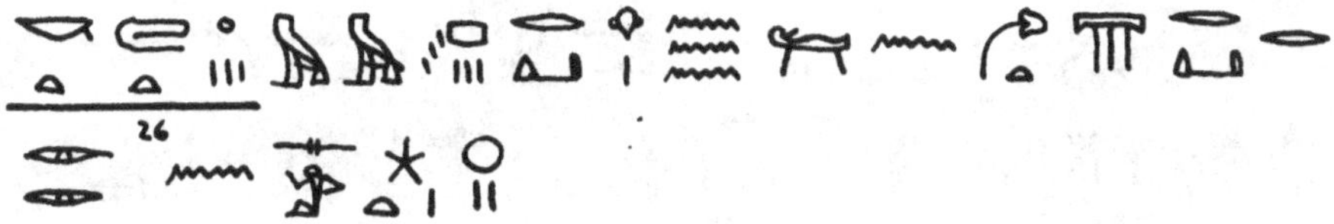

Ram III A 26

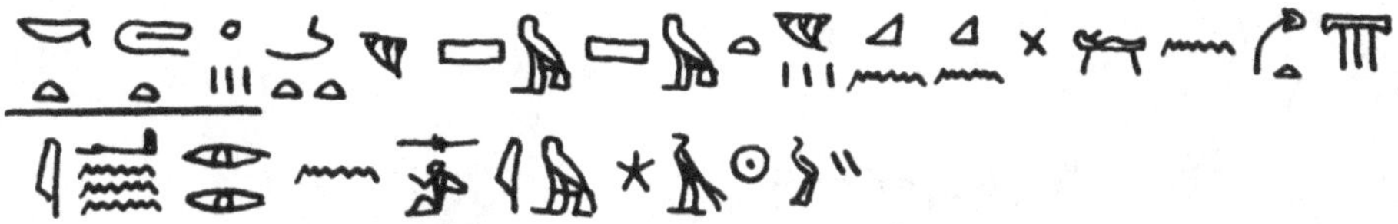

II B 3 Behandlung von Teilen des Auges

a Wimperhaare

Eb 424 (63,12-13)

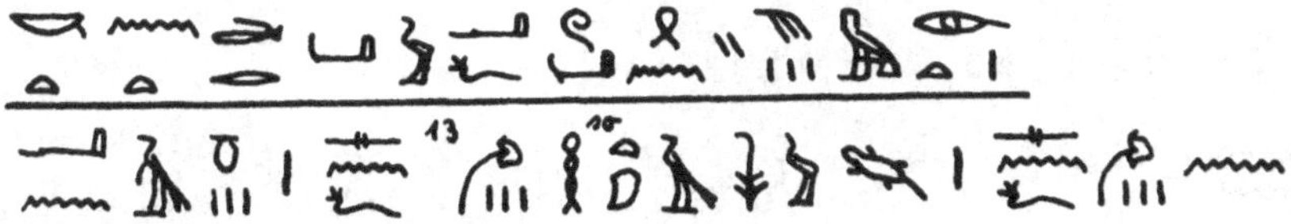

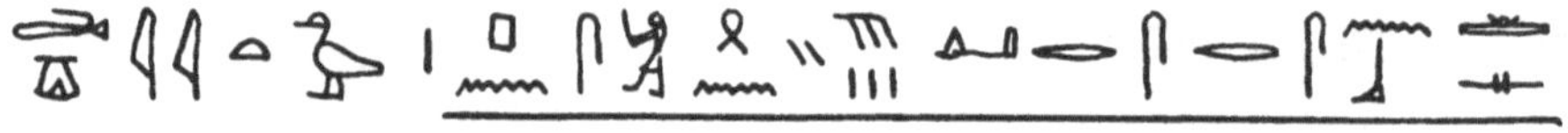

Eb 425 (63,14-18)

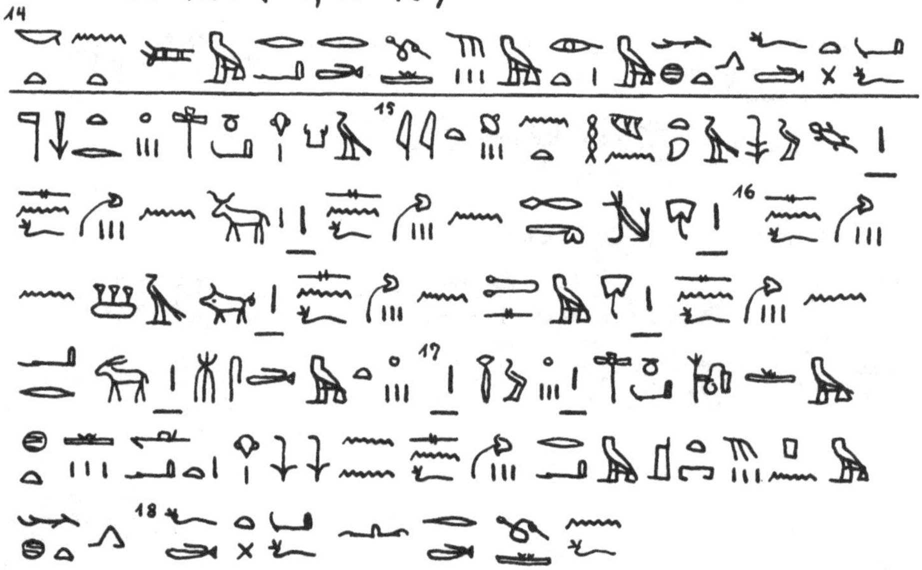

Eb 426 (63,18-19)

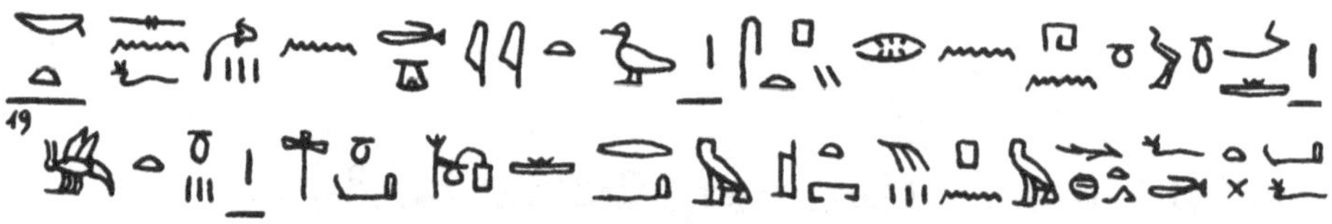

Eb 427 (63,19-20)

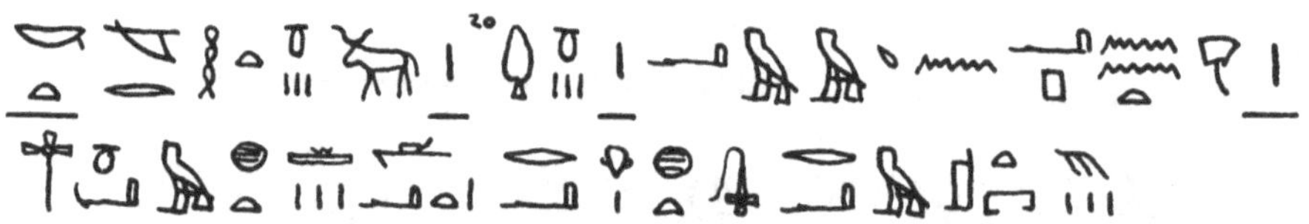

Eb 428 (63,21-64,1)

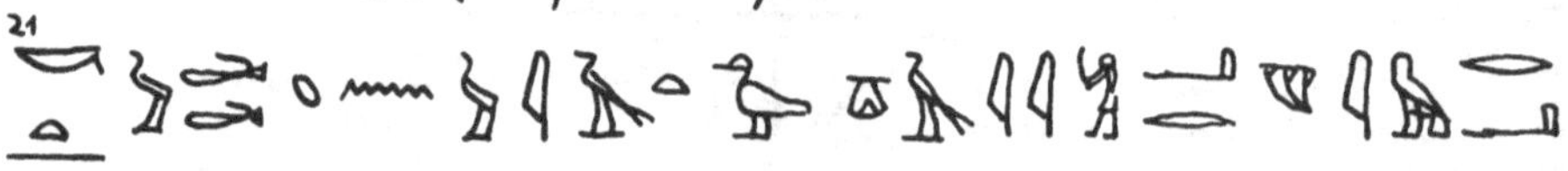

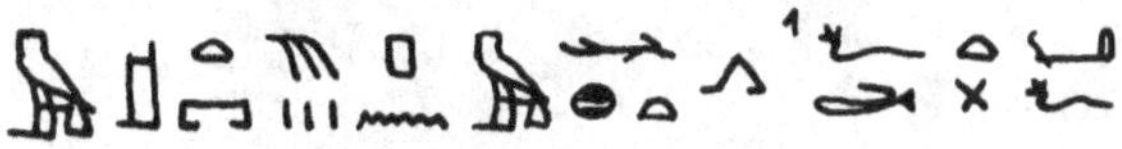

Eb 429 (64,1-3)

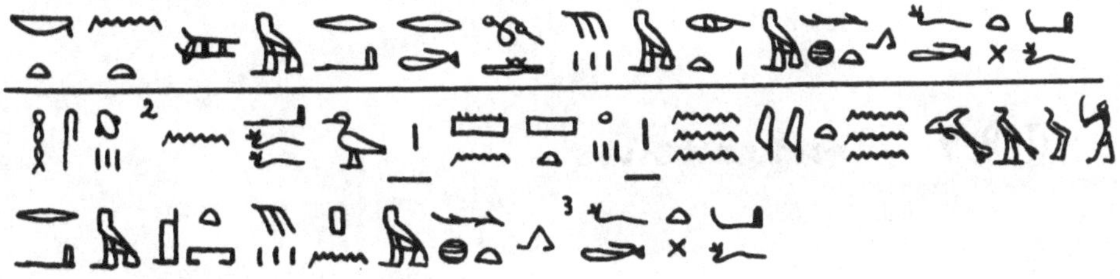

Ram III A 16

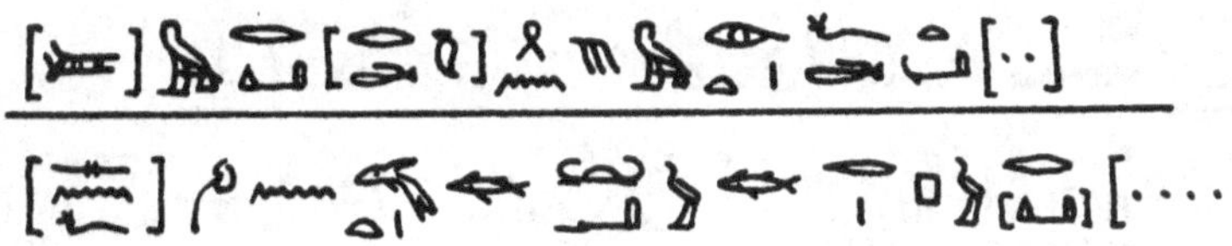

Ram III A 17

Ram III A 13

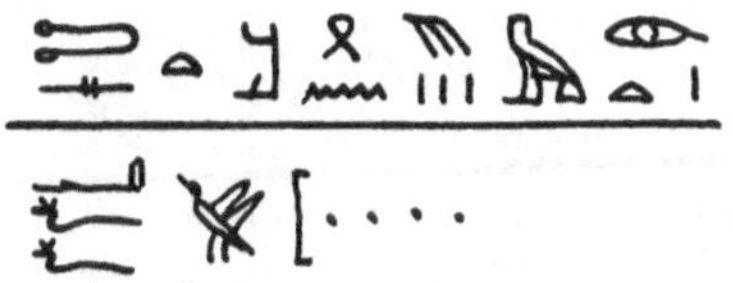

II B 3b Behandlung der Iris

Eb 345 (57,2-4)

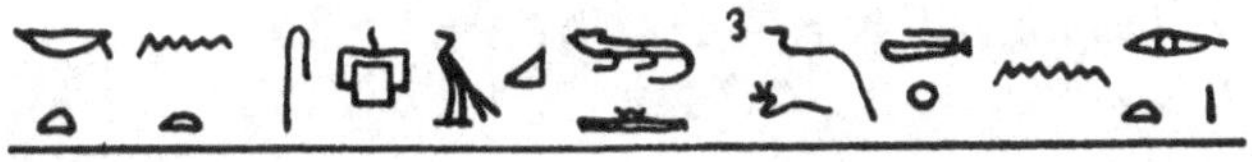

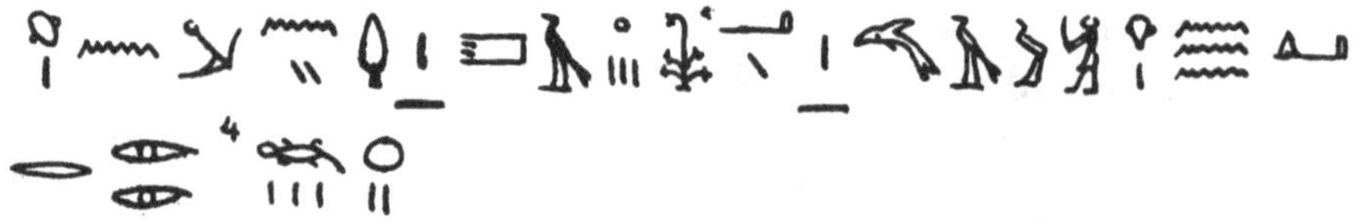

II B 4 Verschiedenes

Eb 422 (63,8-11)

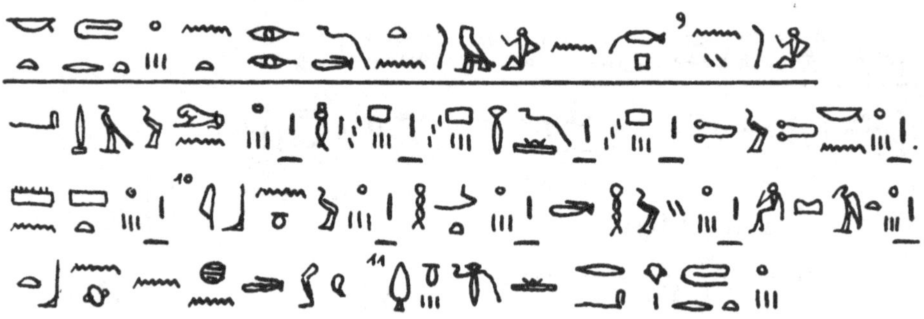

II B 5 Unklares

Ram III A 15-16

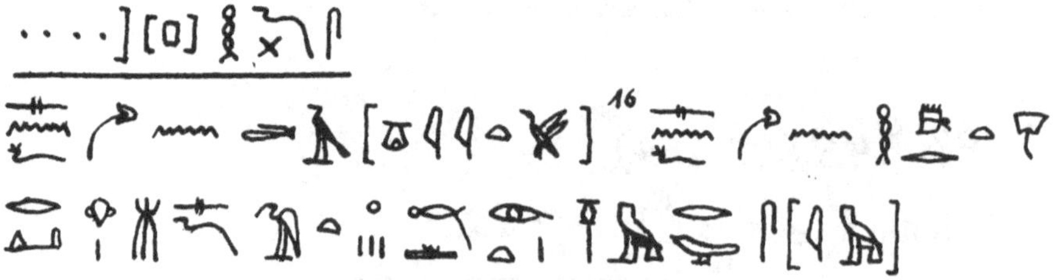

Ram III A 17-18-19

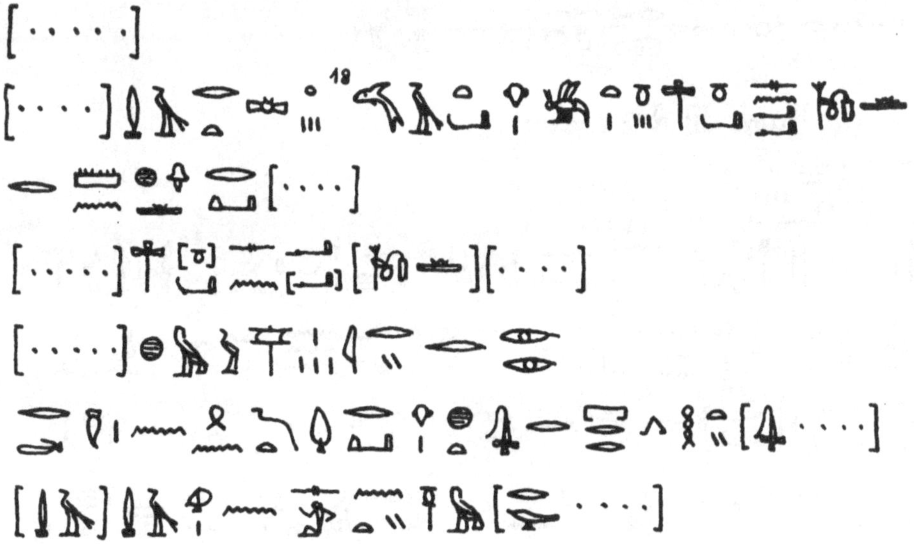

Ram III A 19-20

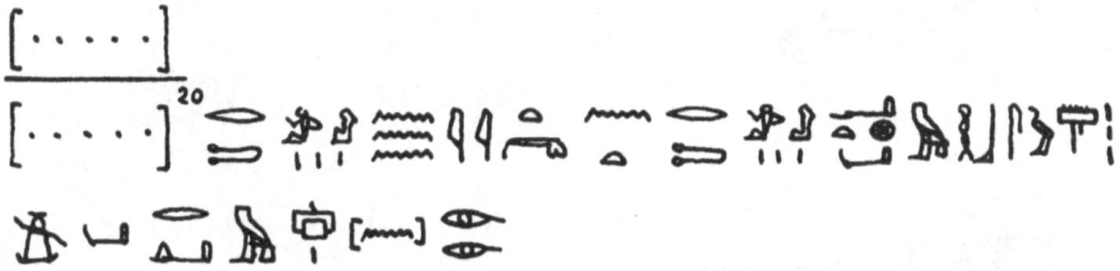

Ram III A 21

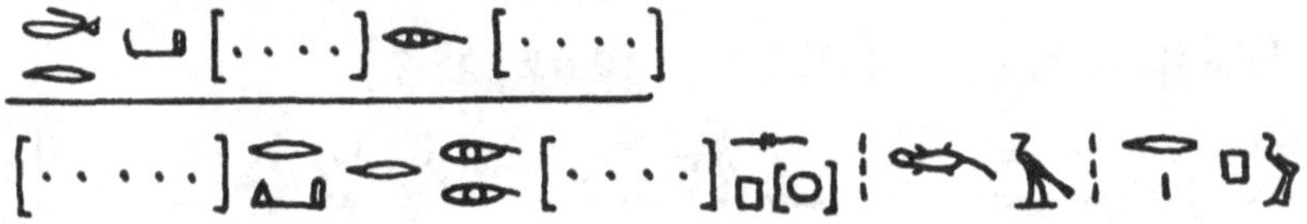

Ram III A 21-22

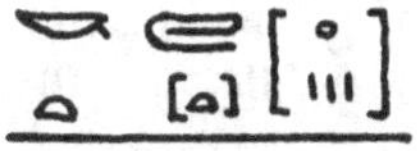

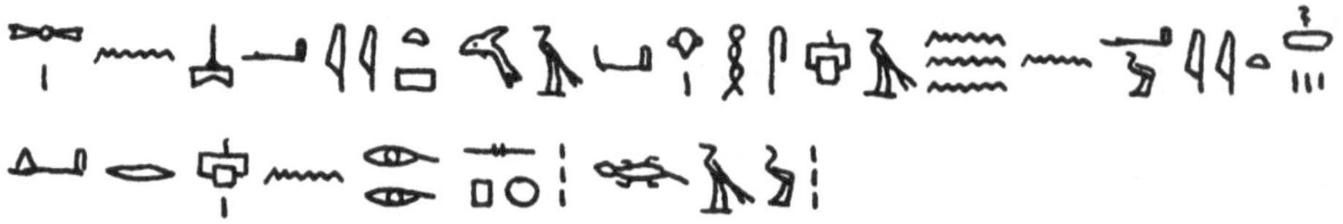

Ram III A 22-24

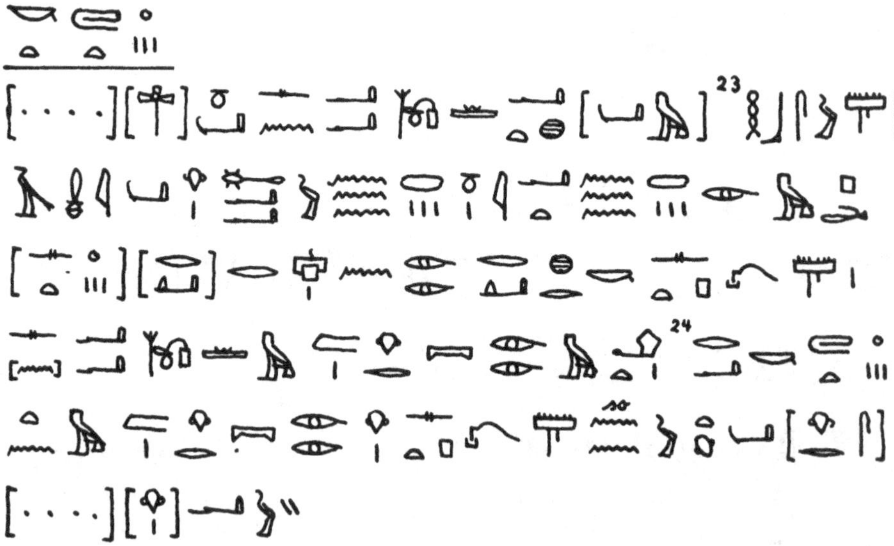

II B 6 Zaubersprüche

Ostrakon Kairo (ODM 1062, 2-7)

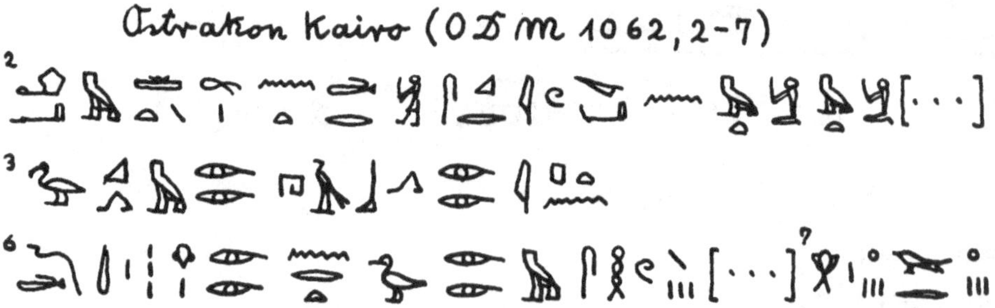

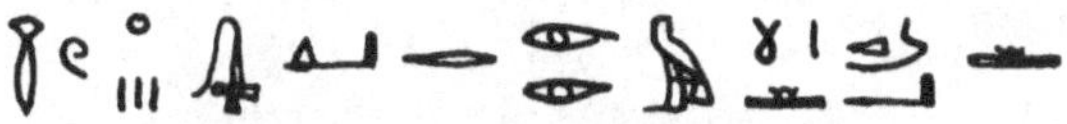

L 23 (7,8–11)

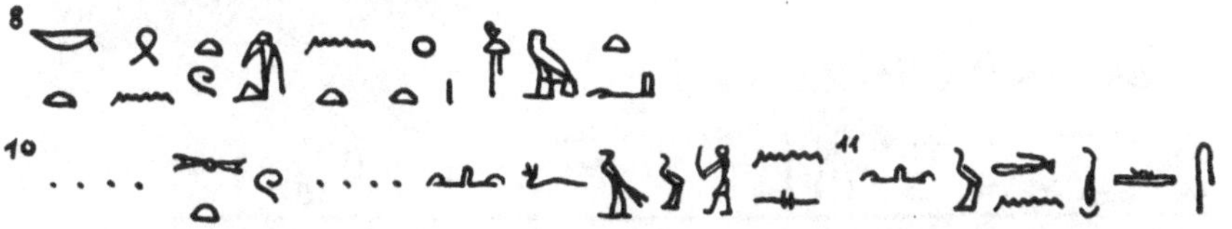

L 22 (7,1–8)

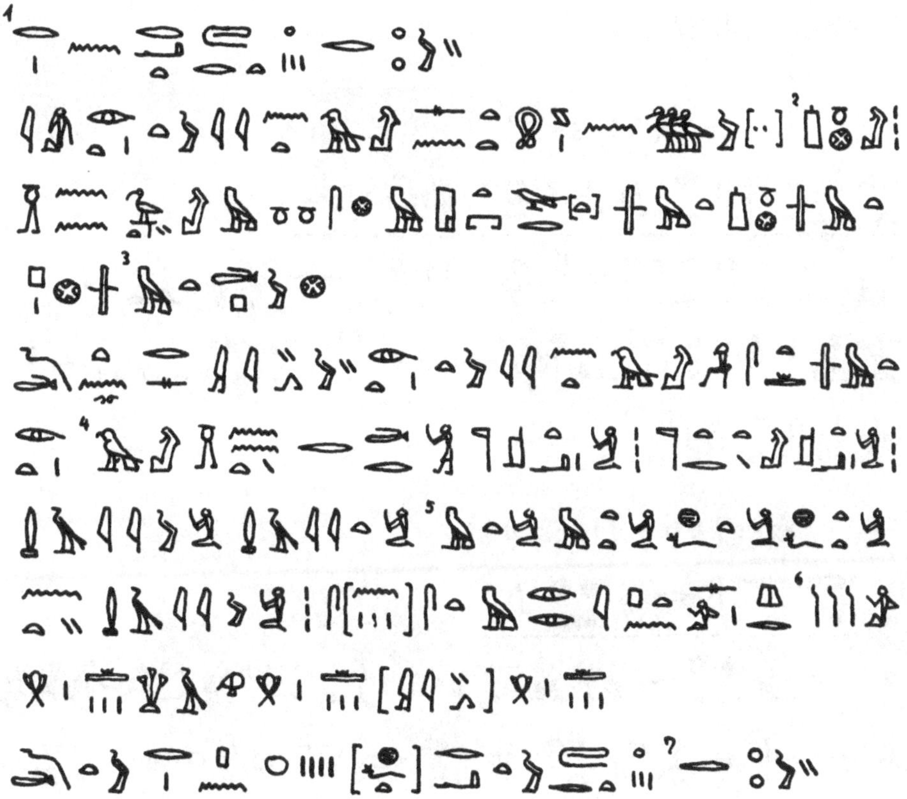

II C Ohr

Eb 764 (91, 2-3)

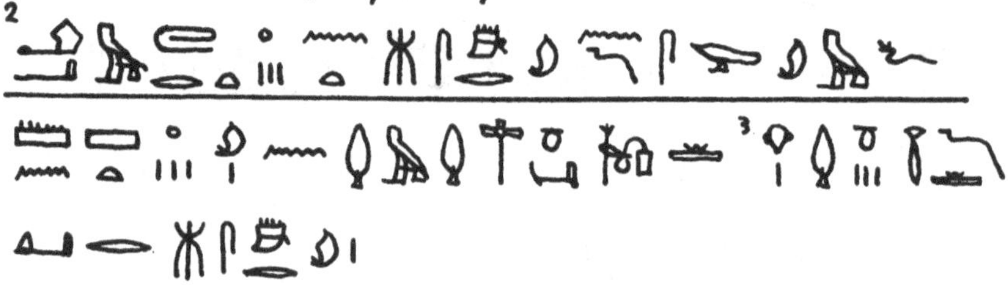

Eb 765 (91, 3-5)

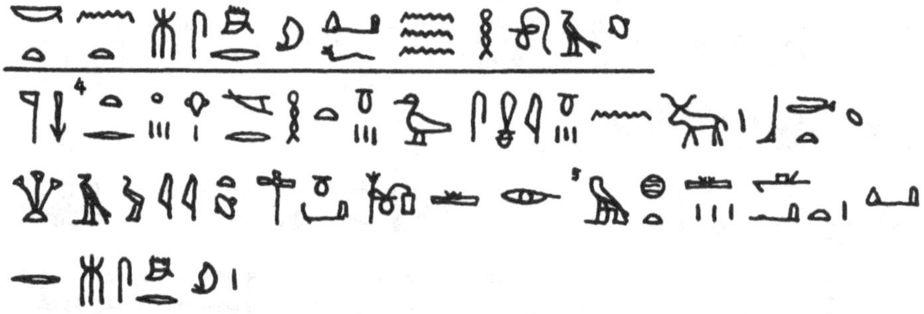

Eb 766 (91, 5-19)

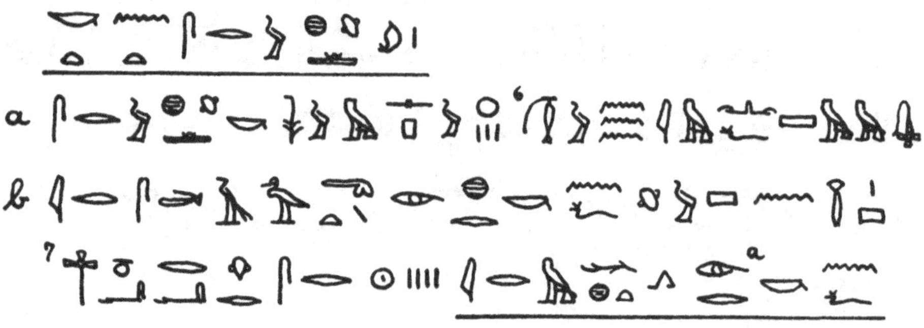

a Hs: 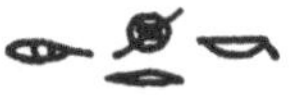 ; das  ist durchstrichen.

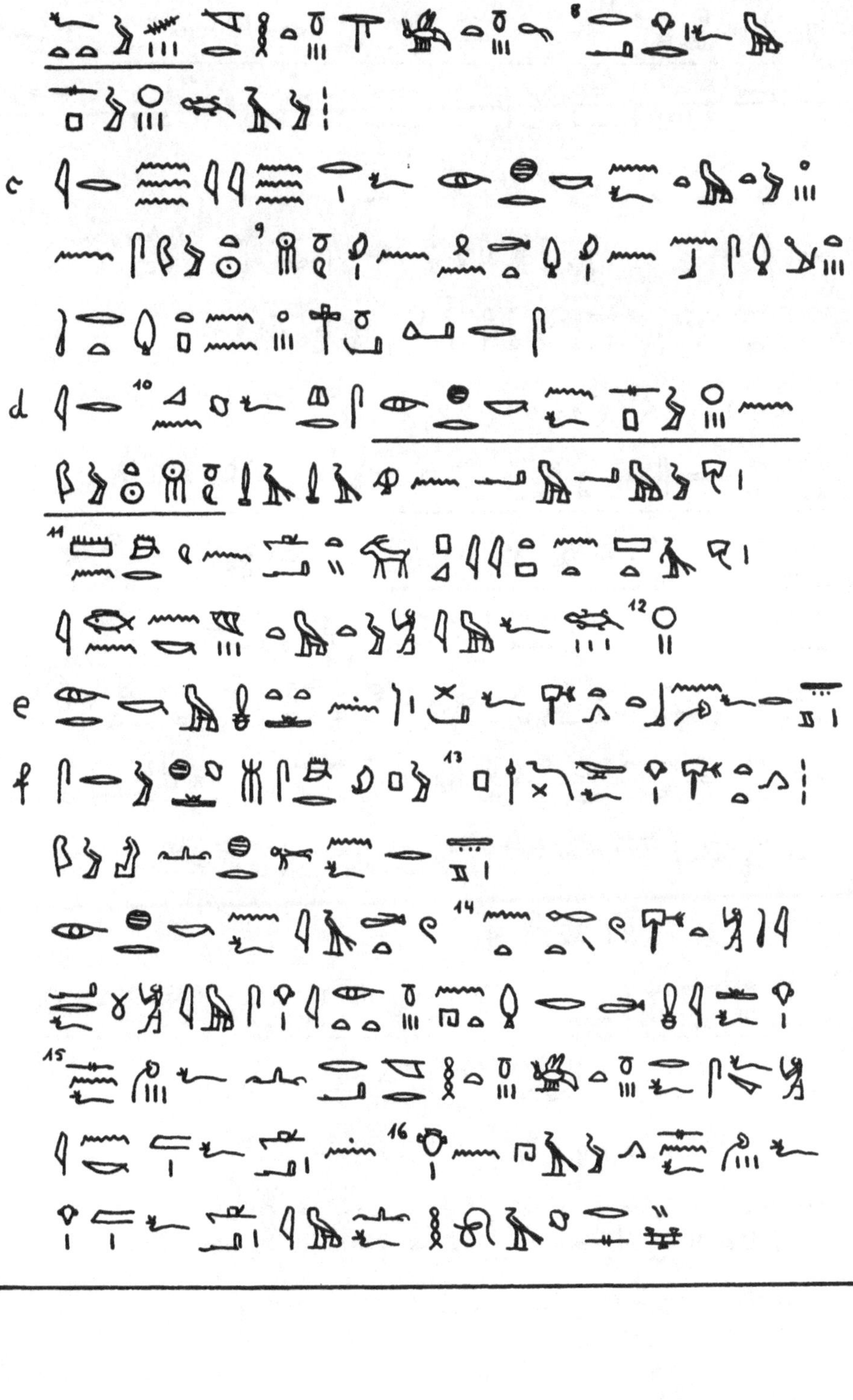
c
d
e
f

g 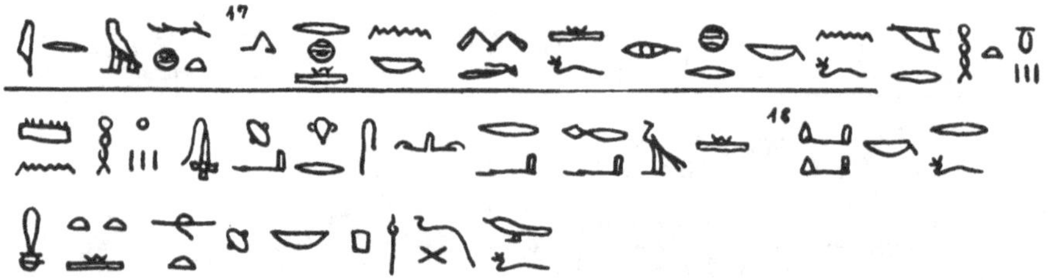

h 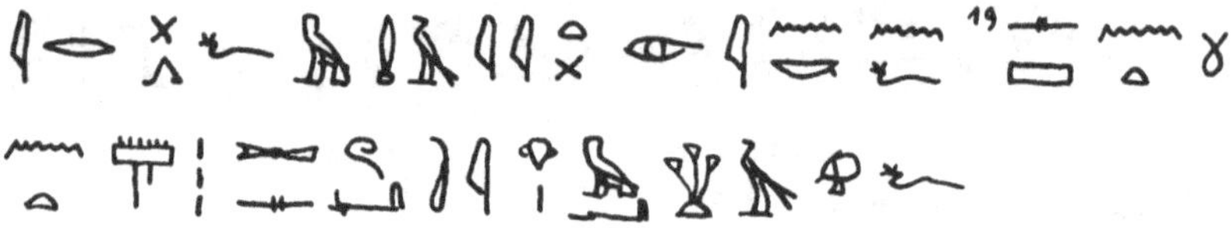

Eb 767 (91,19-92,2)

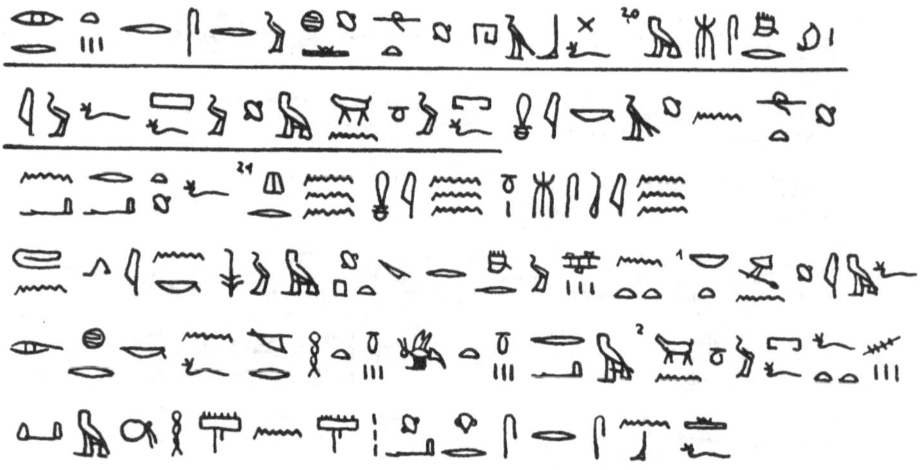

Eb 768 (92,3-4)

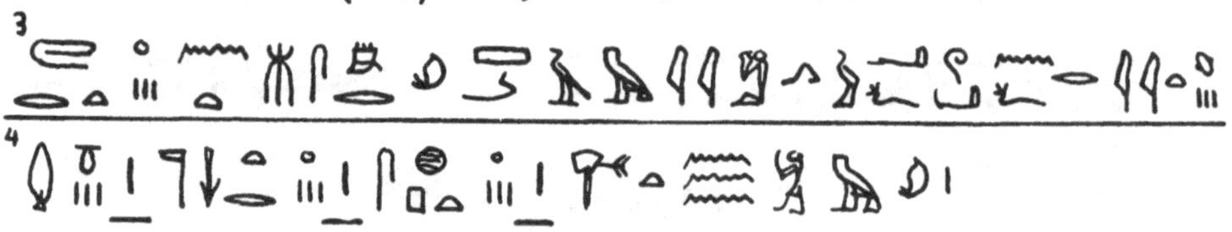

Eb 769 (92,4-5)

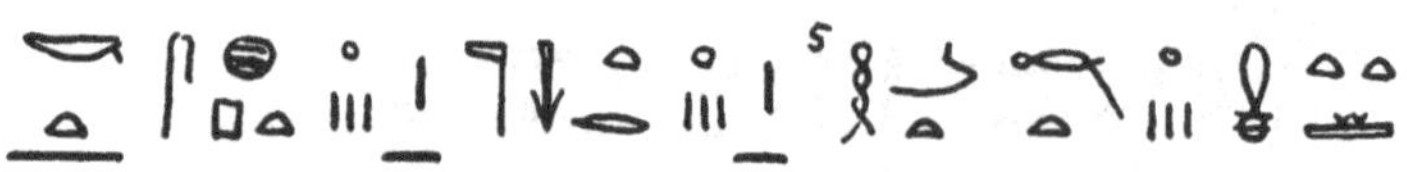

Eb 770 (92,5-6)

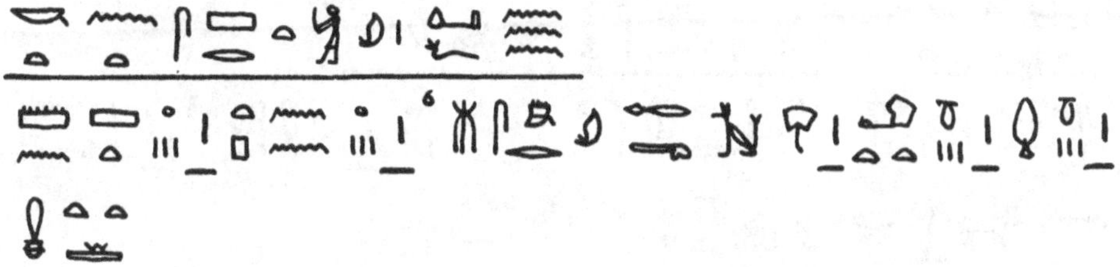

Bln 70 (6,10-11)

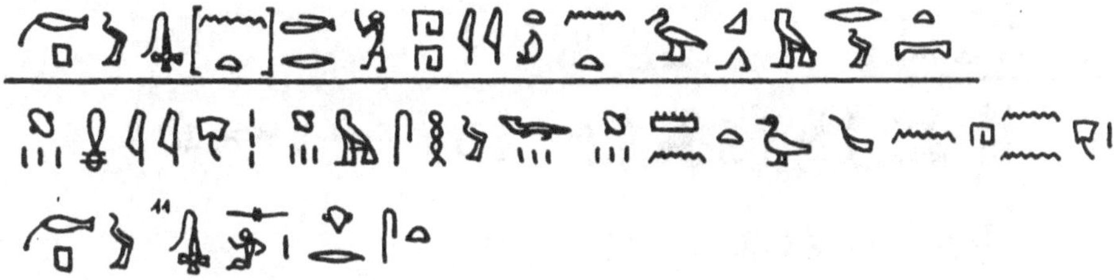

Bln 71 (6,11)

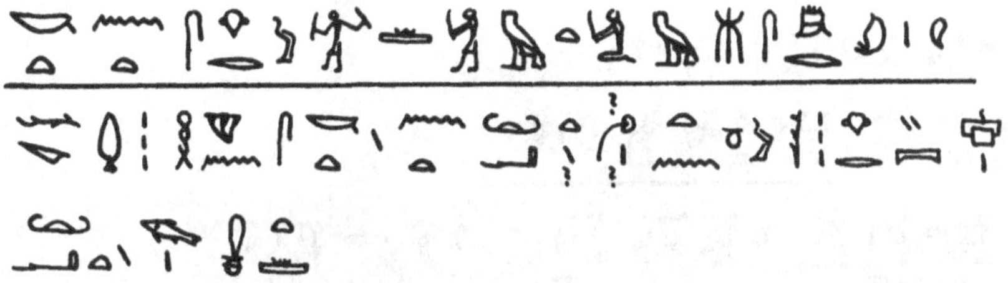

Ostrakon Louvre

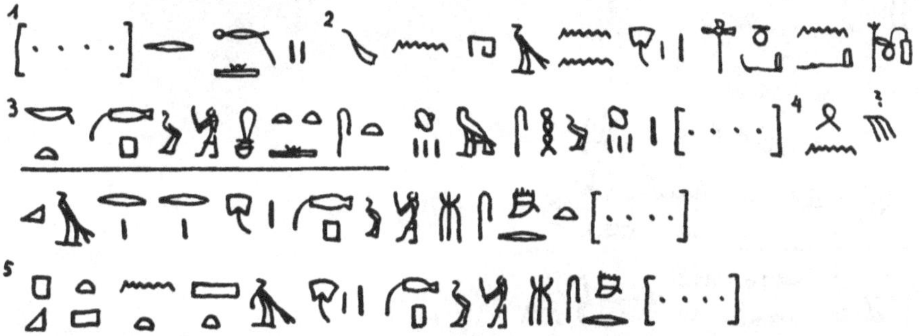

Bln 200 (Rs. 2, 6-8)

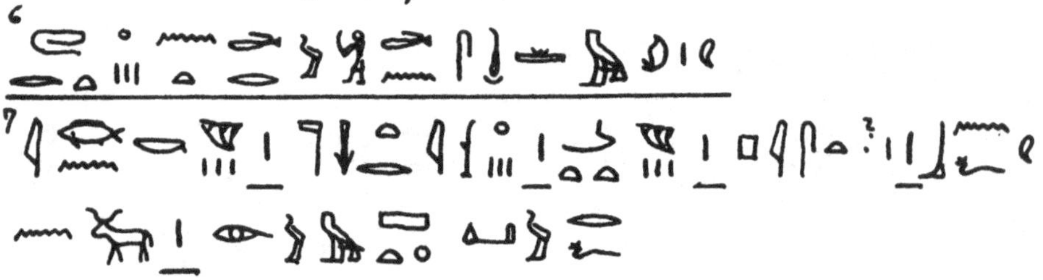

Bln 201 (Rs. 2, 8-10)

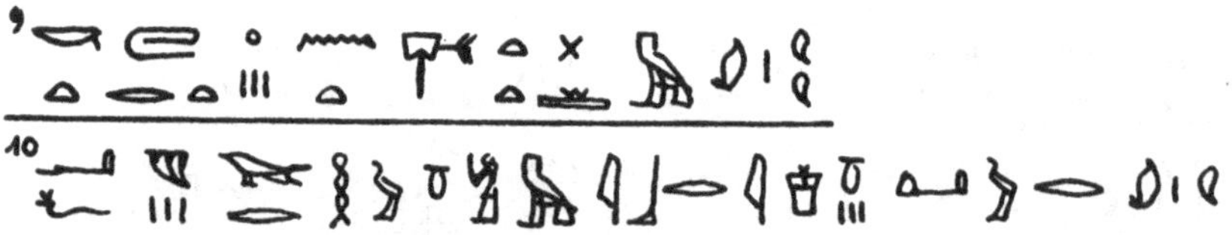

Bln 202 (Rs. 2, 11)

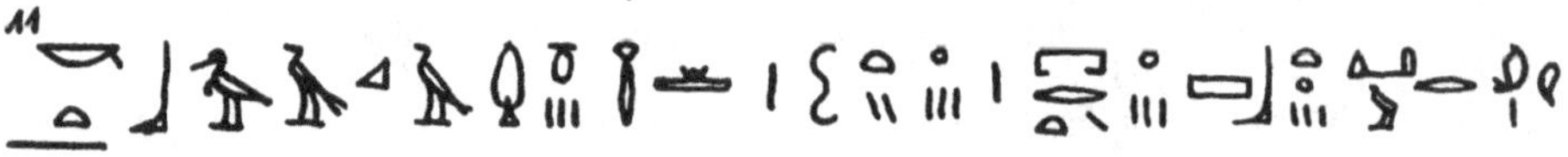

Bln 203 (Rs. 2, 12)

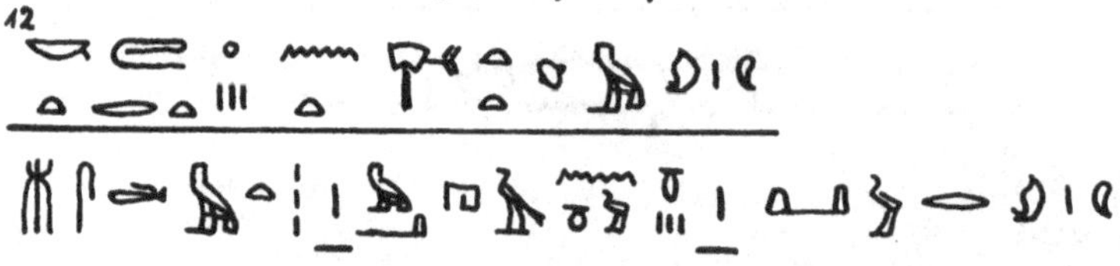

II D *Nase*

Eb 761 (90, 14)

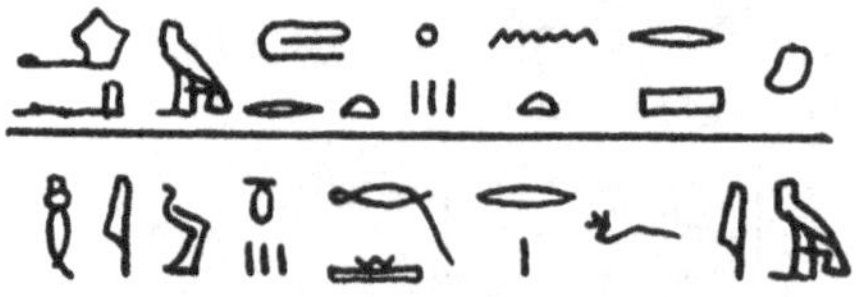

Eb 763 (90,15 - 91,1)

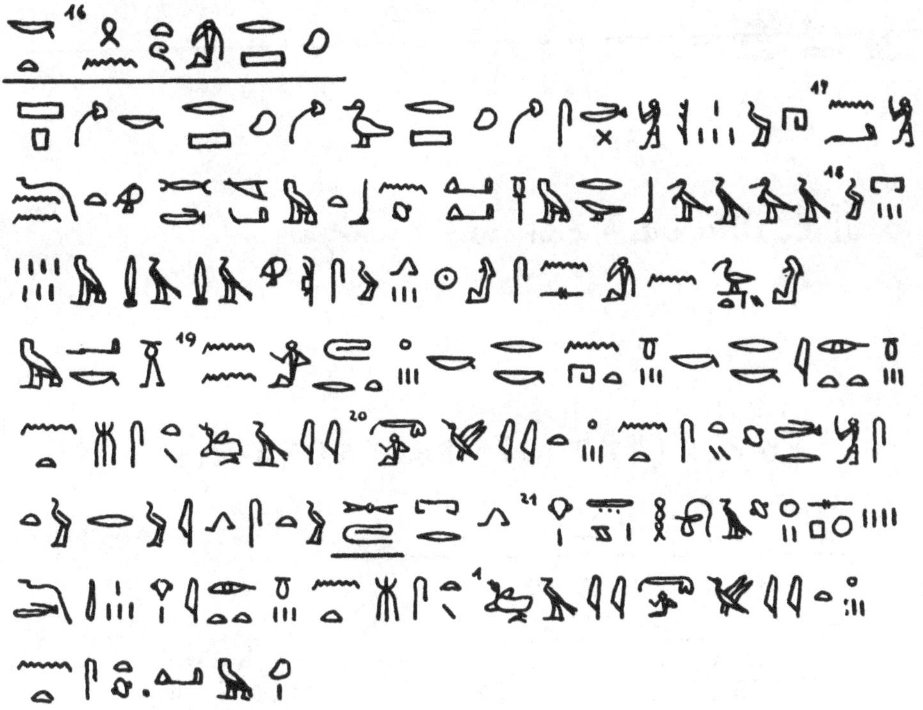

Eb 762 (90,14-15)

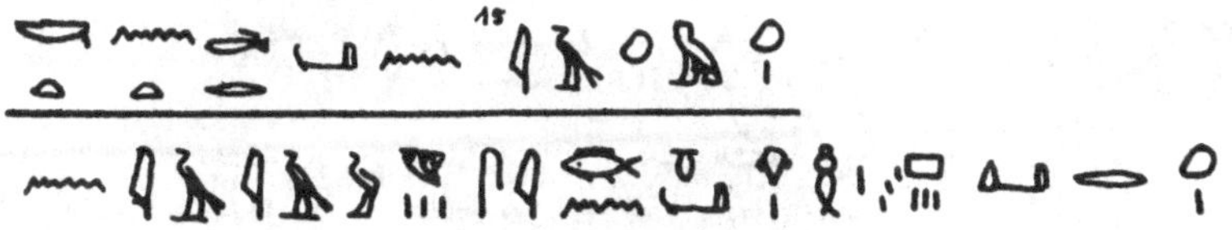

Eb 418 (63,2-3)

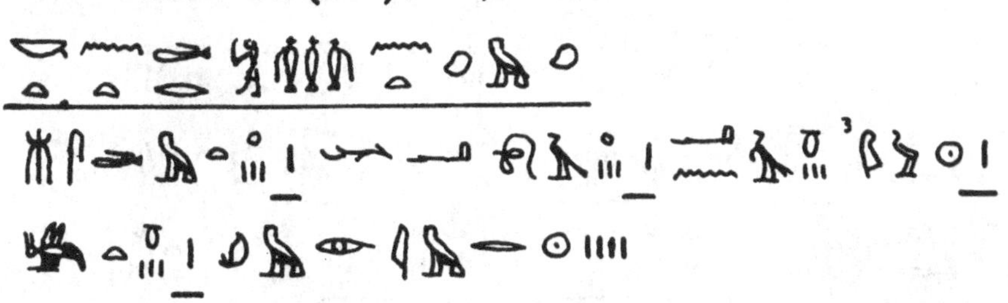

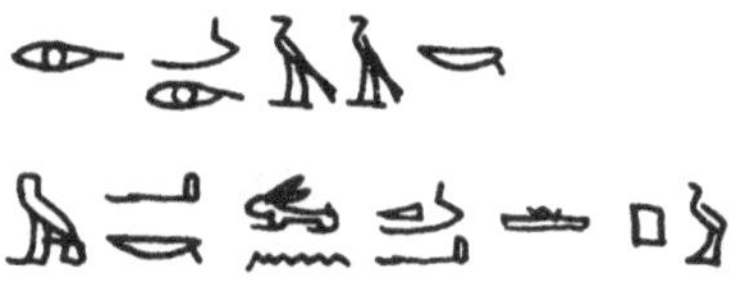

II E Mund – Zähne – Zunge

1. Mund

Eb 122 (27,7–11) = Bln 35 (3,8–11)

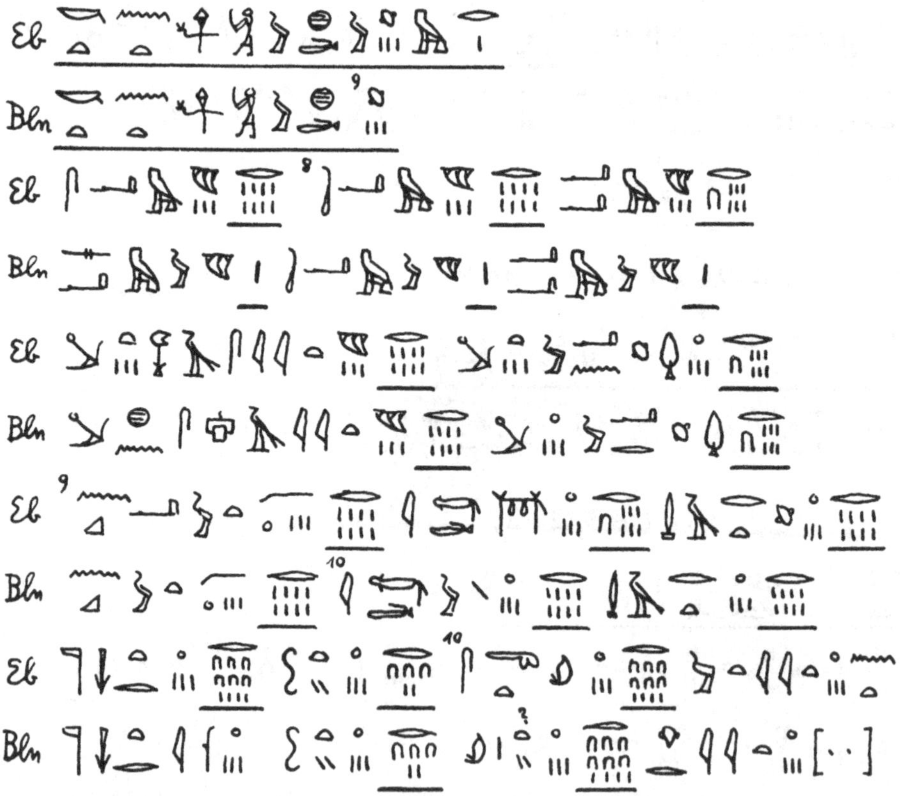

Eb 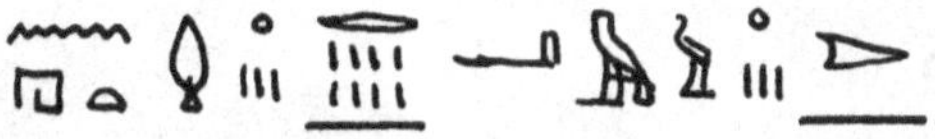

Bln 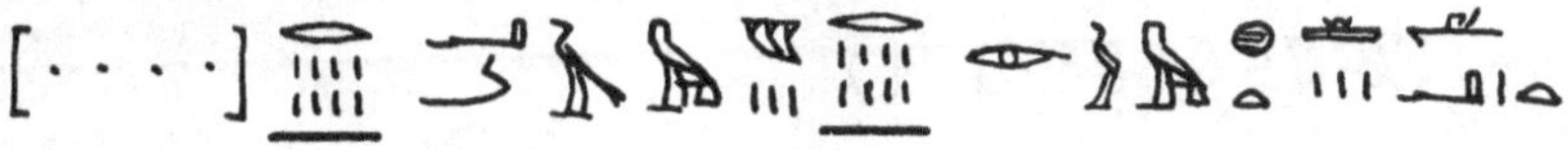

Eb 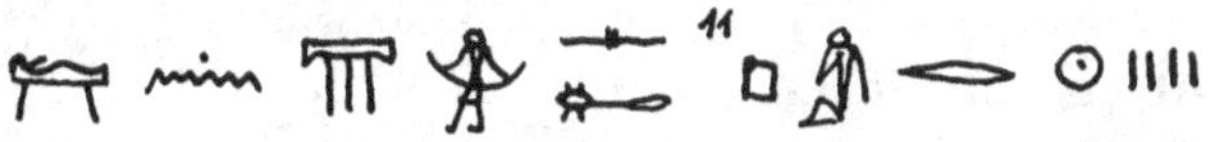

Bln 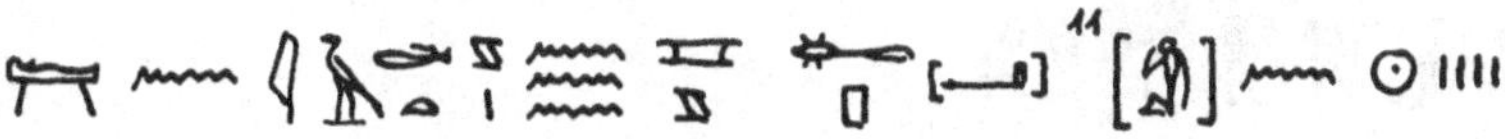

Bln 76 (7, 4–5)

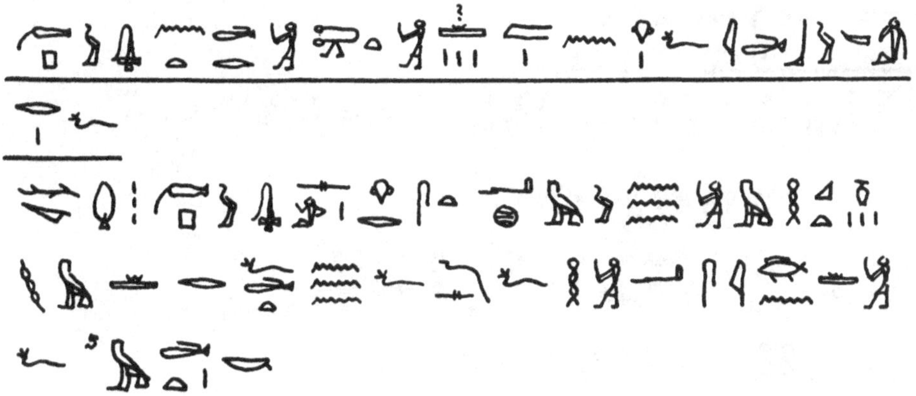

II E 2 Zähne

a Allgemeine Behandlungen
(plombieren, festmachen und ähnlich)

Eb 739 (89, 2–3)

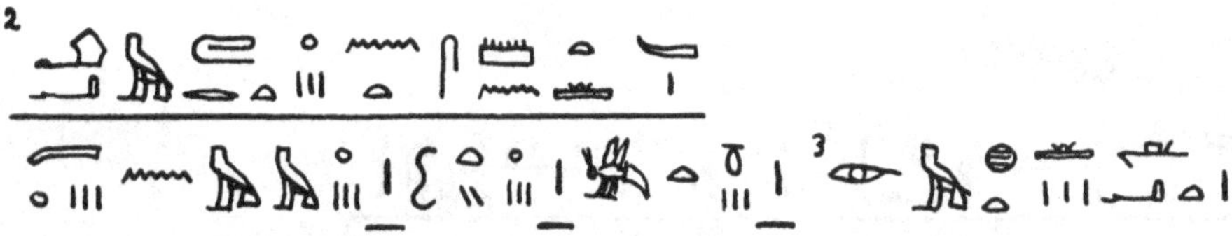

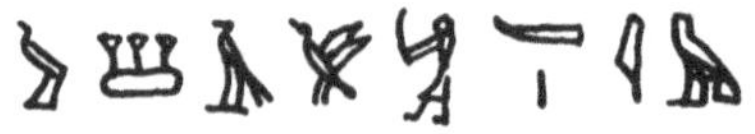

Eb 740 (89,3-4)

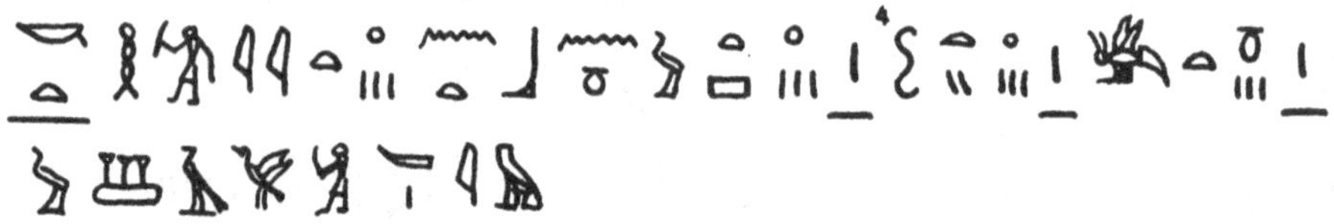

Eb 743 (89,7-8)

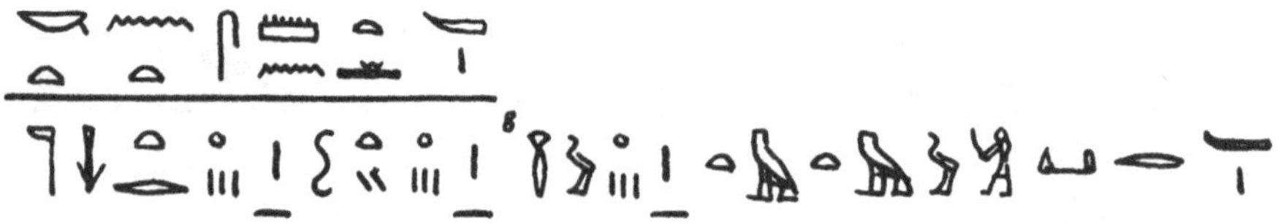

Eb 744 (89,8)

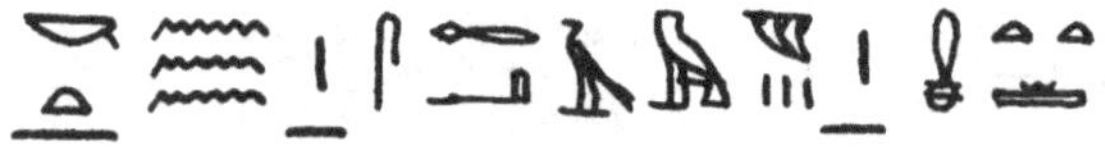

Eb 748 (89,12-13)

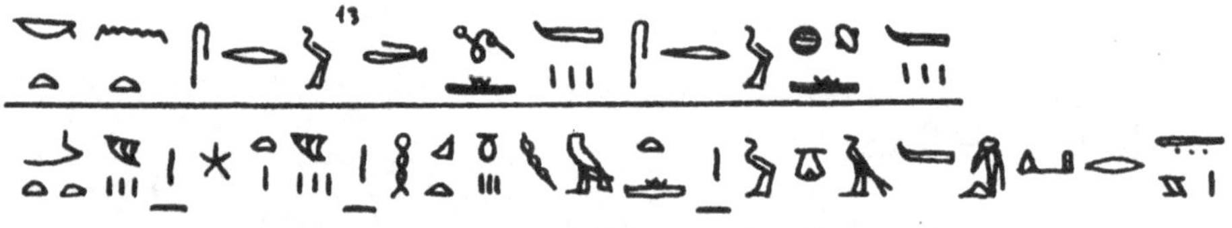

H 8 (1,7)

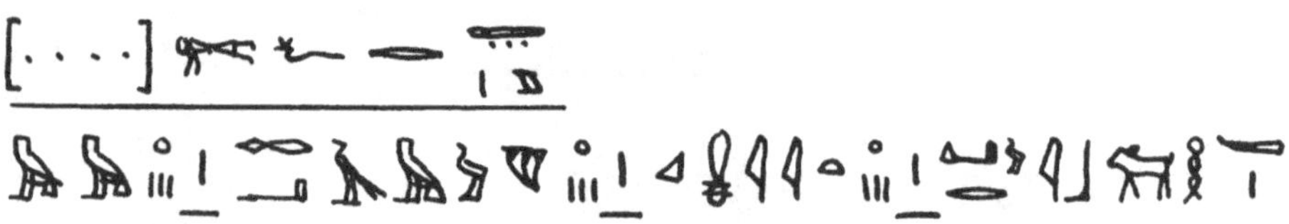

Eb 745 (89,8-9)

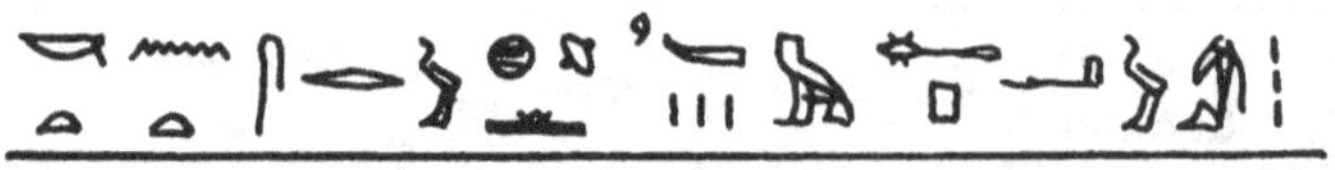

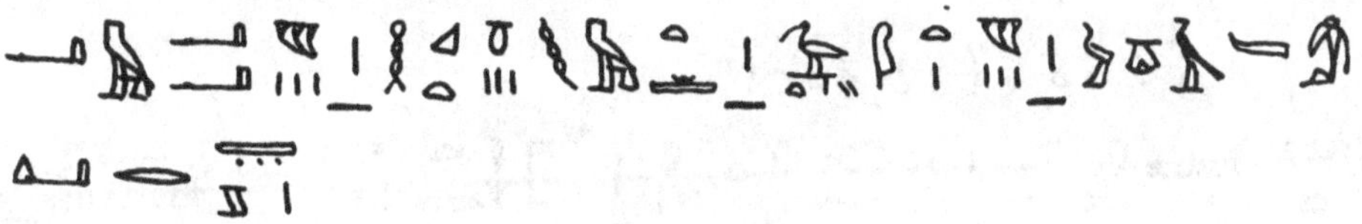

b besondere Krankheiten

Eb 742 (89, 6–7)

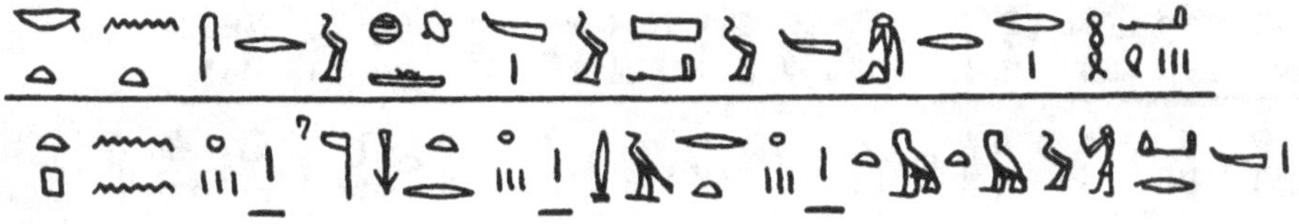

Eb 746 (89, 10–11)

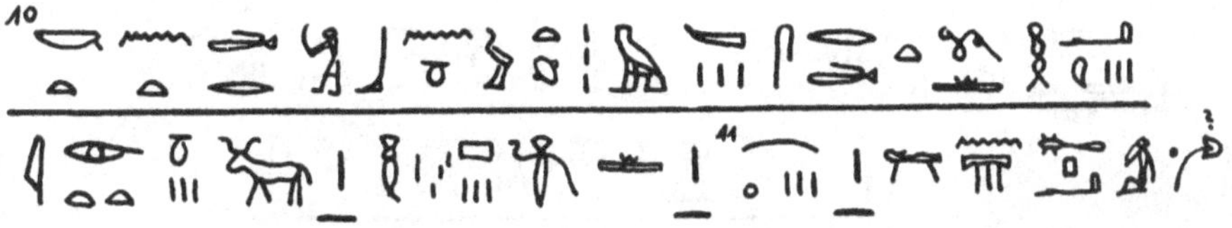

Eb 747 (89, 11–12)

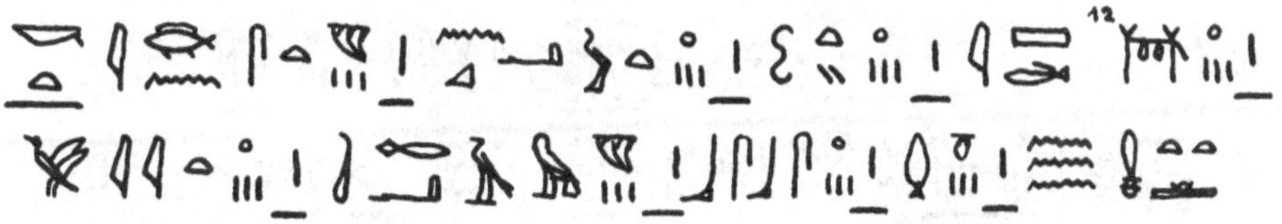

Eb 554 (72, 14–16)

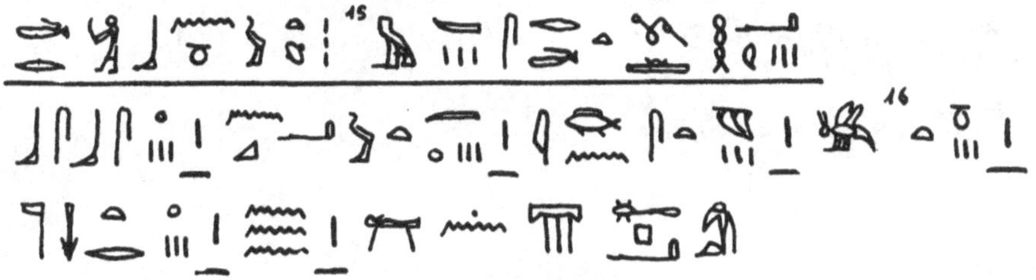

Eb 555 (72,16-18)

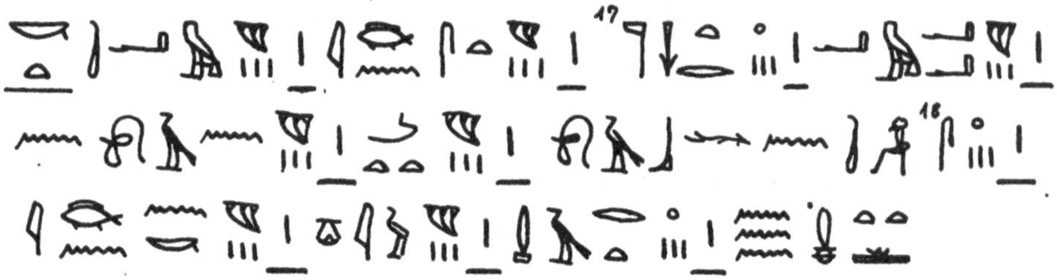

Eb 553 (72,13-14)

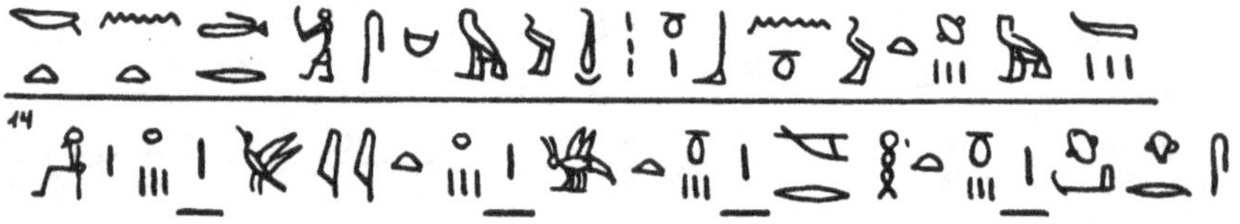

Eb 749 (89,14-15) = He 9 (1,7-8)

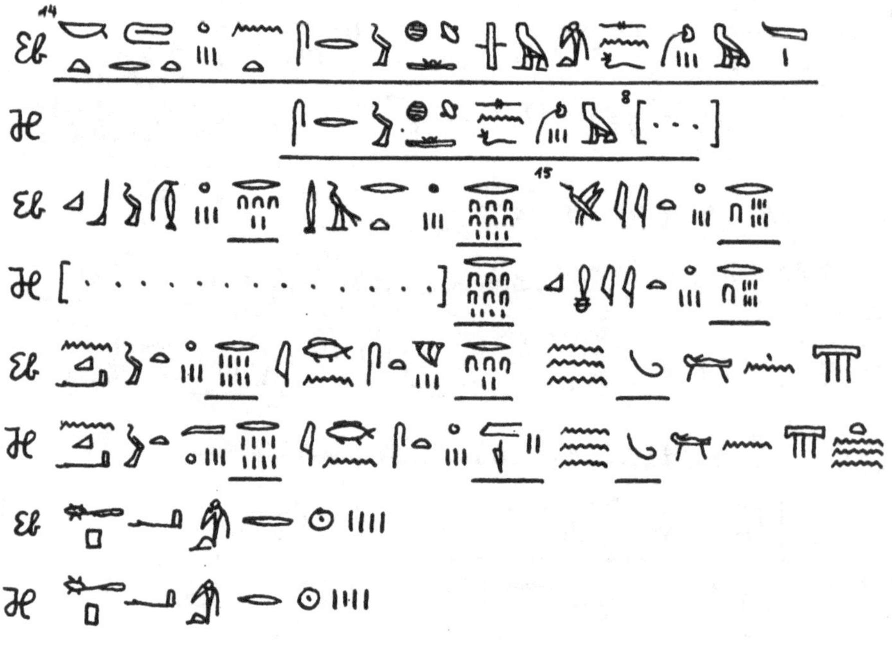

Eb 741 (89, 4–6)

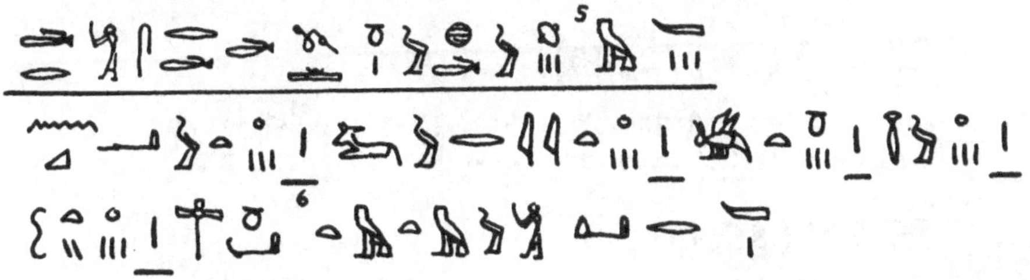

Bln 75 (7, 2–3)

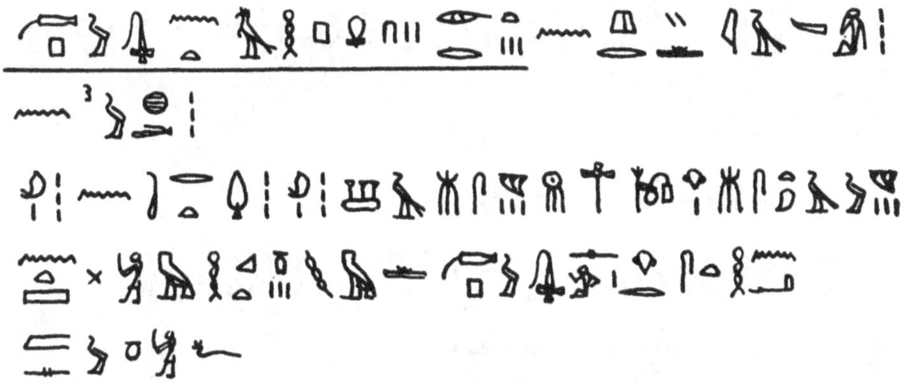

II E 3 Zunge

Eb 697 (85, 16–17)

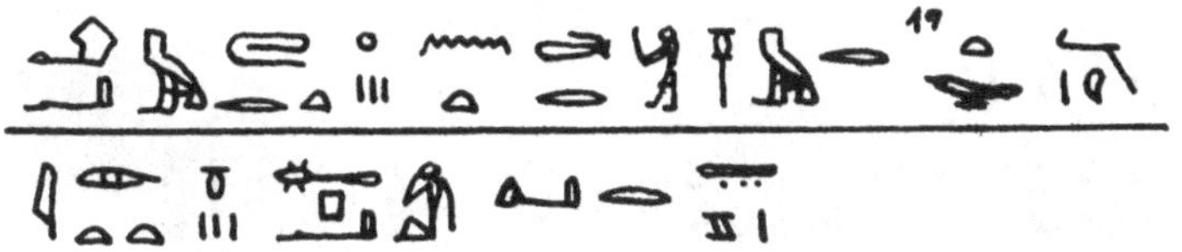

Eb 698 (85, 17–18)

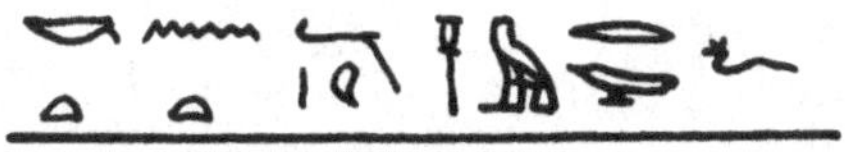

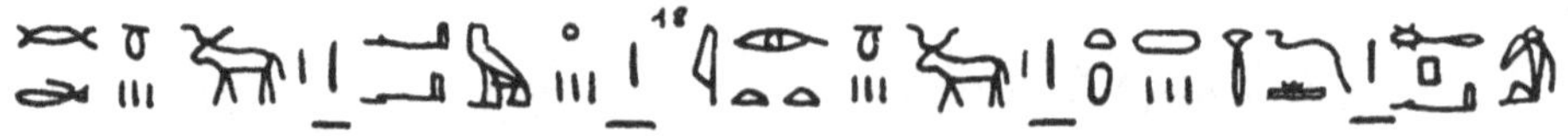

Eb 699 (85, 18-19)

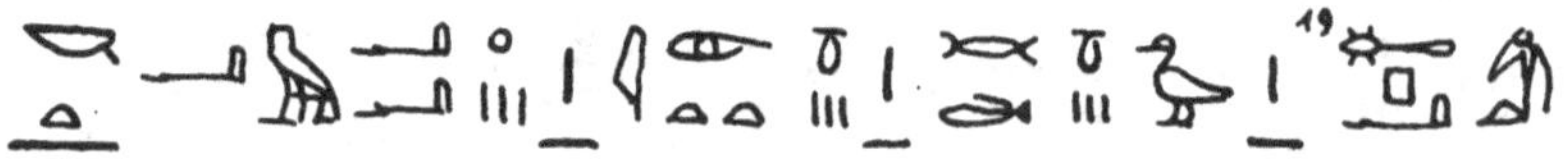

Eb 700 (85, 19-20)

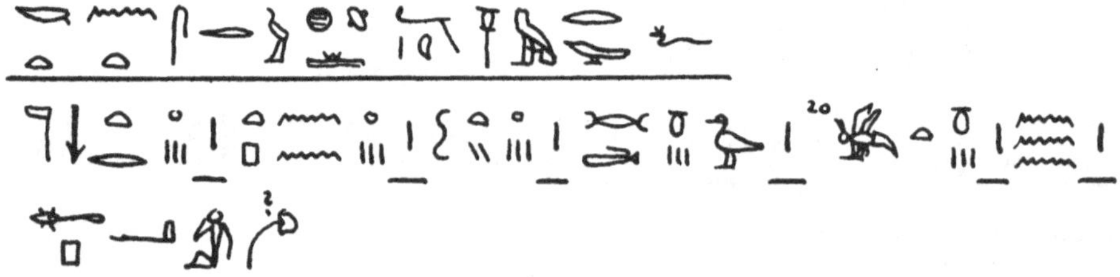

Eb 701 (85, 20-21)

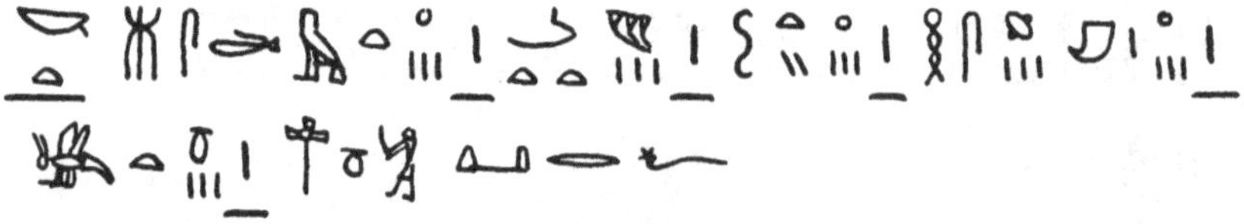

Eb 702 (85, 21-86, 1)

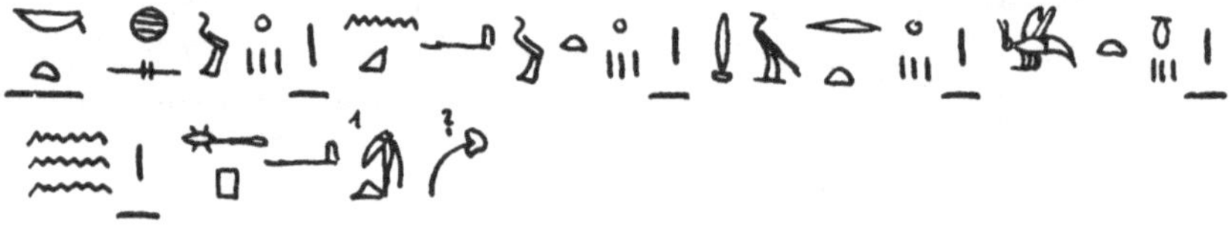

Eb 703 (86, 1)

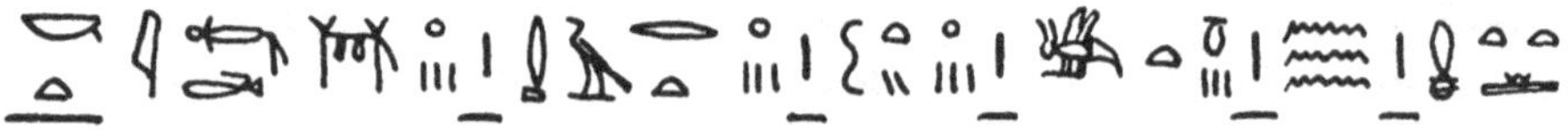

Eb 704 (86, 2-3)

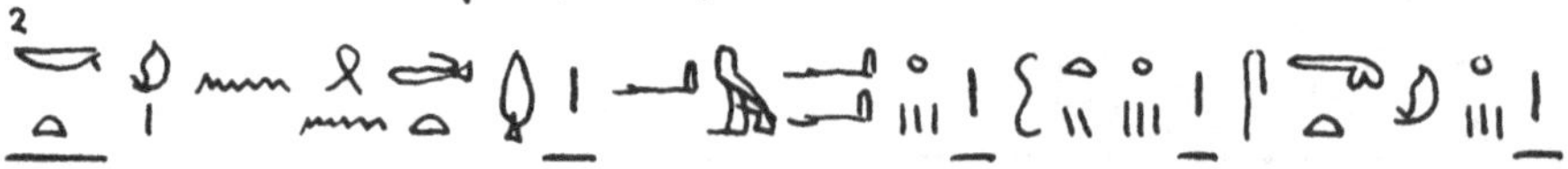

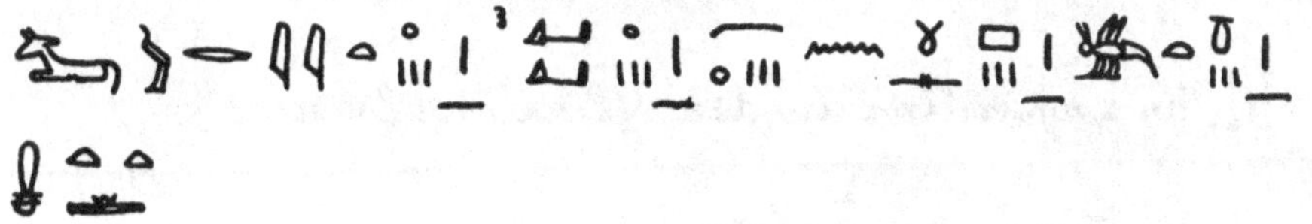

II F Nacken

Eb 295 (51,19–52,1)

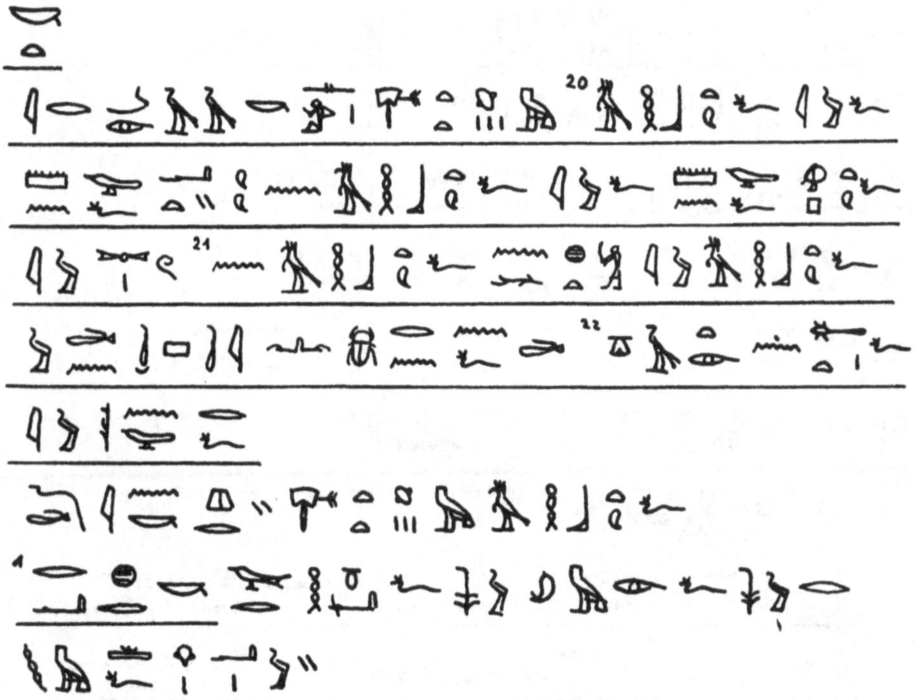

III. Krankheiten an den Gliedmaßen

A. Finger – Zehen

1. Allgemeine Behandlungen

H 175 (12, 3–5) = Eb 620 (78, 12–16)

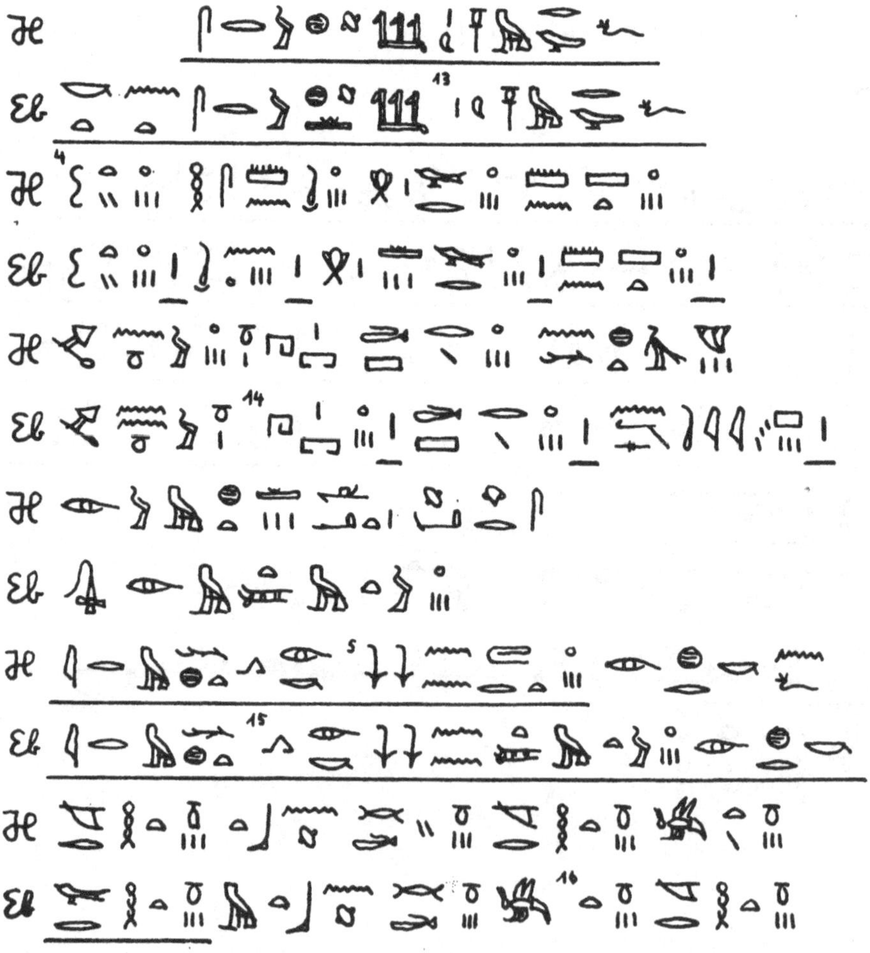

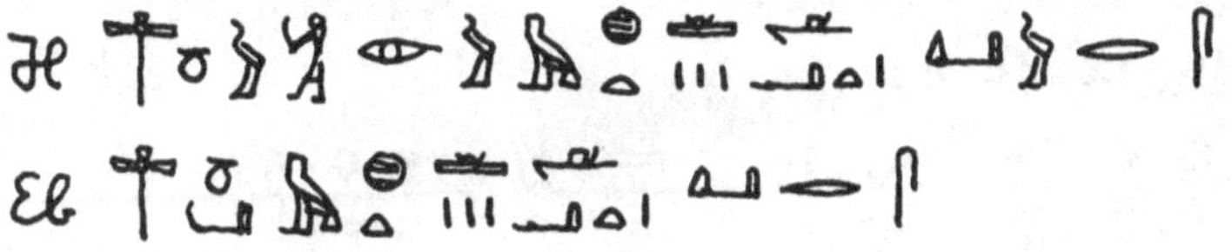

He 176 (12, 5-6)

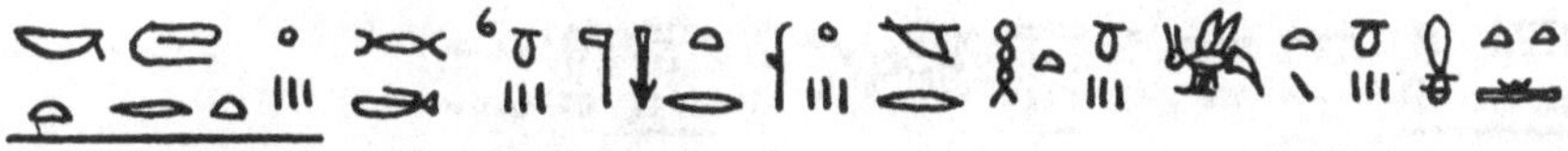

He[1] 177 (12, 6-7) = He[2] 188 (12, 15-16) = Eb 618 (78, 10-11)

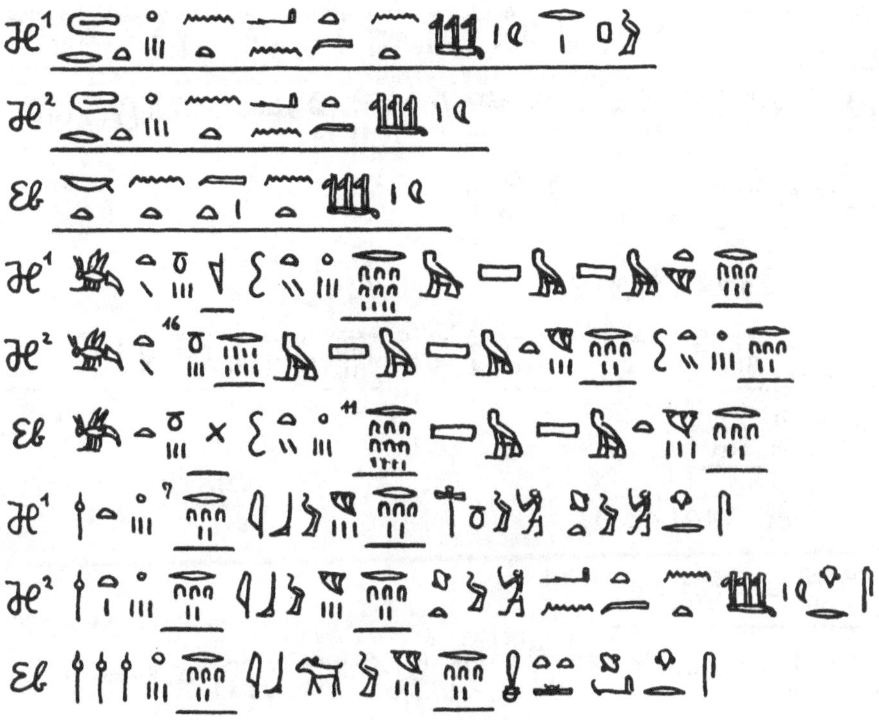

He 178 (12, 7) = Eb 619 (78, 11)

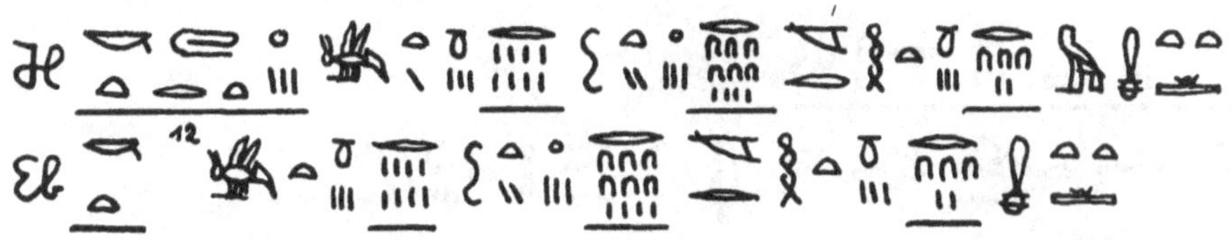

H 189 (12, 16-17)

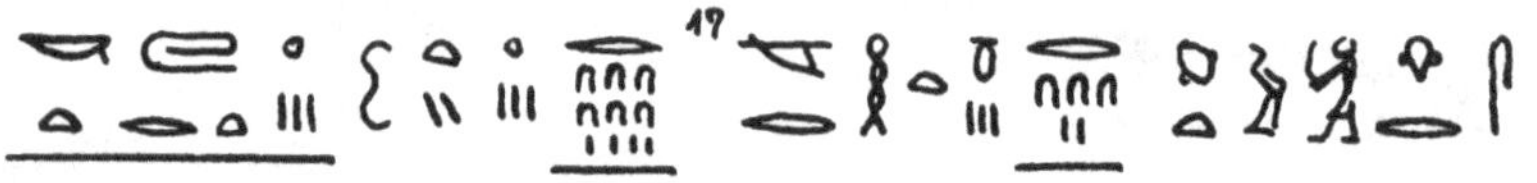

H 190 (12, 17)

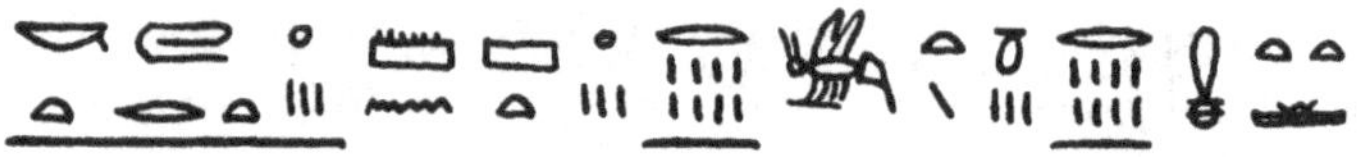

H 191 (12, 17 - 13, 1)

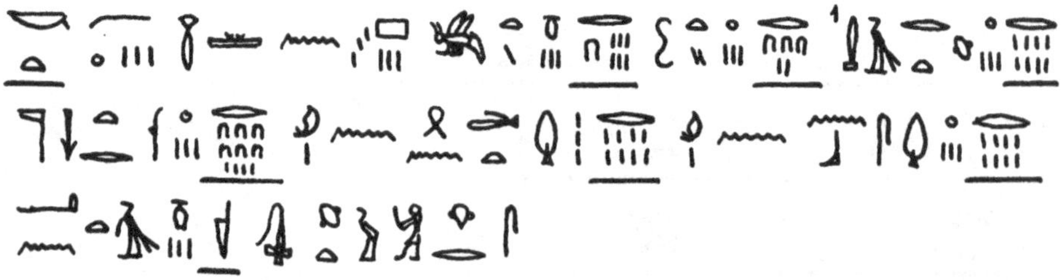

H 192 (13, 1-2)

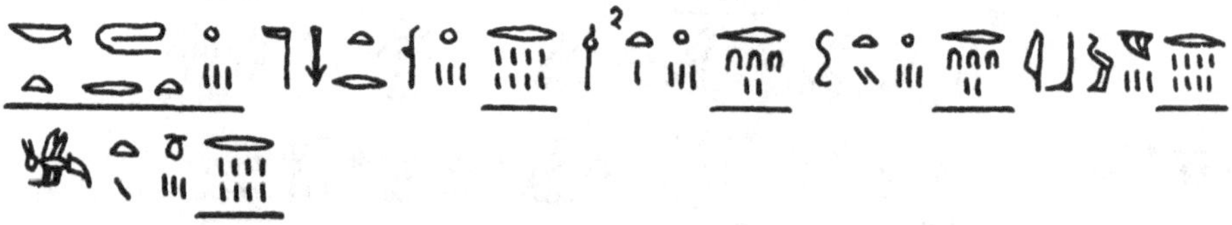

H 180 (12, 9)

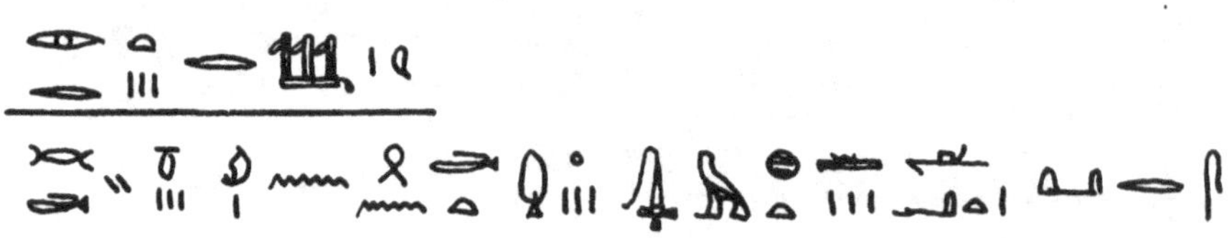

H 181 (12, 9)

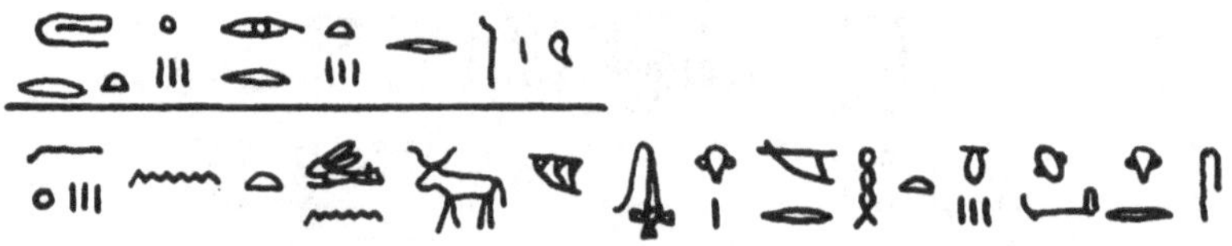

ℋ 185 (12,13-14)

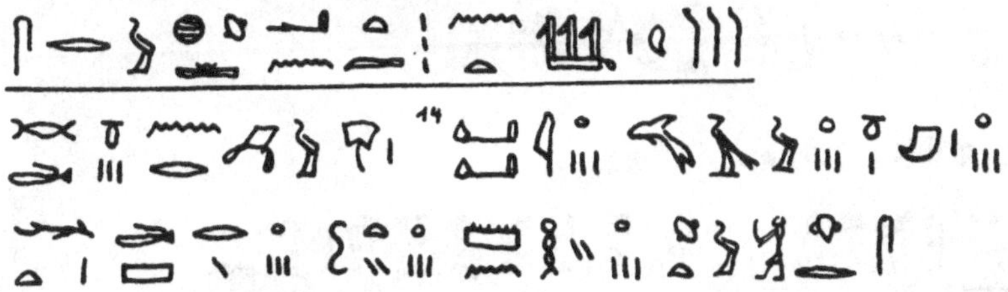

ℋ 186 (12,14)

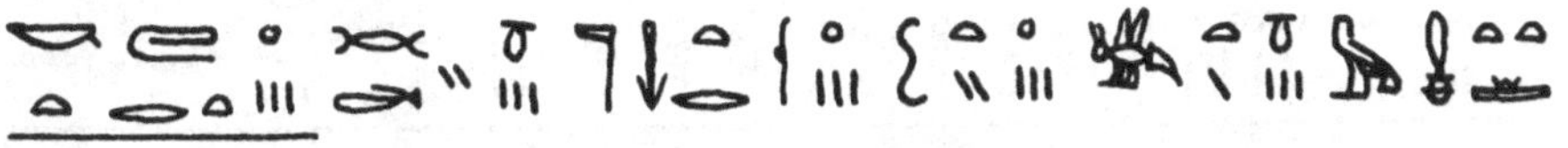

ℋ 187 (12,15)

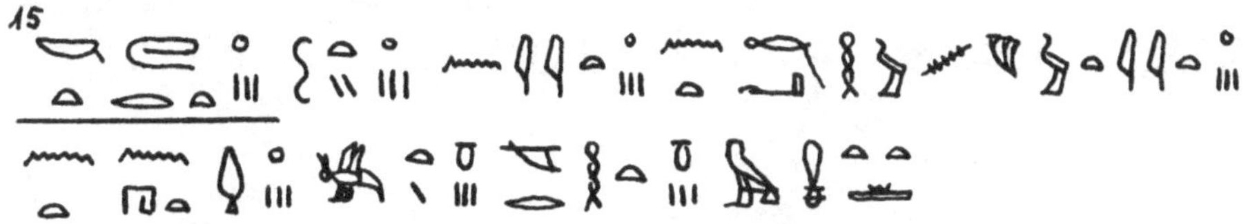

ℋ 193 (13,2-3)

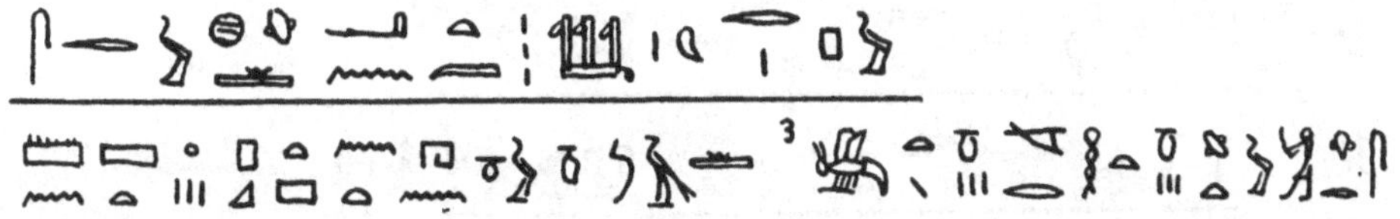

ℋ 195 (13,4)

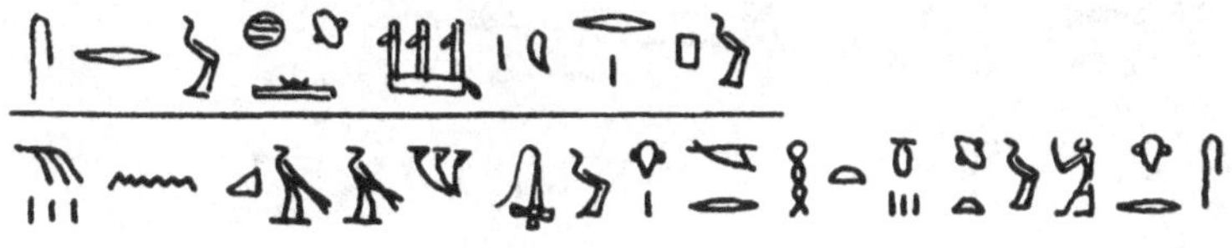

ℋ 197 (13,5-6)

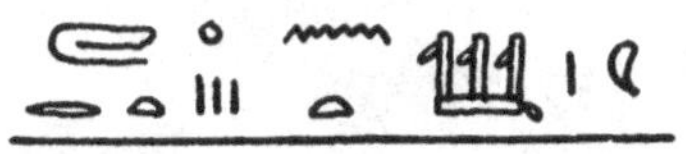

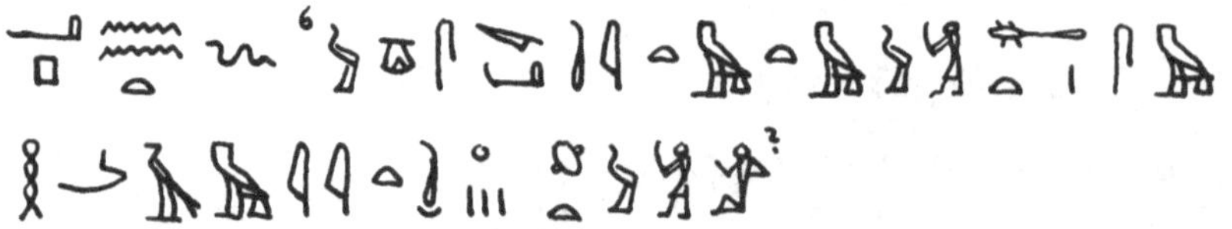

H 198 (13,6)

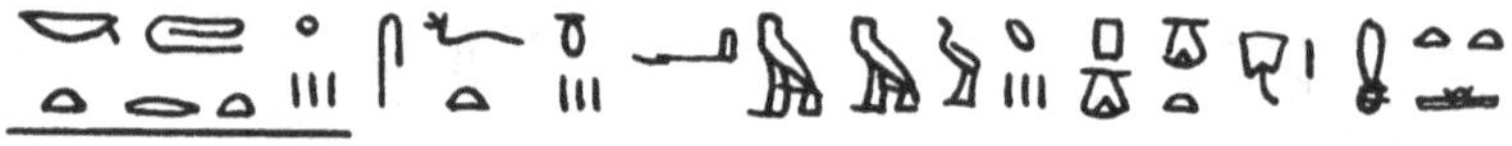

H 194 (13,3–4)

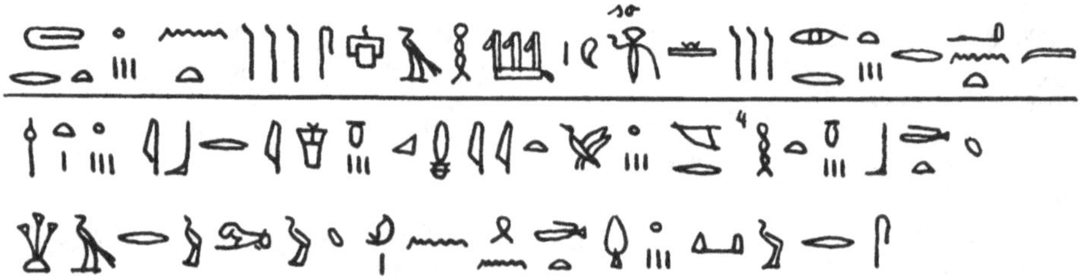

Eb 647 (81,1–4) = H 116 (8,15–16)

Eb 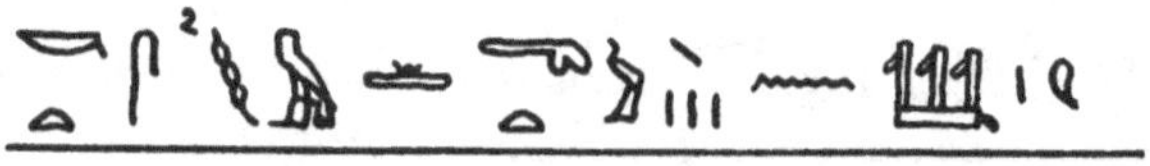

H 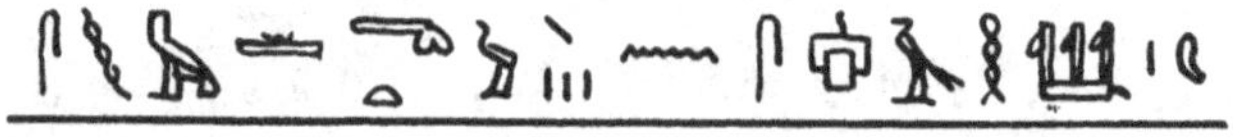

Eb 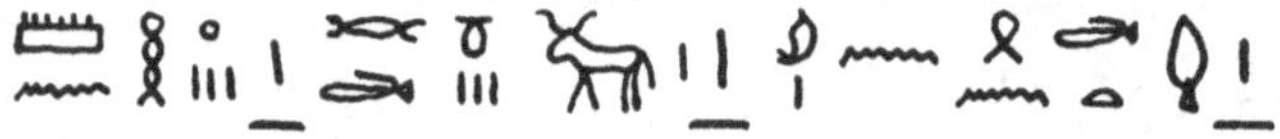

H 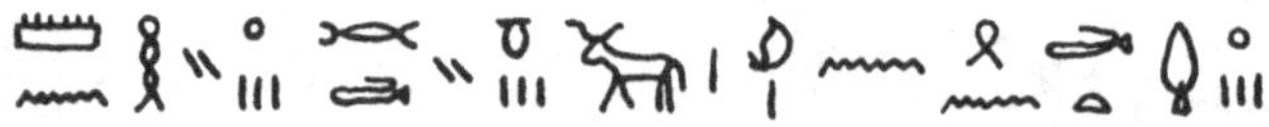

Eb 

H 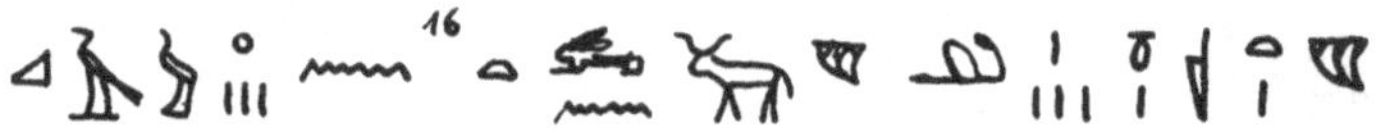 [a]

a der Schluss des Rezeptes ist in H fortgelassen

Eb 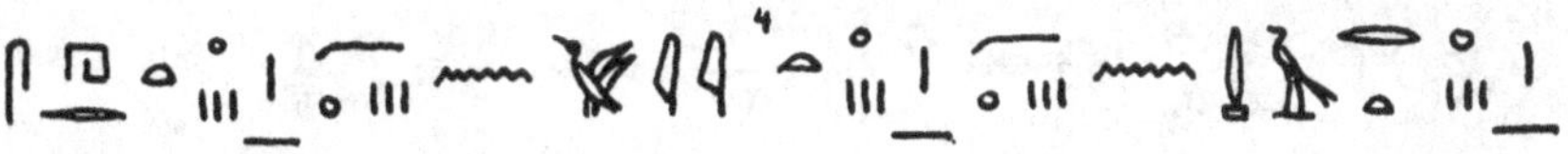

Eb 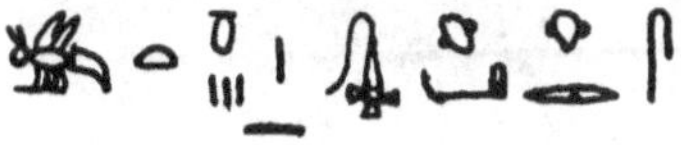

Eb 648 (81, 4–6)

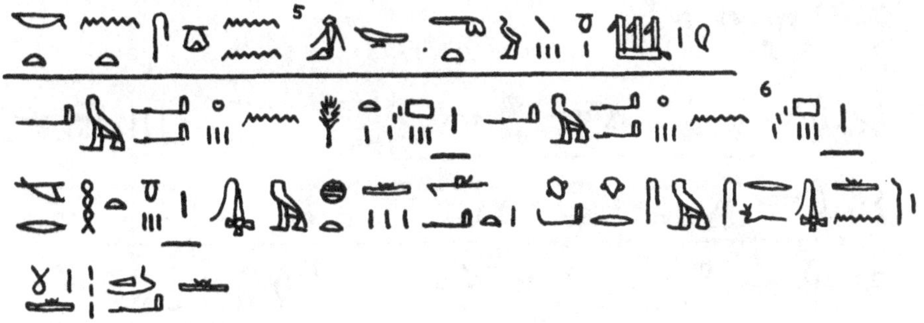

III A 2 Krankhafte Erscheinungen im besonderen

H 173 a (11, 17–18) = Eb 621 (78, 16–18)[a]
H 173 b (11, 18–12, 1) = Eb 616 (78, 4–6)

H 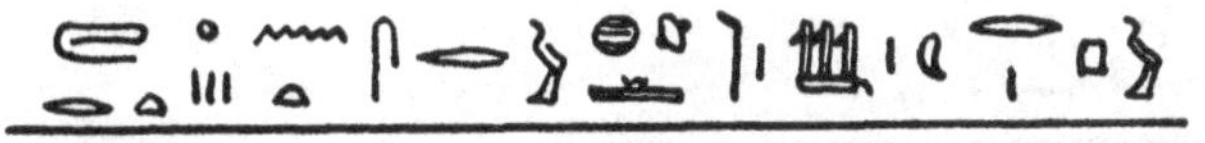

Eb 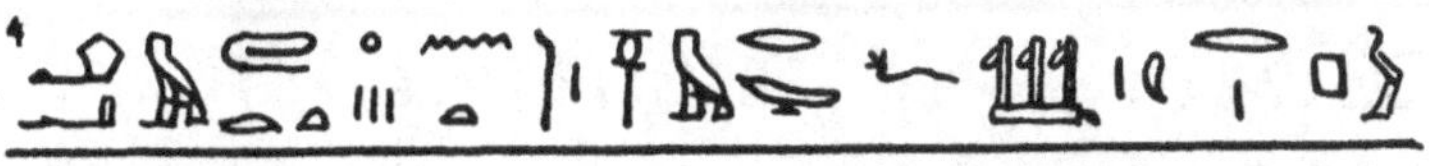

a H 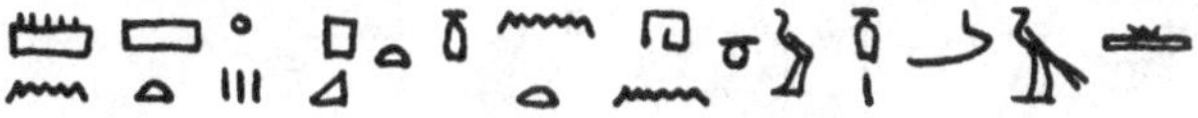

Eb 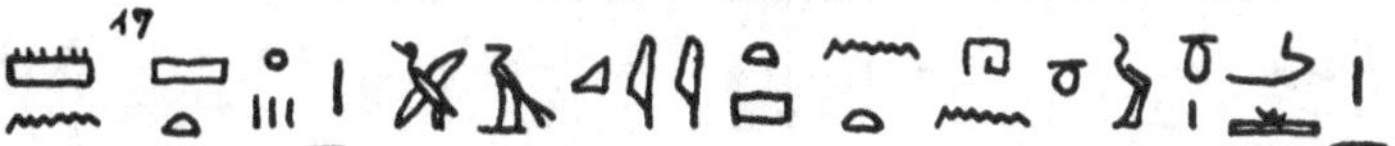

a das in H einheitliche Rezept ist in Eb in zwei Rezepte geteilt: Eb 621 und Eb 616. Die ḥ3.t-ʿ-m... Überschrift ist die von Eb 616. Eb 621 hat eine eigene Überschrift: 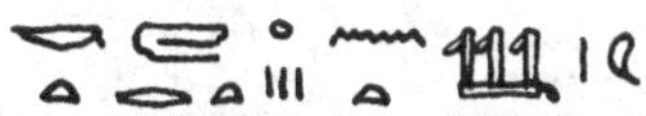

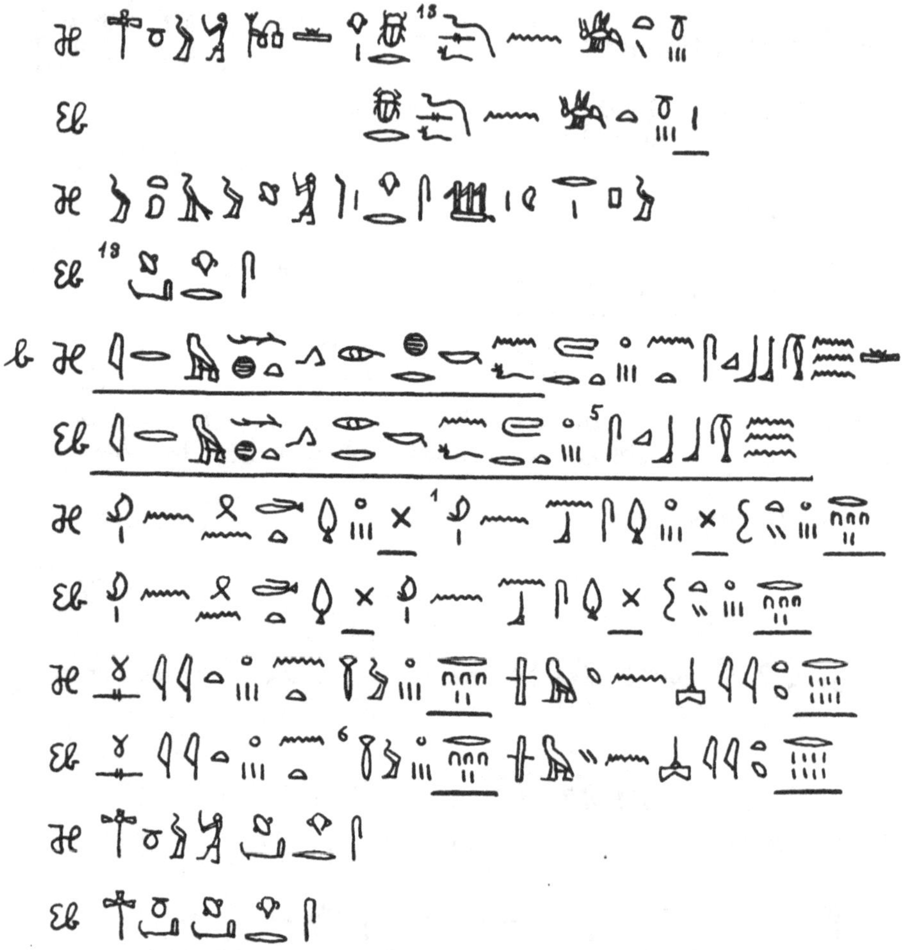

He 174 (12, 1–3) = Eb 617 (78, 6–10)

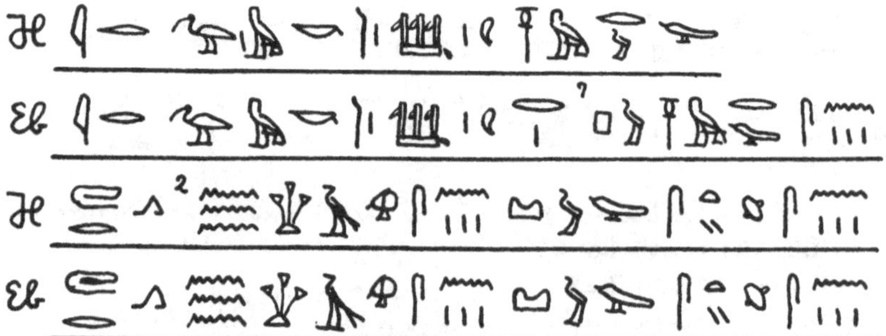

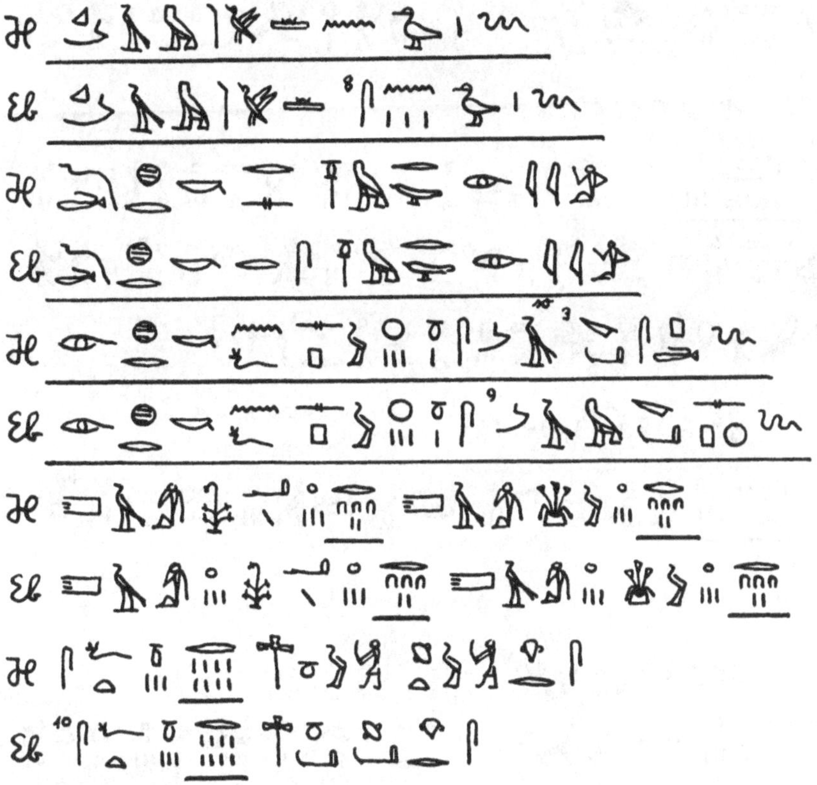

ℌ 196 (13,5)

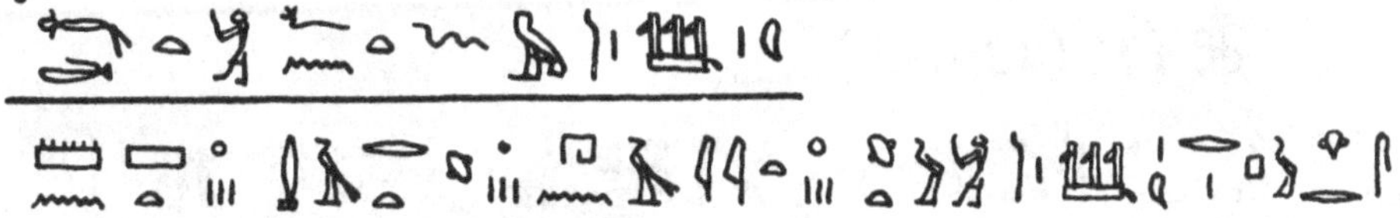

ℌ 200 (13,7-8)

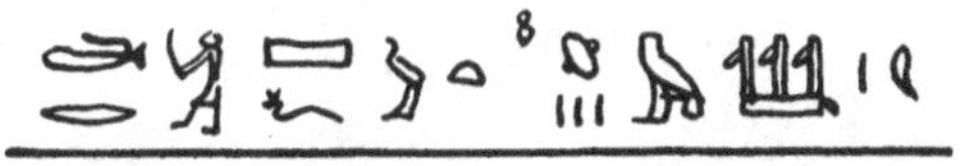

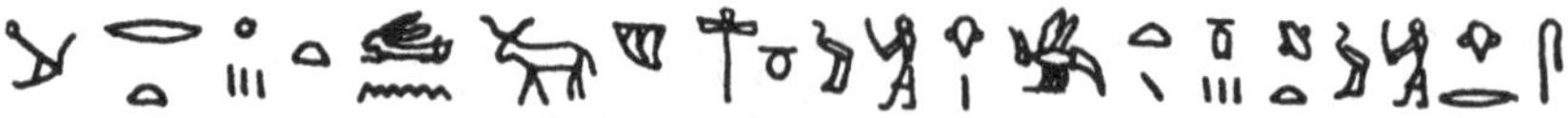

ℋ 201 (13, 8–9)

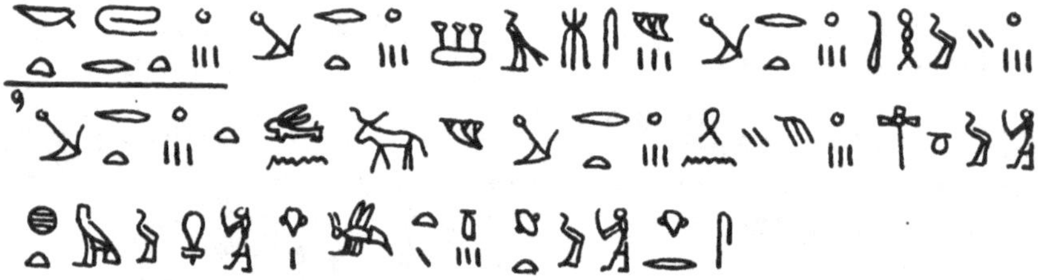

ℋ 202 (13, 9–10)

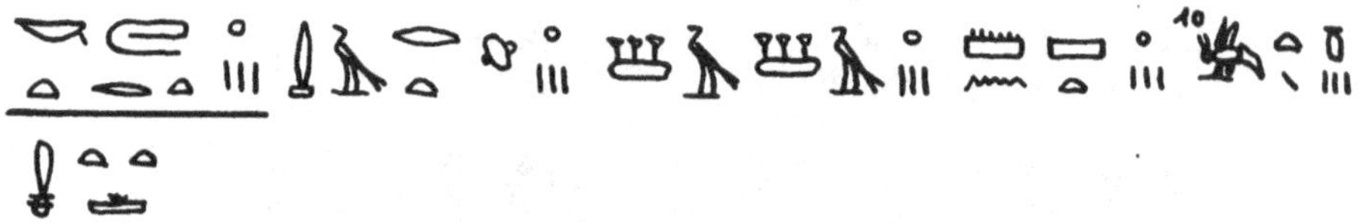

ℋ 203 (13, 10)

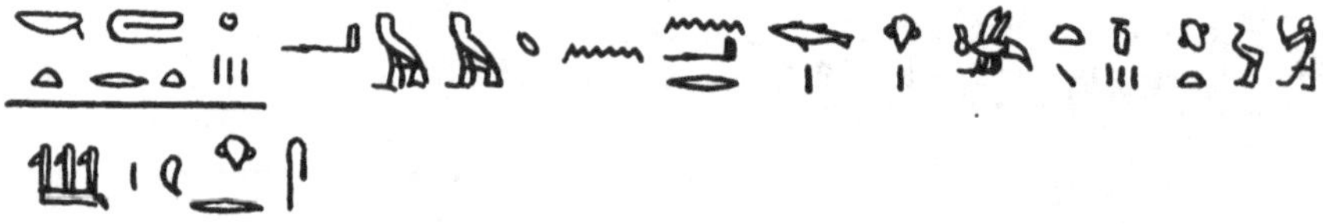

ℋ 199 (13, 6–7)

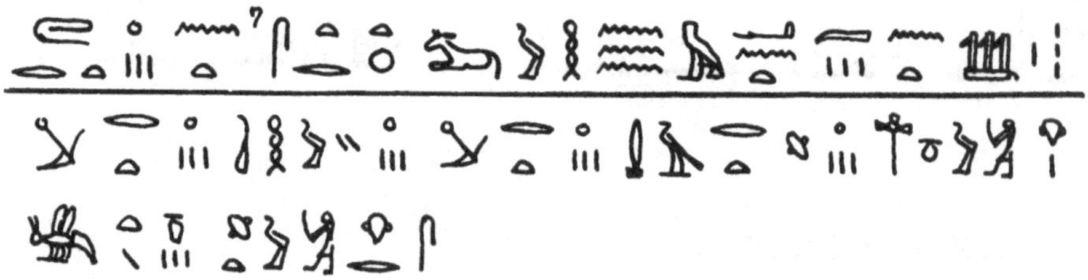

ℋ 182 (12, 9-10)

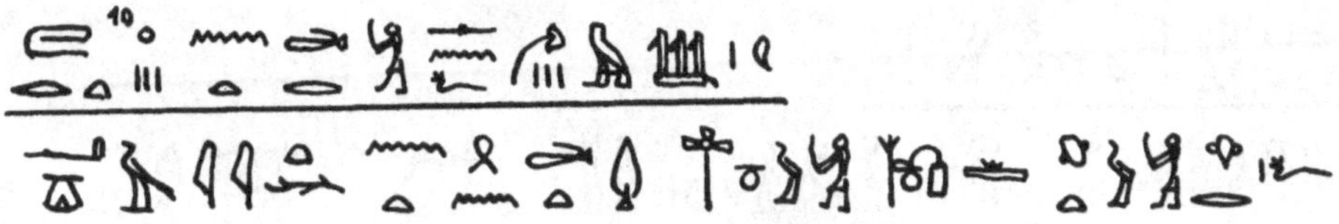

ℋ 183 (12, 10-11)

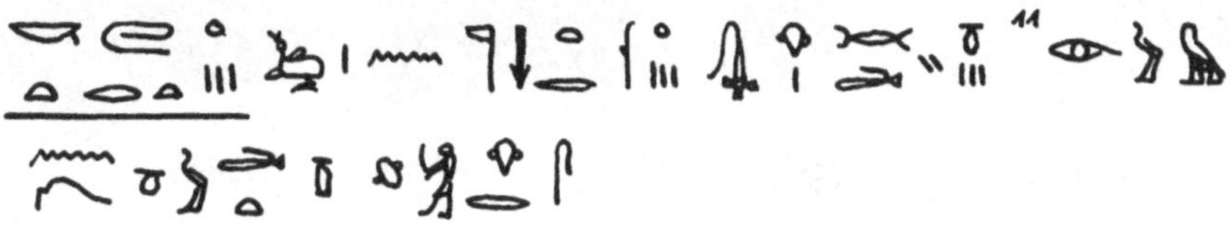

ℋ 184 (12, 11-13)

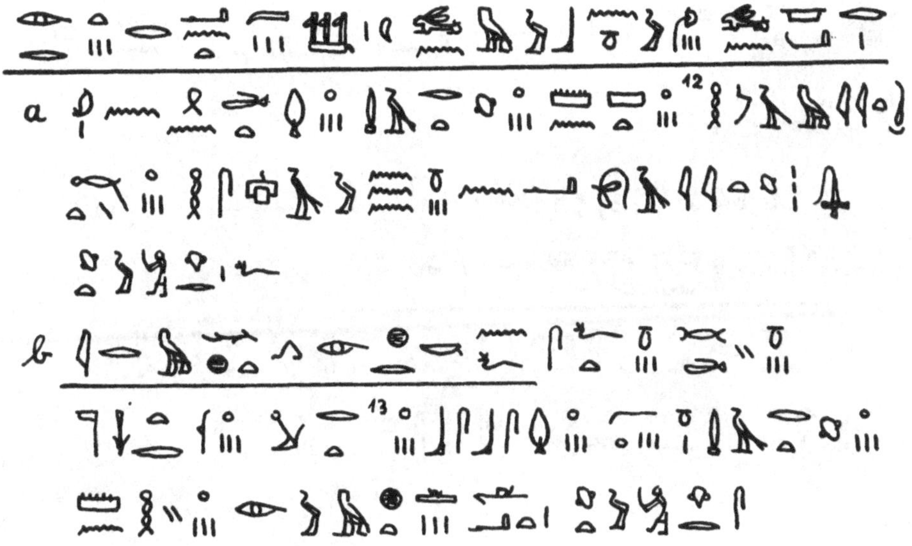

H 204 (13, 10-11)

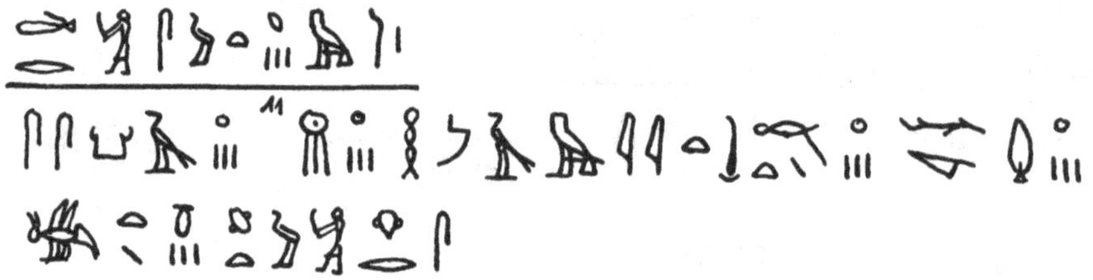

H 179 (12, 7-8)

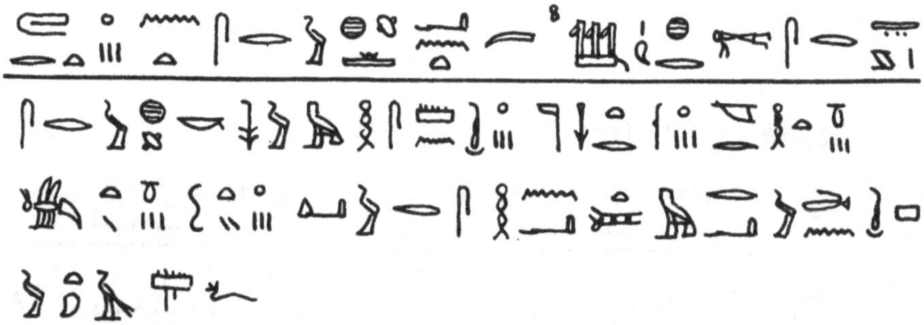

Eb 622 (78, 18-19)

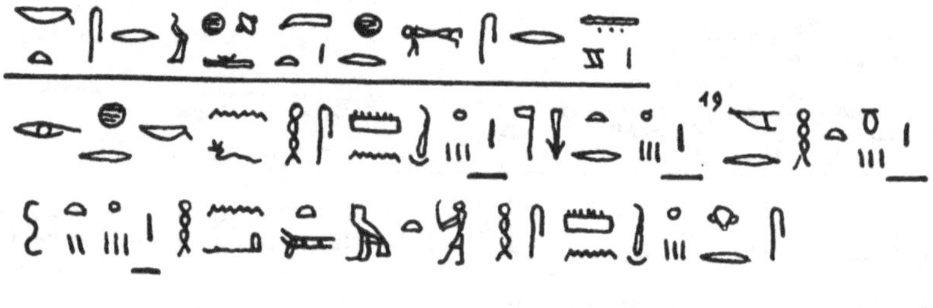

H 205 (13, 11-12)

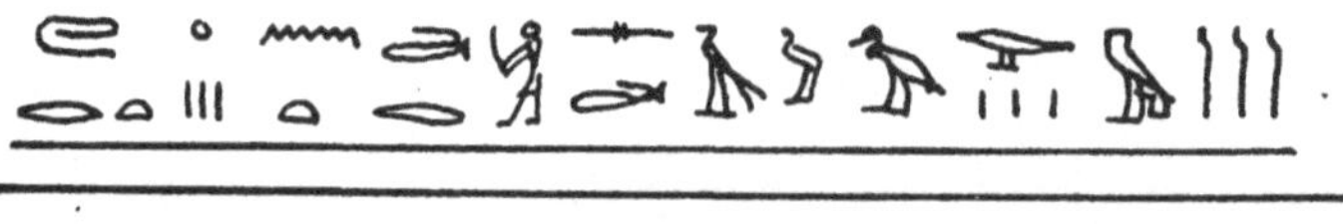

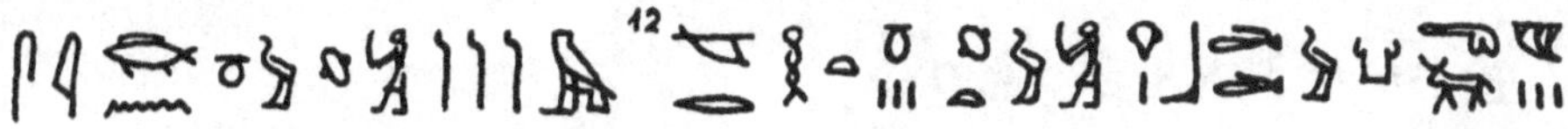

Eb 623 (78,19-21)

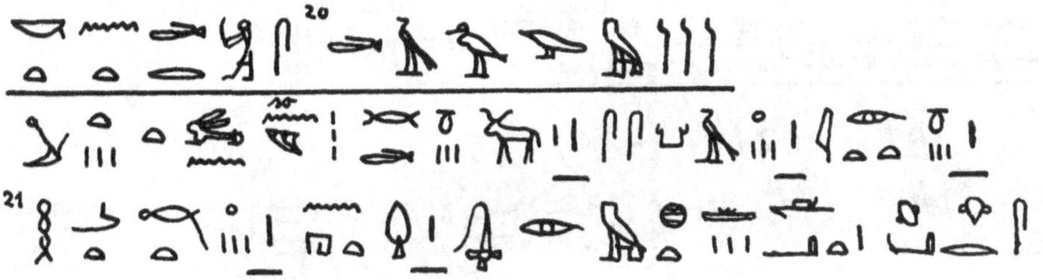

Eb 624 (78,21-79,2)

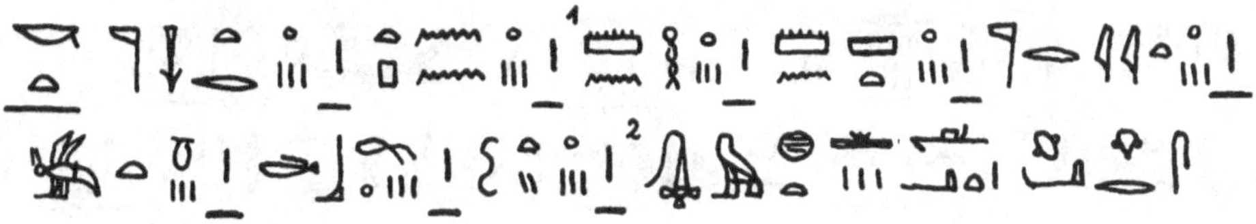

Bln 161 (14,6-9)

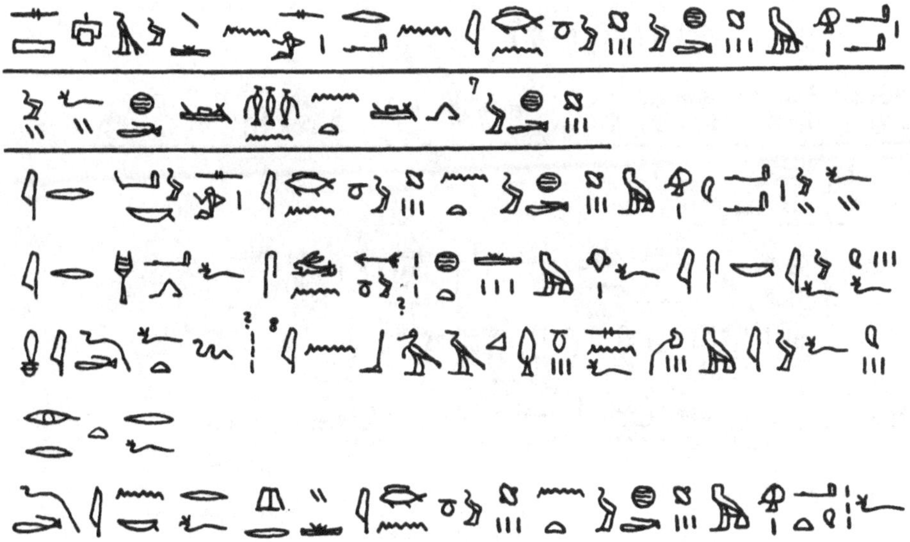

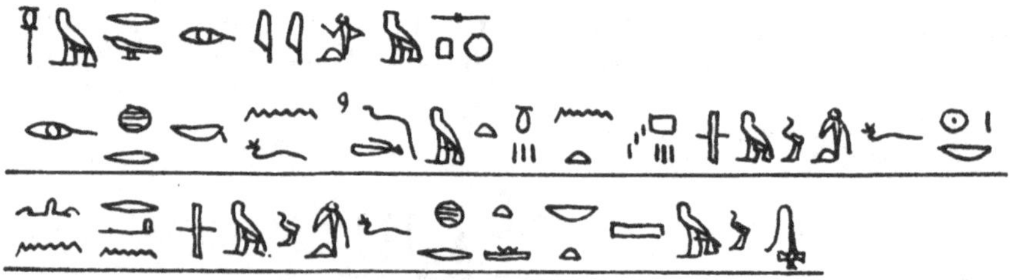

Bln 162 (14,9-11)

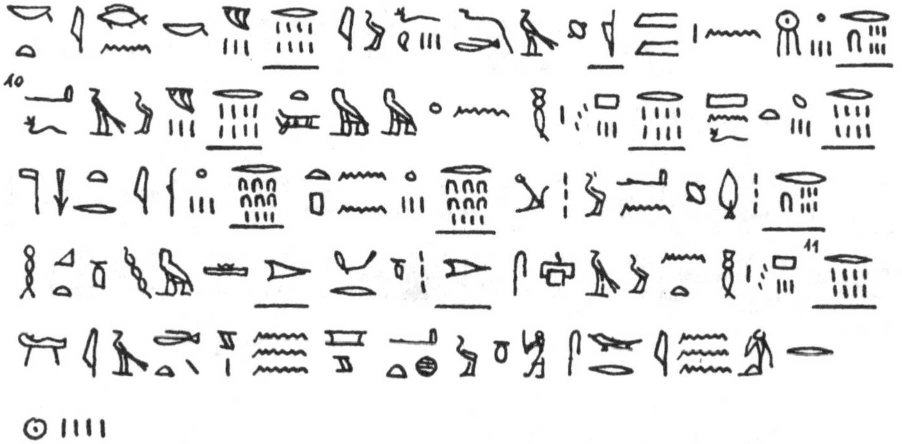

Bln 119 (10,5-7)

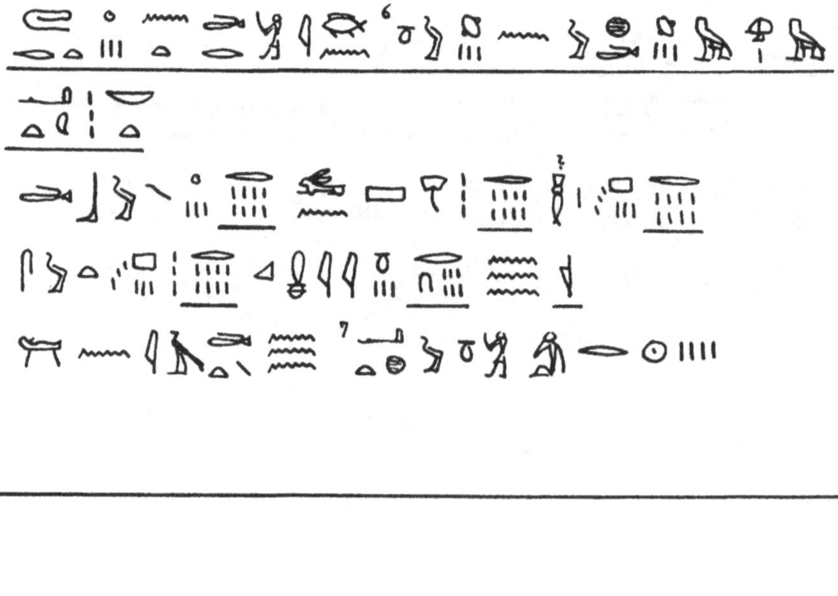

III B Beine

1. Beine (rd·wj)

a šfw·t – Schwellung und Verwandtes

Bln 125 (11,1)

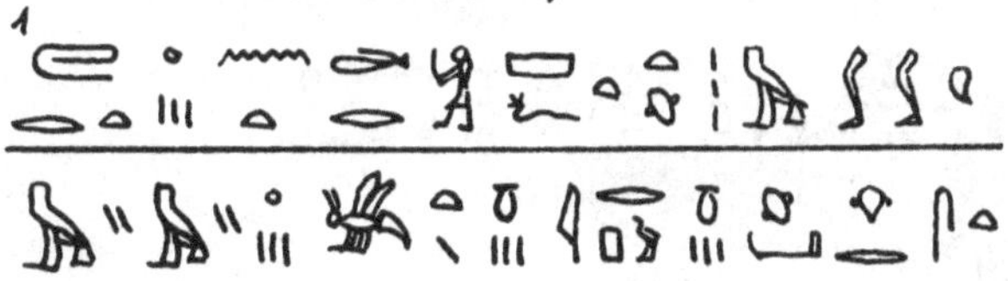

Bln 126 (11,1–2)

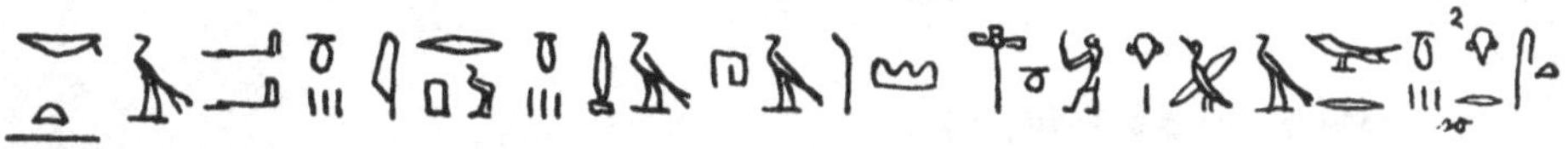

Bln 127 (11,2)

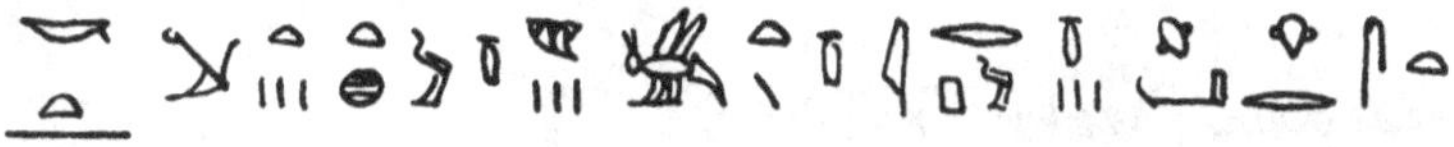

Bln 128 (11,2)

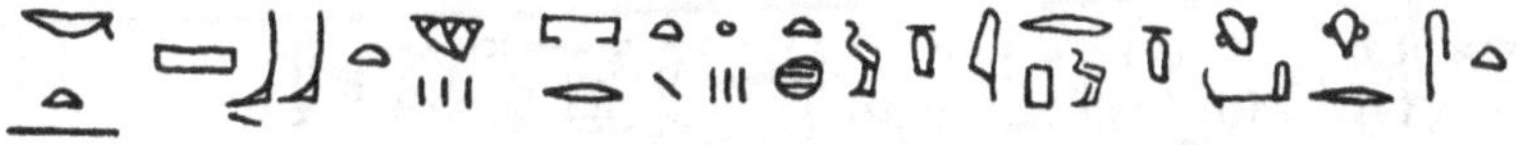

Bln 129 (11,2–3)

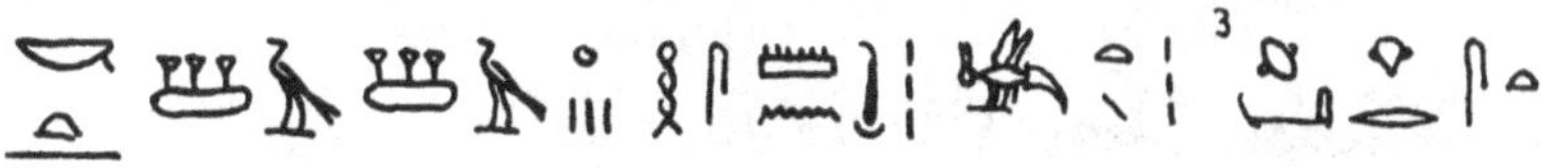

Bln 130 (11,3)

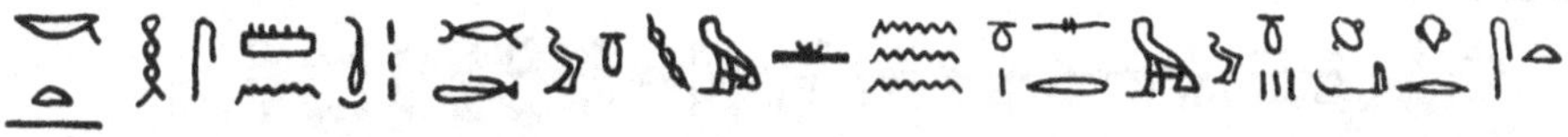

Bln 131 (11, 3)

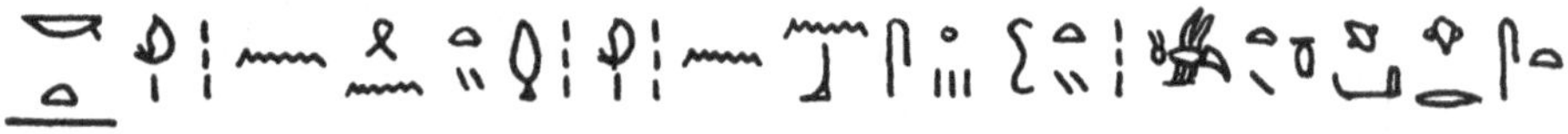

Bln 132 (11, 3-4)

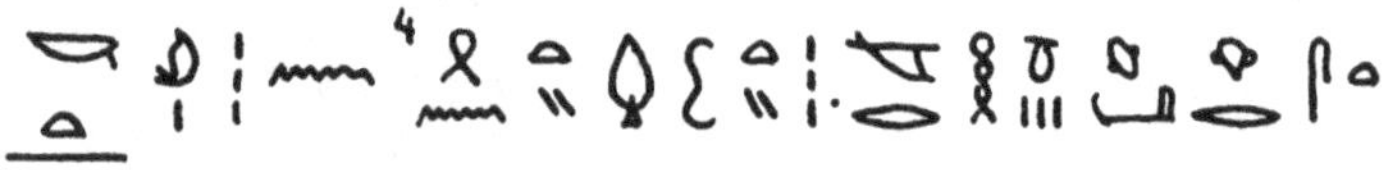

Bln 133 (11, 4)

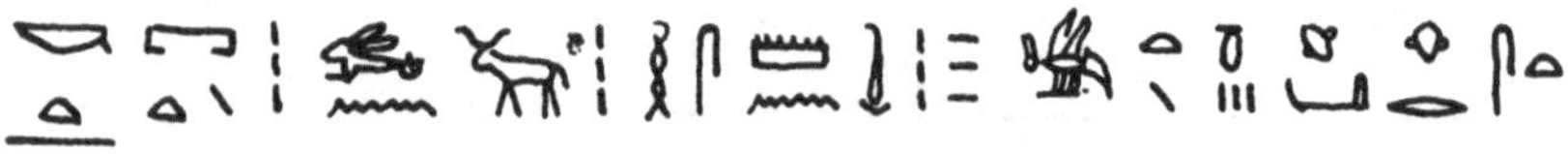

Bln 134 (11, 4)

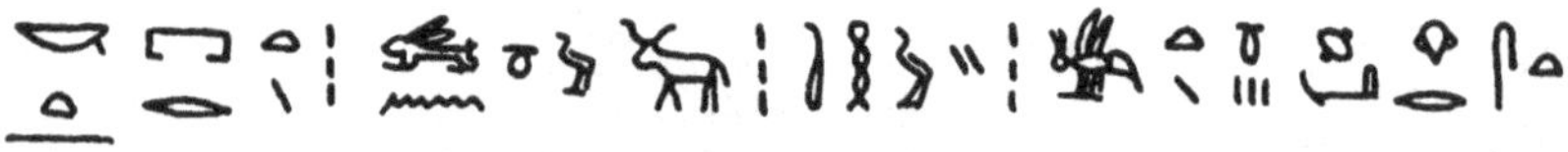

Bln 135 (11, 5)

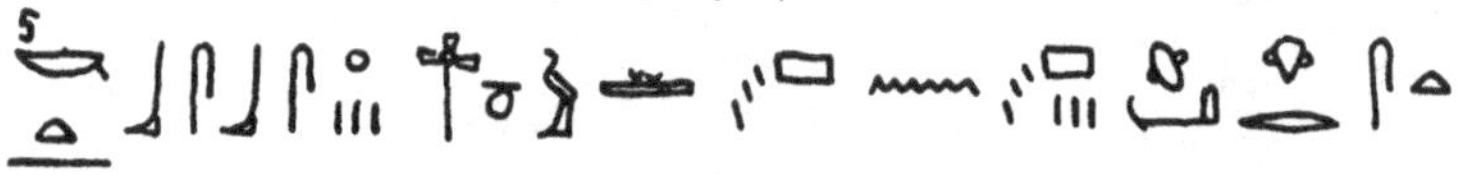

Pap. Leiden Recto XXVI 7–9

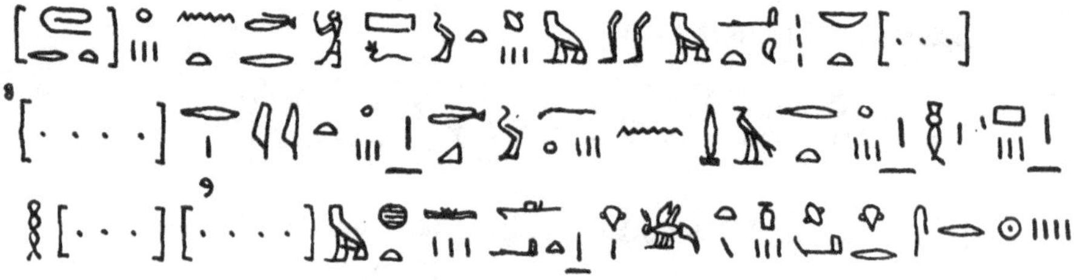

Pap. Leiden Recto XXVI 9–10

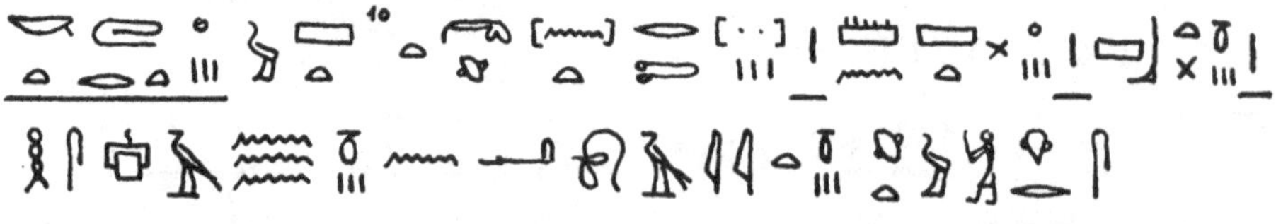

Pap. Leiden XXVI 11

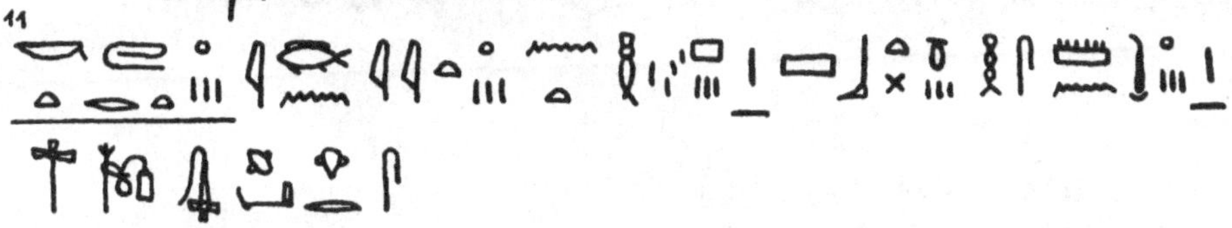

Pap. Leiden XXVI 11-12

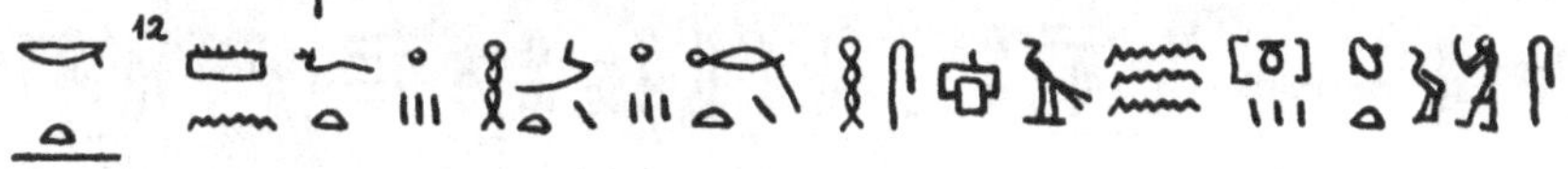

Eb 561 (73, 6-7)

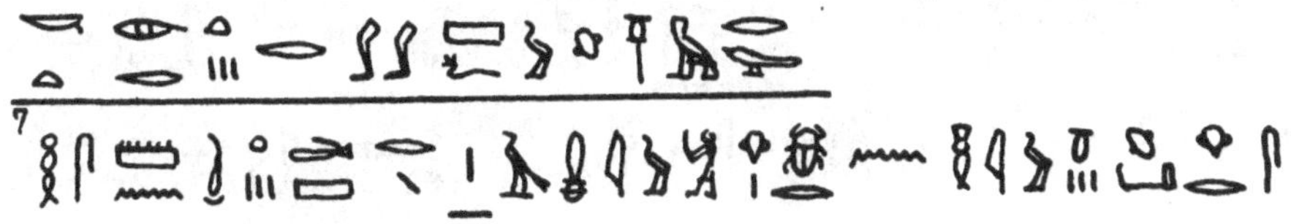

Eb 615 (78, 2-3)

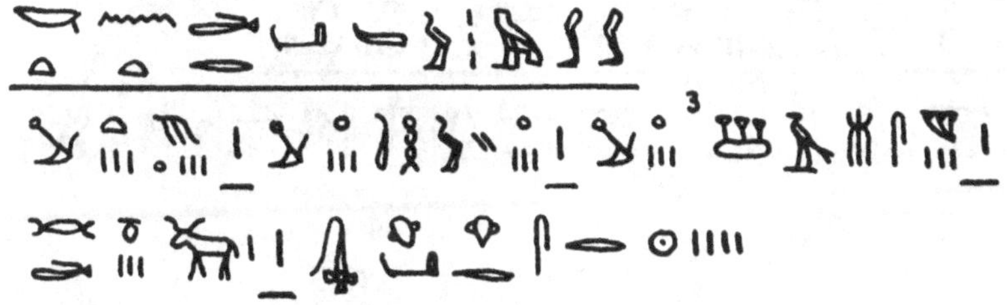

Eb 611 (77, 14-15)

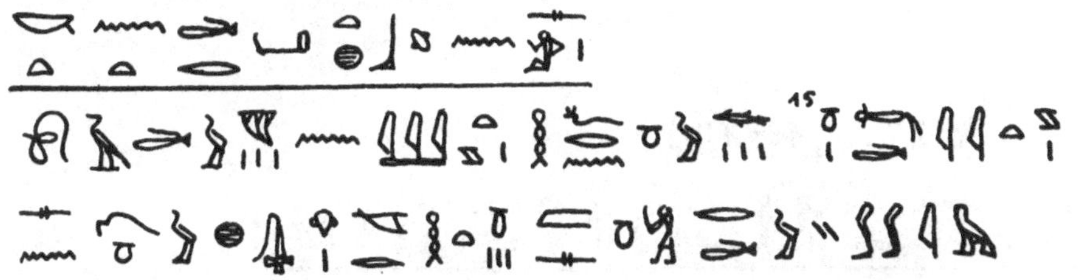

III B 1 b wḫdw - Schmerzstoffe und Verwandtes

Bln 120 (10,7-9)

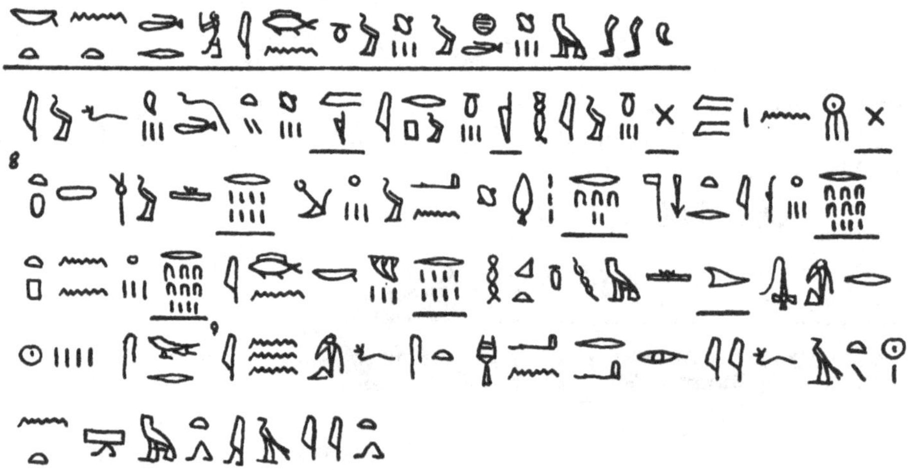

Bln 121 (10,9-10)

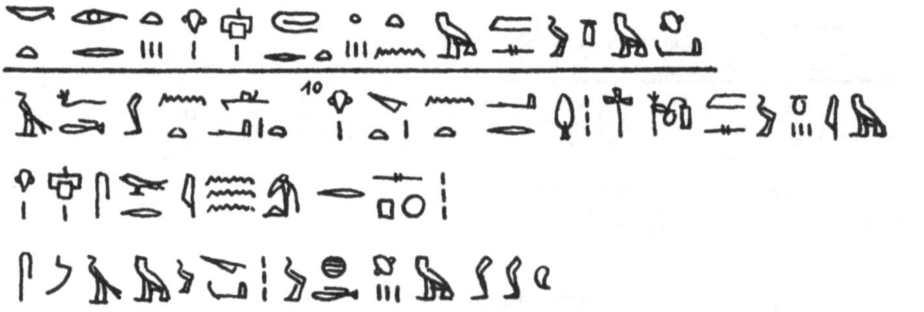

H 27 (2,11-12)

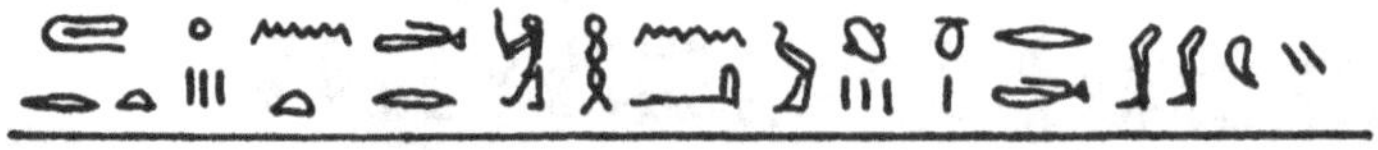

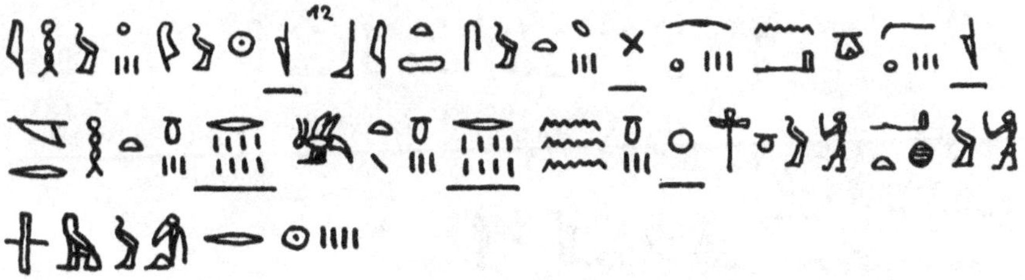

Bln 169 (18,1–2)

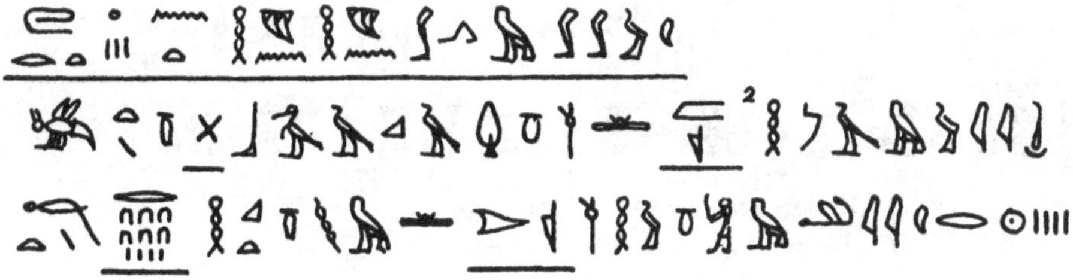

Pap. Leiden Verso XXIII

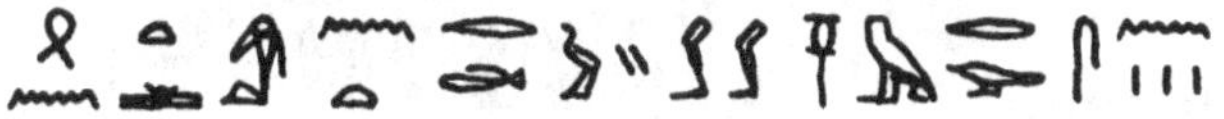

III B 2 Kniestück (mꜣs.t)

Eb 603 (76,19–21)

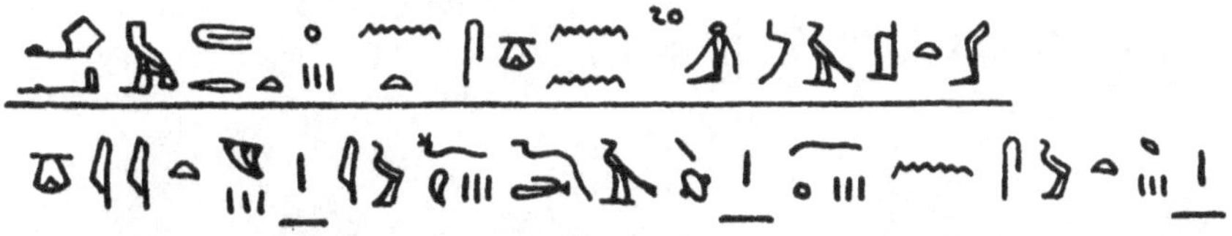

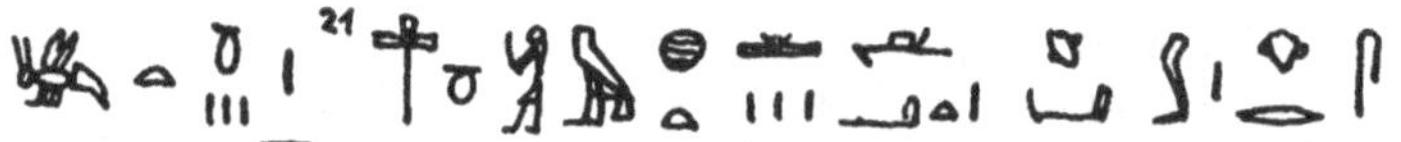

Eb 608 (77,5-9)

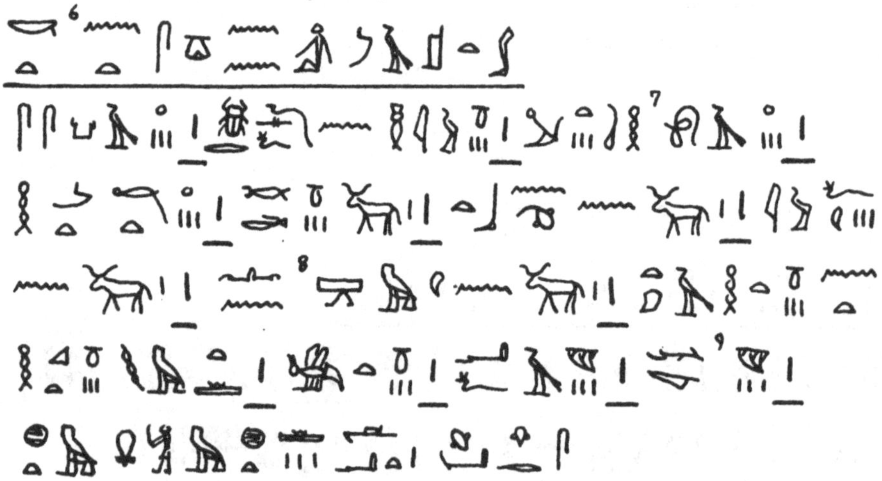

Eb 610 (77,12-14)

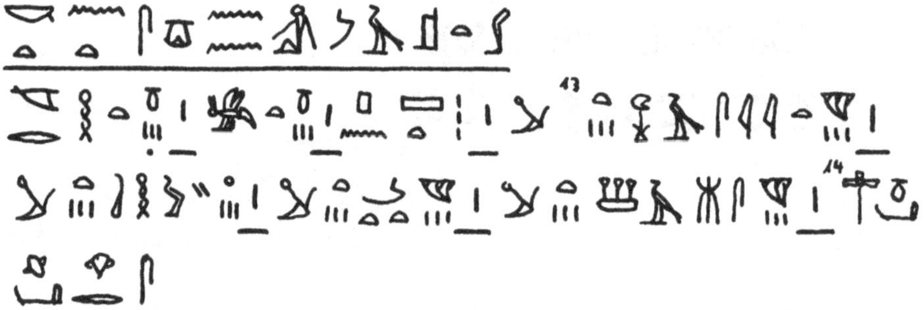

Ram V Nr I

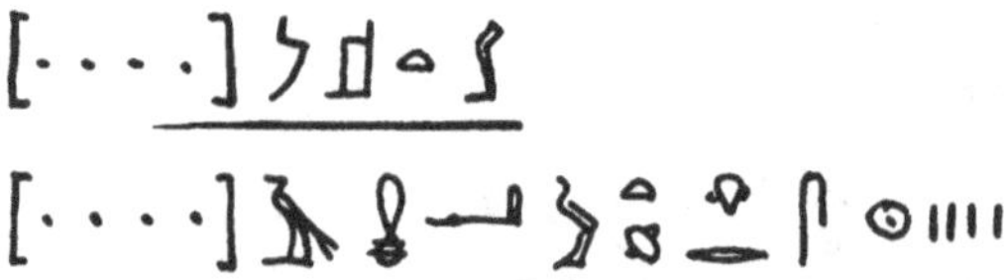

Eb 609 (77, 9-12)

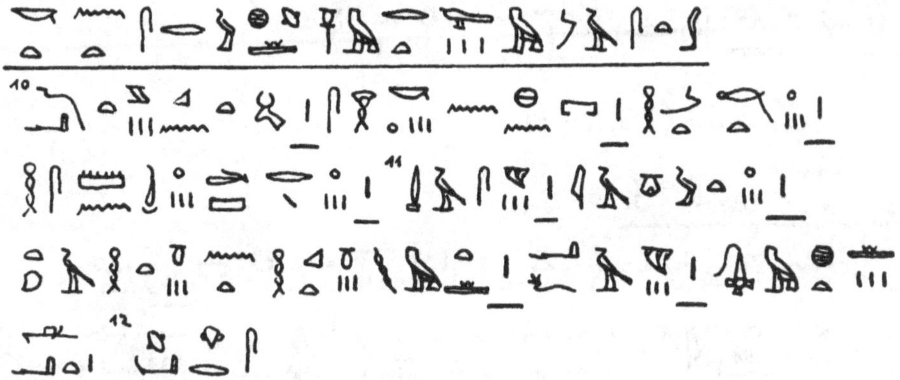

Eb 605 (77, 2-3)

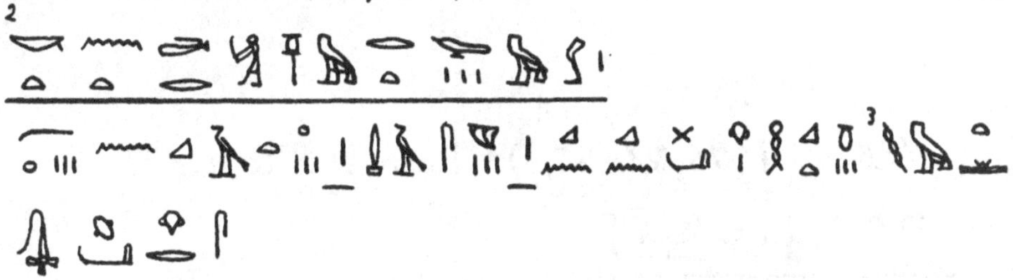

Eb 606 (77, 3-4)

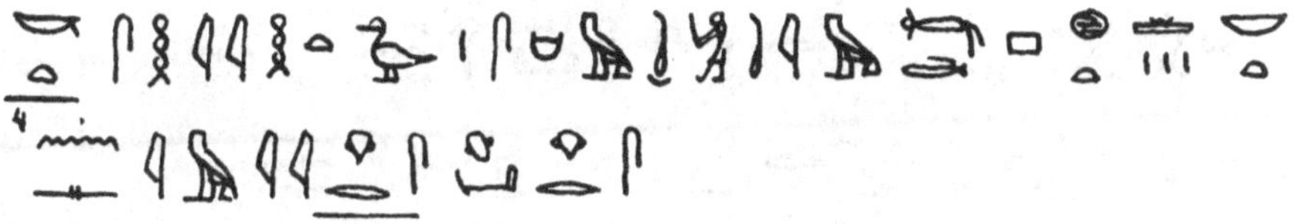

Eb 591 (75, 16-18)

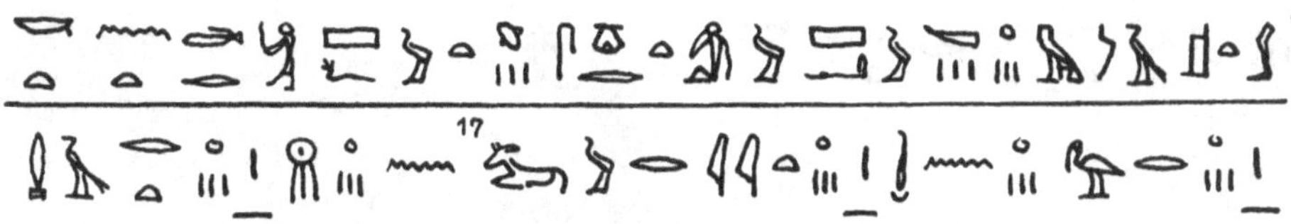

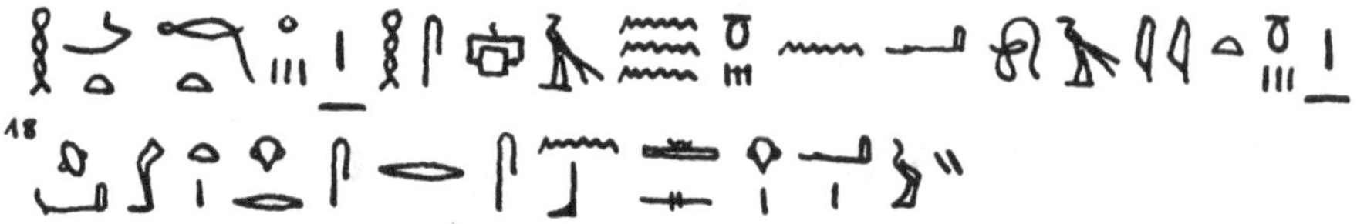

Eb 562 (73, 7–9)

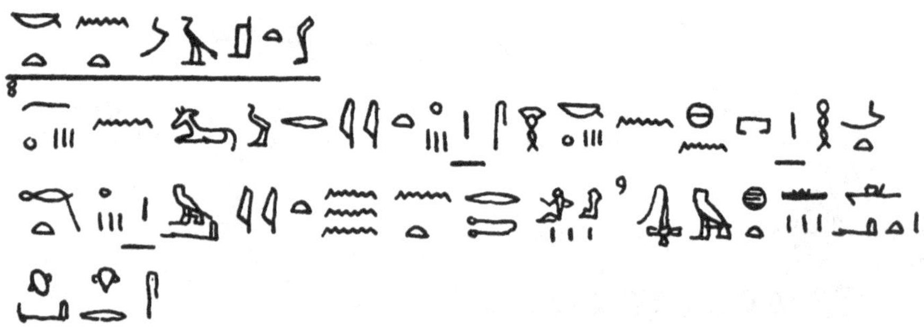

Eb 604 (76, 21–77, 1) = Ram III A 3–4

Eb 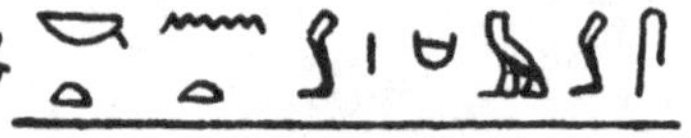

Ram 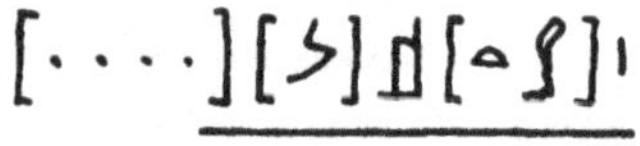

Eb 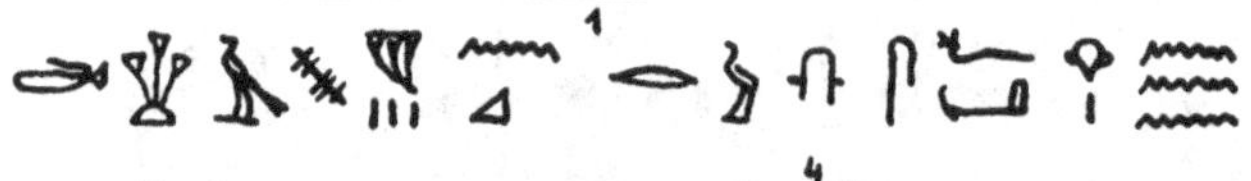

Ram 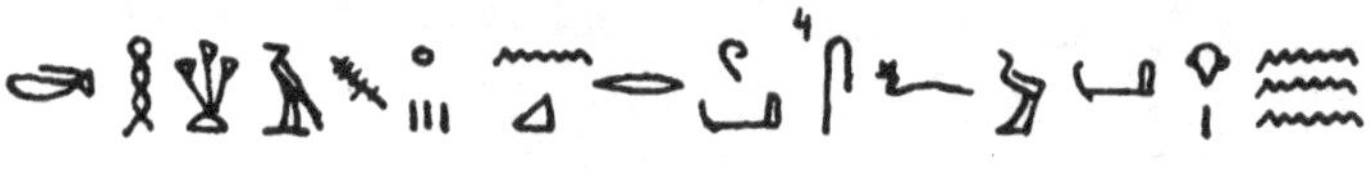

Eb 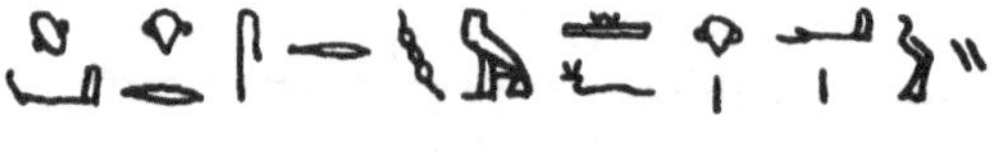

Ram 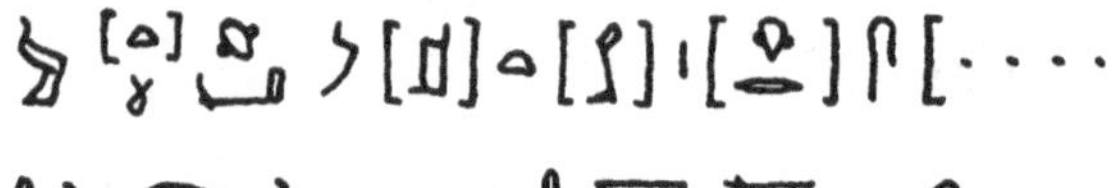

Eb 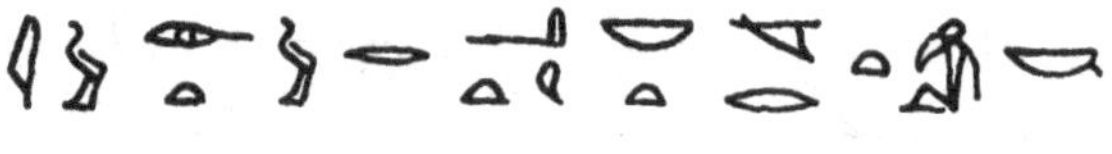

Ram III B 1-2

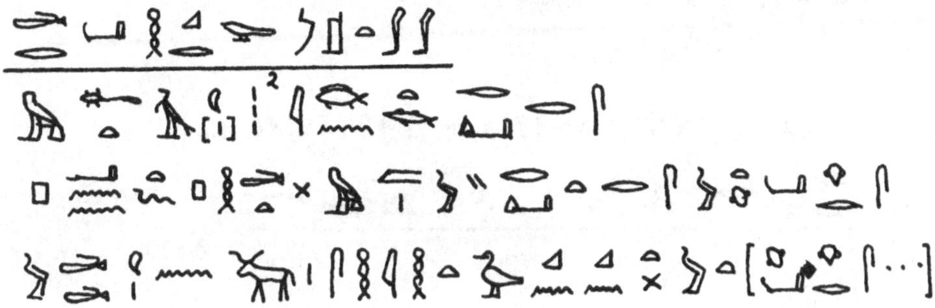

Eb 607 (77, 4-5)

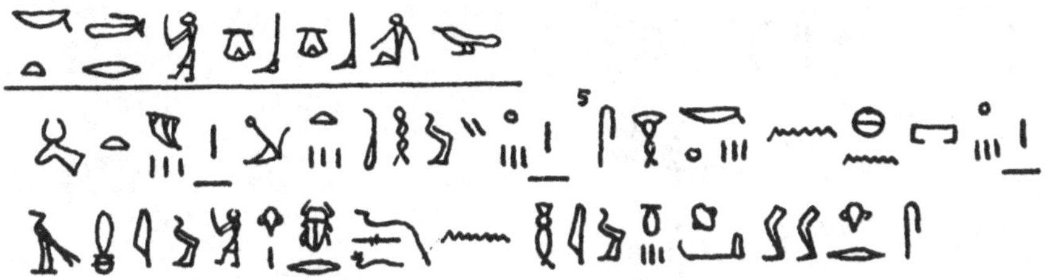

Eb 634 (79, 19-22)

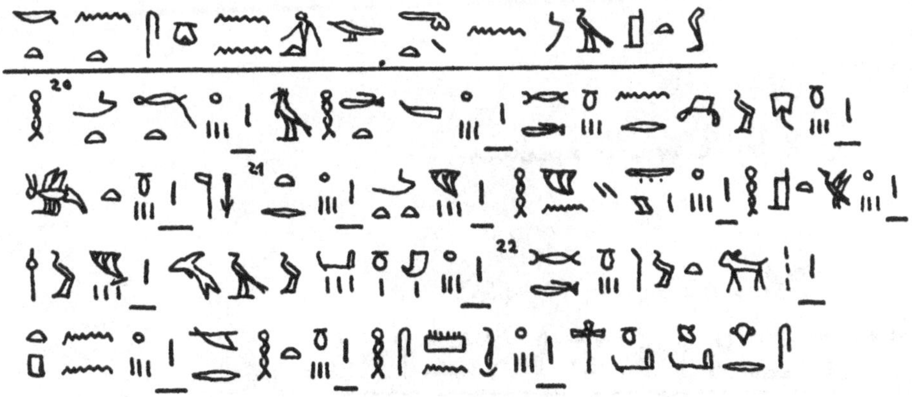

III B 3 Knie (pꜣḏ)

Eb 612 (77, 15-17) = H 247 (16, 11-12)

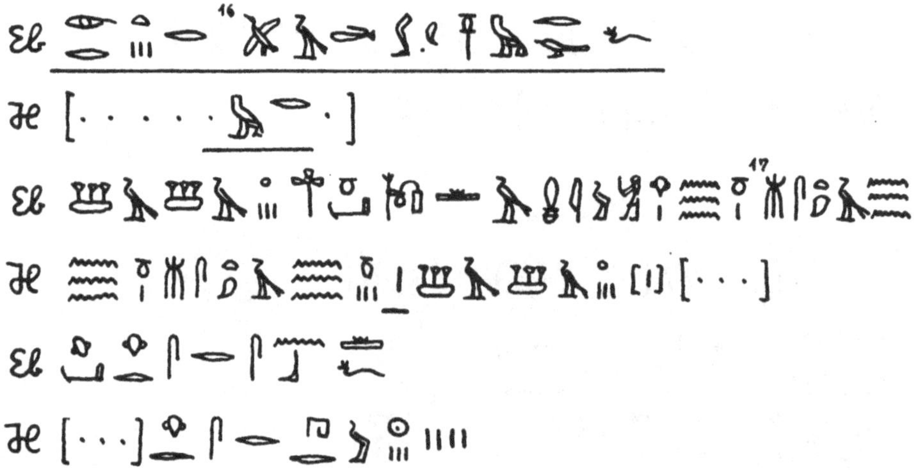

H 252 (17, 3-4)

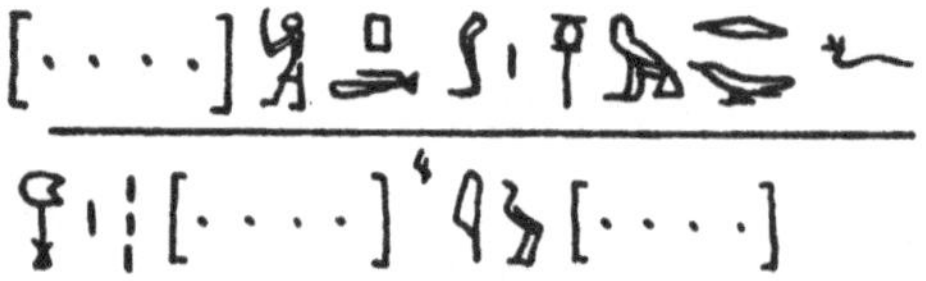

III B 4 Verschiedenes

Bln 123 (10, 11-12)

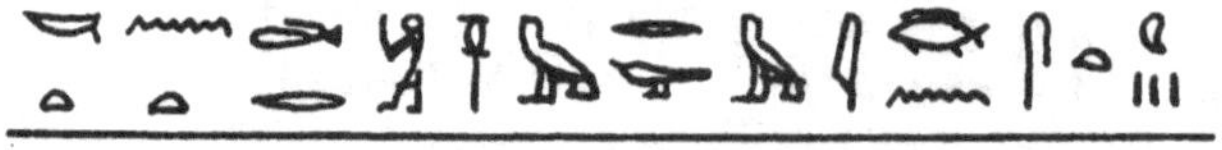

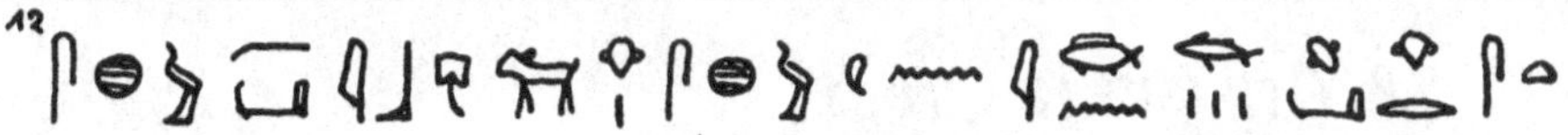

Bln 124 (10,12)

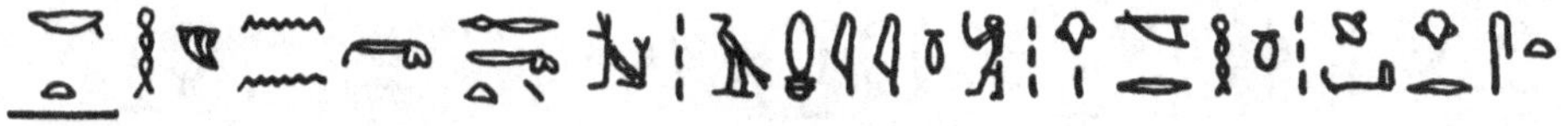

Bln 122 (10,10-11)

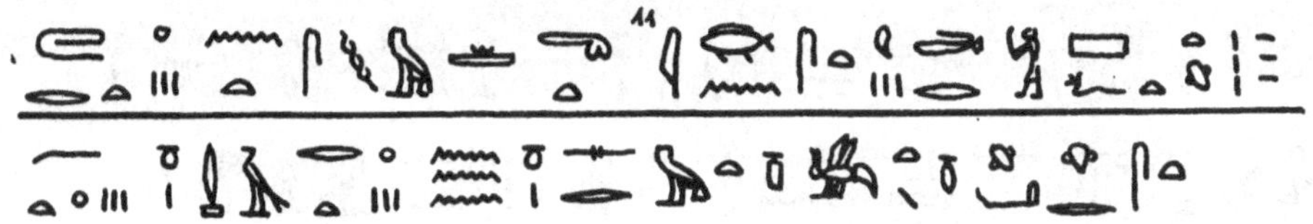

Eb 128 (27,21-30,2)

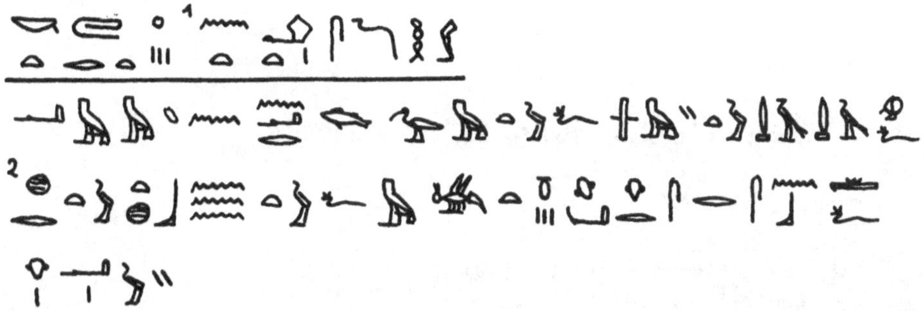

Eb 613 (77,17-18)

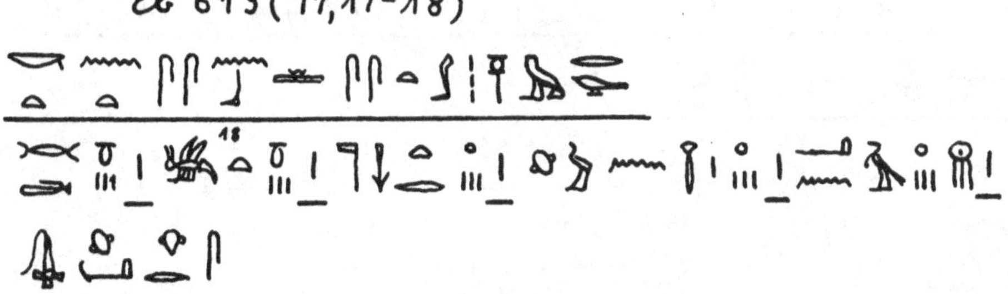

Eb 614 (77,18 – 78,2)

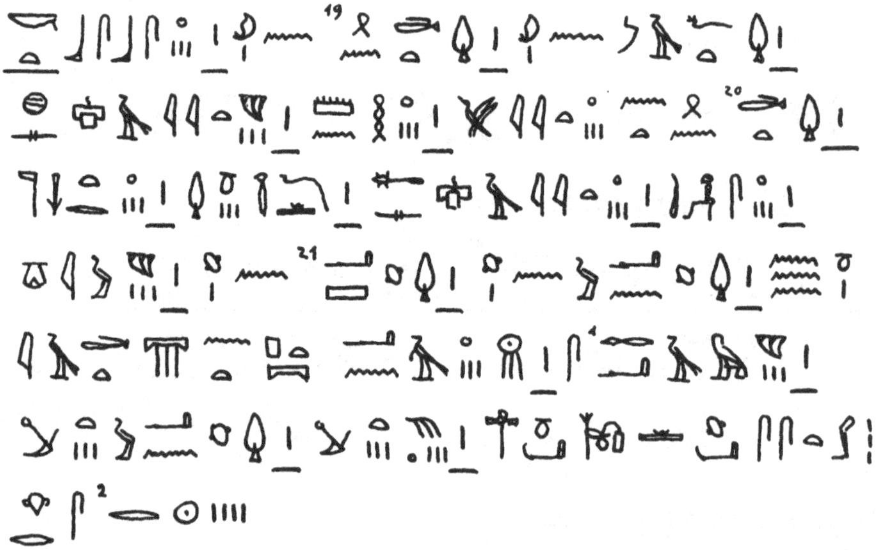

Pap. Leiden Recto XXVI 12 – XXVIII 5

XXVI 12

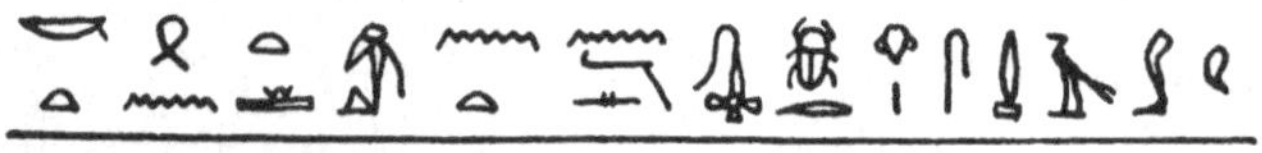

XXVIII 4–5

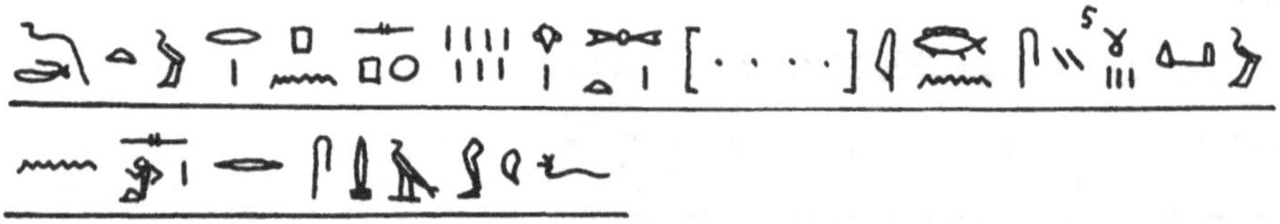

III C Arm und Schulter

1. Arm (g3b)

Eb 696 (85,14-16)

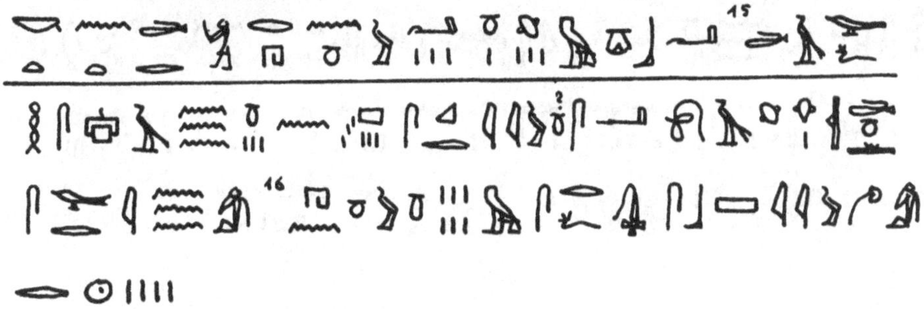

Pap. Leiden Verso IX 12 - X 2

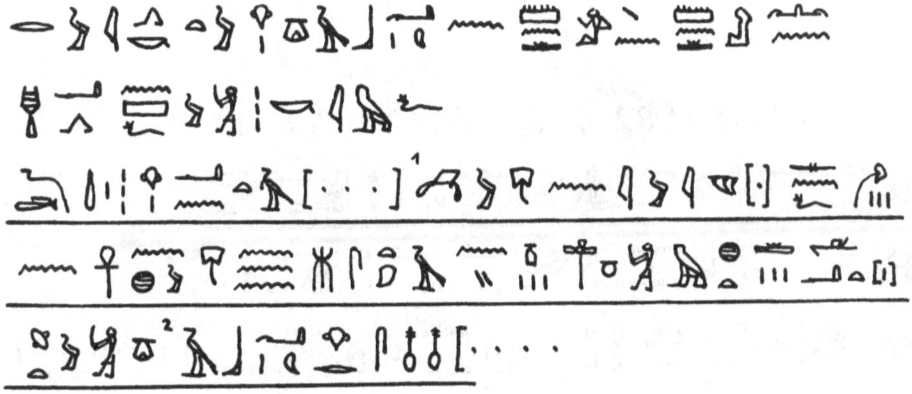

III C 2 Schulter (ḳḥ)

Eb 650 (81,10-14)

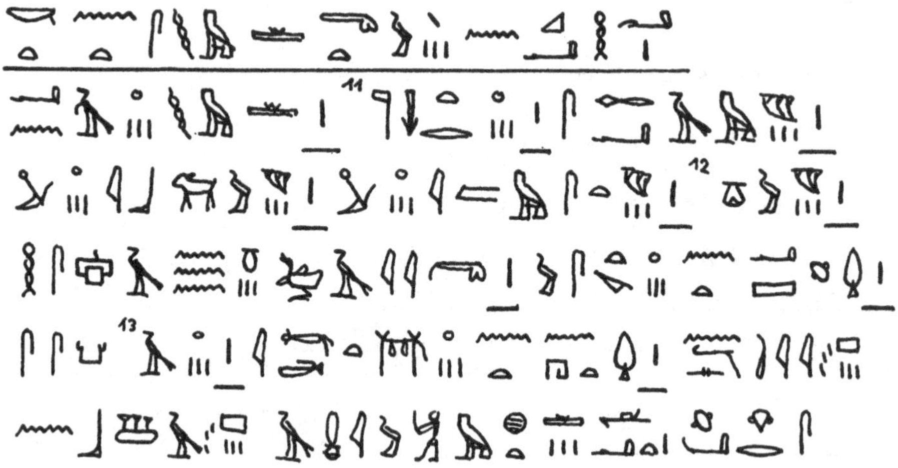

III D Gelenke

Eb 654 (82,1-4) = H 123 (9,2-3)

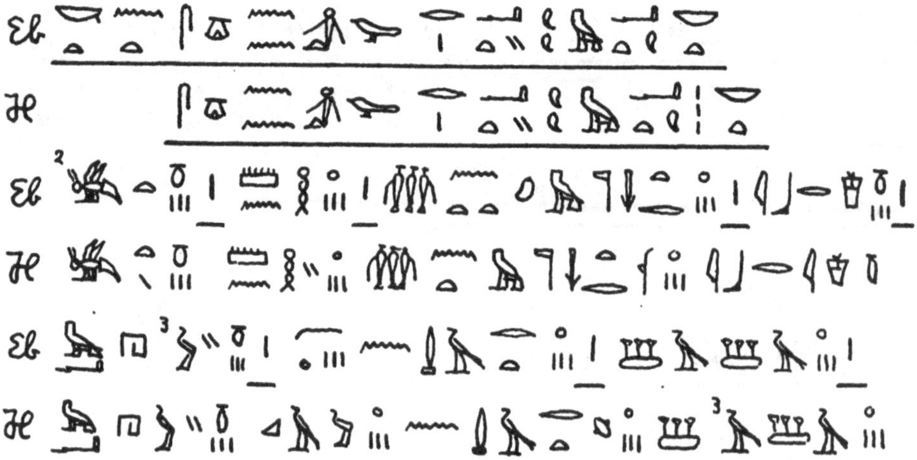

145

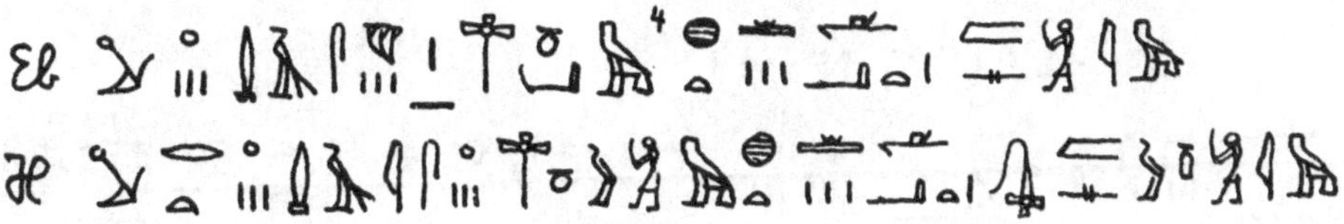

Eb 655 (82, 4–6) = H 124 (9, 3–4)

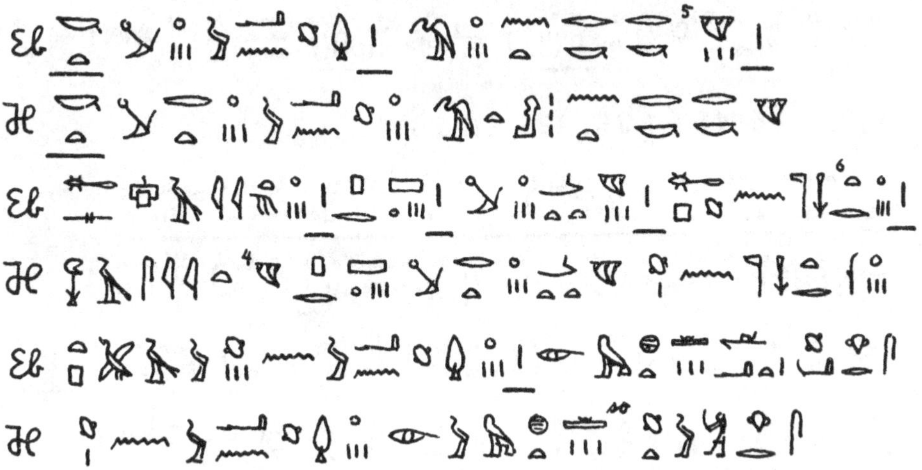

IV. Krankheiten der inneren Organe

A Brustraum (šnb.t)

Eb 183 (35, 14–15)

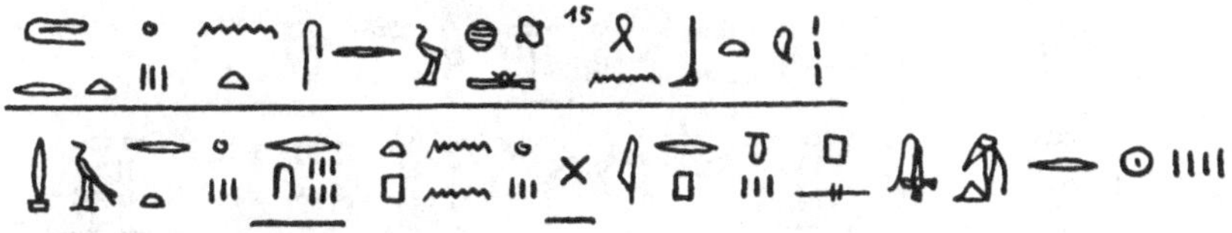

Eb 184 (35, 15-18)

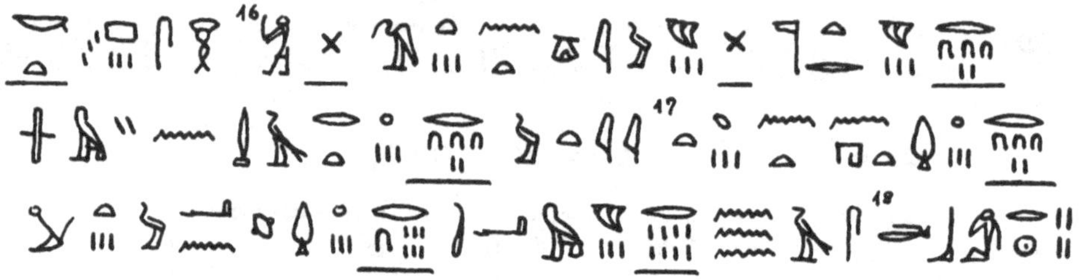

Eb 186 (35, 21-36, 2)

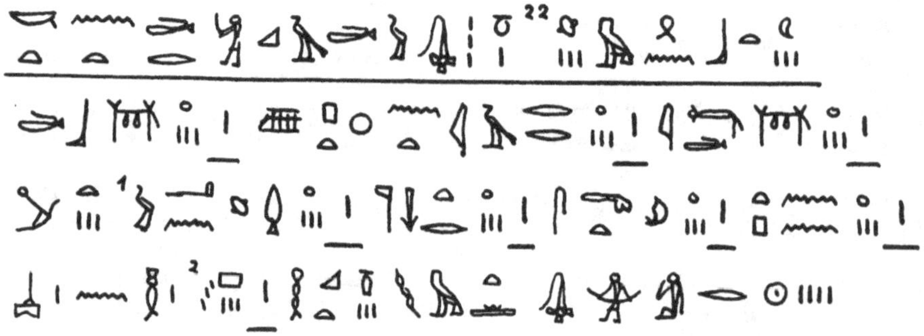

Eb 187 (36, 2-3)

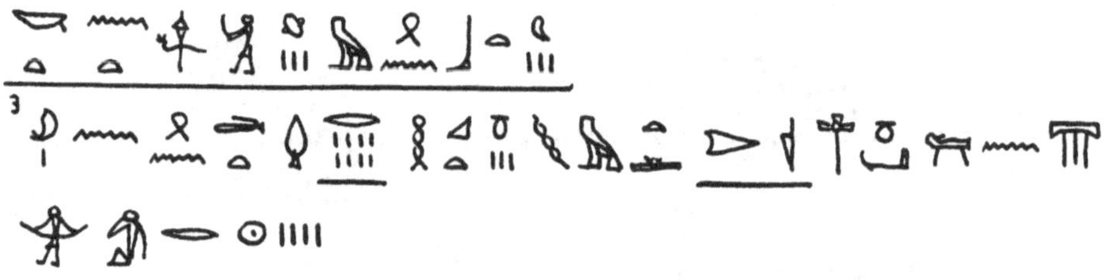

H 30 (2, 15-17)

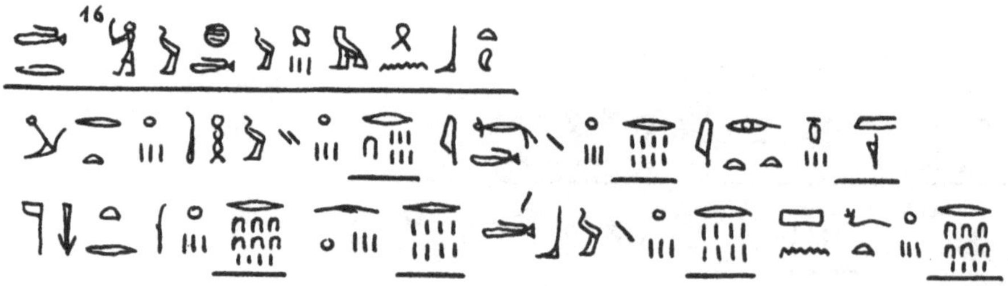

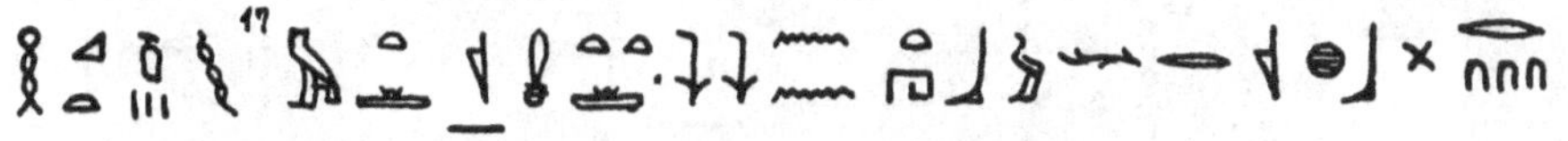

Bt 14 (6, 8–10)

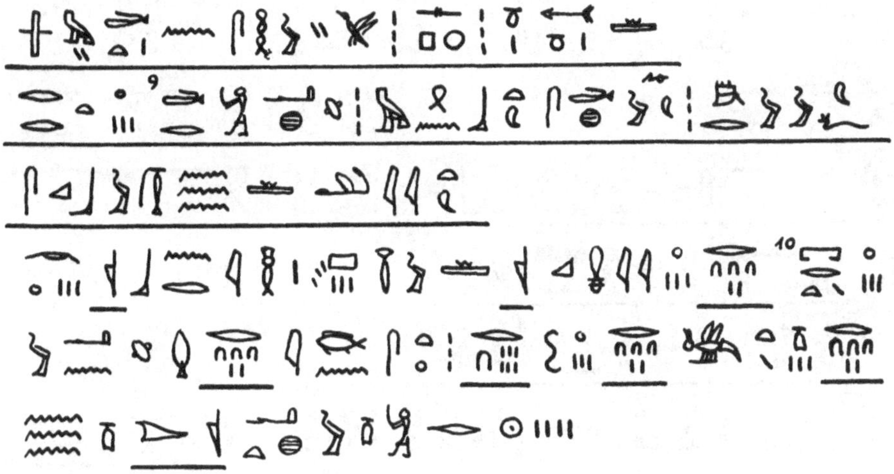

Bt 15 (6, 10–11)

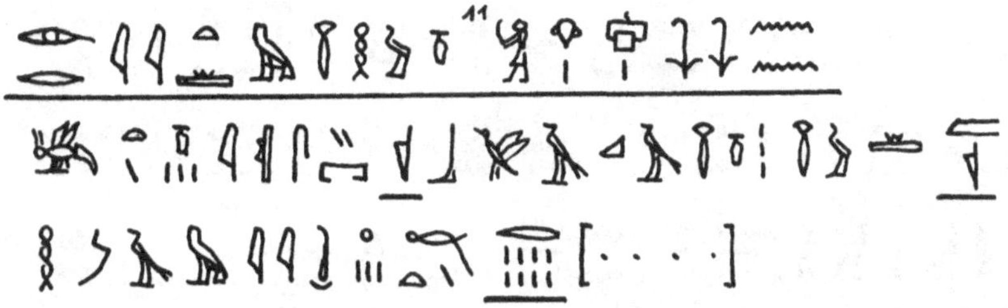

IV B *Lunge* (smꜣ)

Eb 21 (6,17–7,1)

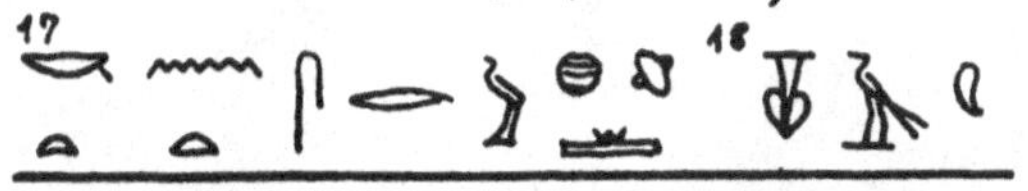

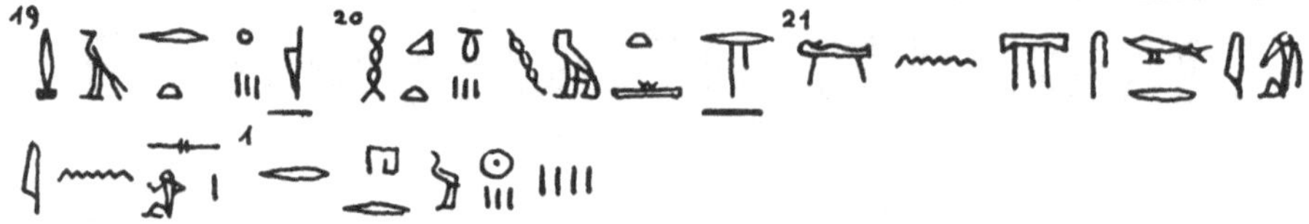

Eb[1] 35 (11,18–12,3) = Eb[2] 185 (35,18–21)

Eb[1] 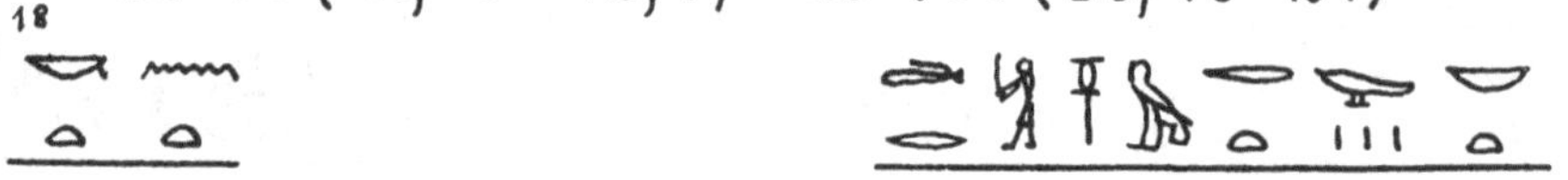

Eb[2] 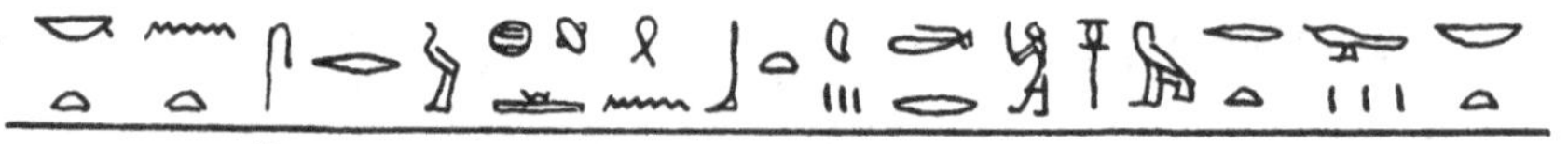

Eb[1] 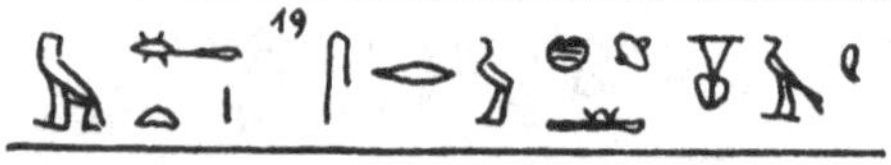

Eb[2] 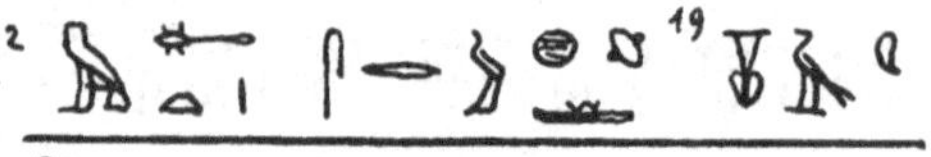

Eb[1] 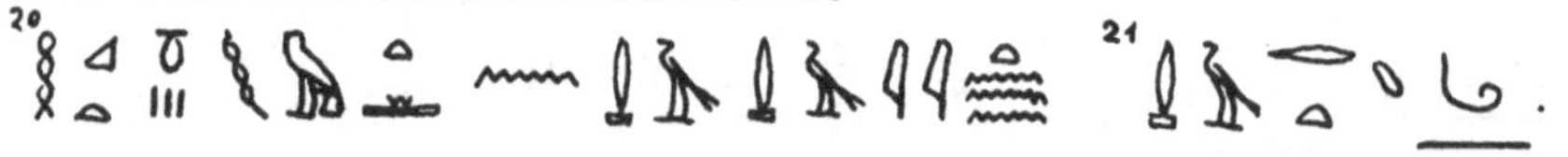

Eb[2] 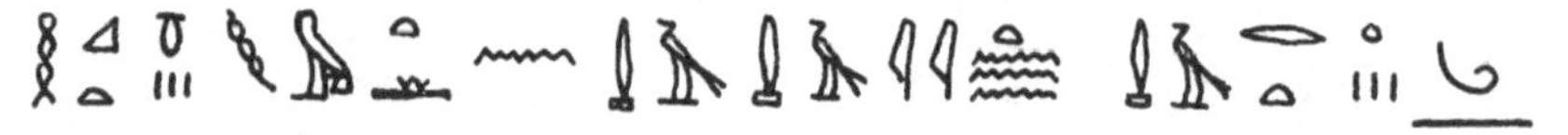

Eb[1] 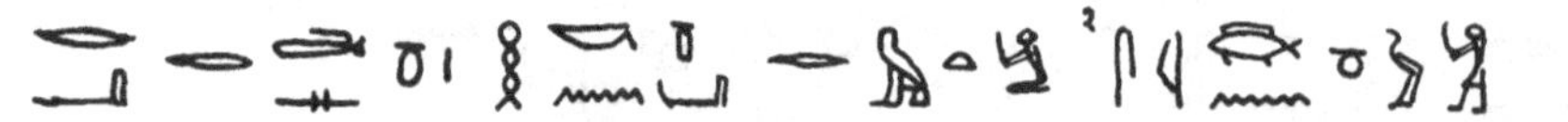

Eb[2] 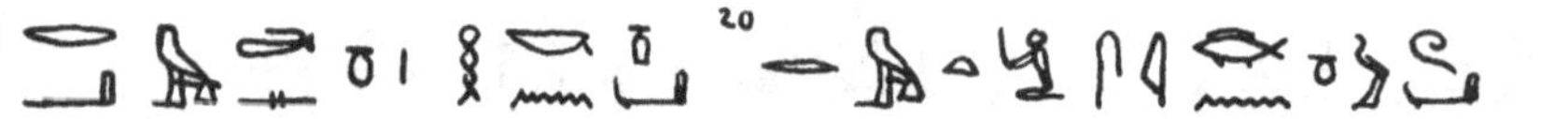

Eb[1] 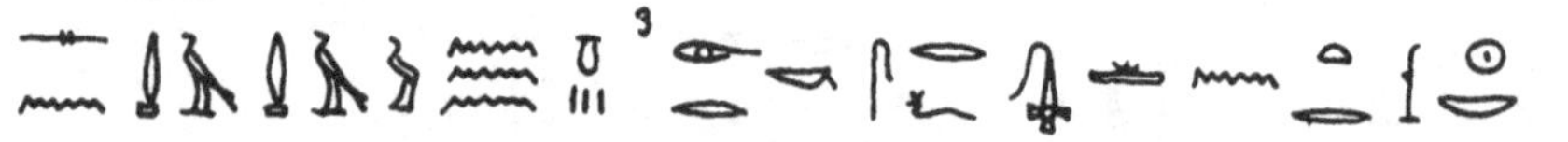

Eb[2] 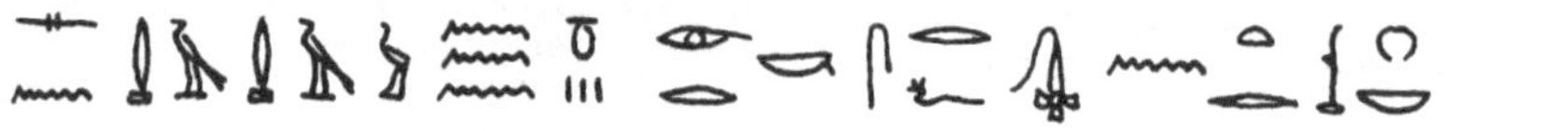

Eb[1] 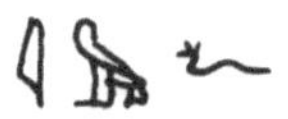

Eb[2] 

H 57 (4,8–9)

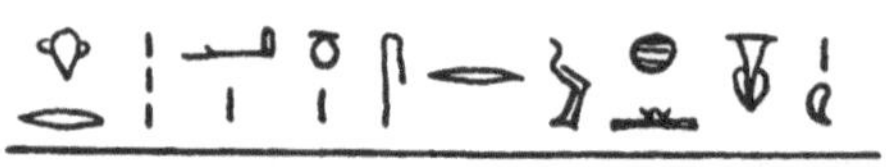

IV C Leber (mjs.t)

Eb 477 (67, 7–9)

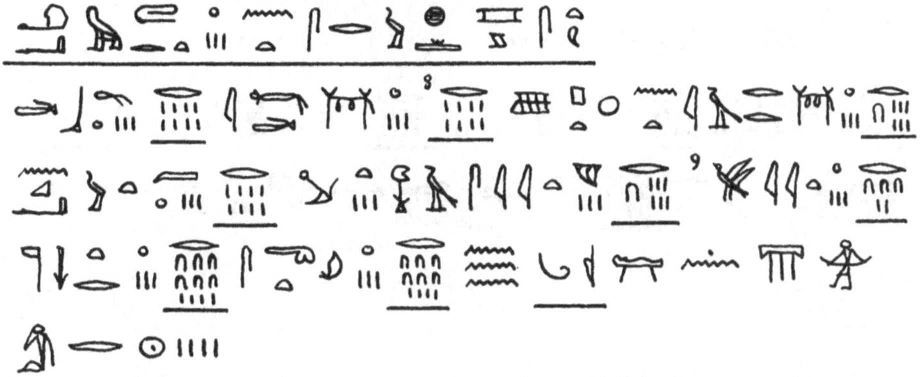

Eb 478 (67, 9–11)

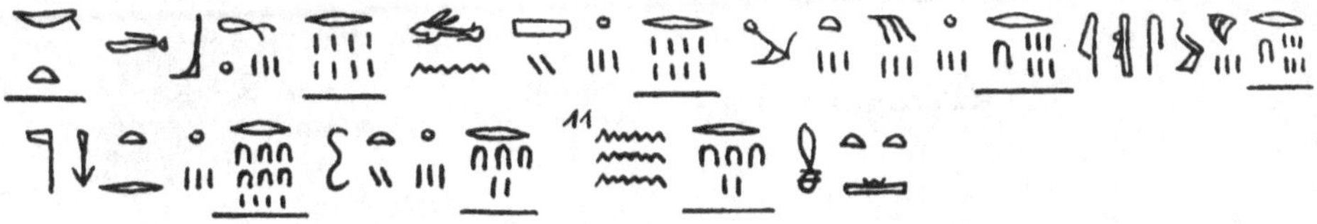

Eb 479 (67, 11–13)

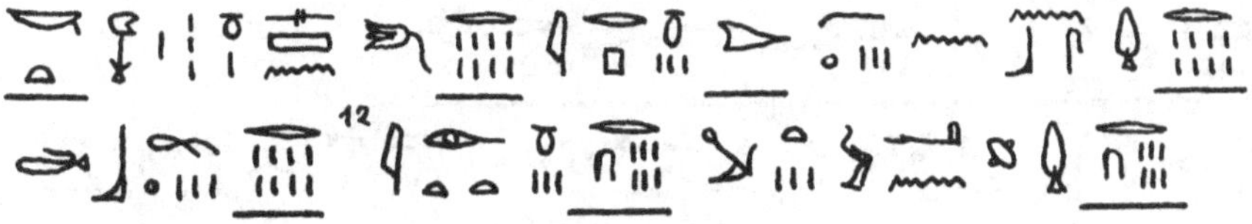

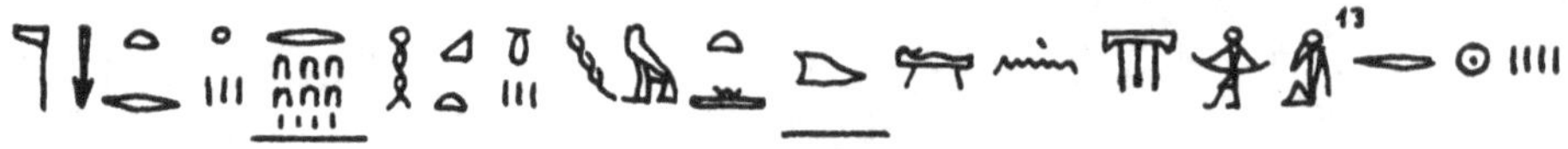

Eb 480 (67, 13-15)

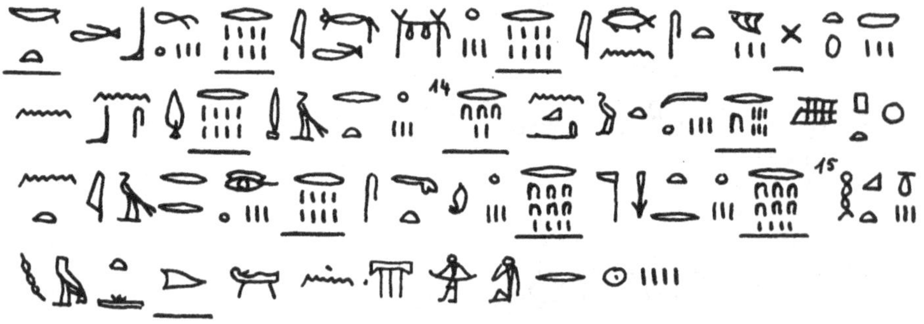

Eb 481 (67, 15-16)

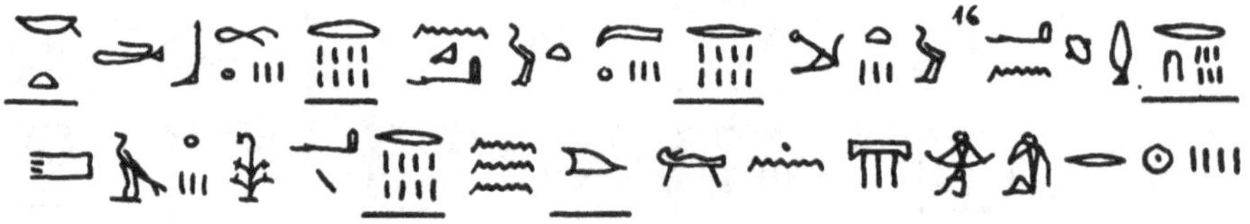

IV D Magen-Herz

1. r3-ib

a Diagnosen

Eb 188 (36, 4-17)

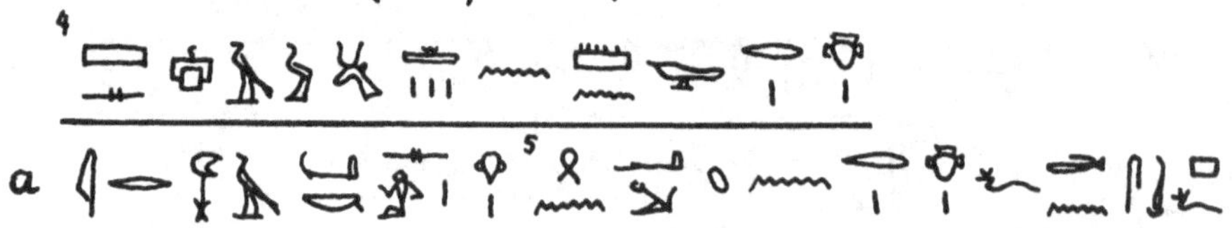

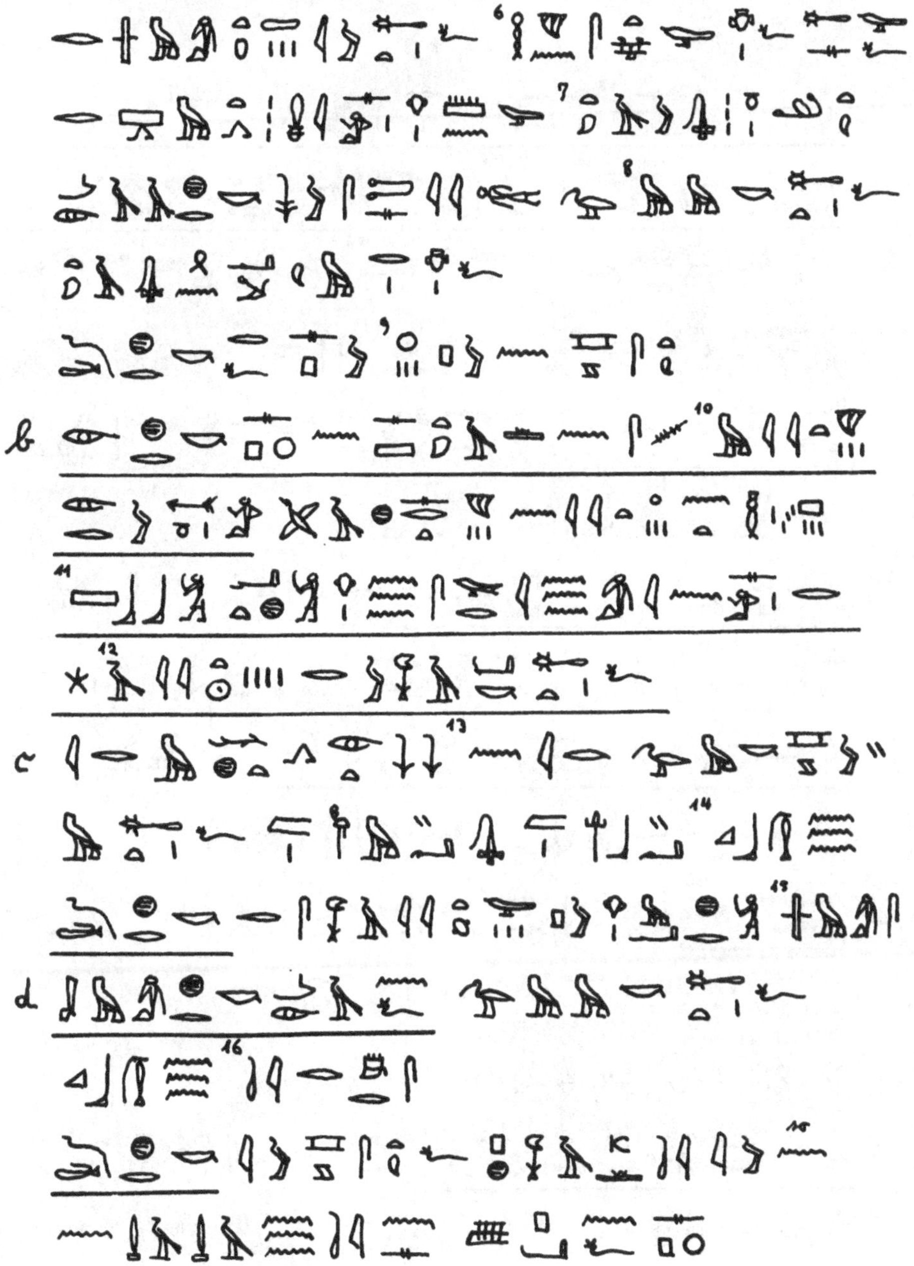

Eb 189 (36,17–37,4)

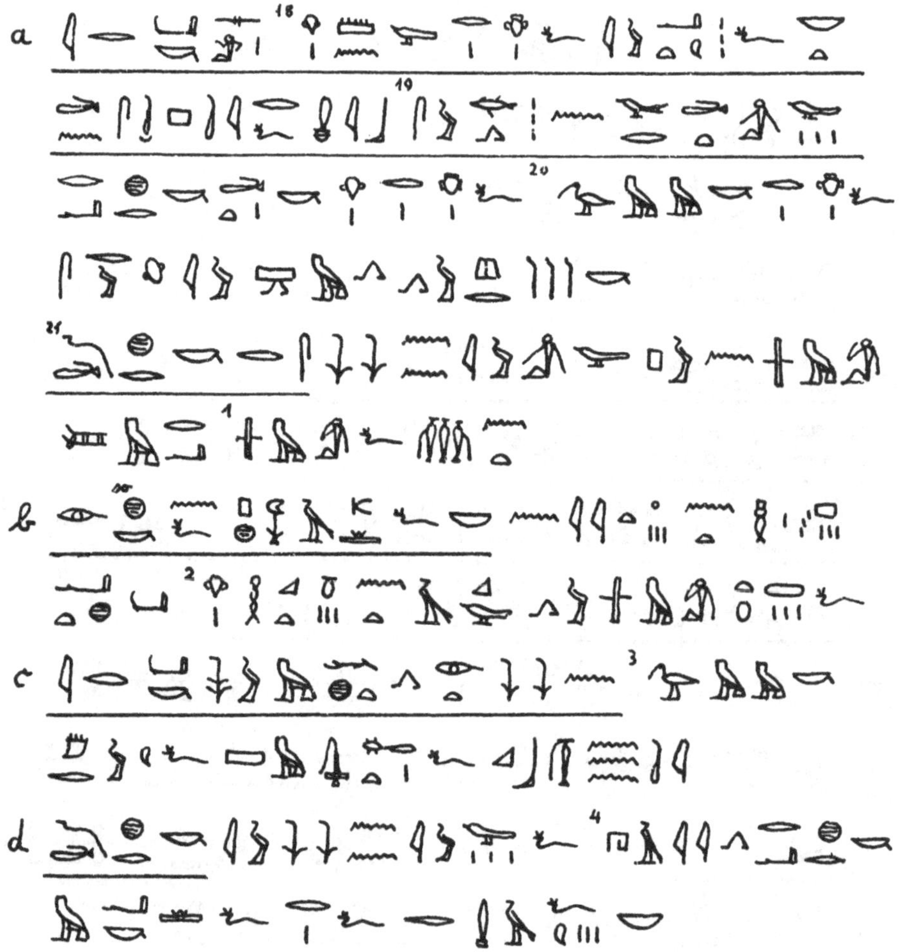

Eb 190 (37, 4–10)

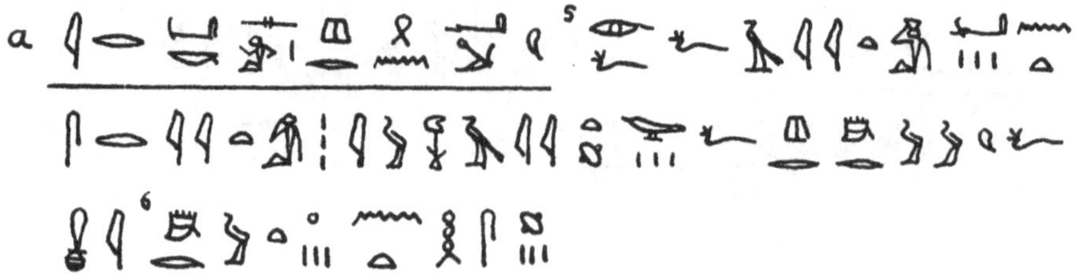

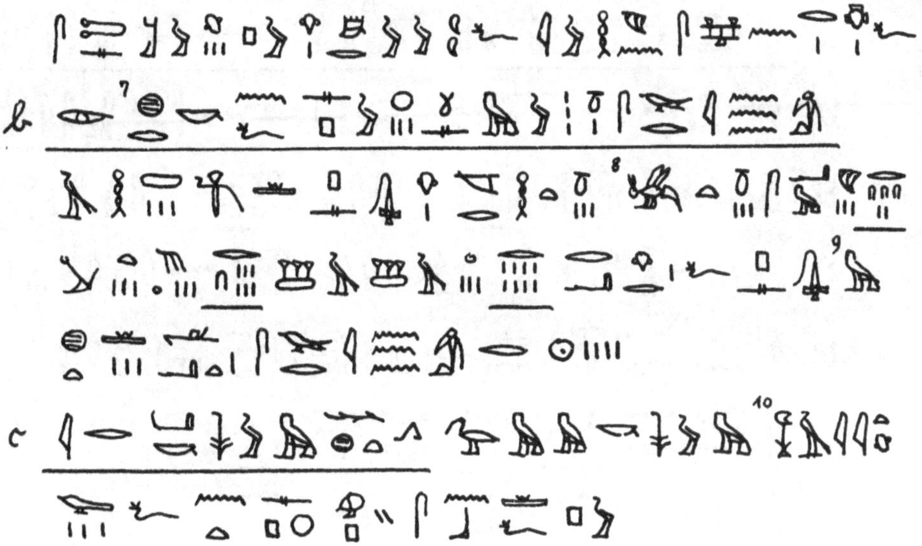

Eb[1] 191 (37, 10-17) = Eb[2] 194 (38, 10-17)

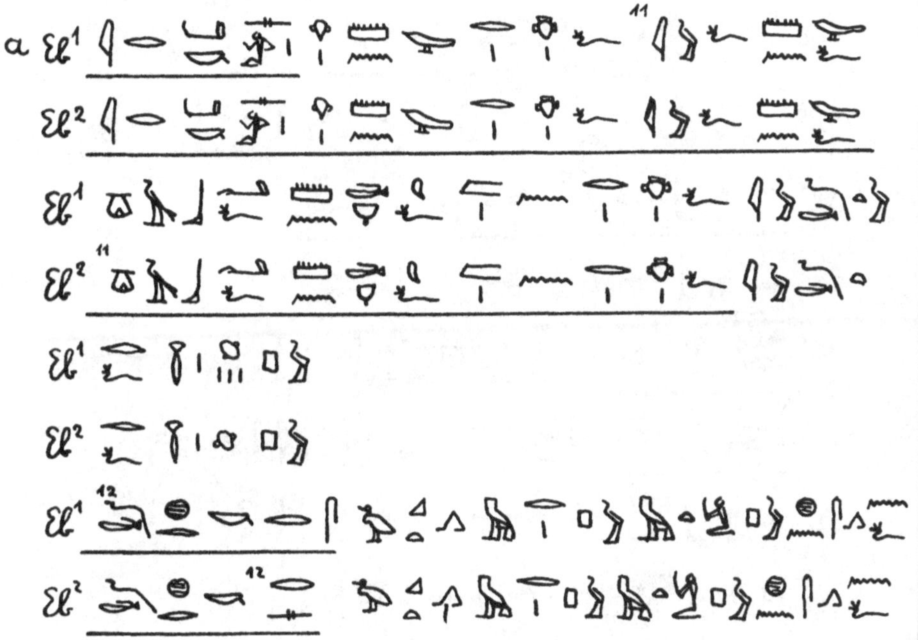

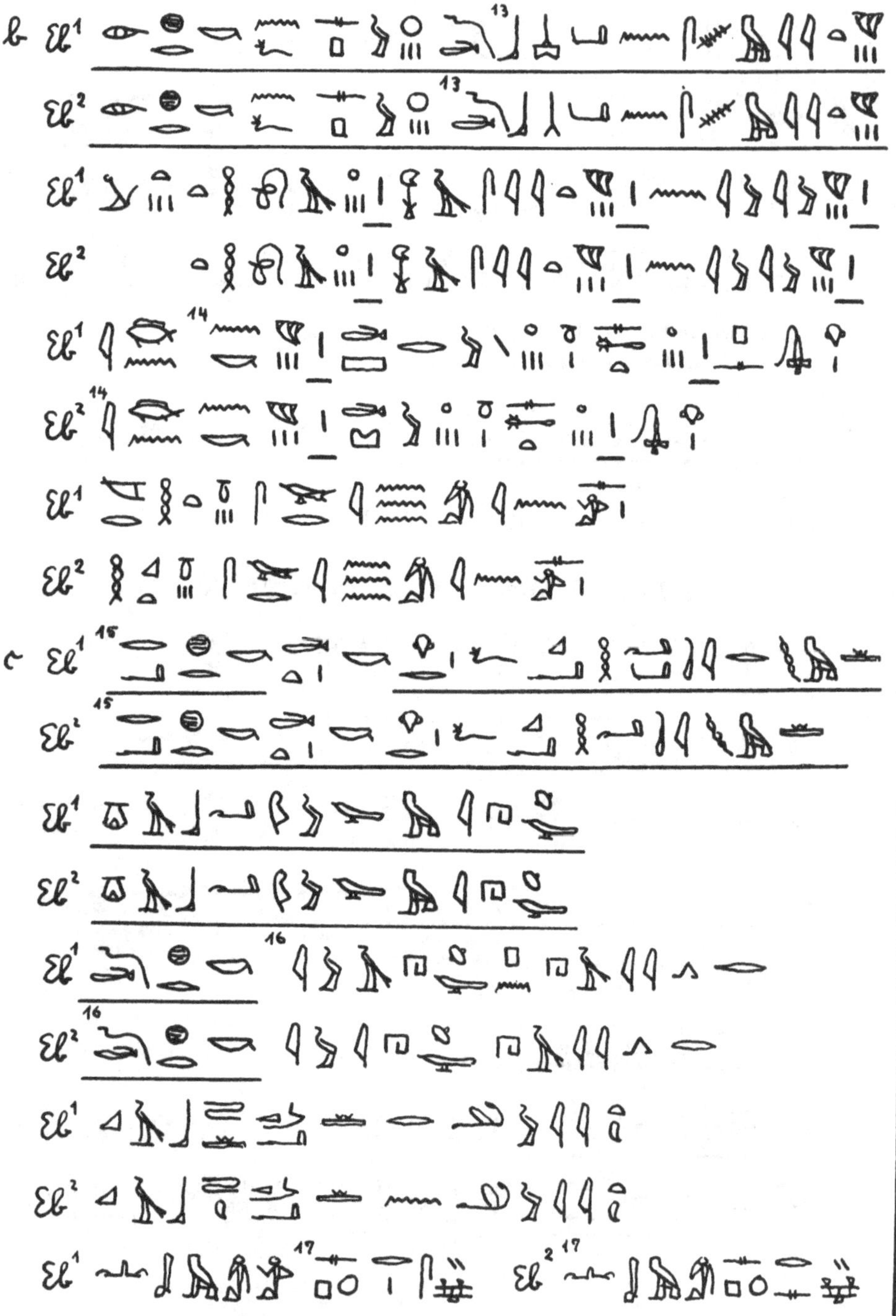
b Eb1
Eb2
Eb1
Eb2
Eb1
Eb2
Eb1
Eb2
c Eb1
Eb2
Eb1
Eb2
Eb1
Eb2
Eb1
Eb2
Eb1
Eb2
13
14
15
16
17

Eb[1] 192 (37,17–38,3) = Eb[2] 195 (38,17–39,2)

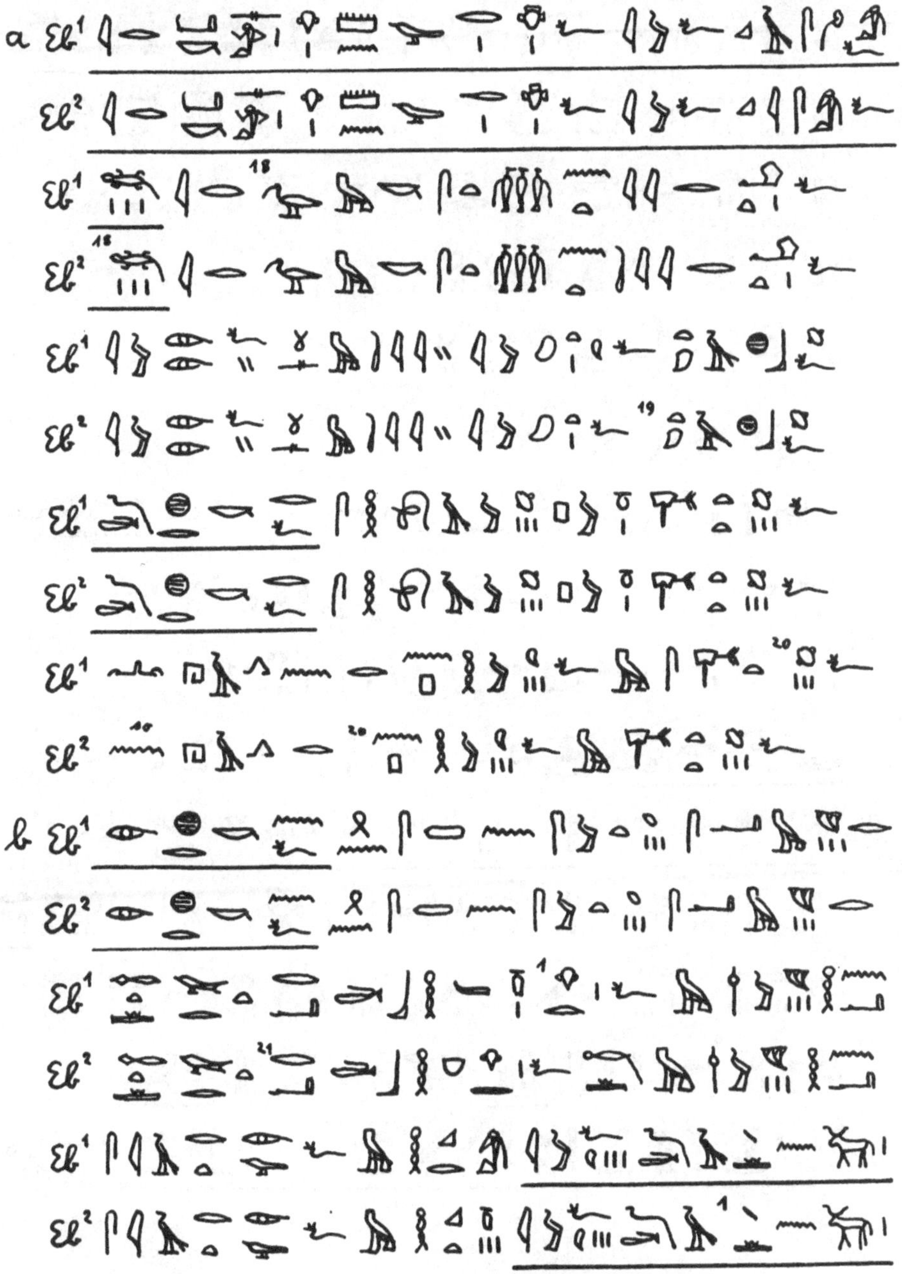

Eb¹ Eb² Eb¹ Eb² Eb¹ Eb²

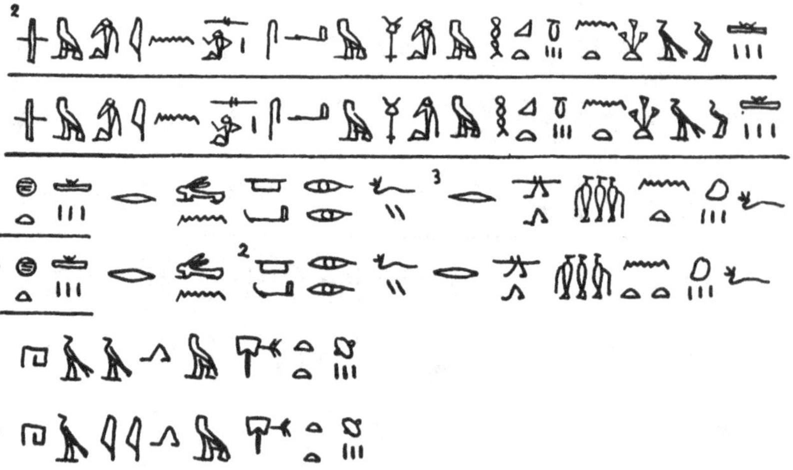

Eb 193 (38,3-10)

a b

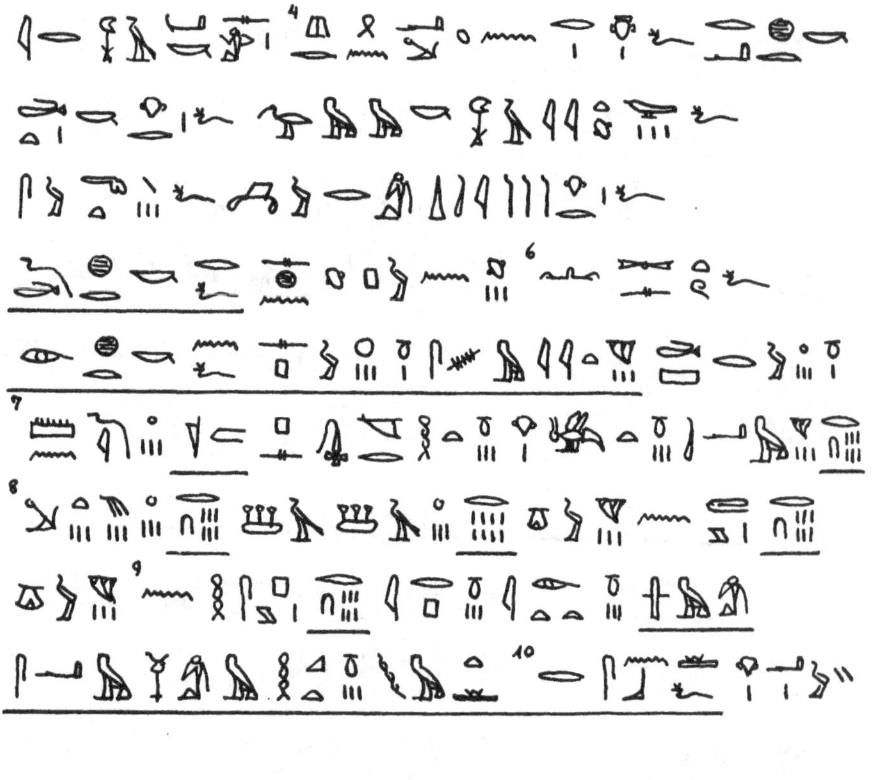

Eb 196 (39,2-7)

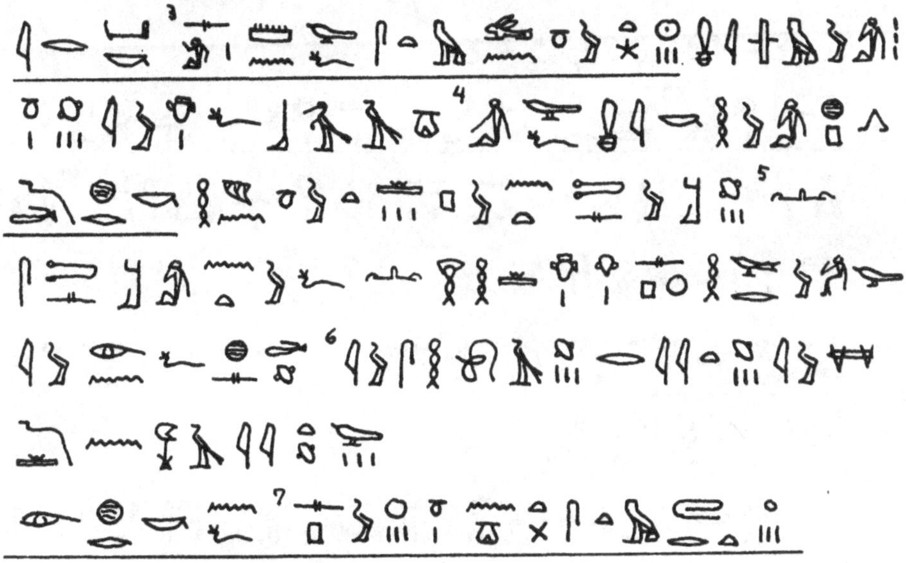

Eb 197 (39,7-12)

a

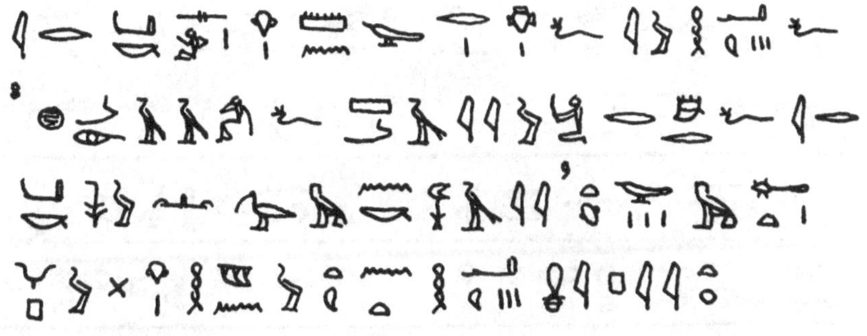

b

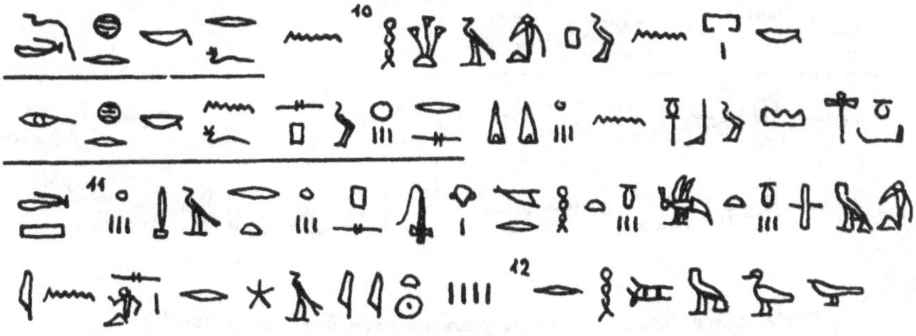

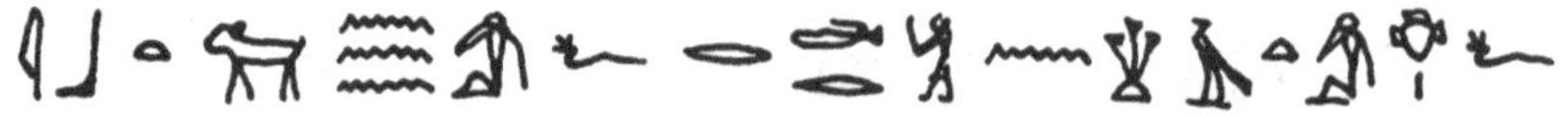

Eb 198 (39,12–21)

a

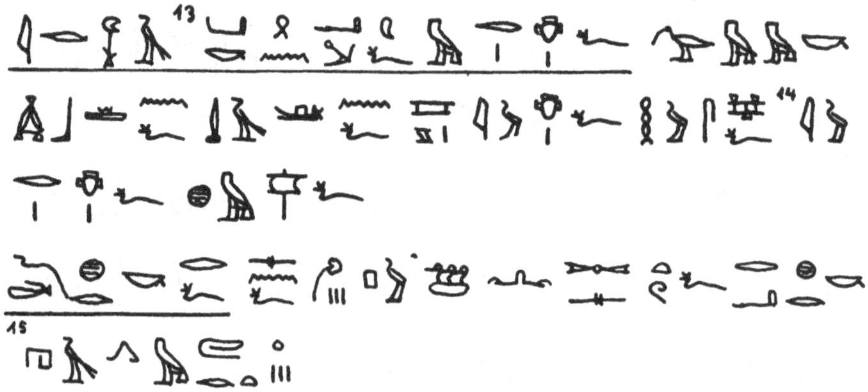

b

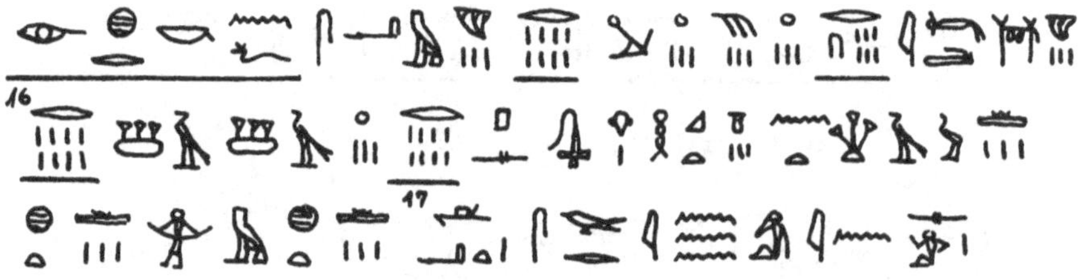

c

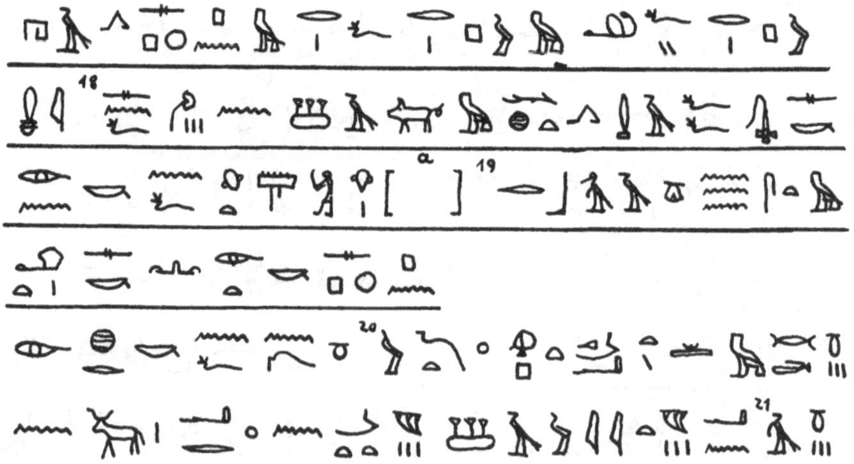

a ob eine Auslassung zwischen hr und r ?

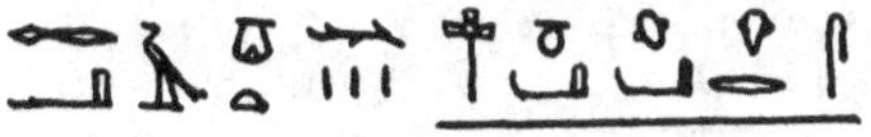

Eb 199 (39, 21 - 40, 5)

a

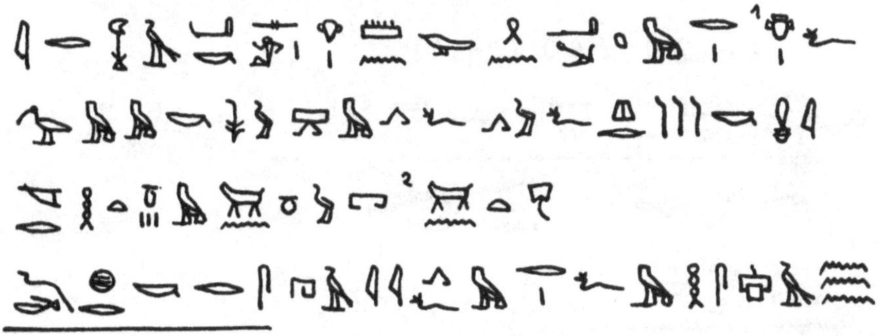

b

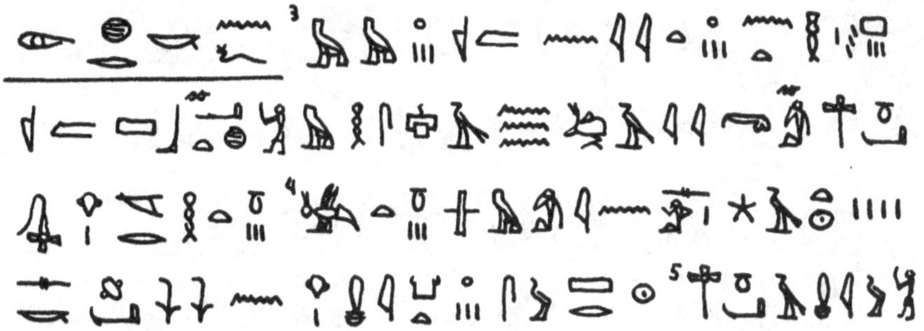

Eb 200 (40, 5-10)

a

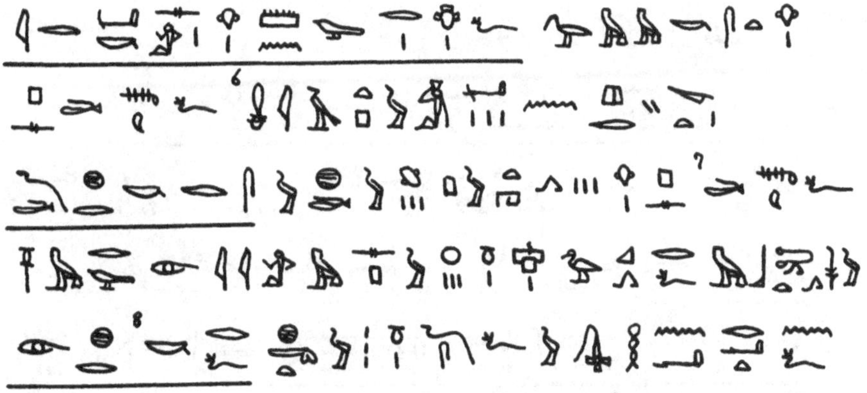

b

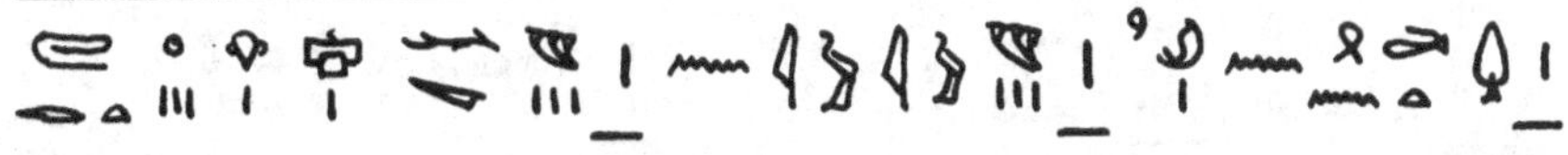

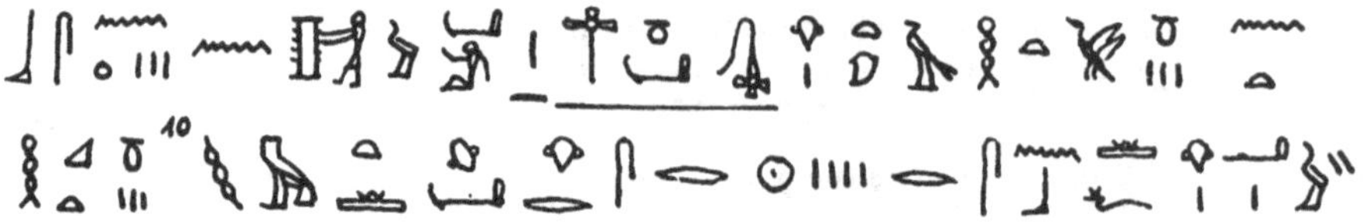

Eb 201 (40,10-14)

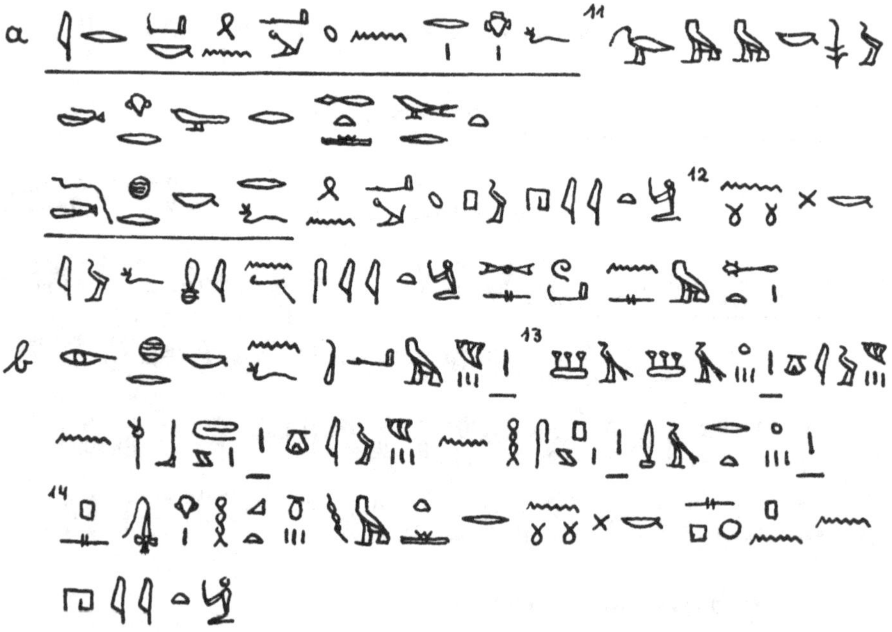

Eb 202 (40,14-18)

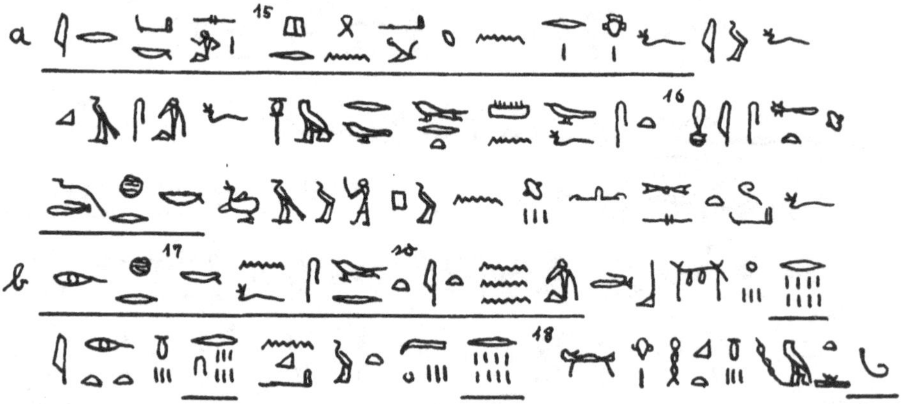

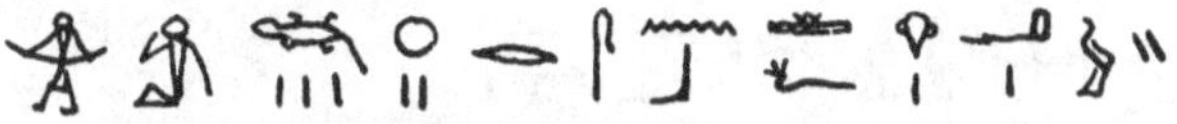

Eb 203 (40,18–41,5)

a 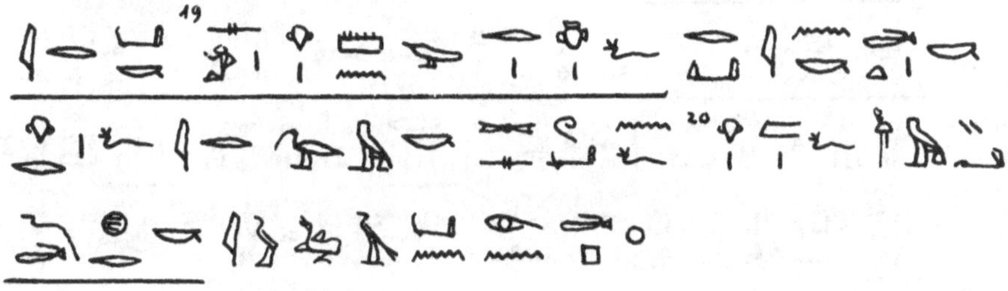

b 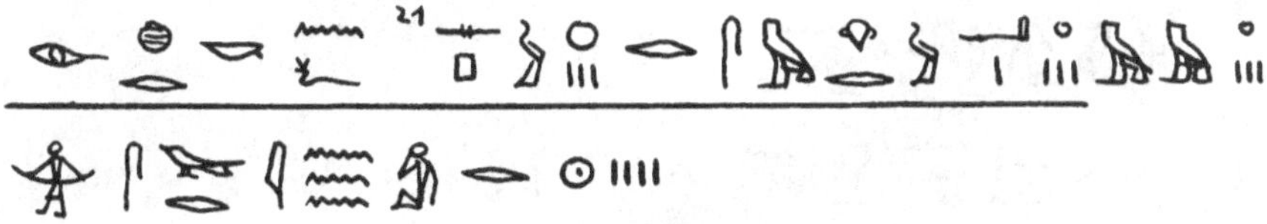

c 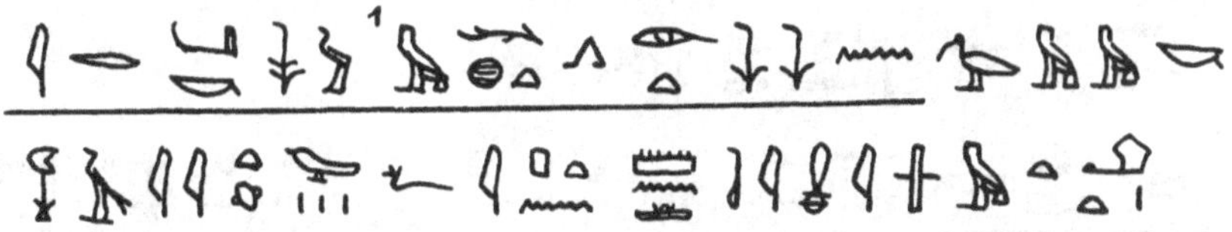

d 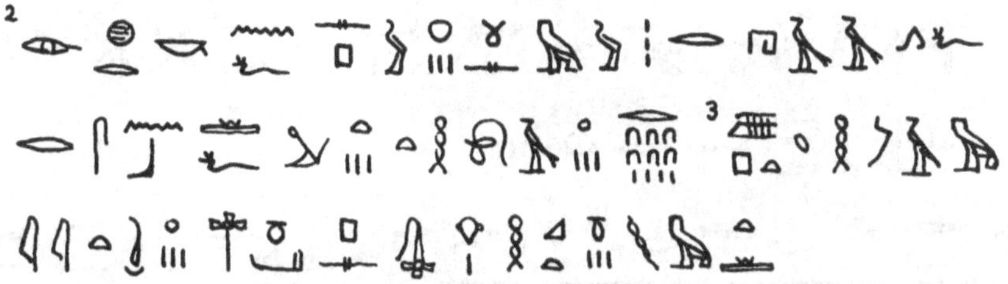

e 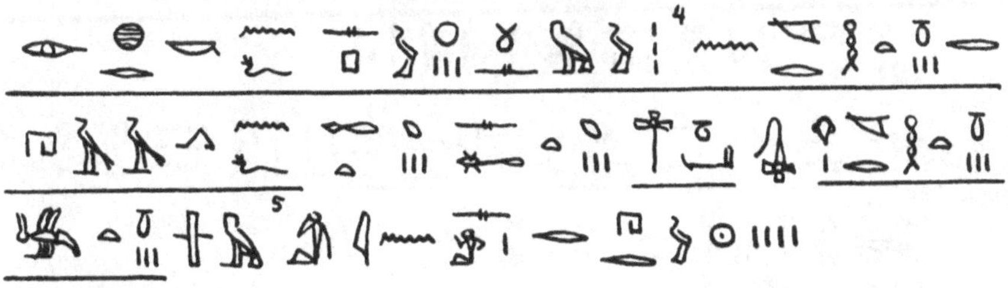

Eb 204 (41,5-13)

a 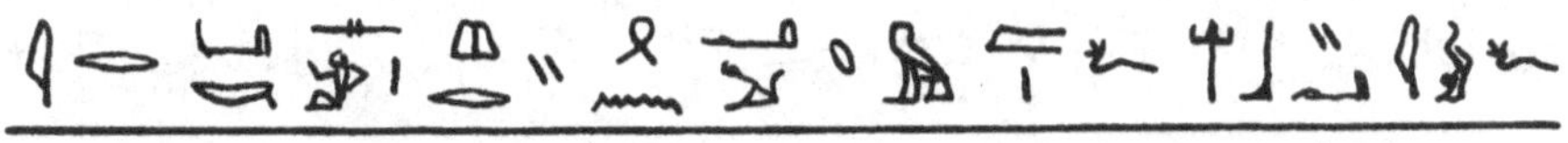

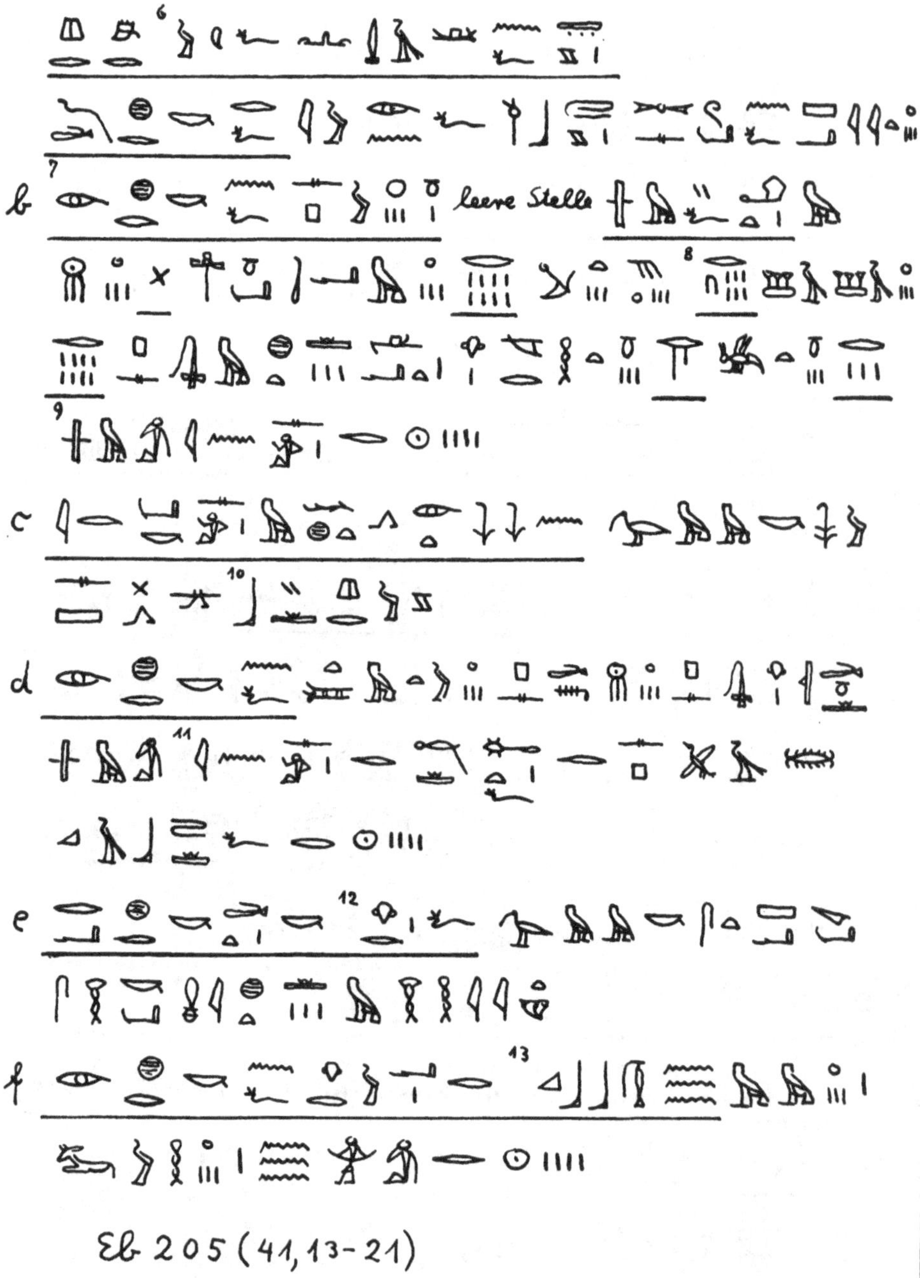

Eb 205 (41,13-21)

a

163

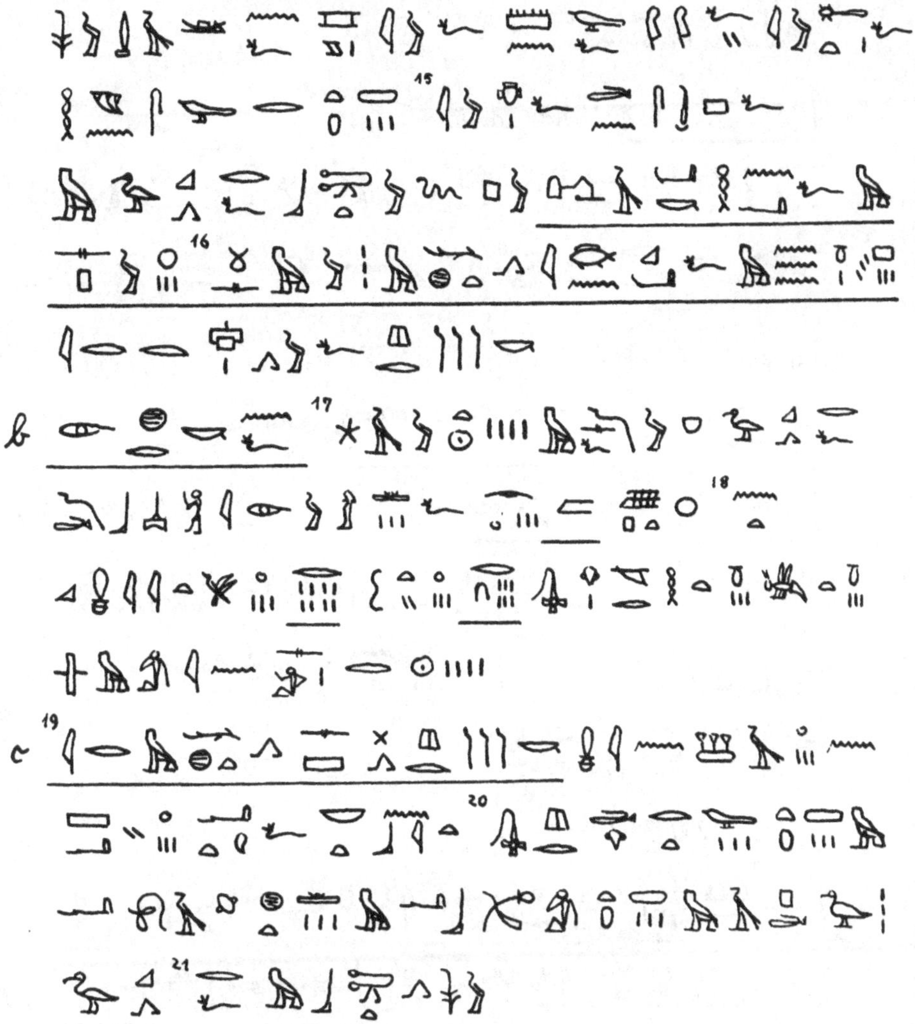

Eb 206 (41,21–42,8)

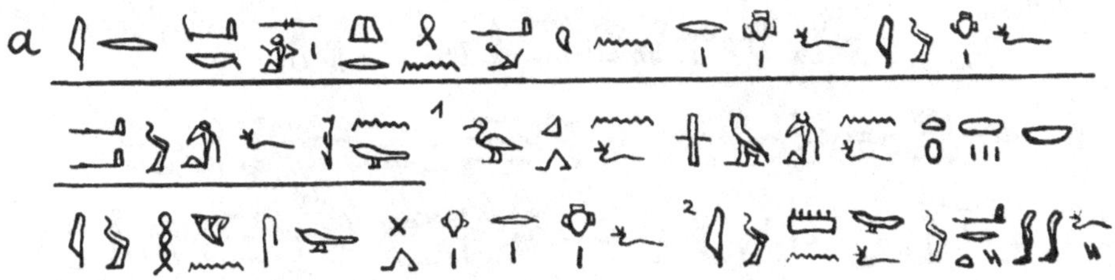

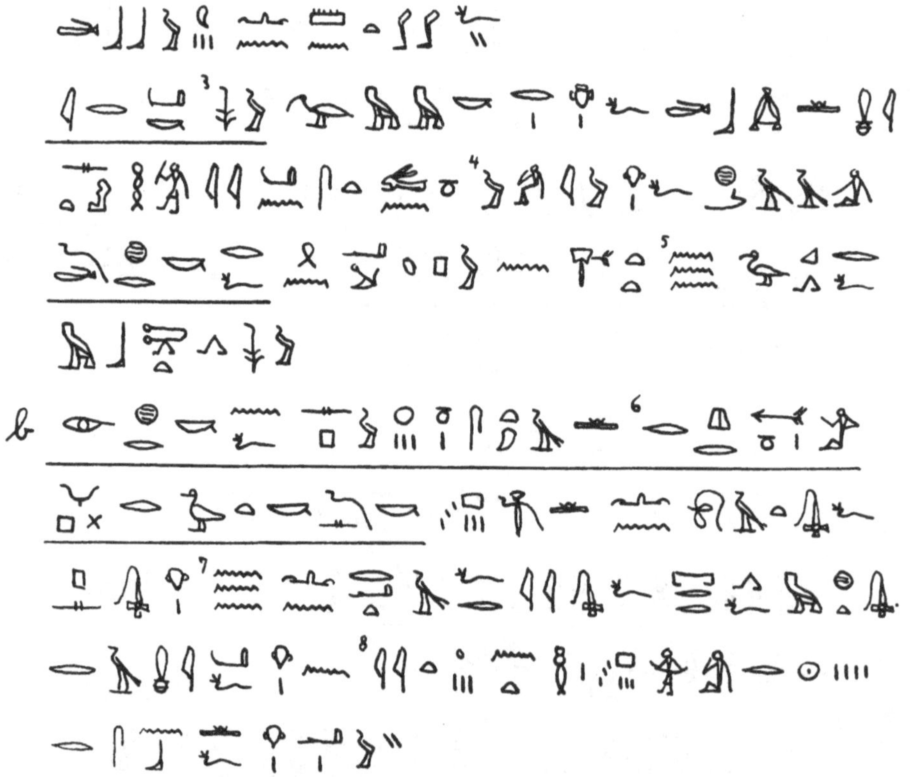

Eb 207 (42,8–43,2)

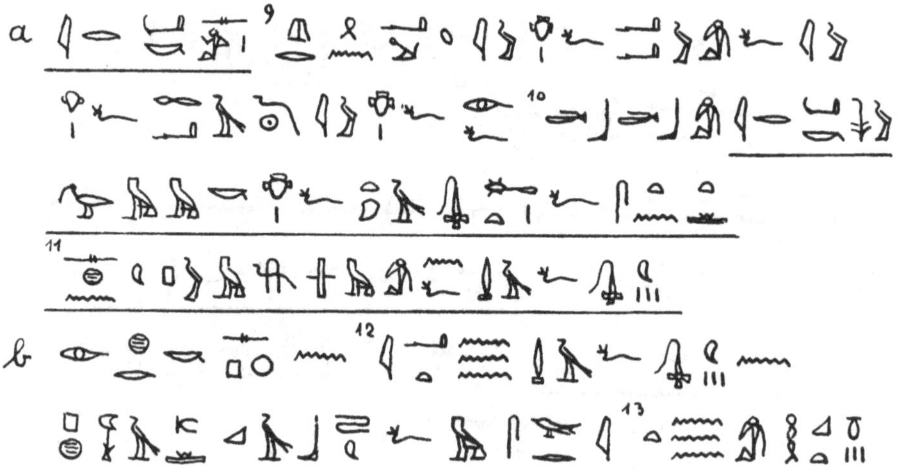

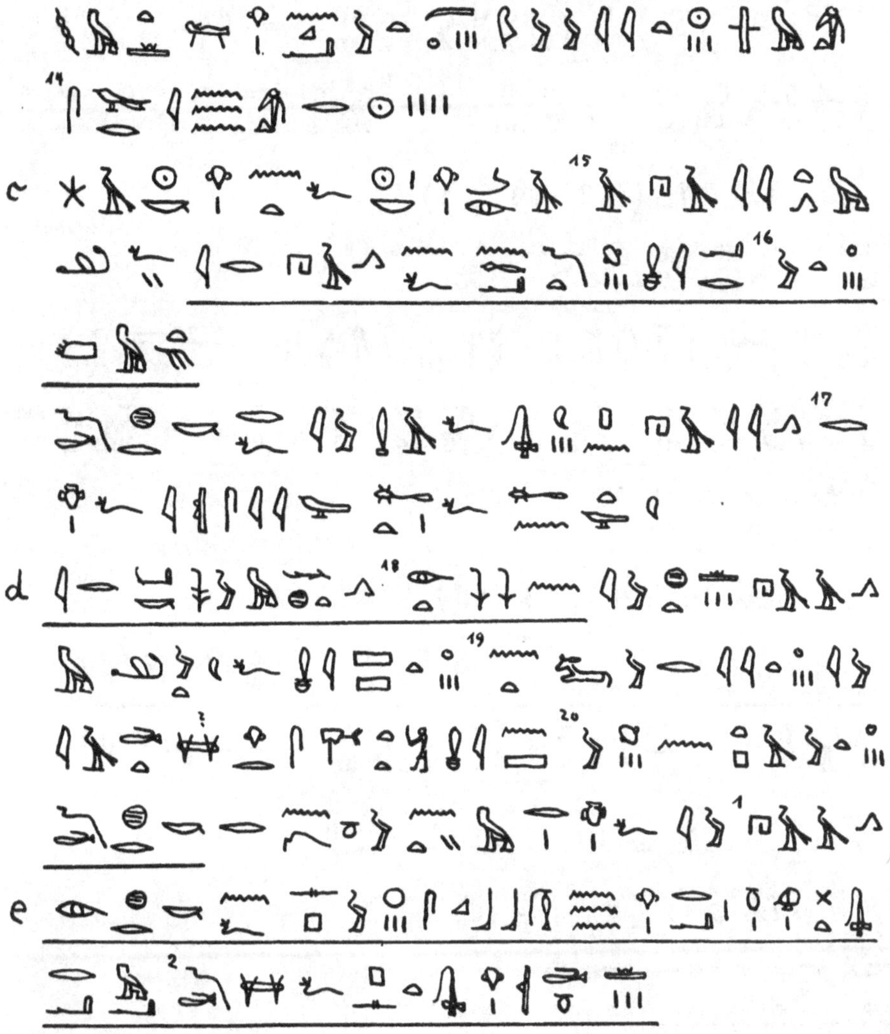

IV D 1 b Rezepte

Eb 208 (43,2-4)

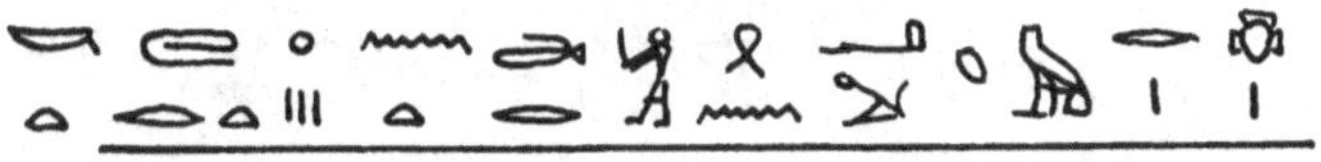

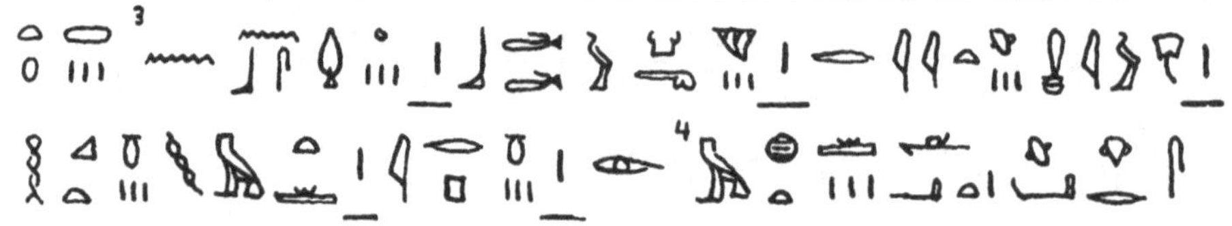

Eb 213 (43, 19-21)

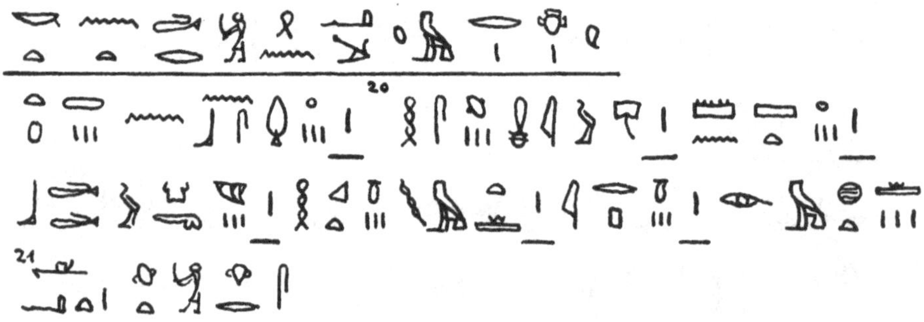

Eb 211 (43, 13-15)

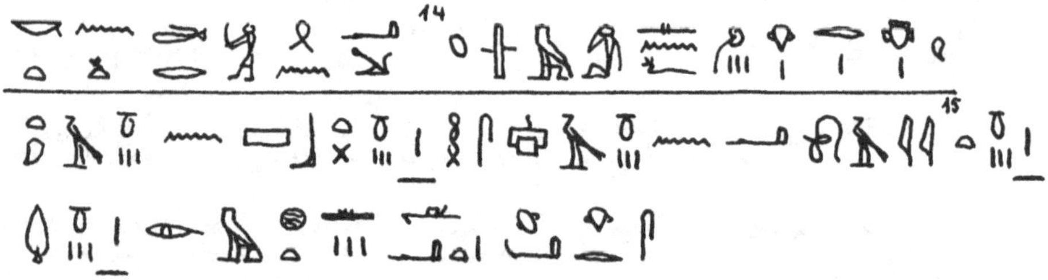

Eb 212 (43, 15-19)

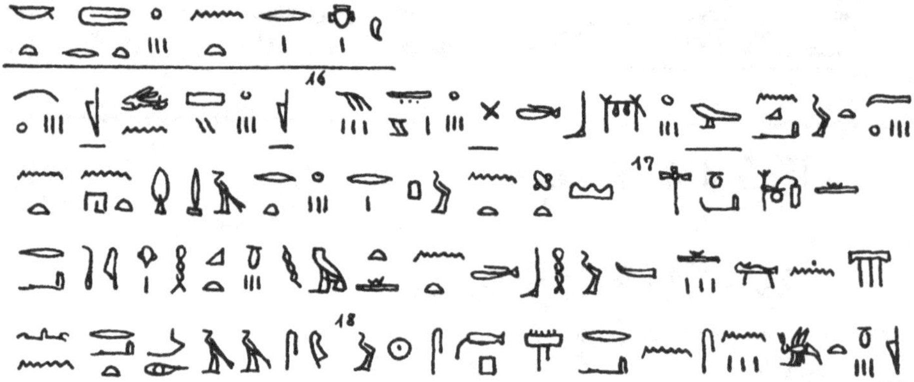

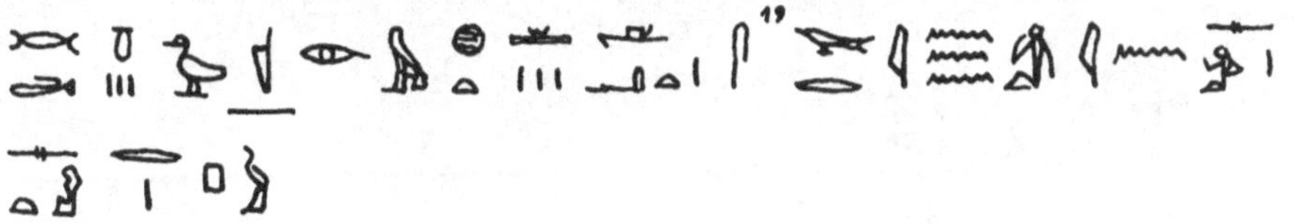

Eb 214 (43, 21–44, 1)

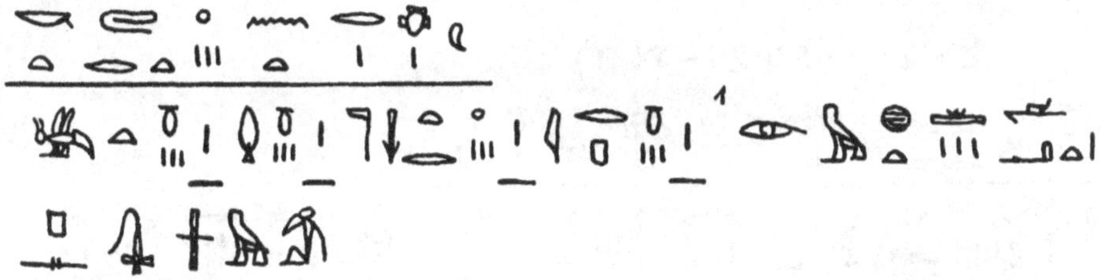

Eb 215 (44, 1–3)

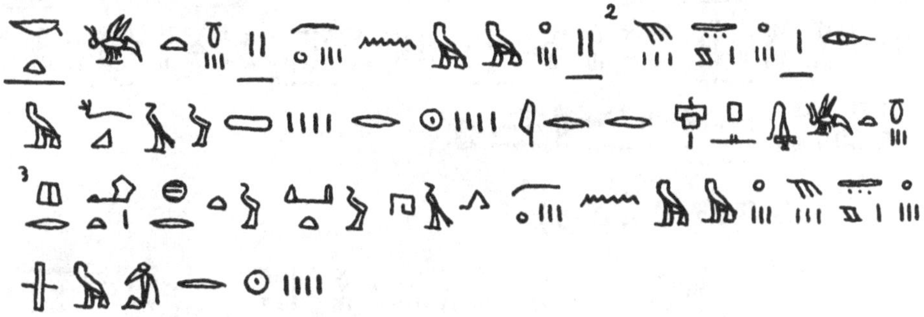

Eb 216 (44, 4–5)

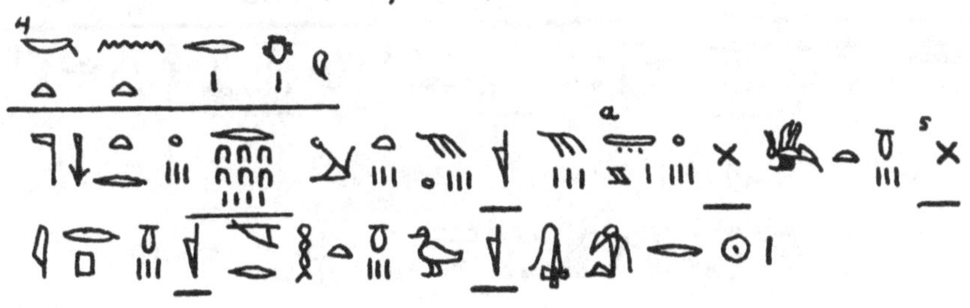

[a] Hs so: (rot nachgetragen hinter statt davor)

IV D 2 ib

a. Mittel zur Anregung der Nahrungsaufnahme

Eb 284 (50,21–51,3)

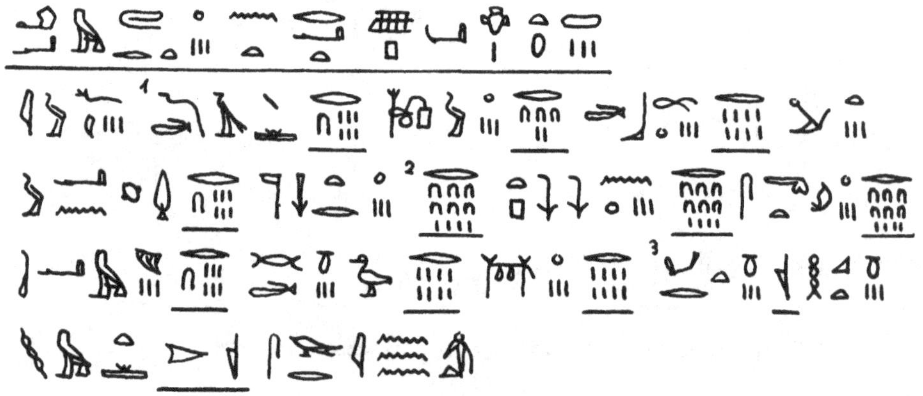

Eb 285 (51, 3–5)

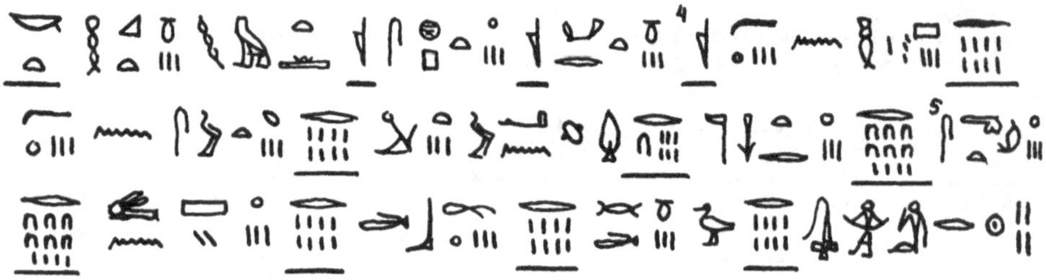

Eb 286 (51, 6)

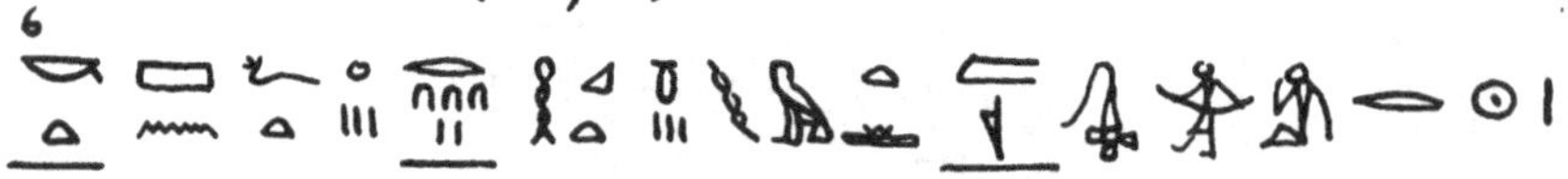

Eb 287 (51, 6–7)

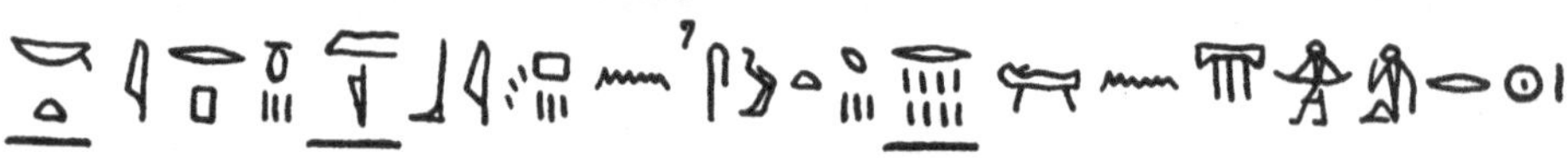

Eb 288 (51,7-8)

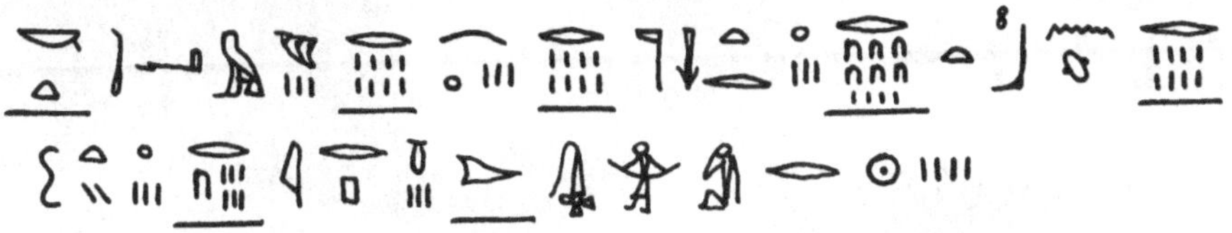

Eb 289 (51,8-9)

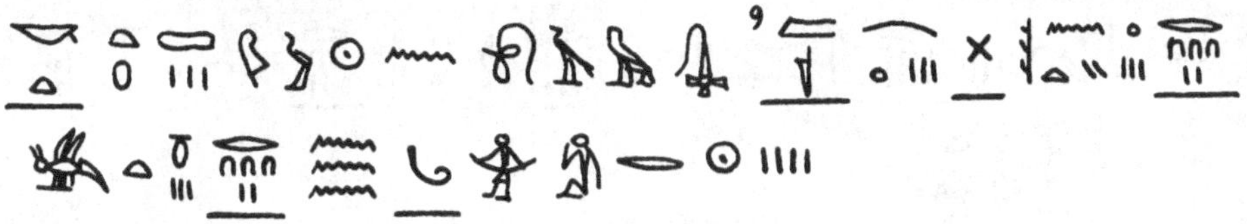

Eb 290 (51,9-10)

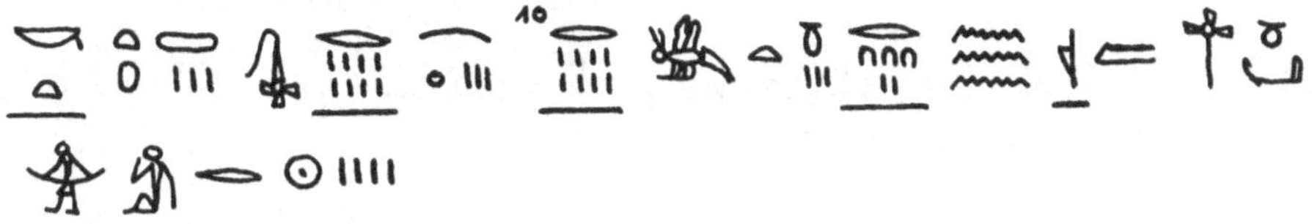

Eb 291 (51,10-11)

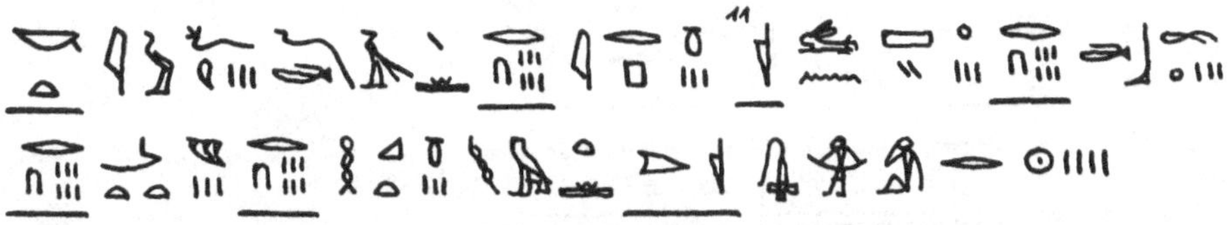

Eb 292 (51,12-13)

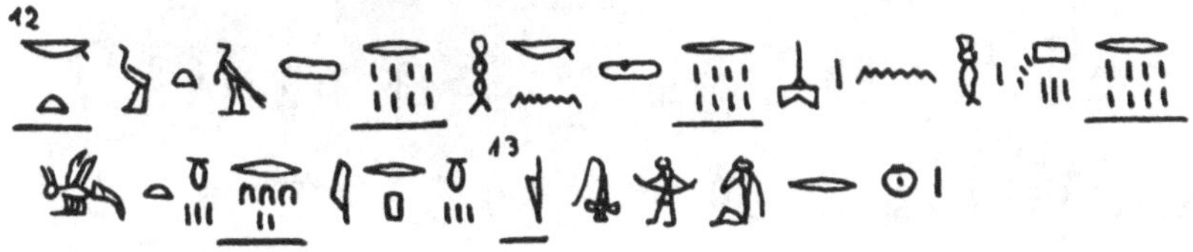

Eb 293 (51,13-14)

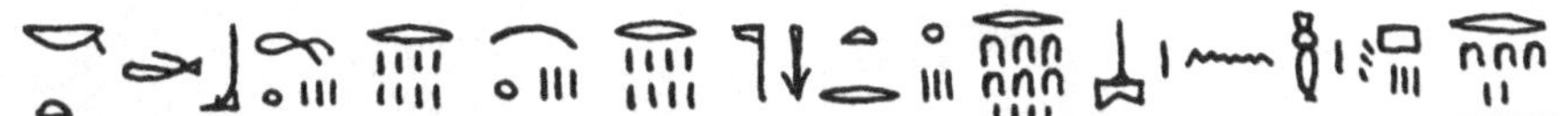

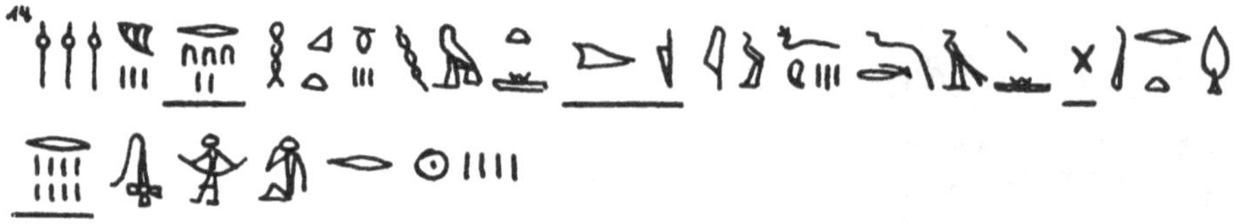

H 50 (4,4)

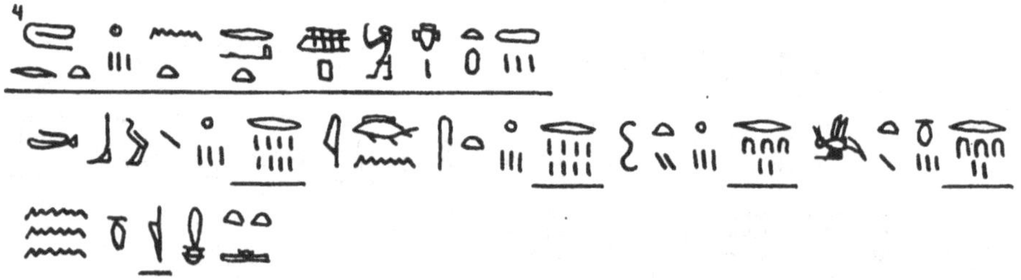

IV D 2 b Verschiedene Behandlungen

Eb 217 (44, 5-7) = H 48 (4, 2-3)

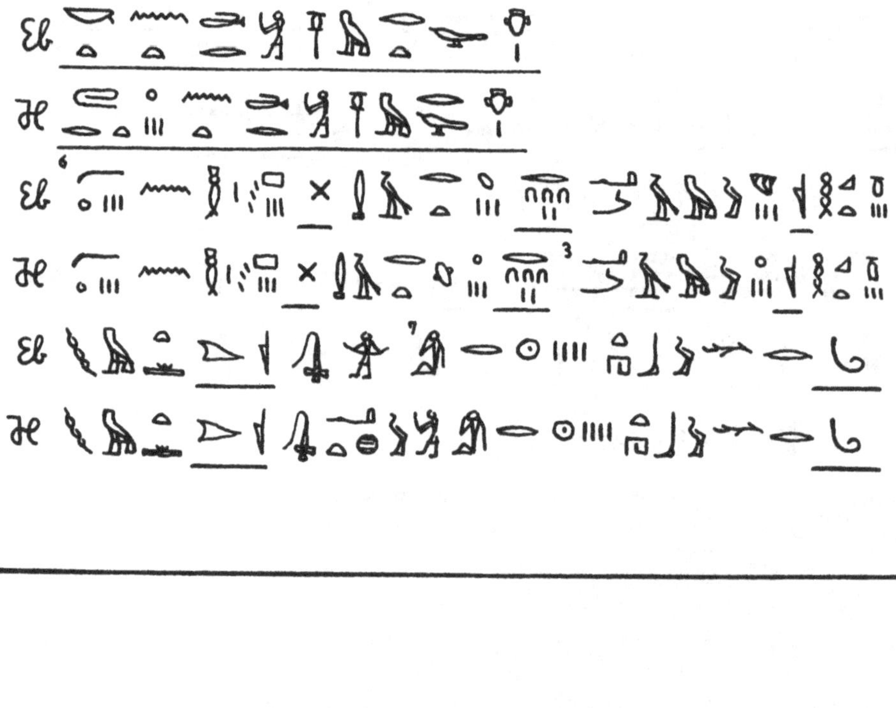

Eb 218 (44,7-8) = H 49 (4,3)

Eb 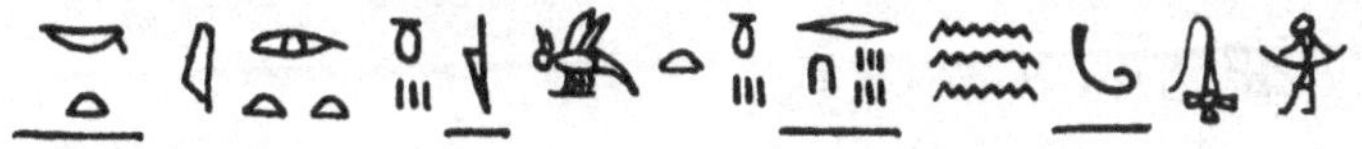

H 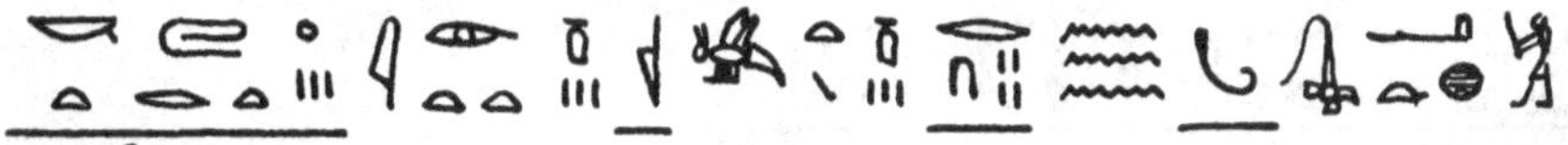

Eb 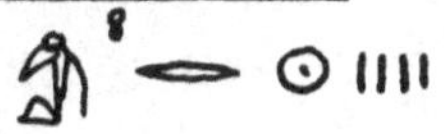

H 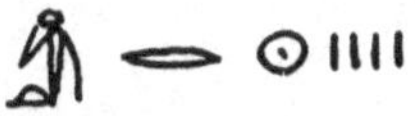

Bln 77 (7,5)

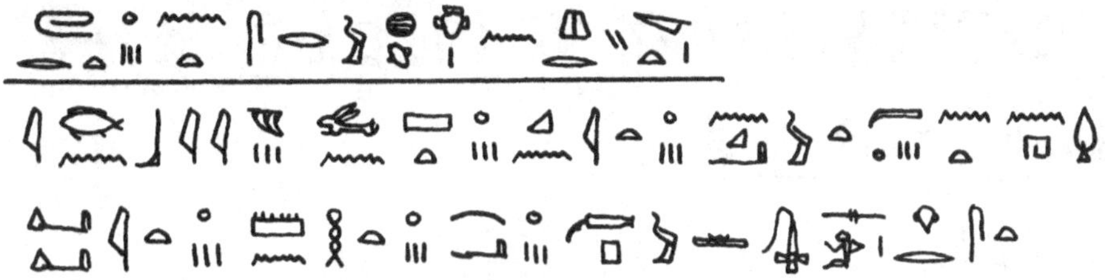

IV D 3 ḳ3.tj

Eb 220 (44,11-12)

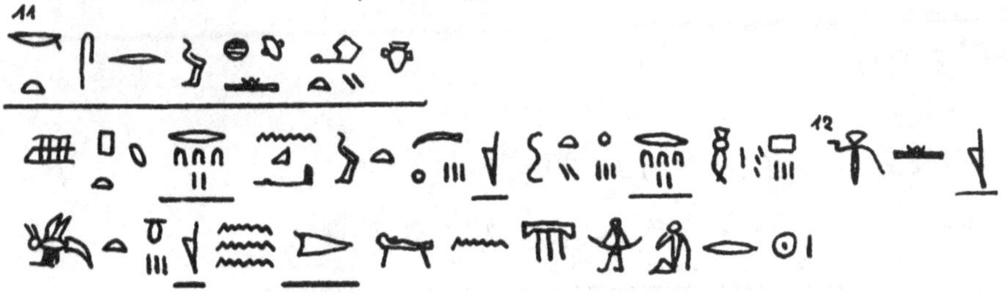

Eb 230 (45,12-13)

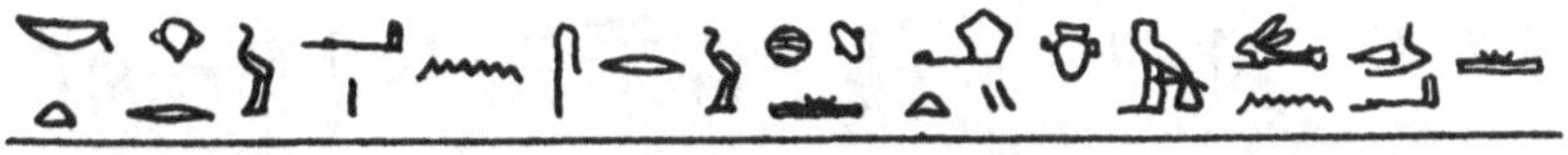

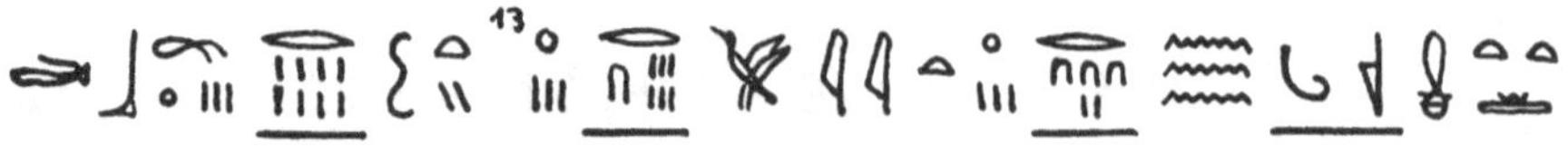

H 51 (4,4-5)

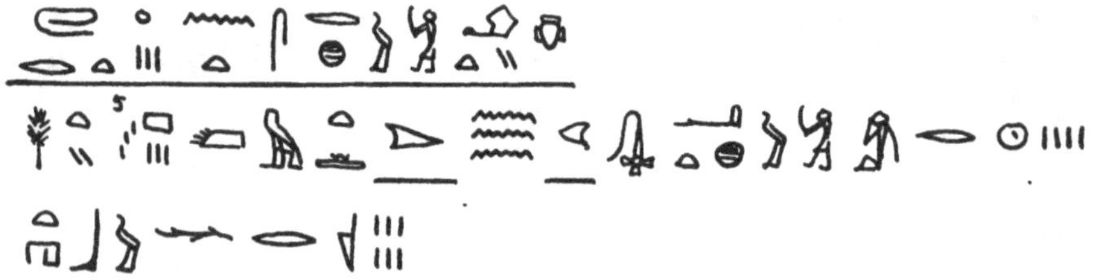

H 52 (4,5-6)

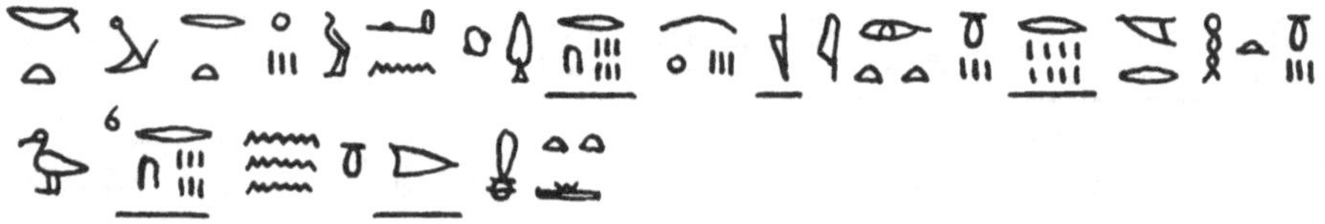

Bln 117 (10,2-3)

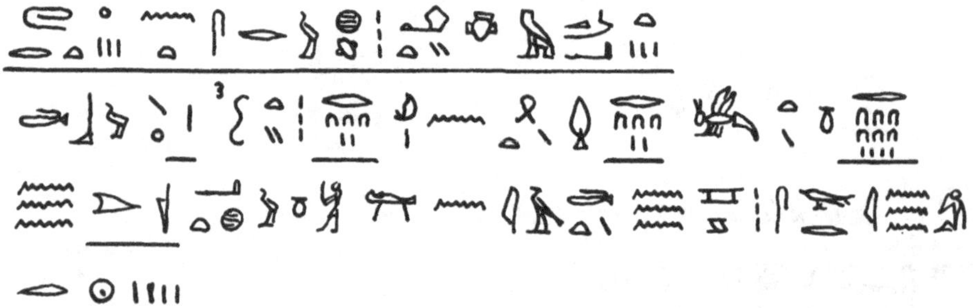

Eb 233 (45,18-20)

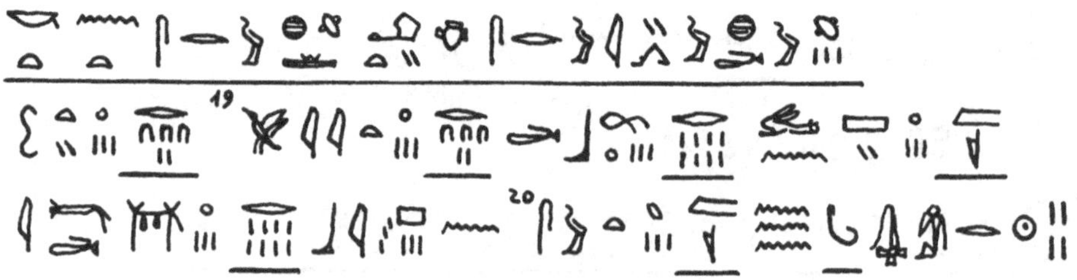

Eb 234 (45, 20-21)

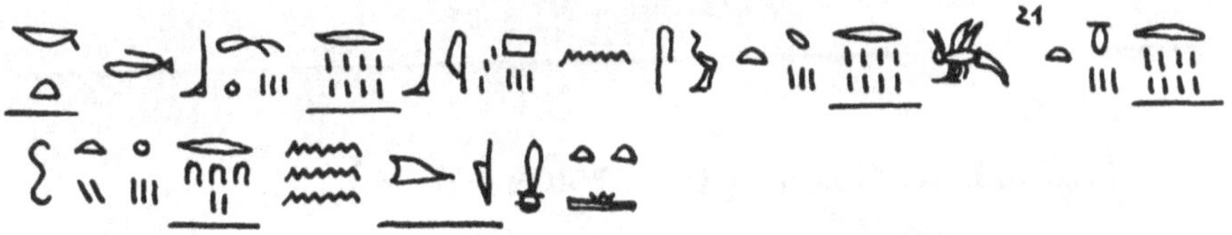

Eb 235 (45, 21-22)

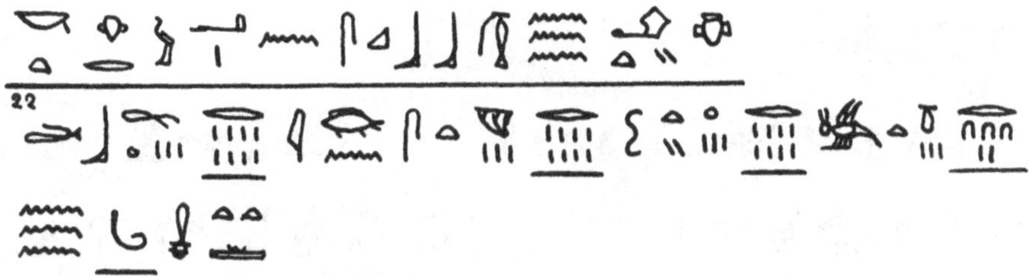

Bt 18 (6, 13-7, 2)

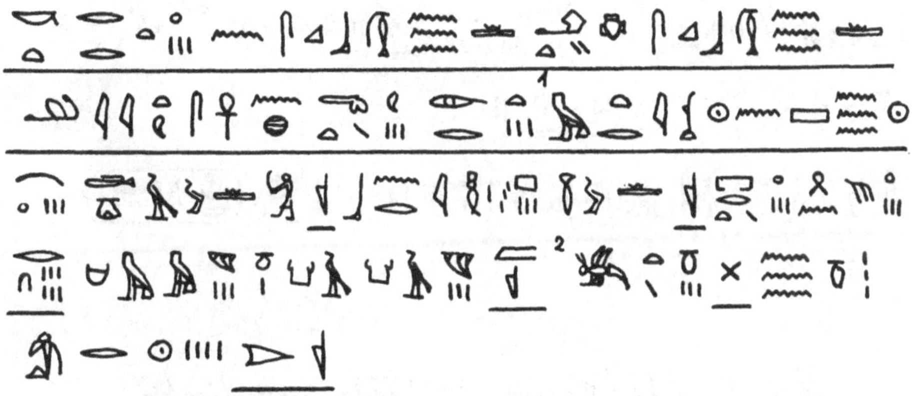

Bt 19 (7, 2-3)

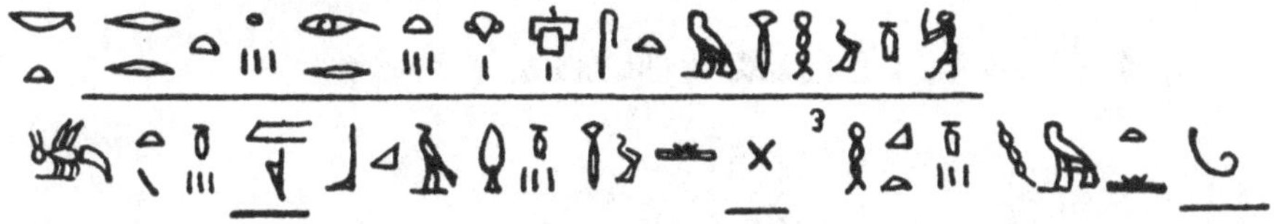

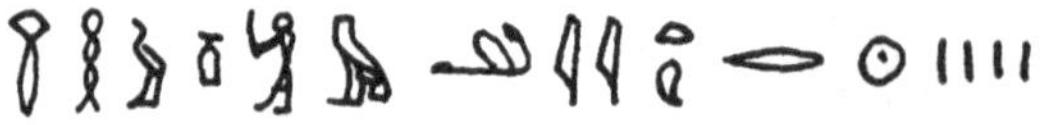

Ostrakon Kairo (ODM 1091 Vs. 1)

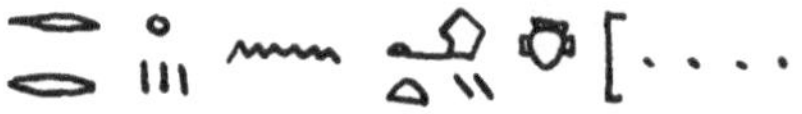

L 14 (5,1–6,1)

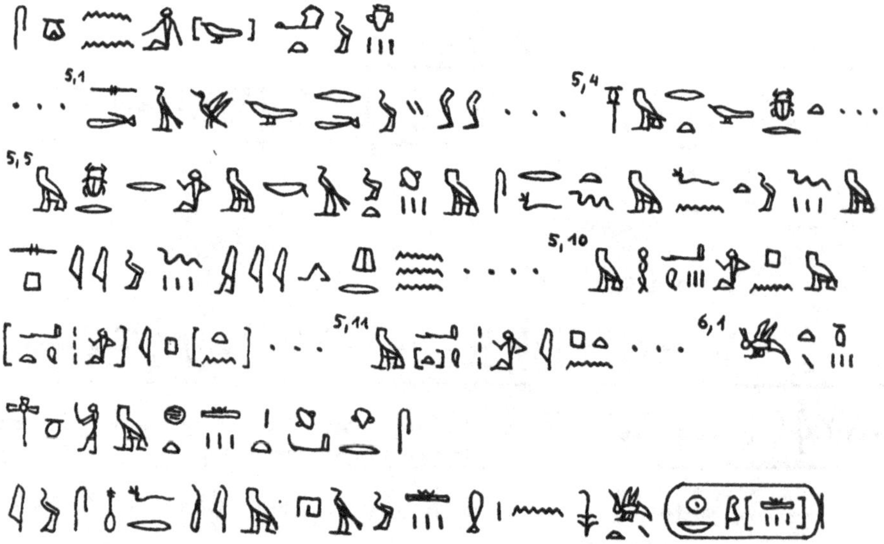

IV E Rechte (Bauch-)Hälfte und linke (Bauch-)Hälfte

1. Rechte (Bauch-)Hälfte

a gs wnmj

Eb 757 (90, 6-7)

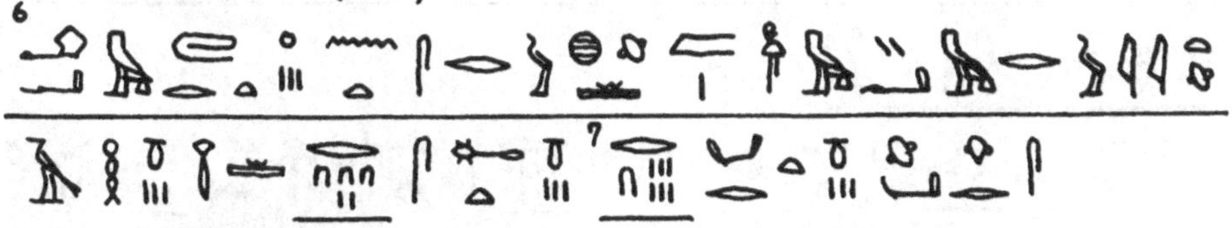

Eb 758 (90, 7-11)

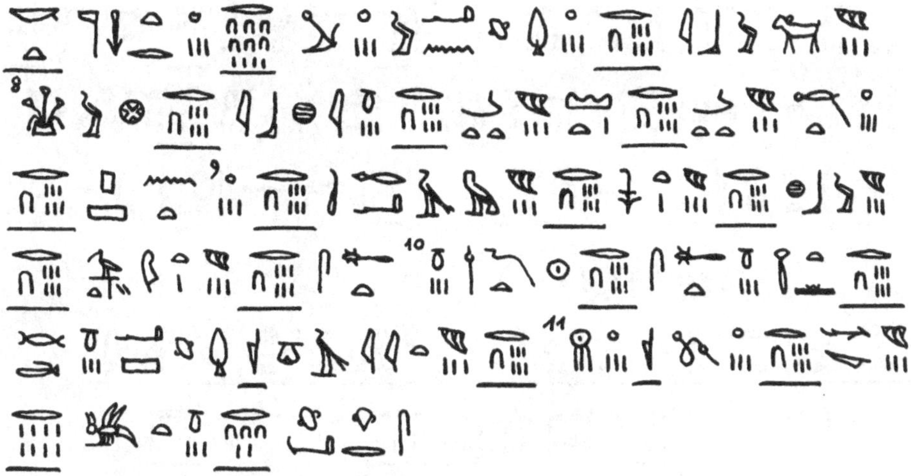

Eb 759 (90, 11-13)

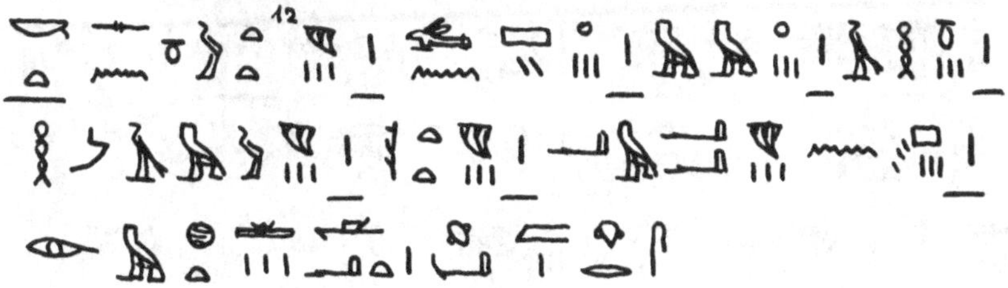

Eb 760 (90, 13-14)

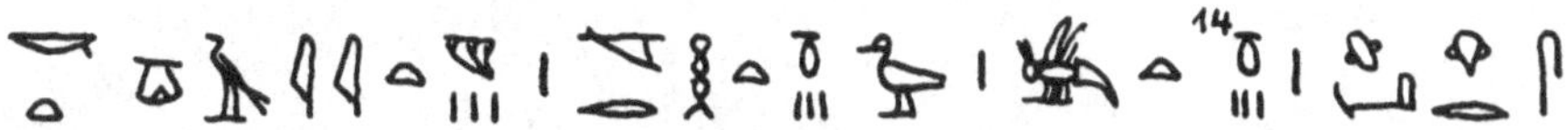

Eb 209 (43, 4-8)

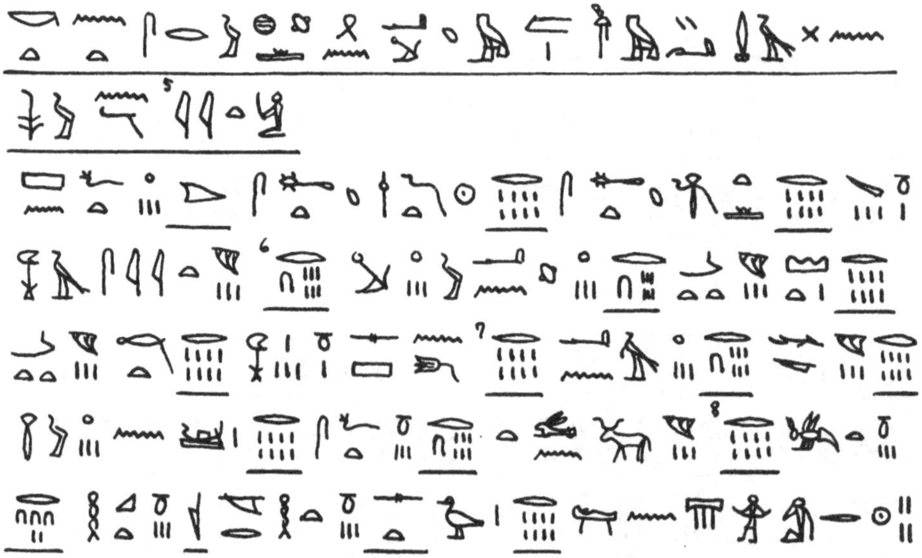

Eb 210 (43, 8-13)

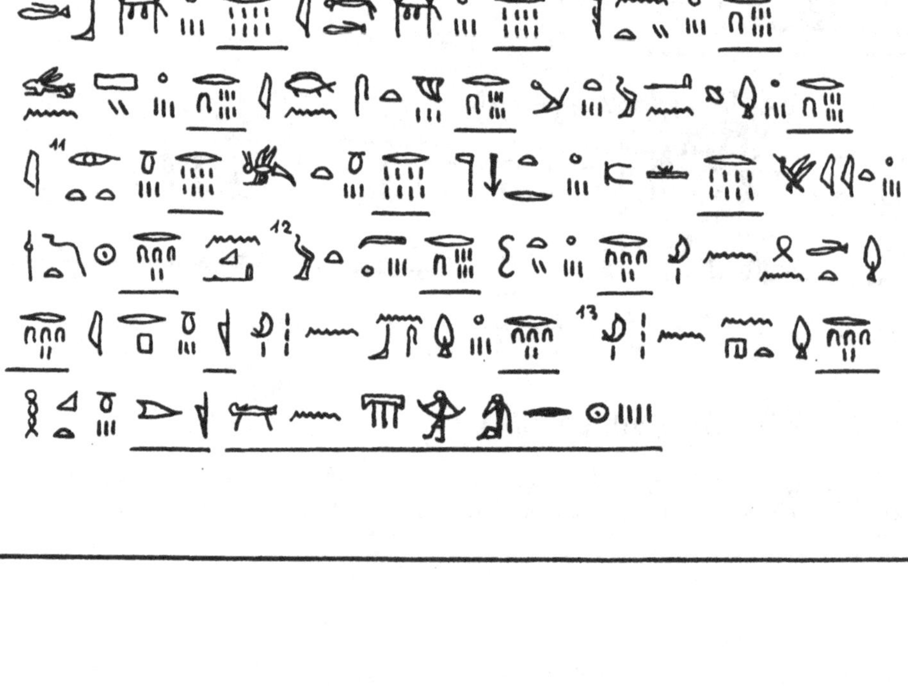

IV E 1 b gs n ẖ.t (Hälfte des Bauches)

Eb 40 (13, 12–15)

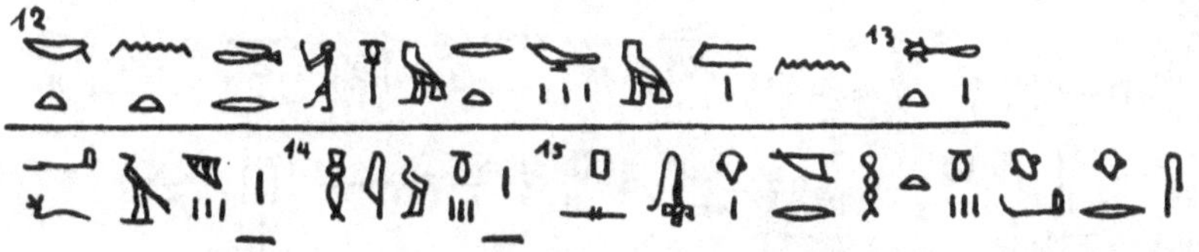

IV E 2 Linke (Bauch-) Hälfte

Eb 631 (79, 10–14)

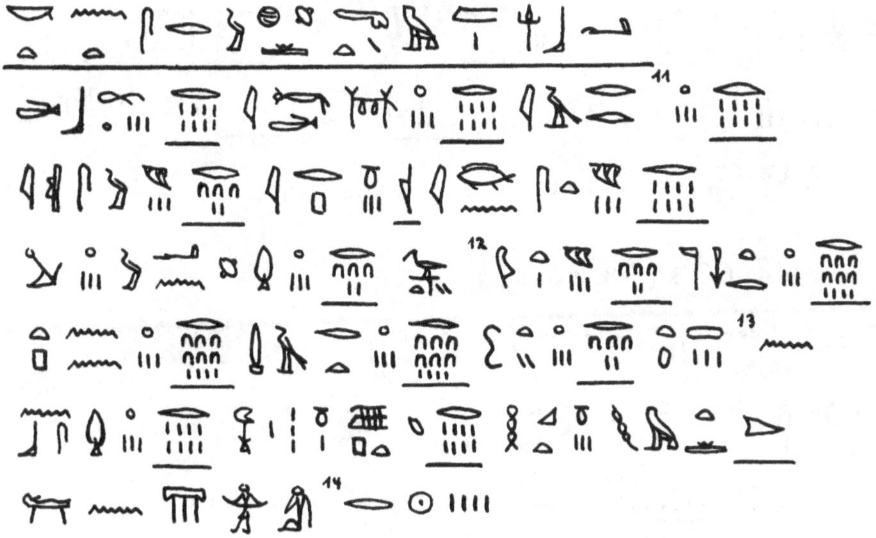

Eb 632 (79, 14–17)

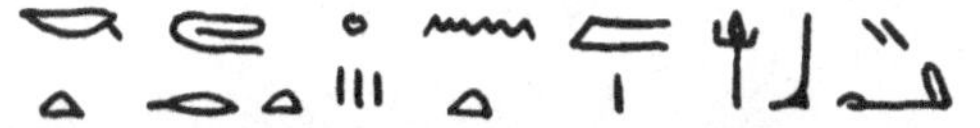

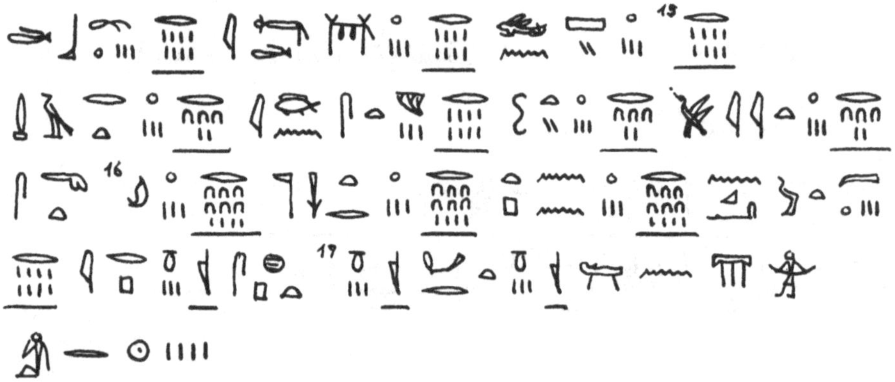

H 28 (2,12-14)

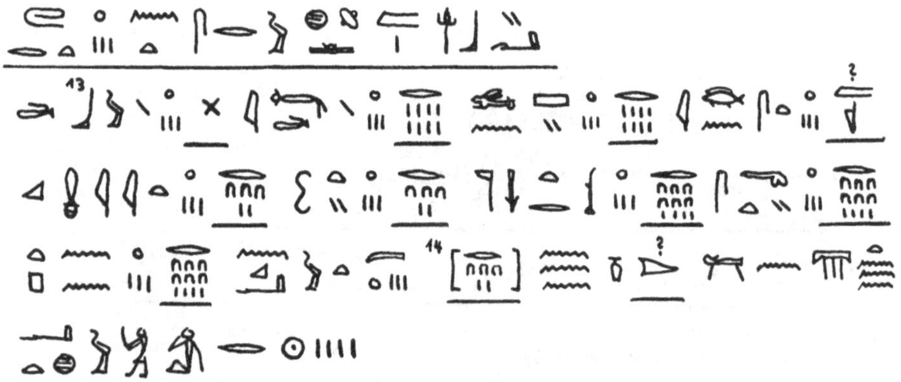

Eb 633 (79,17-19)

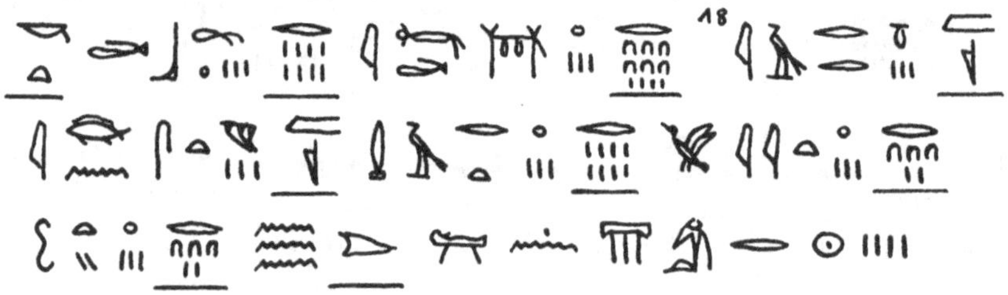

IV F Bauch

1. Krankhafte Erscheinungen

a. Krankheiten

Eb 4 (2a, 7–10) = H 53 (4, 6)

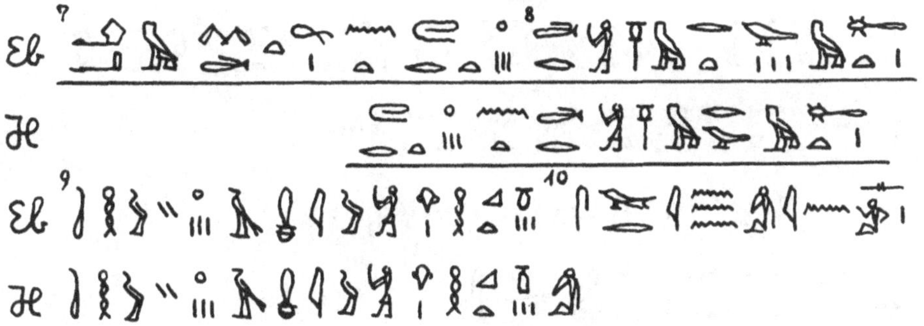

Eb 43 (14, 7–10)

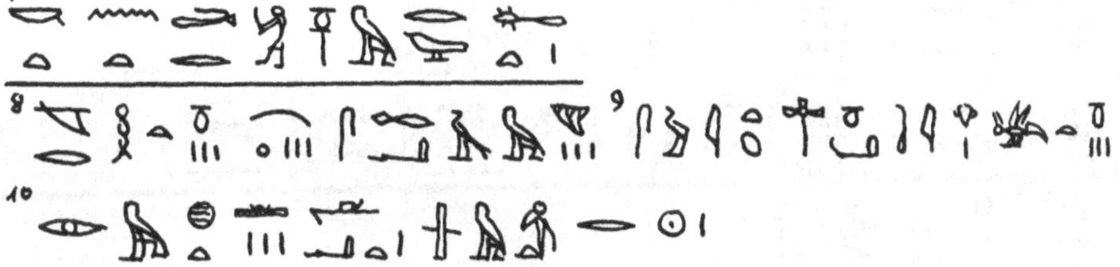

Eb 41 (13, 16–21)

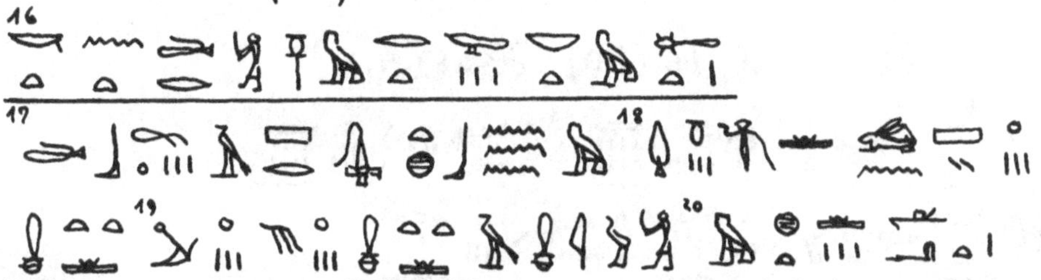

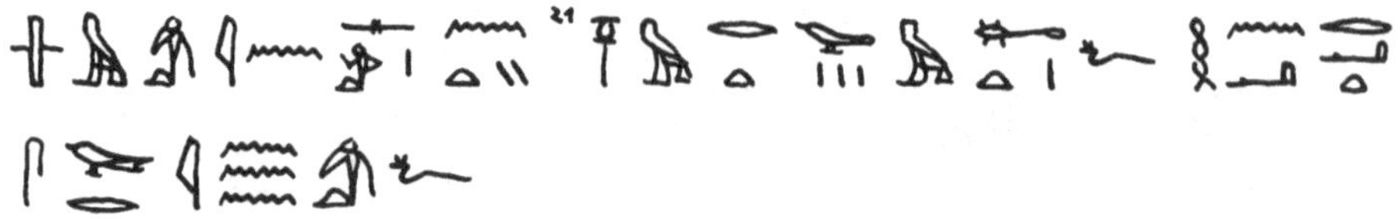

Eb 42 (14, 1–6)

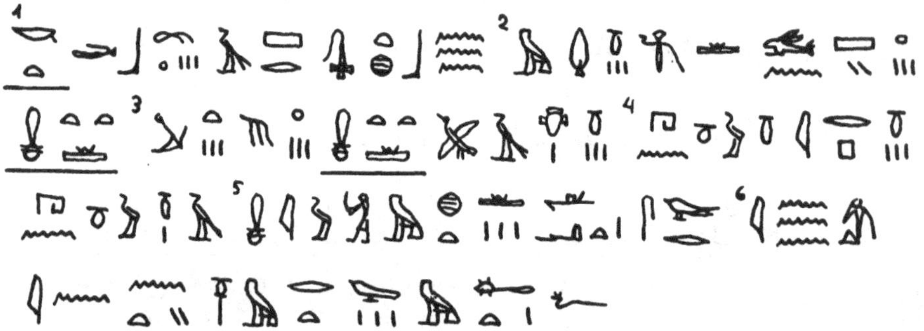

Eb 5 (2a, 11–15) = H 55 (4, 7–8)

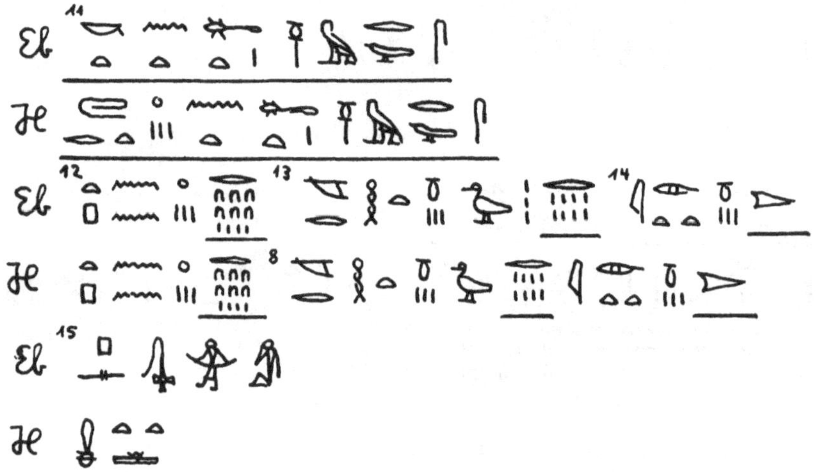

Eb 6 (2a, 16–20) = H 56 (4, 8)

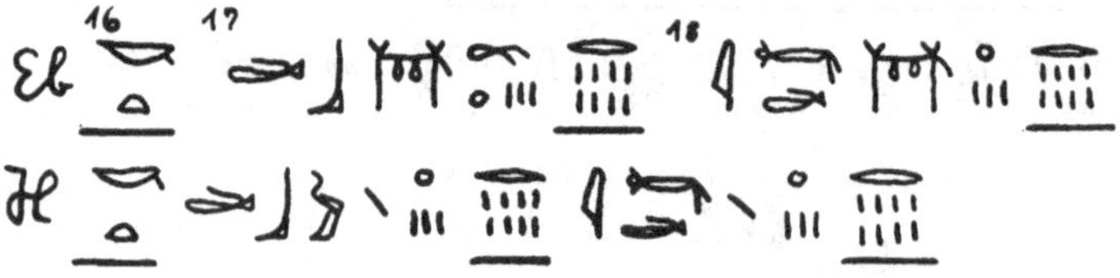

Eb / H

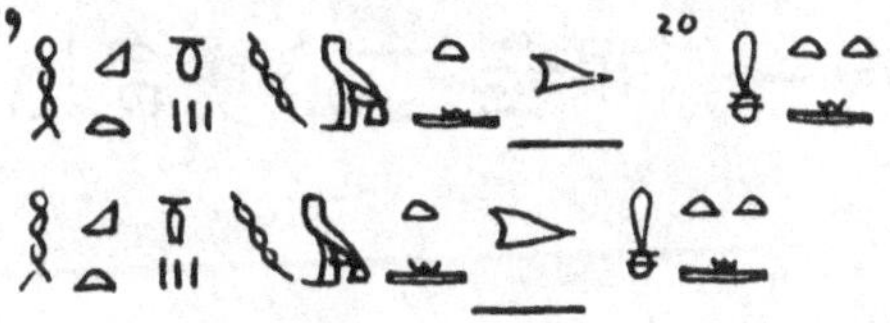

Bln 191 (21,9-11)

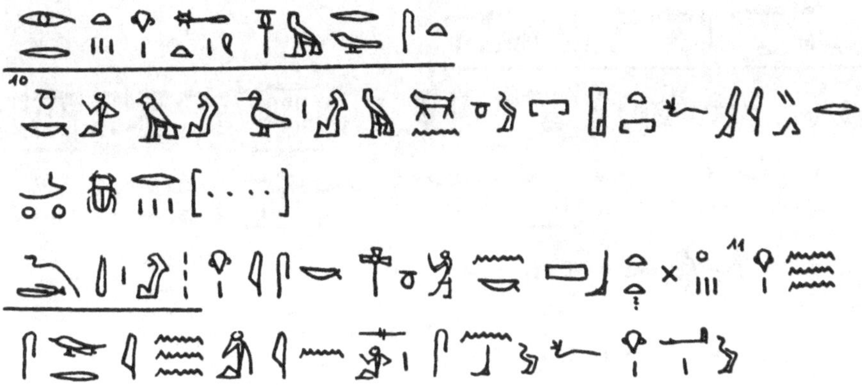

H 26 (2,10-11)

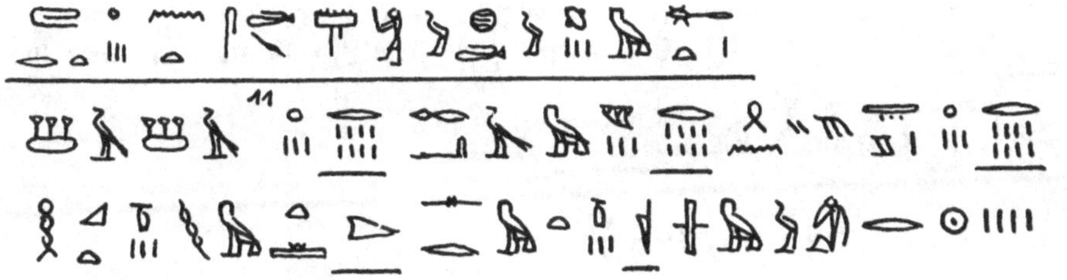

H 29 (2,14-15)

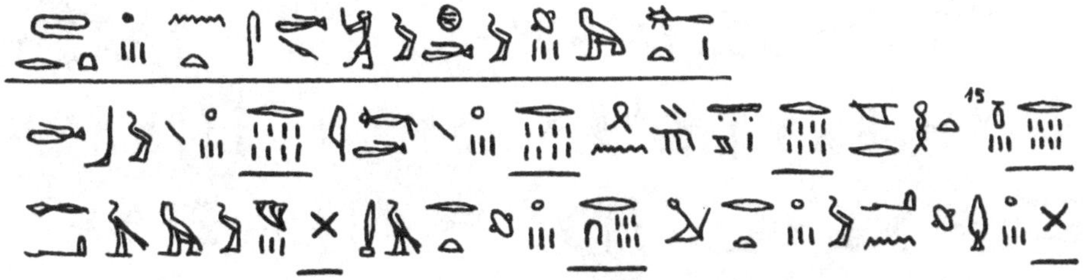

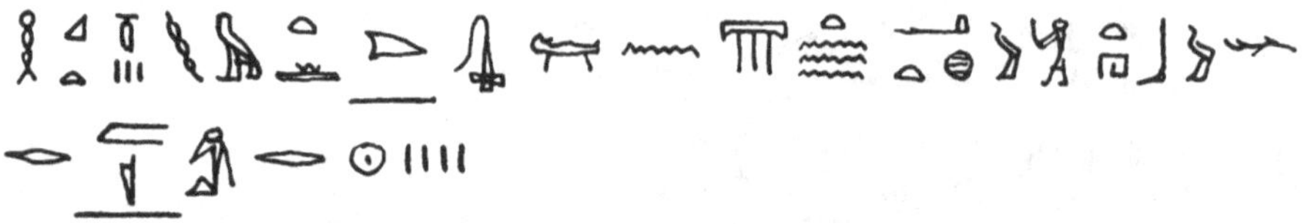

Eb 86 (23,2-4)

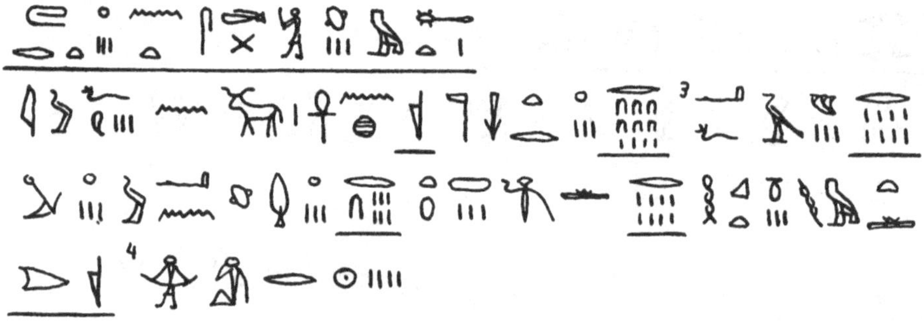

Eb 97 (24,9-12)

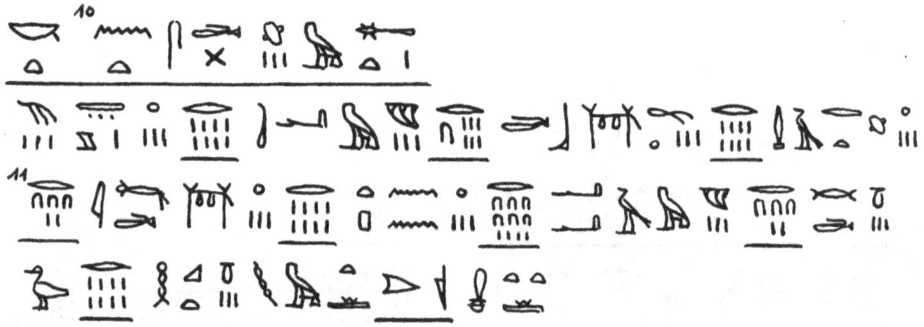

Bln 154 (13,3-8)

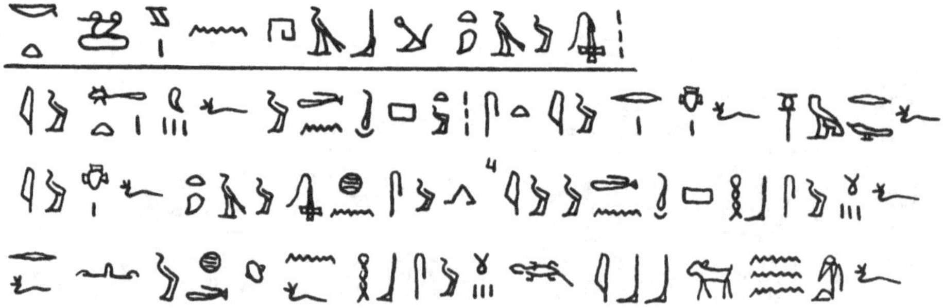

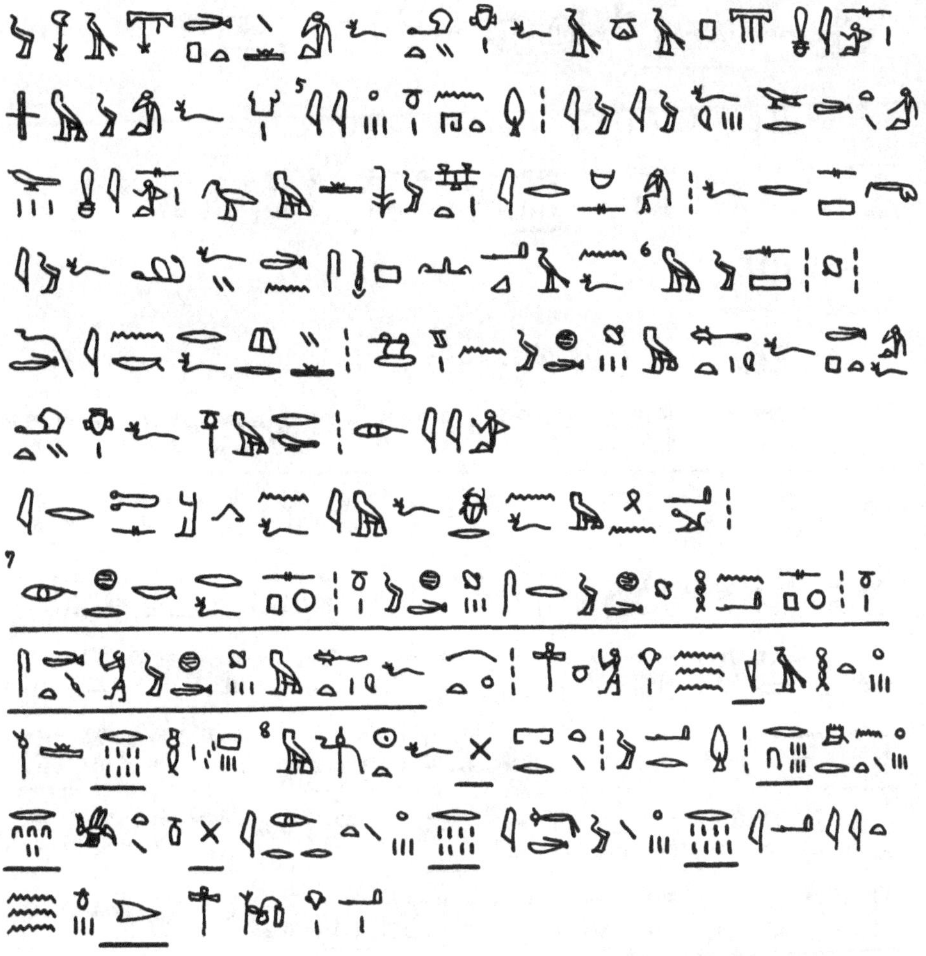

Bln 155 (13,8-10)

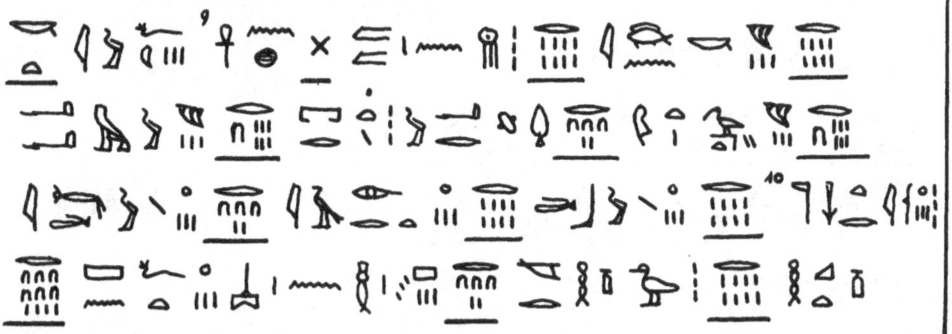

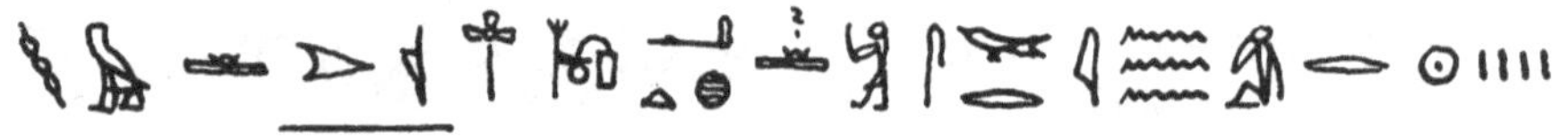

Bln 156 (13, 10-11)

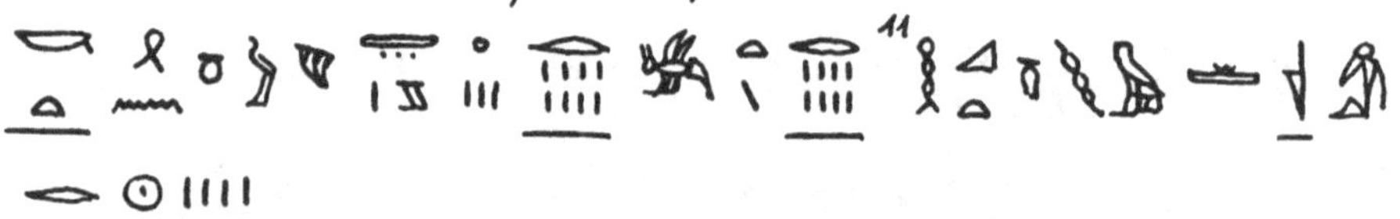

Bln 157 (13, 11-14, 3)

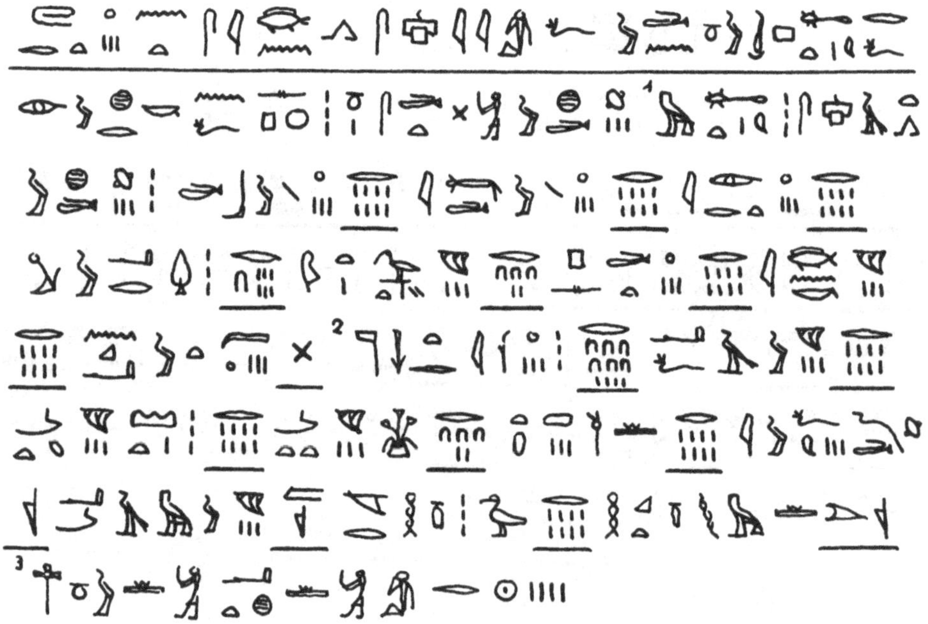

Bln 170 (18, 2-3)

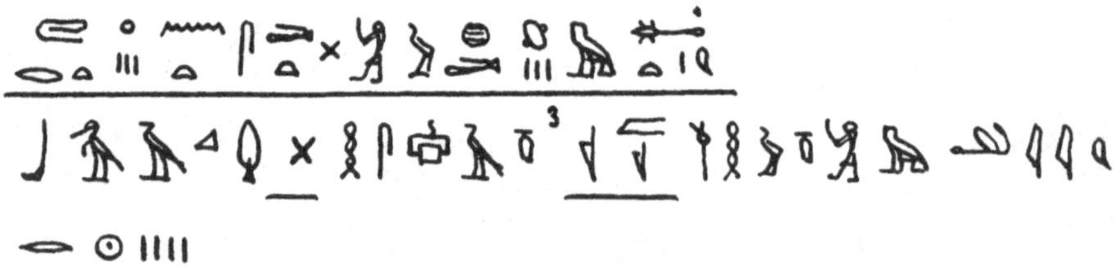

H 47 (4,1-2)

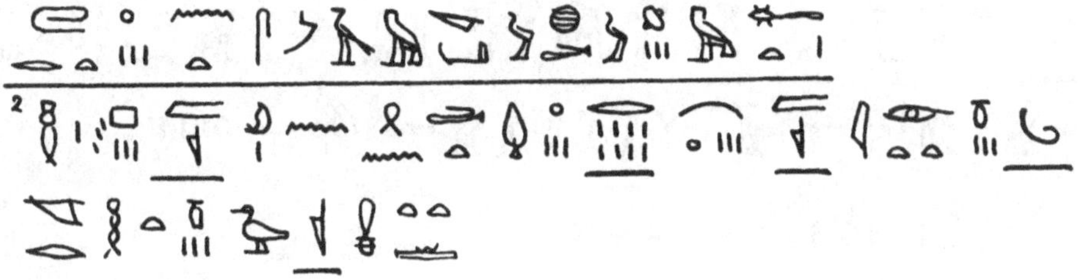

Eb 100 (24,18-20)

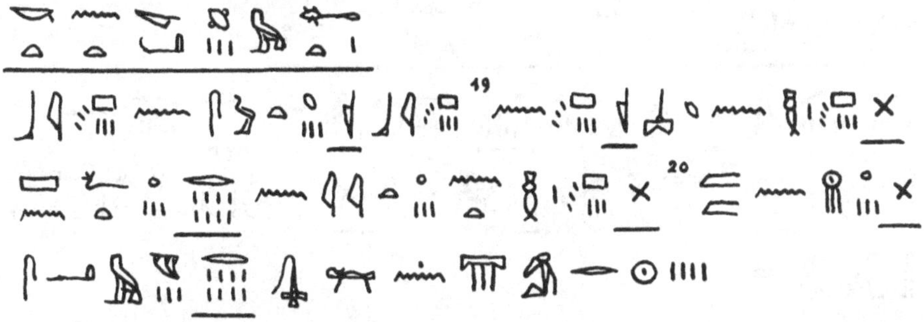

Eb 101 (24,20-25,3)

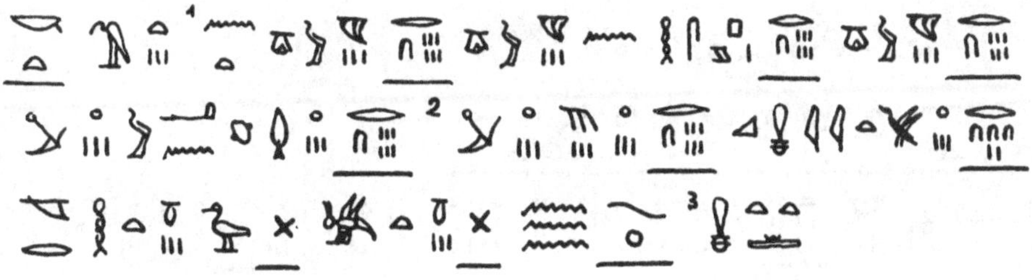

Bln 153 (12,12-13,3)

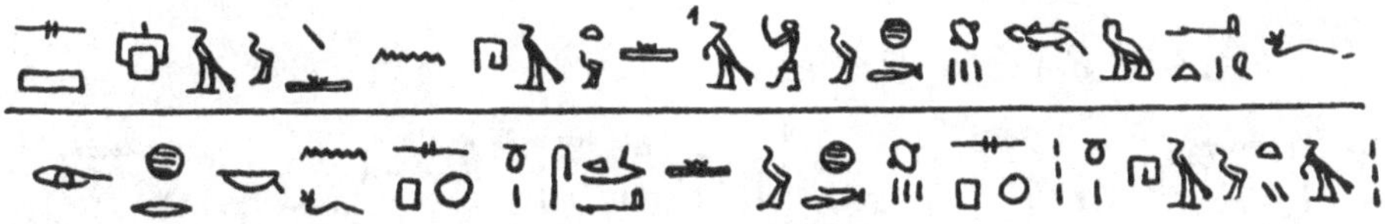

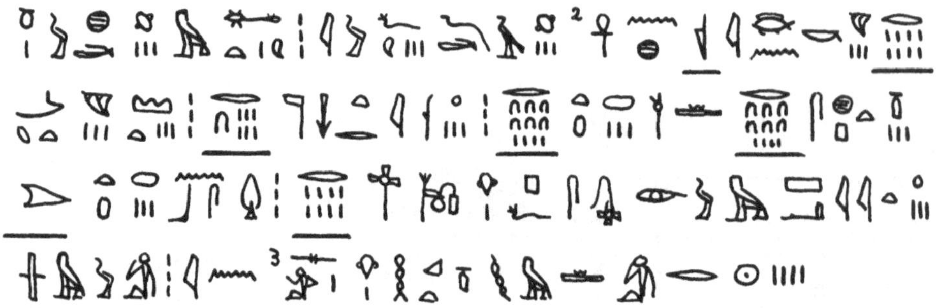

Eb 103 (25, 8-11)

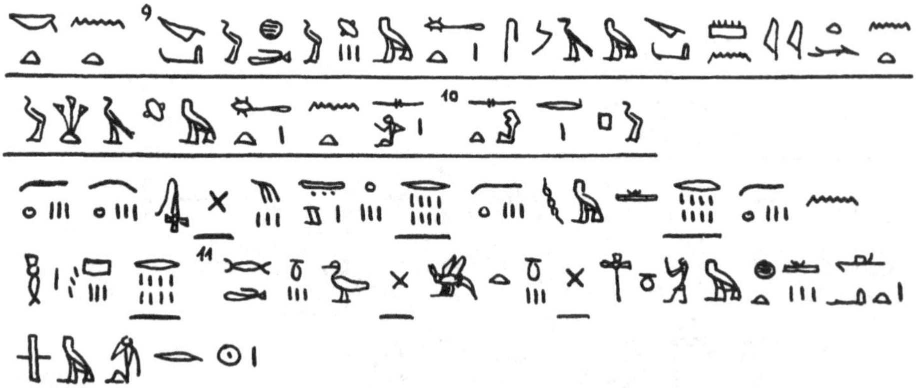

Eb 87 (23, 4-5)

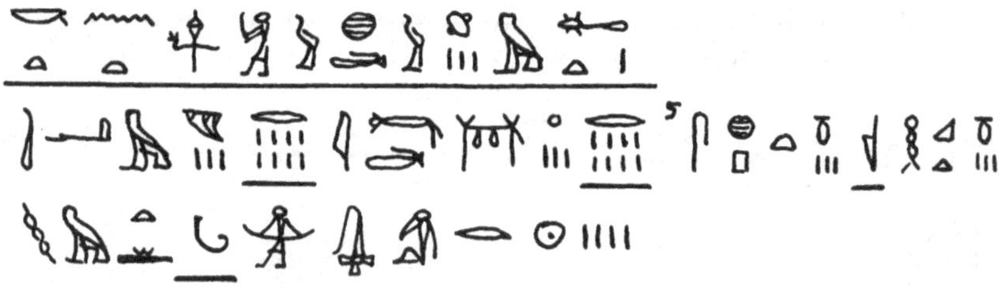

Eb 88 (23, 5-7)

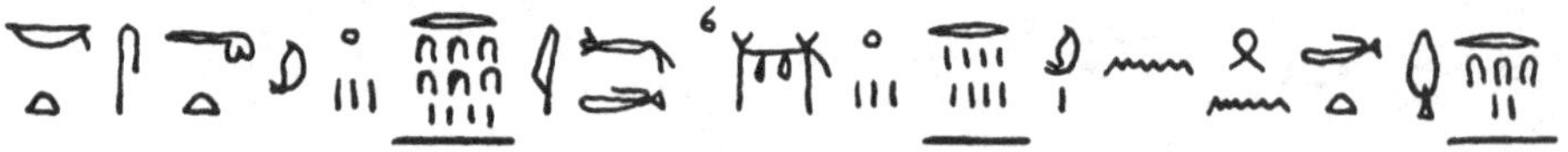

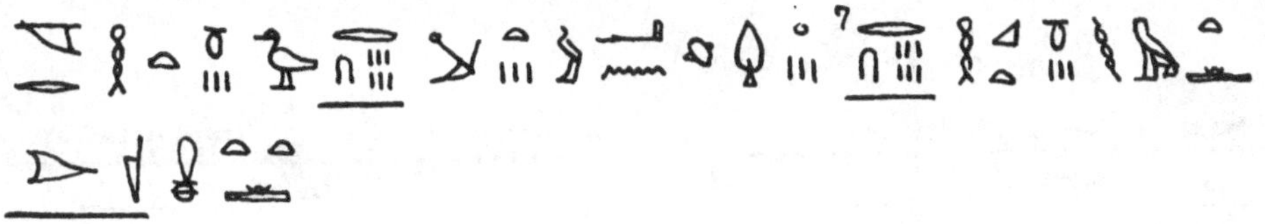

Eb 89 (23,7-9)

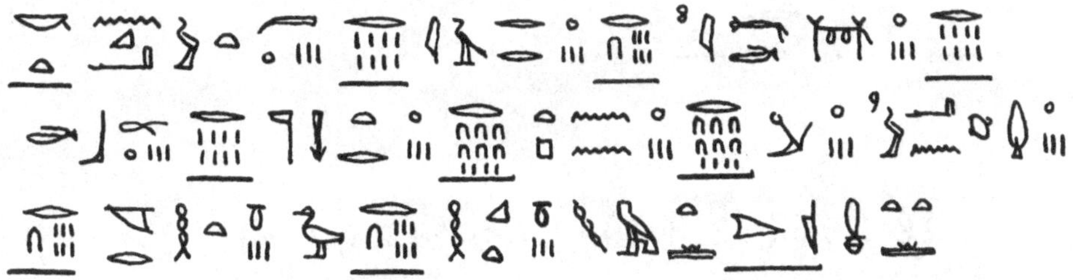

Bln 158 (14,3-4)

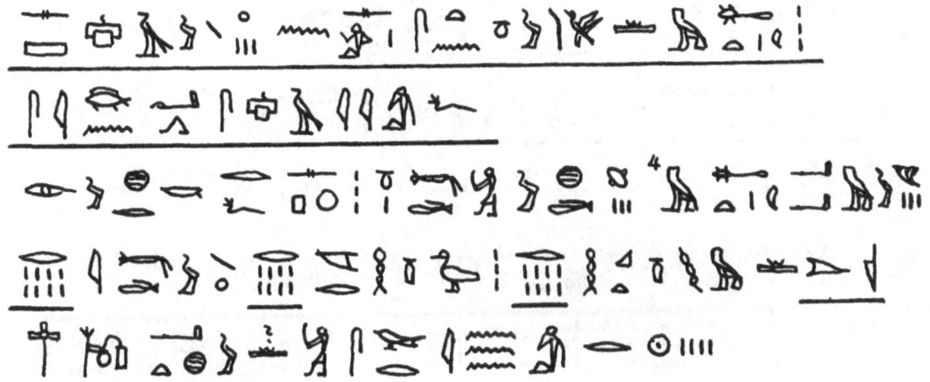

Bln 159 (14,4-5)

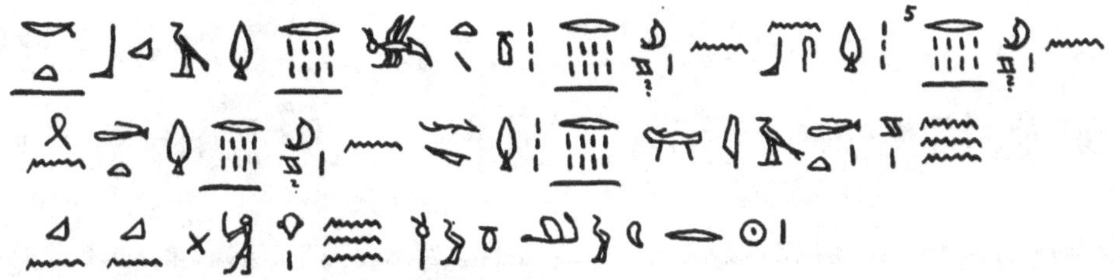

Bln 160 (14, 5-6)

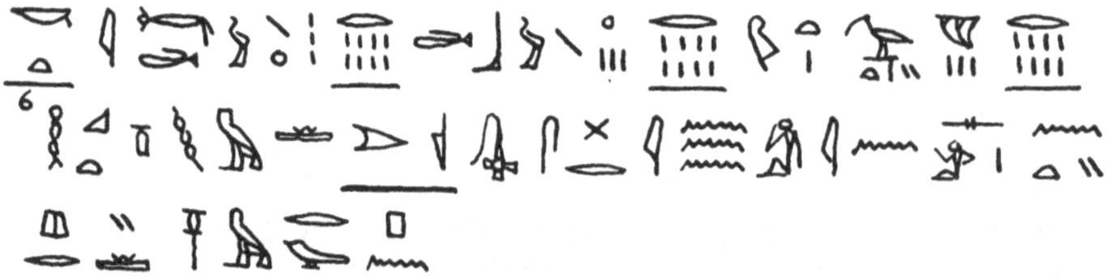

Eb[1] 296 (52, 1-7) = Eb[2] 102 (25, 3-8)

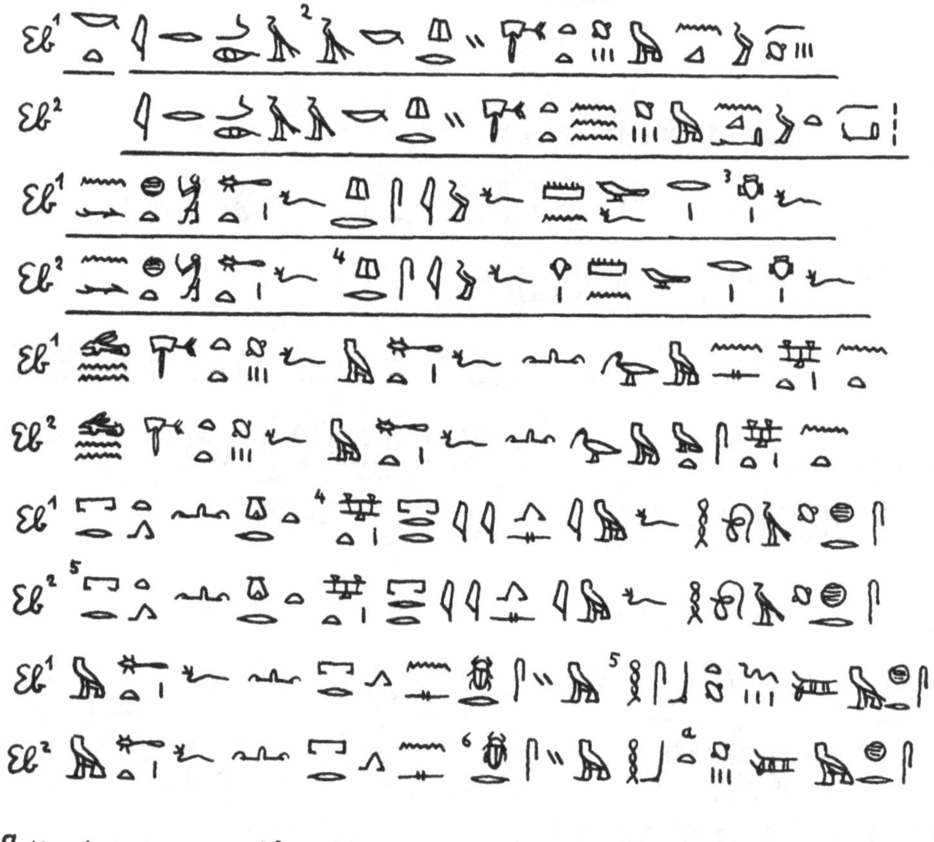

a Korrigiertes △ ; wohl nicht ⟵ wie Sethe Lesest. 55 h umschreibt.

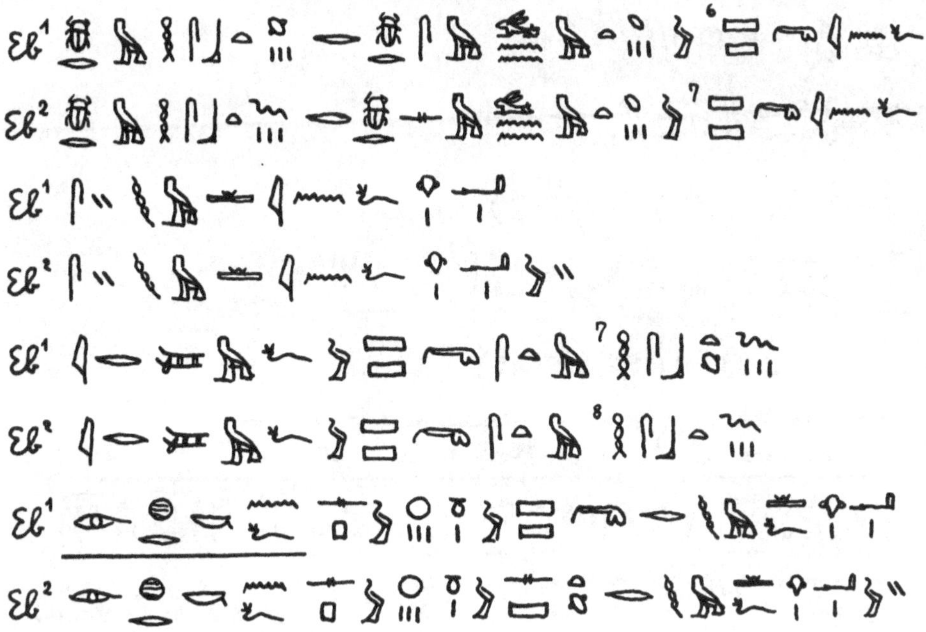

Eb 297 (52,7-10) = Bln 136 (11,5-6)

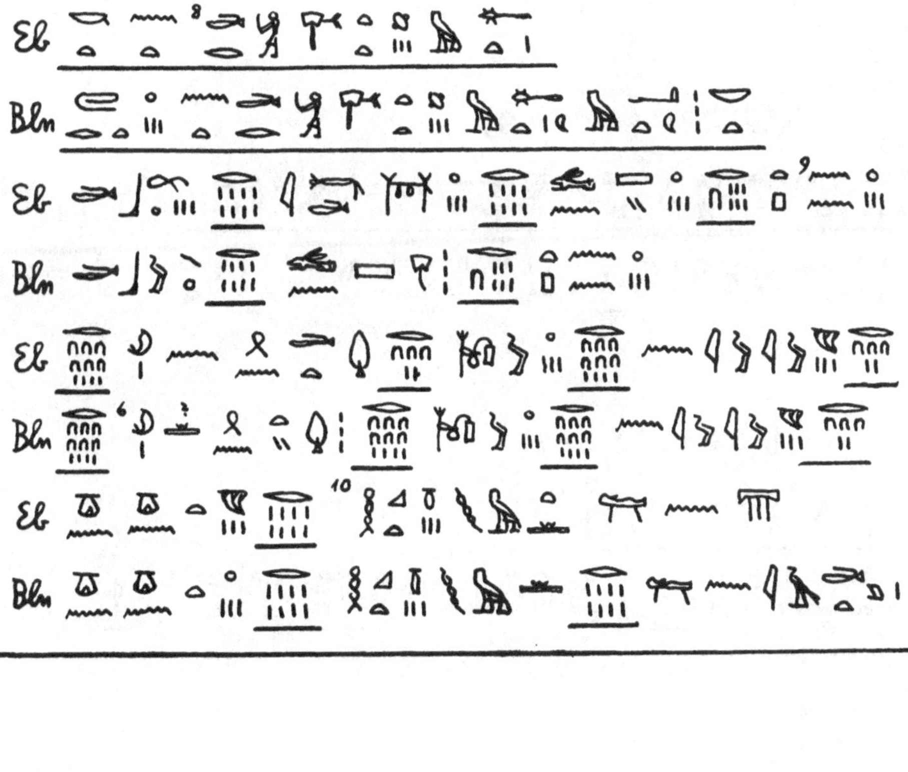

Eb 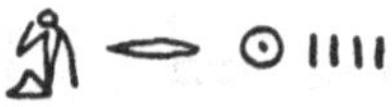

Bln 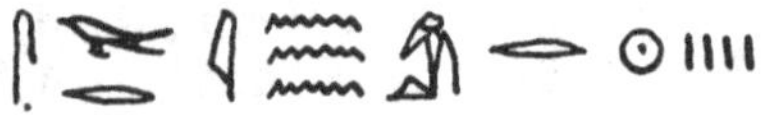

Bln 137 (11, 6-7)

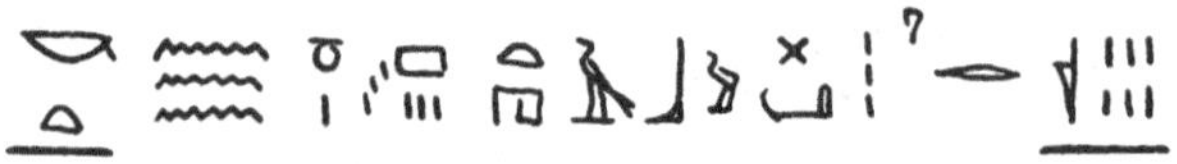

Eb 300 (52, 15-17)

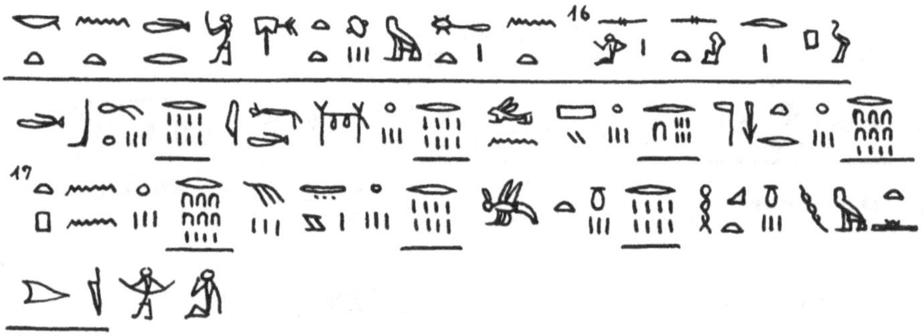

Bln 149 (12, 8-9)

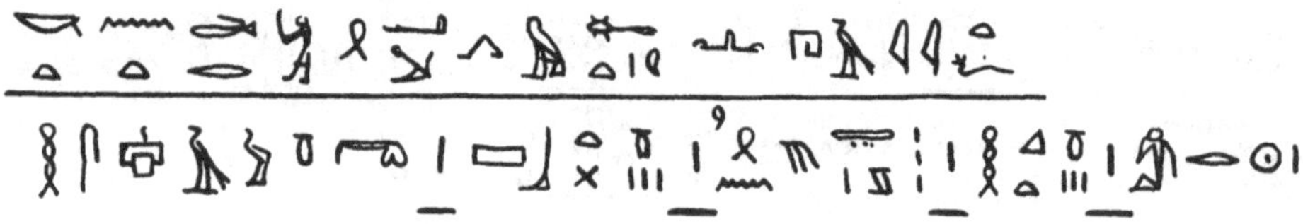

Eb 585 (75, 5-7)

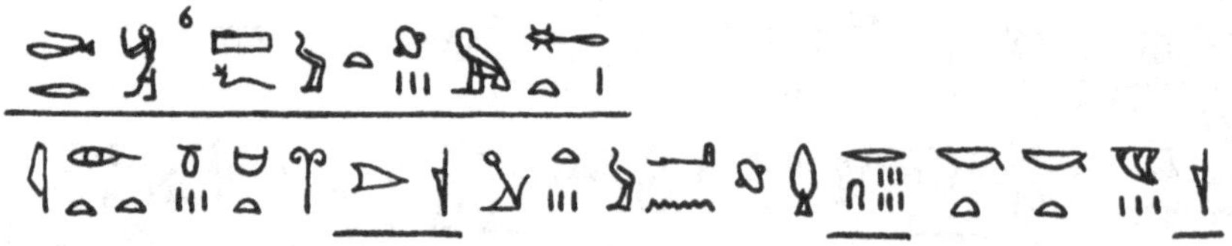

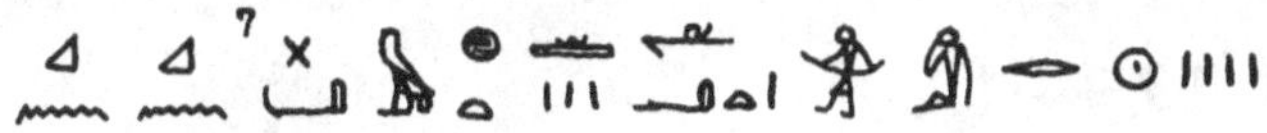

Eb 586 (75,7)

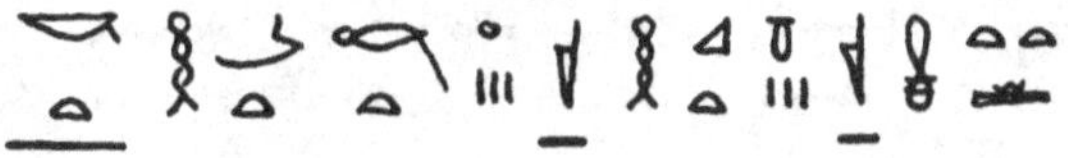

Eb 587 (75,7-8)

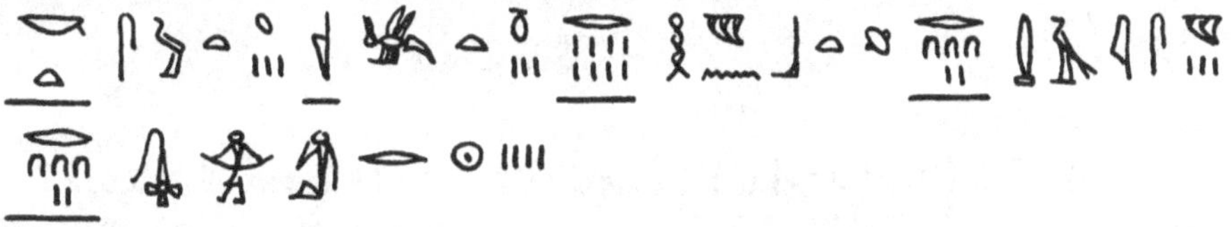

Eb 39 (13,2-11)

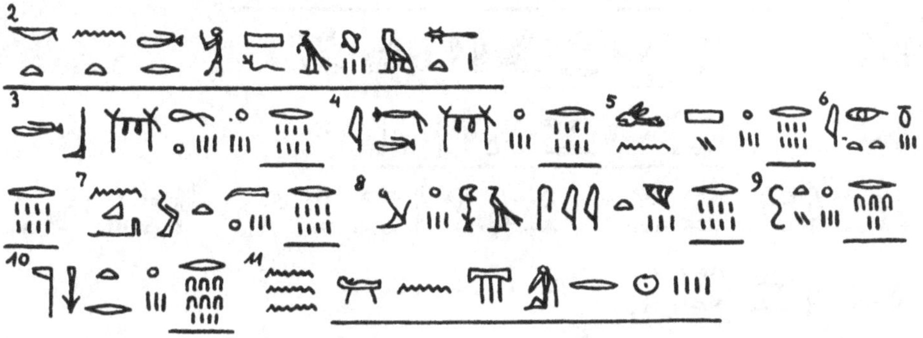

Eb 30 (10,9-14)

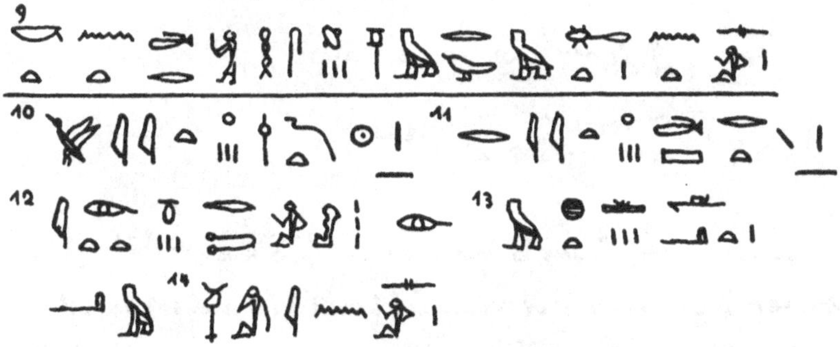

Eb 31 (10,15 – 11,2)

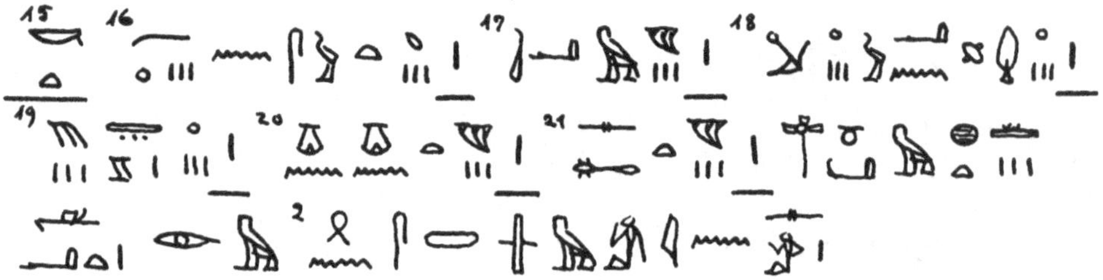

Eb 20 (6,10–16) = Ram[1] III A 10–11 = Ram[2] III A 26–27

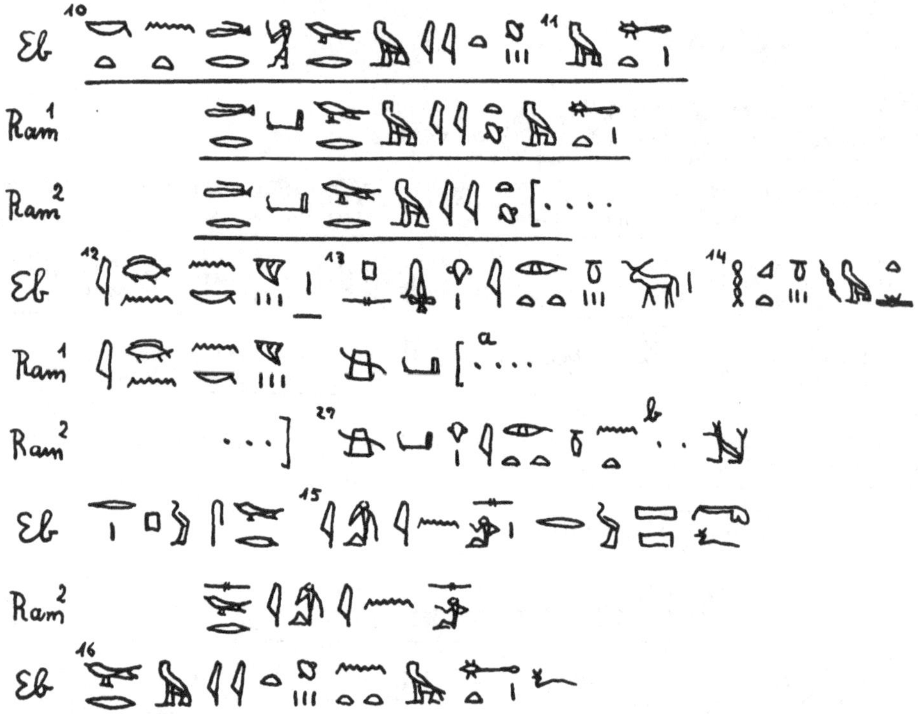

a. hierher gehört wohl Ram III Fragment 66: 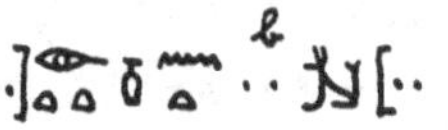

b. unlesbarer Tiername, der vielleicht mit  (unsicher) endet.

IV F 1 b Würmer

ḥfꜣ.t-Wurm

Eb 50 (16, 15-18)

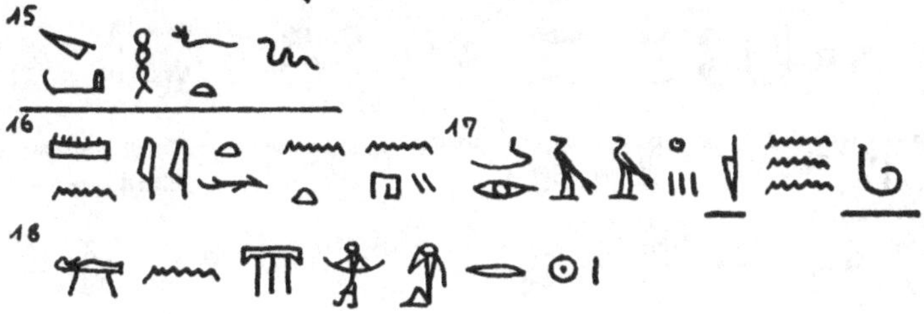

Eb 51 (16, 19-20)

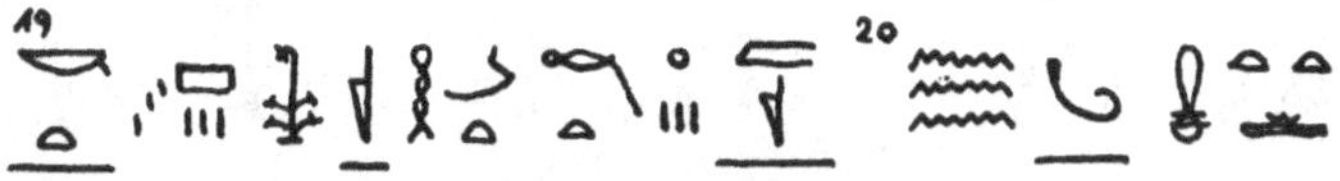

Eb 52 (16, 21-17, 1)

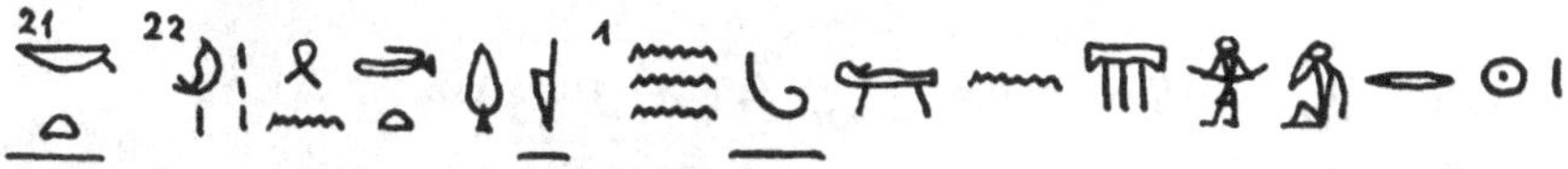

Eb 55 (17, 9-13) = Bln 2 (1, 1)

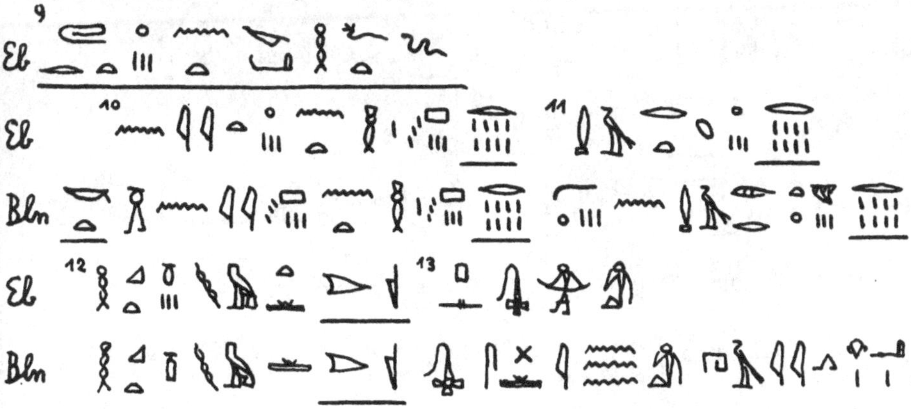

Eb 56 (17,14–18)

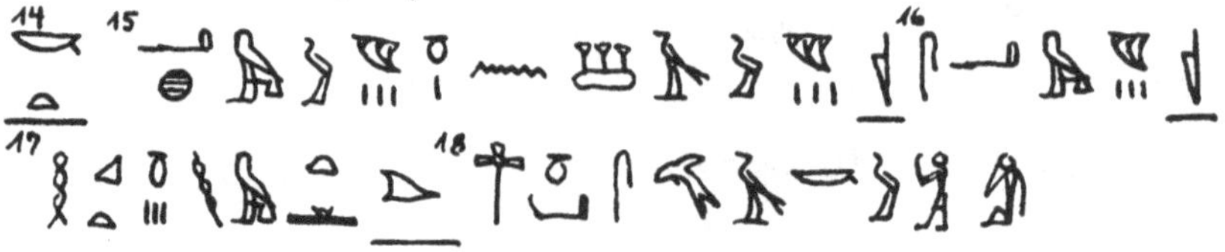

Eb 57 (17,19–18,2)

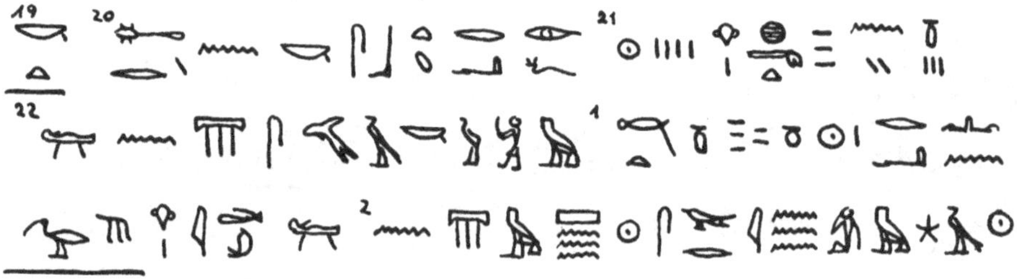

Eb 58 (18,3–6)

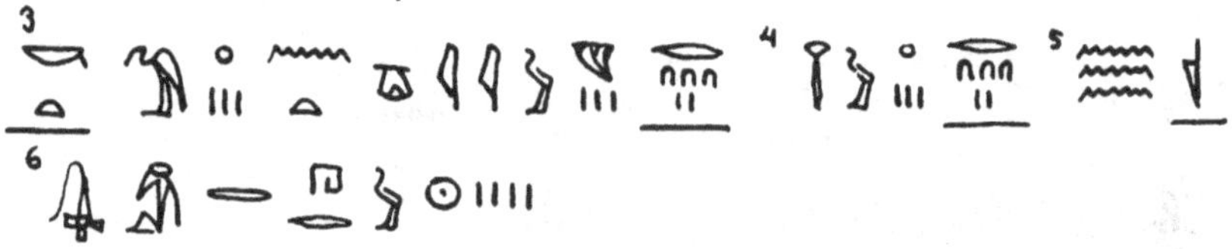

Eb 59 (18,7–15) = Bln 4 (1,2–3)

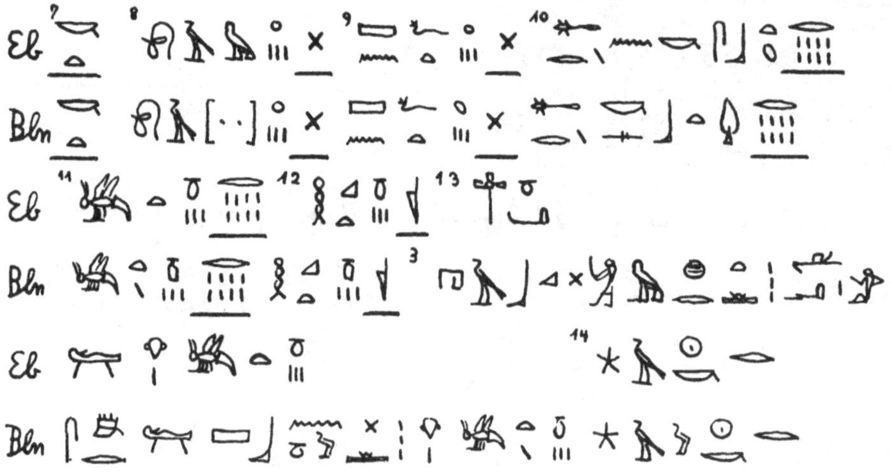

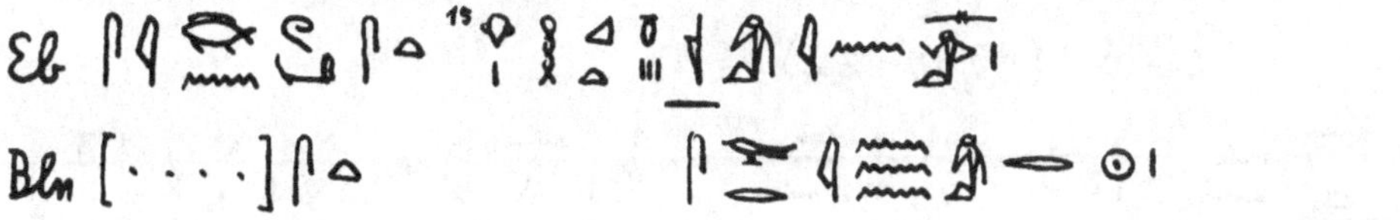

Eb 60 (18,16-20)

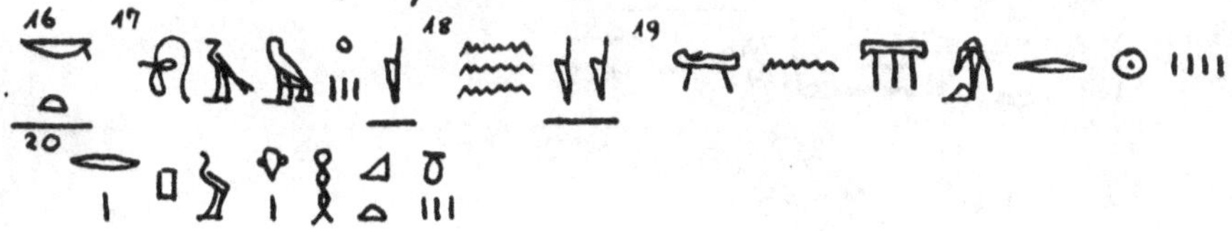

Eb 61 (18,21-19,10)

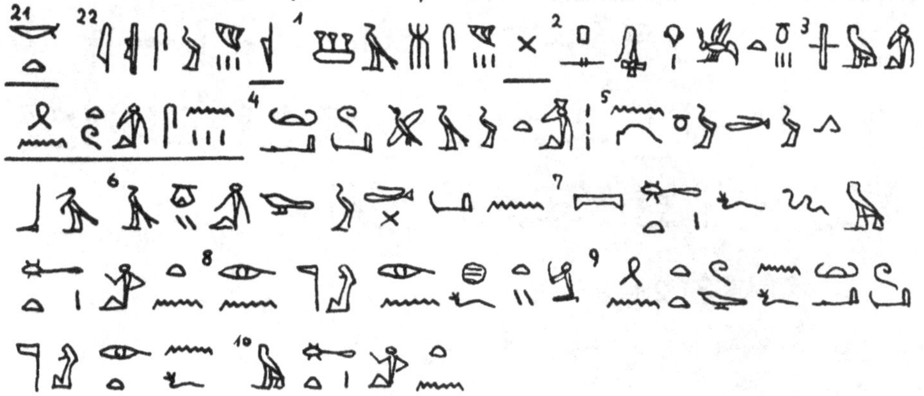

Eb 62 (19,11-19)

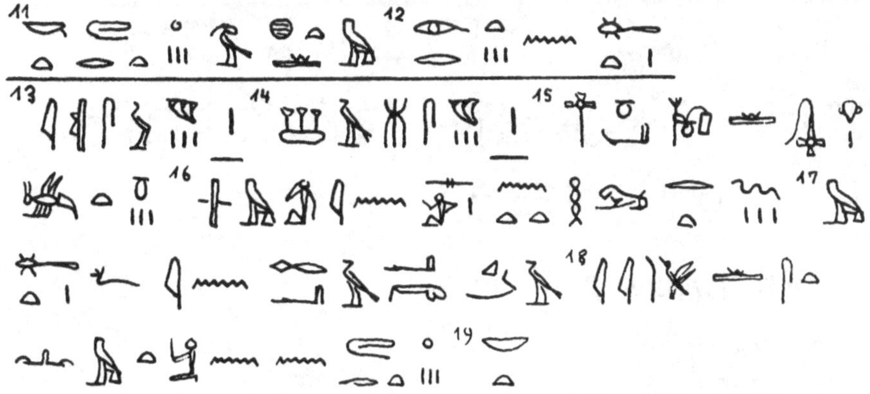

Eb 63 (19,19-22)

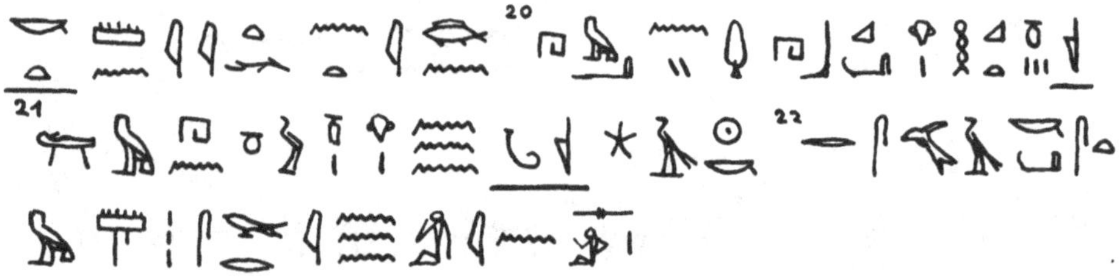

Eb 65 (20,9-15)

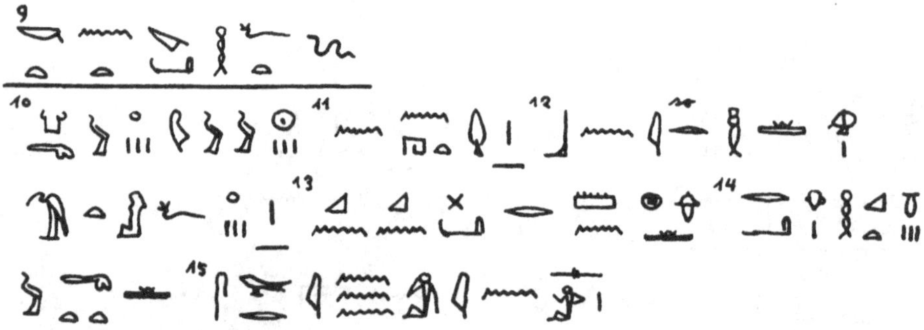

Eb 68 (21,8-14)

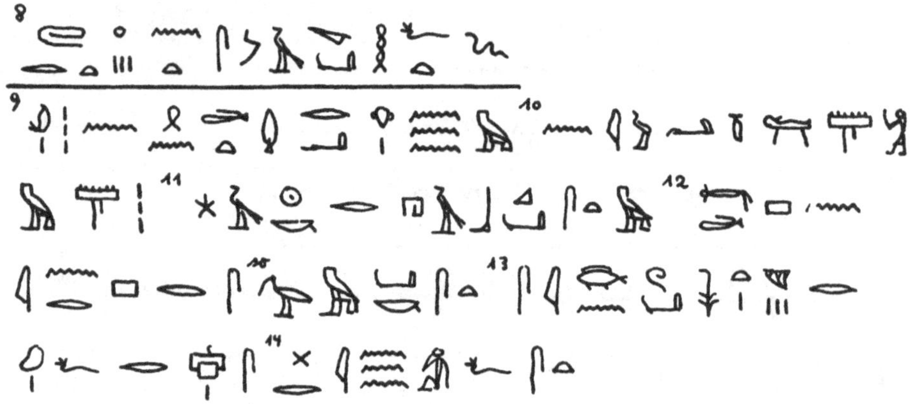

Eb 70 (21,21-23)

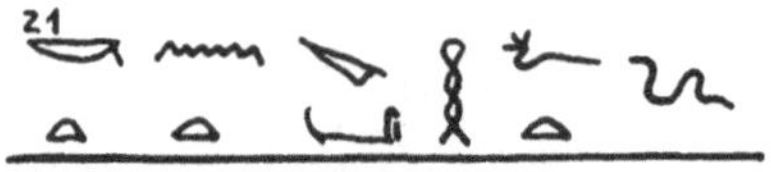

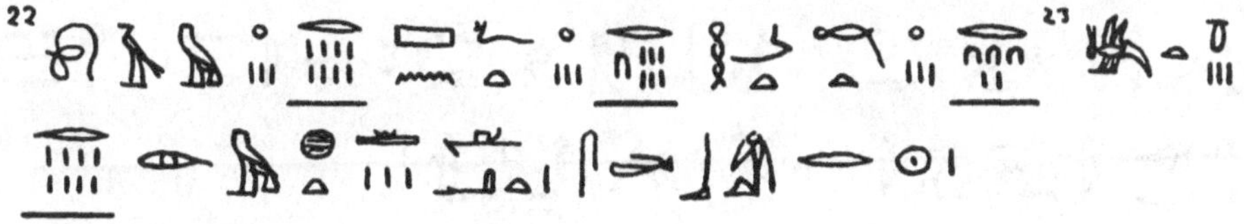

Eb 71 (22, 1–2)

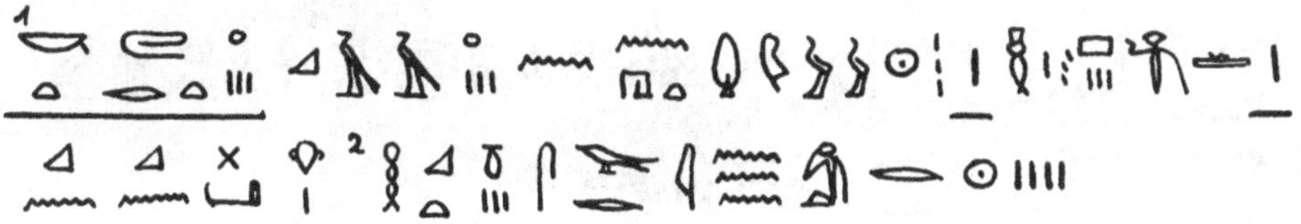

Bln 1 (1, 1)

[. . . .]

[. . . .] 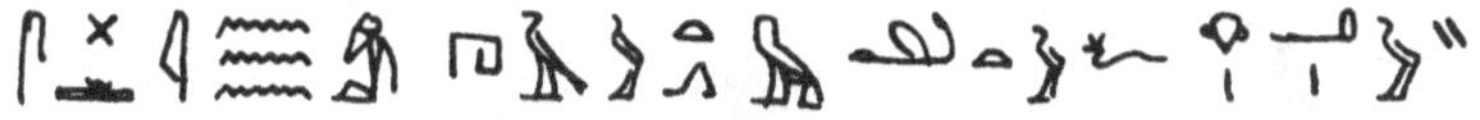

Bln 3 (1, 2)

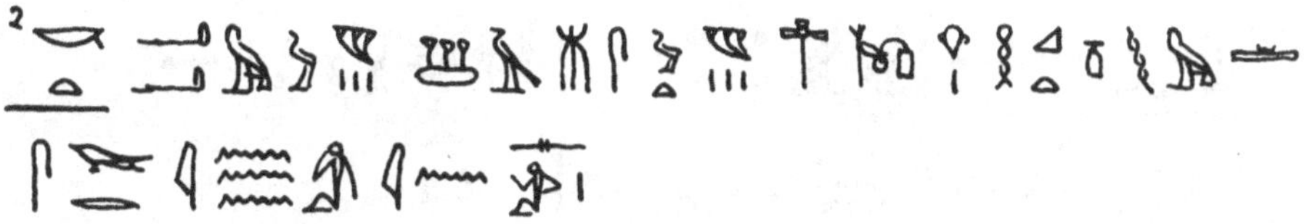

Bln 5 (1, 3–4)

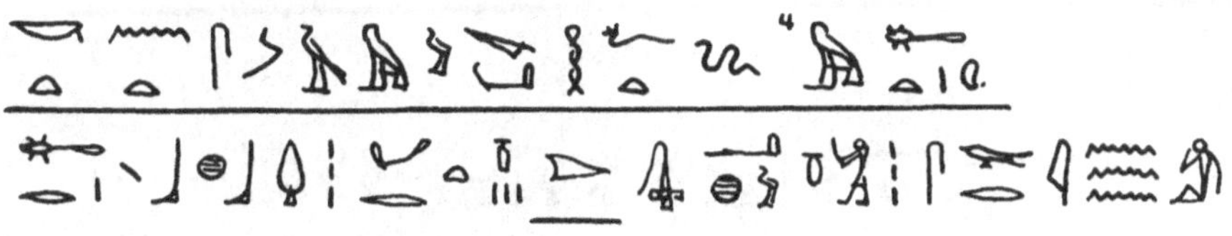

Bln 6 (1, 4–5)

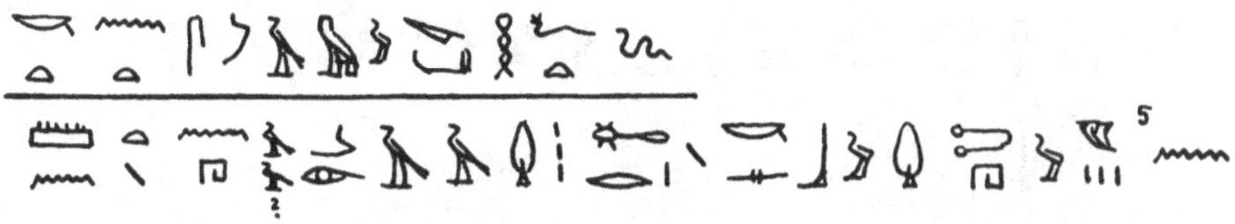

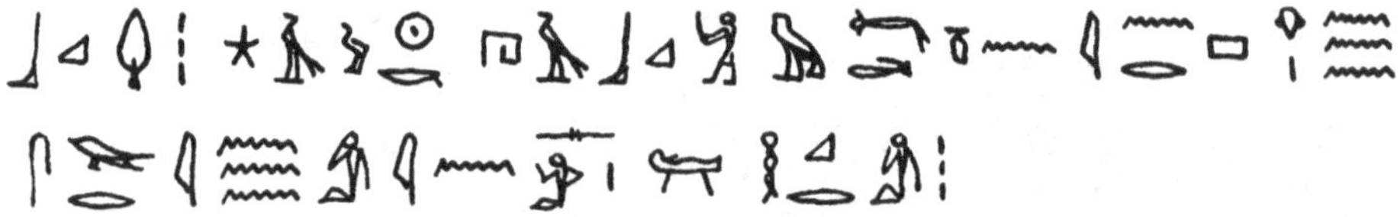

Bln 7 (1, 5–6)

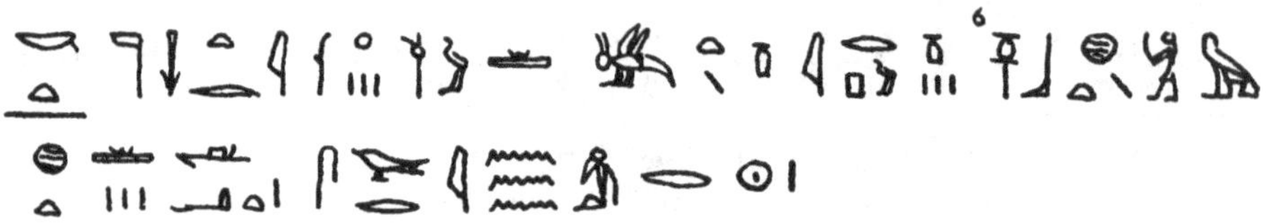

Bln 8 (1, 6)

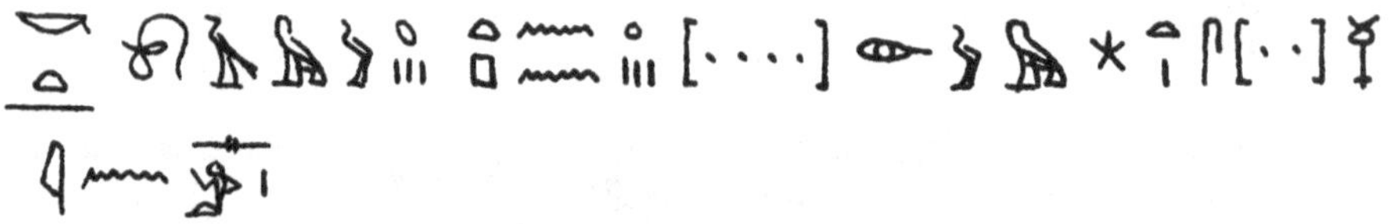

Bln 9 (1, 6–7)

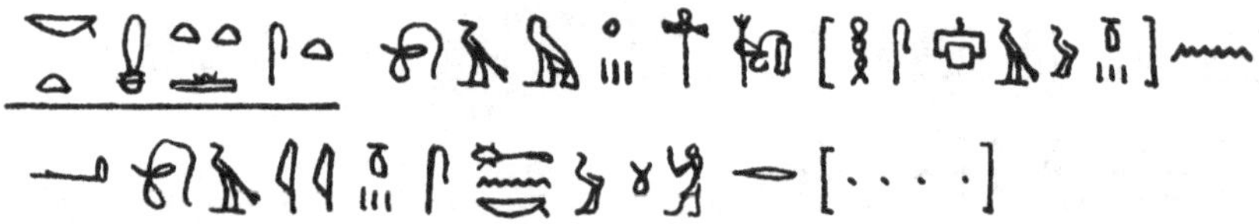

Bln 10 (1, 7–9)

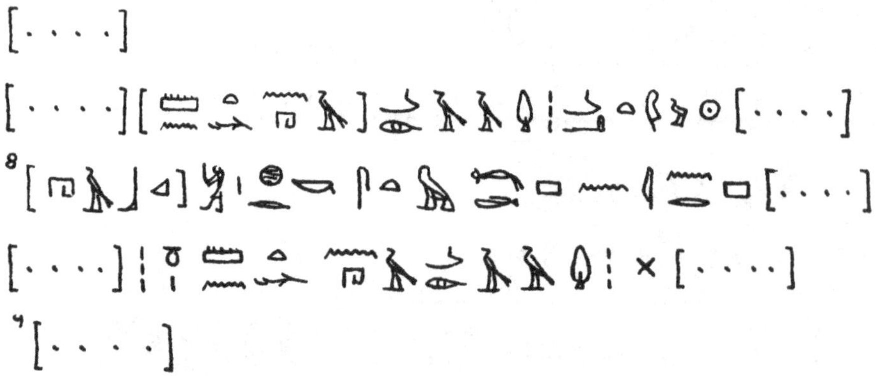

Bln 11 (1, 9)

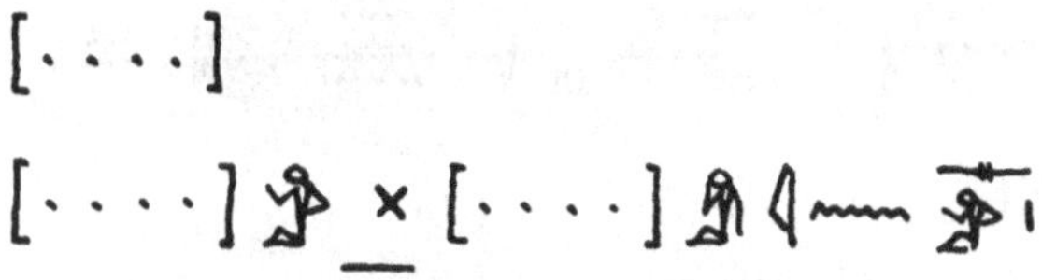

Bln 12 (1, 9 – 11)

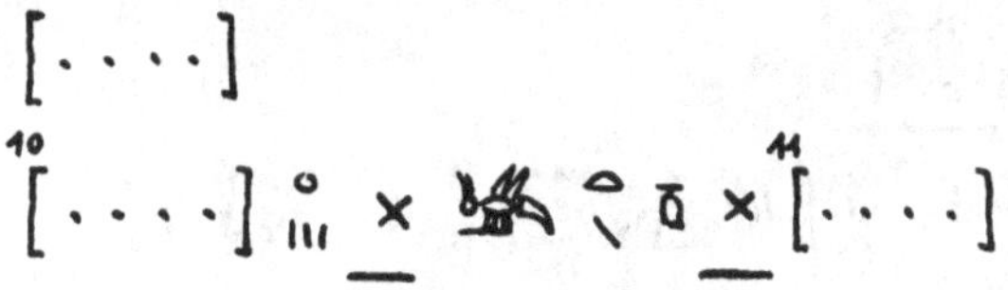

Ram III A 28–29

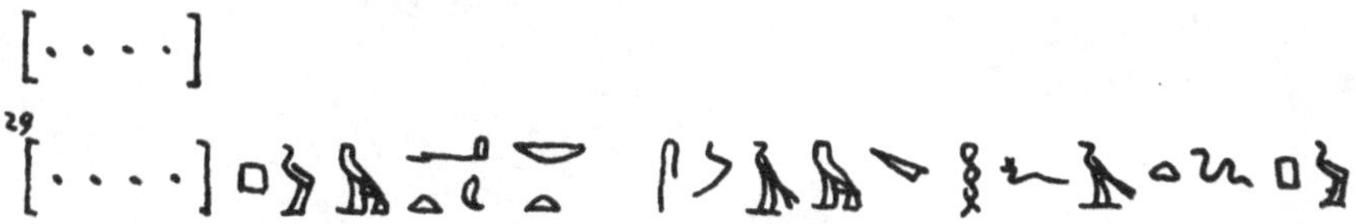

Pap. Louvre E 4864 Rs 2, 4

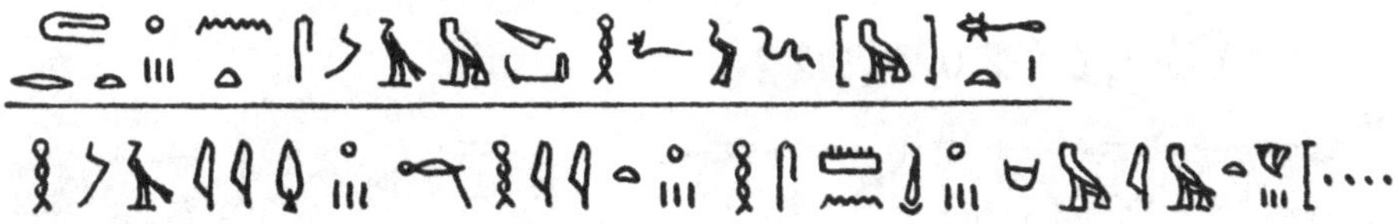

Eb 53 (17, 2–5)

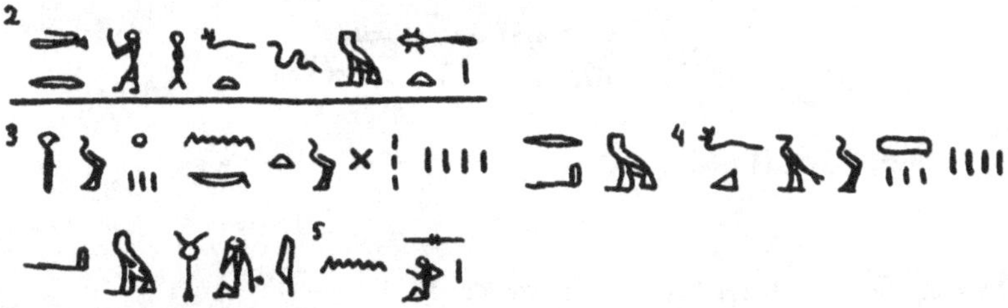

Eb 54 (17, 5-8)

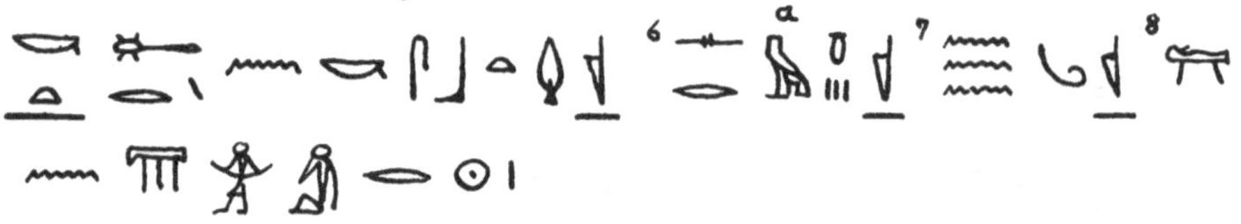

Eb 64 (20, 1-8)

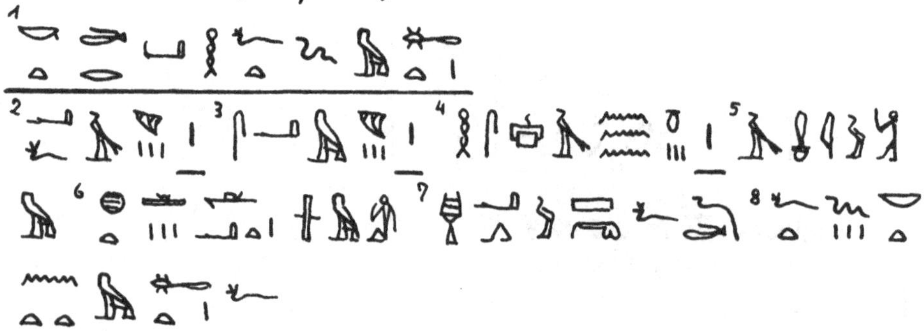

ḥfꜣ.t-Wurm / pnd-Wurm

Eb 66 (20, 16-22)

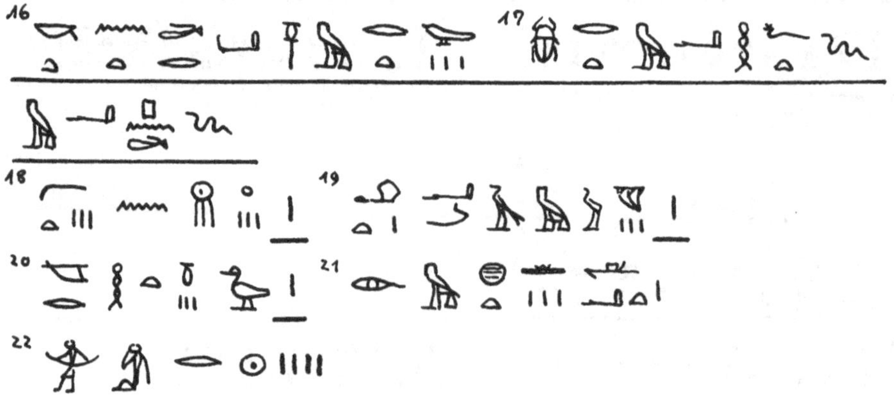

a ob Kleine Form von 𓅓, also m.t ?

pnd-Wurm

Eb 72 (22, 2-3)

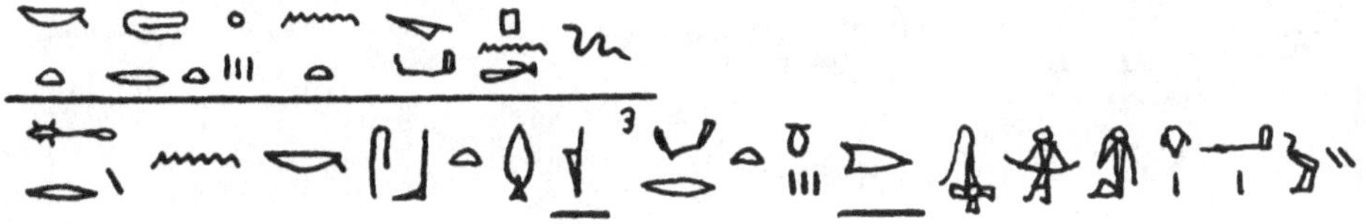

Eb 73 (22, 3-5)

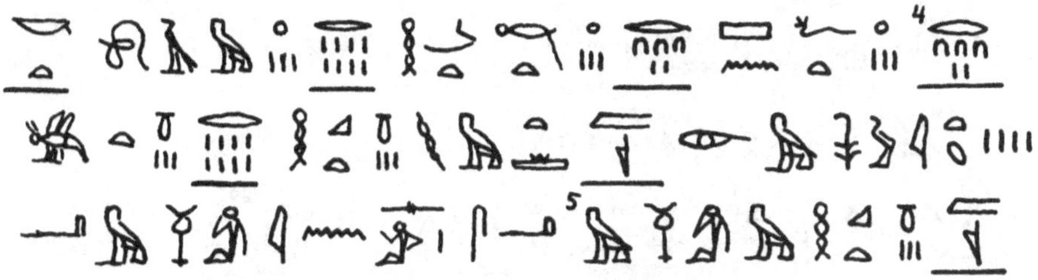

Eb 74 (22, 5-6)

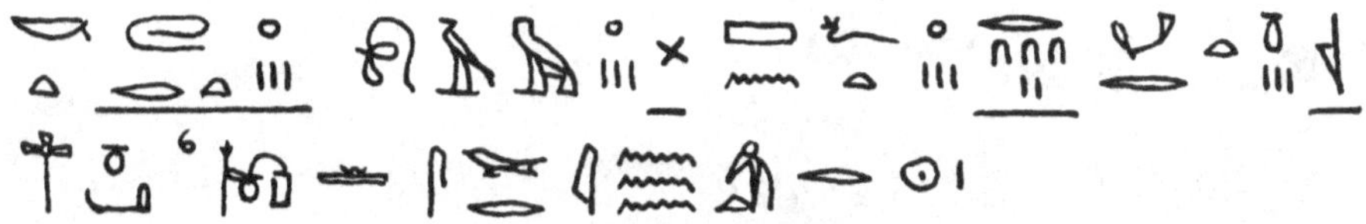

Eb 75 (22, 6-7)

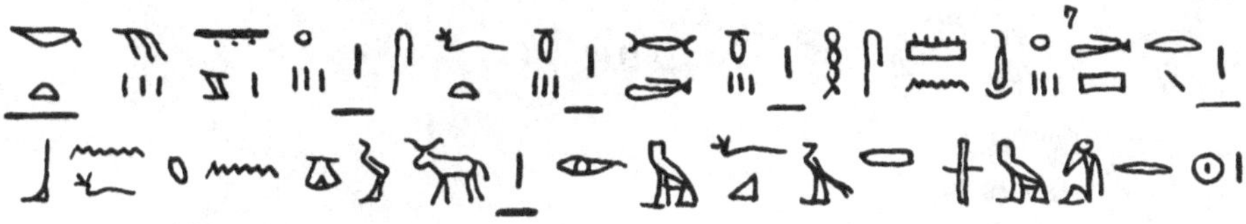

Eb 76 (22, 7-9)

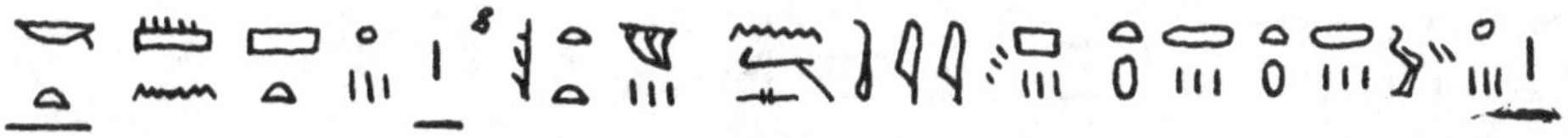

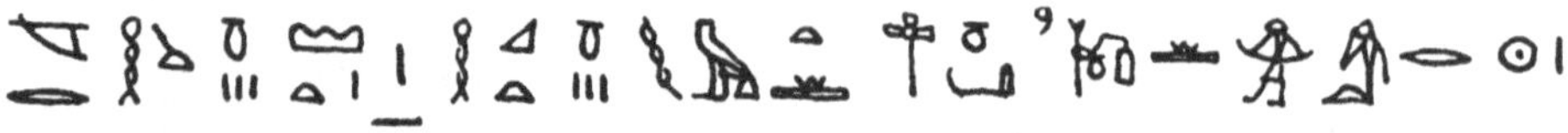

Eb 77 (22, 9–10)

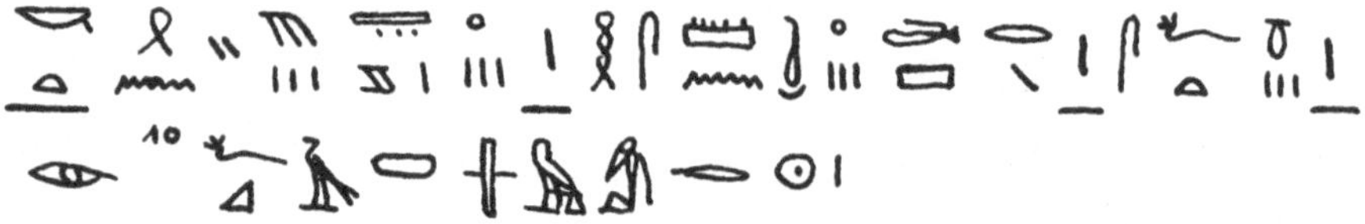

Eb 78 (22, 10–11)

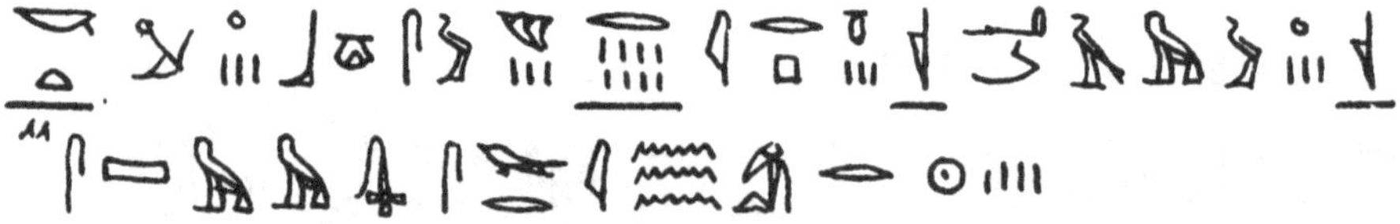

Eb 79 (22, 11–12)

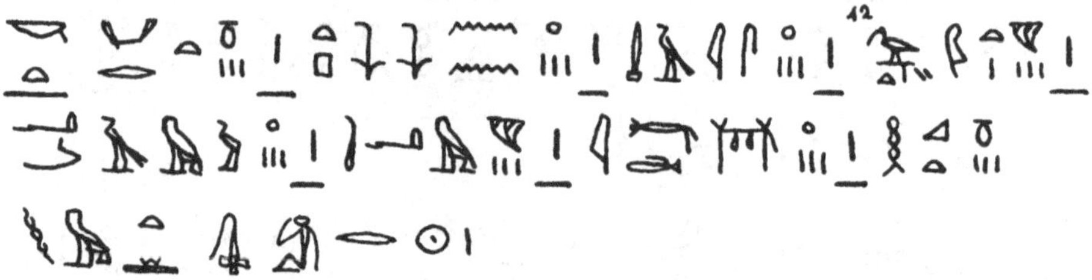

Eb 80 (22, 13–14)

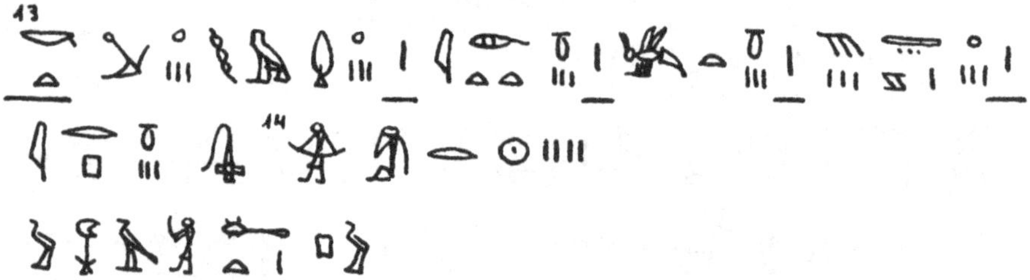

Eb 81 (22, 14–15)

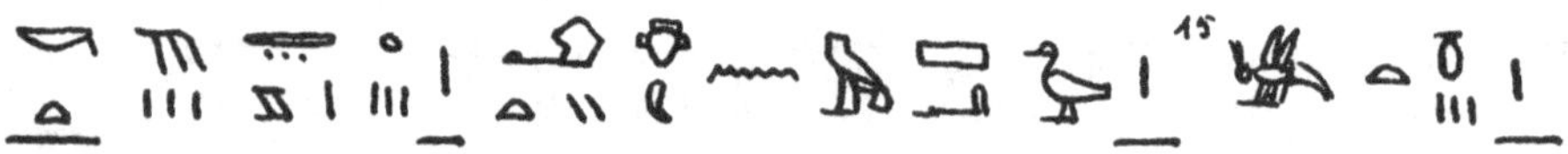

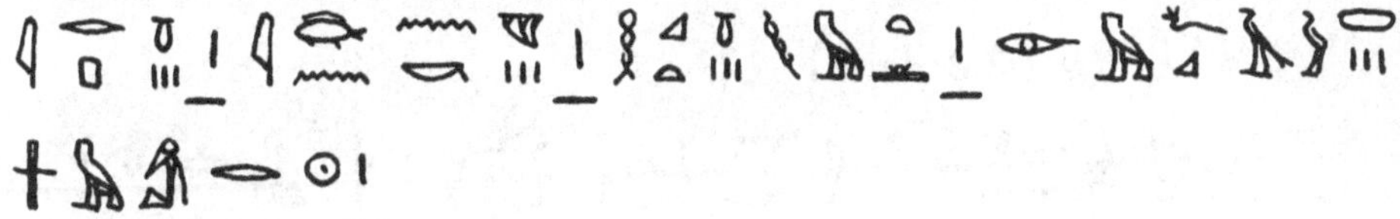

Eb 82 (22,16-17)

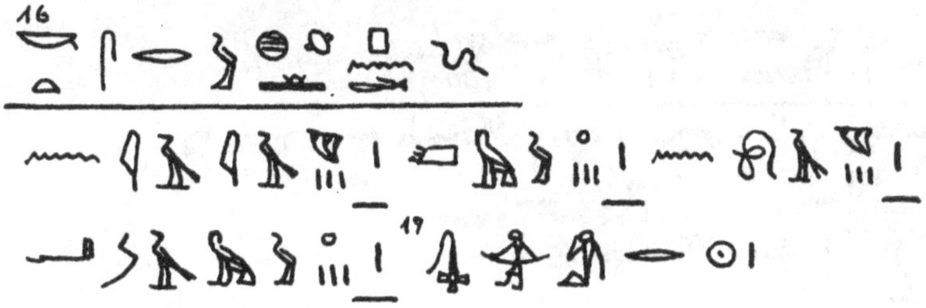

Eb 83 (22,17-19)

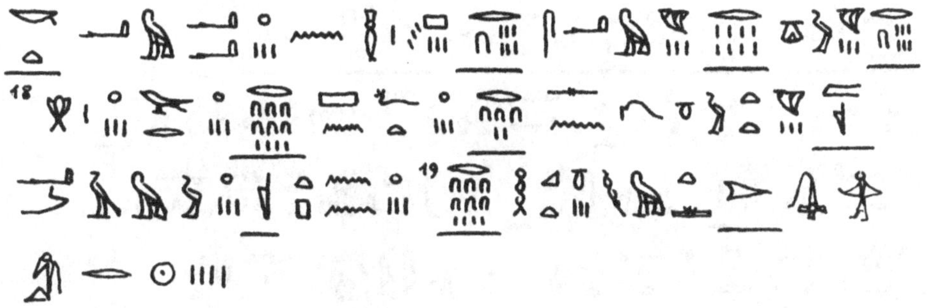

Eb 84 (22,19-23,1)

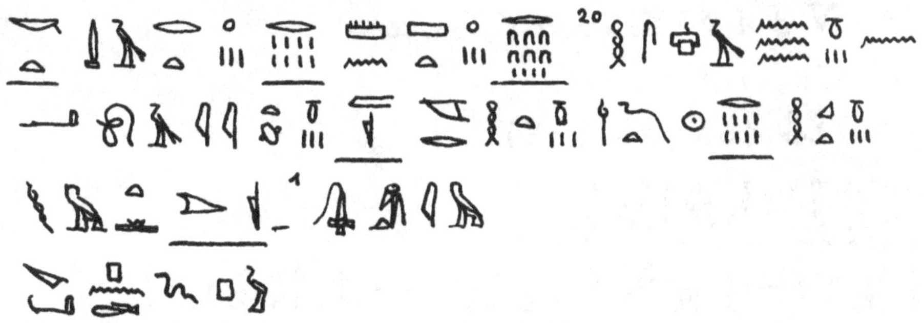

Eb 85 (23,1–2)

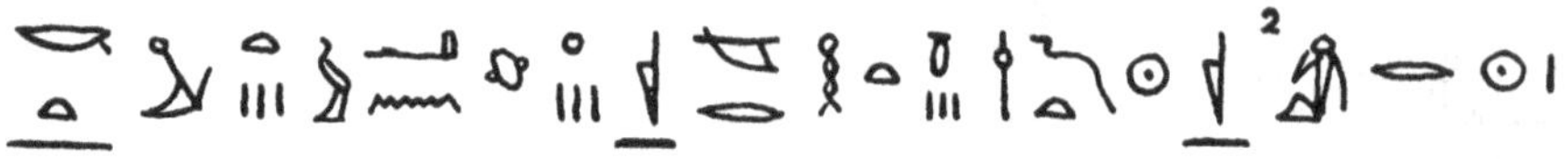

Eb 69 (21,14–20).

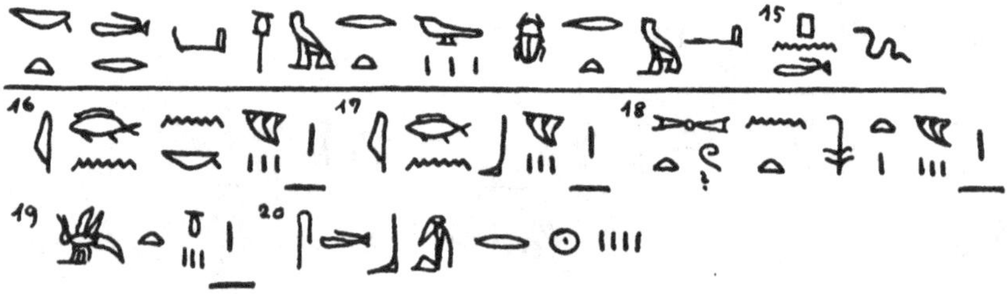

Eb 67 (20,23–21,7)

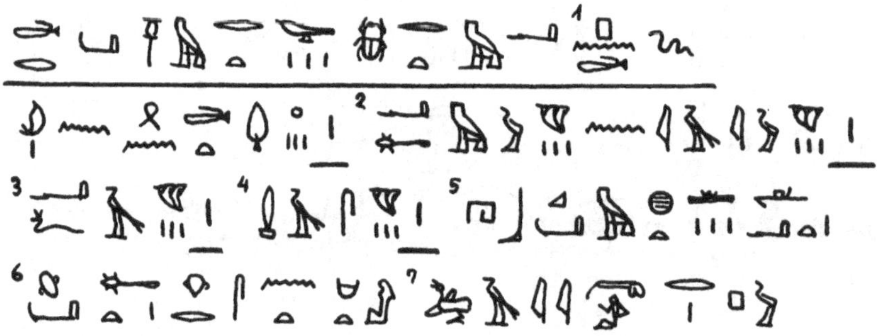

IV F 1 c Zauber; Dämon

Eb 165 (34,3–5)

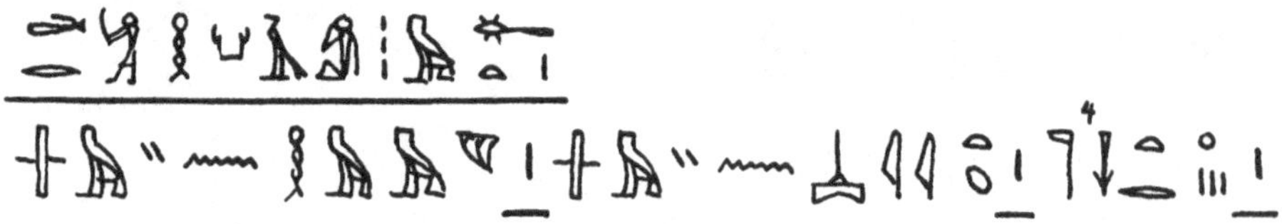

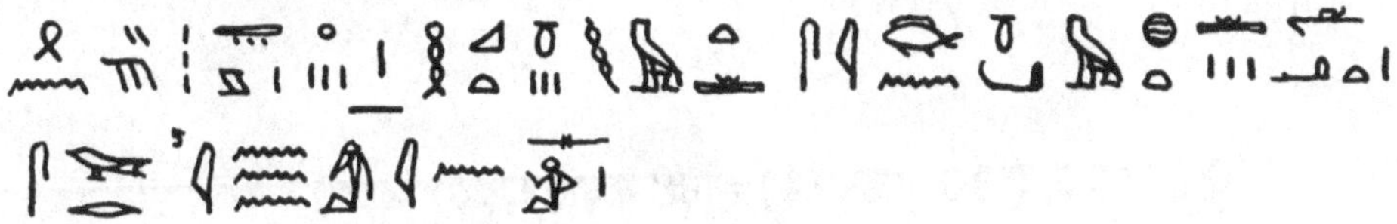

Eb 166 (34,5-6)

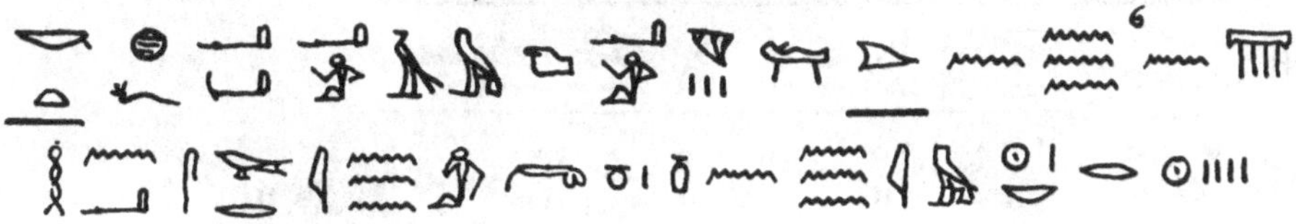

Eb 167 (34,7-10)

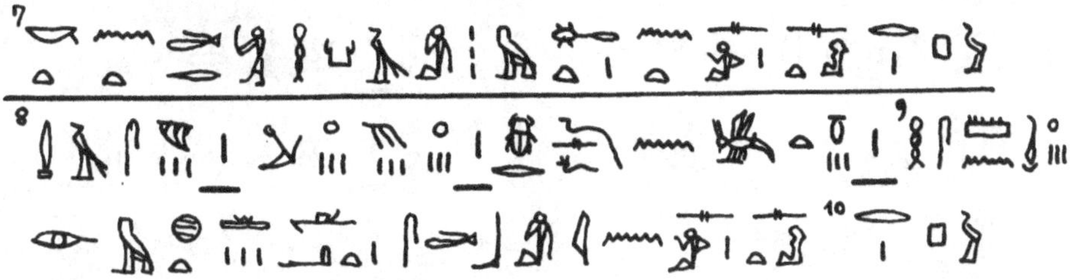

H 36 (3,6-7)

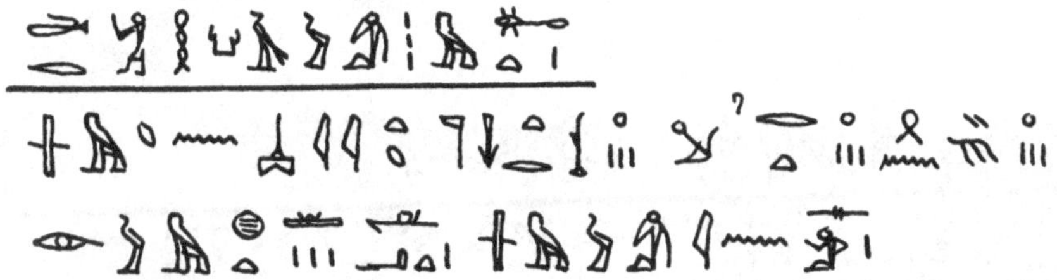

H 54 (4,6-7)

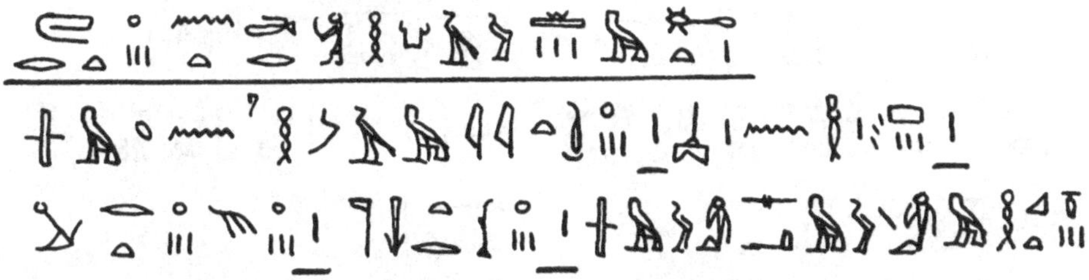

Eb 182 (35,12-14) = H 16 (1,16-2,1)

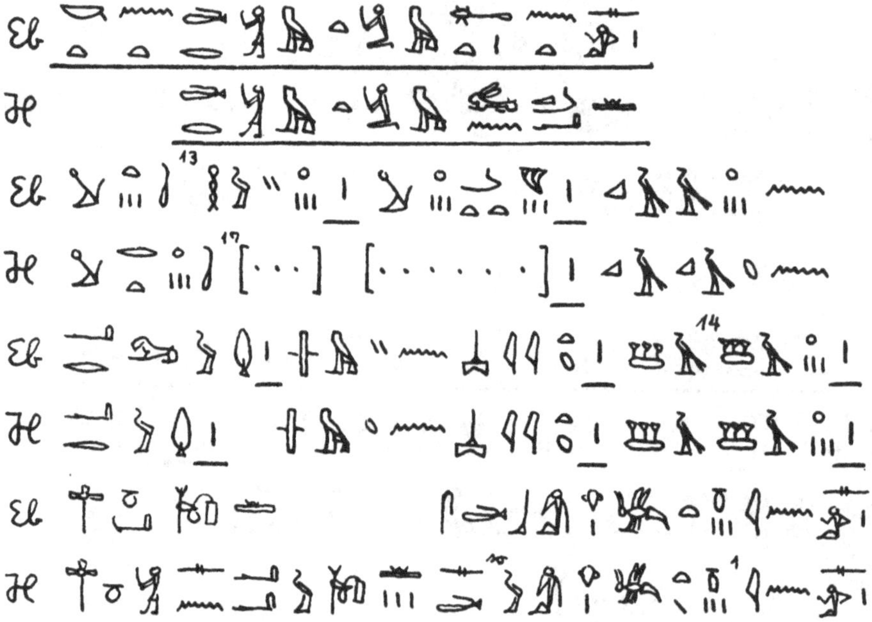

Pap. Beatty VIII Vords. 5,1-3

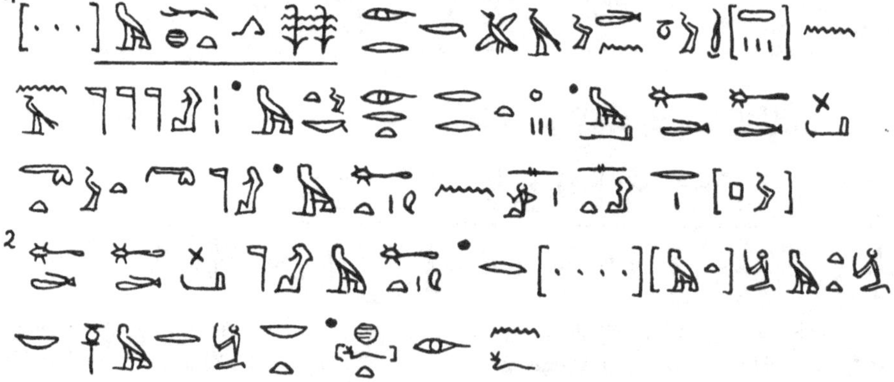

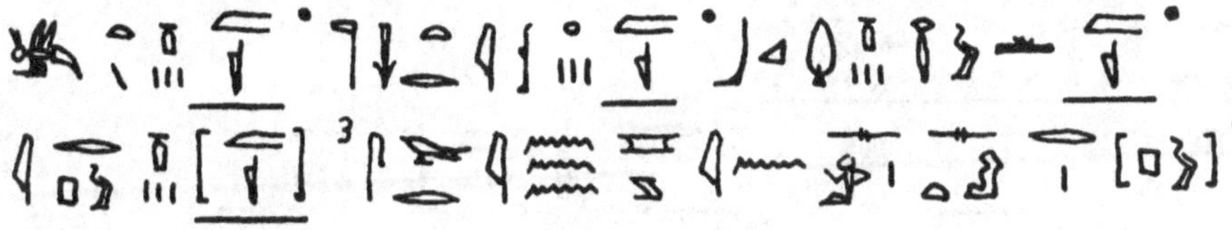

IV F 2 Sonstige Abführmittel

a Verschiedene Verben (wḫꜣ, pḫꜣ, spḫꜣ, smꜣꜥ, srwḫ) mit Objekt des Bauches

Eb 18 (5,17–6,1)

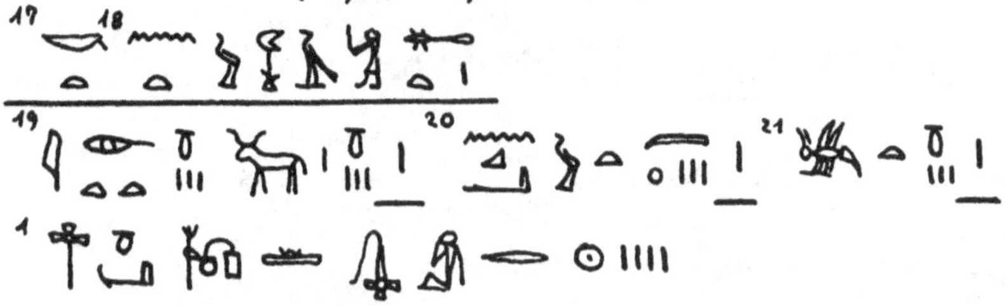

Eb 19 (6,2–9)

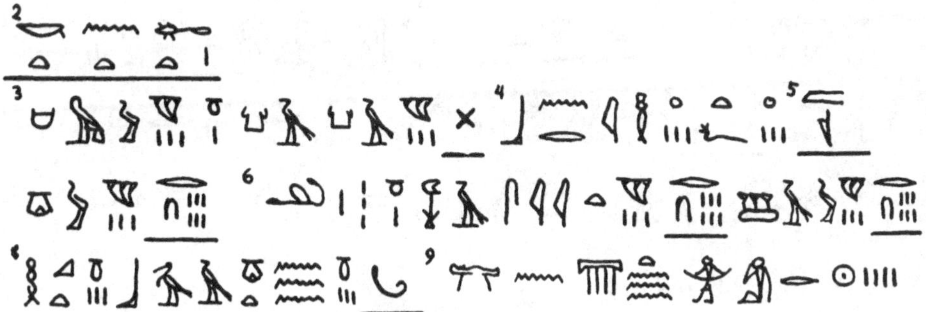

Eb 22 (7,2–10)

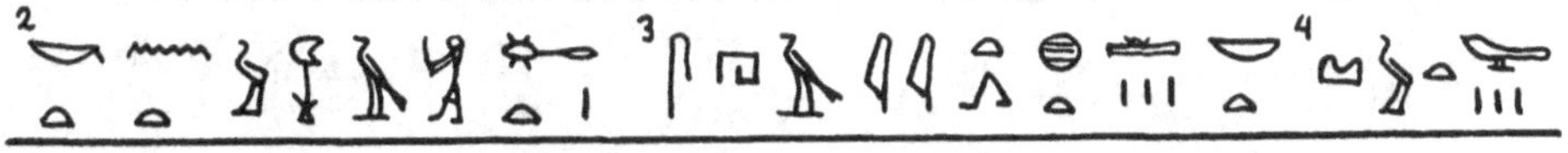

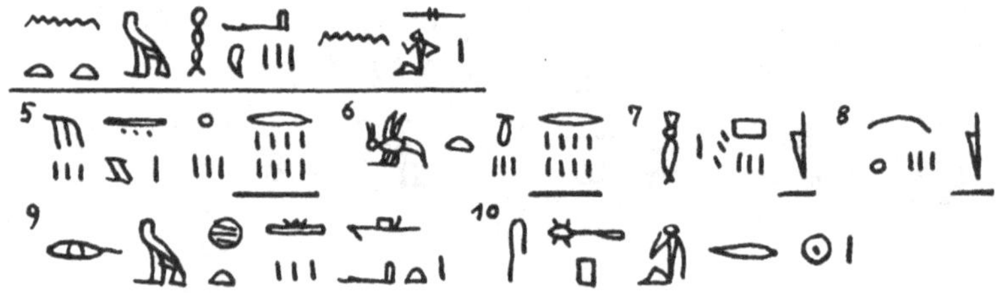

Eb 23 (7,11–8,2)

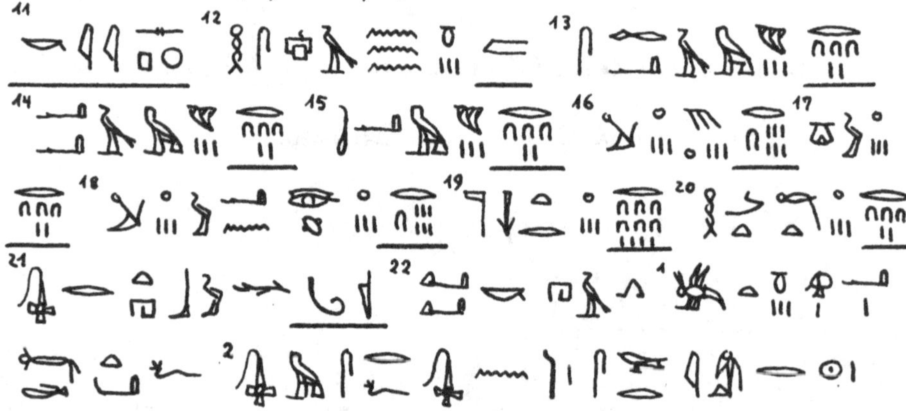

Eb 24 (8,3–11)

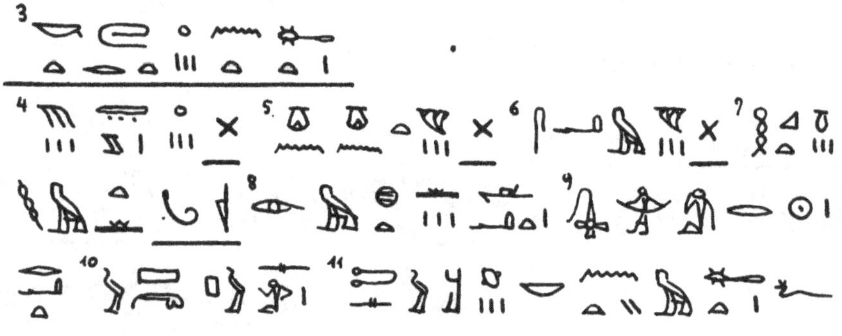

Eb 25 (8,12–16)

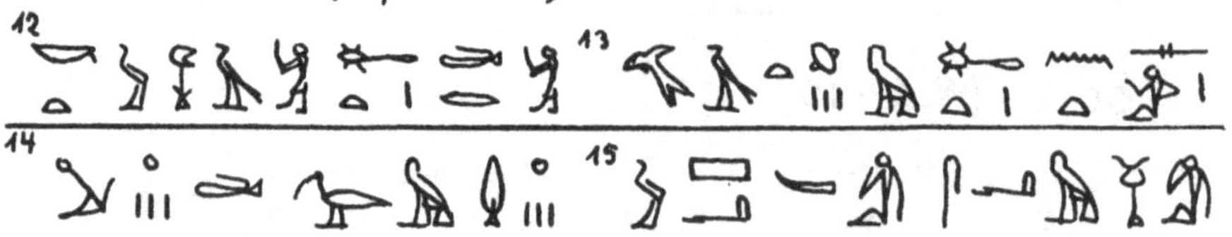

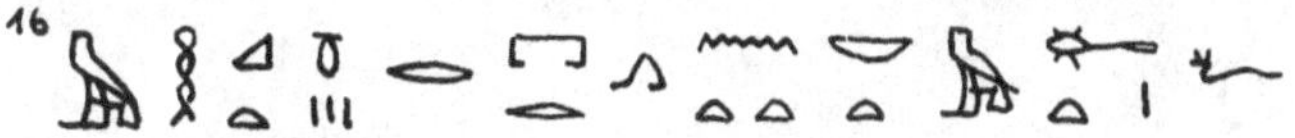

Eb 32 (11,3–6)

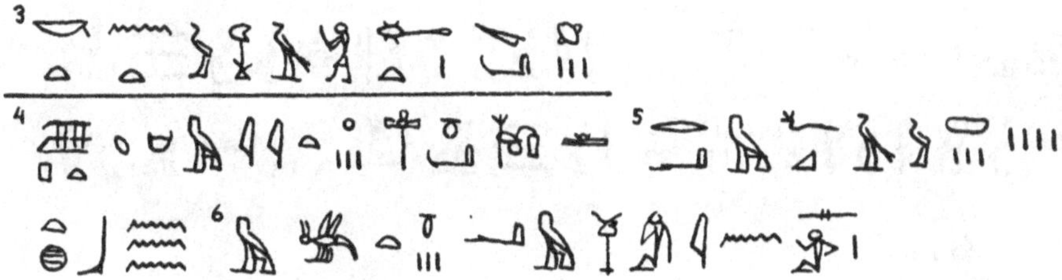

He 3 (1,2–4)

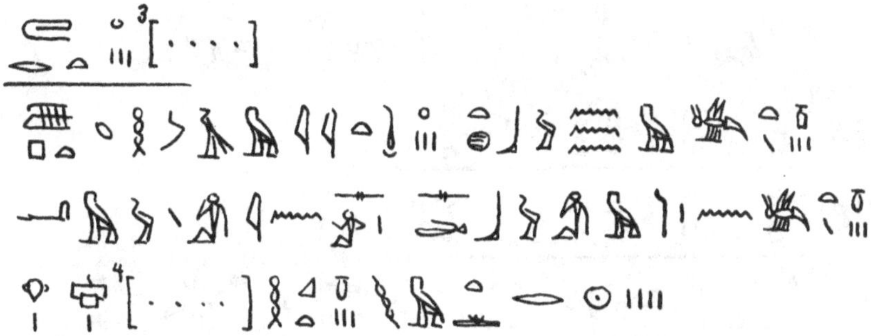

He 1 (1,1)

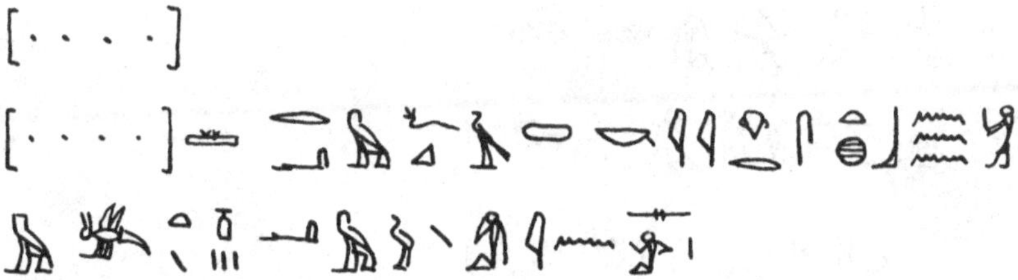

Eb 33 (11,7–9)

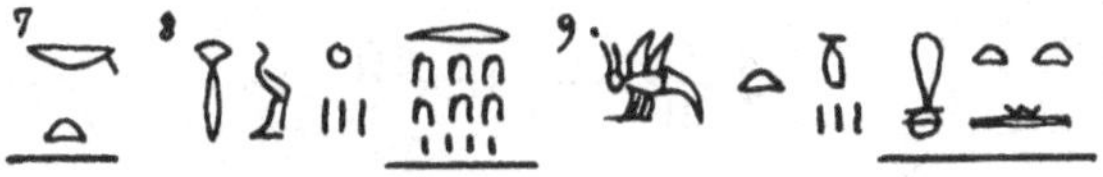

ℋ 2 (1,1-2)

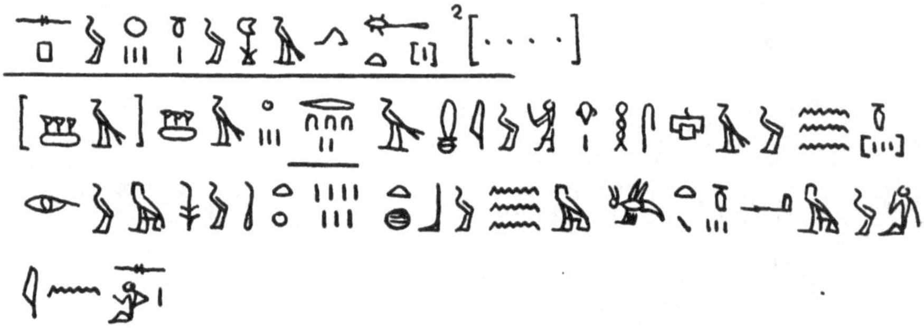

Eb 7 (2b, 7-11) = ℋ 58 (4, 9-10)

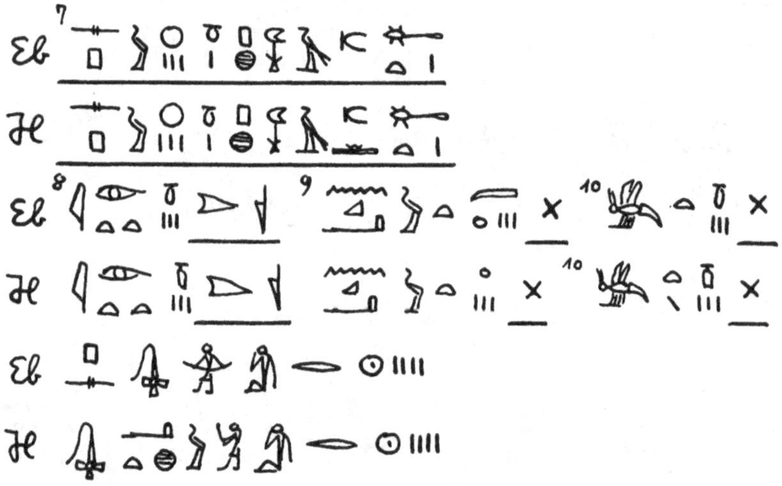

Eb 16 (4, 22-5,7)

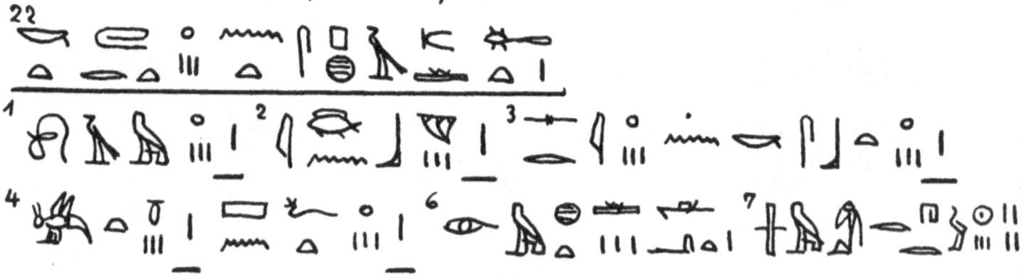

211

Eb 17 (5, 8-16)

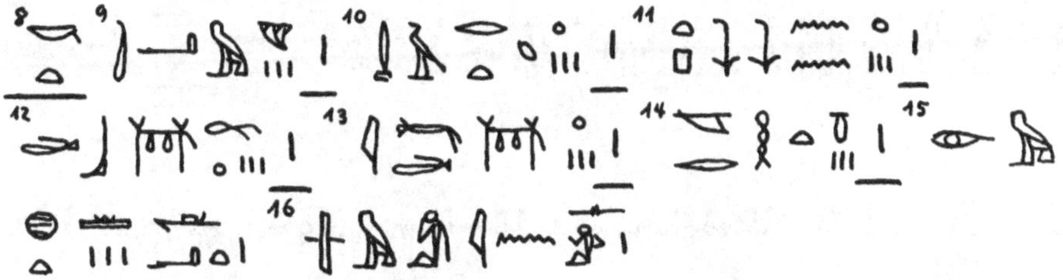

Eb 34 (11, 10-17)

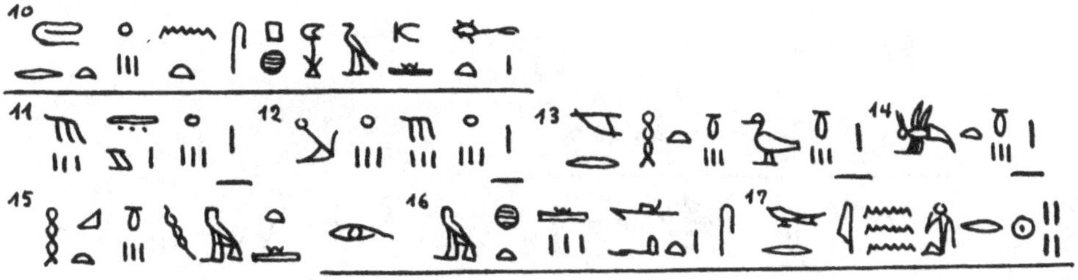

Eb 38 (12, 17-13, 1)

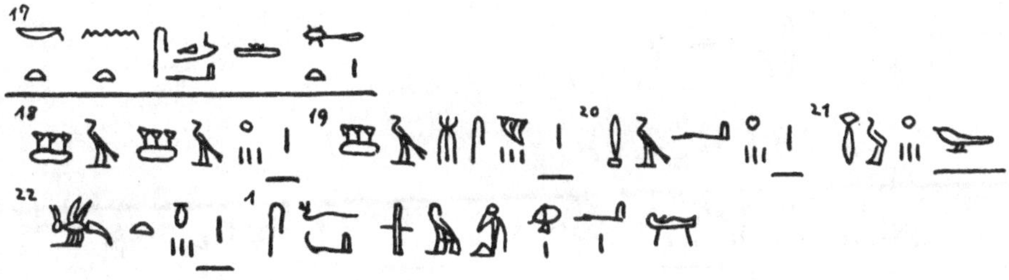

Bln 148 (12, 6-8)

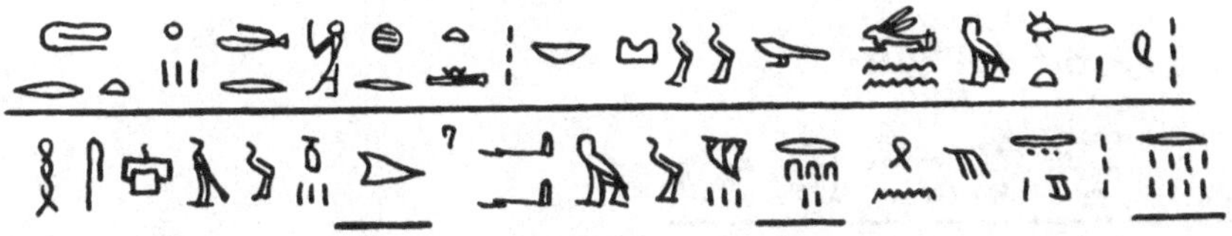

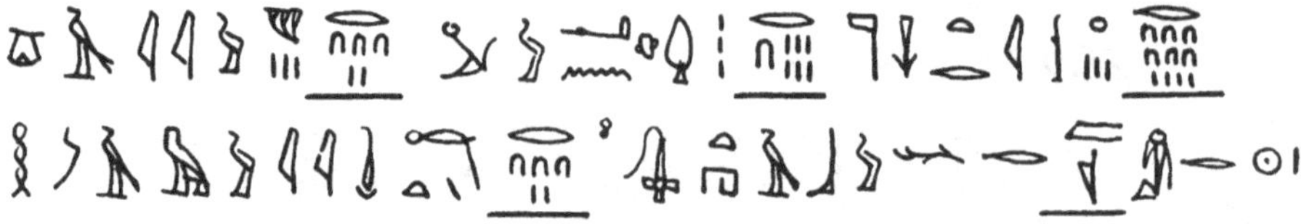

IV F 2 b Verschiedene Verben (fgn, ḥ3ᶜ, wsš) ohne Erwähnung des Bauches

Eb 28 (9,16–10,2)

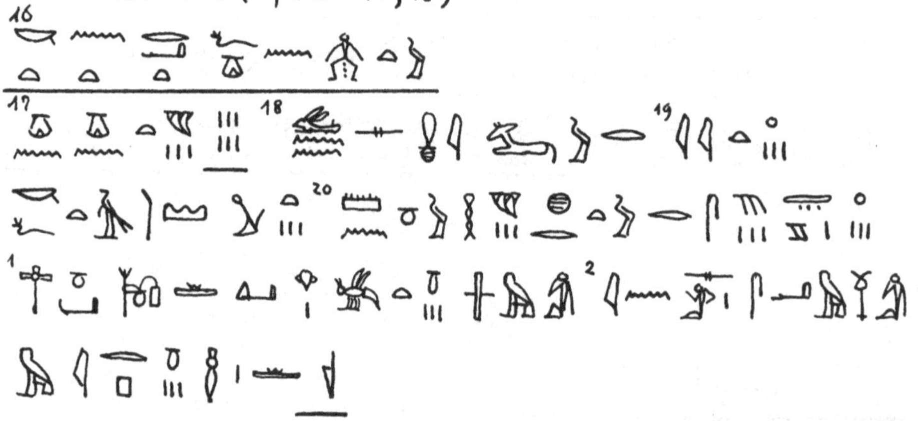

Eb 29 (10,3–8)

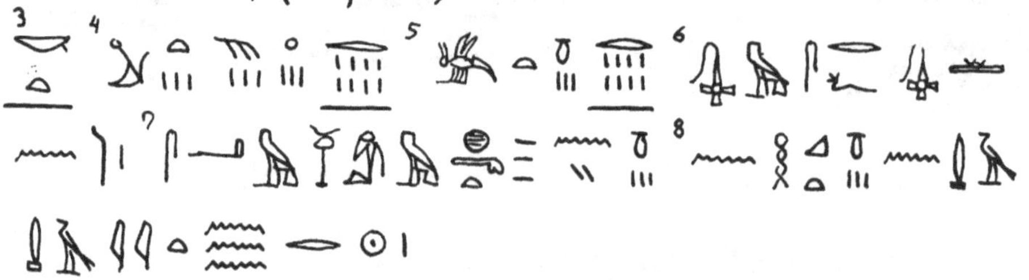

Eb 36 (12,4–9)

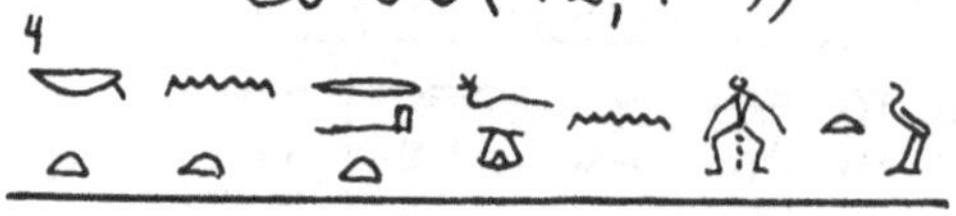

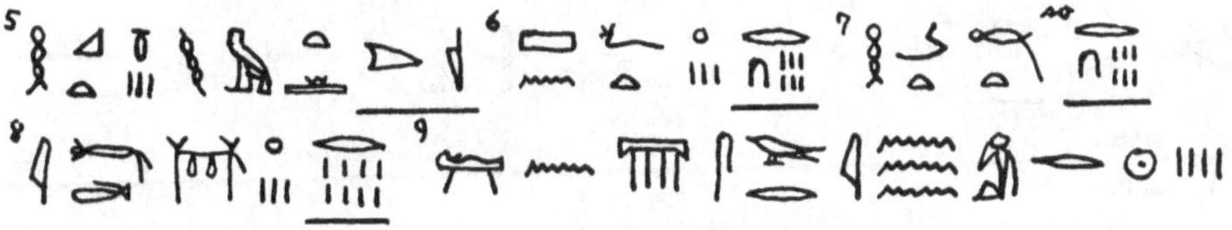

Eb 37 (12,10-16)

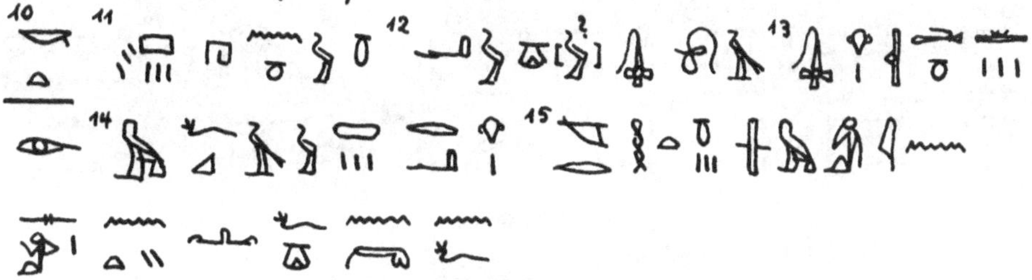

Eb 27 (9,10-15)

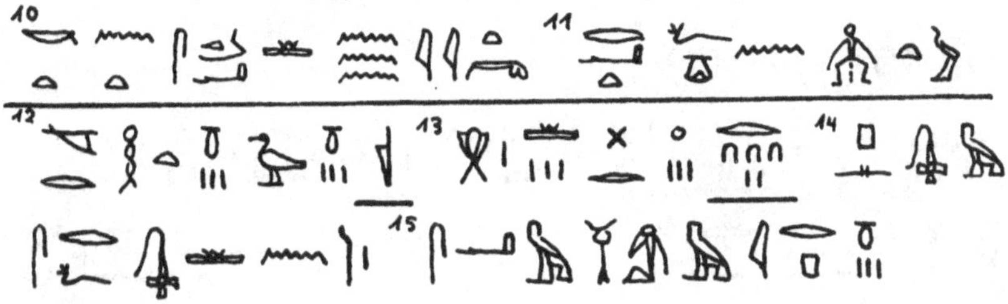

Eb 9 (2b,17-3,2)

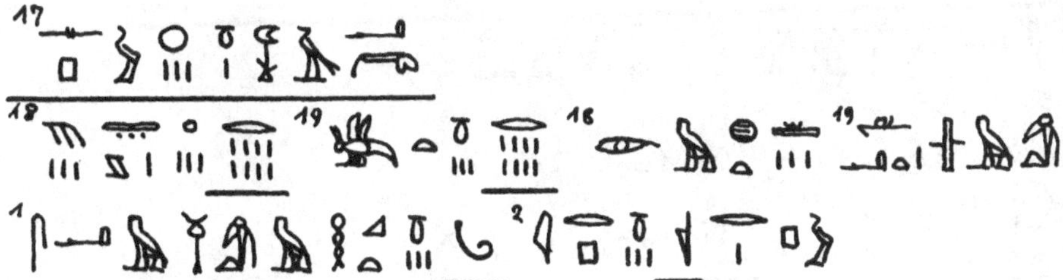

Eb 10 (3,3-9)

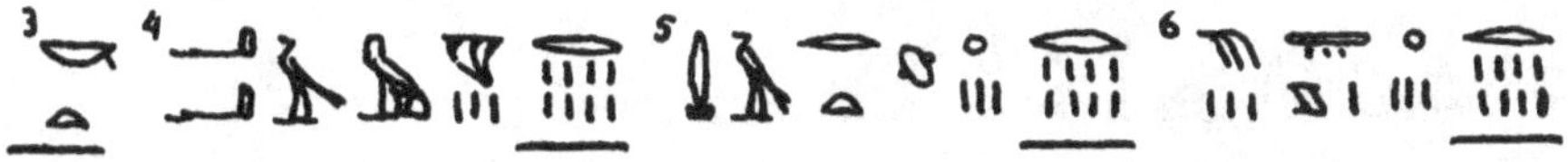

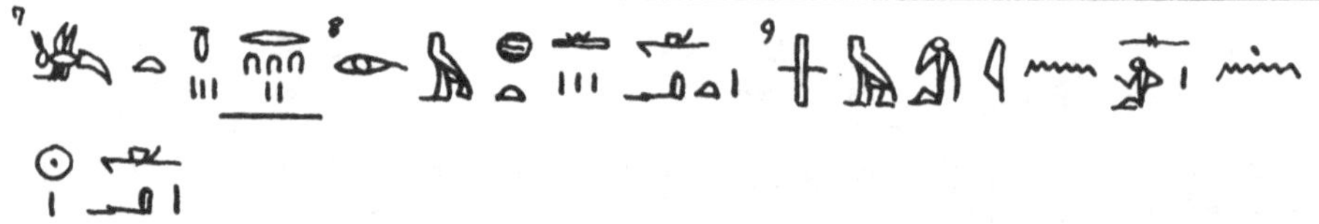

Eb 11 (3,10-17)

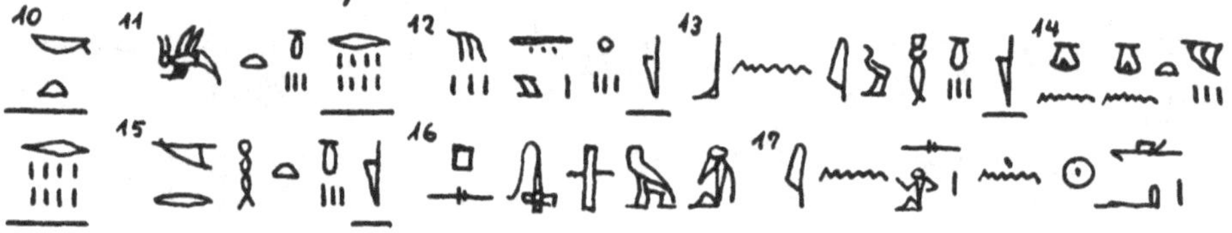

Eb 12 (3,18-22)

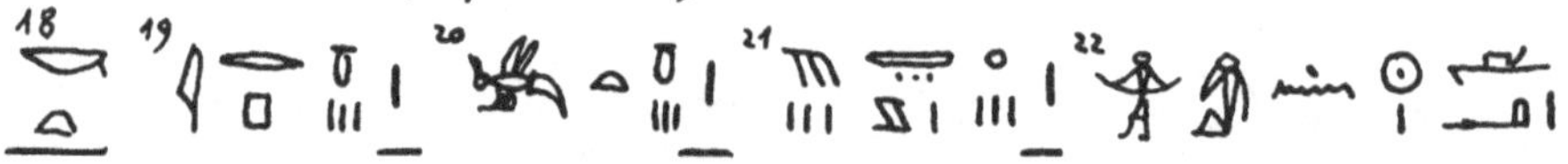

Eb 13 (4,1-11)

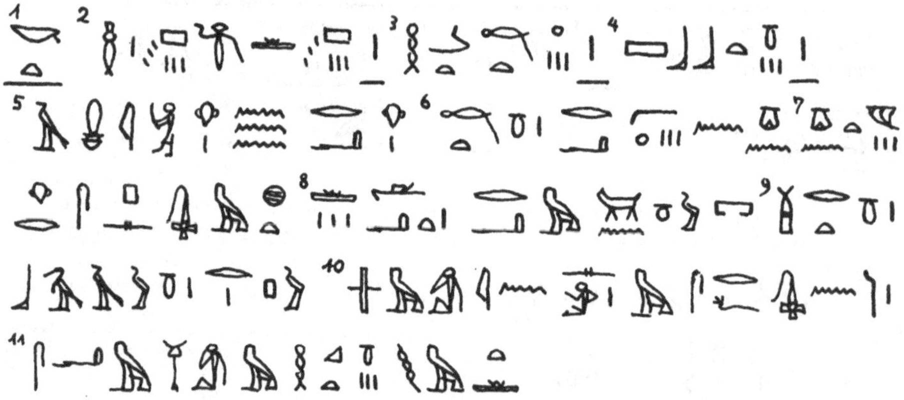

Eb 14 (4,12-16)

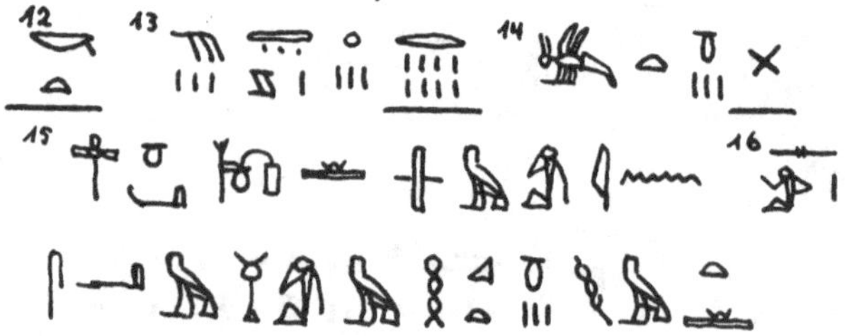

Eb 15 (4,17-21)

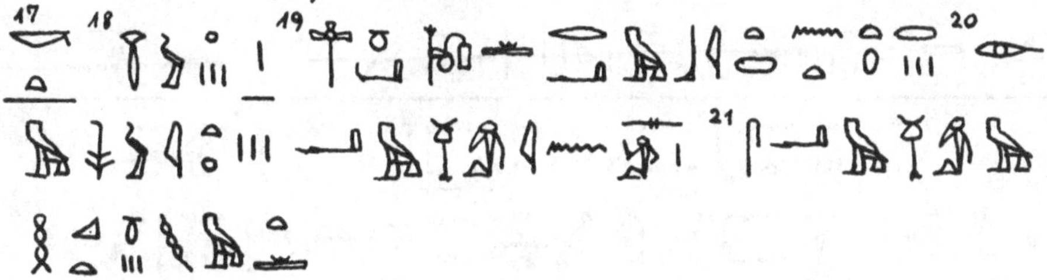

Eb 8 (2b,12-16)

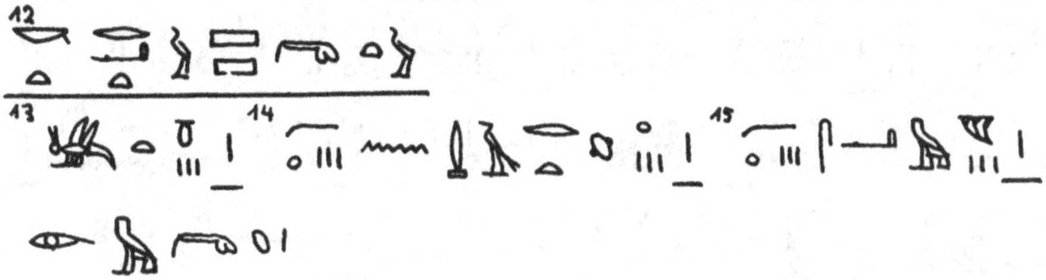

H 59 (4,10-11)

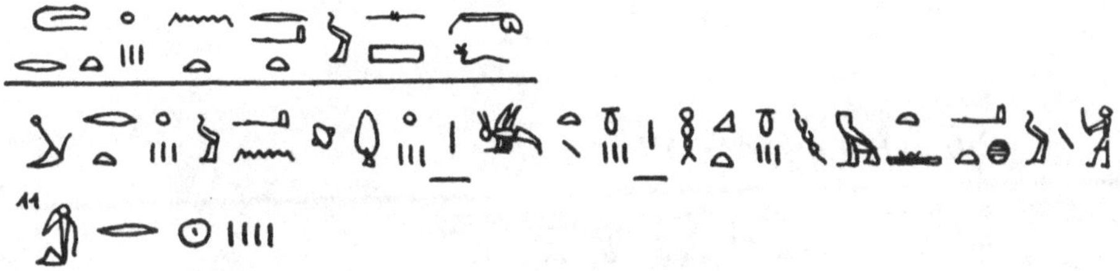

H 60 (4,11)

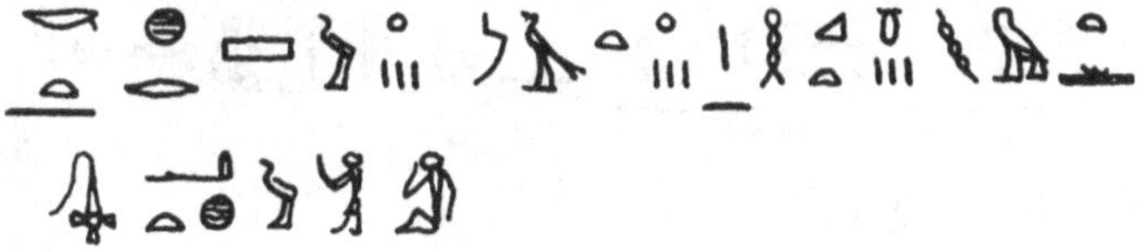

Ram III A 29-30

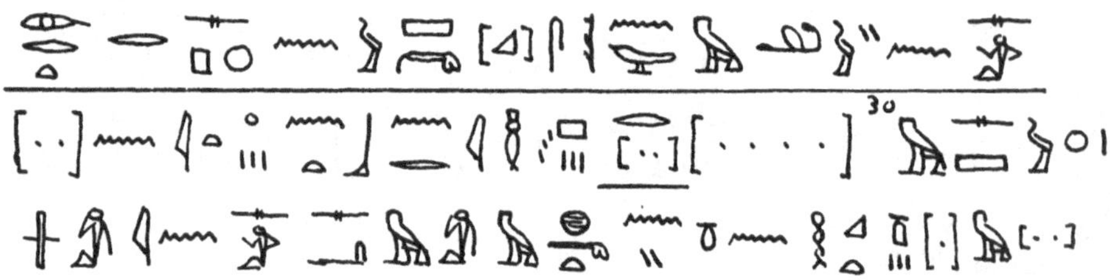

Eb 26 (8,17-9,9)

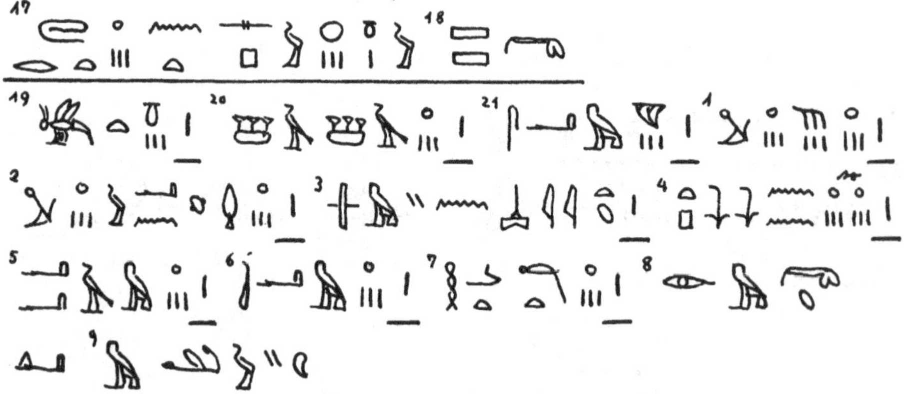

Eb 44 (14,11-17)

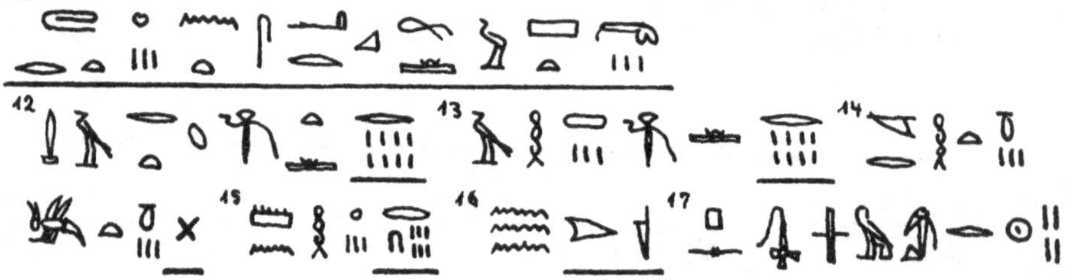

Eb 45 (14,18-22)

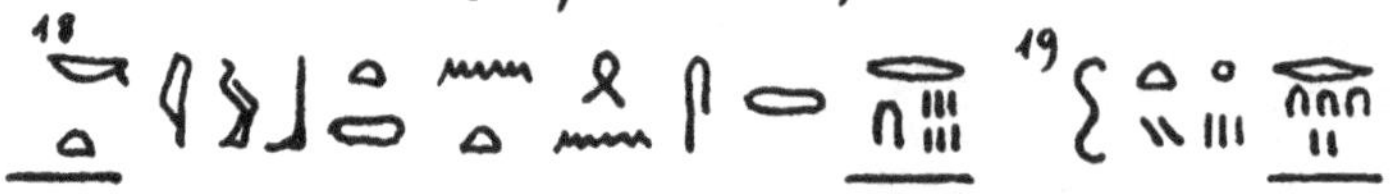

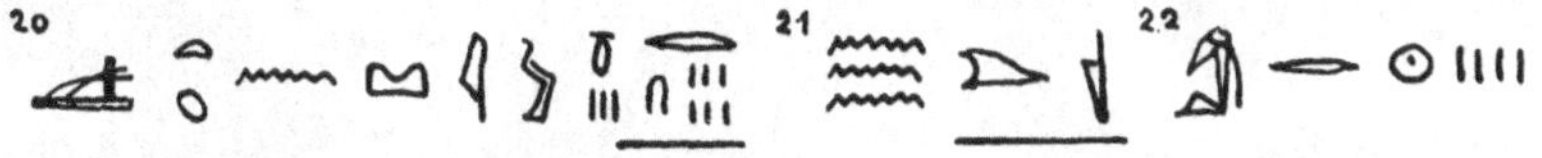

Eb 46 (15,1-9)

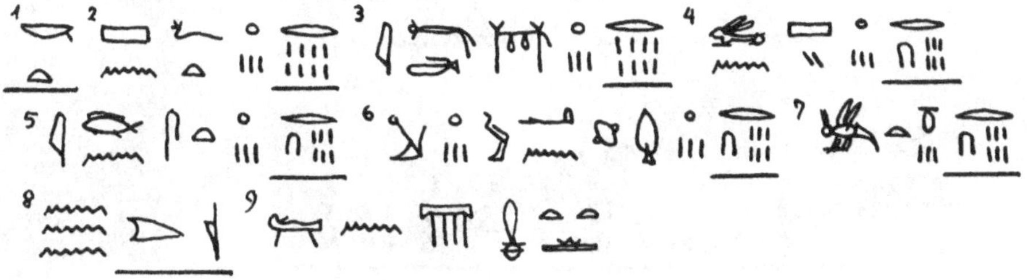

Eb 47 (15,10-15)

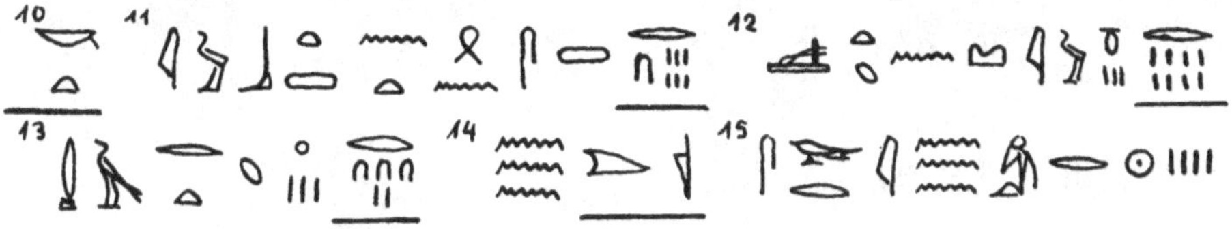

Eb 48 (15,16-16,6)

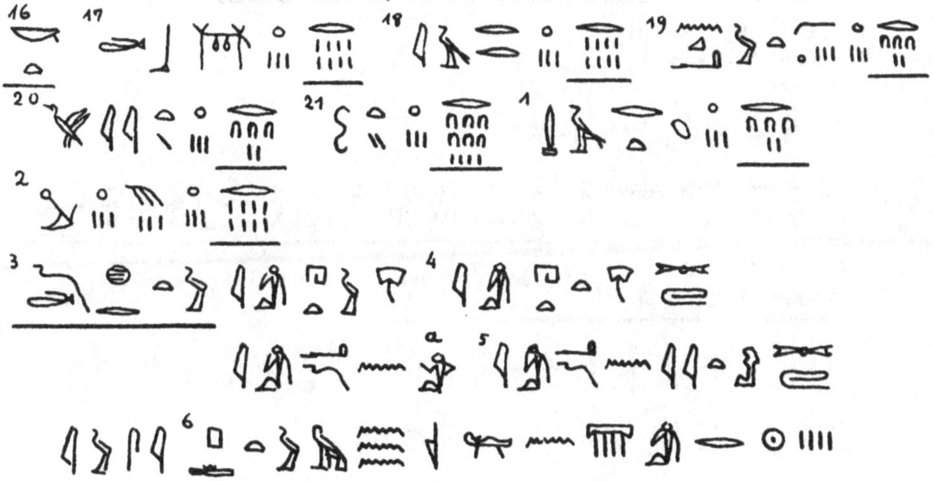

a rot in schwarzes hineinverbessert.

IV g After

1. Verschiedene Krankheiten

Eb 141 (31, 13-15)

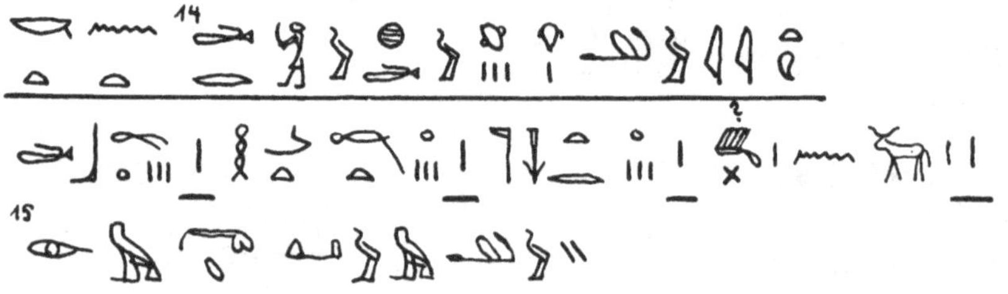

H 4 (1,4)

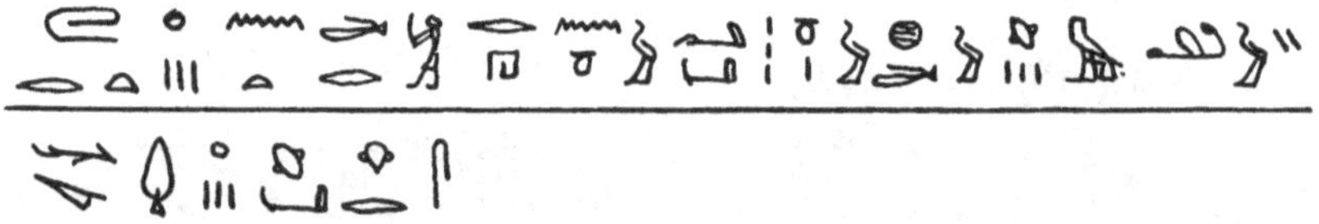

Bln 164 (17, 1-6)

a

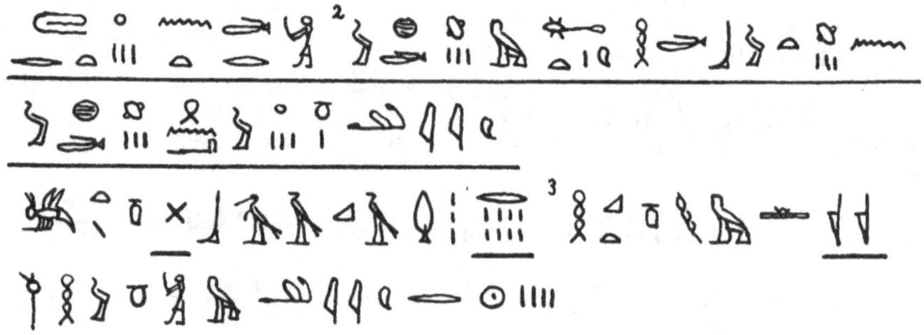

b

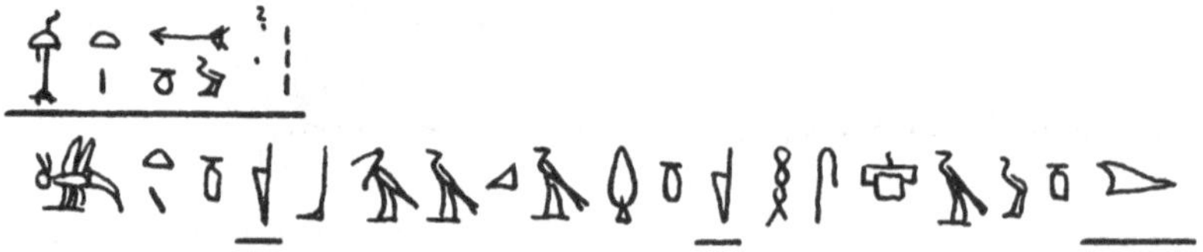

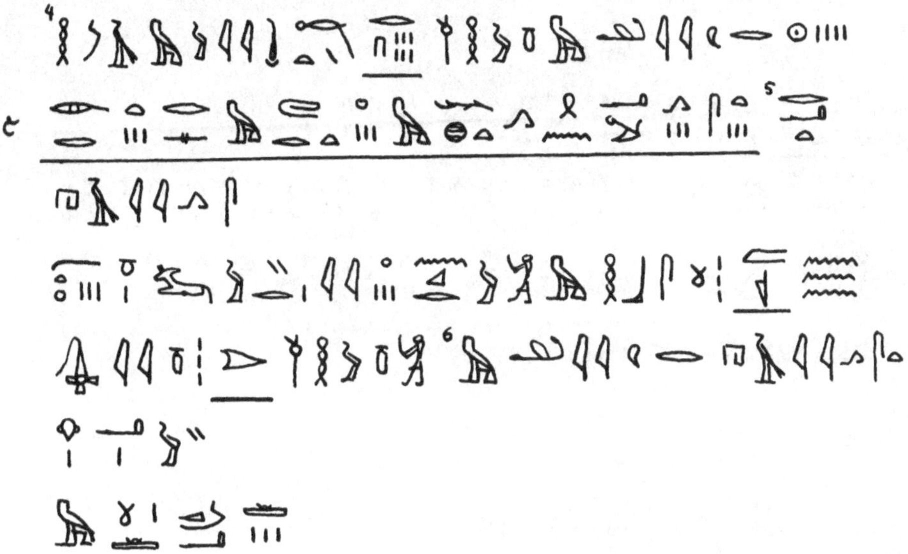

Eb 145 (31,20 – 32,3)

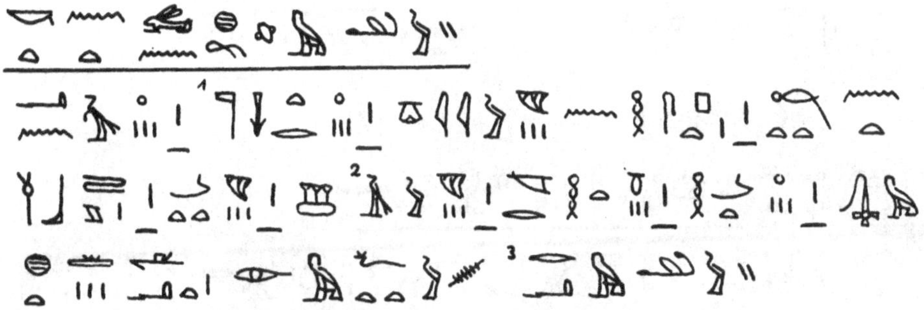

Eb 146 (32, 3–4)

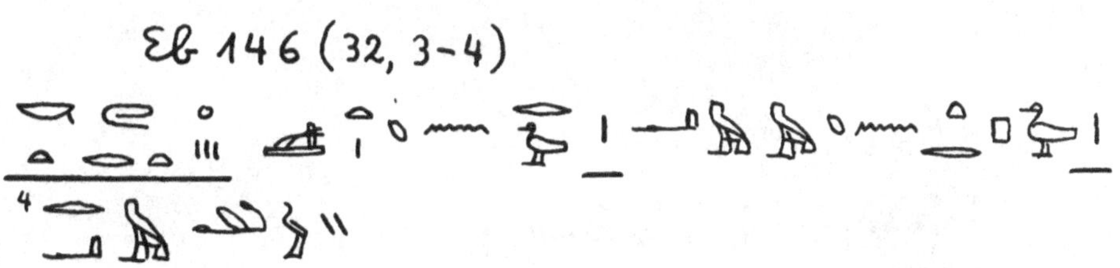

Bt 9 (5, 7-8)

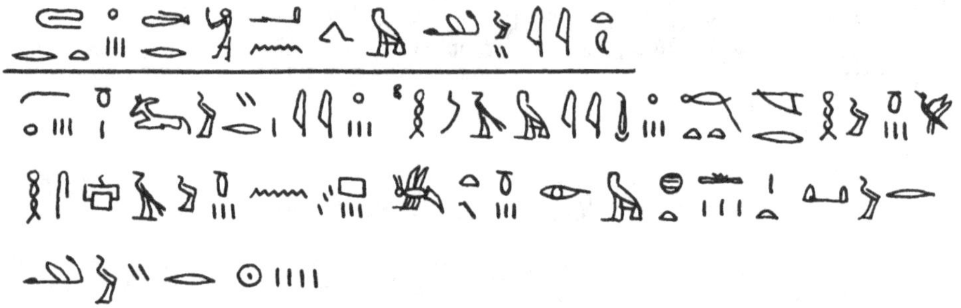

Eb 162 (33, 13-15)

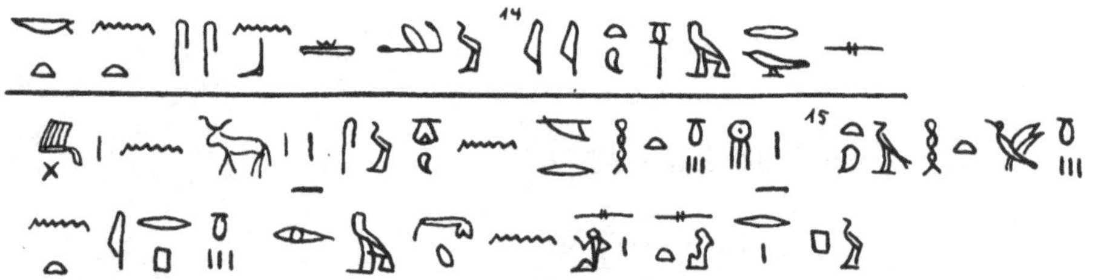

H 7 (1, 6)

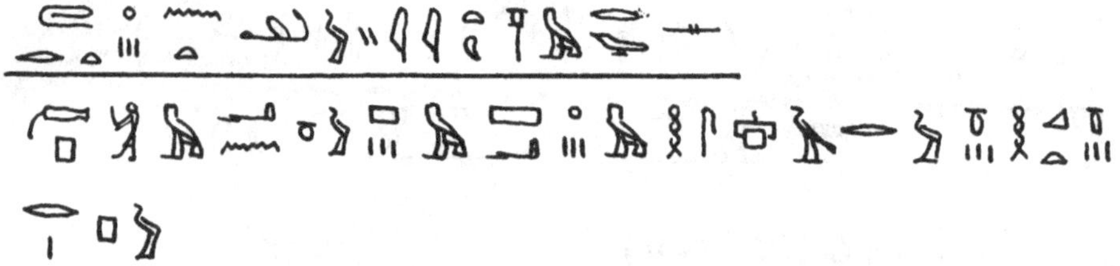

Bt 1 (1, 1-7)

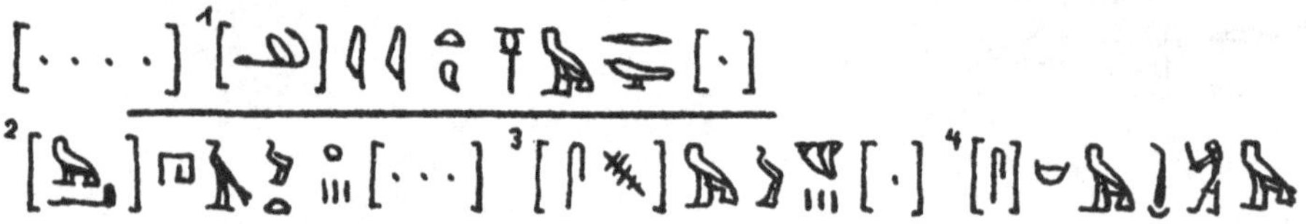

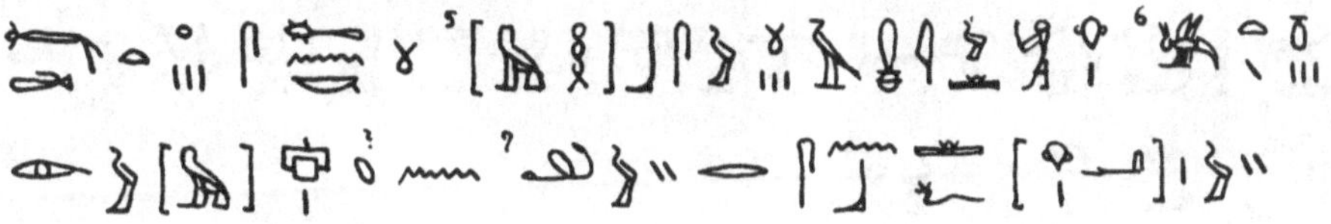

Bt 7 (5, 5-6)

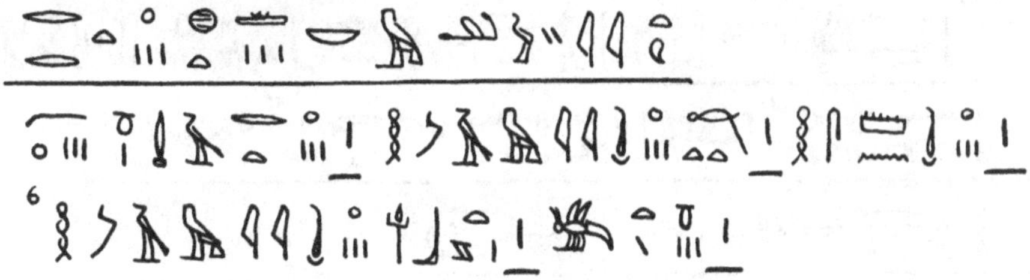

Bt 8 (5, 6-7)

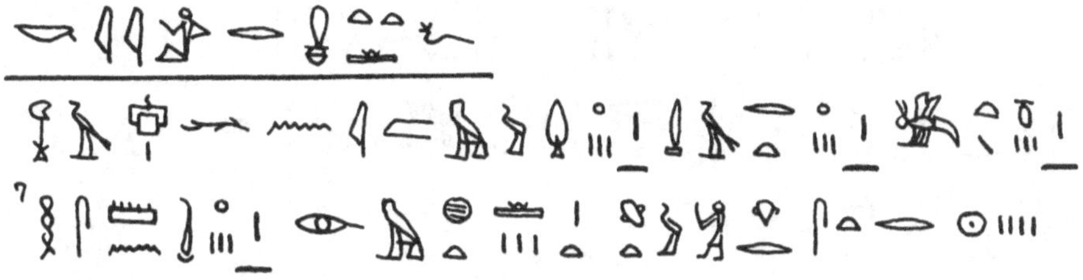

Sm 22, 11-14

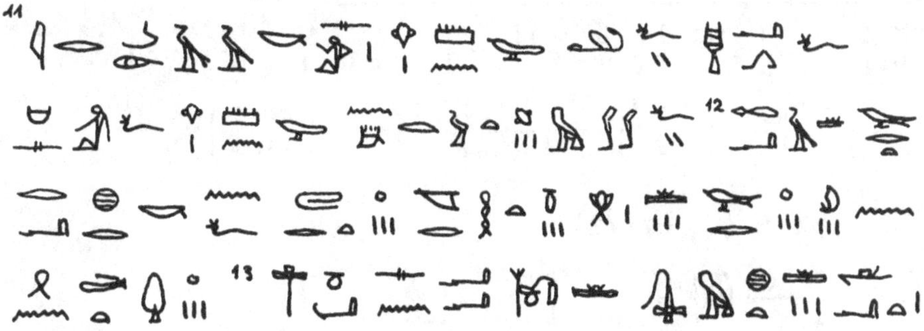

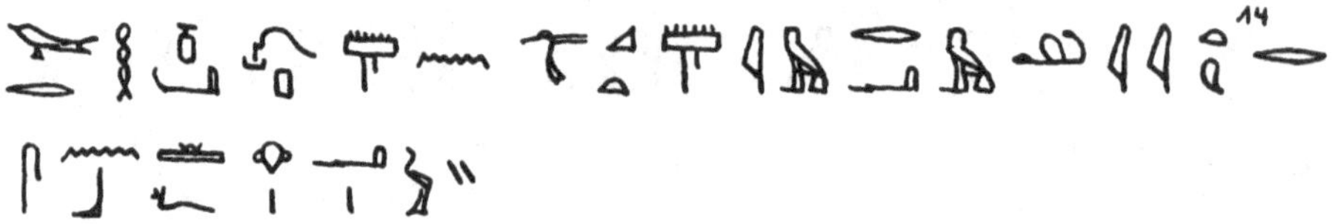

Bt 2 (1, 8–2, 9)

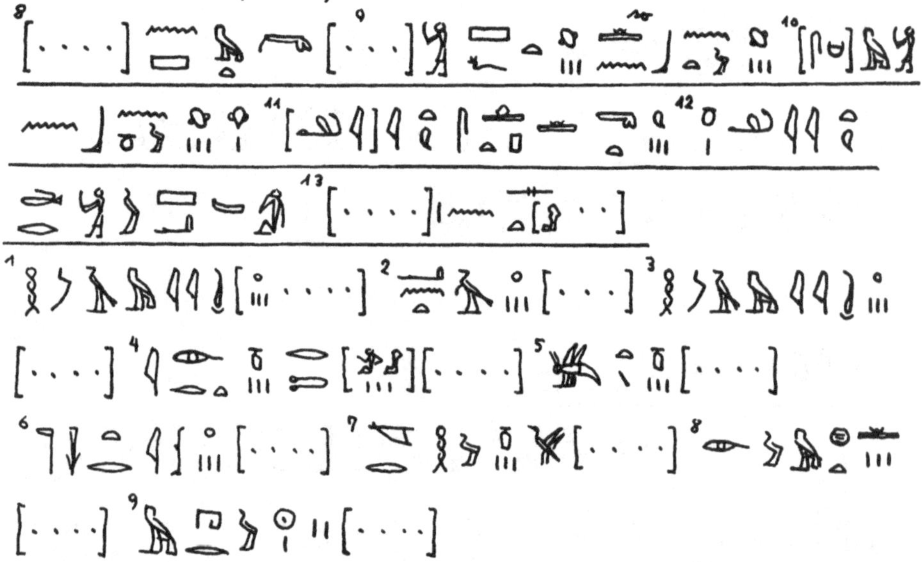

Bt 3 (2, 10– 3, 9)

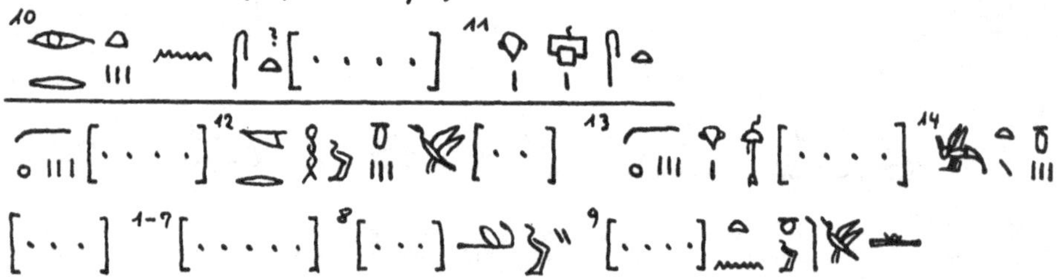

Bt 4 (3, 10–13)

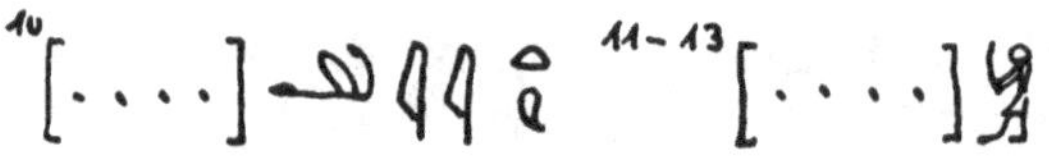

Bt 5 (4, 1-10)

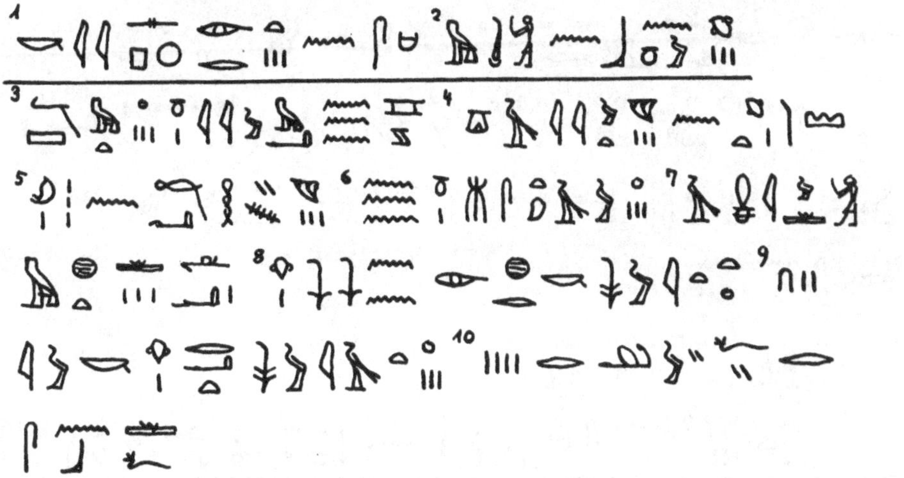

Bt 6 (4, 11-5, 5)

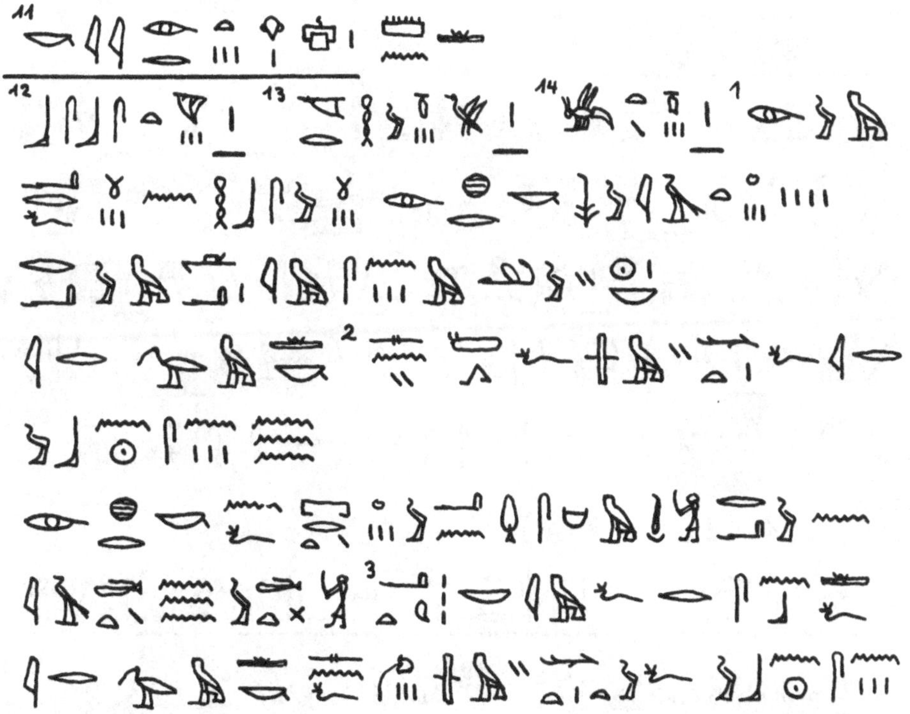

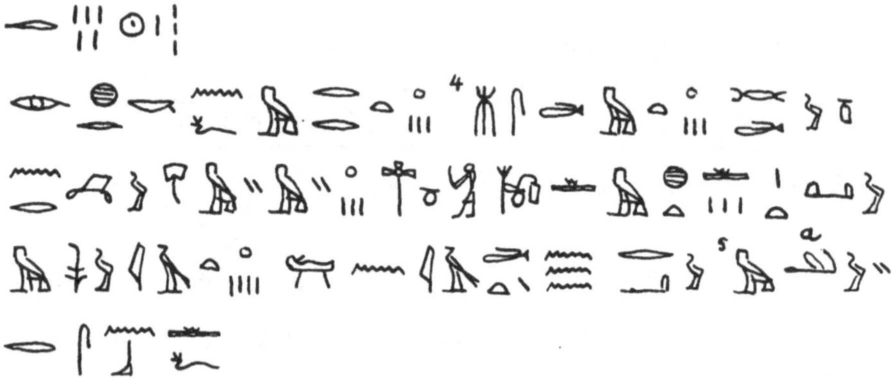

Bt 10 (5,8-12)

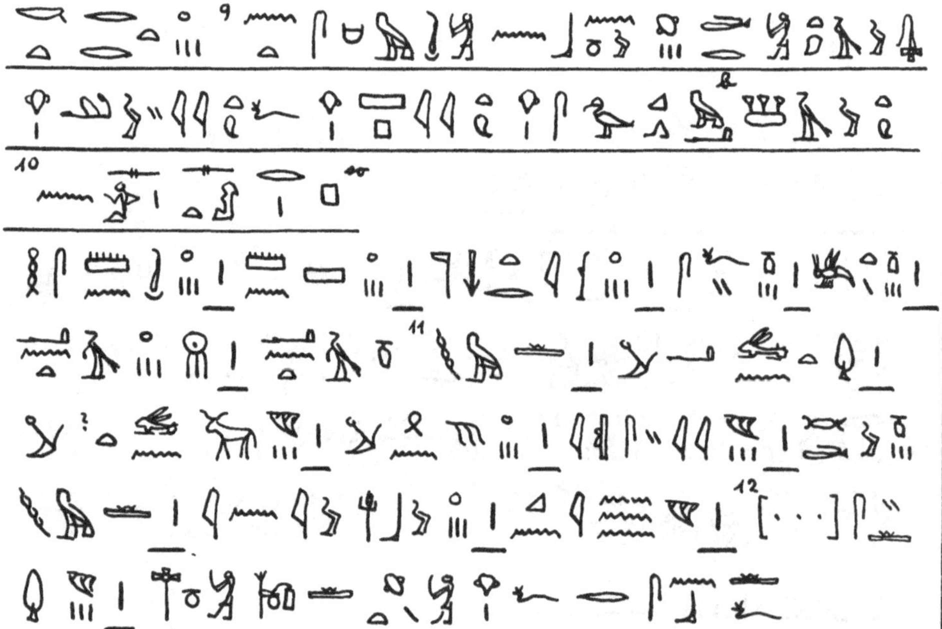

Bt 13 a (6,2-6)

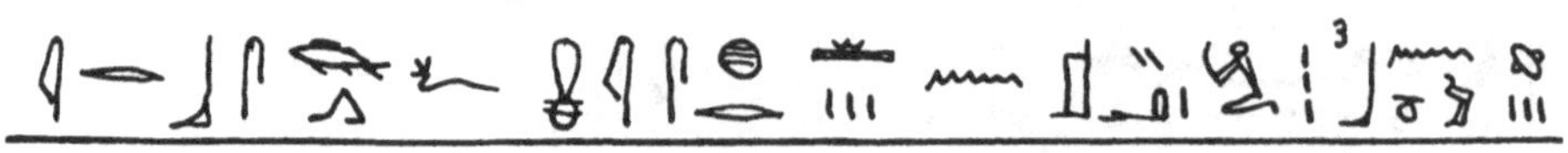

a Randkorrektur 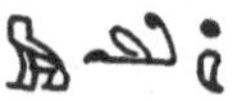 b Randkorrektur 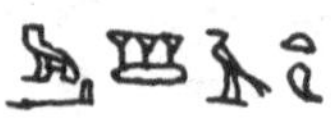

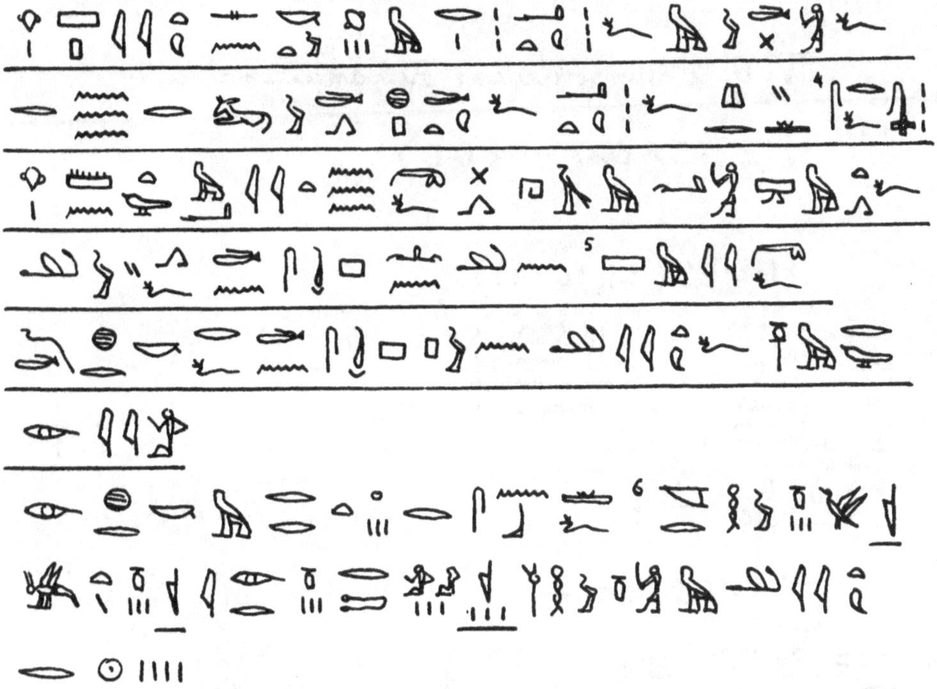

Bt 1' b (6, 6-8)

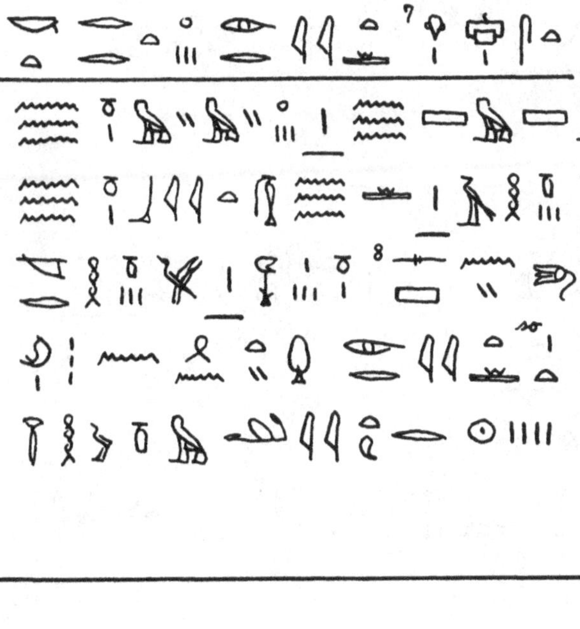

IV g 2 Verschiedene Behandlungen

a Kühlen (sḳbb)

Eb 143 (31,16-17)

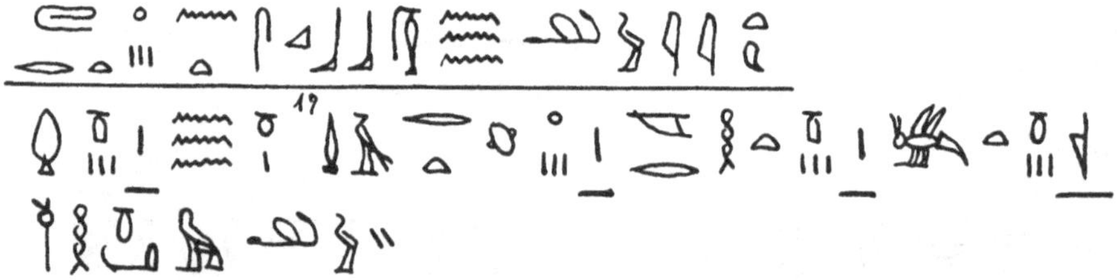

Eb 156 (33,4-6)

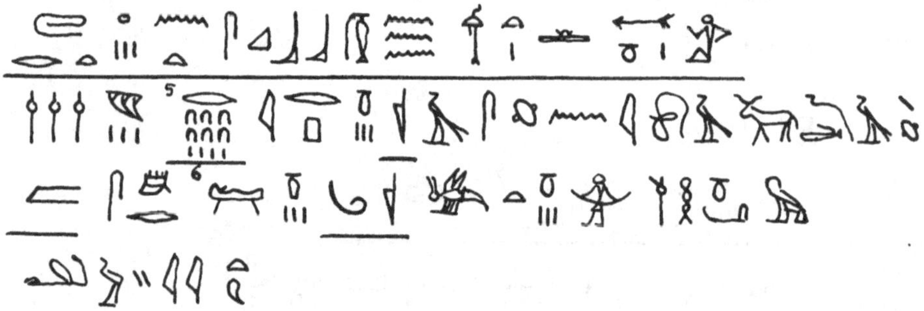

Eb 157 (33,6-8)

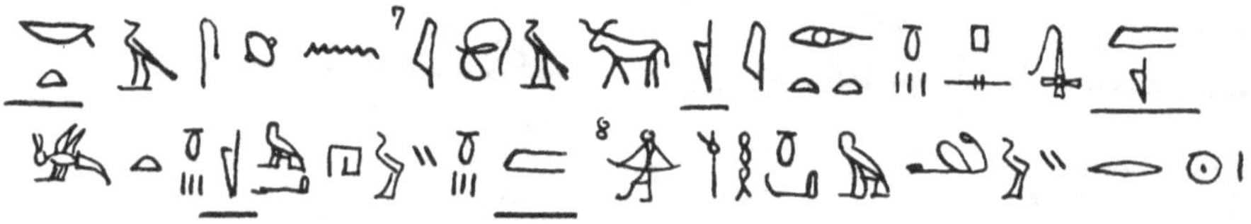

Eb 158 (33,8-9)

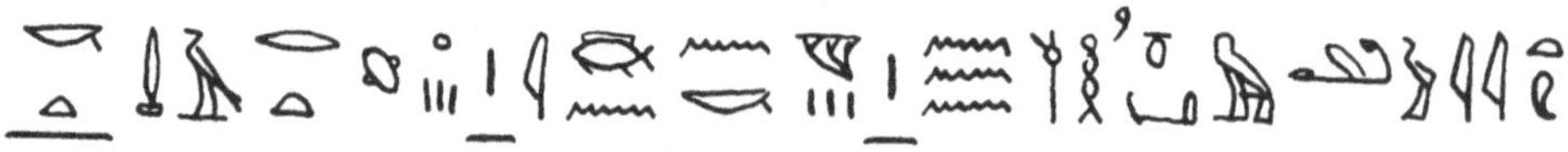

227

Eb 159 (33,9-10)

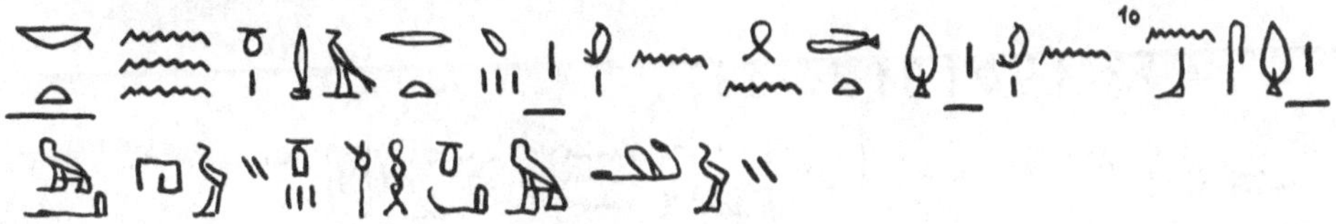

Bln 179 (19,2-3)

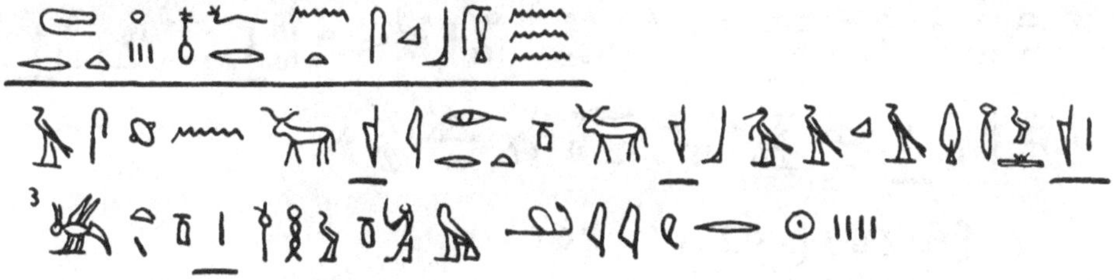

Bln 180 (19,3-4)

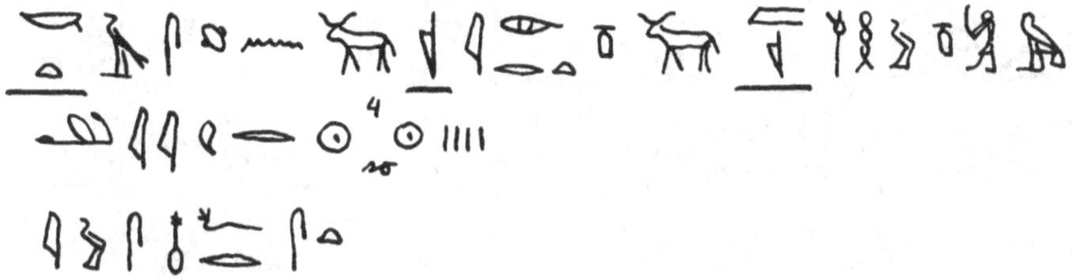

Bln 181 (19,4)

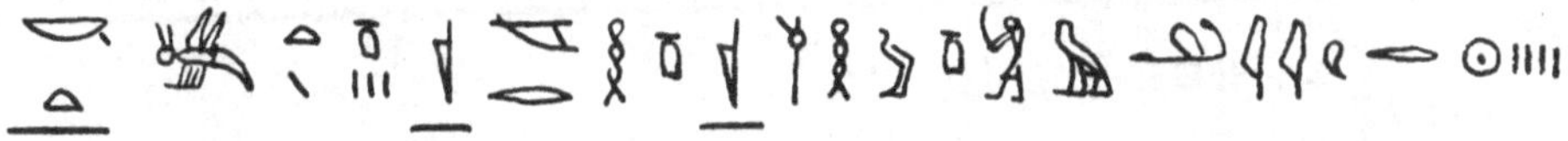

Bln 182 (19,4-5)

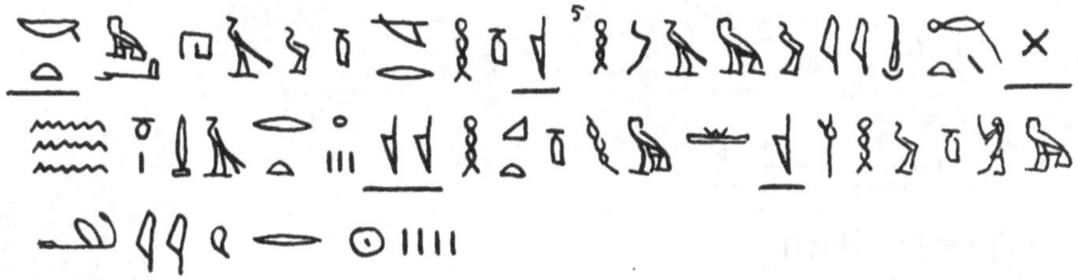

Eb 140 (31,11-13)

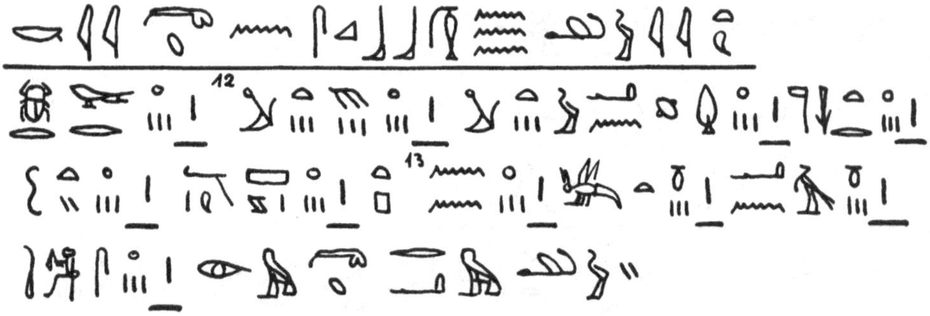

Eb 163 (33,16-19)

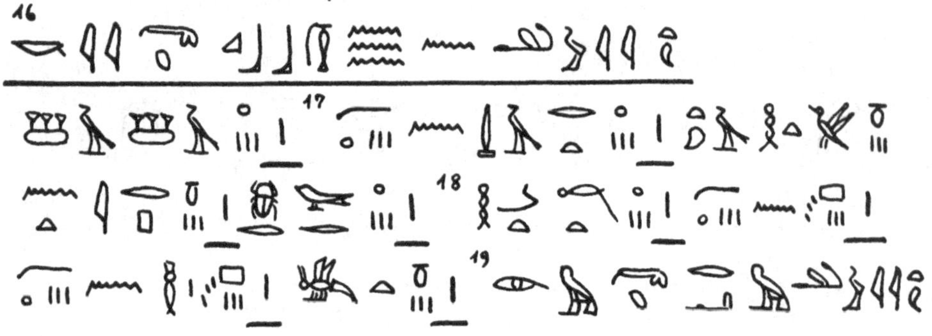

Eb 160 (33,10-12)

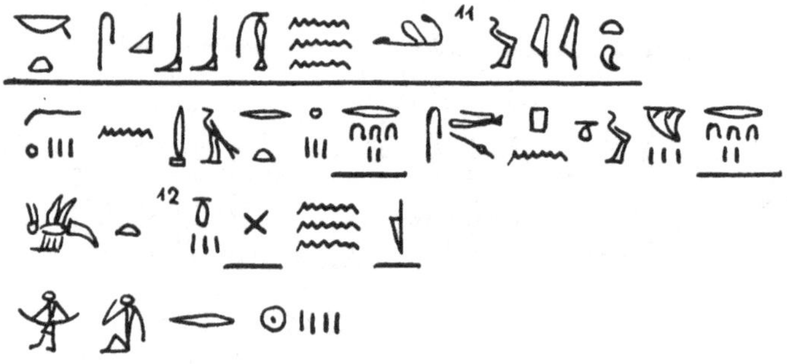

ℋ 93 (7,12-13)

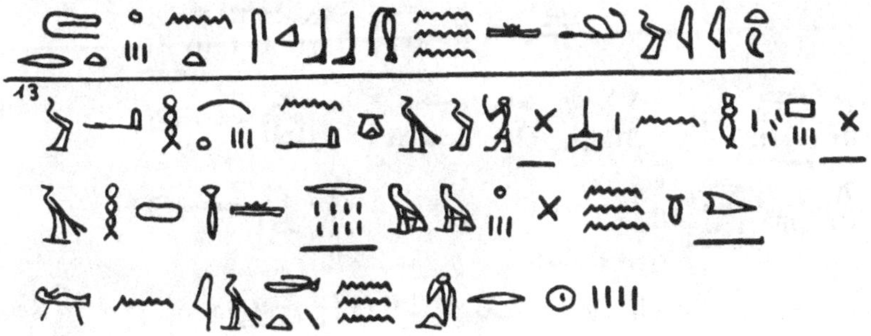

IV g 2 b Behandeln (srwḫ)

Eb[1] 147 (32,4-5) = Eb[2] 132 (30,18-19)

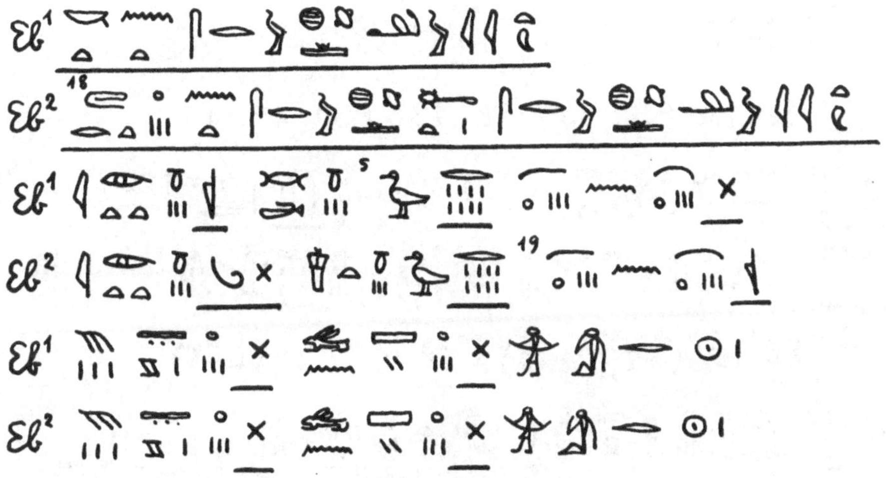

Eb[1] 148 (32,6-7) = Eb[2] 133 (30,19-31,1)

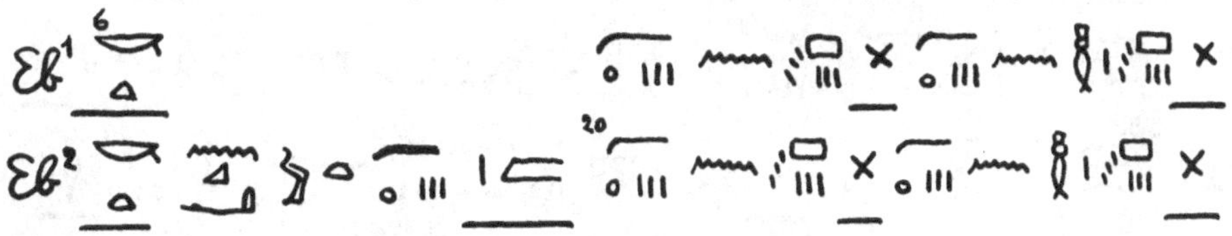

Eb^1 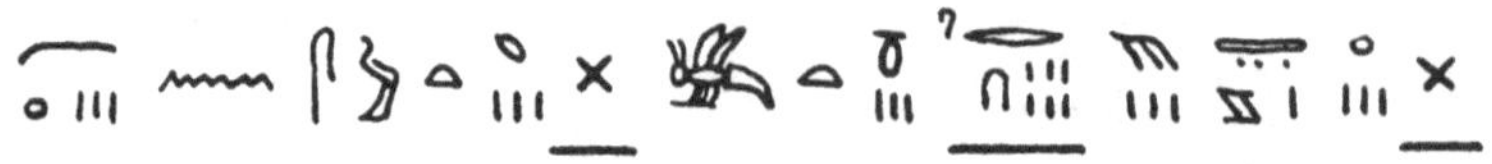

Eb^2 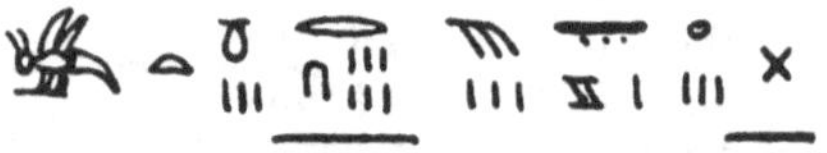

Eb^1 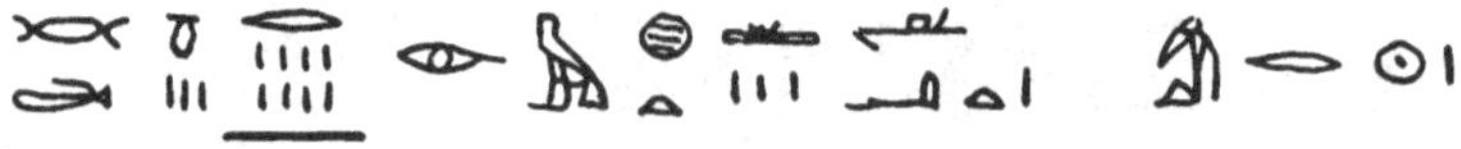

Eb^2 

Eb^1 149 (32, 8–9) = Eb^2 134 (31, 1–2)

Eb^1 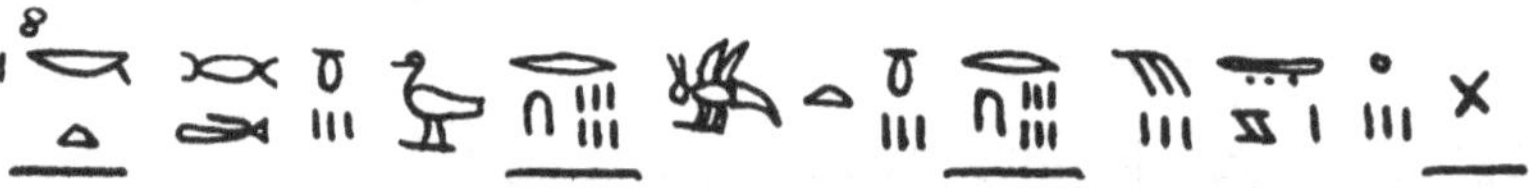

Eb^2 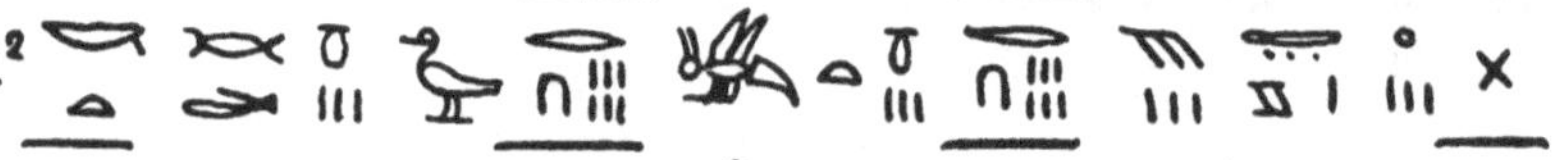

Eb^1 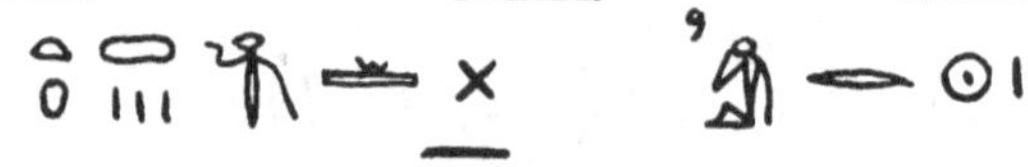

Eb^2 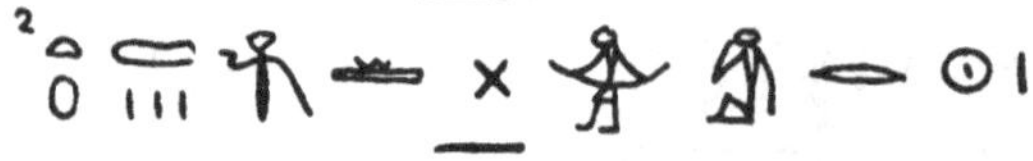

Eb^1 150 (32, 9) = Eb^2 135 (31, 2–2a)

Eb^1 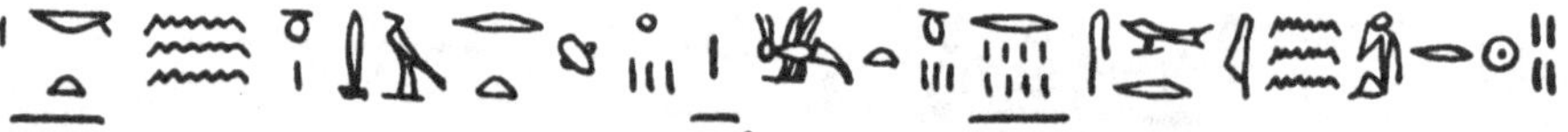

Eb^2 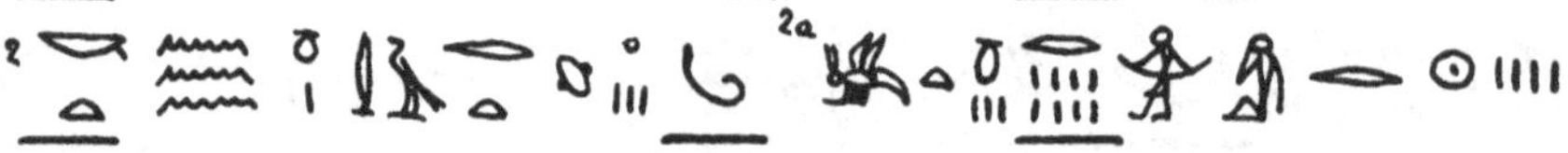

Eb^1 151 (32, 10–12) = Eb^2 136 (31, 2a–4)

Eb^1 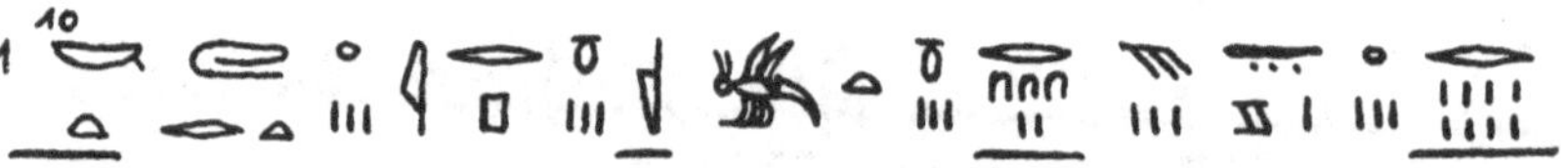

Eb^2 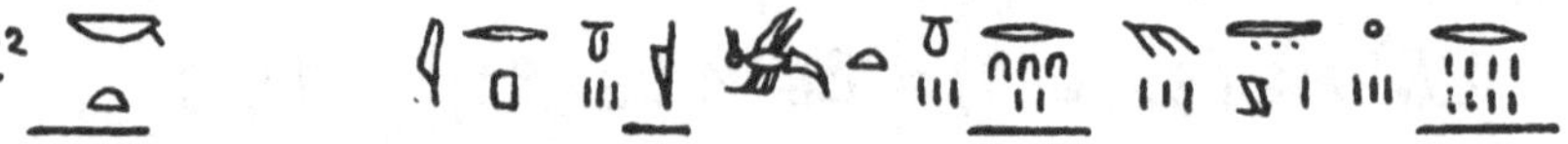

Eb^1 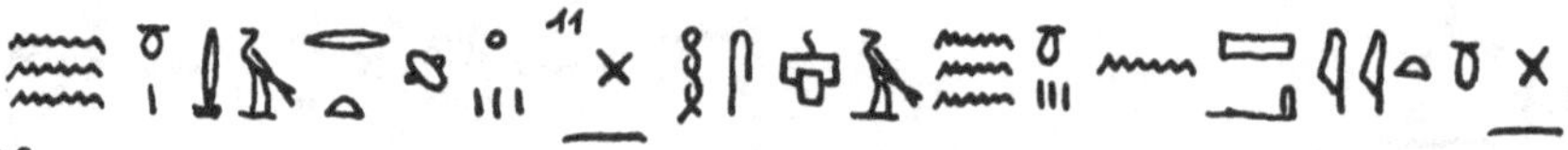

Eb^2 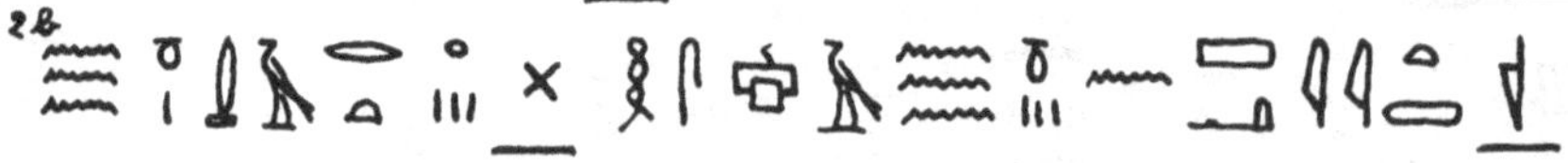

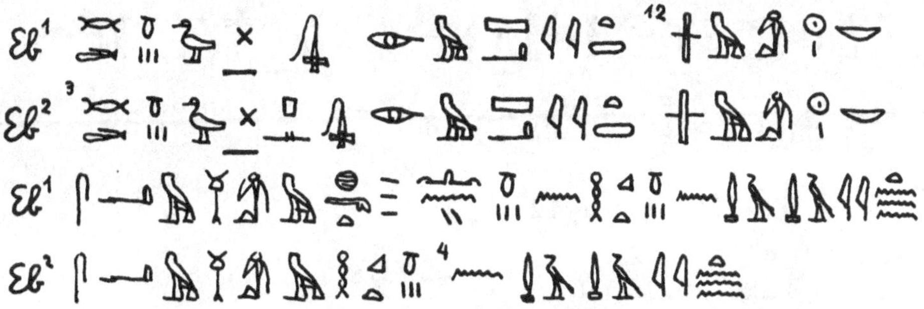

Eb[1] 152 (32, 13-15) = Eb[2] 137 (31, 4-6)

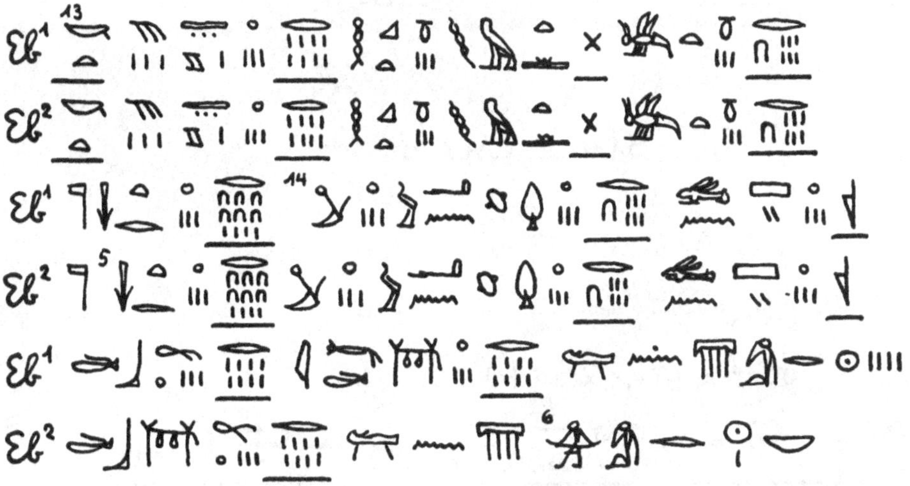

IV g 2 c *Lindern* (*snḏm*)

Eb 144 (31, 17-20)

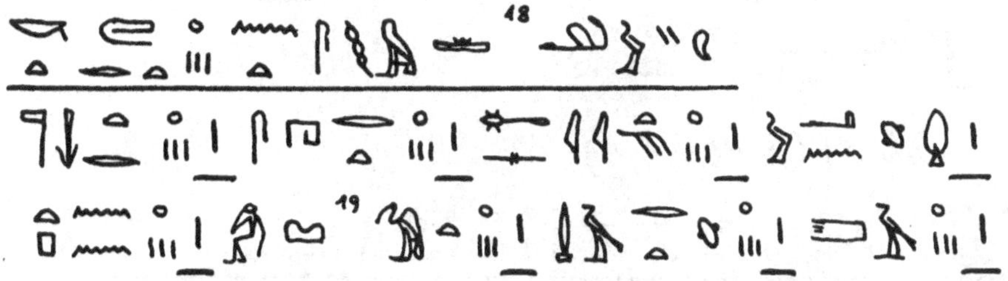

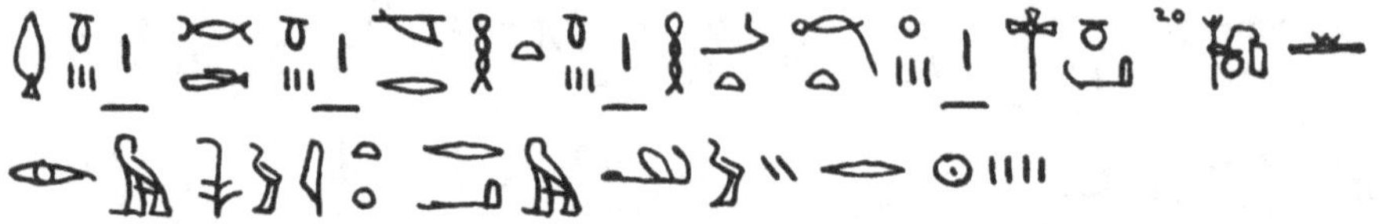

Eb 161 (33,12-13)

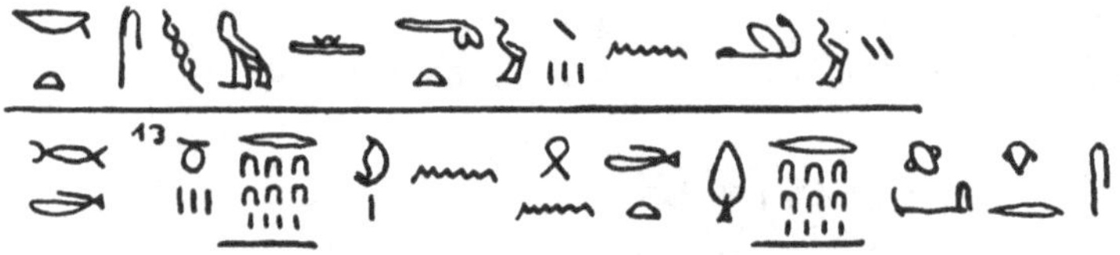

IV H Blase und Harn

1. Blase

H 62 (4,12-14)

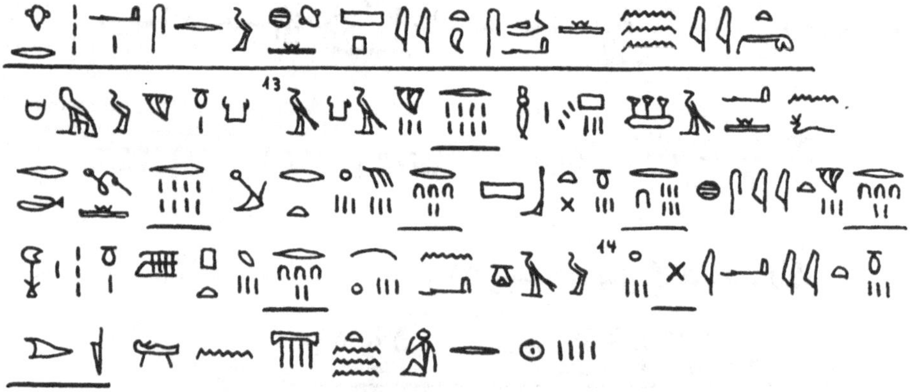

Bt 11 (5,12-6,1)

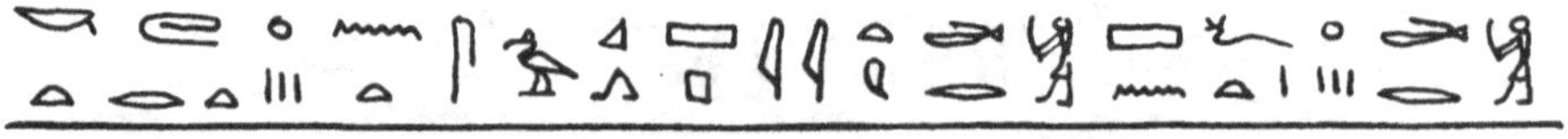

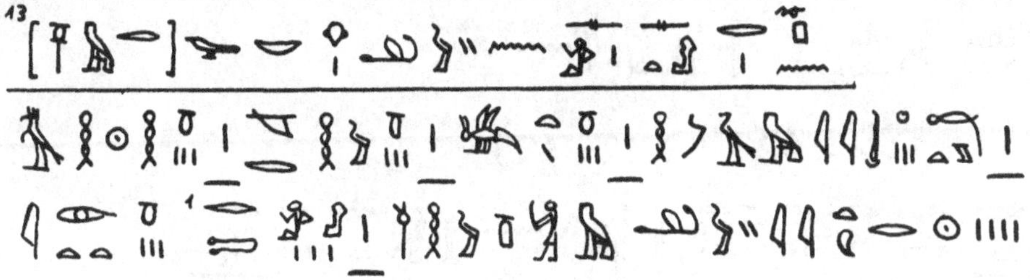

Bt 12 (6, 1-2)

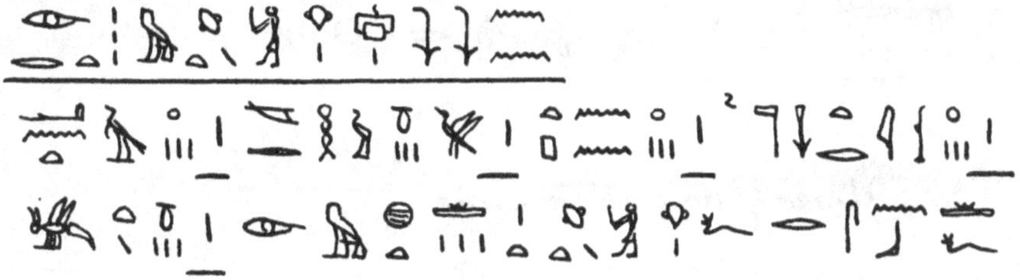

IV H 2 Harn

a Krankheiten und krankhafte Zustände

Stauungen und Verhaltungen

Eb 261 (48, 21-22)

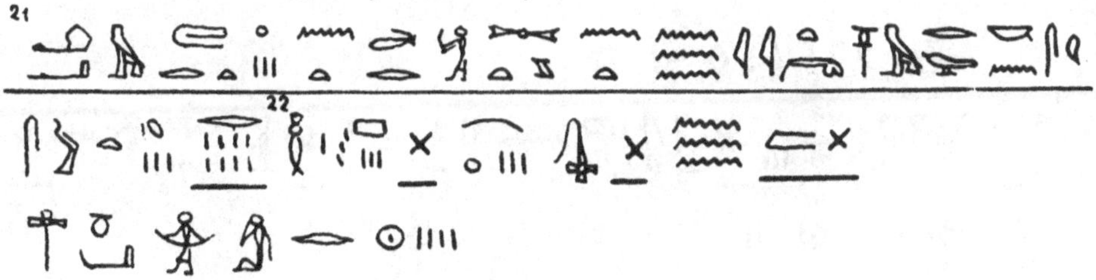

Eb 267 (49, 10-11)

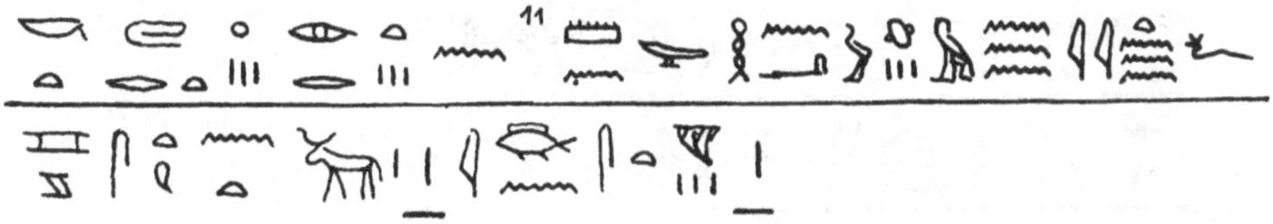

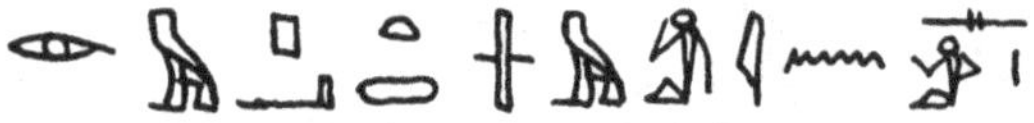

Eb 268 (49,12–13)

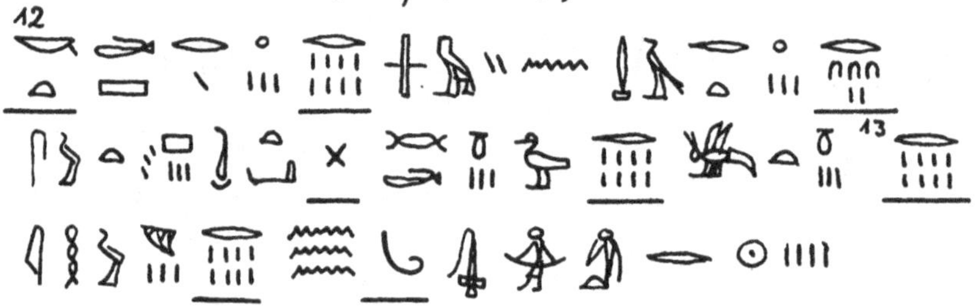

Überfluss an Harn

Eb 274 (50,2–3)

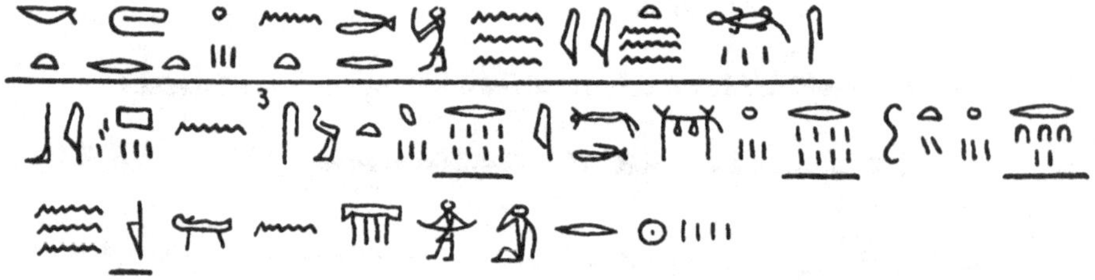

Eb 275 (50,4)

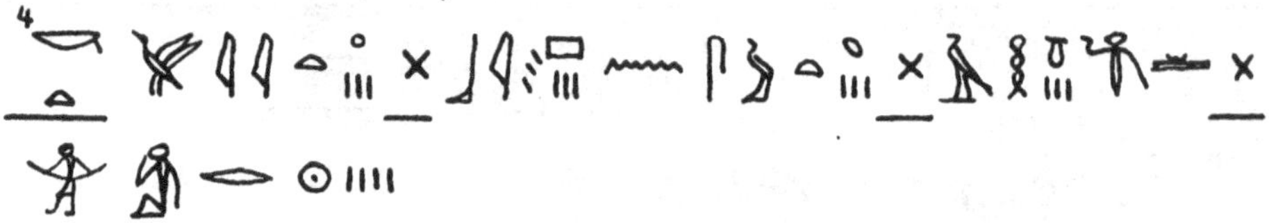

Eb 277 (50,6–8) = H 63 (4,14–15)

Eb 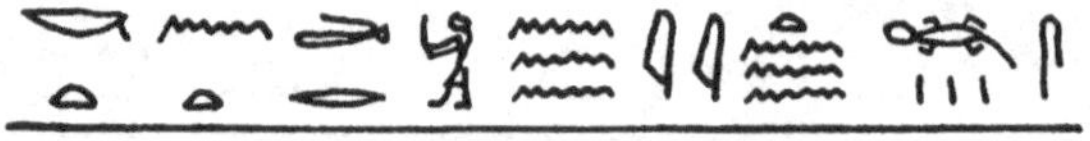

H 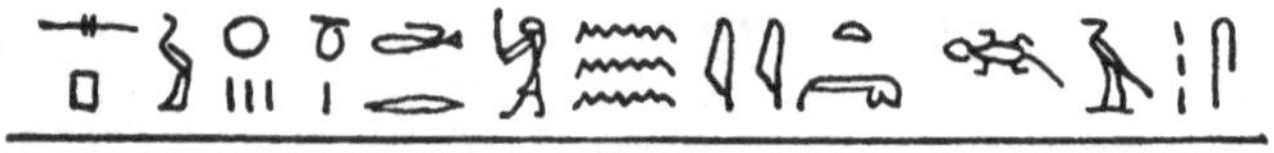

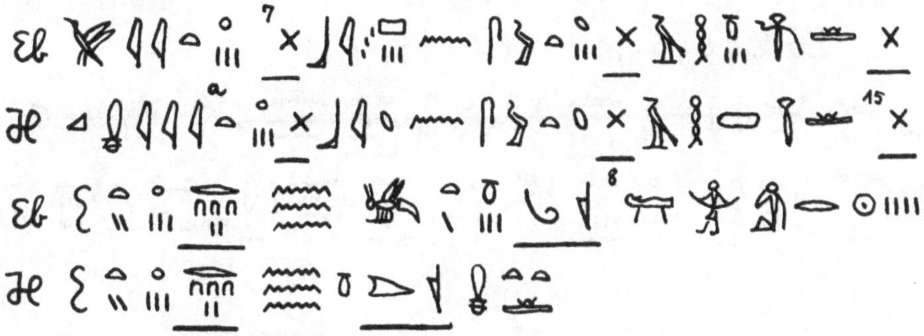

Eb 278 (50, 8–9) = H 64 (4, 15–16)

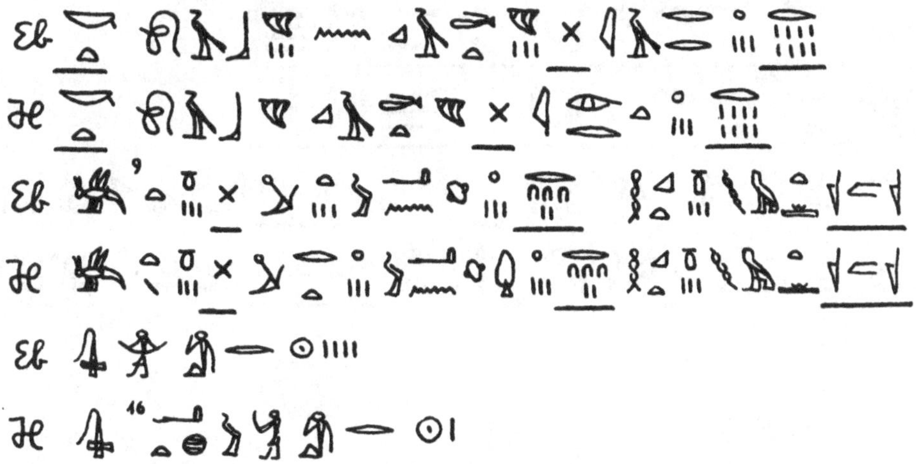

Eb 279 (50, 10–11) = H 66 (4, 16–5, 1)

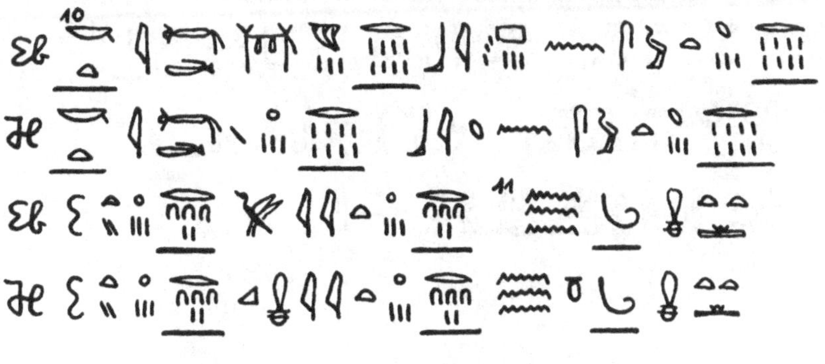

a wohl so, und nicht 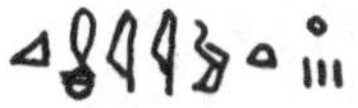

Eb 280 (50,11) = H 65 (4,16)

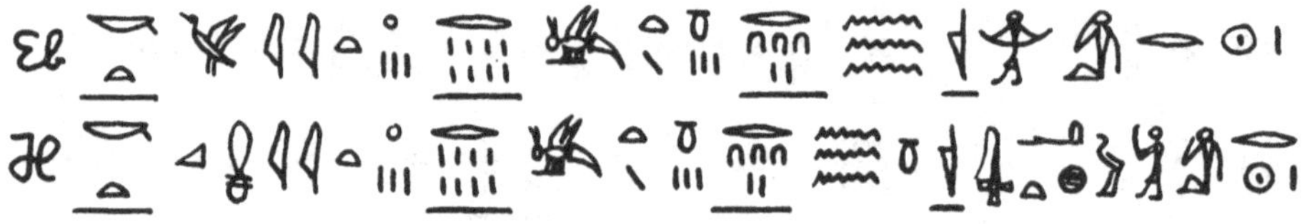

Eb[1] 276 (50, 5-6) = Eb[2] 281 (50,11-13)

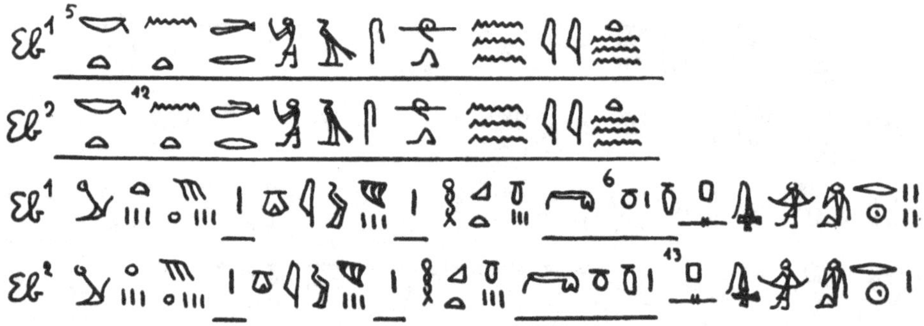

Eb 264 (49,4-6)

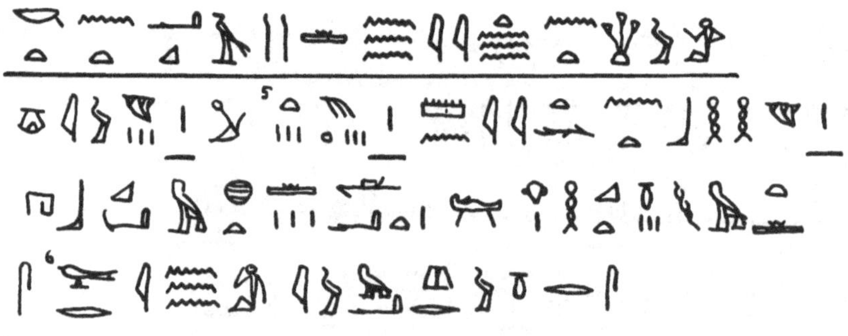

Bln 183 (19,5-6)

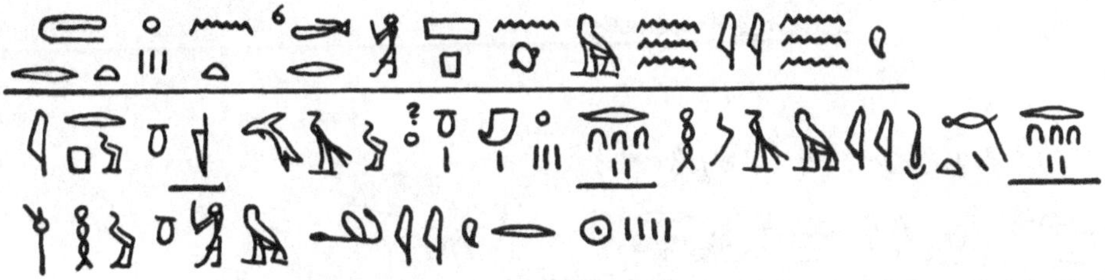

Eb 705 (86,4-5)

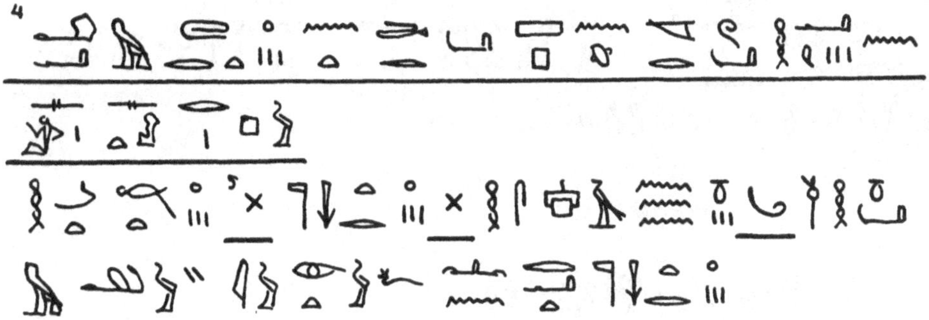

Eb 706 (86,5-6)

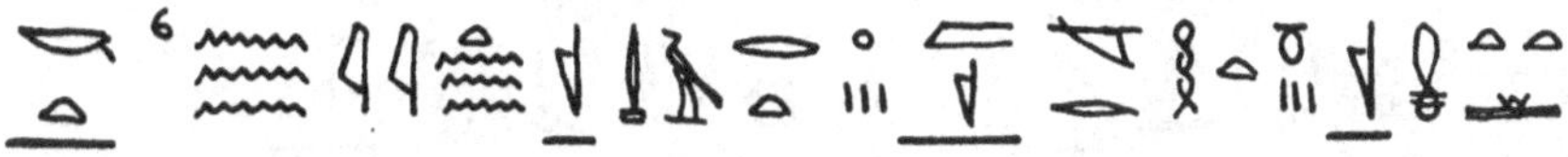

Eb 707 (86,6-8)

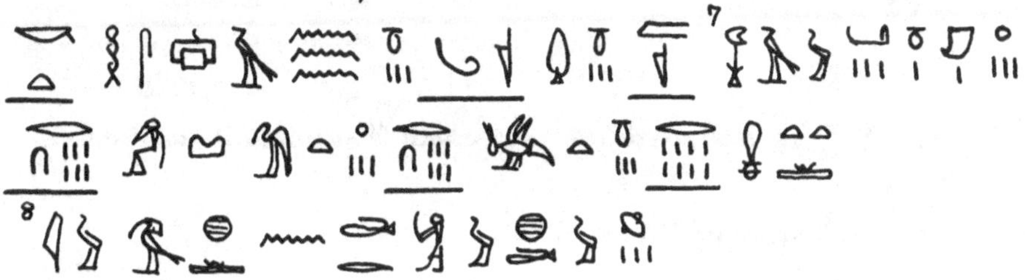

Allgemeines

Bln 171 (18, 3-4)

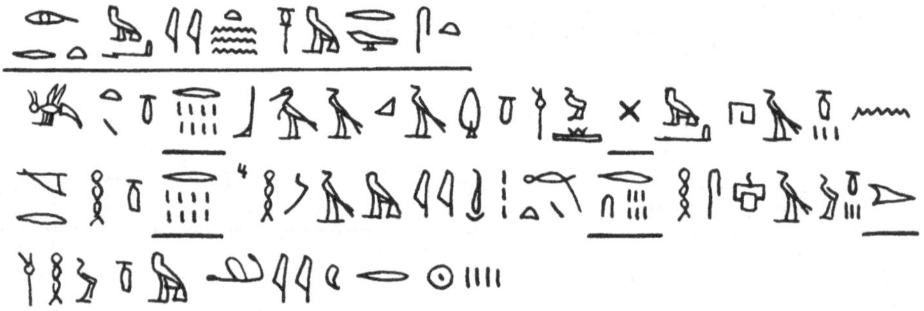

Bln 166 (17, 7-8)

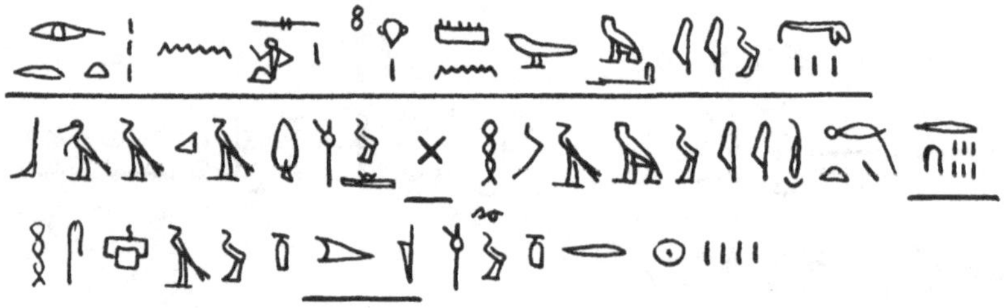

IV H 2 b Behandlungen ohne Krankheitsangaben

Regeln (smꜣꜥ)

H 67 (5, 1-2)

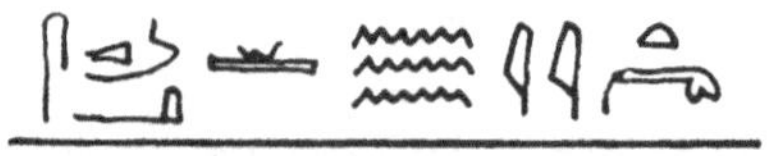

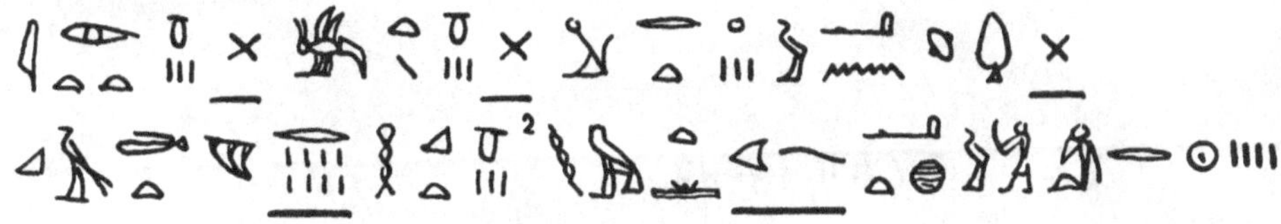

Eb 263 (49,2-4)

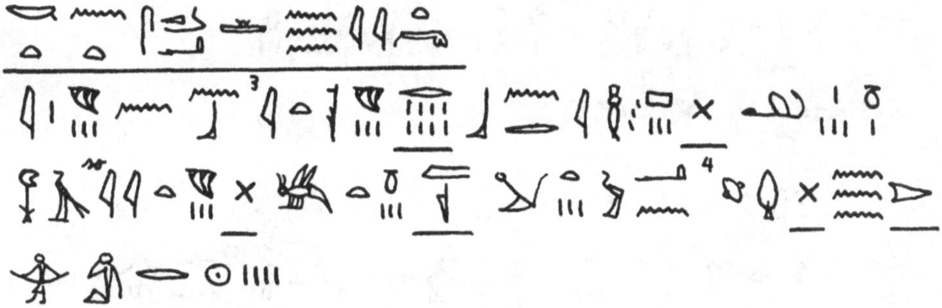

Eb 266 (49, 8-10)

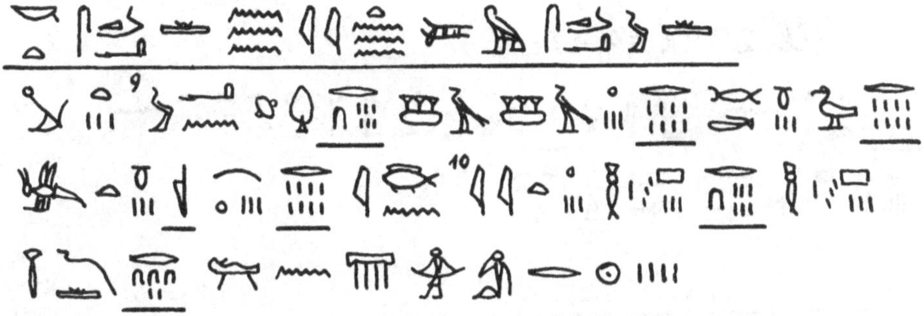

Eb 271 (49,15-17)

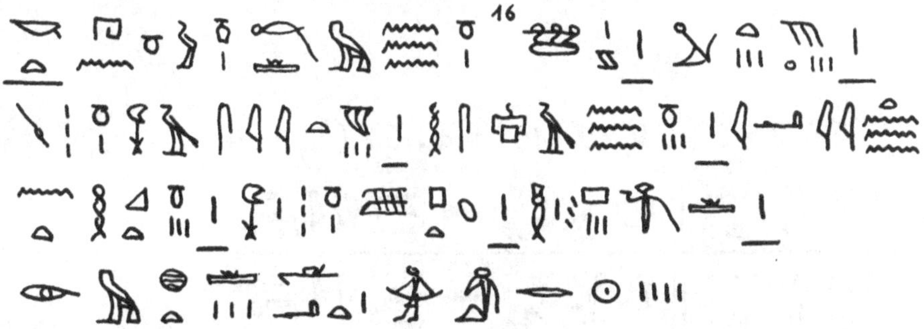

Eb 269 (49,13-14)

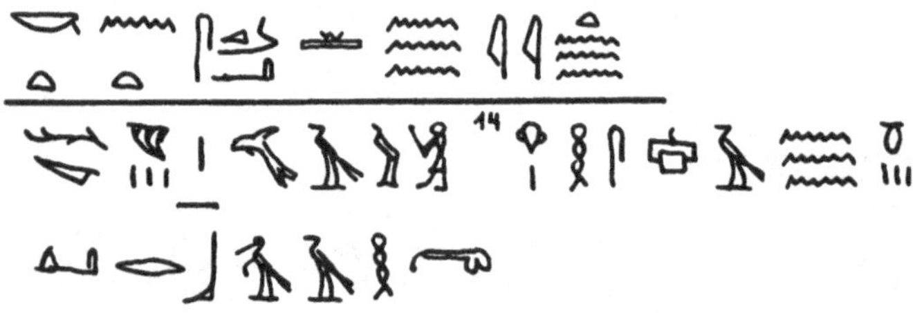

Eb 270 (49,14-15)

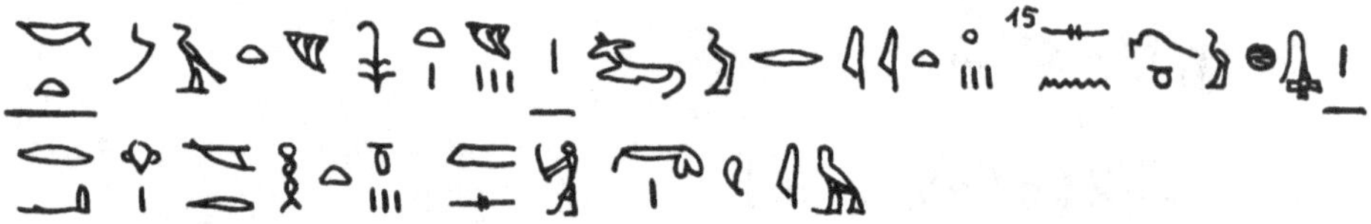

Eb 272 (49,17-18)

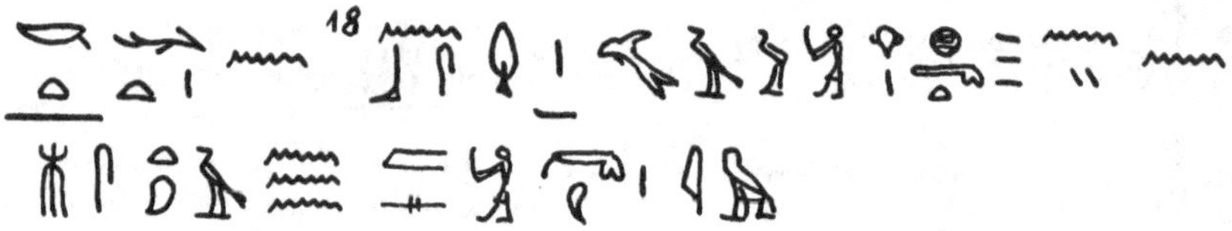

Zusammenhalten (s3ḳ)

Eb 282 (50,13-15) = H 68 (5,2-4)

Eb 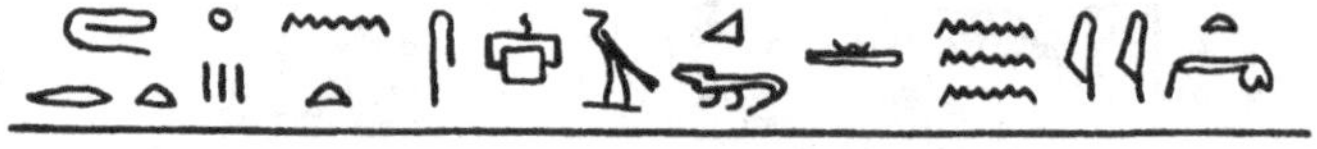

H 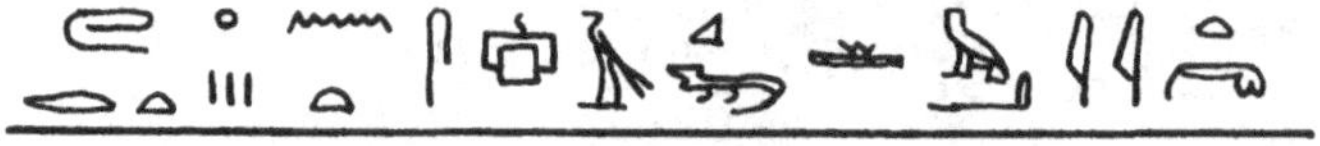

241

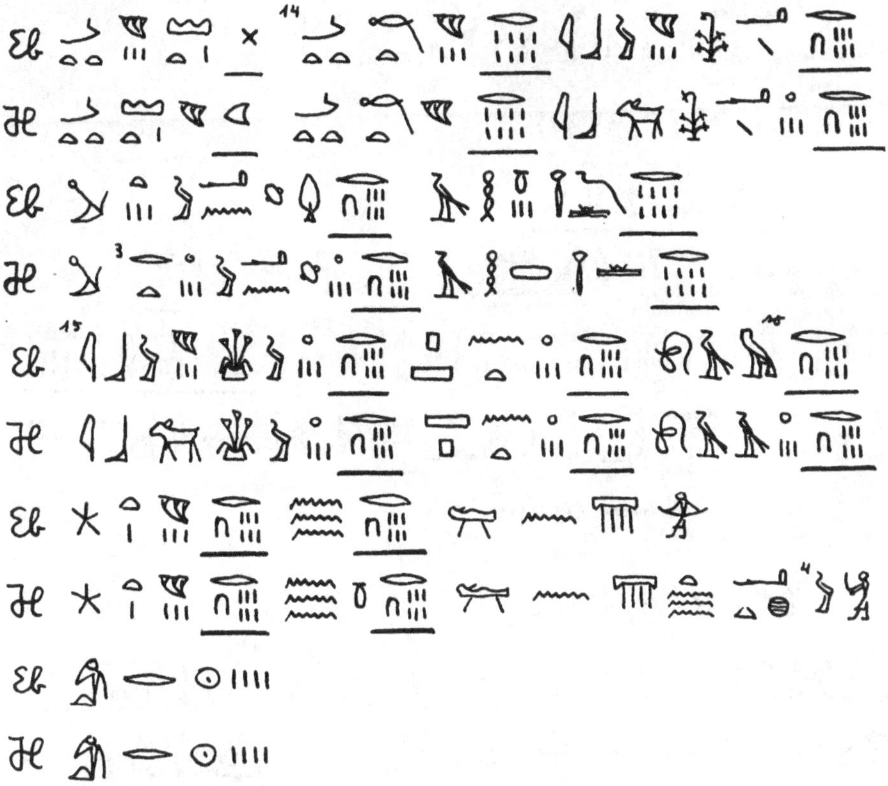

IV J Seiten

1. d̲rww

Eb 602 (76,18-19)

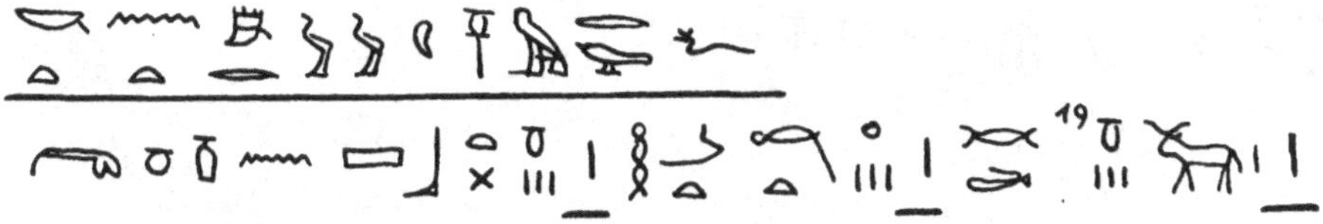

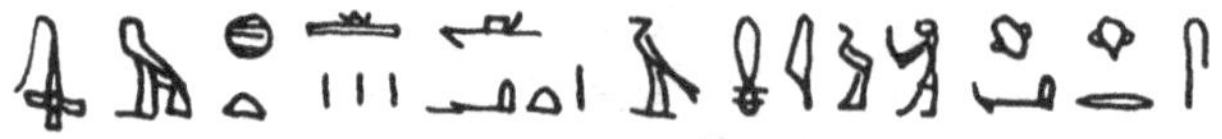

Bt 37 (8, 9–11)

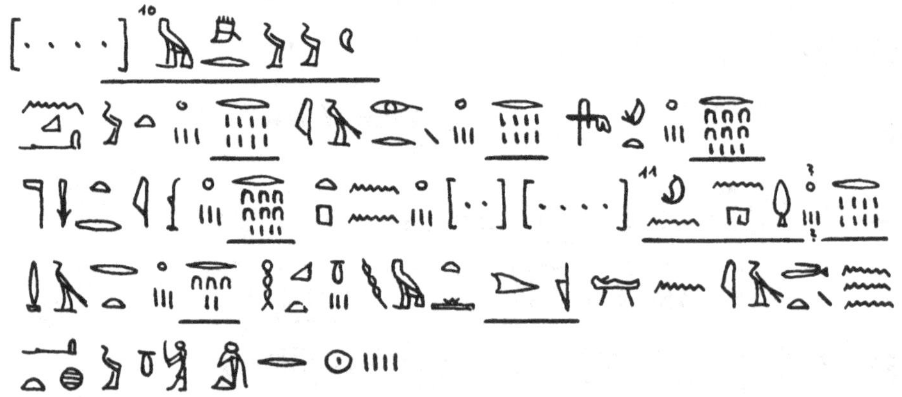

Bt 38 (8, 11–13)

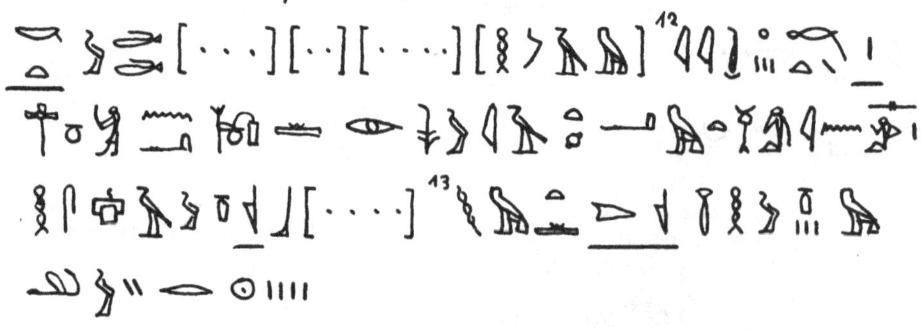

Bt 39 + 40 (8, 13–14)

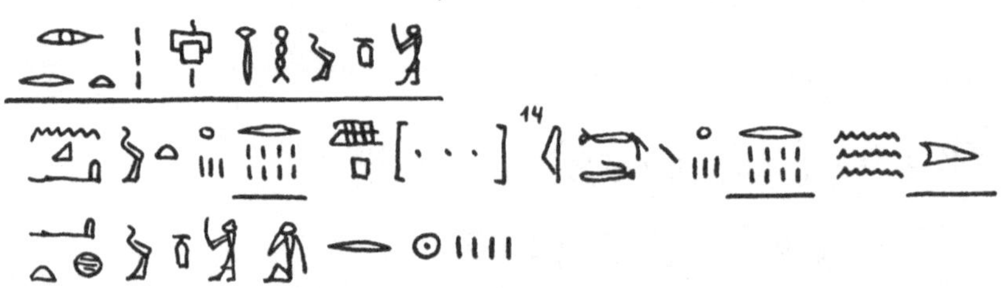

Bt 41 (8,14)

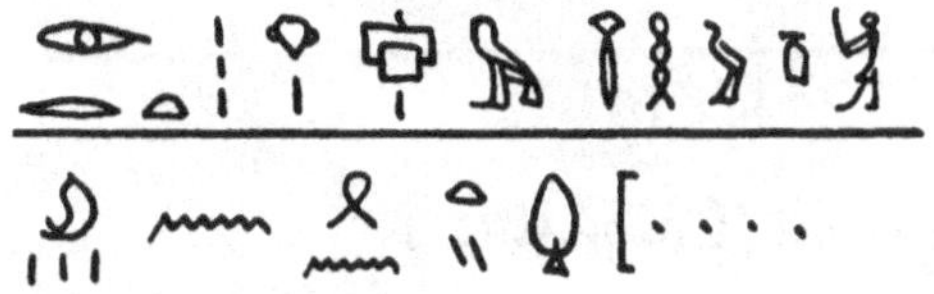

IV J 2 š w·tj

Bln 48 (4,8–11)

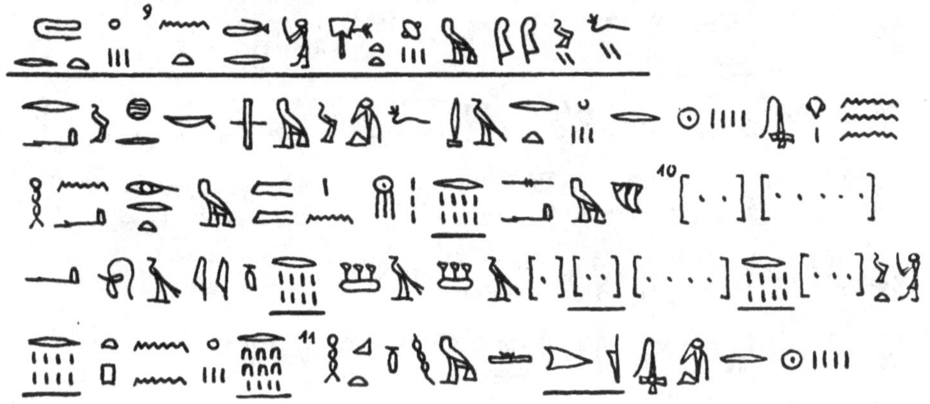

IV K Verschiedene Teile des Unterleibes

1. Unterleib (ẖr j – ẖ.t)

Bln 56 (5,7–8)

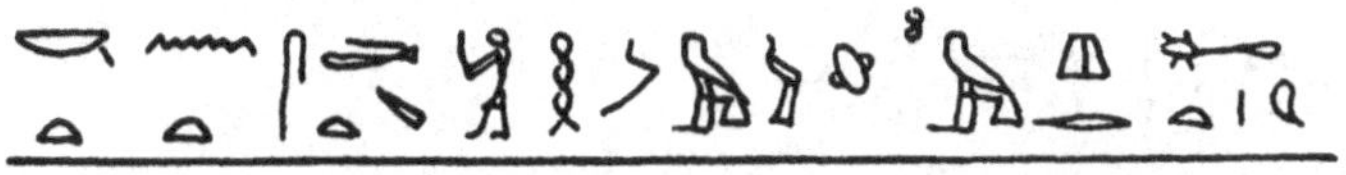

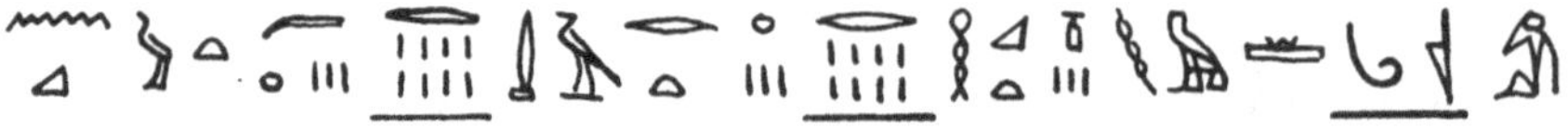

IV K 2 Beckenraum (mpḥw)

Eb 294 (51, 15-19) = H 35 (3,4-6)

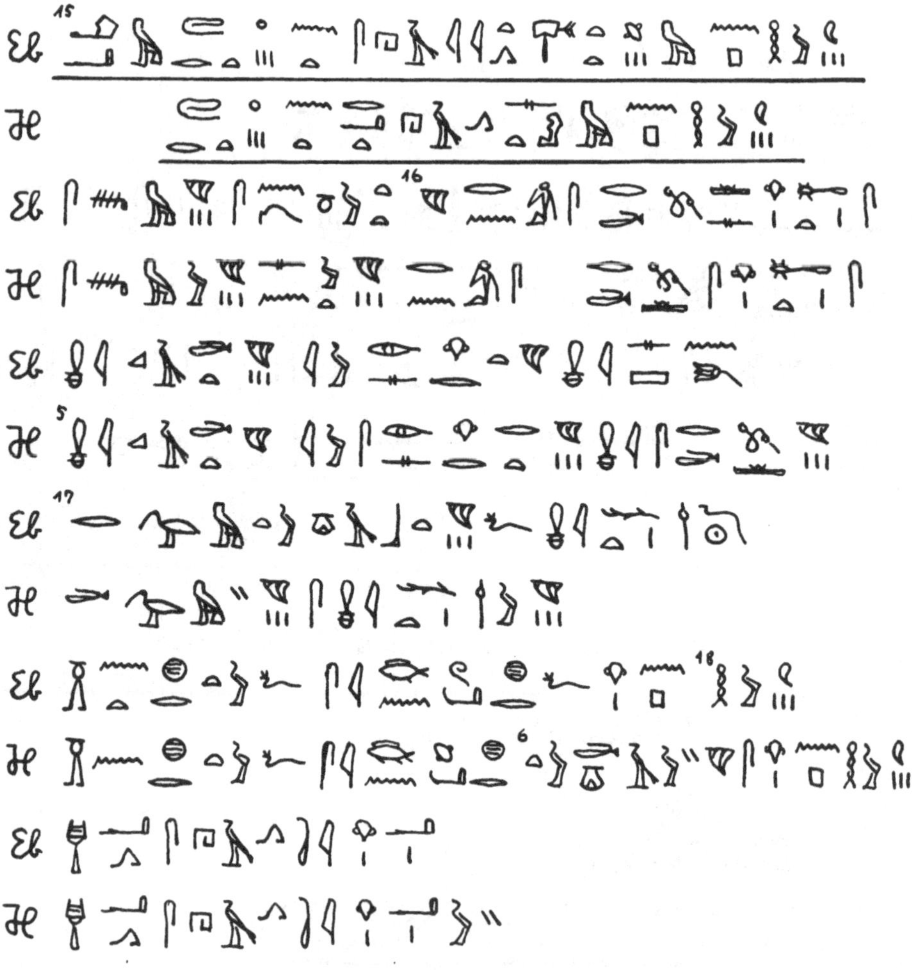

Eb
Eb

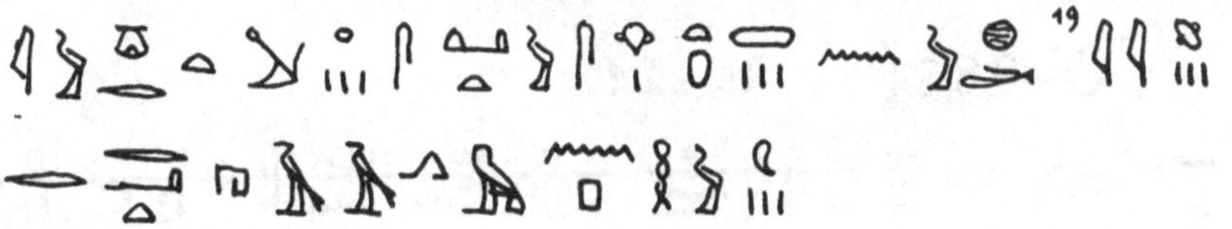

IV K 3 Schamgegend (Kns)

H 88 (7,10)

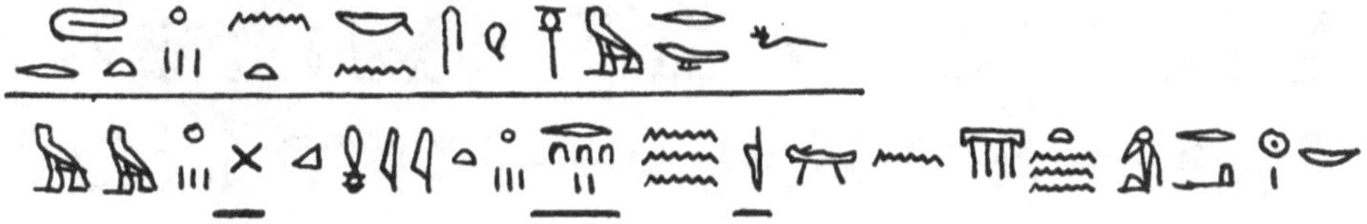

Eb 164 (33,19-34,2)

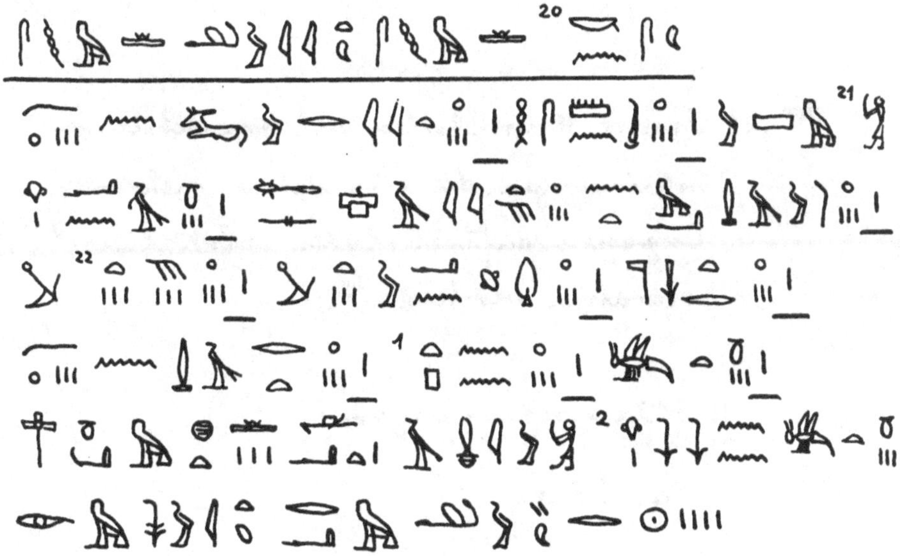

Eb 283 (50,16-21)

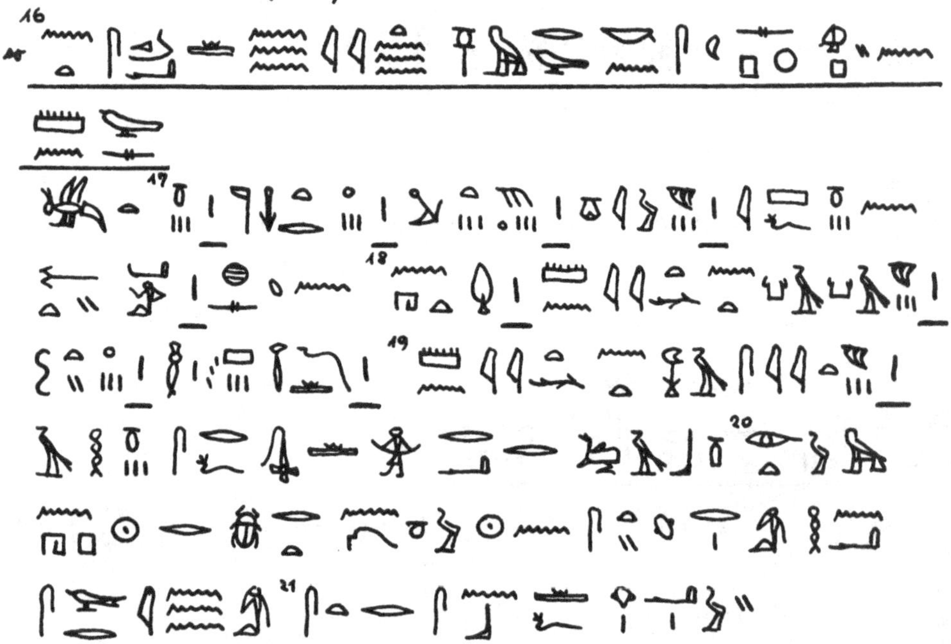

IV L Innere Krankheiten und Krankheitserscheinungen, die entweder an mehreren Organen auftreten oder unlokalisiert erwähnt werden.

1. Hitzeerscheinungen

a. t3w

Herz (ḥꜣ.tj)

Eb 219 (44,8–10)

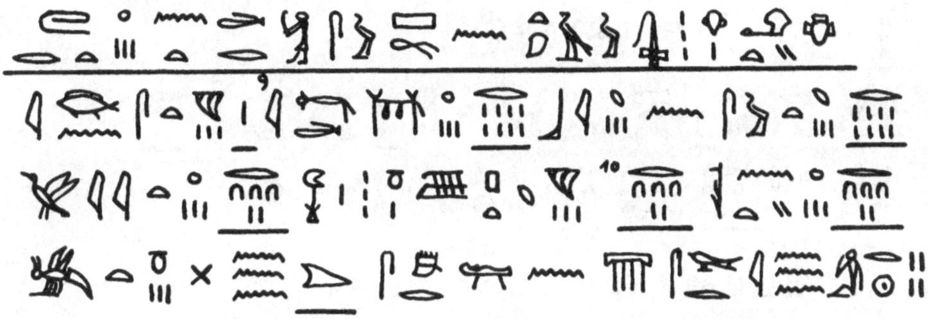

Herz (ḥꜣ.tj) und After

Bt 16 (6,13 ft + 12)

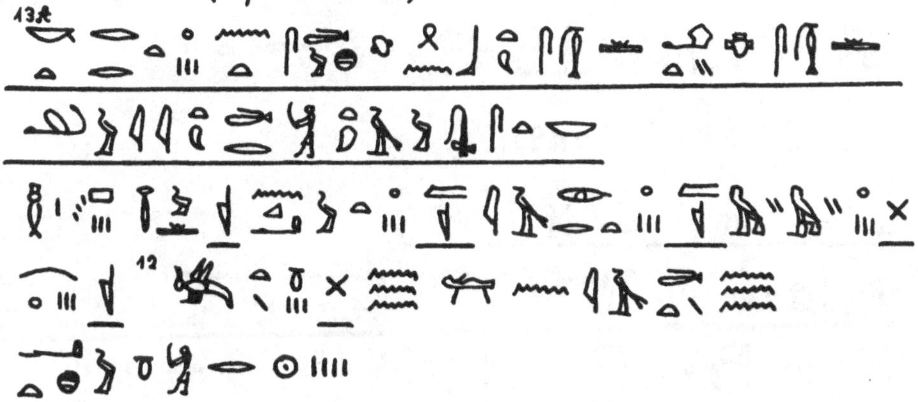

Bt 17 (6,12–13)

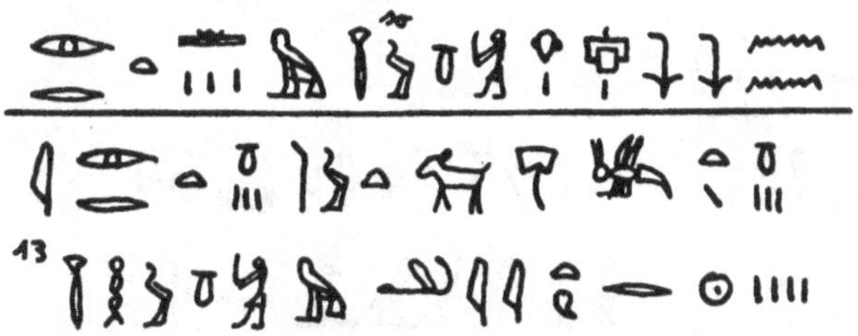

Bt 25 (7, 9-10)

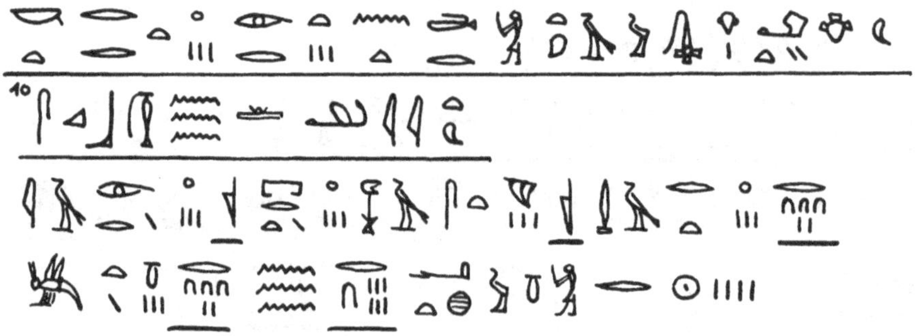

Bt 26 (7, 10-12)

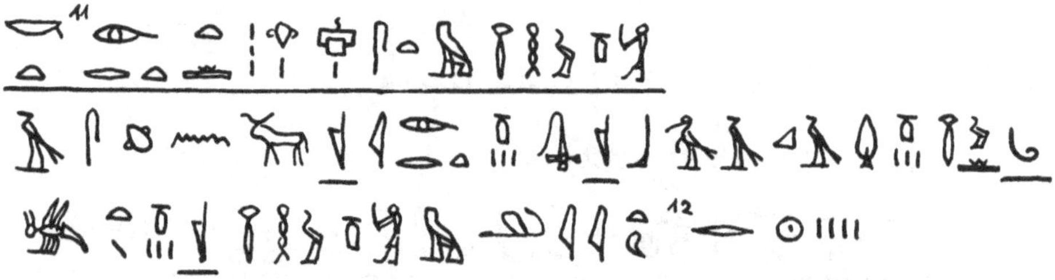

Bt 27 (7, 12-13)

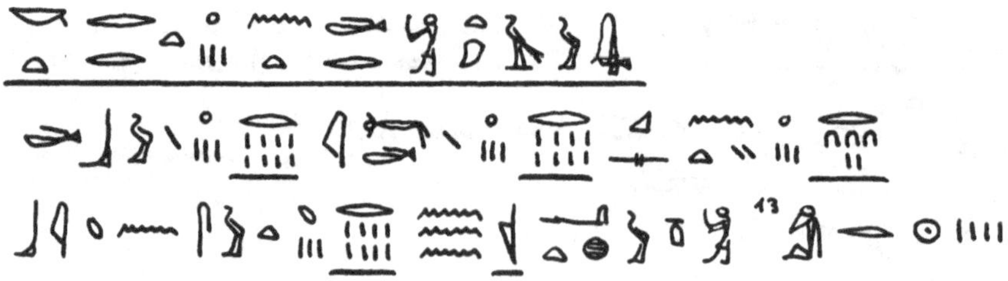

Bt 28 (7, 13-14)

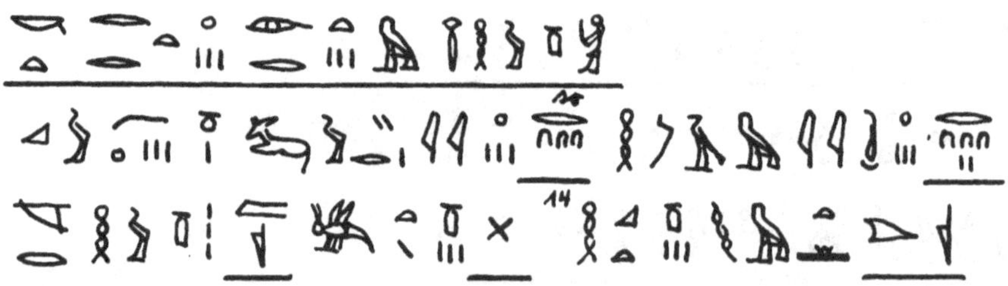

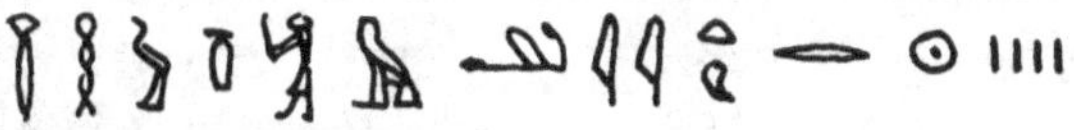

Bt 29 (7,14-8,1)

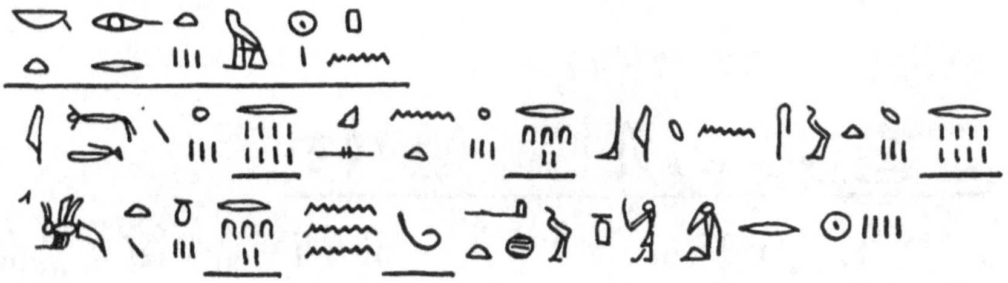

Bt 30 (8,1-3)

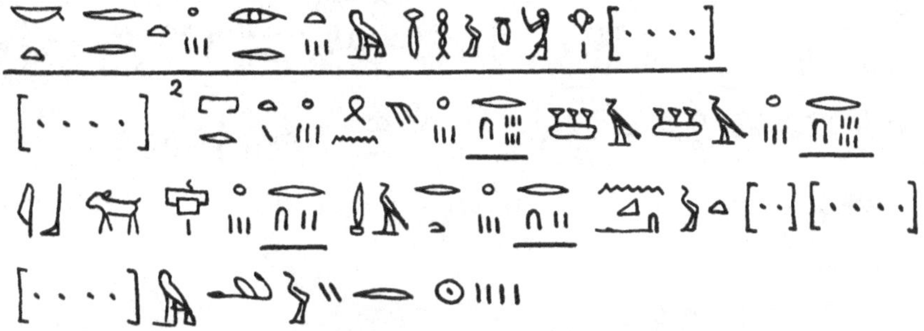

after

Eb 142 (31,15-16)

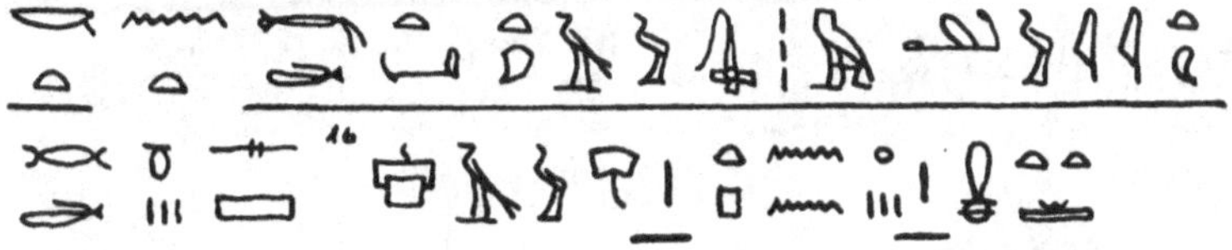

Eb 153 (32,15-17)

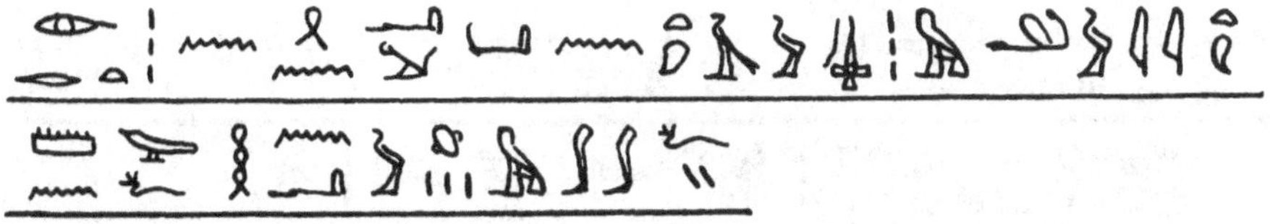

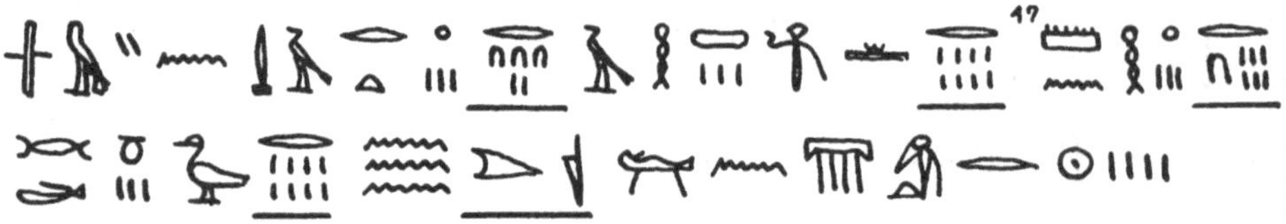

Eb 154 (32,17–33,1)

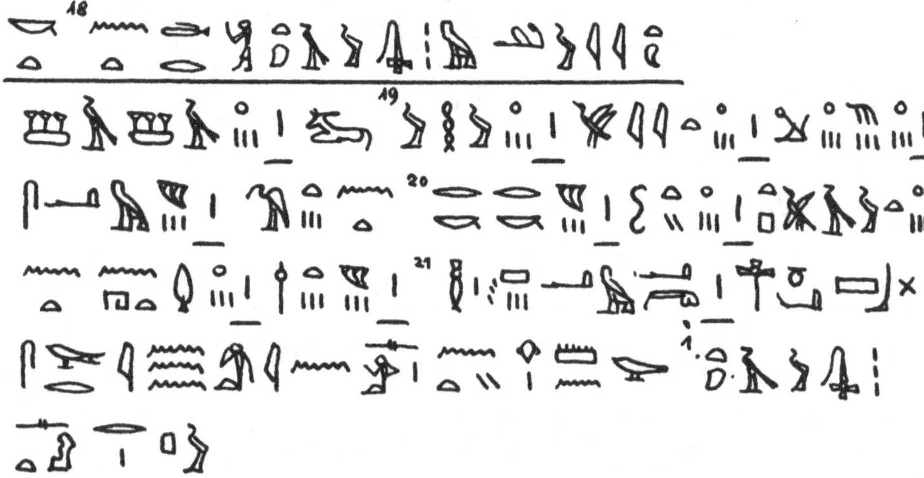

Eb 155 (33,1–4)

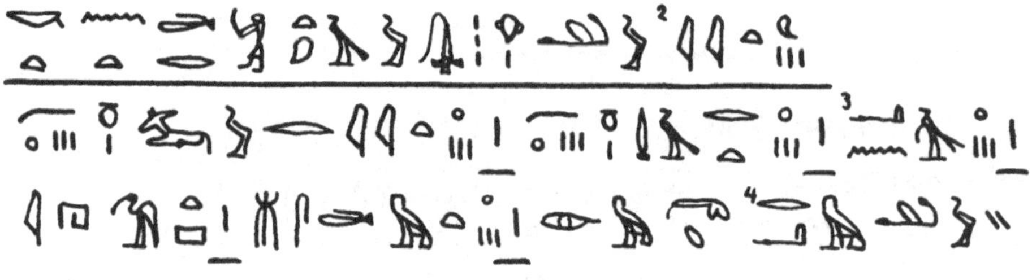

After und Blase

Eb 139 (31,8–11)

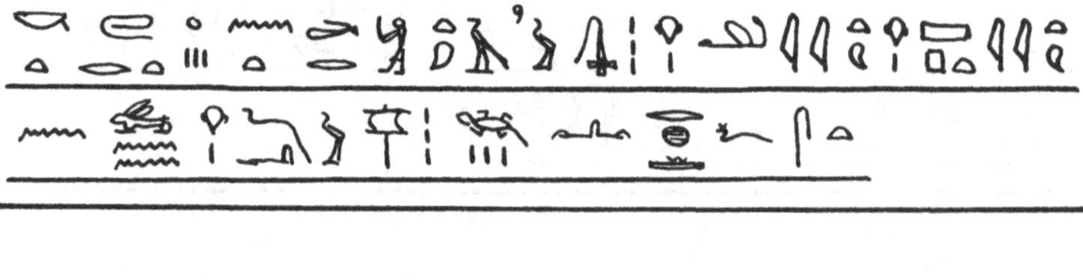

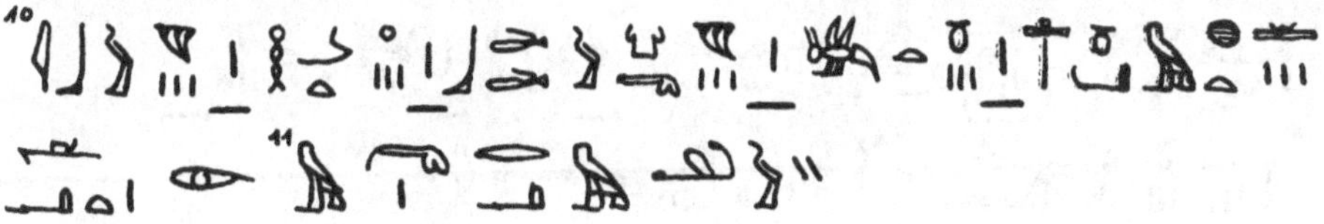

Blase

H 69 (5,4-5)

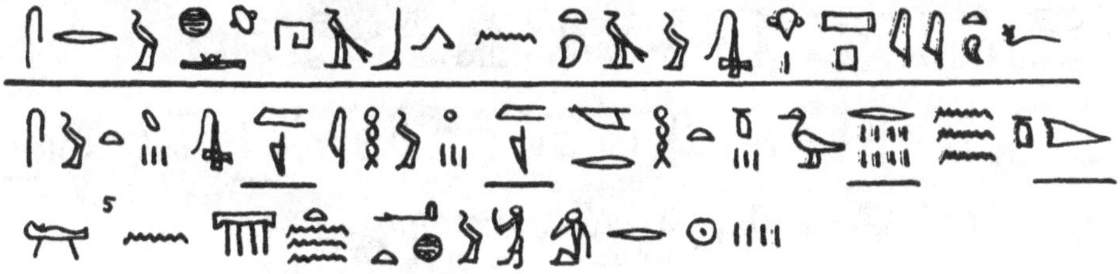

H 70 (5,5-7)

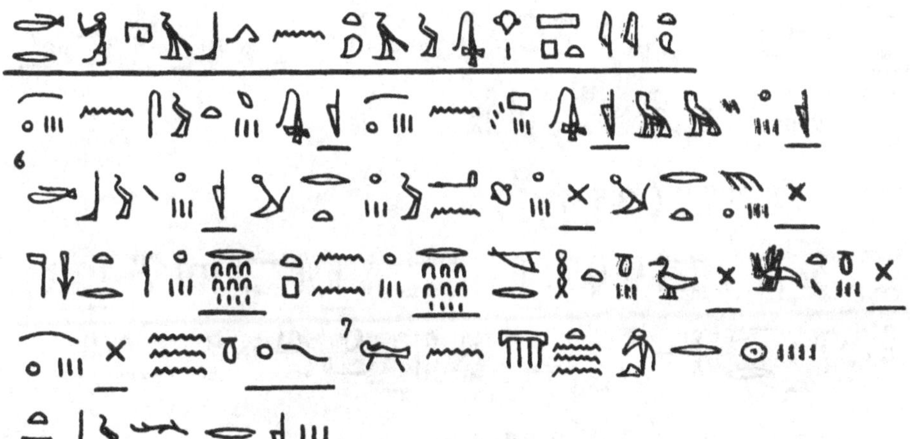

Eb 265 (49,6-8)

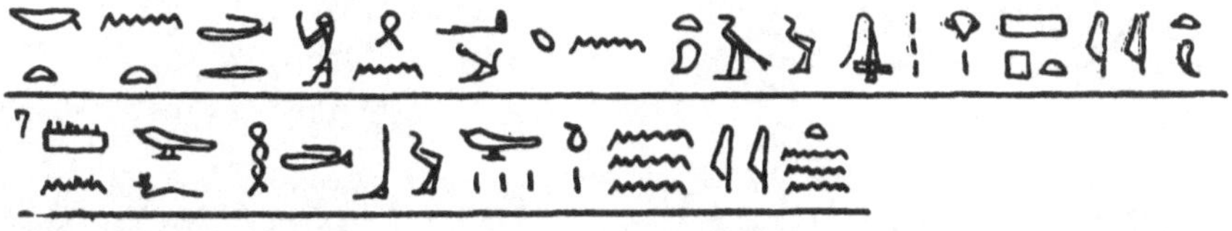

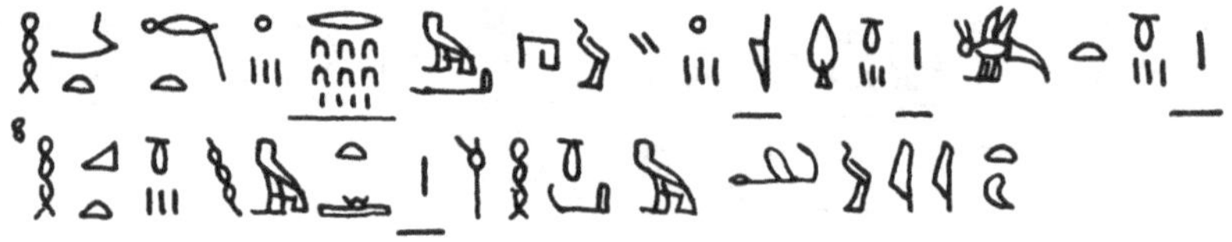

Unterleib (ẖrj-ẖ.t)

Eb 175 (35, 4–5)

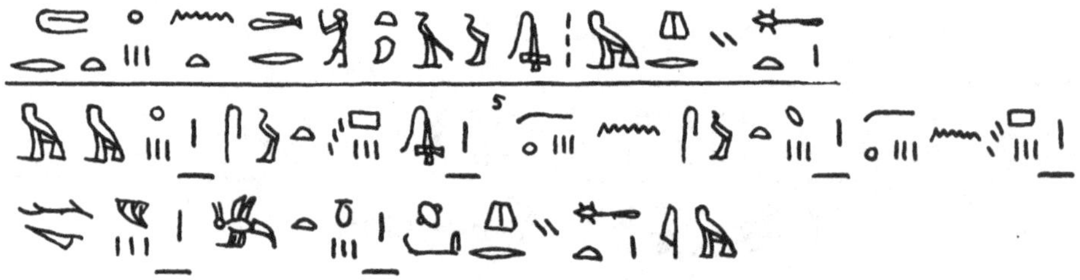

Eb 176 (35, 5–6)

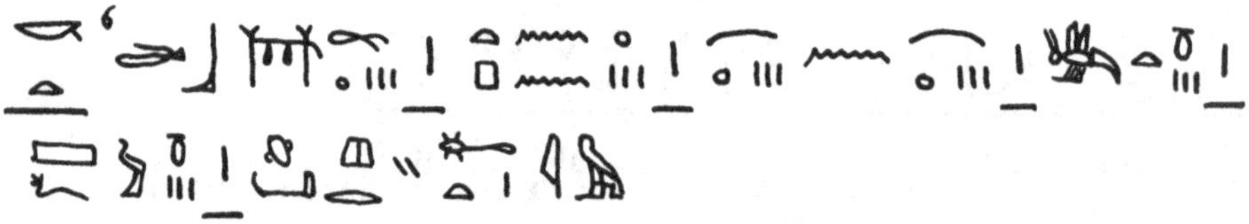

Eb 177 (35, 7–8)

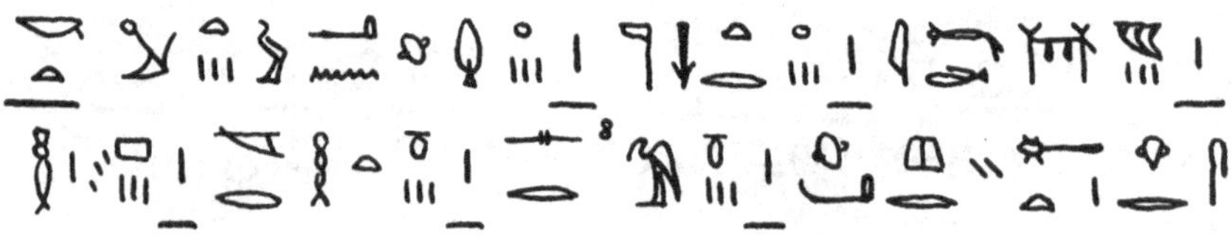

Eb 178 (35, 8–9)

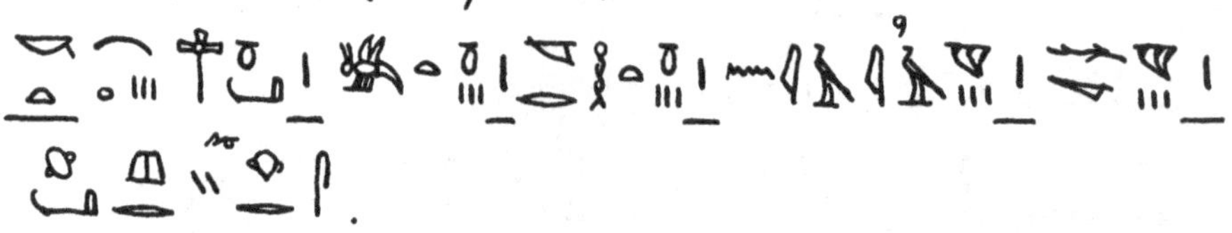

Eb 179 (35, 9-10)

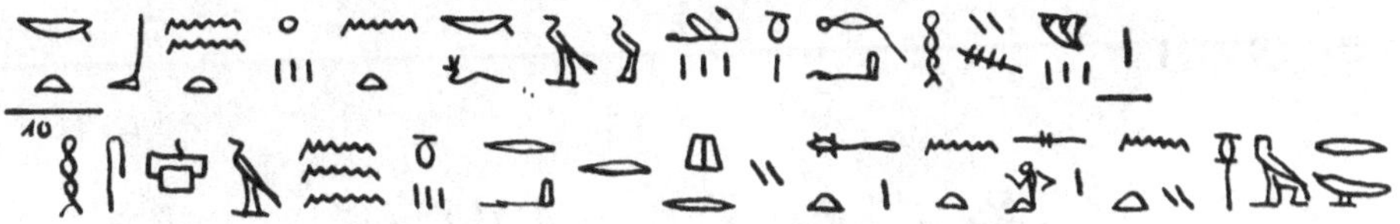

Eb 180 (35, 10-11)

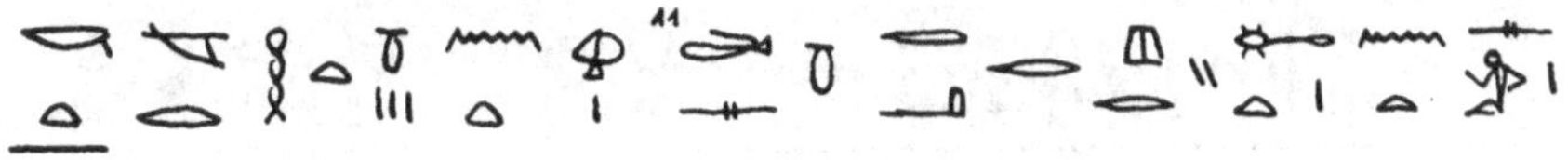

Eb 181 (35, 11-12)

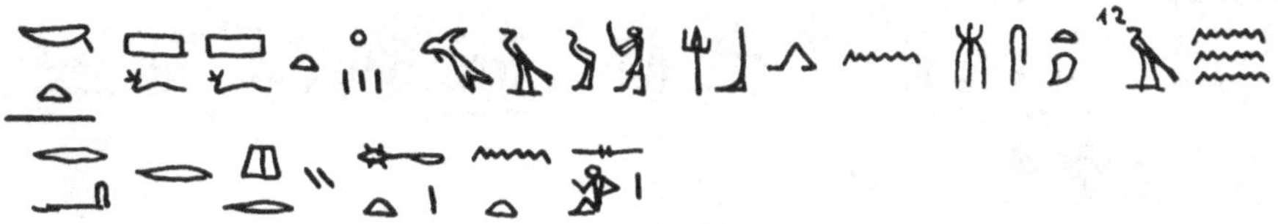

IV L 1 b K3pw

Herz (ḥ3.tj)

Bt 20 (7,3-4)

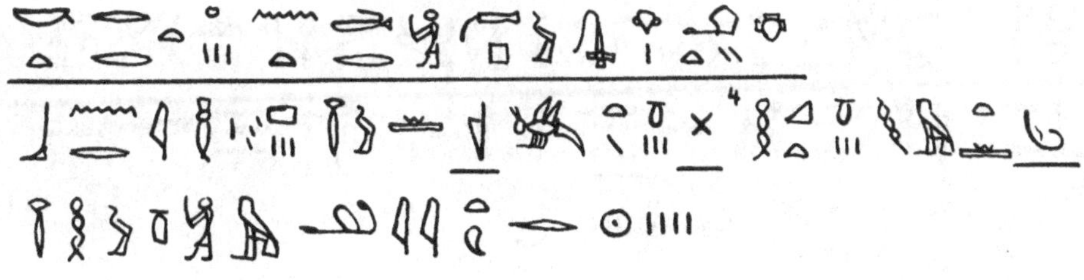

Bt 21 (7,4-5)

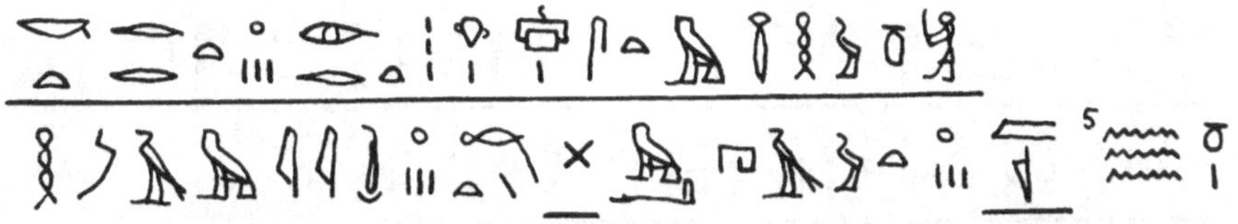

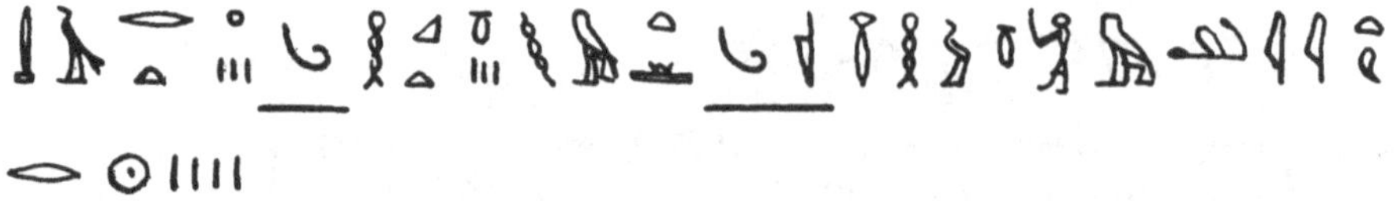

Herz (ḥ3.tj) und After

Bt 22 (7,5-6)

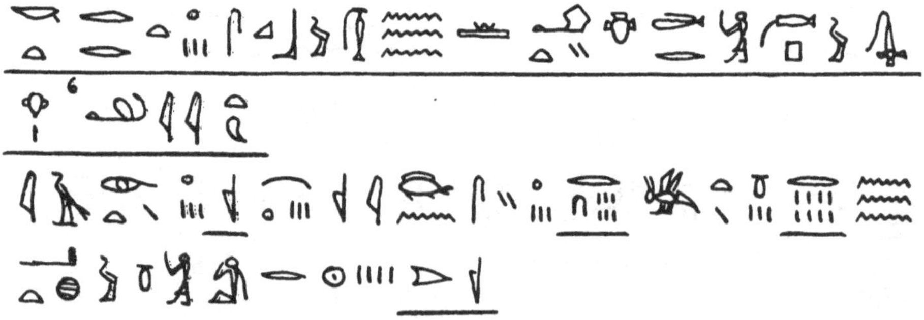

After

Bt 23 (7,6-8)

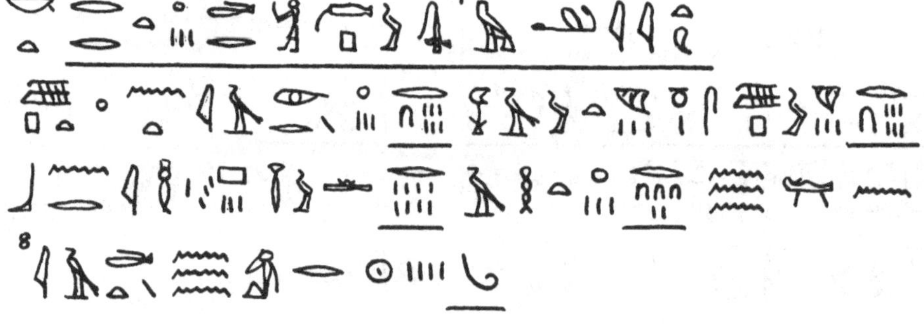

Bt 24 (7,8-9)

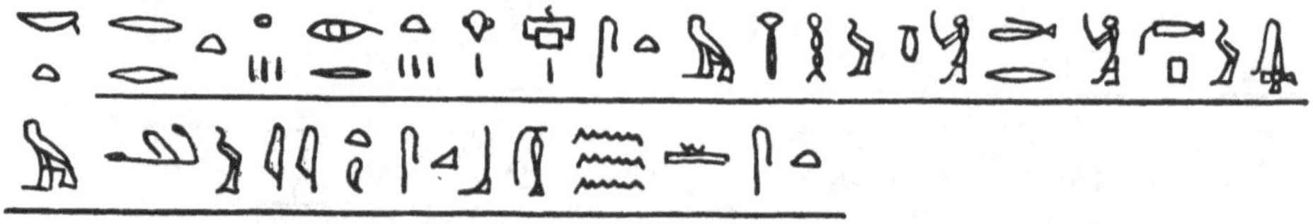

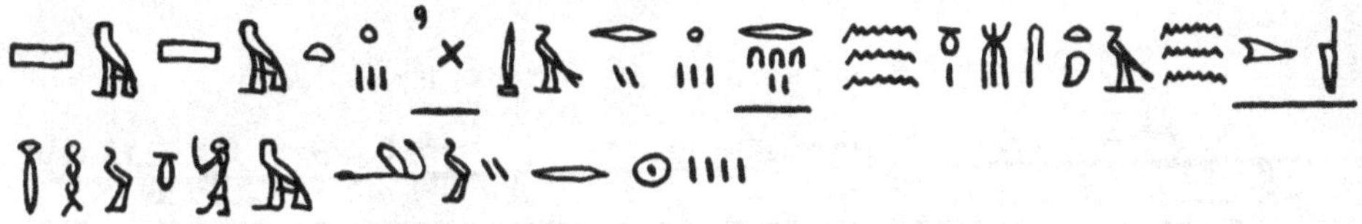

IV L 1c ꜣmw

Bt 31 (8, 3–4)

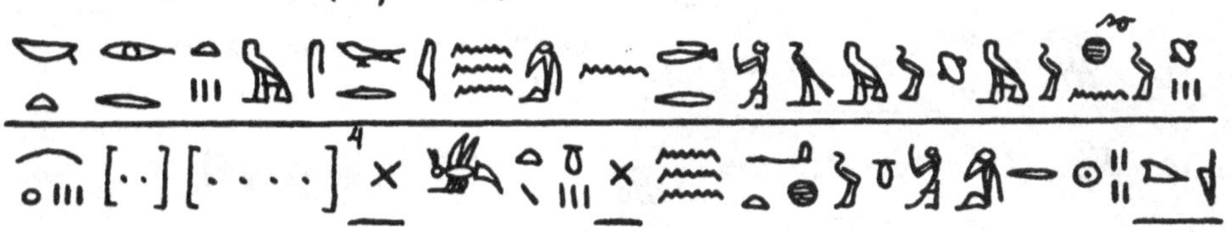

Bt 32 (8, 4–5)

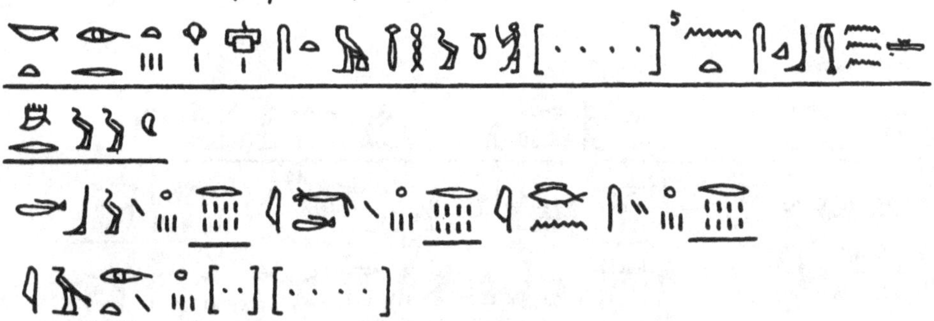

IV L 2 Krankheiten dämonischer Herkunft

a ꜥꜣꜥ-Giftstoff

Eb 221 (44,13-15) = H 79 (6,11-12)

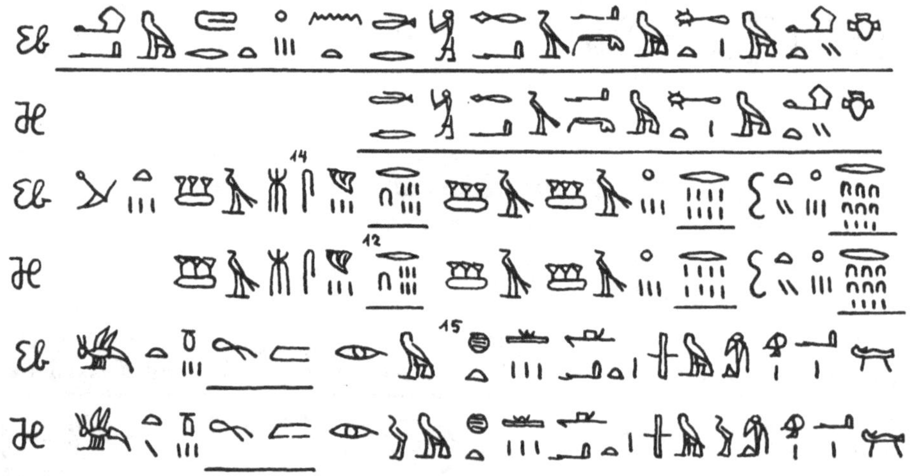

Eb 222 (44,15-17) = H 80 (6,12-14)

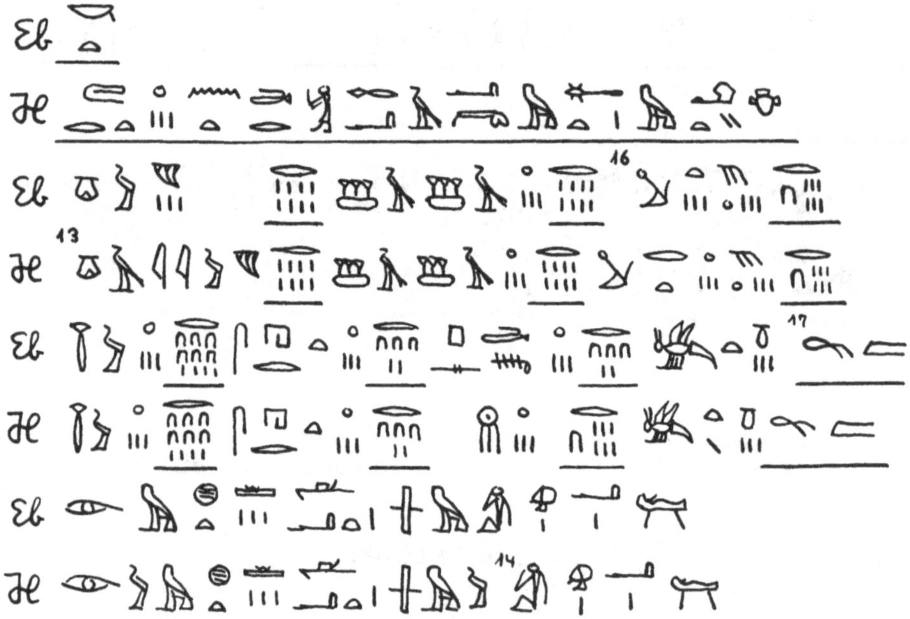

Eb 223 (44, 17-19) = H 81 (6, 14-15)

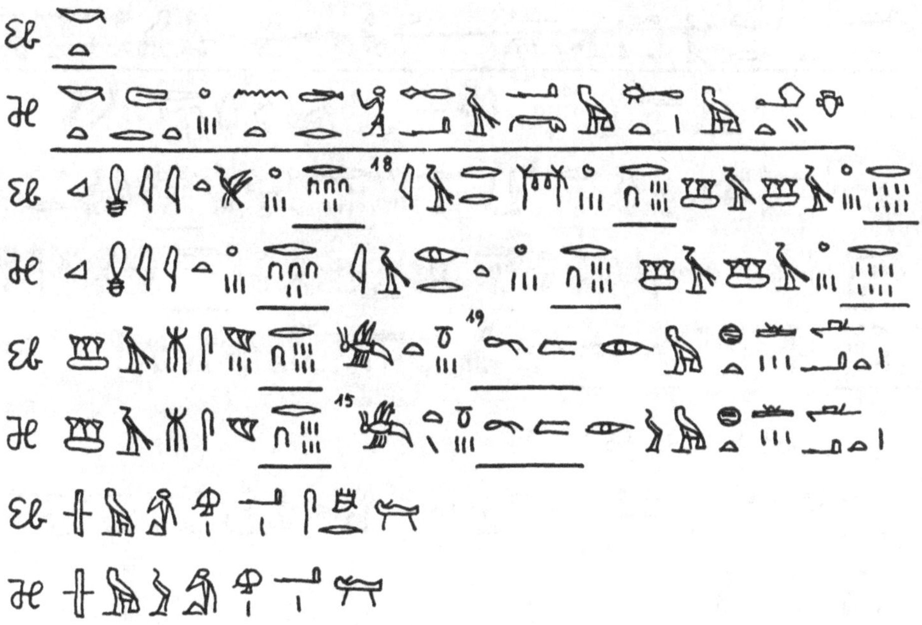

Eb 224 (44, 19-22) = H 82 (6, 15-16)

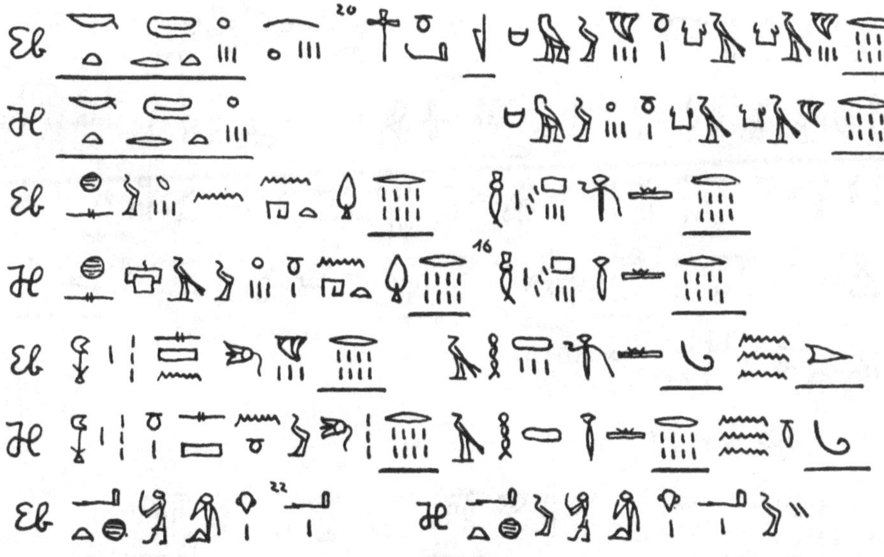

Eb 225 (44,22-45,4)

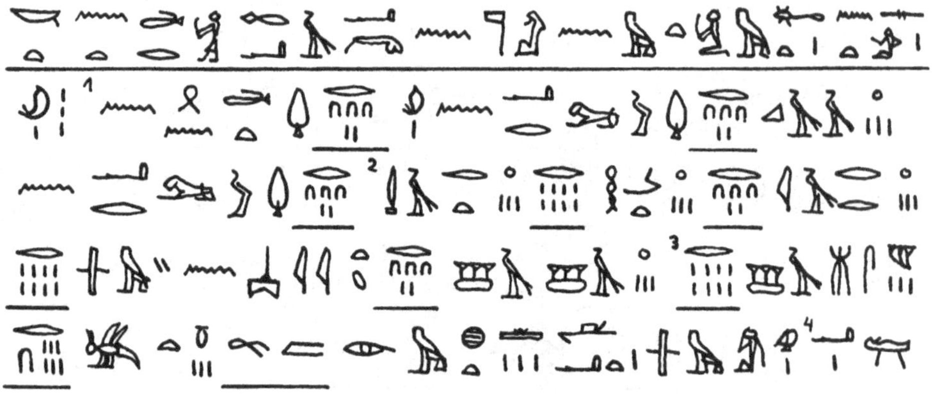

H 83 (6,16-7,2)

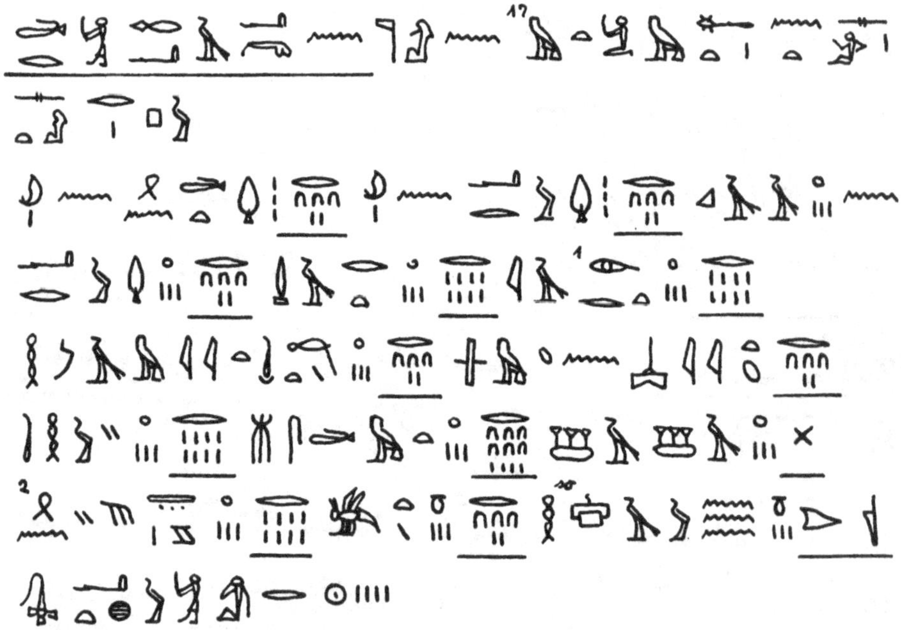

H 86 (7,7-9)

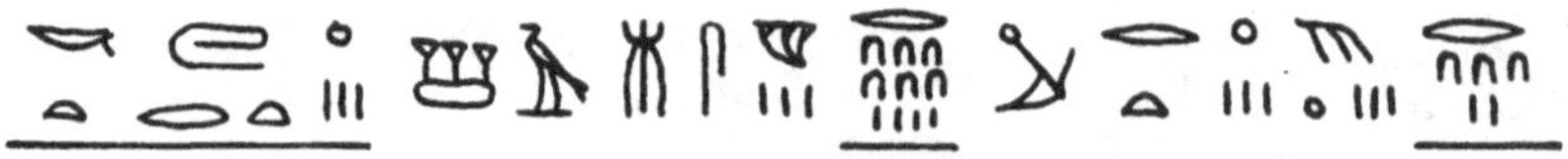

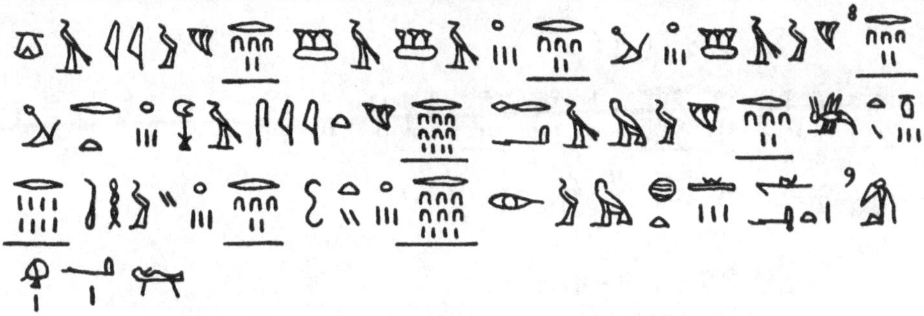

Eb 226 (45, 4-6) = H 84 (7, 2-4)

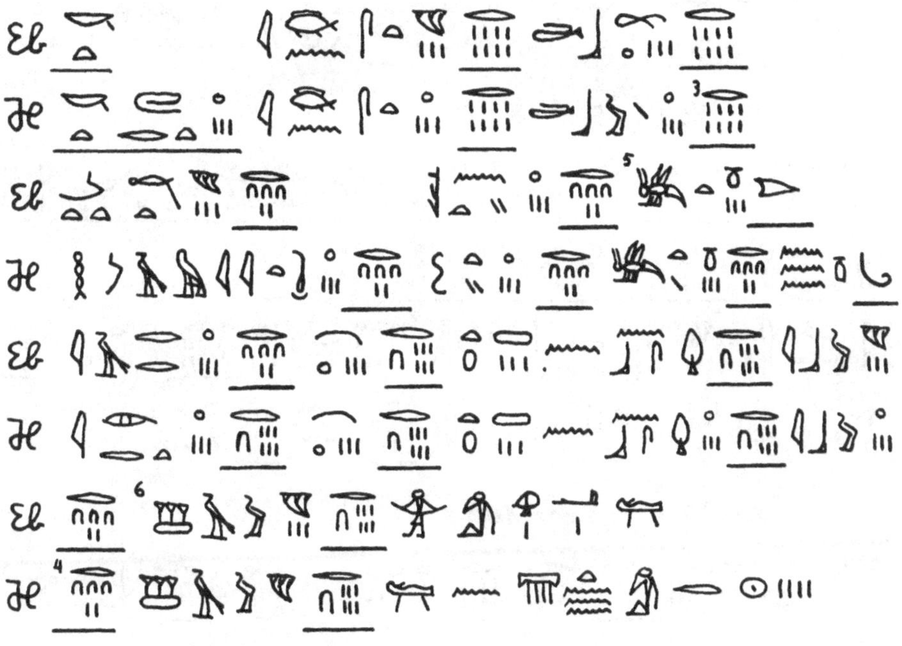

Eb 236 (45, 23)

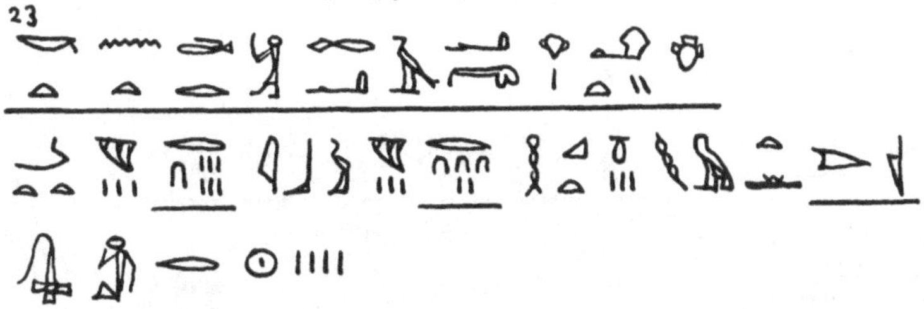

Eb 237 (46,1)

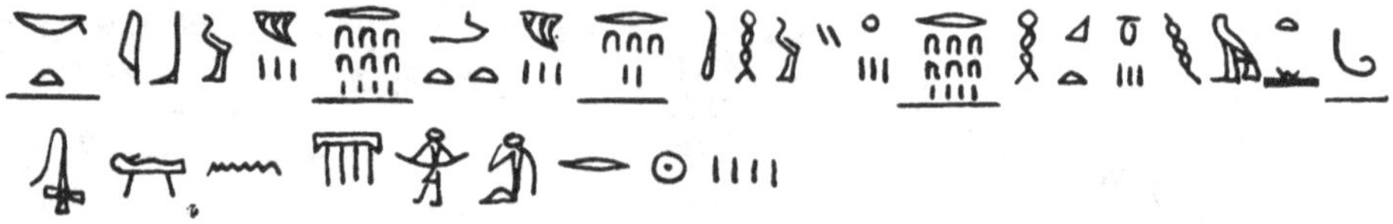

H 87 (7,9–10)

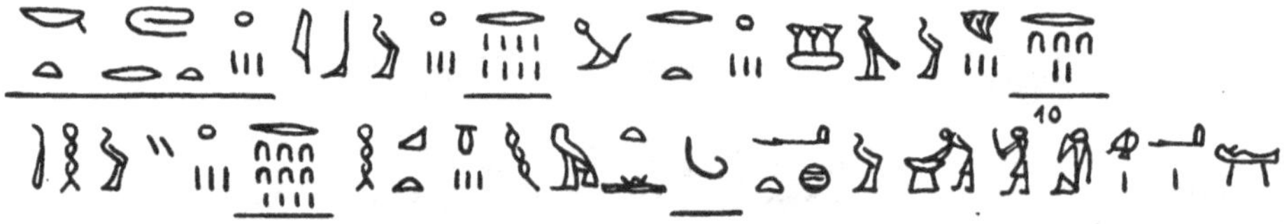

Eb 227 (45,6–8)

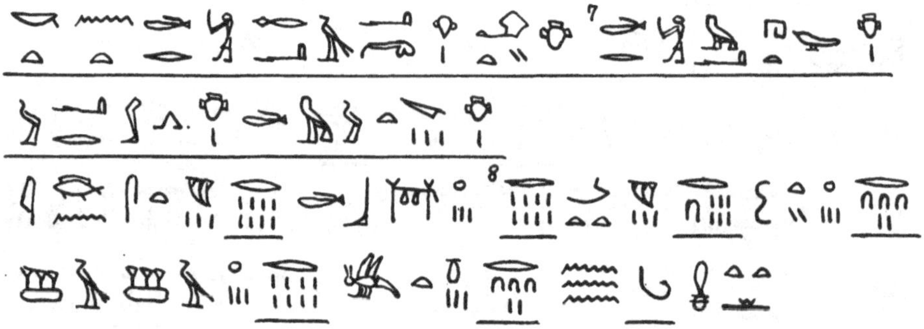

Eb 228 (45,9–10)

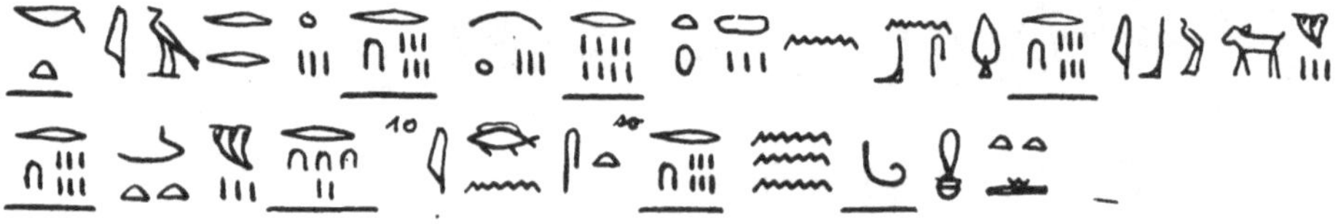

Eb 229 (45,10–12)

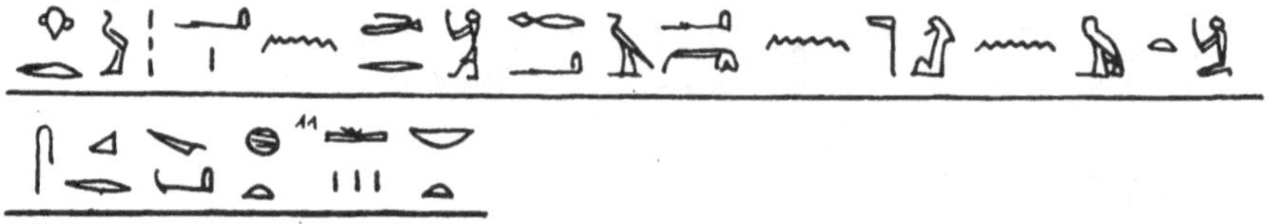

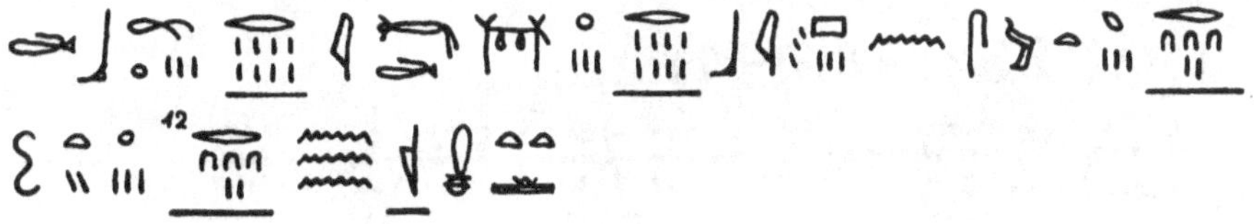

Eb 231 (45,13-16)

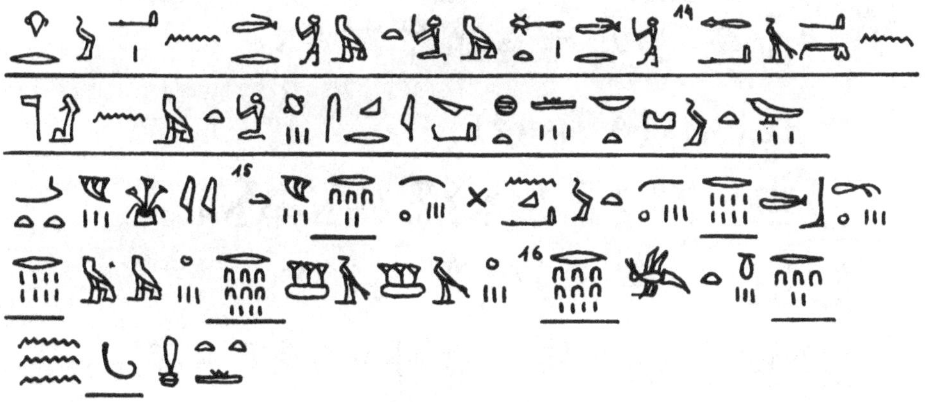

Eb 232 (45,16-18)

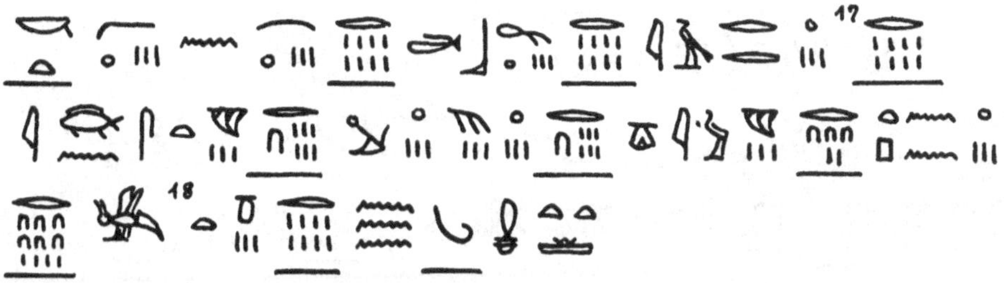

Eb 238 (46,2-3)

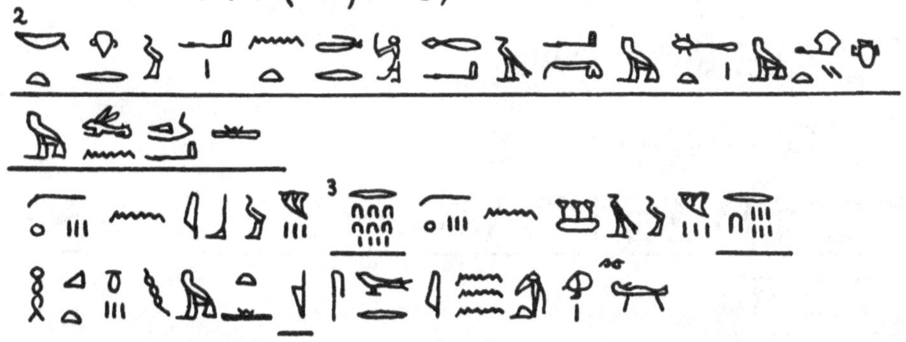

Eb 239 (46, 4-5)

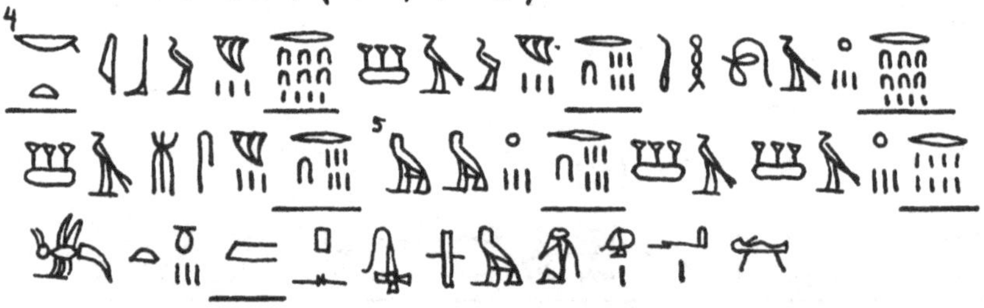

Bln 115 (9, 11-12)

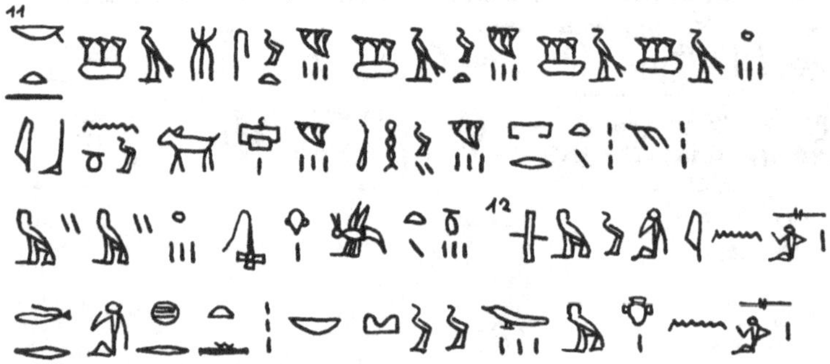

Eb 240 (46, 6-8)

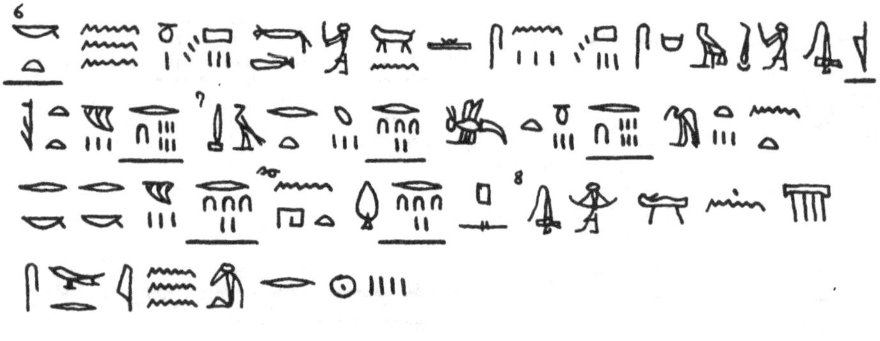

Eb 168 (34, 10-13)

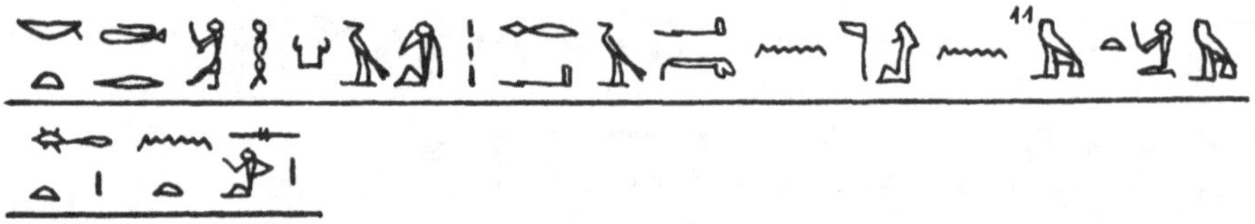

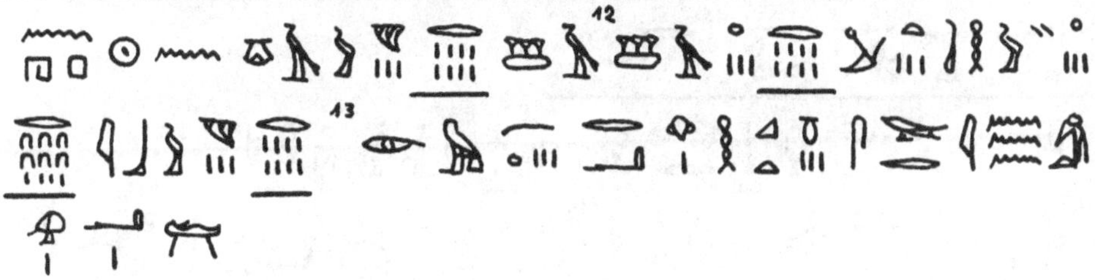

Eb 170 (34, 16-17)

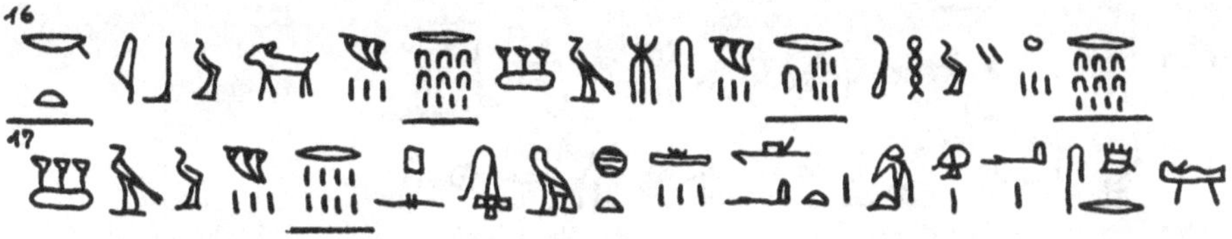

Eb 171 (34, 18-19)

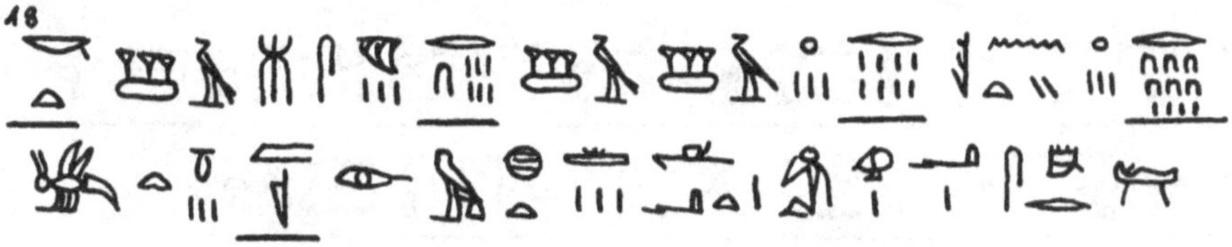

Eb 172 (34, 19-21)

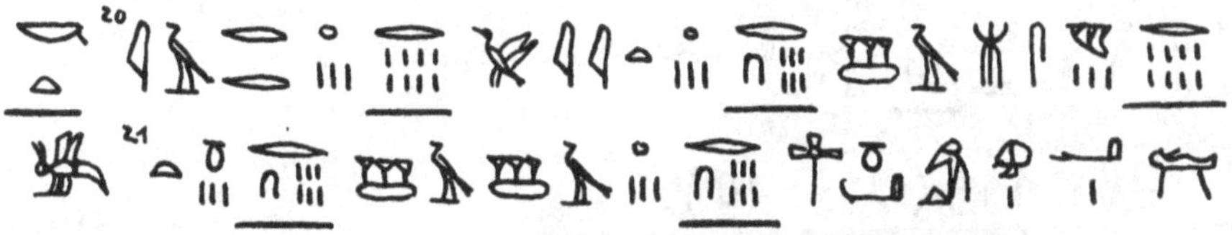

Eb 173 (35, 1-2)

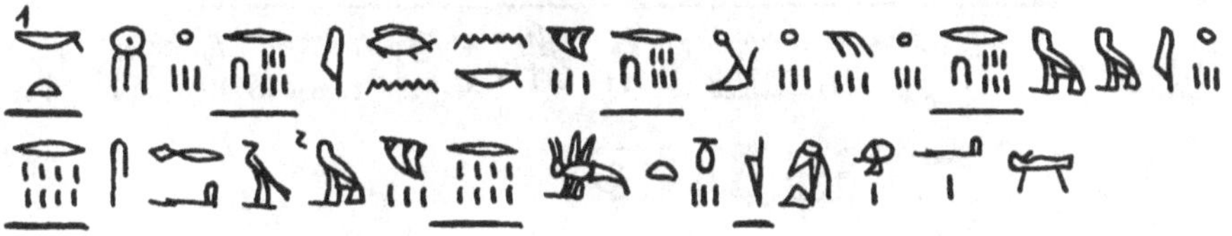

Eb 99 (24, 14-18)

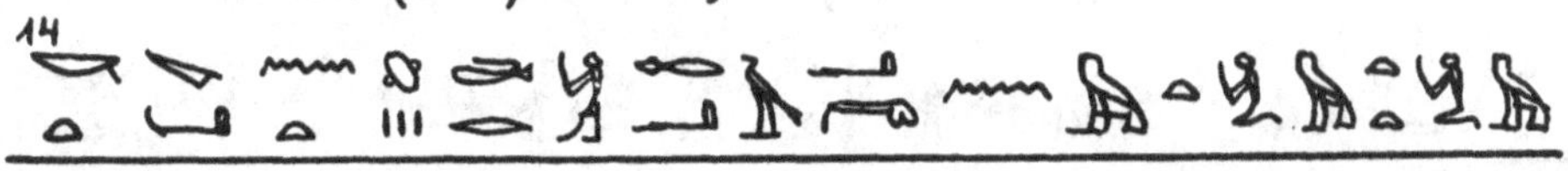

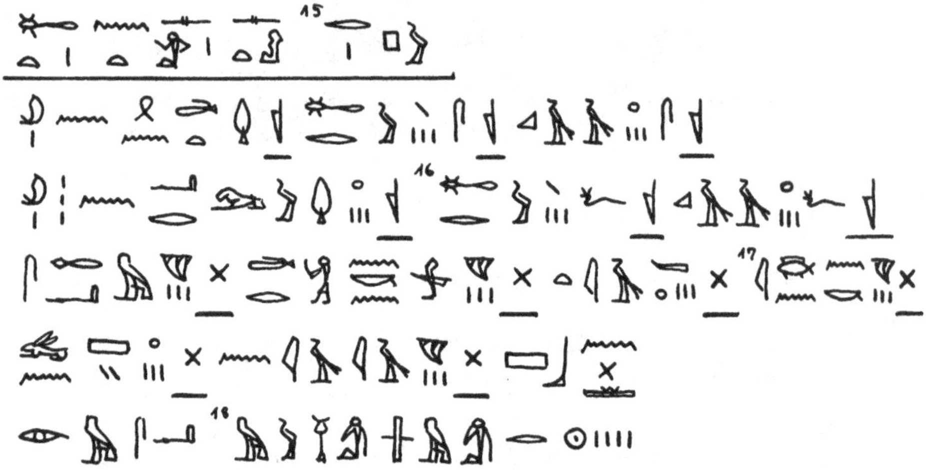

Eb 138 (31, 6-8)

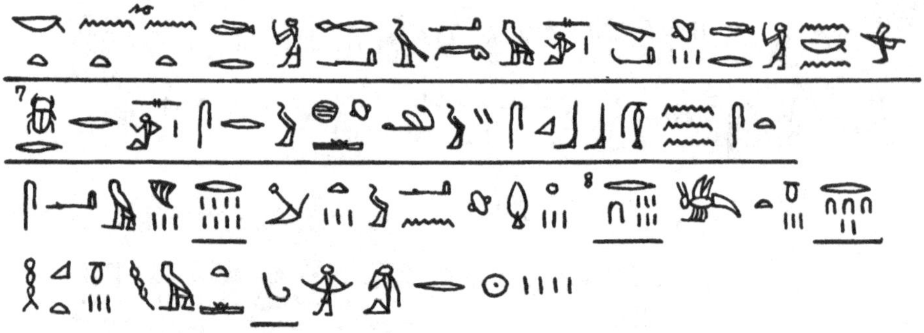

Bln 114 (9, 9-10)

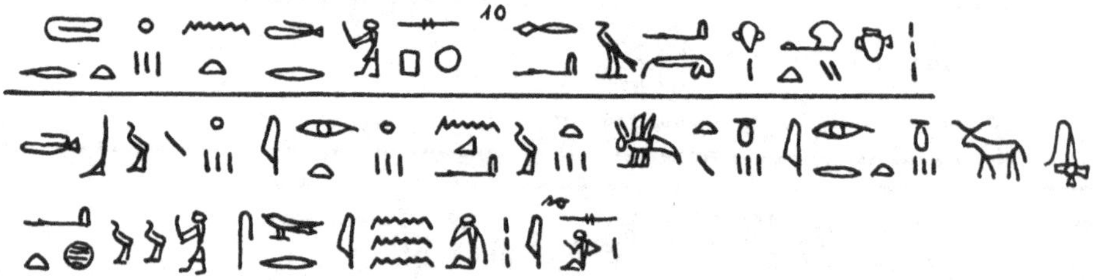

Bln 116 (9,12-10,2)

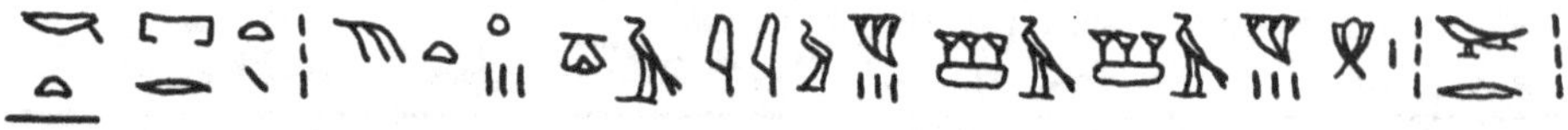

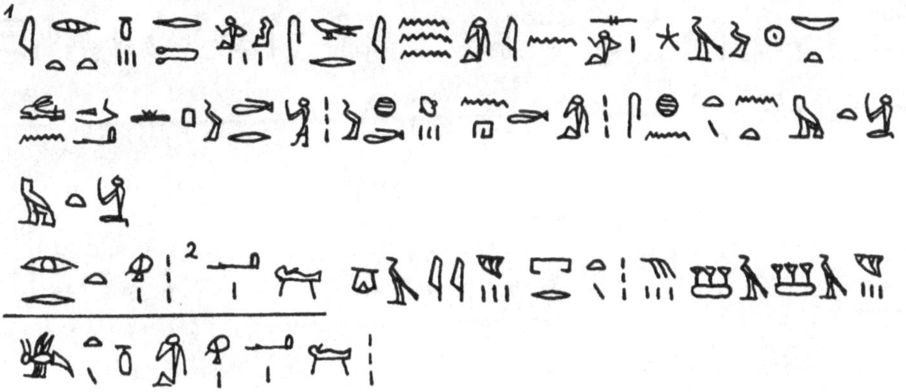

Bln 58 (5,9-11)

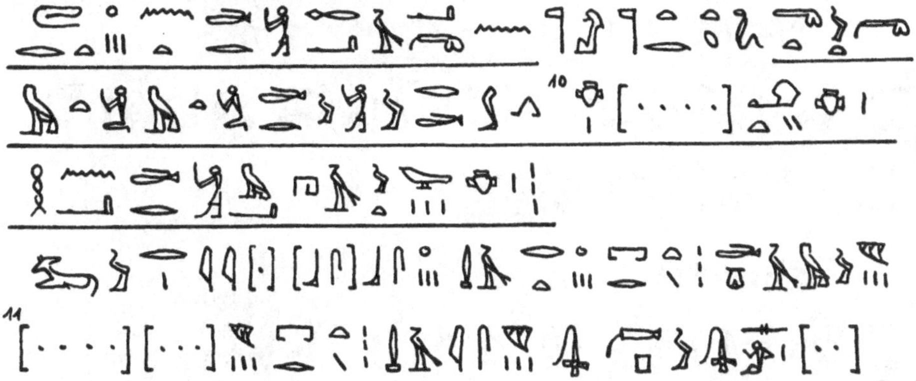

Bln 59 (5,11-12)

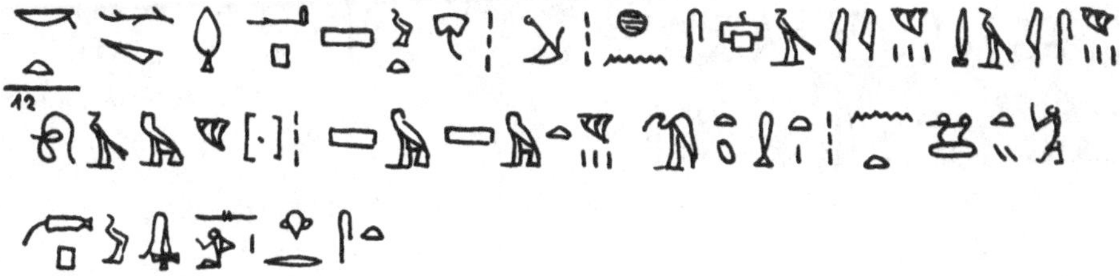

Bln 60 (5,12-6,1)

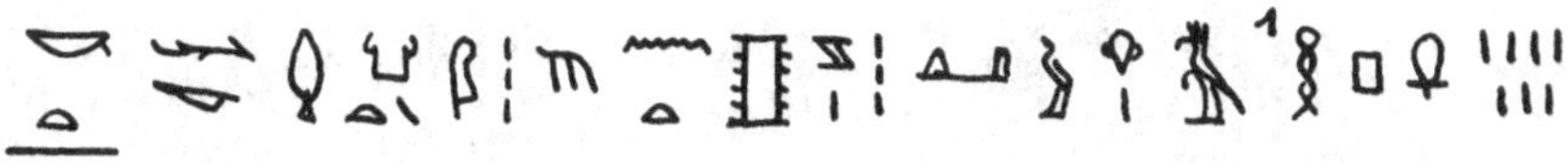

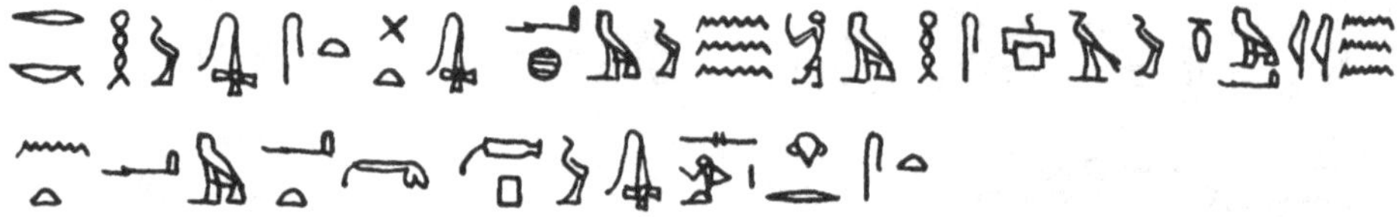

Bln 61 (6,1-2)

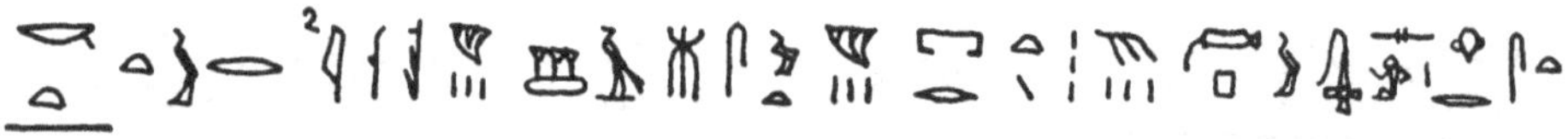

Bln 62 (6,2)

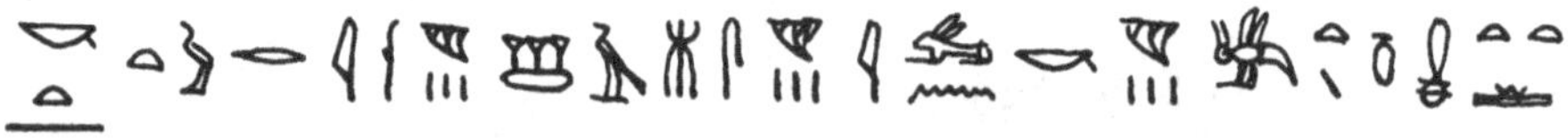

Bln 63 (6,3)

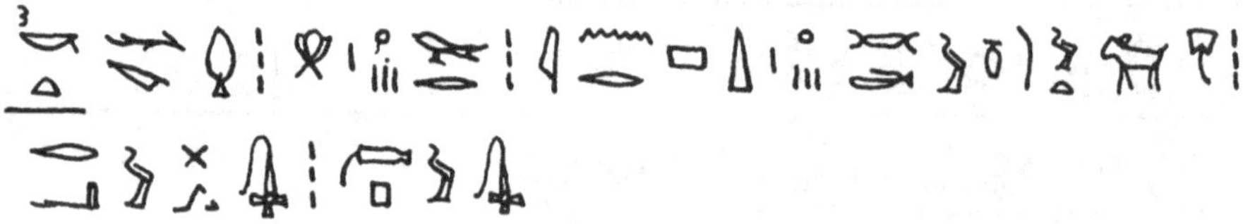

Bln 64 (6,3-5)

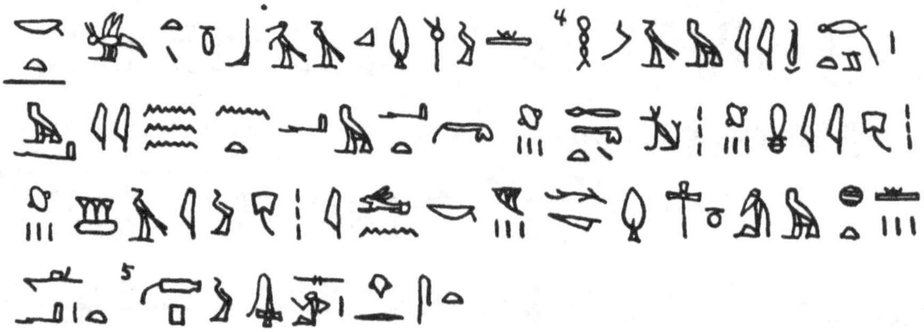

Bln 65 (6,5)

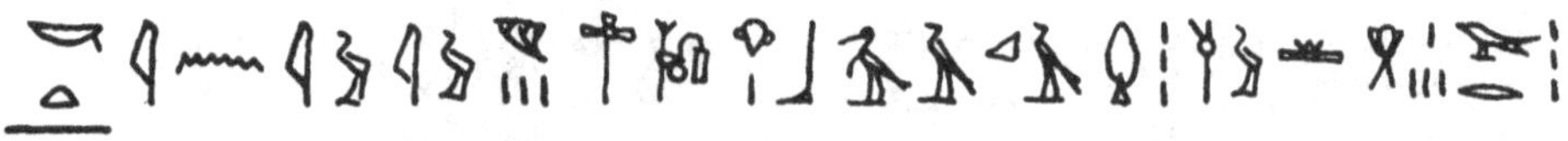

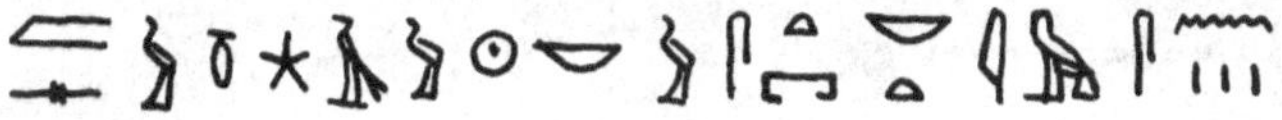

Eb 241 (46, 8-9)

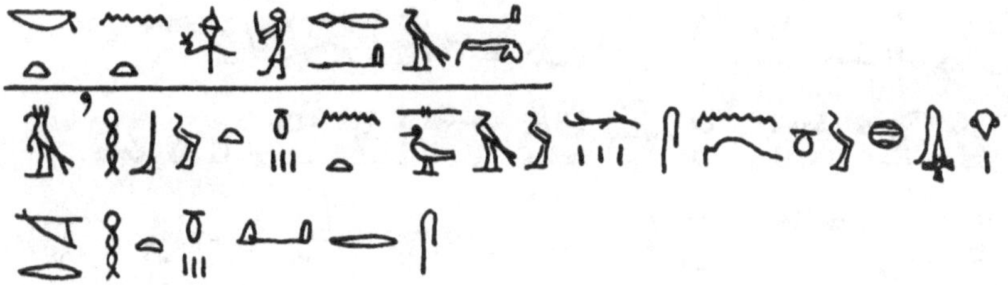

H 85 (7, 4-6)

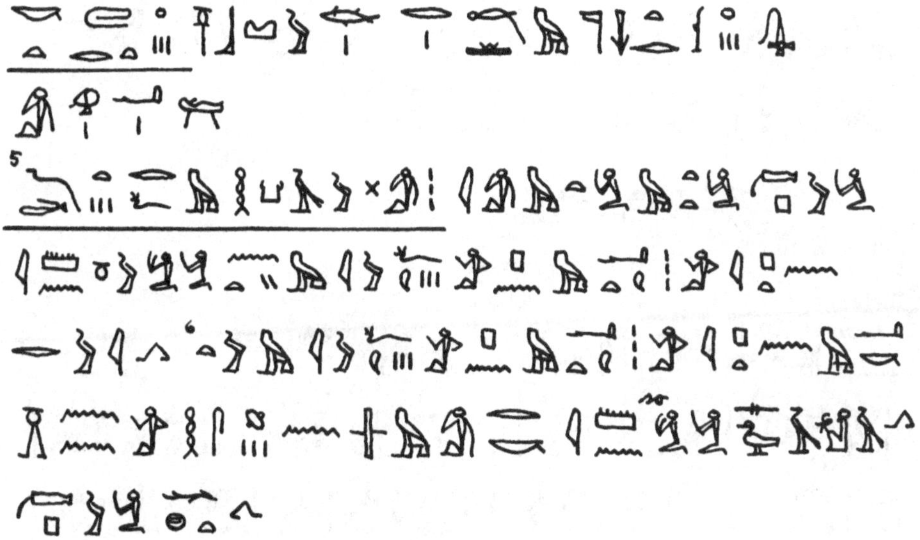

Bln 189 (20, 9-21, 3)

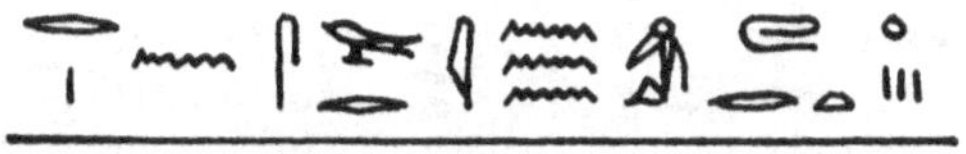

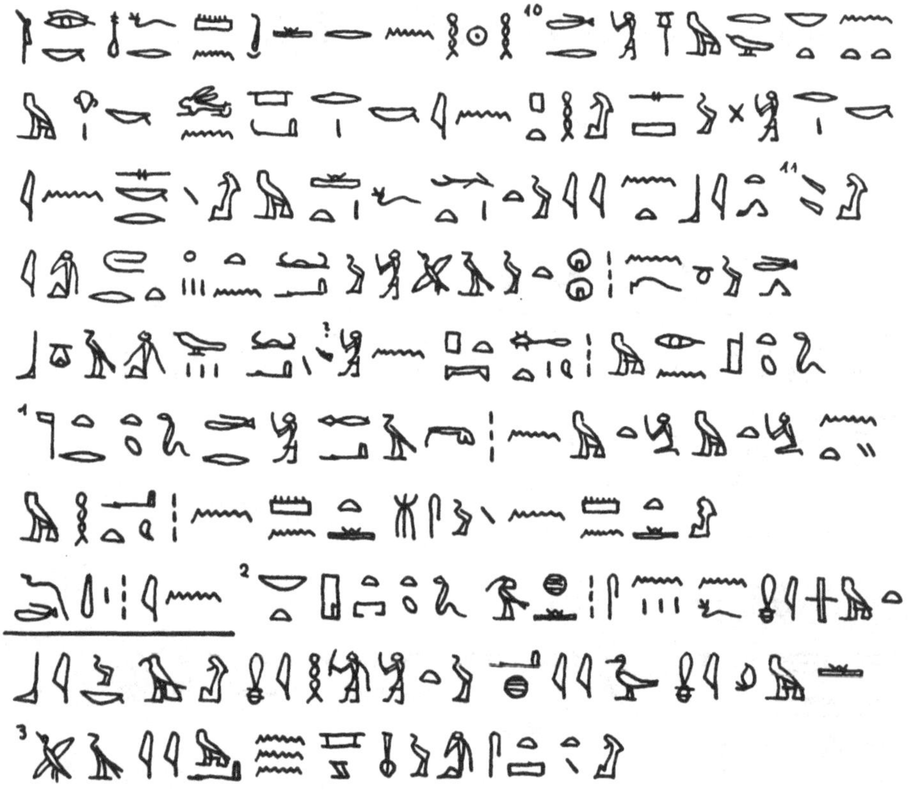

𝓛 38 (13, 3–7)

[ ]

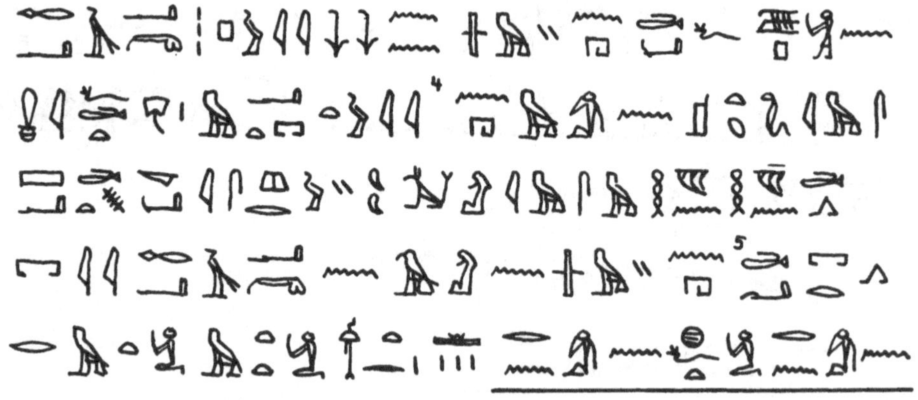

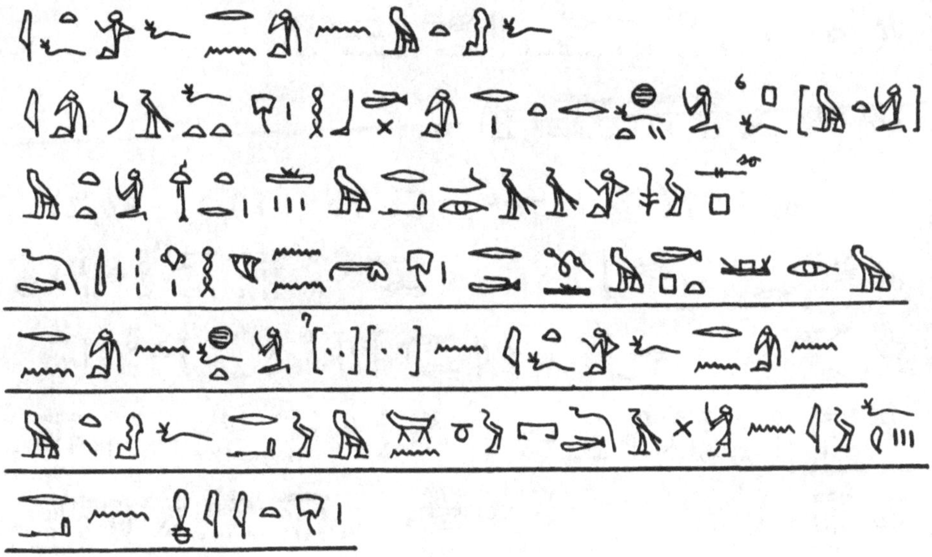

IV L 2 b msj.t

H 206 (13,12-13) = Eb 752 (89,20-22)

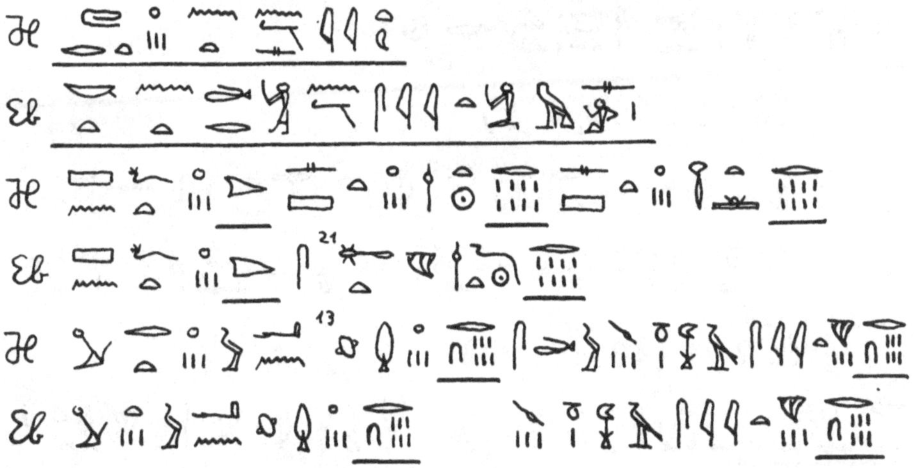

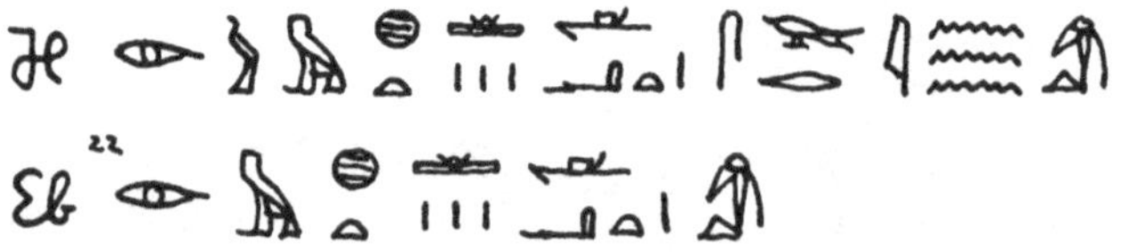

H 207 (13, 13–14) = Eb 754 (89, 23–90, 2)

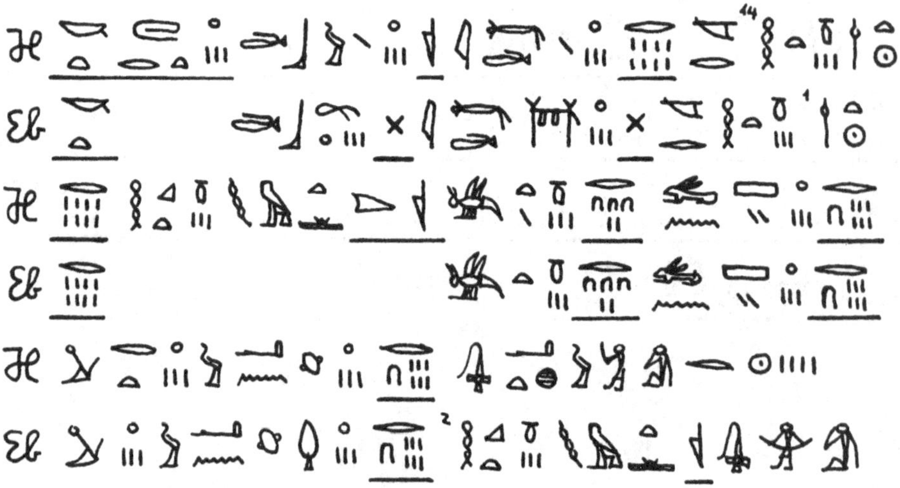

H 208 (13, 14–15)

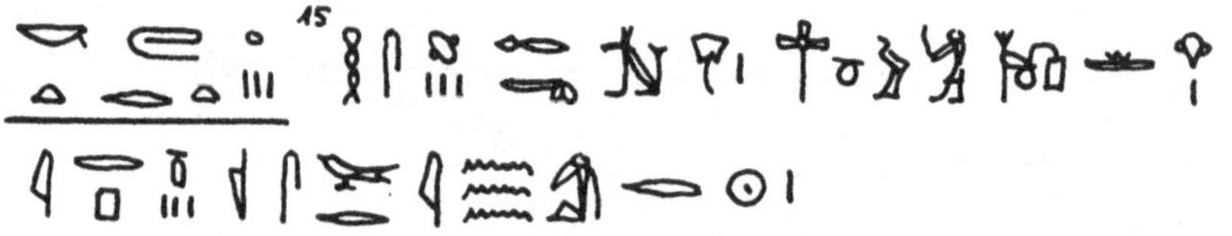

Eb 756 (90, 4–5)

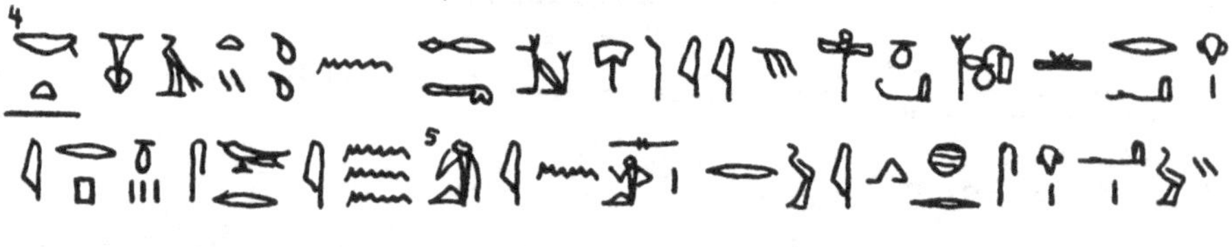

H 209 (13, 15–16)

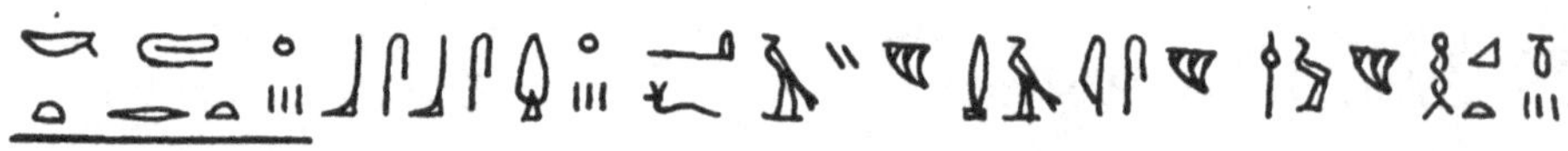

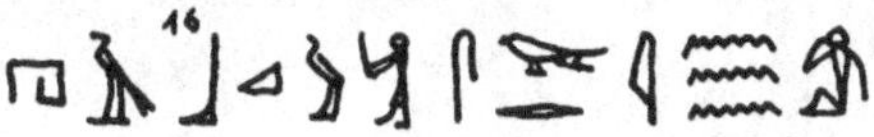

Eb 751 (89,18–20)

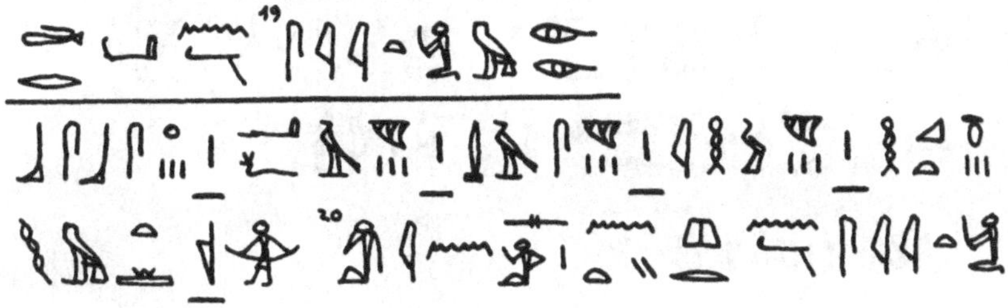

H 210 (13,16) = Eb 753 (89,22–23)

H 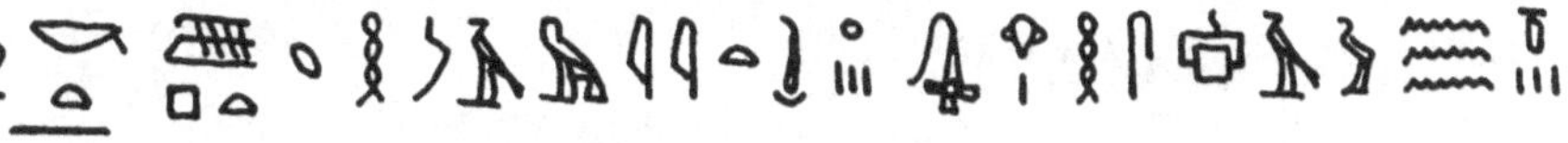

Eb 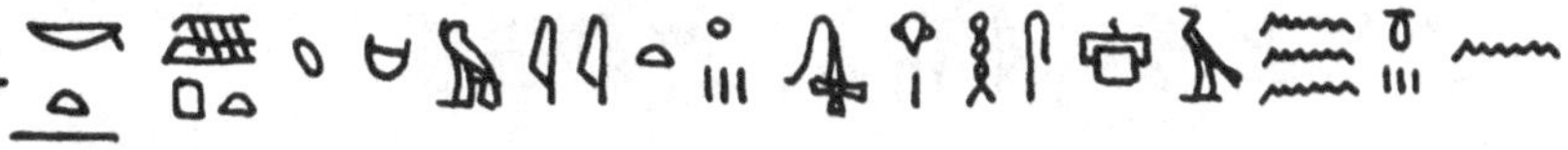

H 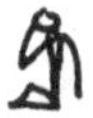

Eb 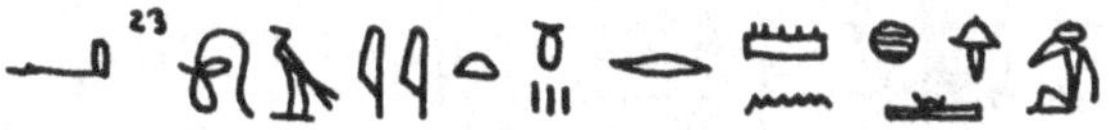

H 211 (13,16–17)

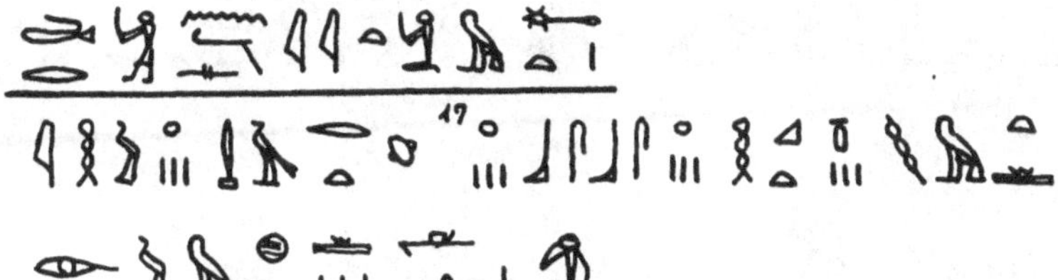

Eb 755 (90,2–3)

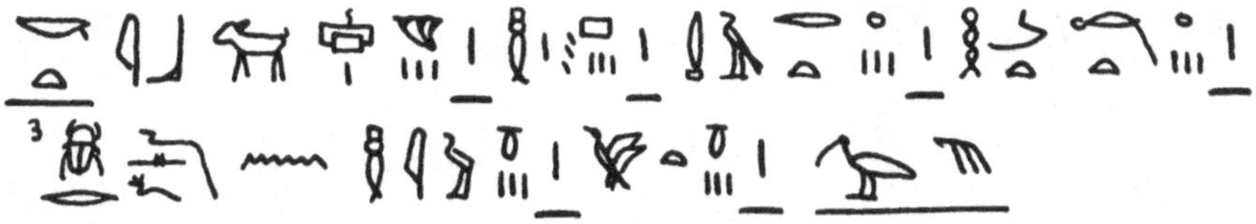

Bln 109 (9,6-7)

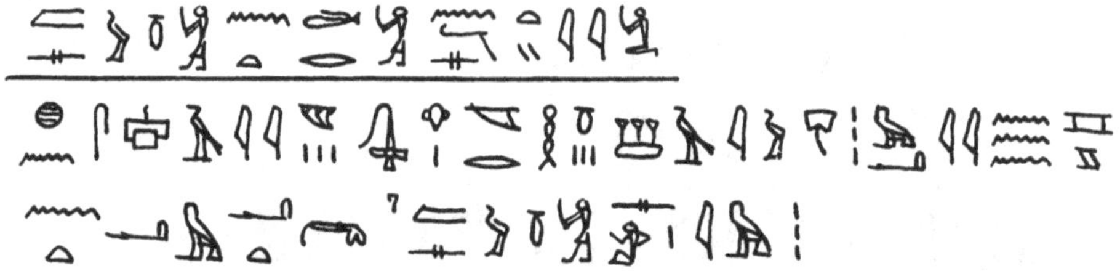

Bln 110 (9,7)

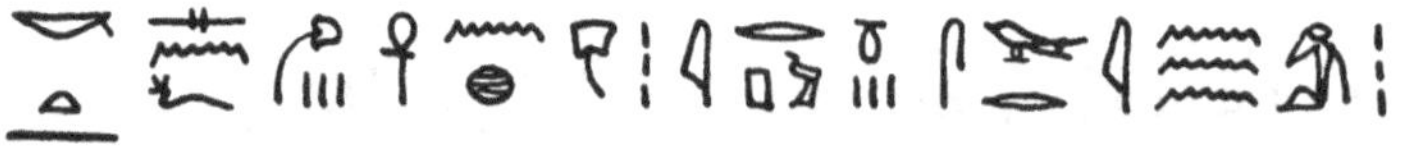

Bln 111 (9,7)

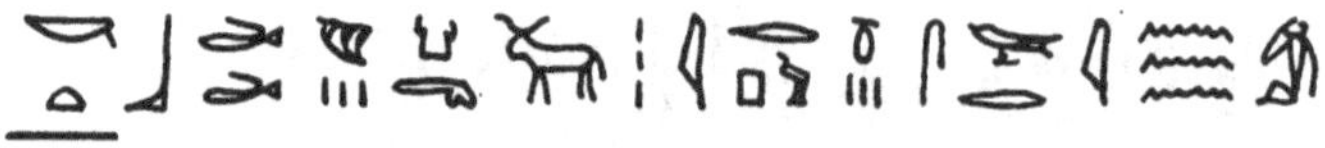

Bln 112 (9,7-9)

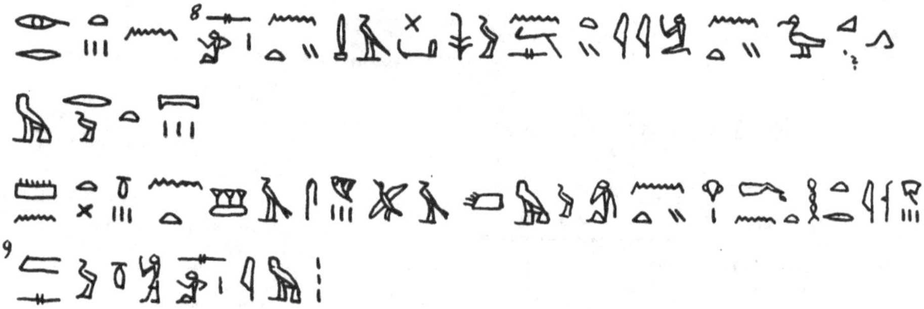

Bln 113 (9,9)

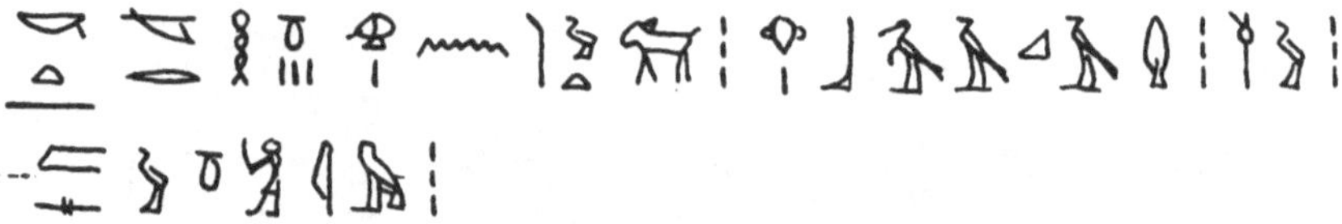

Bt Rs 2,2-5

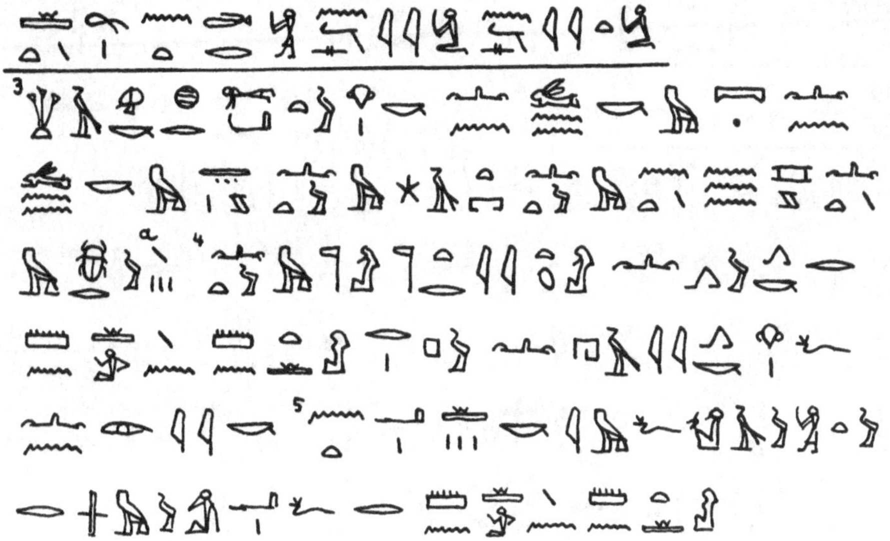

Bt Rs 2,5-9

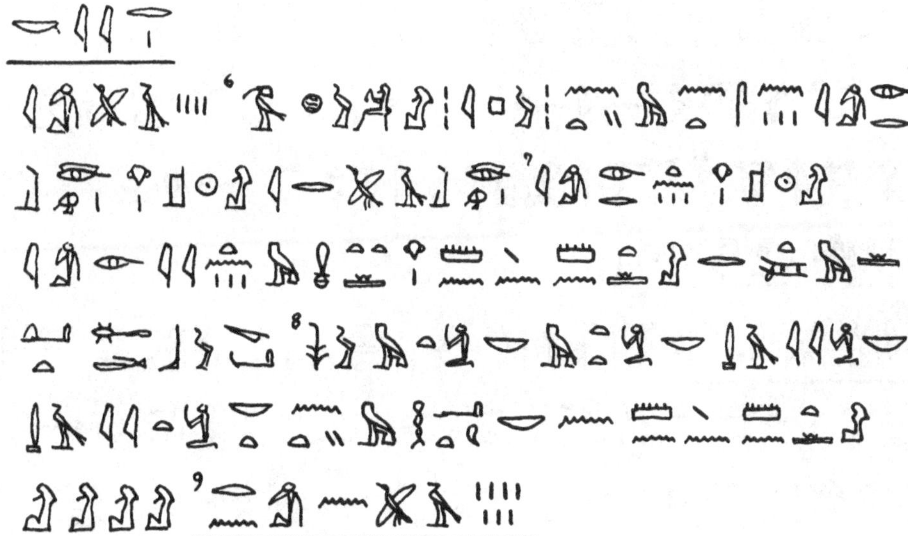

[a] so ist wohl nach Gardiner das [sign] des Pap. zu emendieren.

L 25 (8,8–9,4)

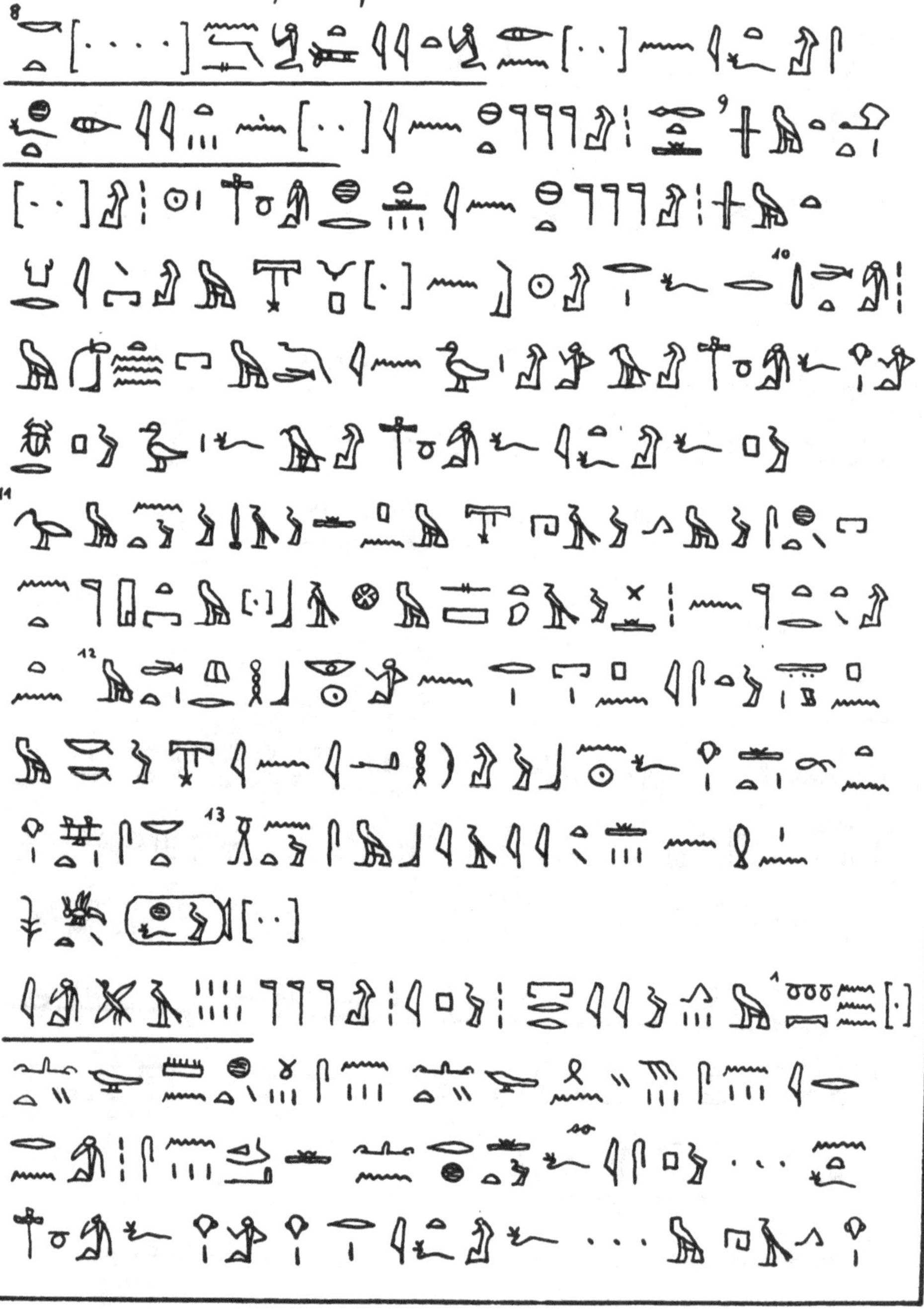

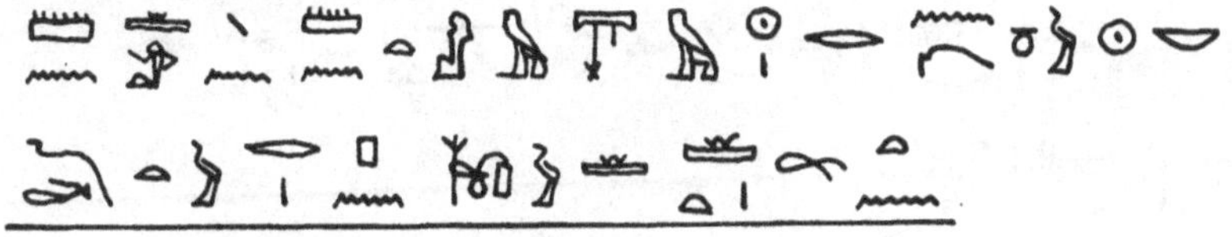

𝓛 5 (2,4–3,1)

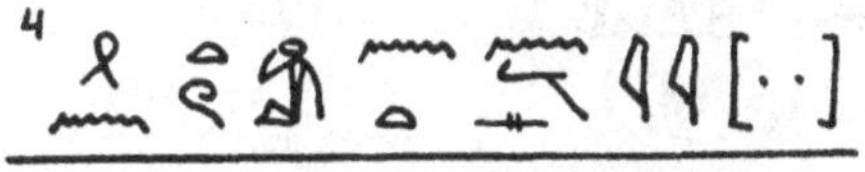

. . . .

IV 𝓛 2c dḥr.t

H 131 (9,9–10) = Eb 302 (52,19–20)

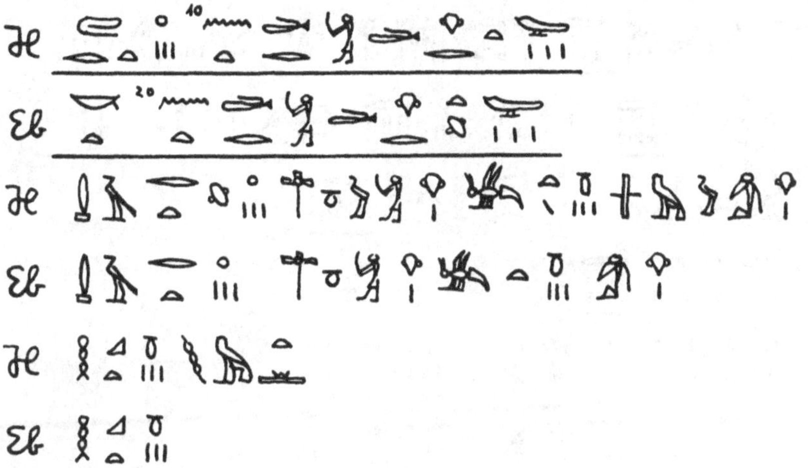

Eb 750 (89,16–18)

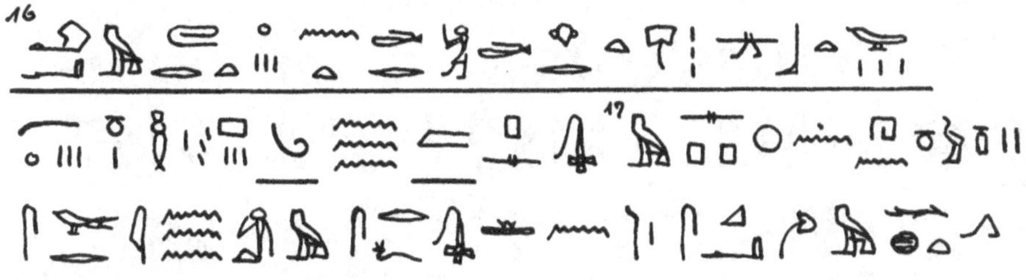

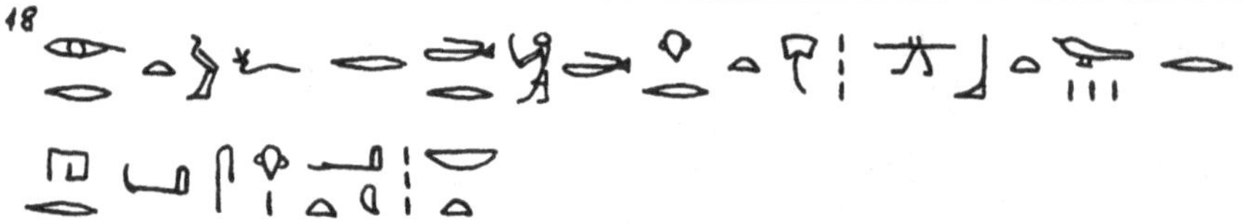

IV L 3 Auftreten von Blut

Eb 593 (76, 1-4) = H 143 (10, 2-4)

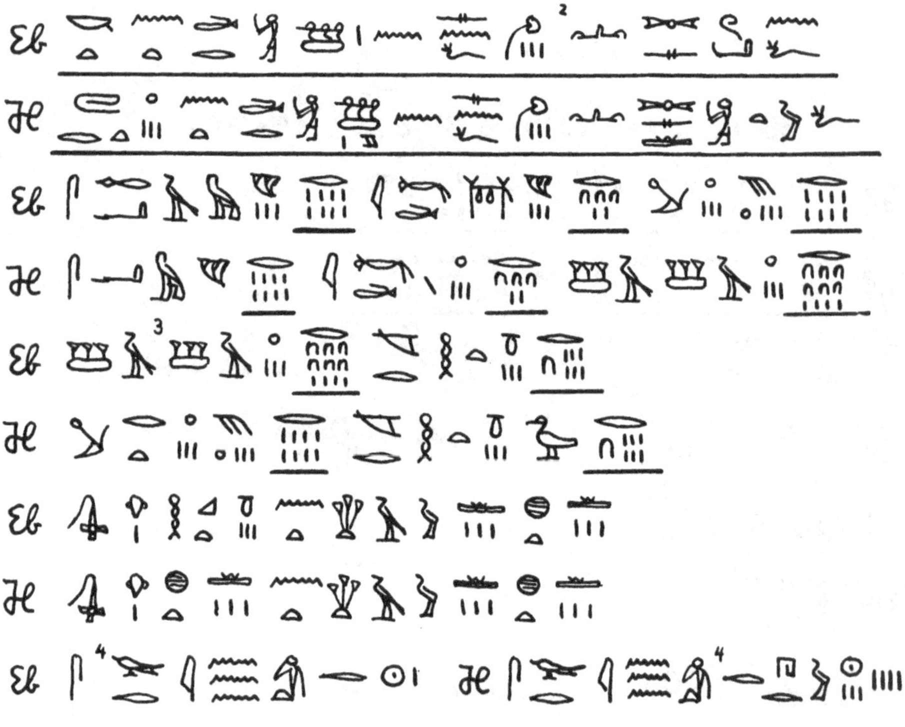

Eb 594 (76, 4-6)

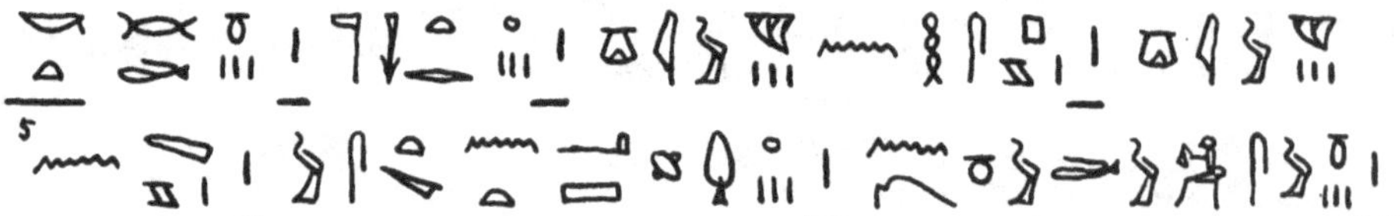

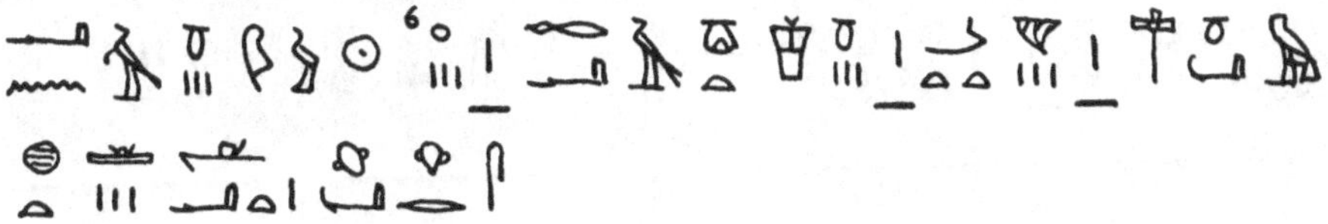

Eb 597 (76,9-12)

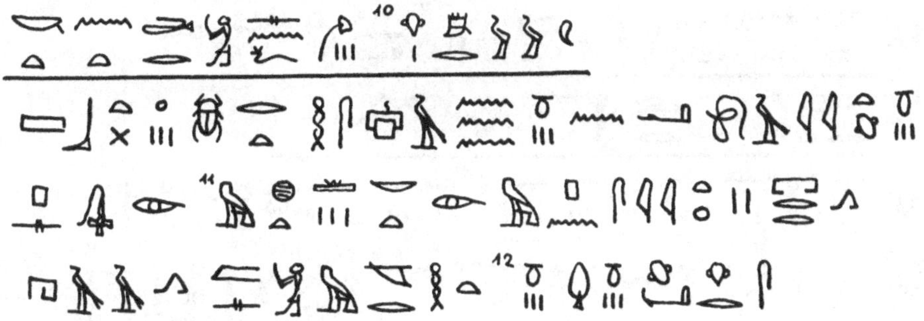

Bln 150 (12,9-10)

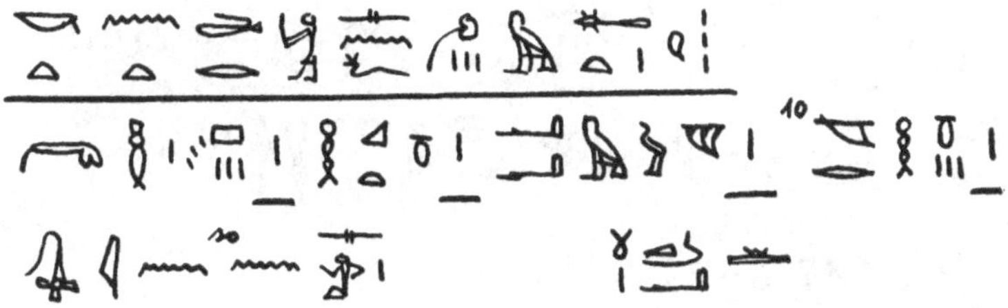

Bln 151 (12,10-11)

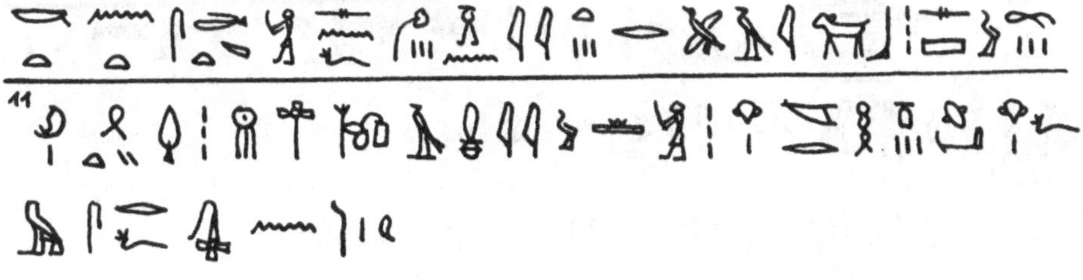

Bln 152 (12,11-12)

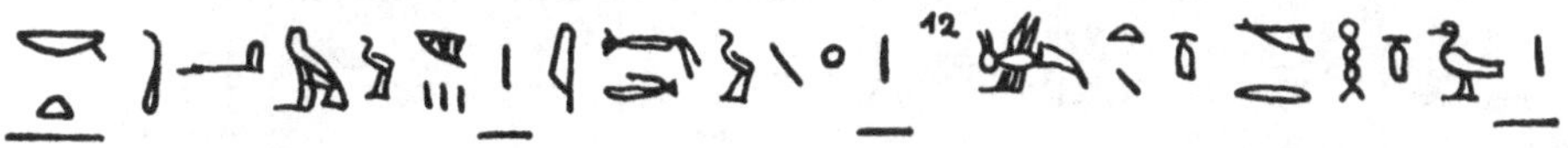

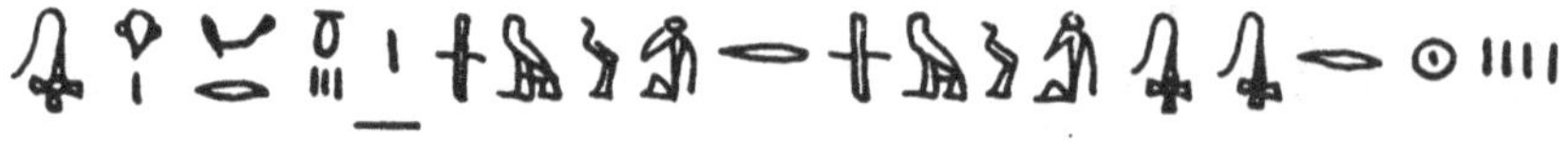

Eb 49 (16,7-14) = H 18 (2,4-5)

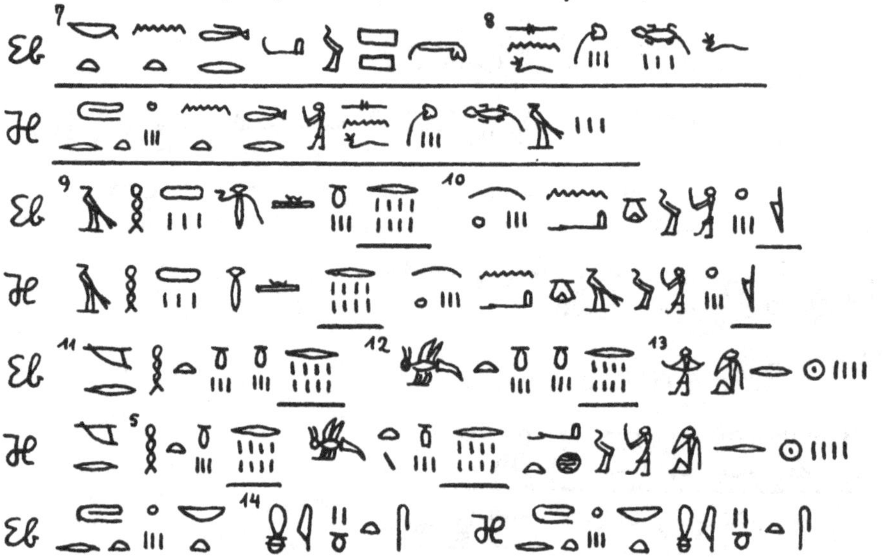

Bln 165 (17,6-7)

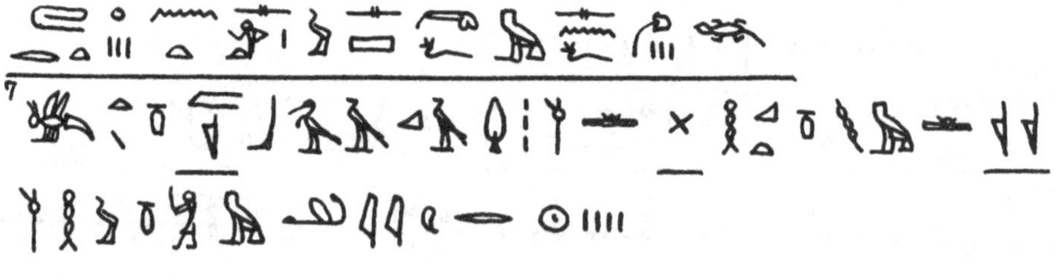

Bln 187 (20,6-7)

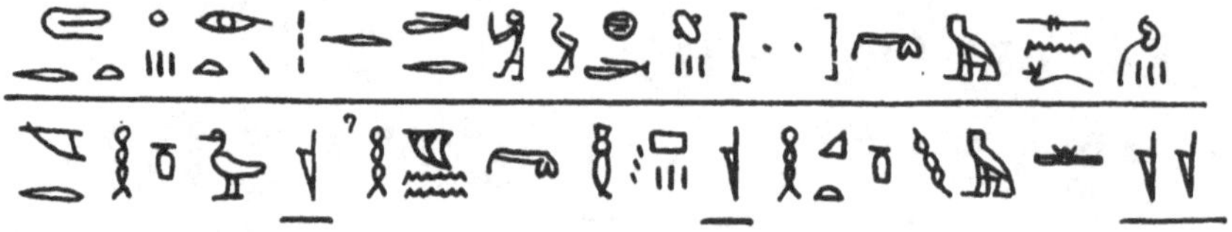

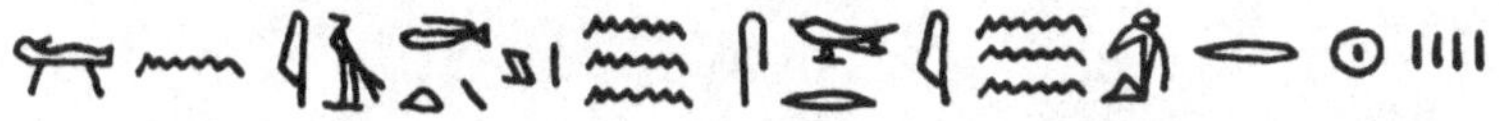

Bln 188 (20,7–9)

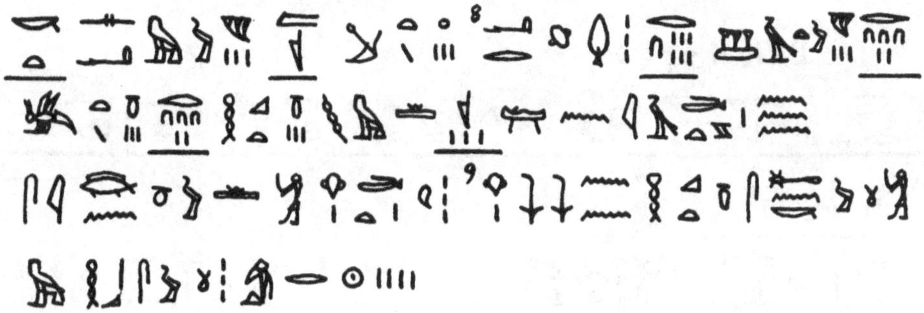

L 37 (13,1–3)

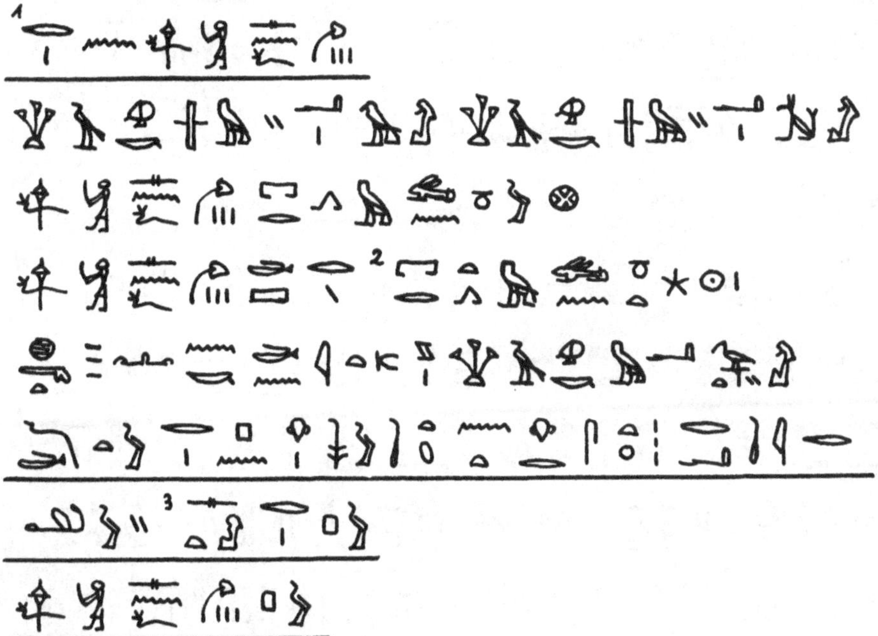

IV L 4 Schleimstoffe

Bln 138 (11,7–11)

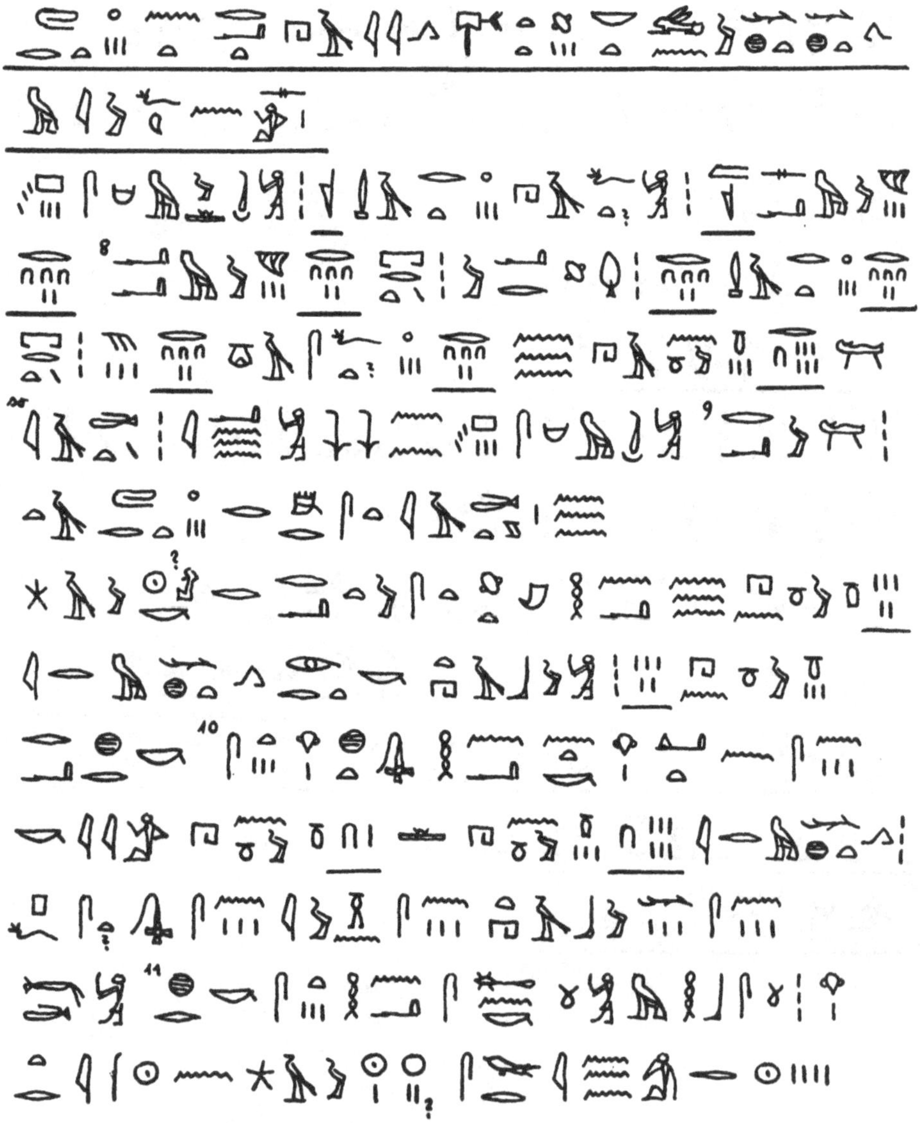

Bln 139 (11, 11–12)

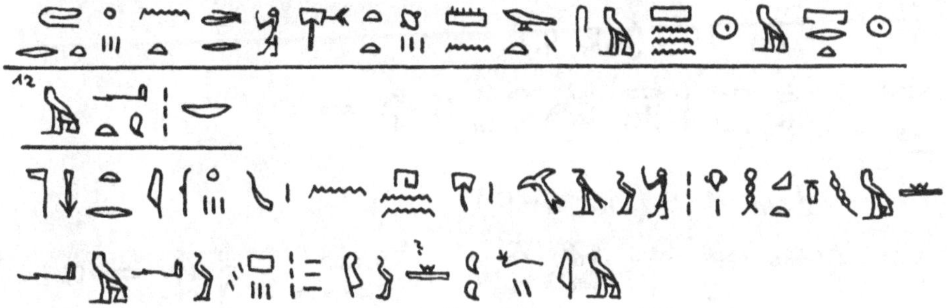

Bln 140 (11, 12–12, 1)

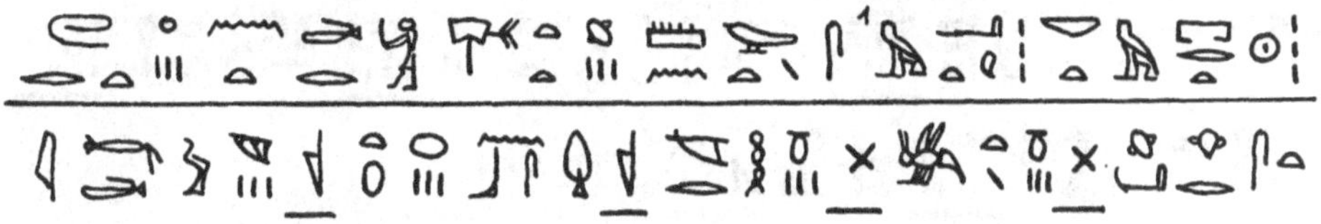

Bln 141 (12, 1–2)

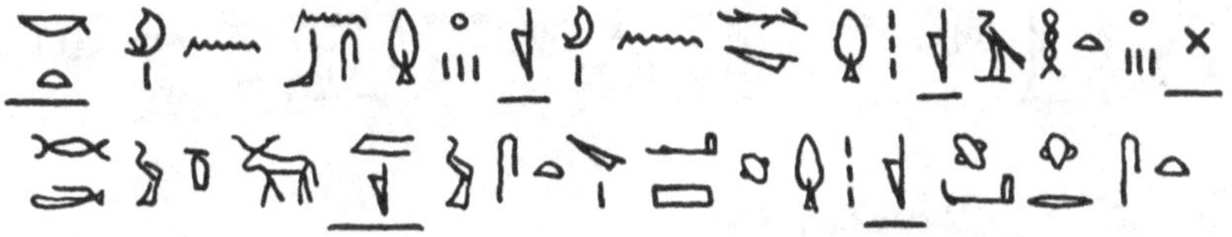

Bln 142 (12, 2–3)

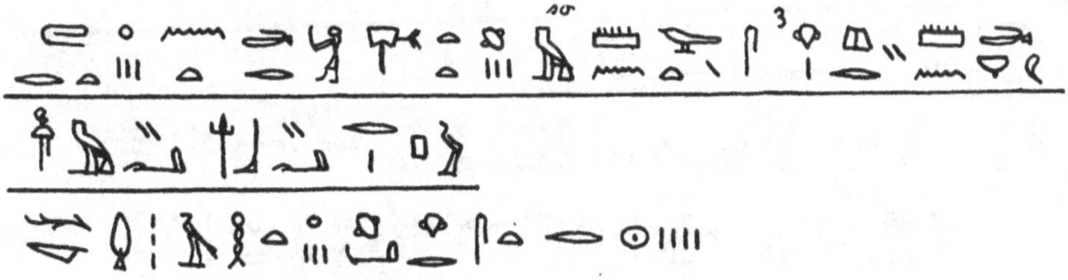

Bln 143 (12, 3–4)

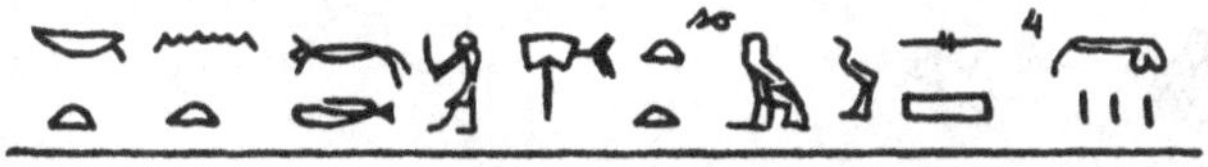

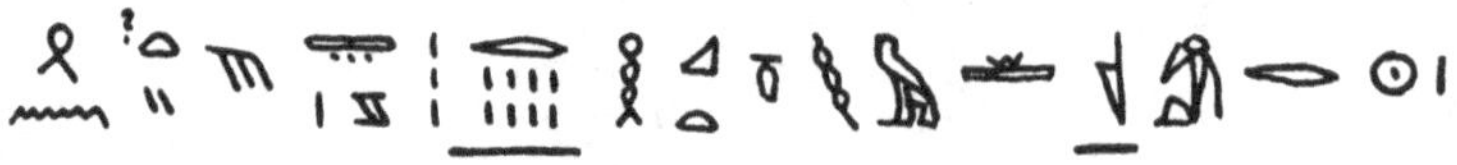

Bln 144 (12,4)

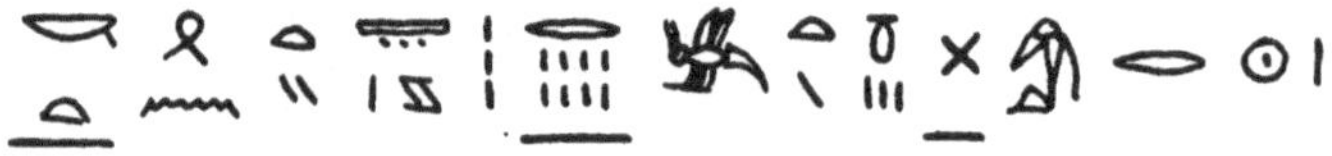

Bln 145 (12,4-5)

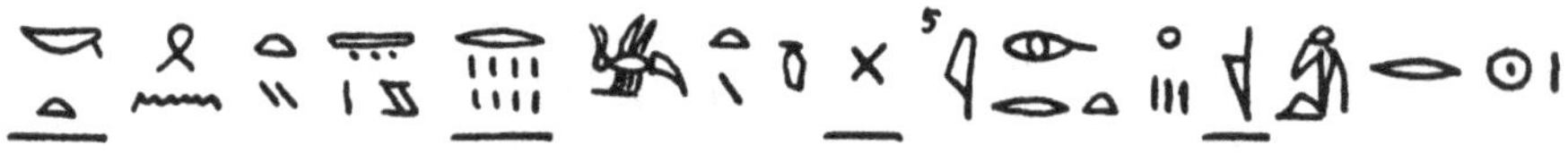

Bln 146 (12,5)

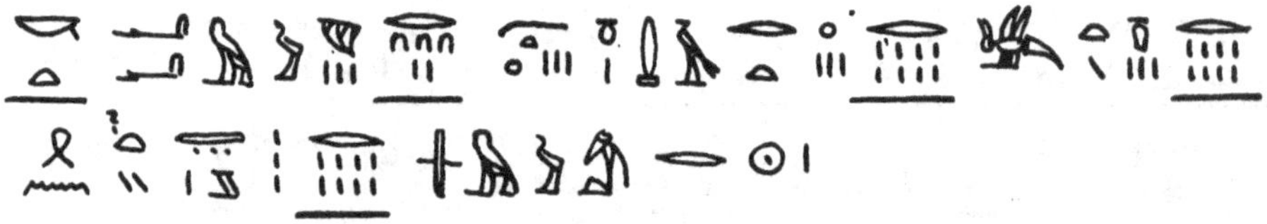

Bln 147 (12,5-6)

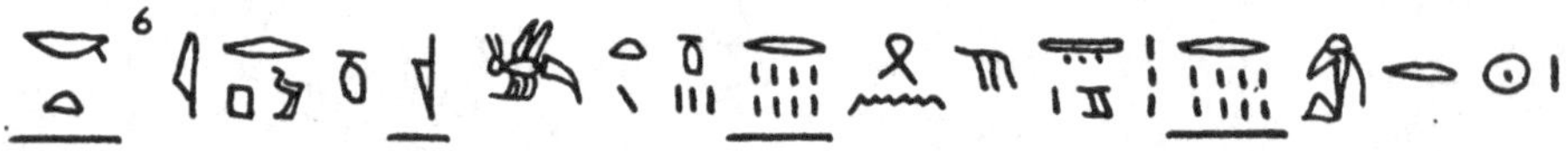

IV L 5 Verstopfung

H 25 (2,9-10)

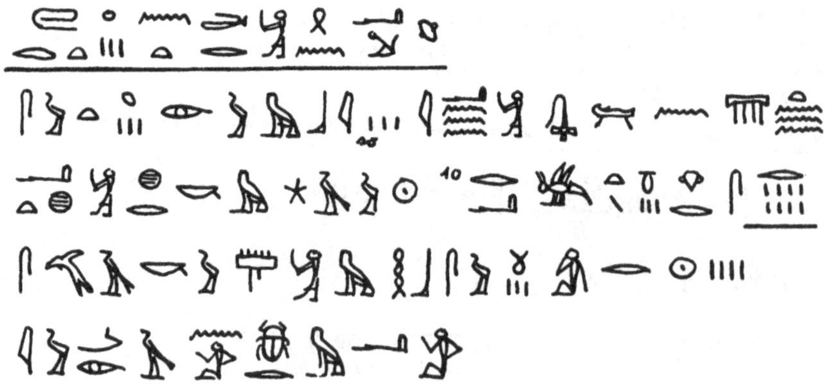

IV L 6 Hustenbeschwerden

a. srj.t (Husten)

Einnehmemittel

Eb 305 (53,1-2)

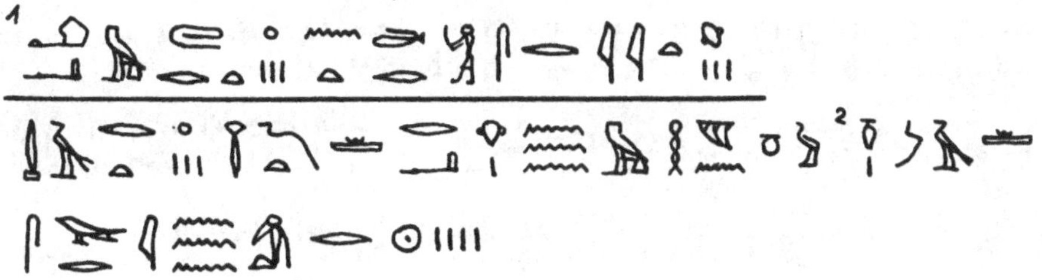

Eb 307 (53,3-6)

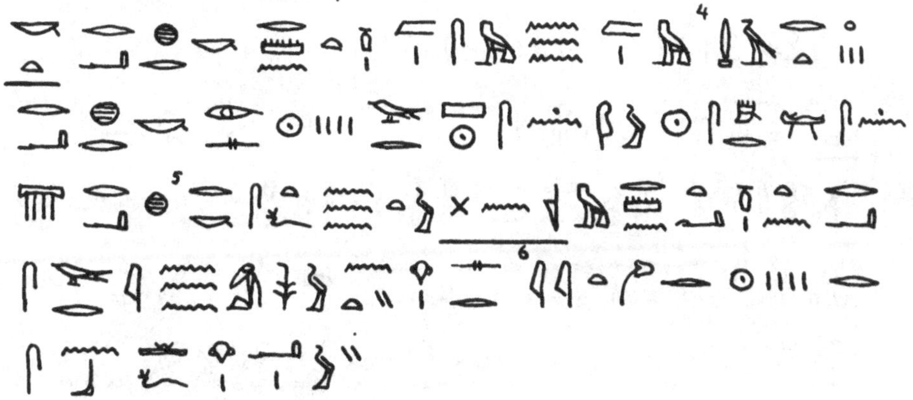

Eb 324 (54,17-18)

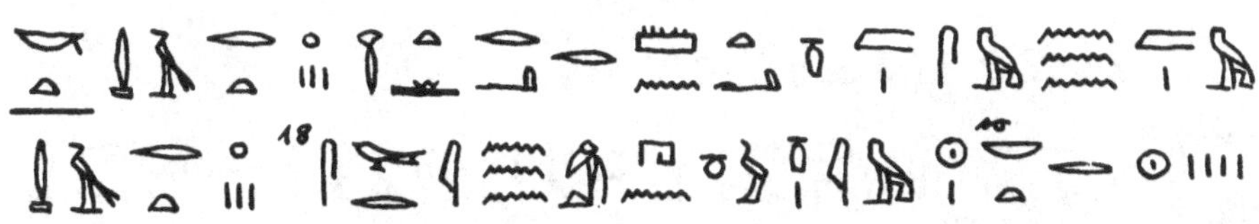

Eb 306 (53,2-3)

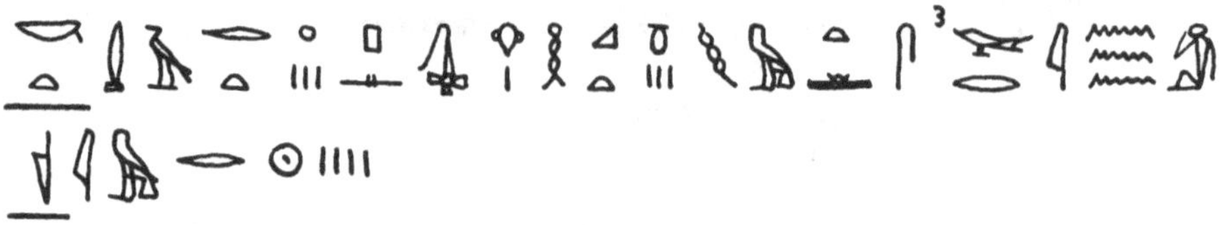

Eb 308 (53,6-9)

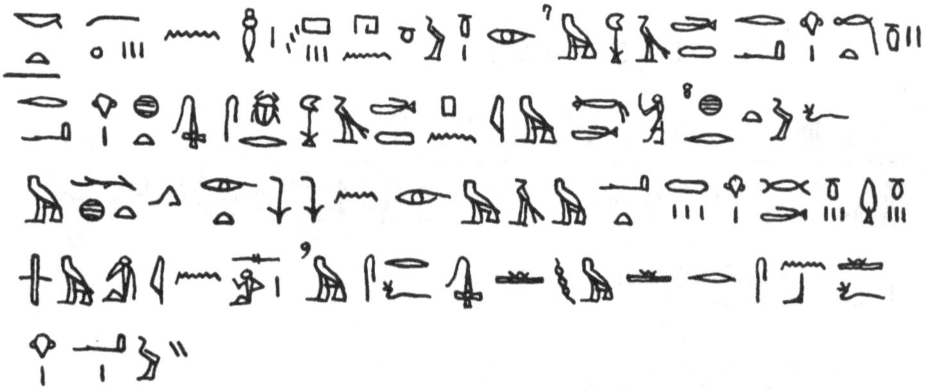

Eb 313 (53,18-21)

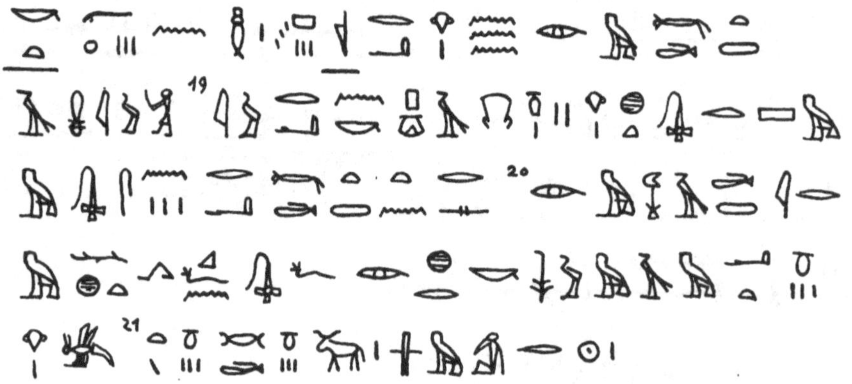

Eb 309 (53,9-10)

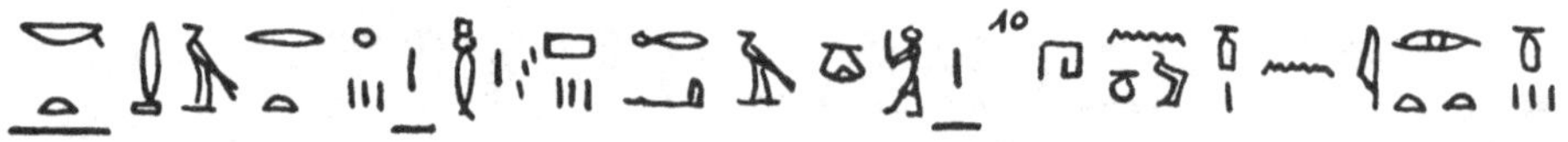

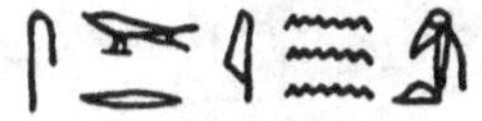

Eb 310 (53, 10-12)

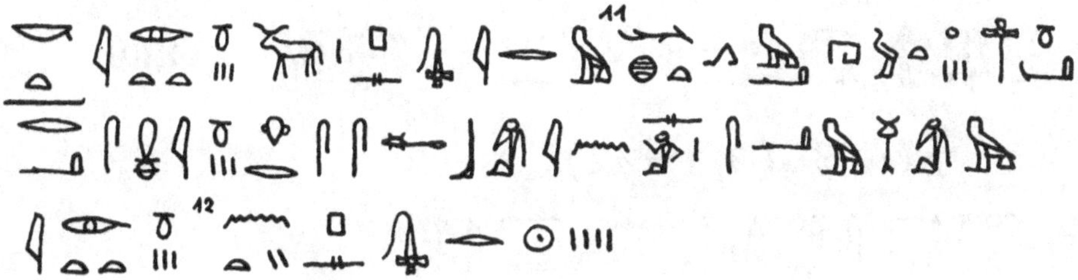

Bln 38 (3, 12-4, 1)

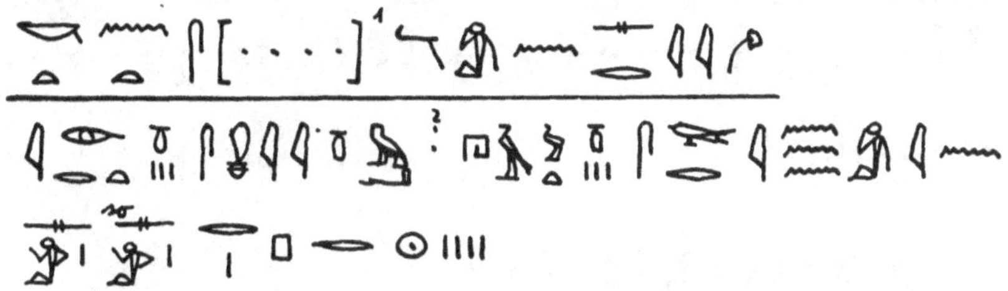

Eb 311 (53, 12-15)

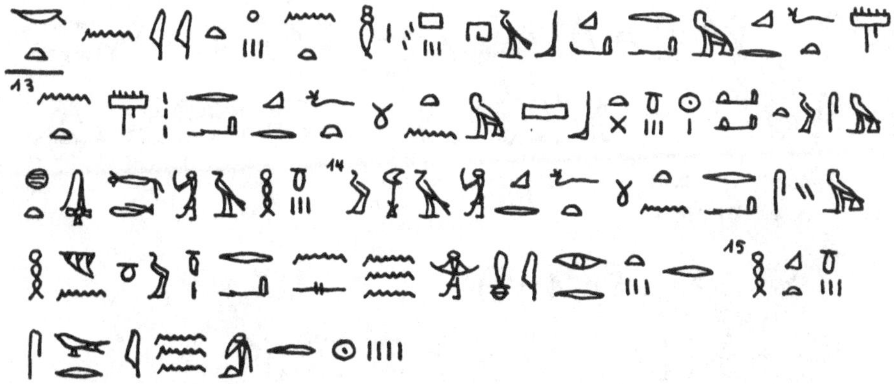

Eb 312 (53, 15-18)

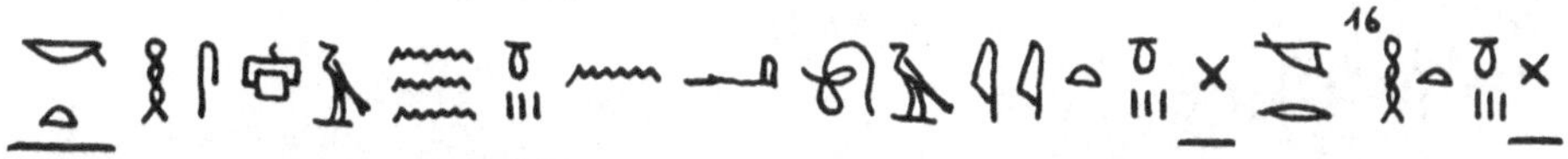

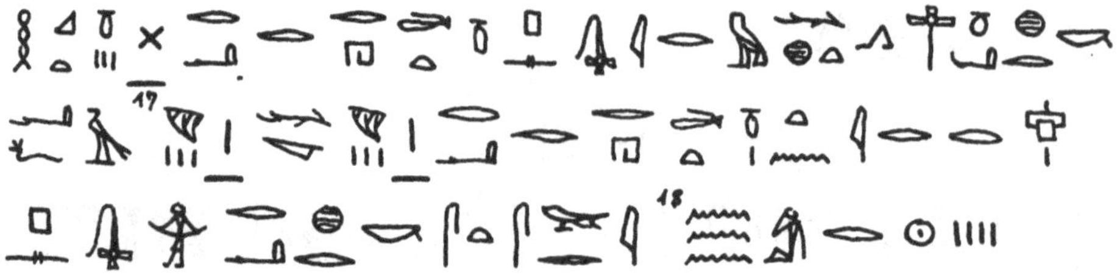

Bln 36 (3, 11-12)

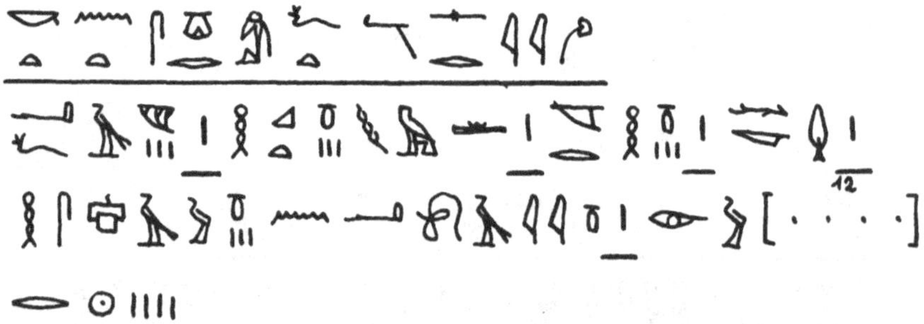

Eb 314 (53, 21-54, 1)

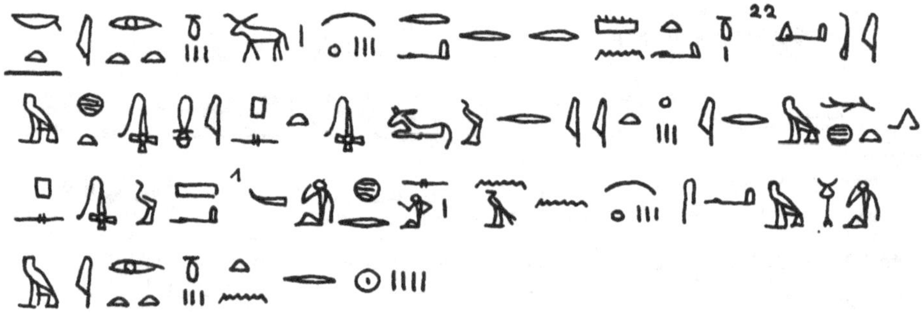

Eb 315 (54, 1-3)

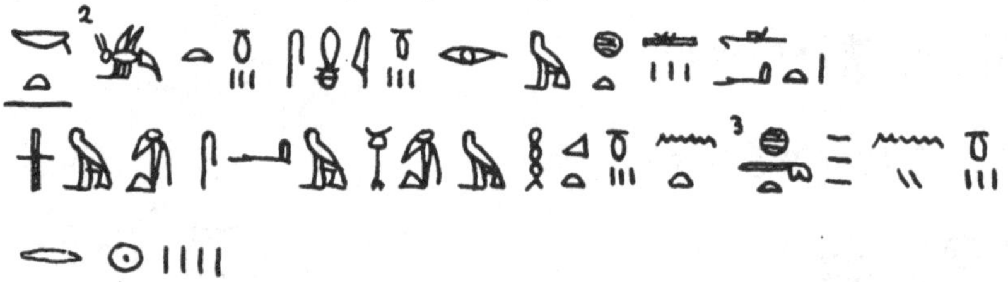

Bln 29 (3,5)

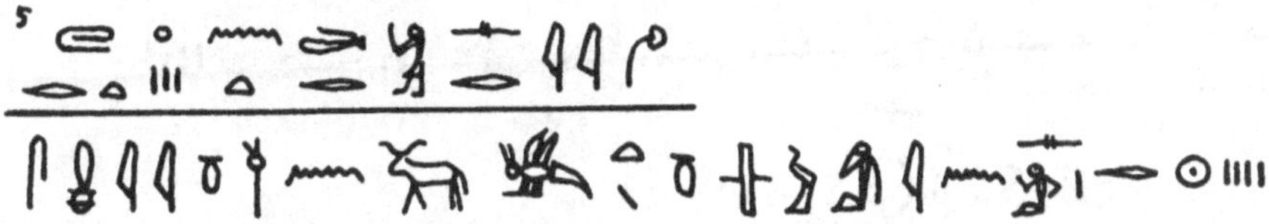

Eb 316 (54,3-4)

Eb 317 (54,4-5)

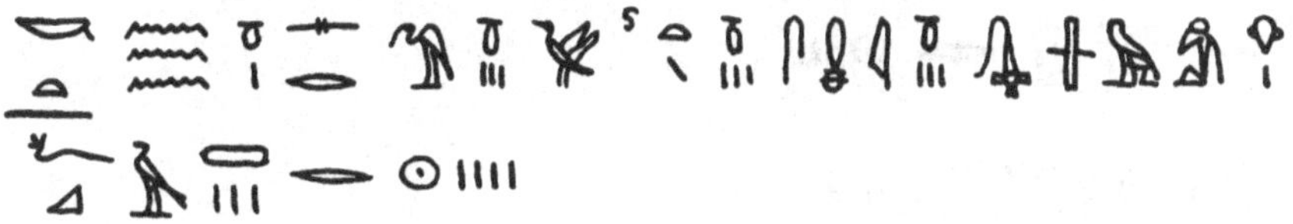

Bln 34 (3,8)

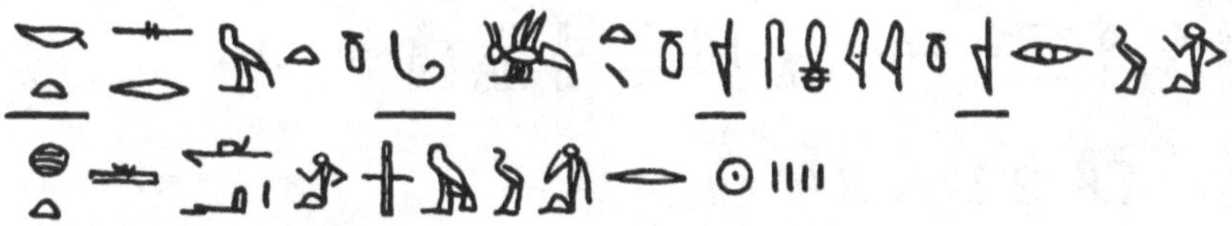

Eb 318 (54,5-6)

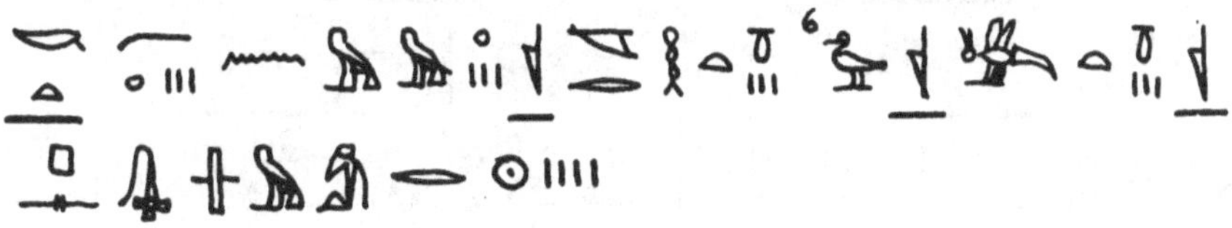

Eb 319 (54,6-8)

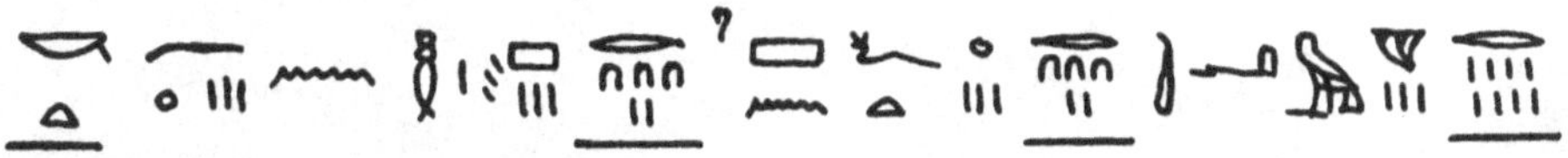

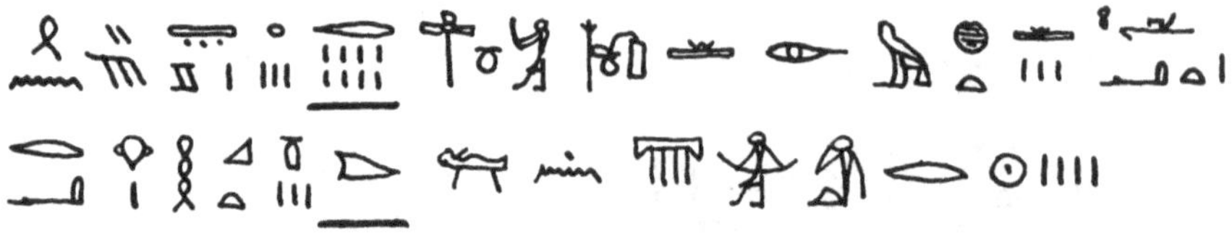

Eb 321 (54, 10-12)

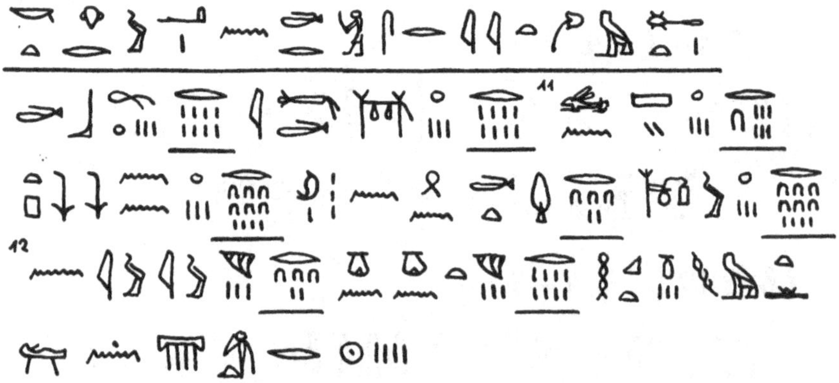

Eb 322 (54, 12-14)

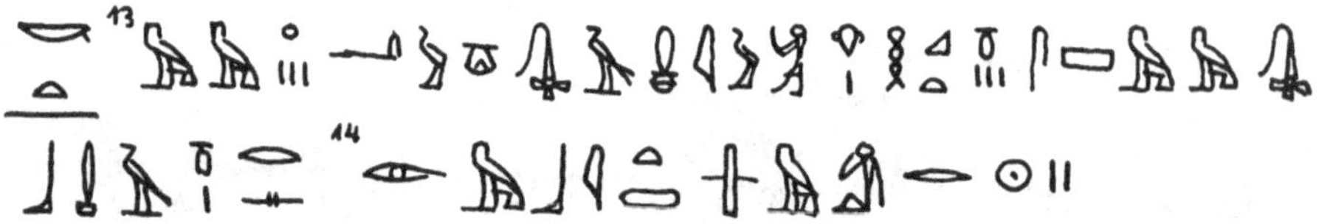

Eb 323 (54, 14-17)

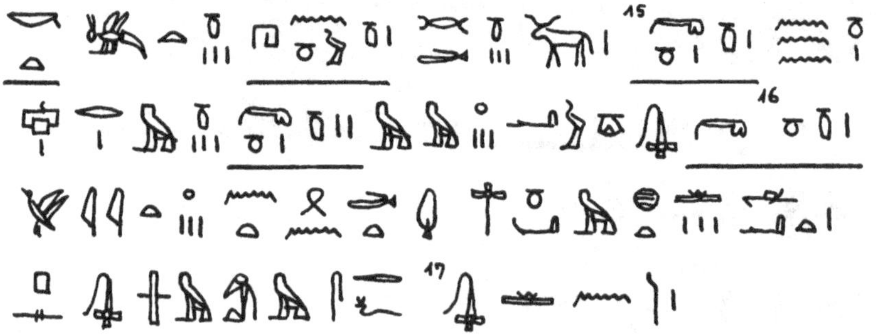

Bln 31 (3, 6–7)

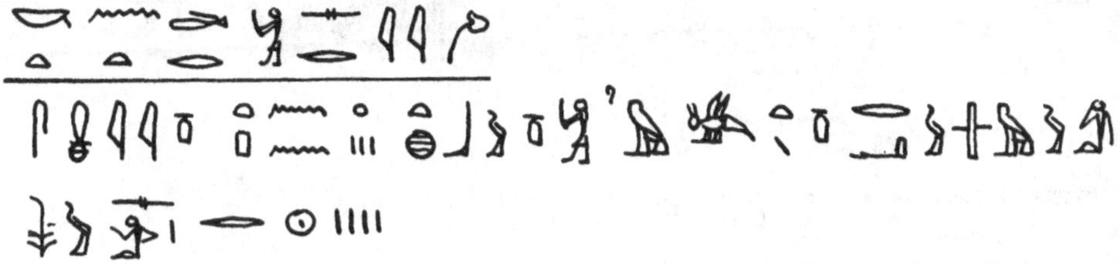

Bln 47 (4, 8)

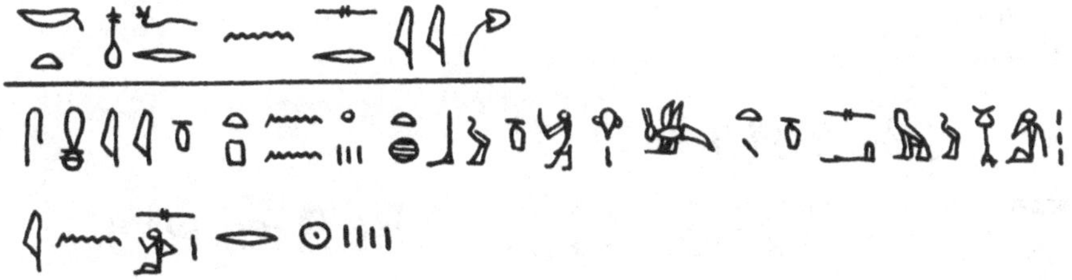

Bln 41 (4, 2)

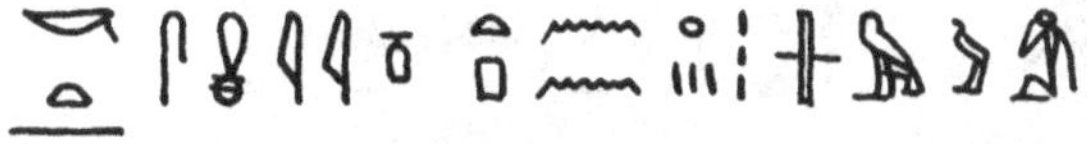

Bln 32 (3, 7)

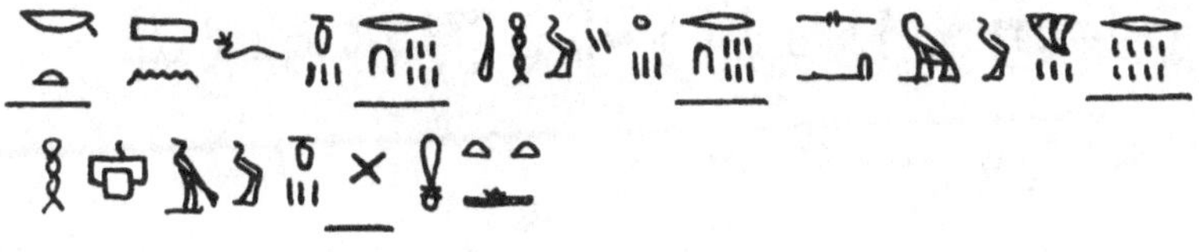

Bln 44 (4, 4–5)

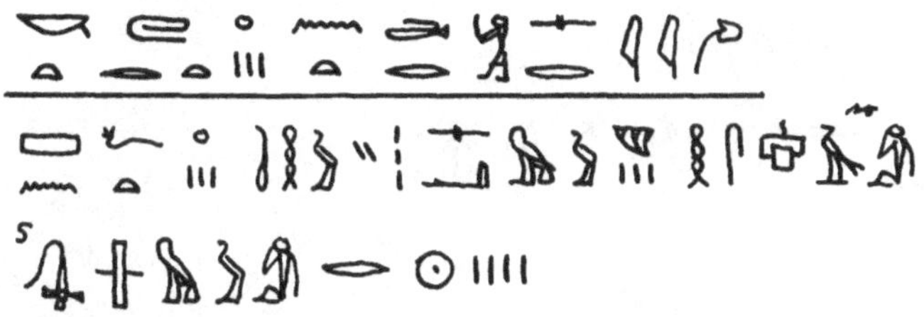

Bln 33 (3,7-8)

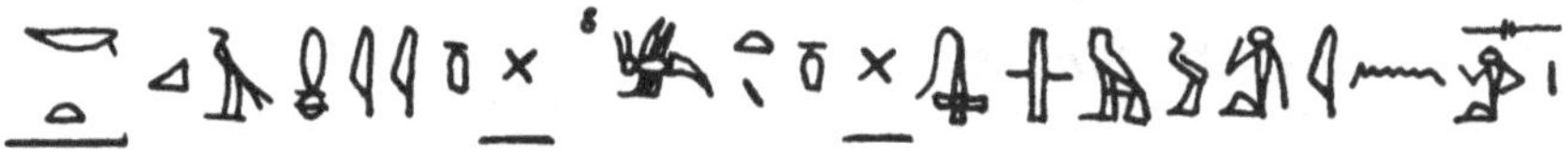

Bln 37 (3,12)

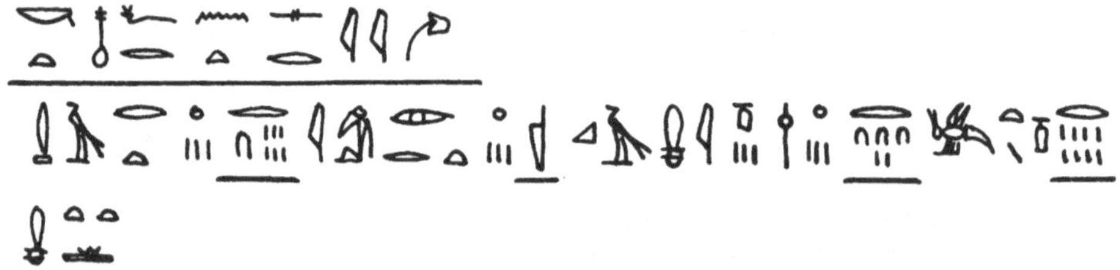

Bln 39 (4,1-2)

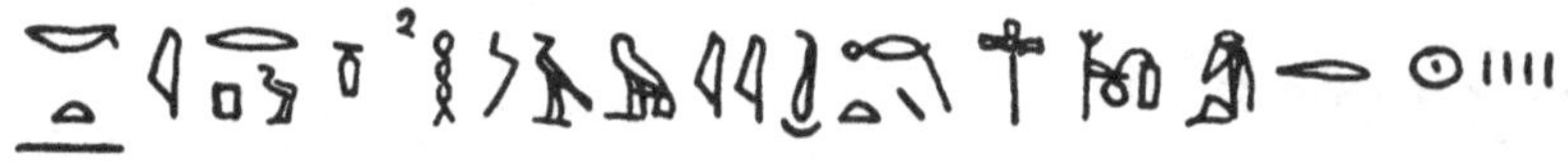

Bln 40 (4,2)

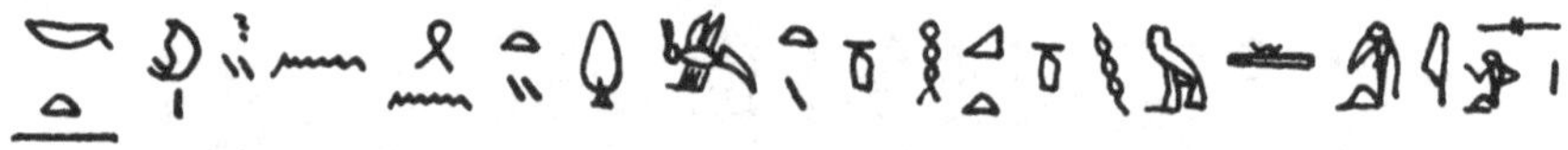

Bln 42 (4,3-4)

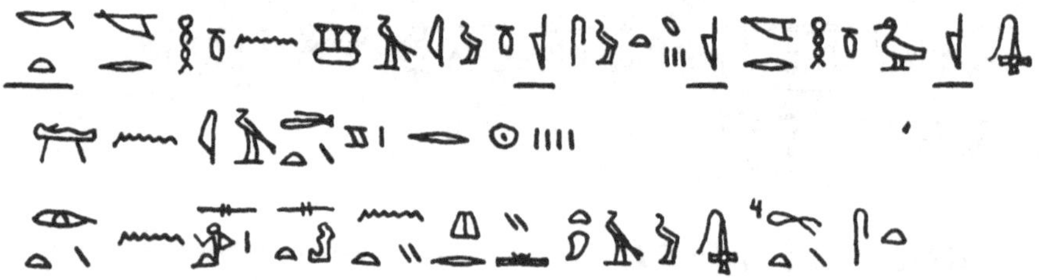

Bln 43 (4,4)

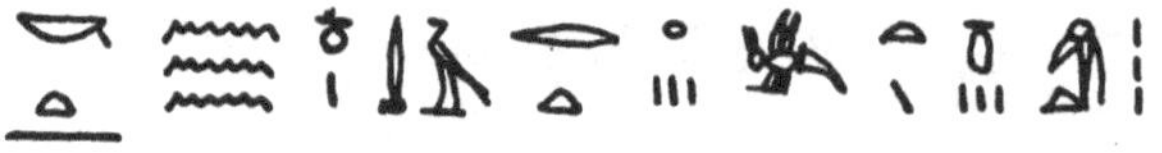

Bln 45 (4,5)

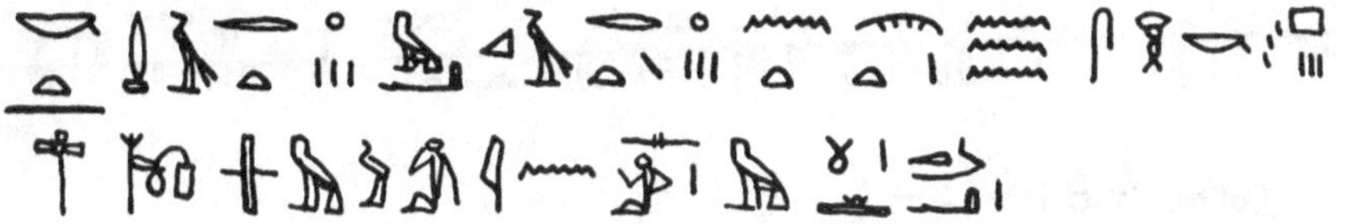

H 61 (4, 11-12)

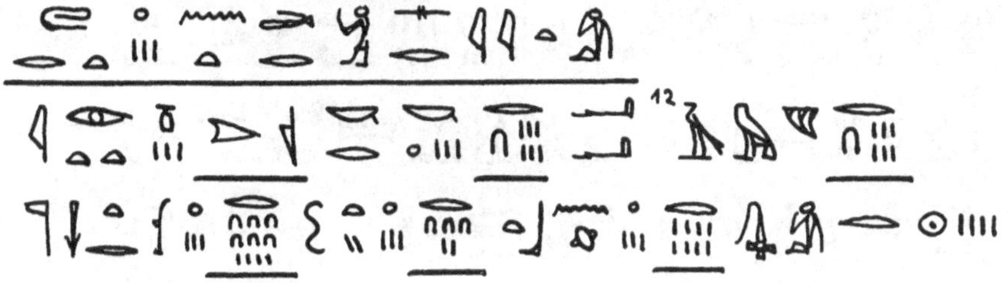

Inhalationsmittel

Eb 325 (54,18-55,1)

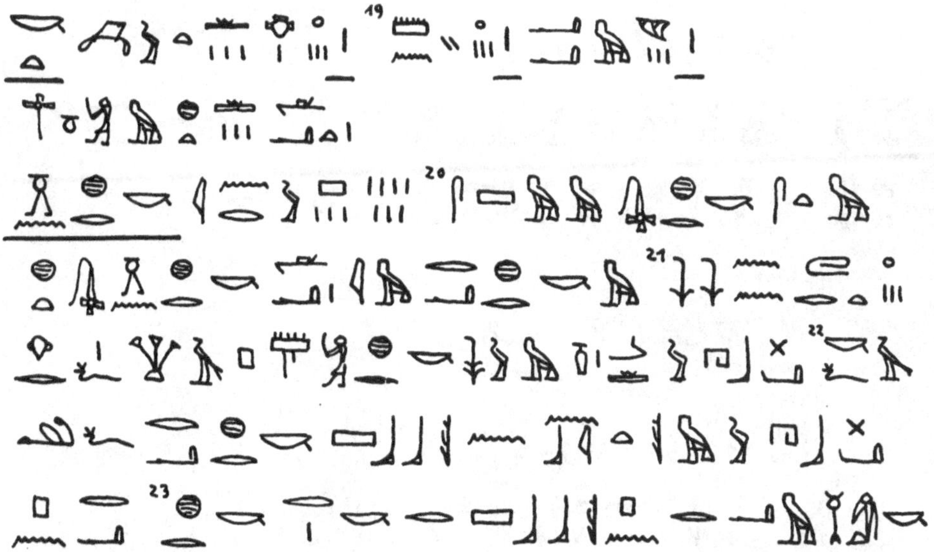

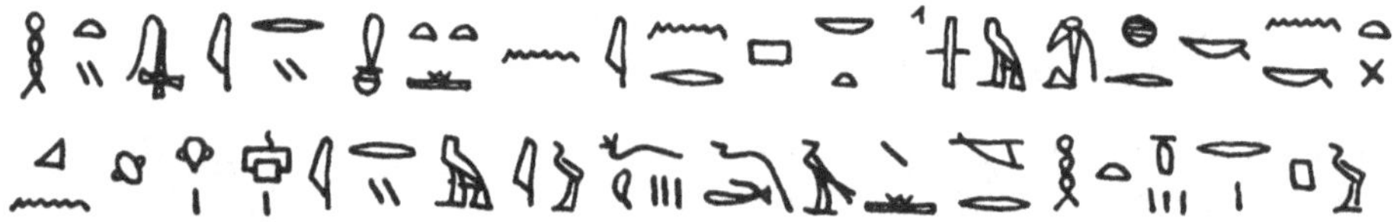

Bln 46 (4, 5–8)

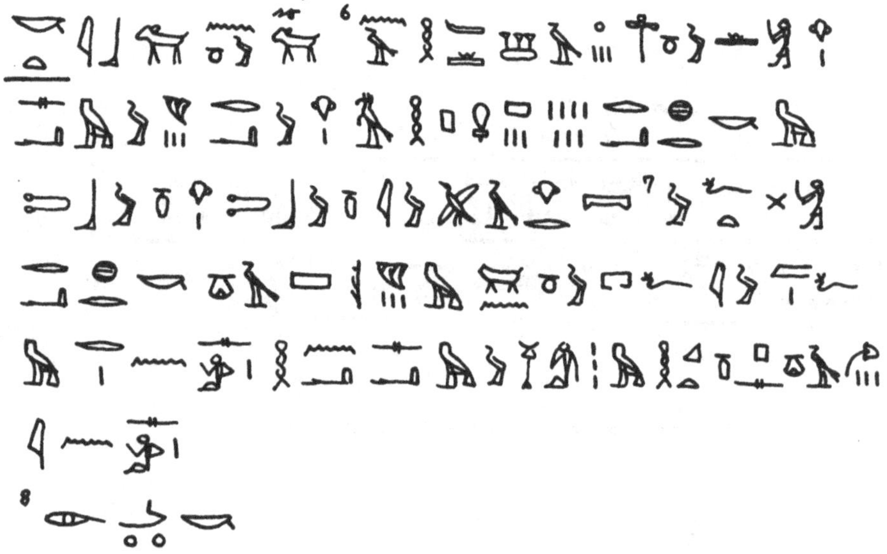

Eb 320 (54, 8–9)

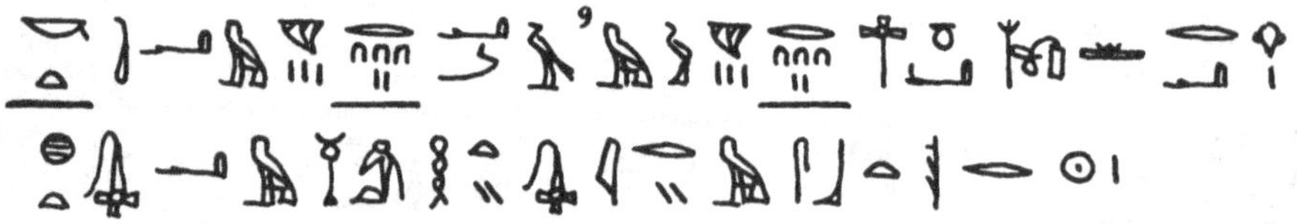

IV L 6 b gḥw

Eb 326 (55, 2–4)

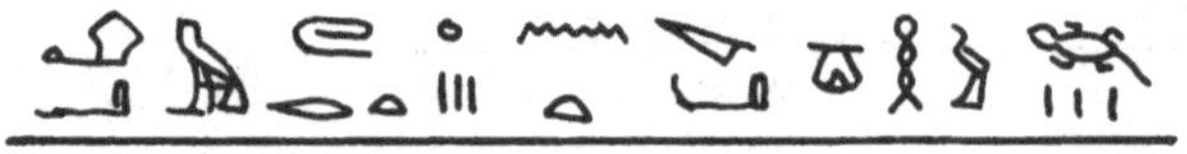

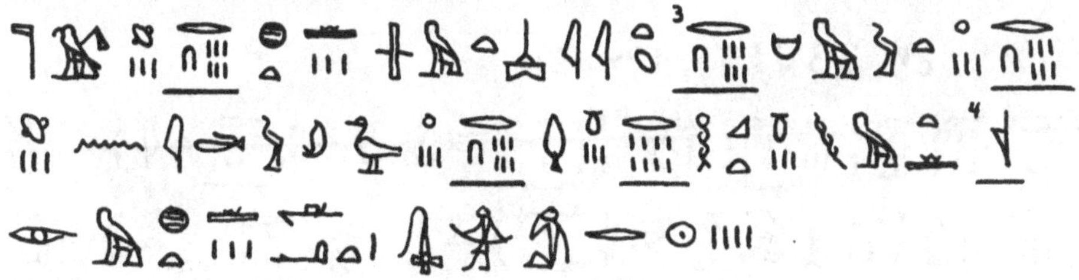

Eb 327 (55,4-7)

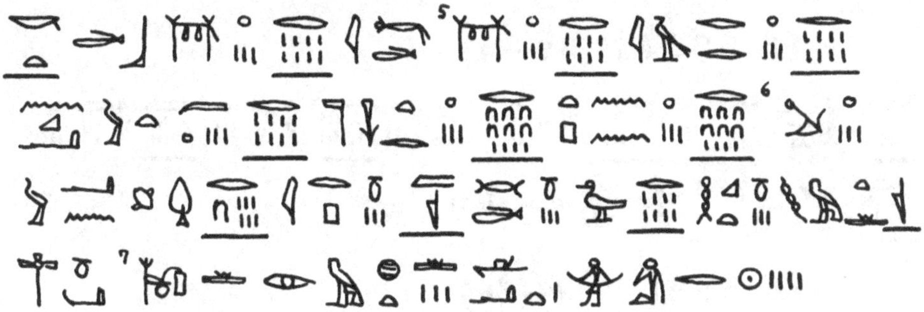

Eb 328 (55,7-9)

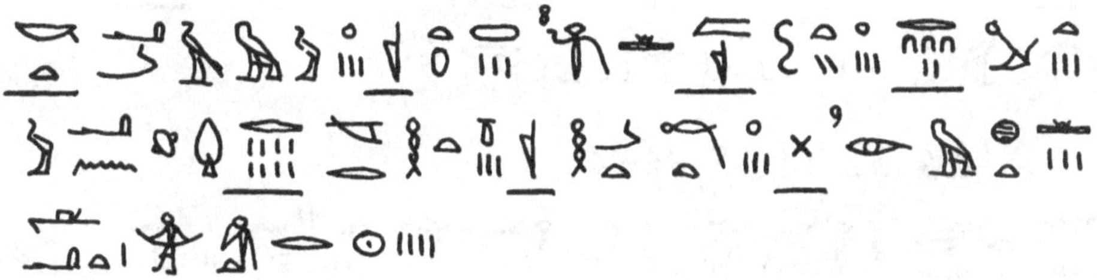

Eb[1] 329 (55, 9-10) = Eb[2] 331 (55, 12-13)

Eb[1] 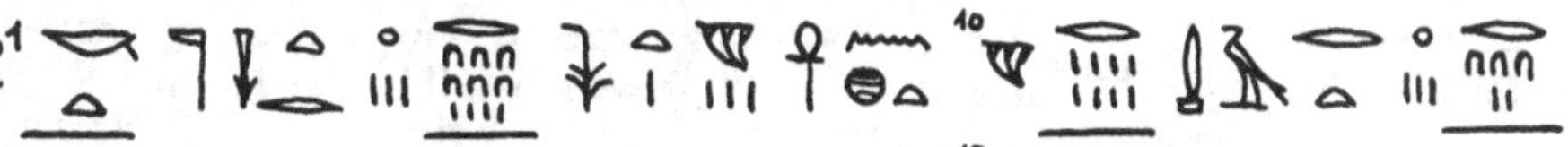

Eb[2] 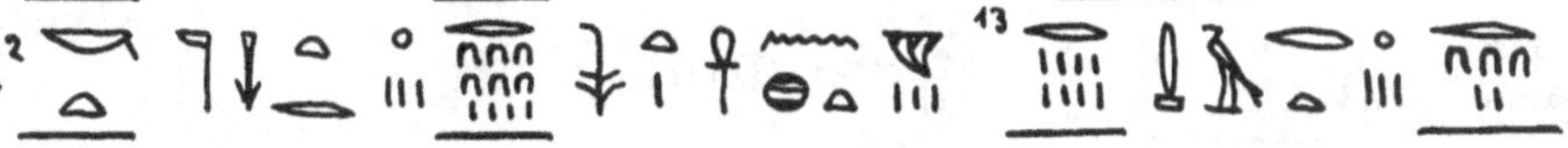

Eb[1] 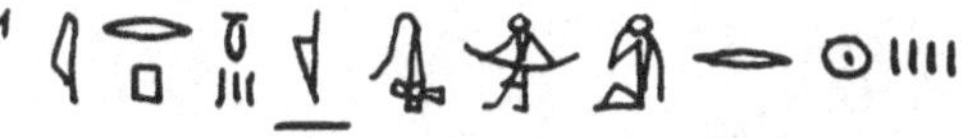

Eb[2] 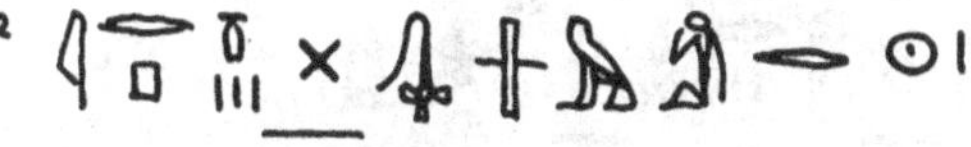

Eb 330 (55, 10-12)

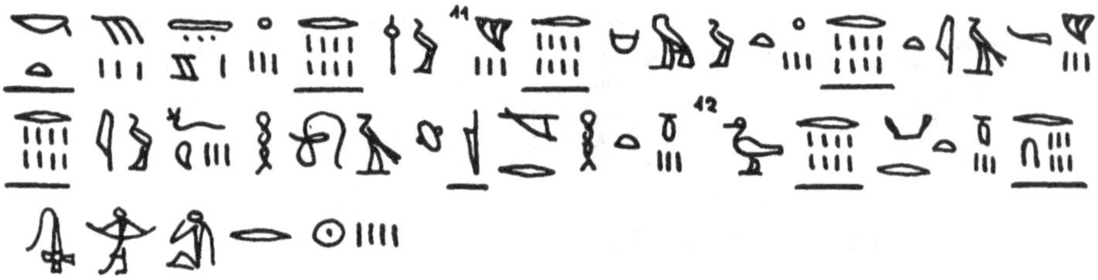

Eb 332 (55, 13-14)

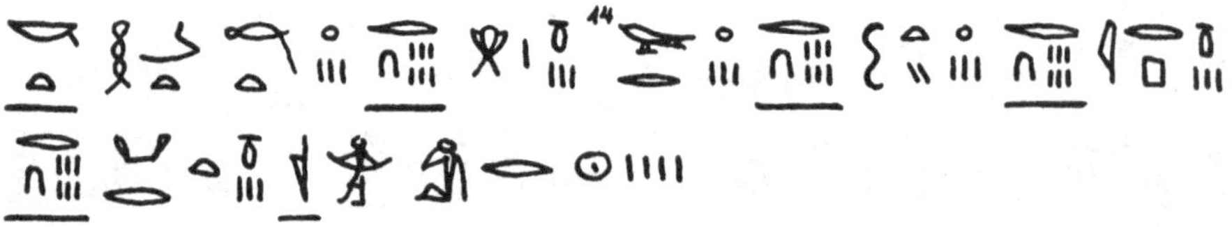

Eb 333 (55, 14-16)

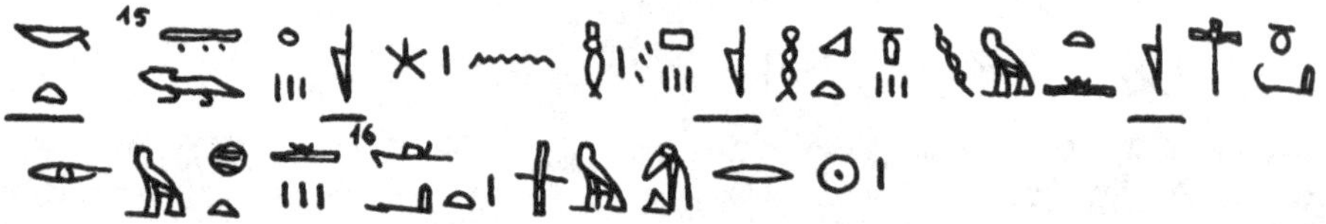

Eb 334 (55, 16-19)

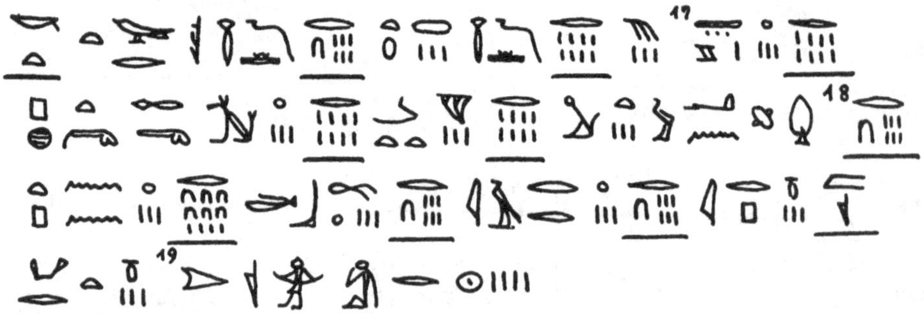

Eb 335 (55, 19-20)

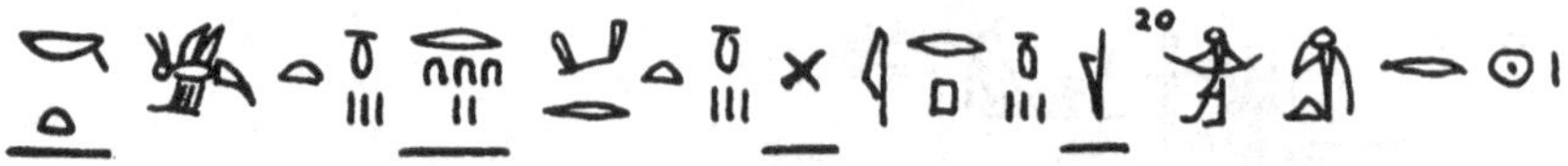

IV L 7 Verschiedenes

a mr.t ḳsm.t

Bln 167 (17, 9–10)

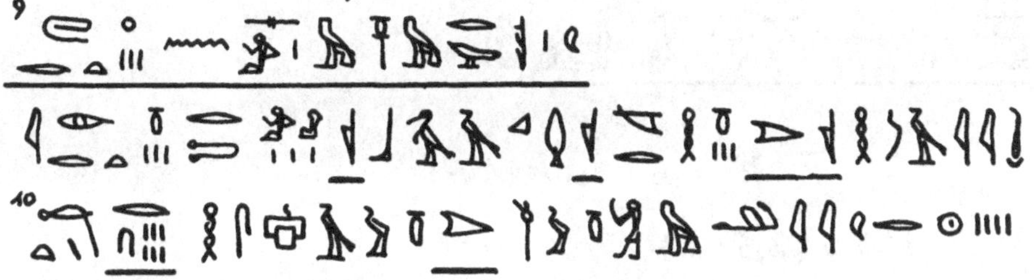

Bln 173 (18, 6–7)

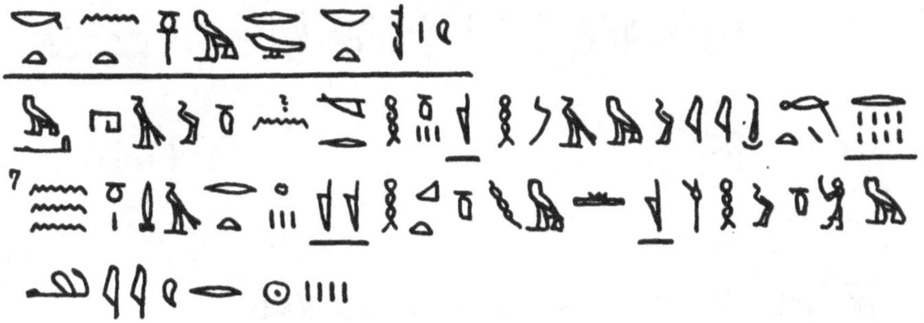

IV L 7 b ḫ̮3j.t mr.t

Bln 172 (18, 4–6)

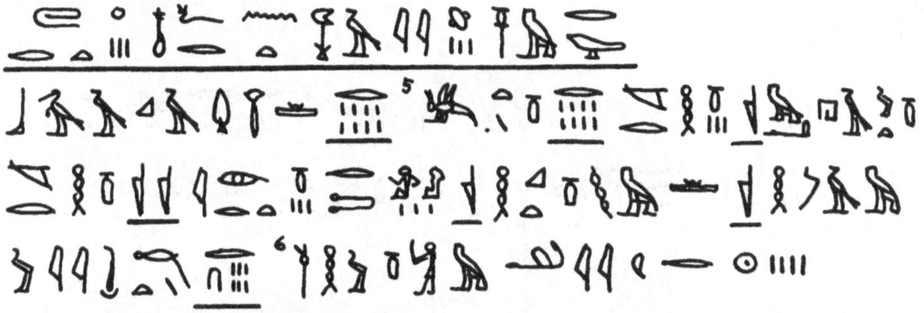

IV L 7c *whj*

He 19 (2,5)

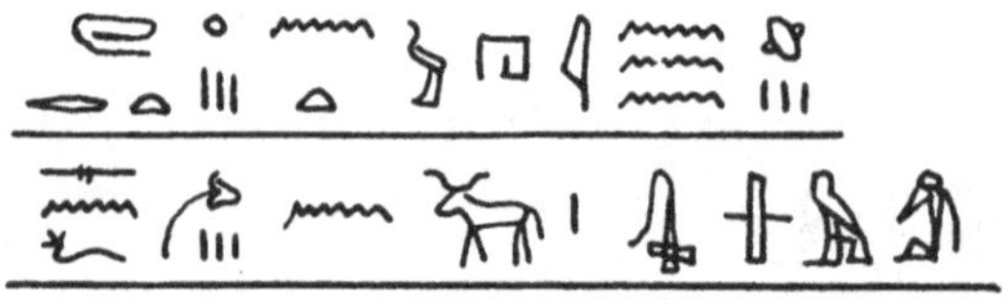

IV L 7d *unklar*

He 20 (2,5-6)

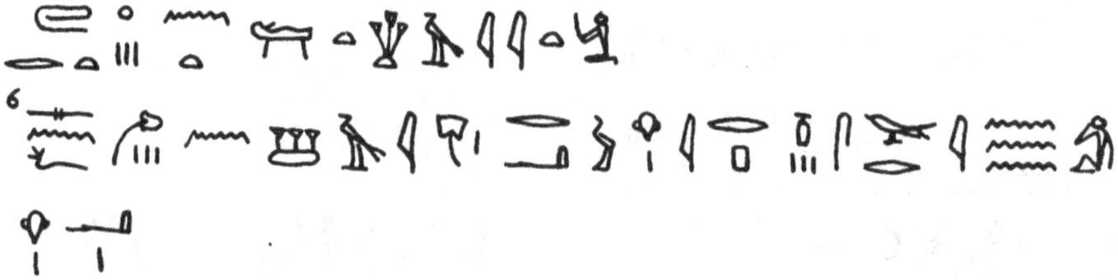

IV M *Zerstörtes und Unklares*

Bt 33 (8,5-6)

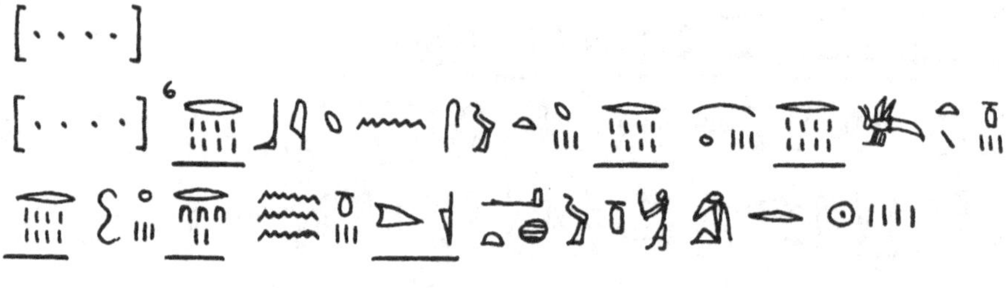

Bt 34 (8, 6-7)

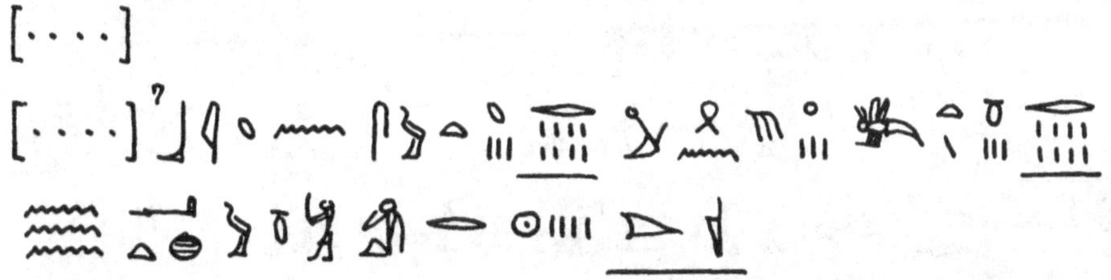

Bt 35 (8, 7-8)

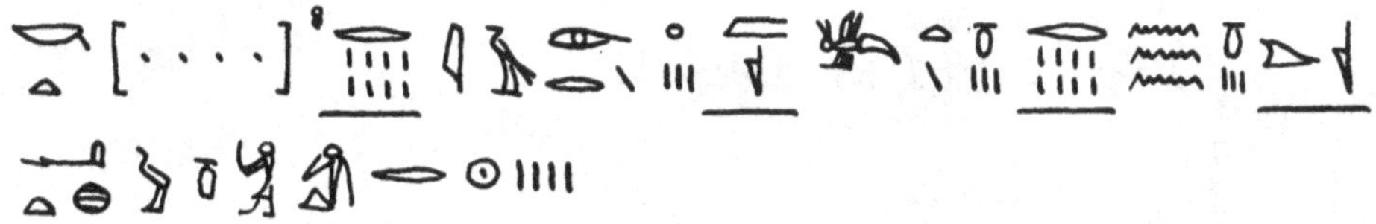

Bt 36 (8, 8-9)

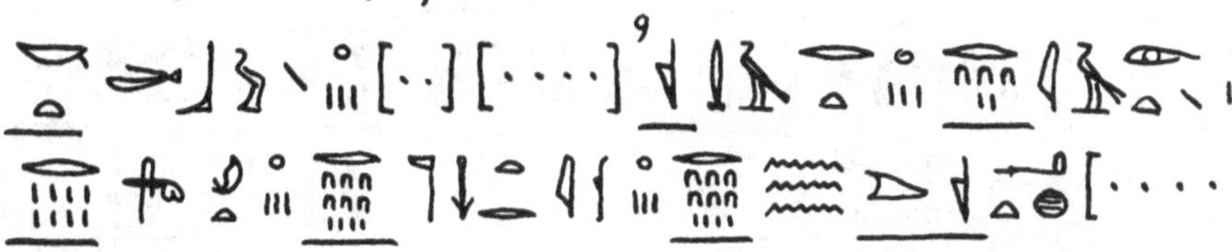

Pap Beatty XV 5-8

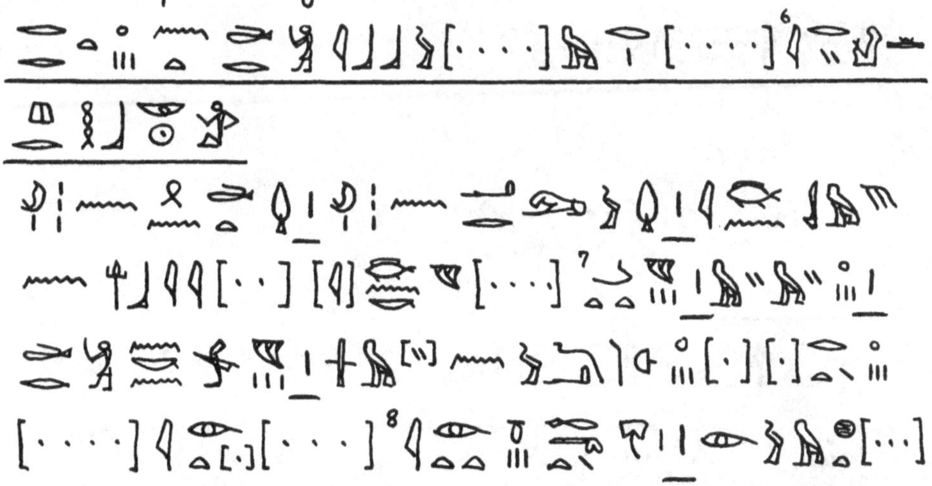

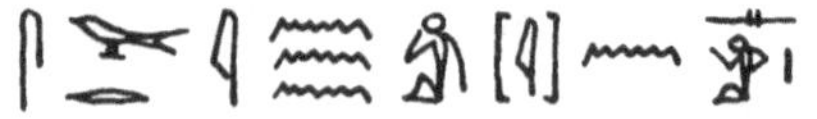

Pap Beatty XV 8-9

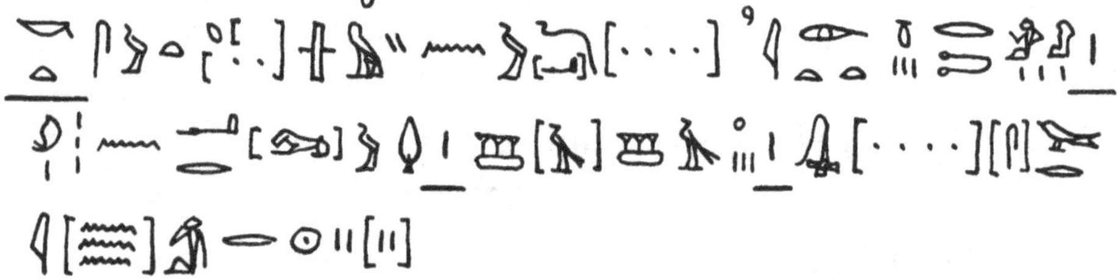

Bln 204 (Rs. 3,1-12)

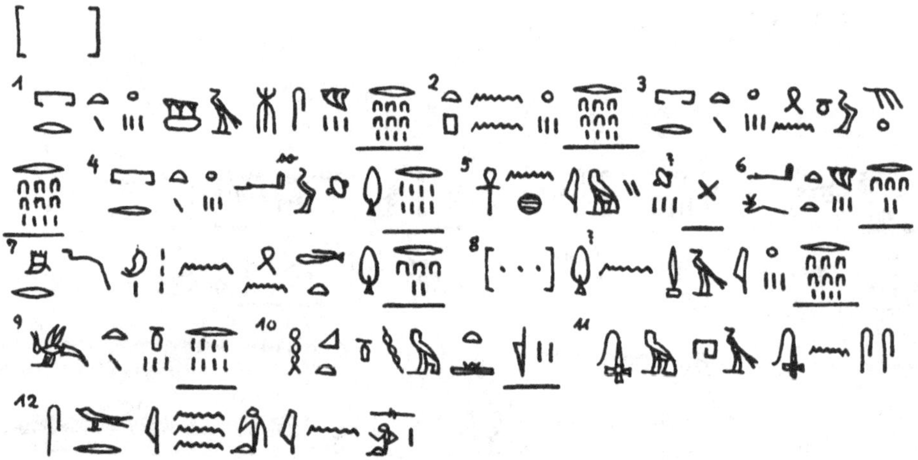

Bln 190 (21,3-9)

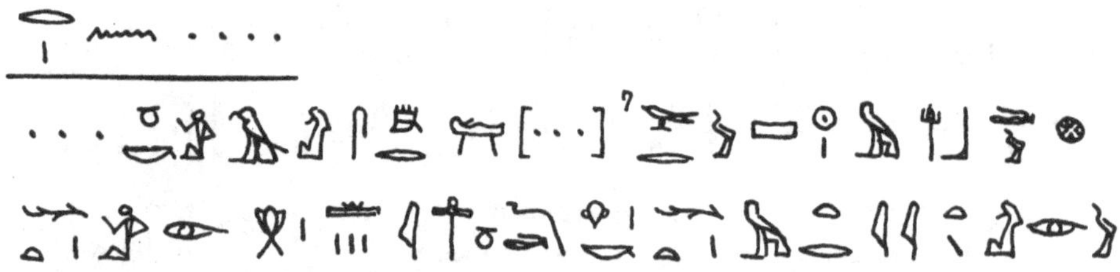

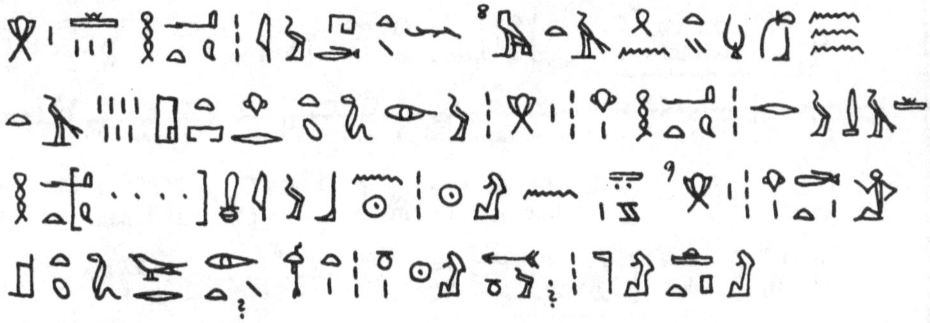

V. Verletzungen

A Die Diagnosen des Pap. Smith
(„Wundenbuch" Fall 1-48)

Sm Fall 1 (x-1,12)

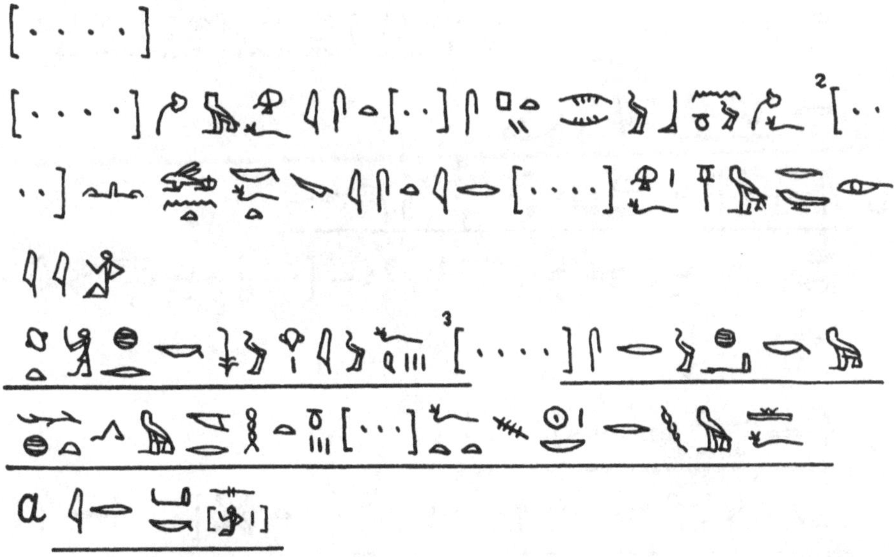

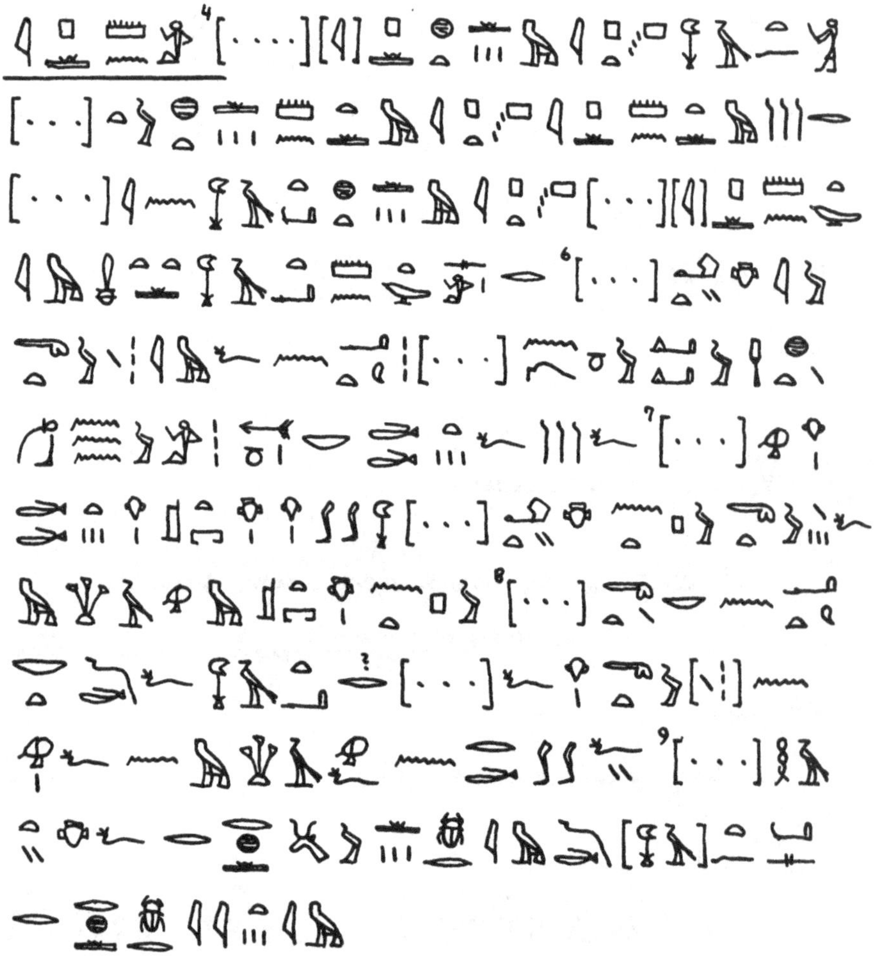

B

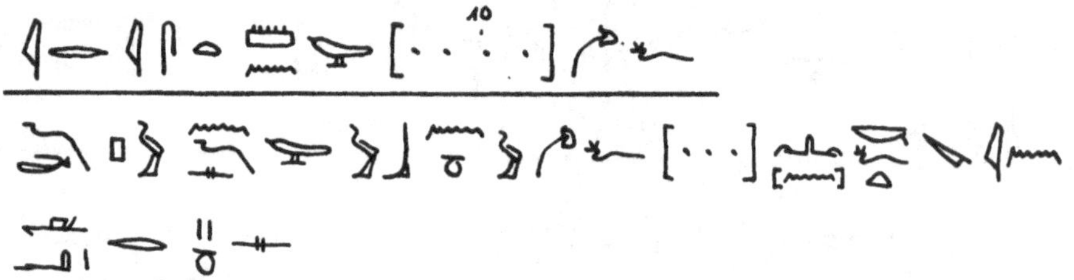

C

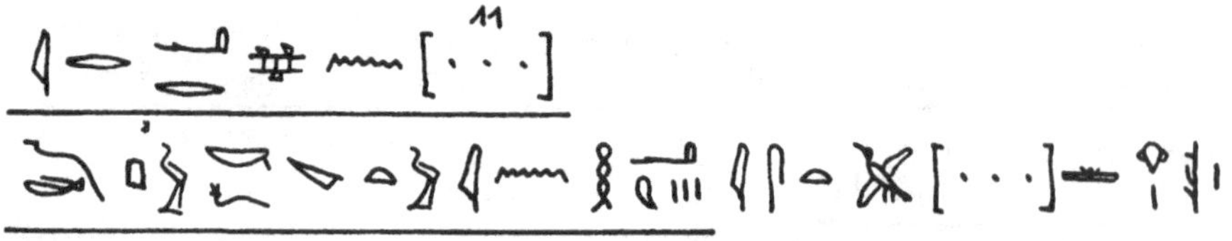

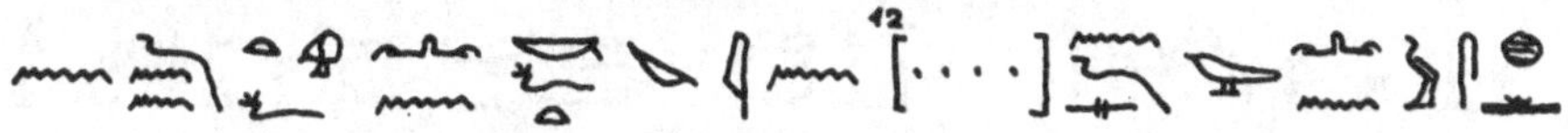

Sm Fall 2 (1,12–18)

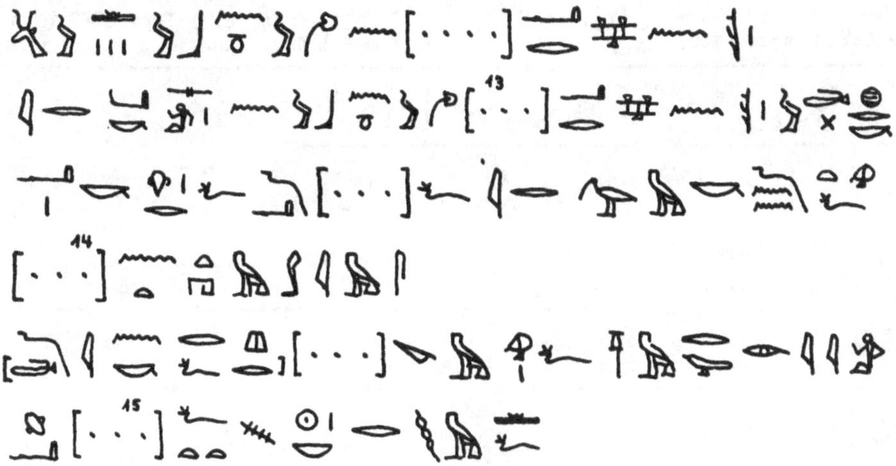

a

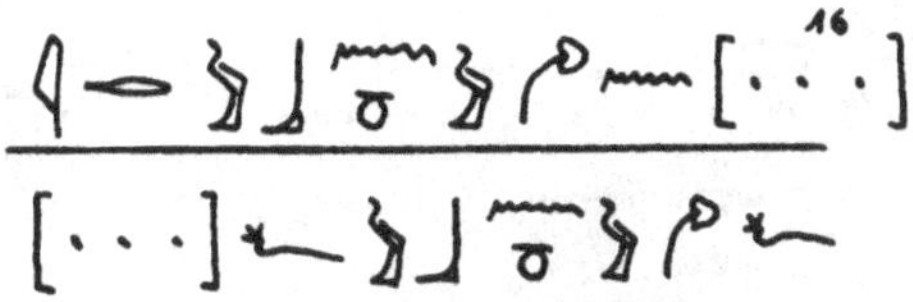

B

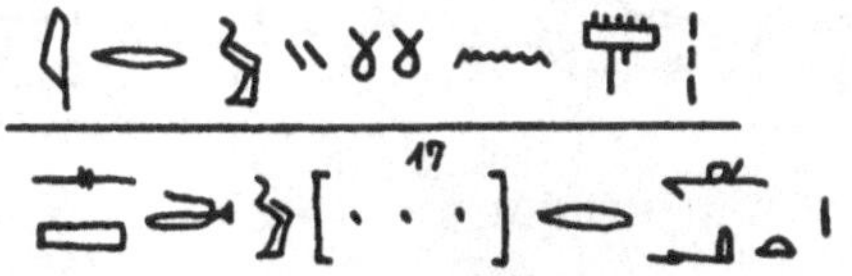

C

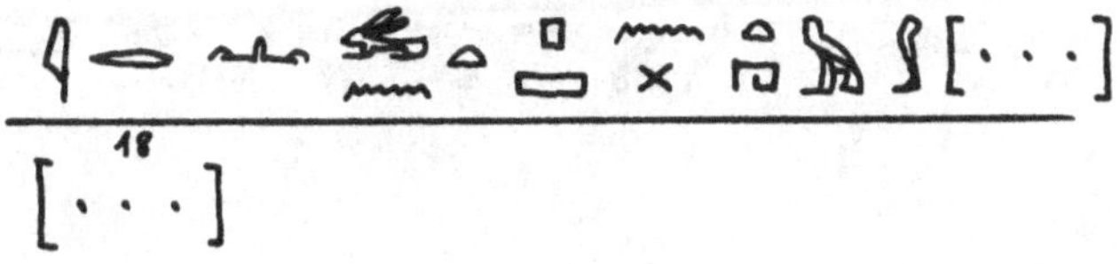

Sm Fall 3 (1,18–2,2)

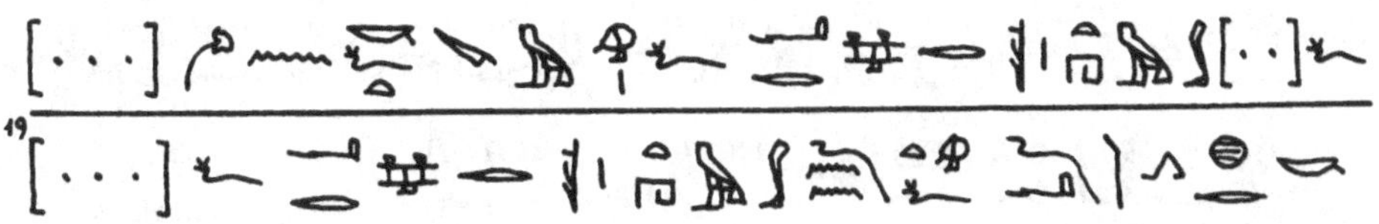

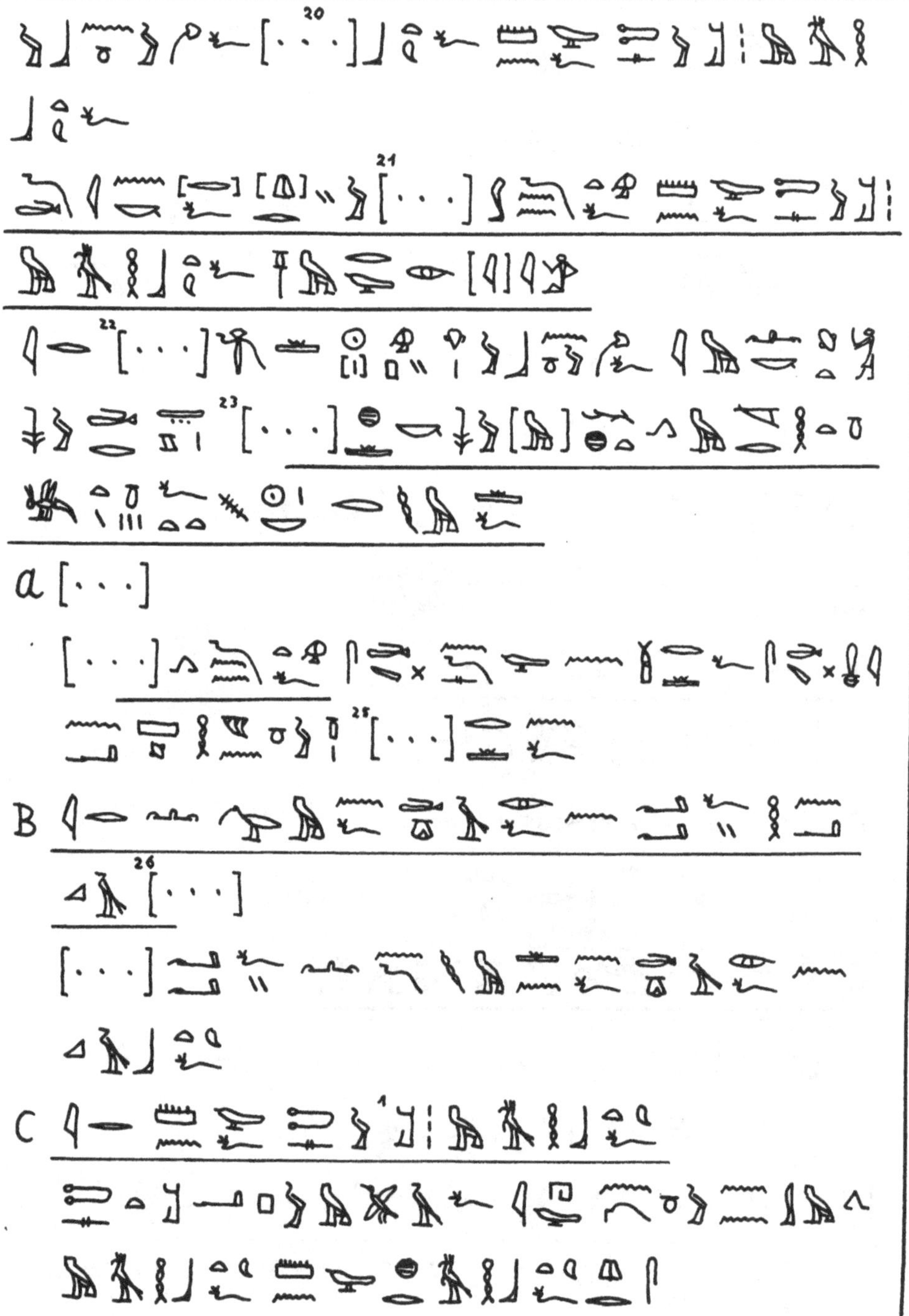
a
B
C

D

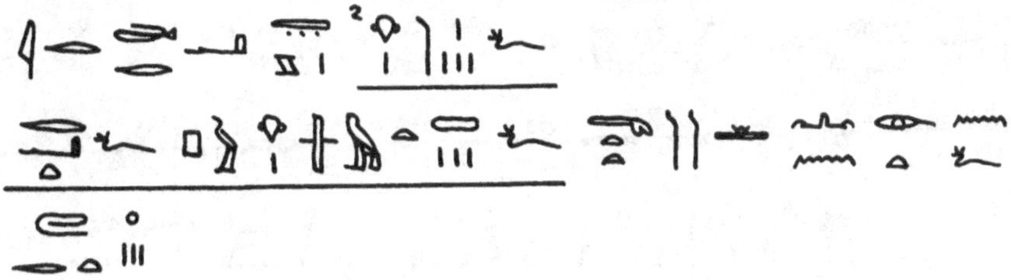

Sm Fall 4 (2,2-11)

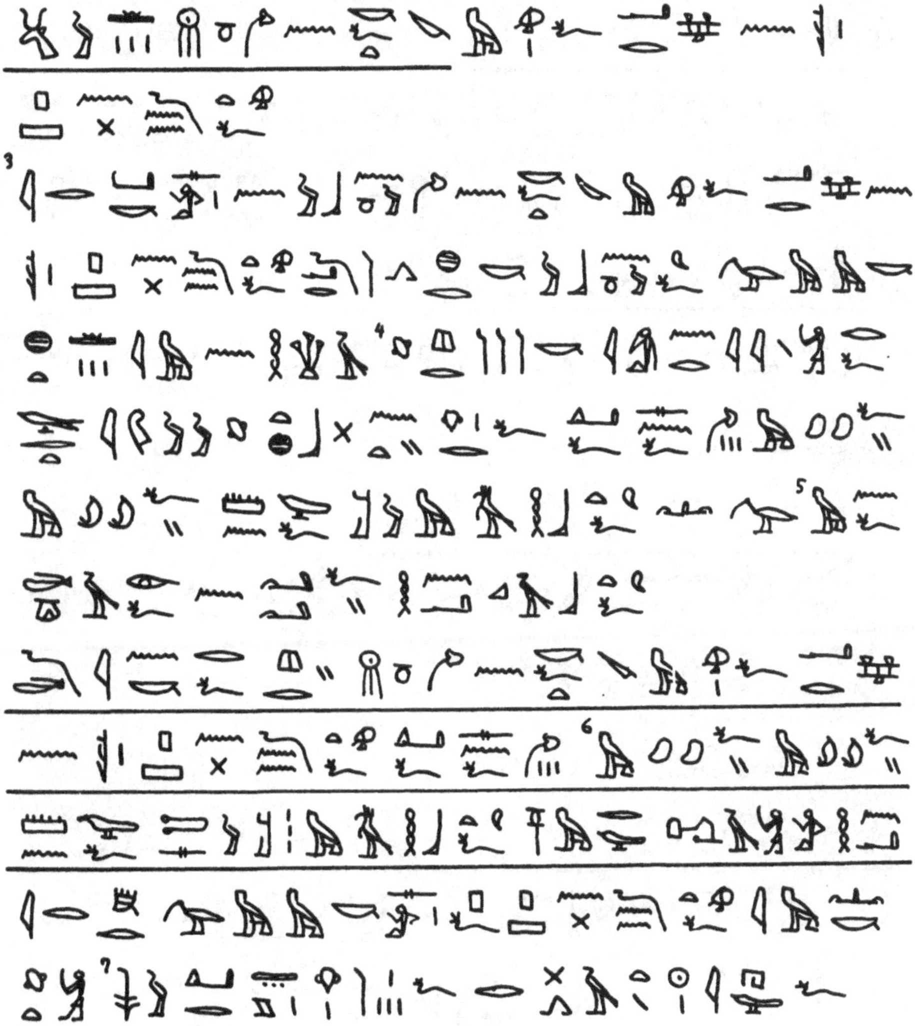

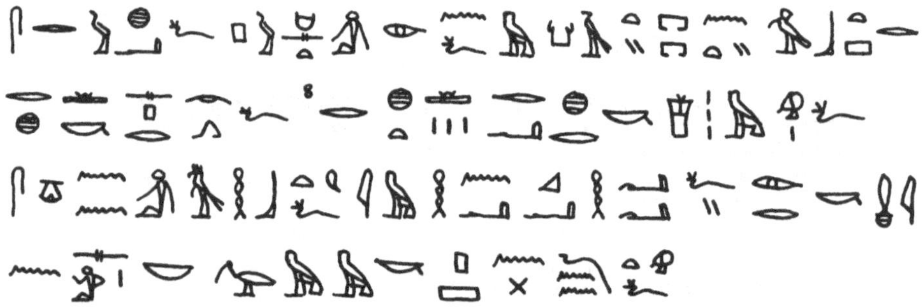

a

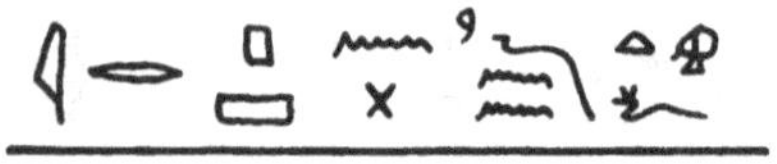

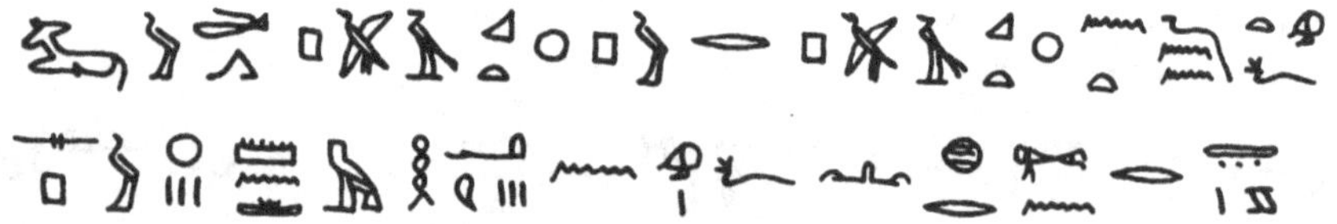

B

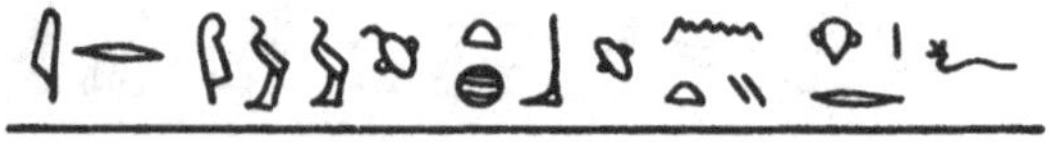

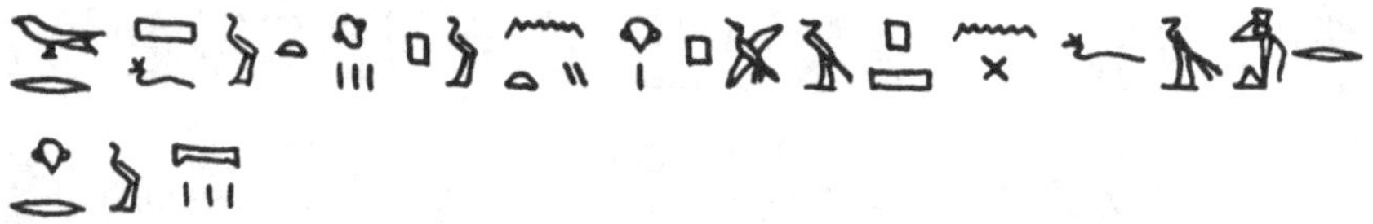

C

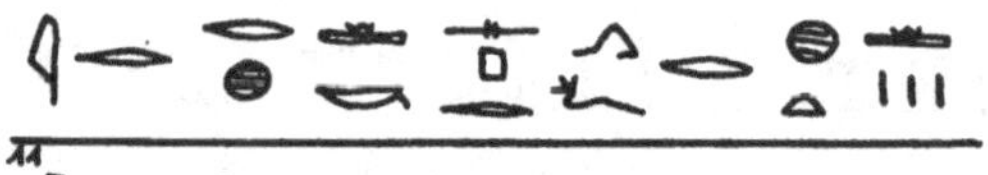

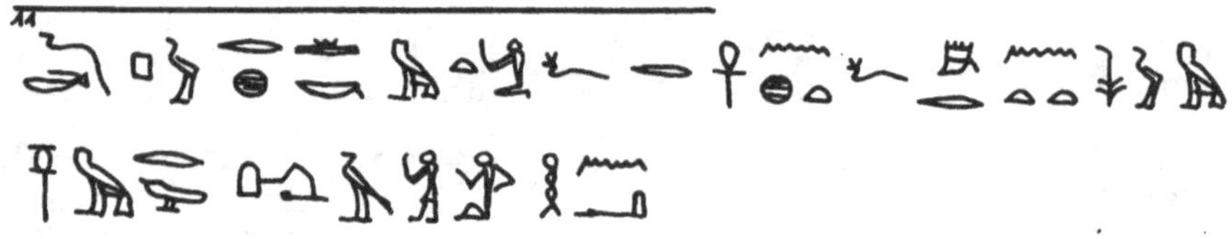

Sm Fall 5 (2,11-17)

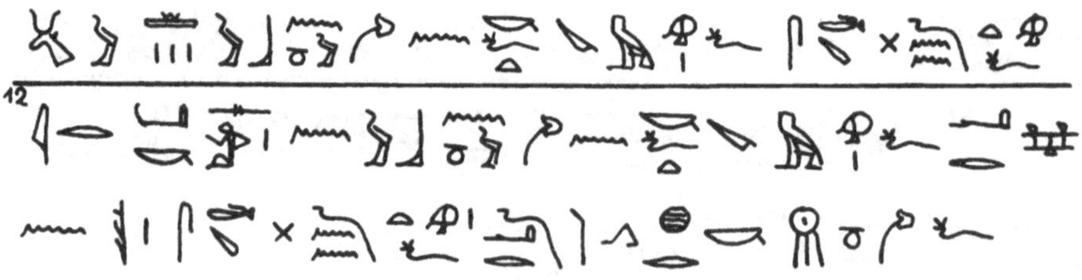

305

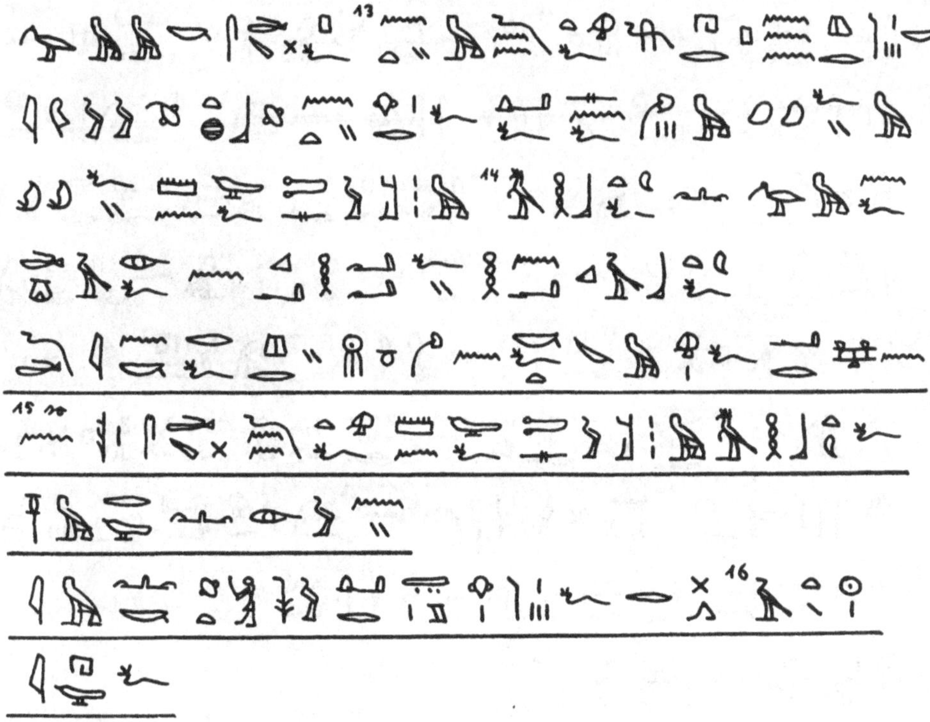

a

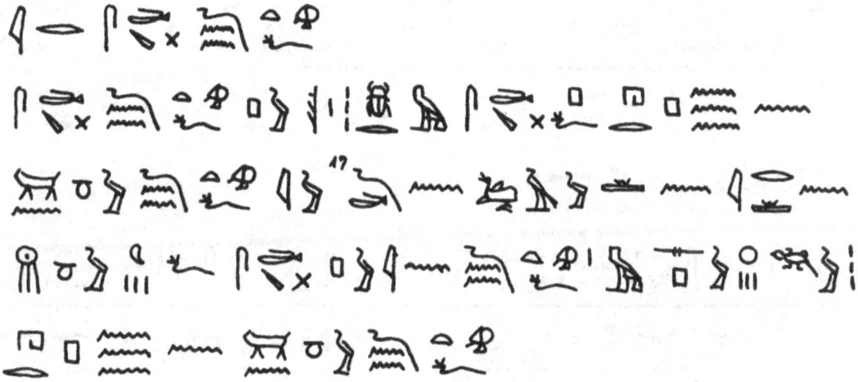

Sm Fall 6 (2,17–3,1)

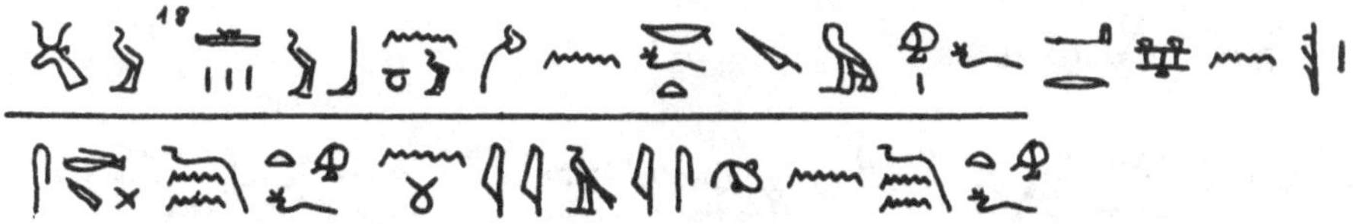

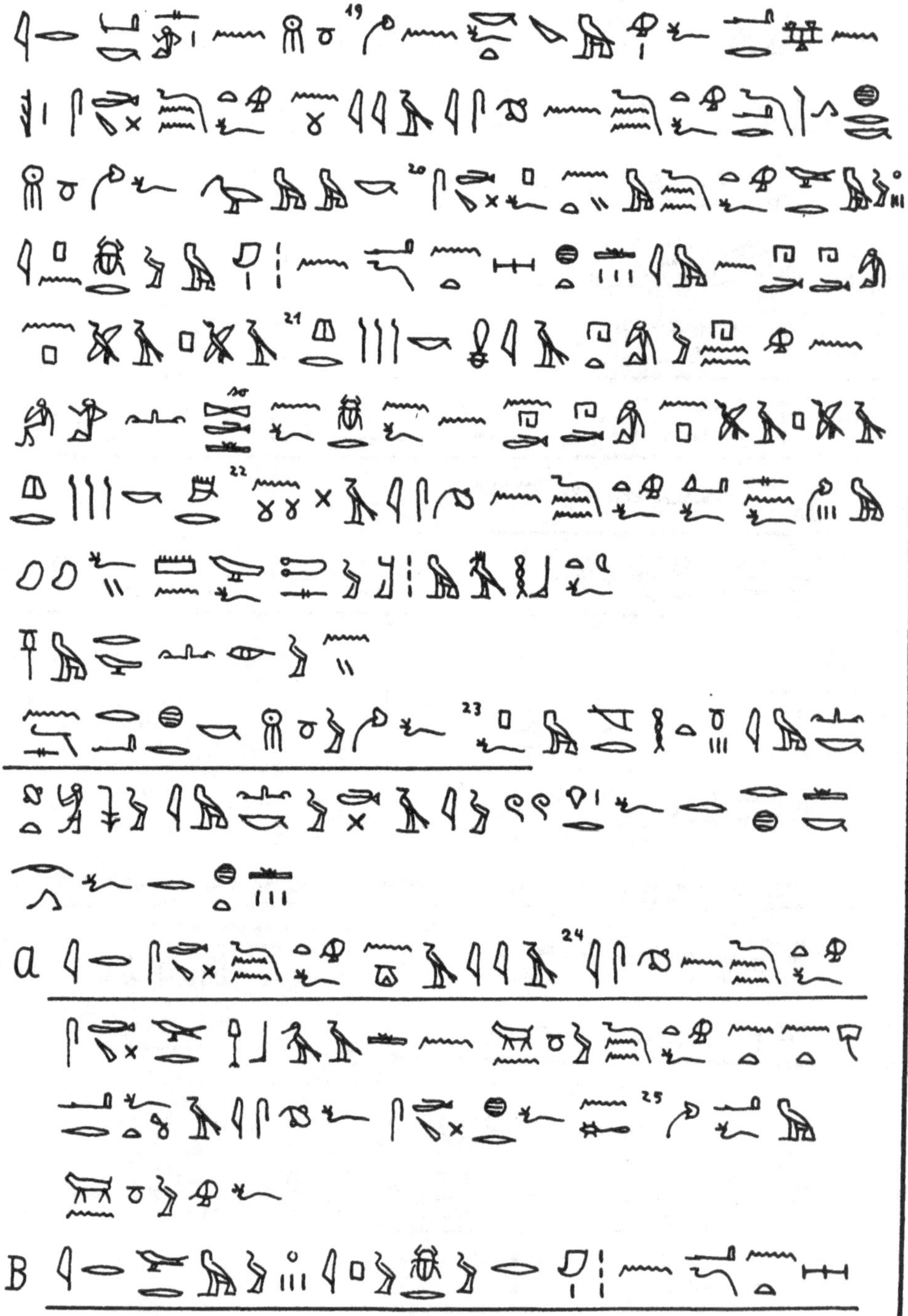

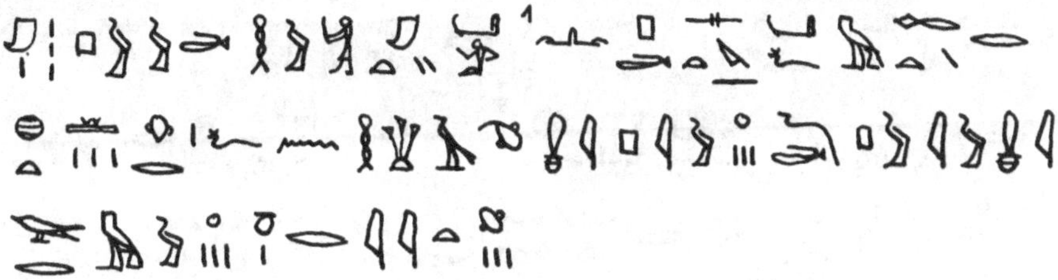

Sm Fall 7 (3,2-4,4)

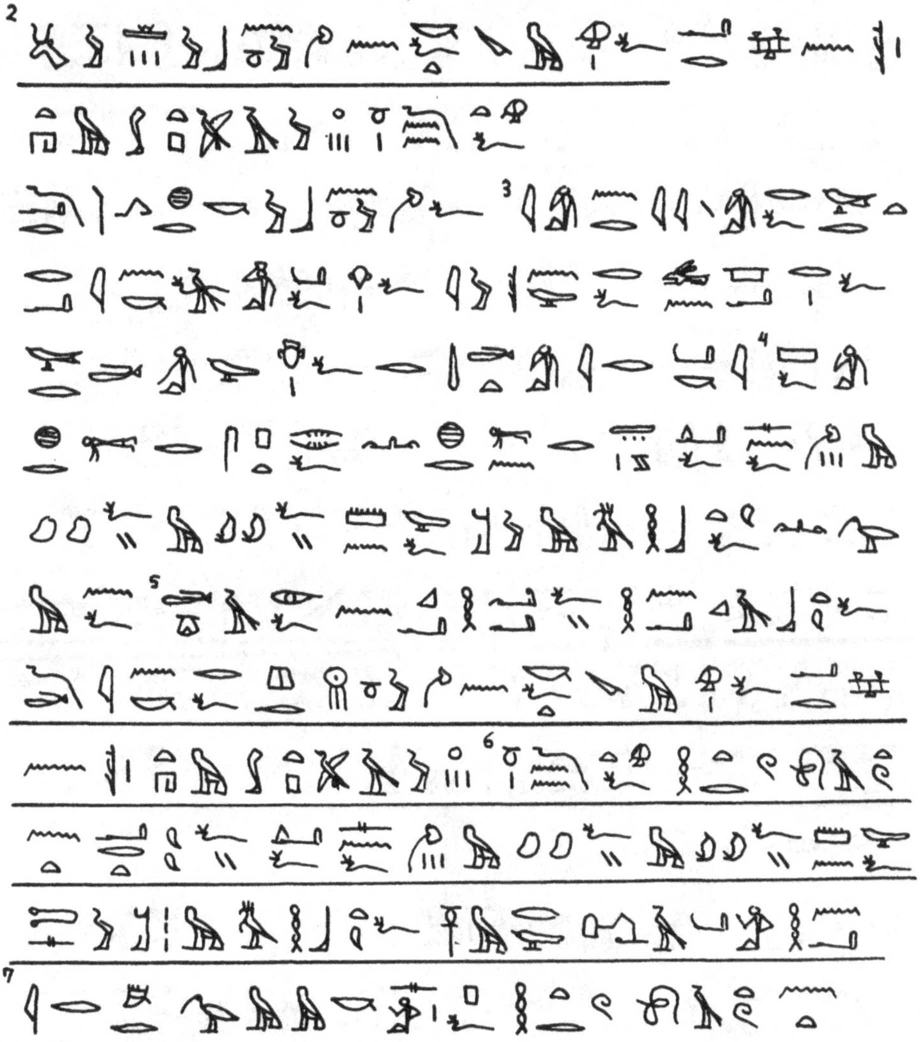

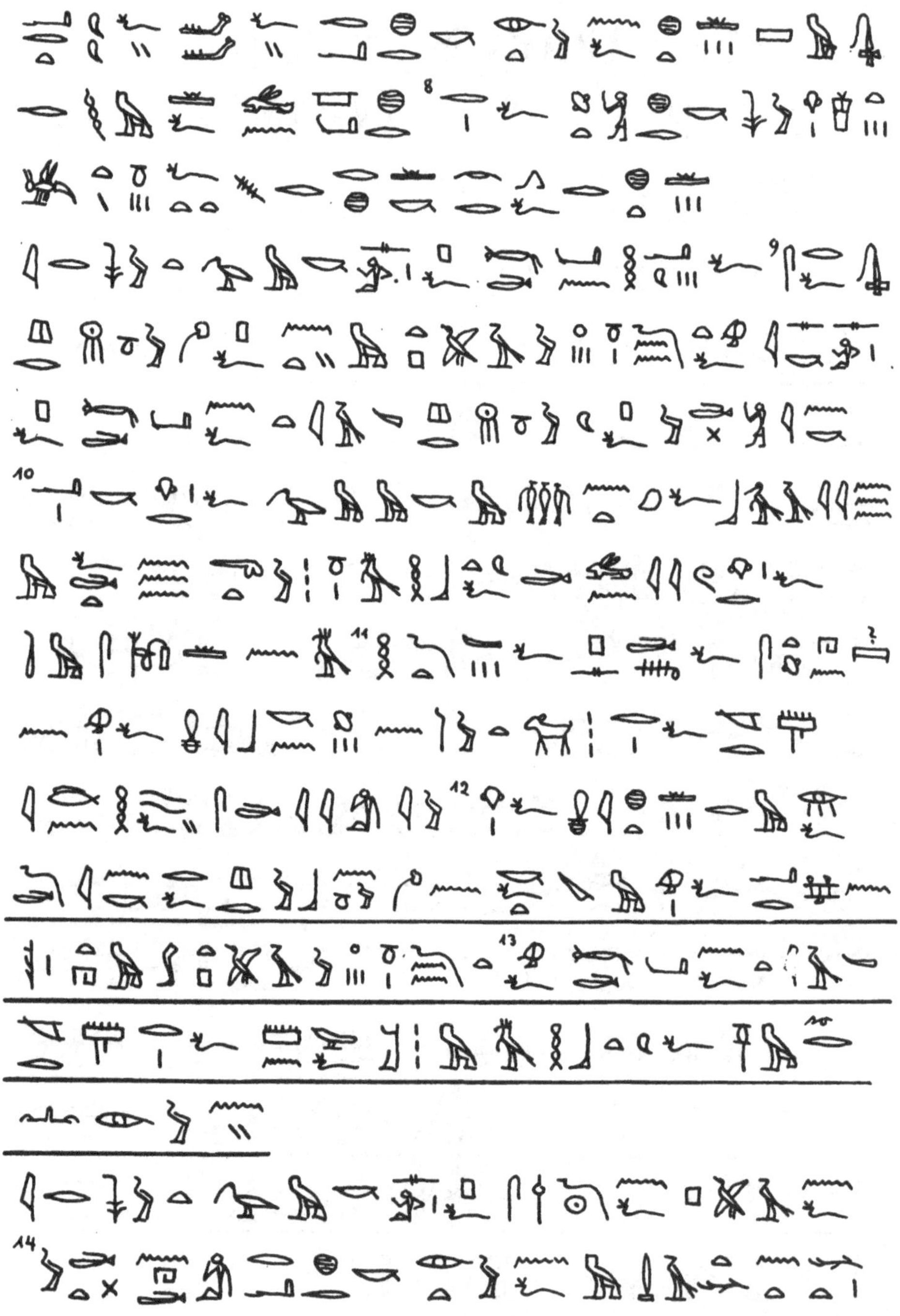

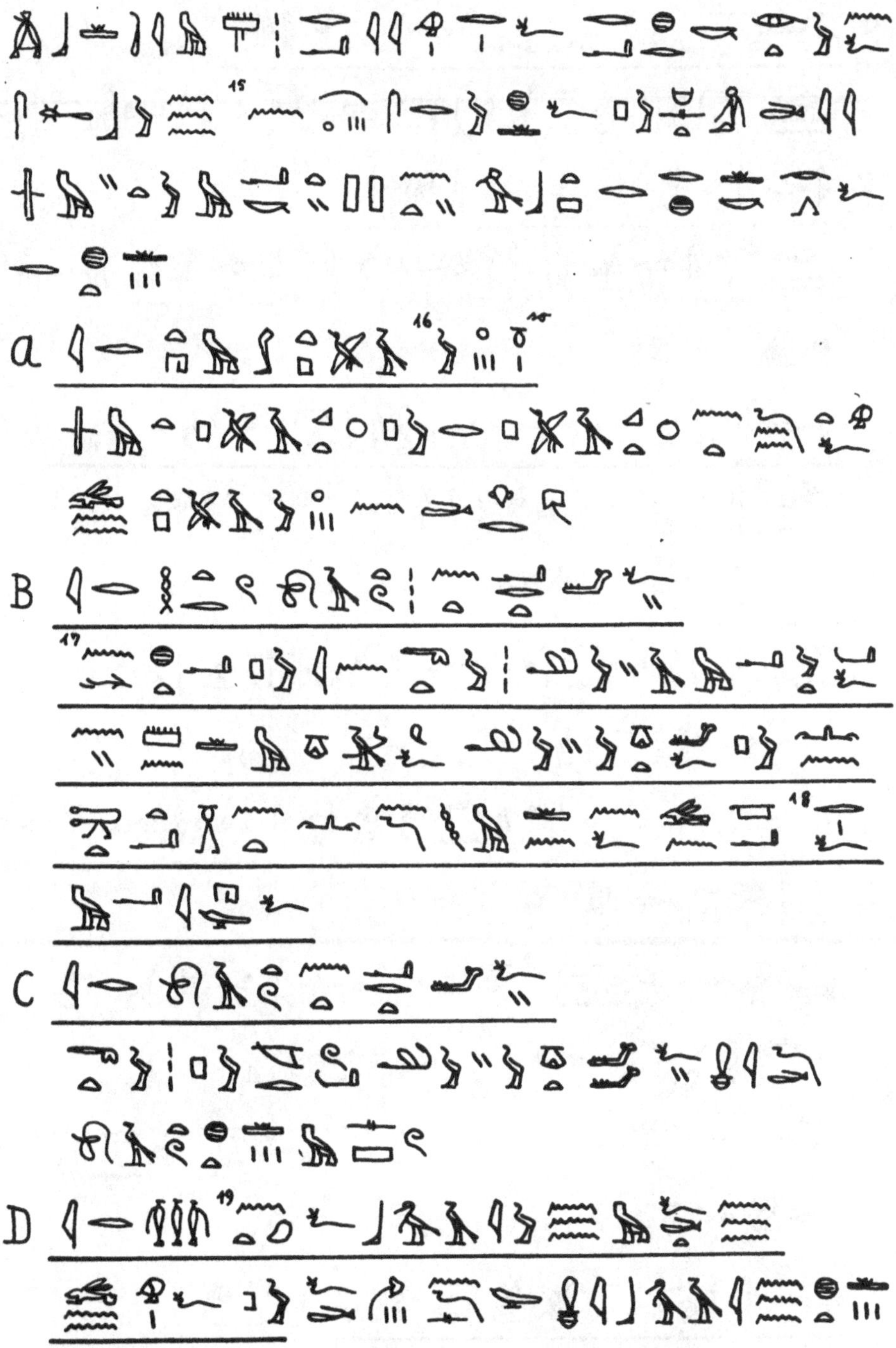
a
B
C
D

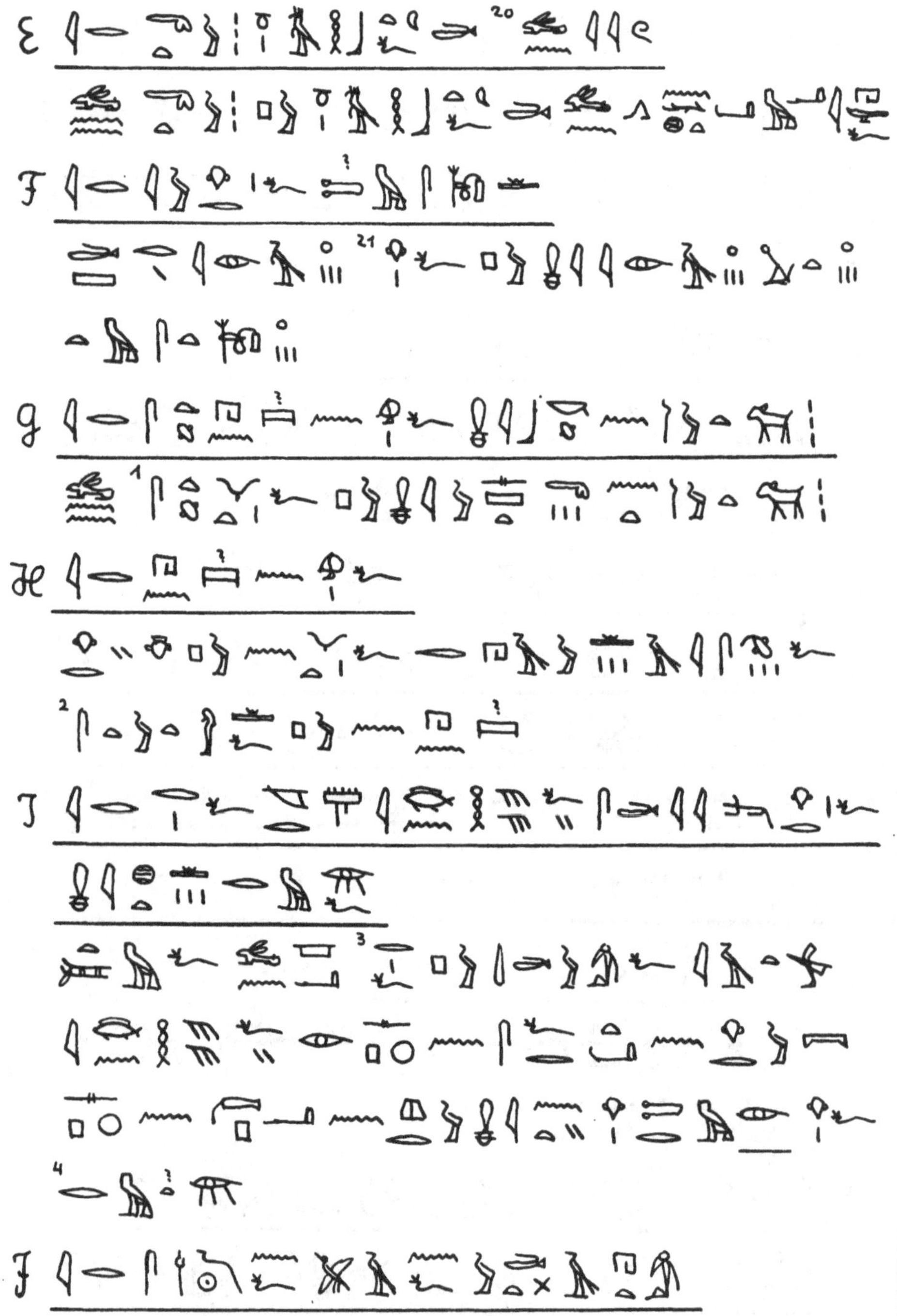

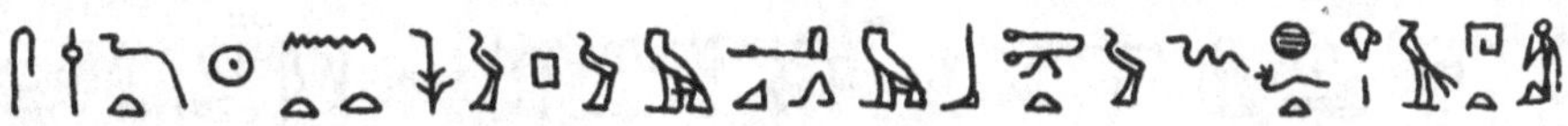

Sm Fall 8 (4,5-18)

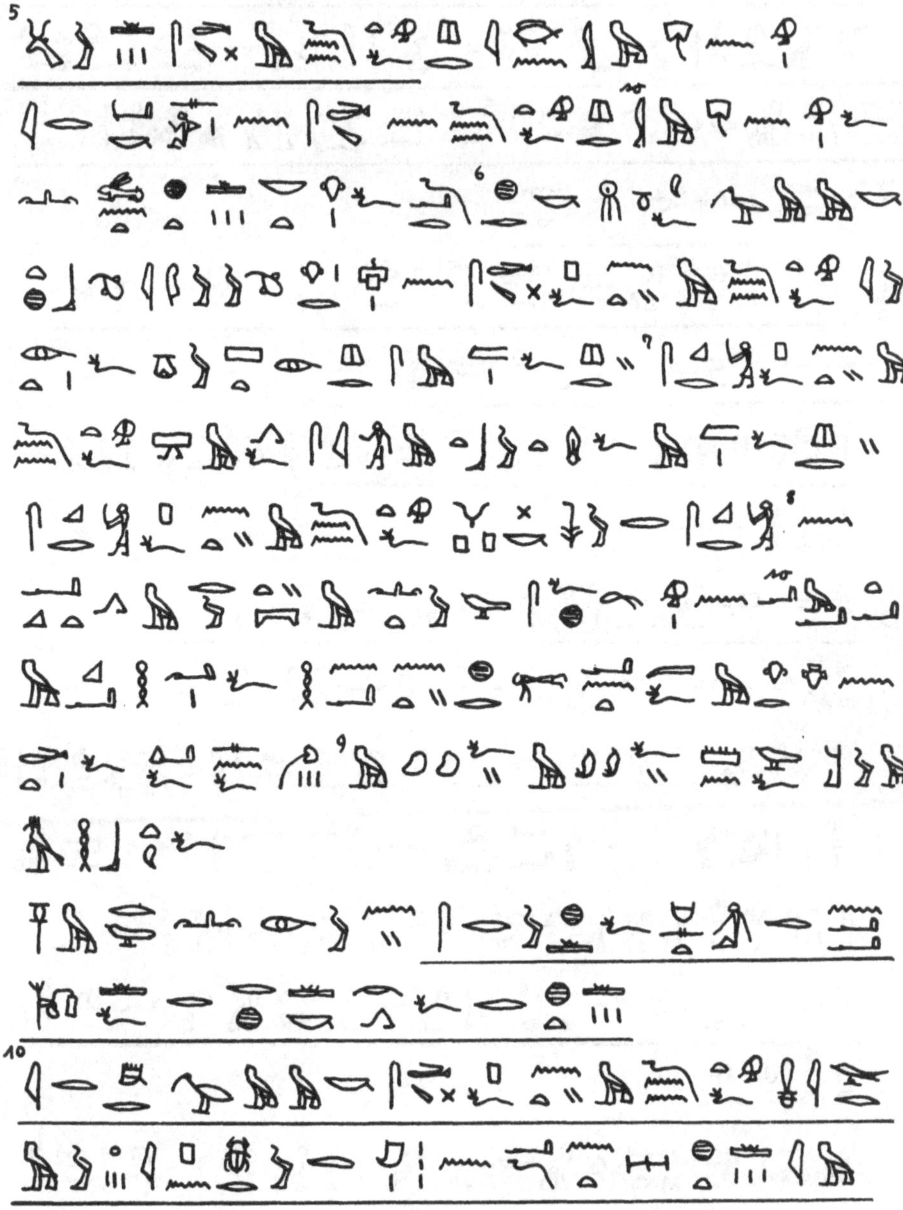

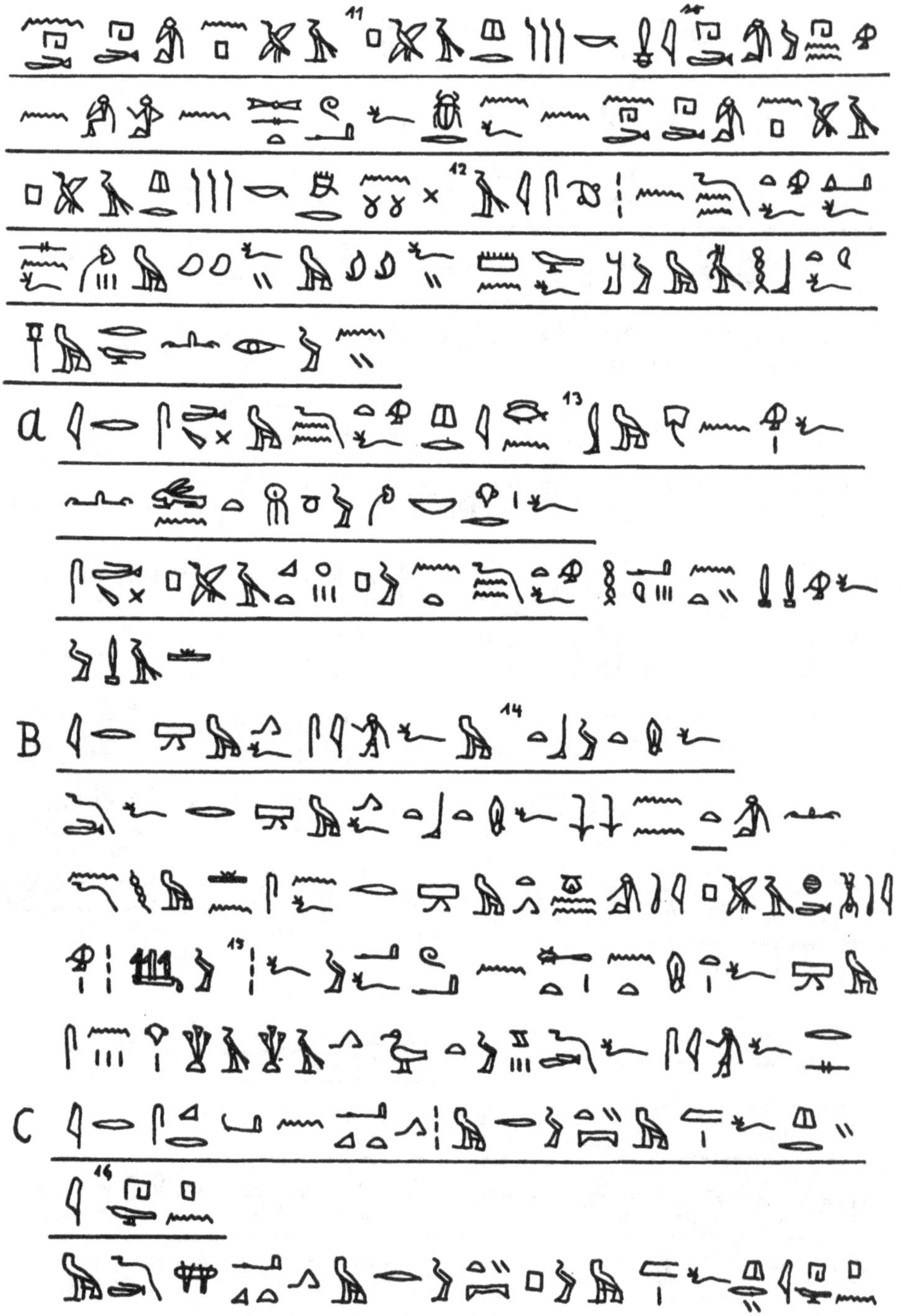
a
B
C

D

E

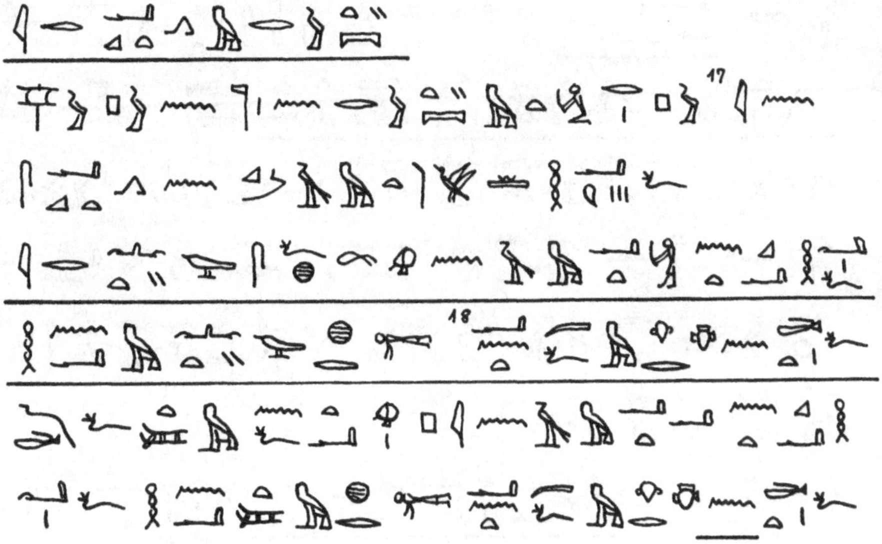

Sm Fall 9 (4,19-5,5)

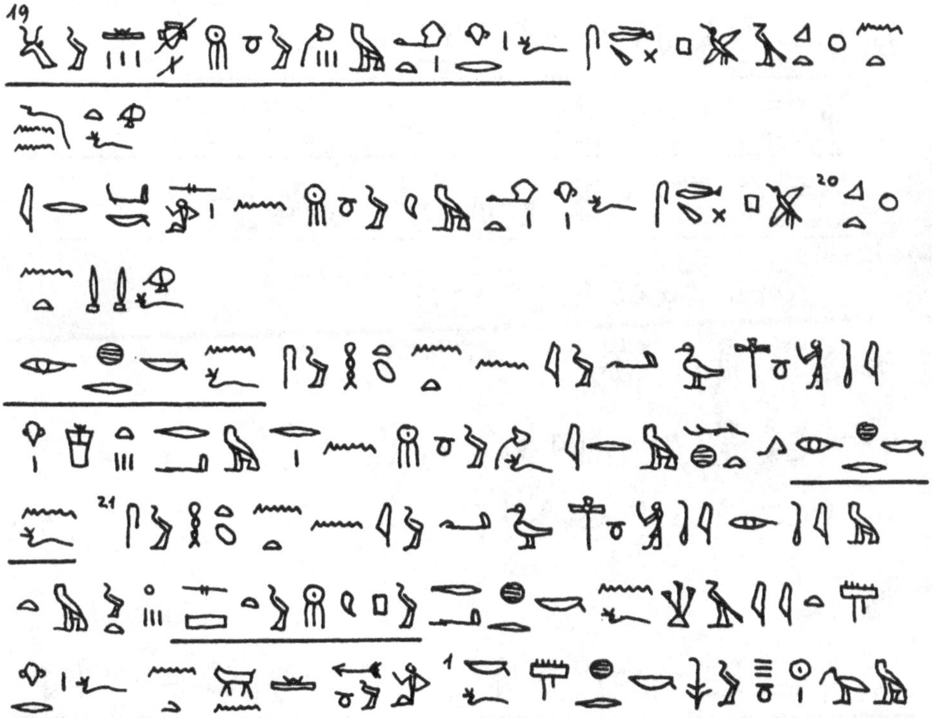

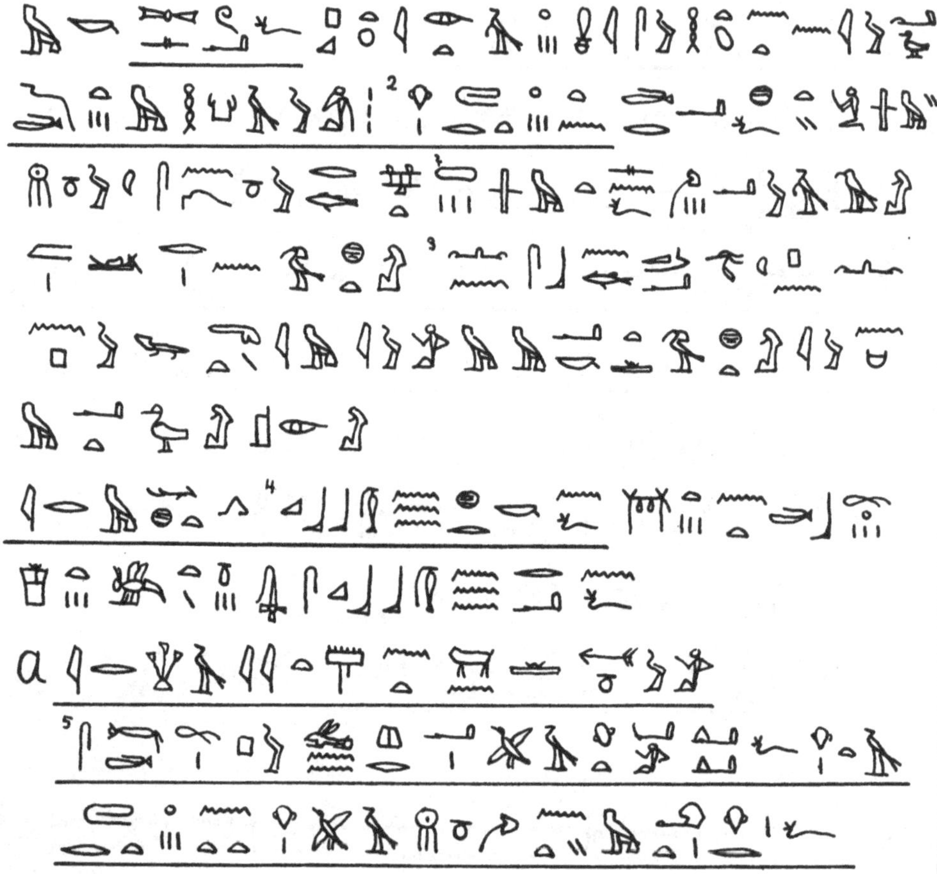

Sm Fall 10 (5,5–9)

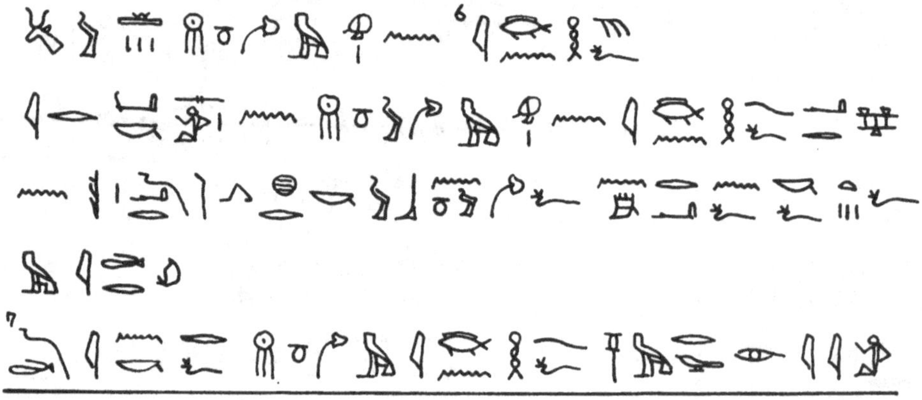

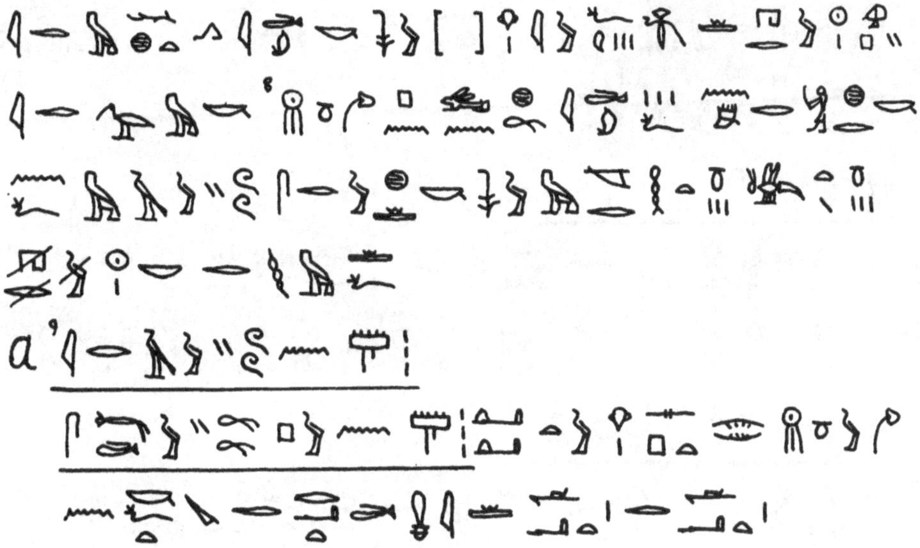

Sm Fall 11 (5,10-15)

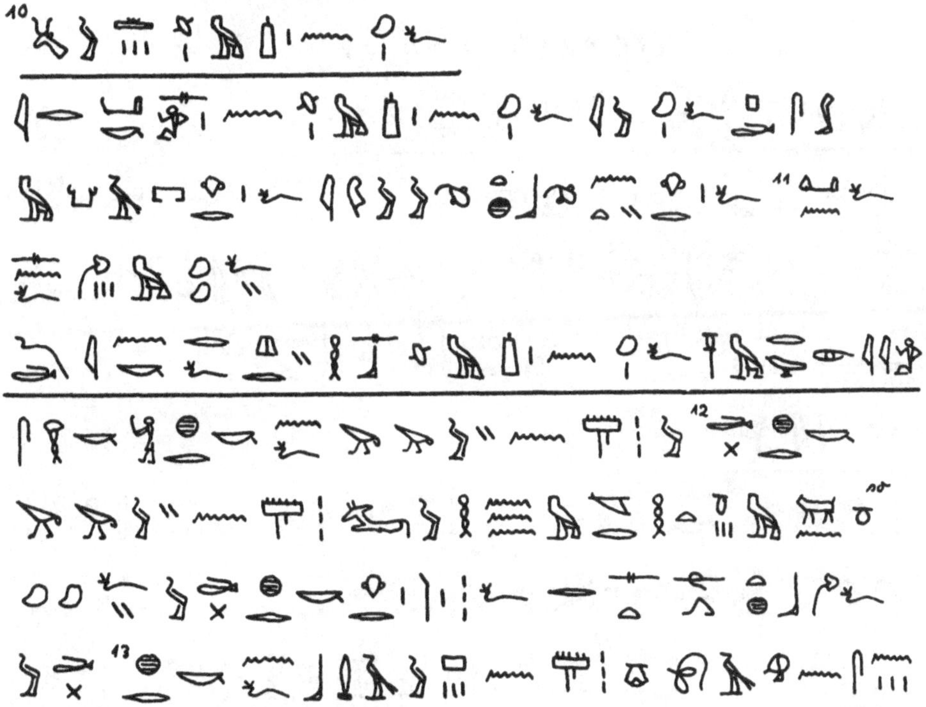

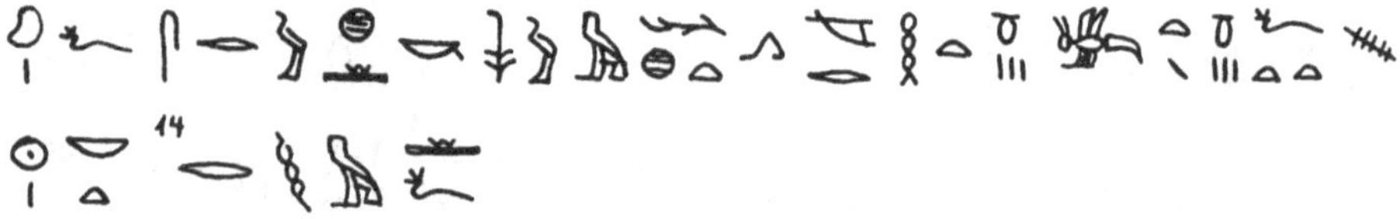

a

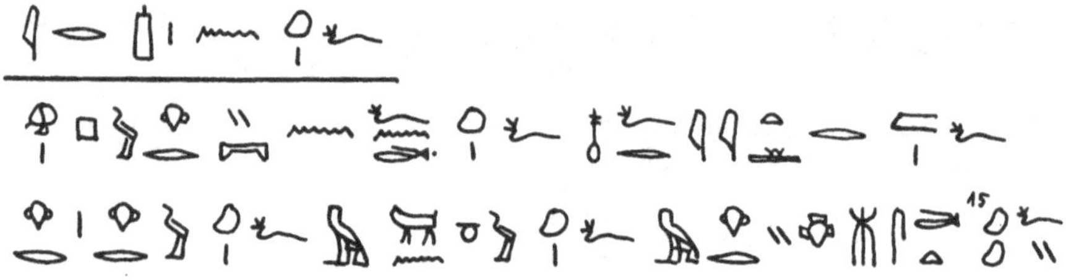

B

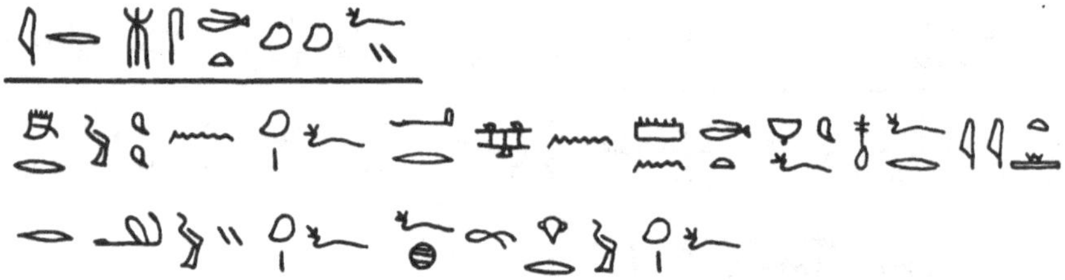

Sm Fall 12 (5,16 - 6,3)

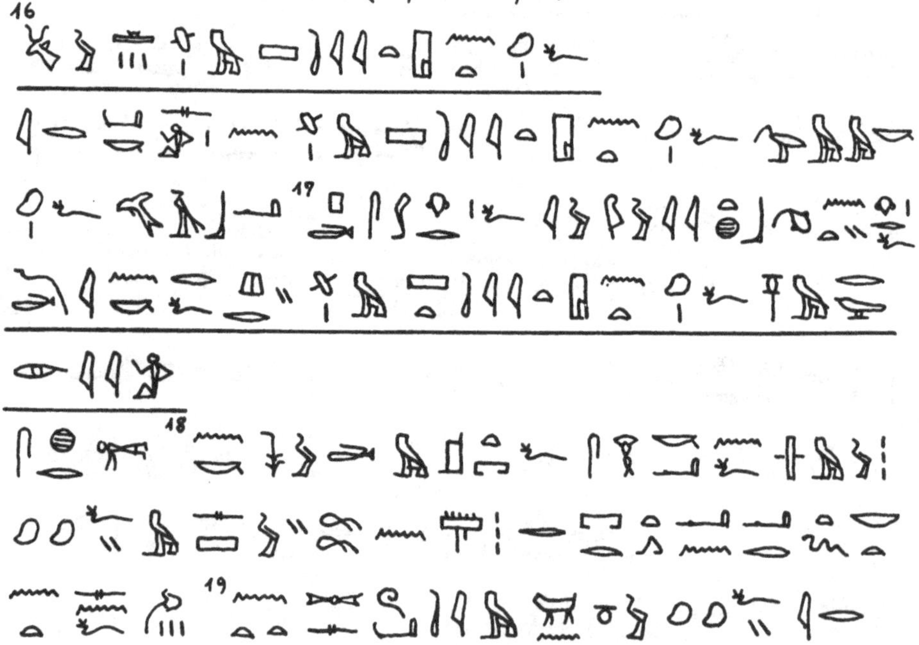

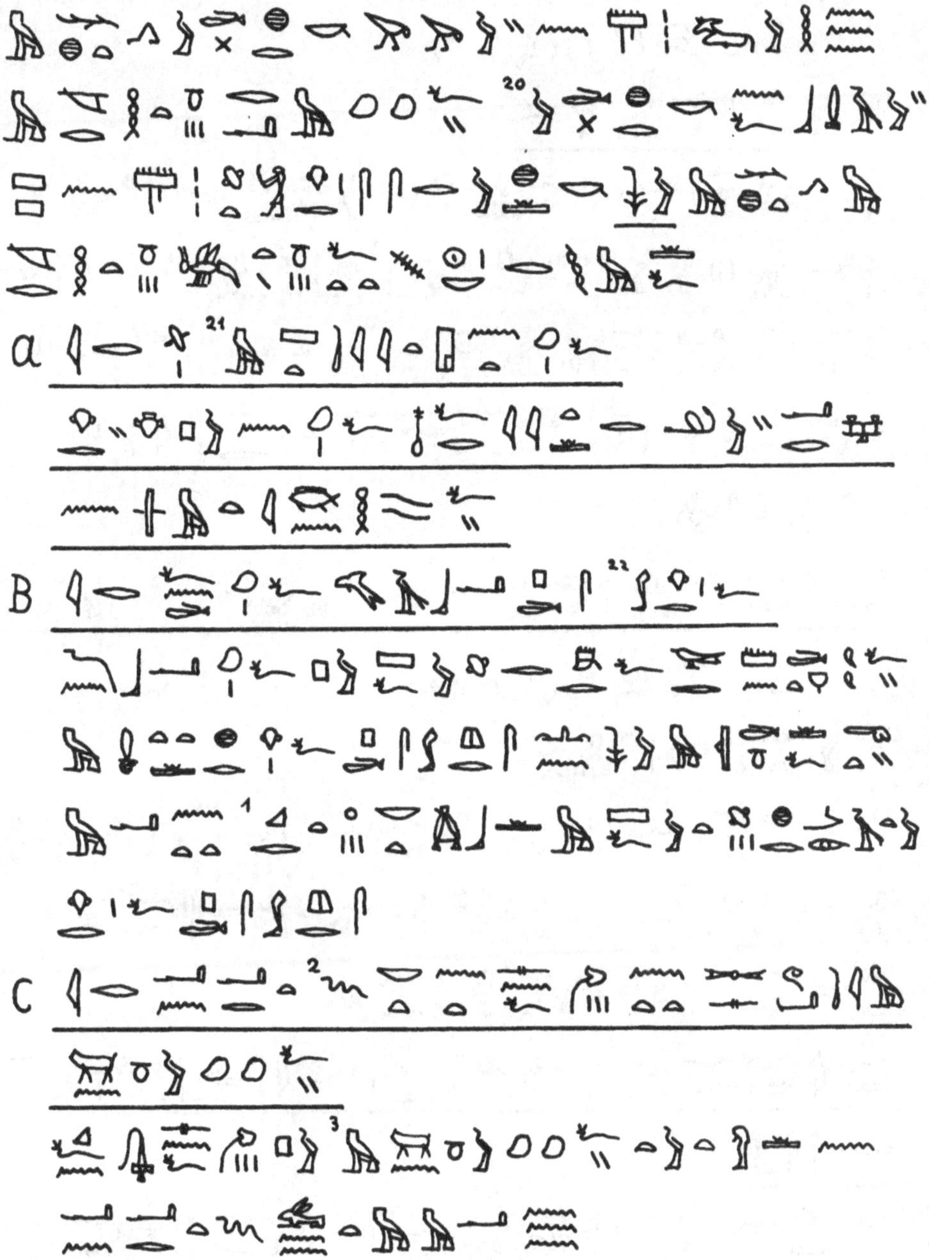
20
a
21
B
22
1
C
2
3

Sm Fall 13 (6, 3-7)

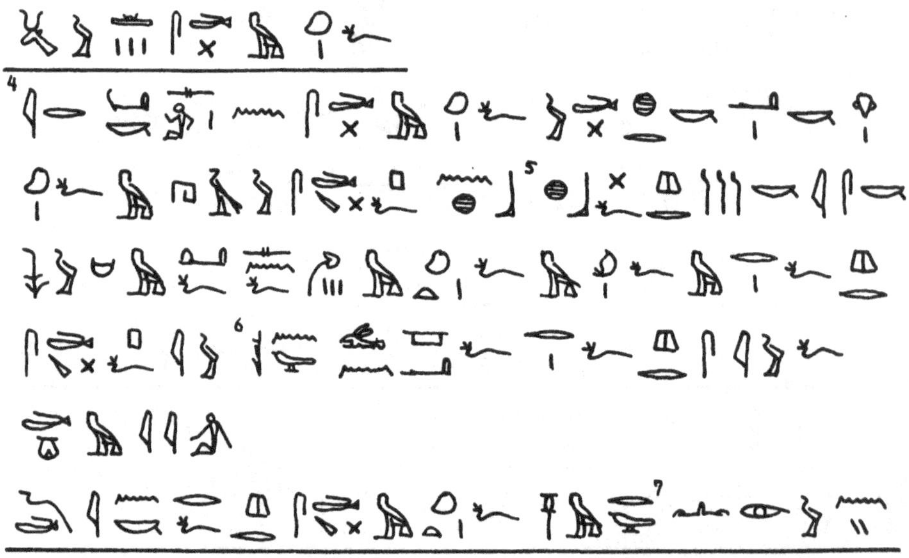

Sm Fall 14 (6,7-14)

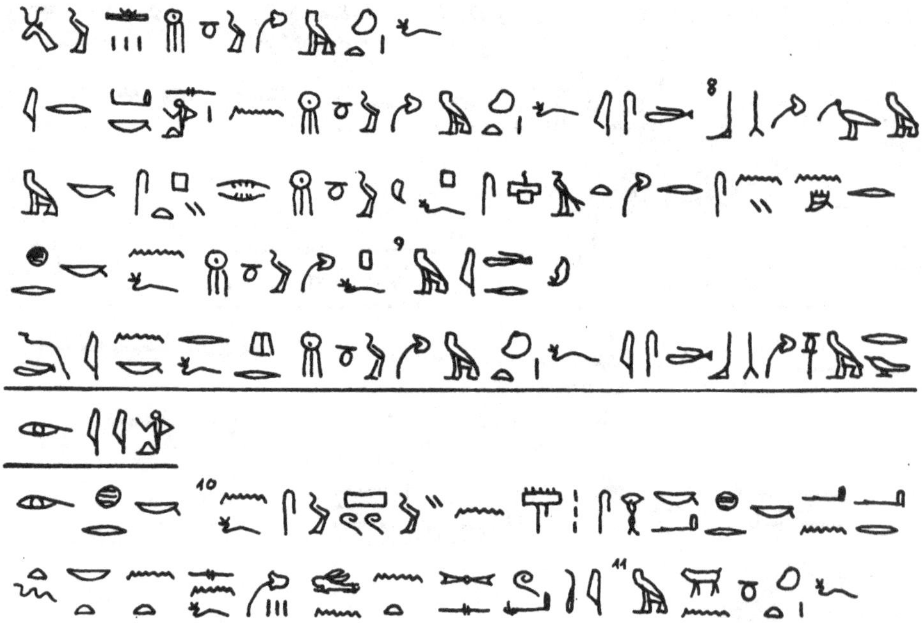

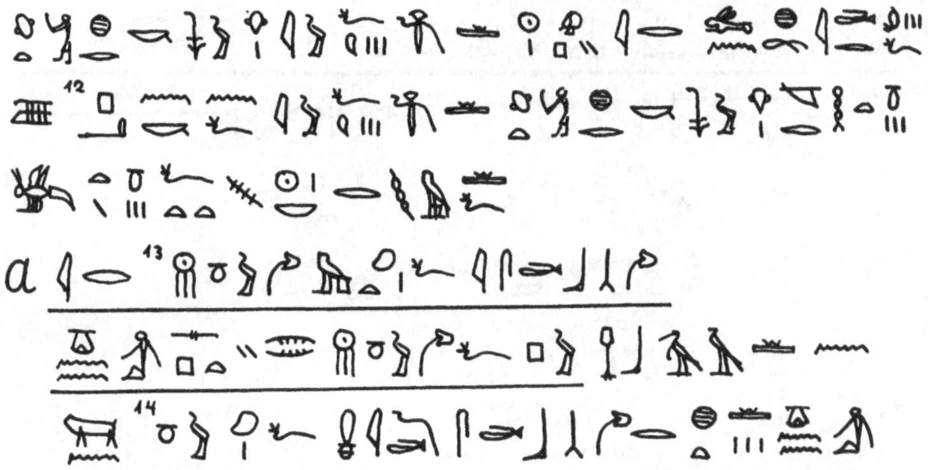

Sm Fall 15 (6,14-17)

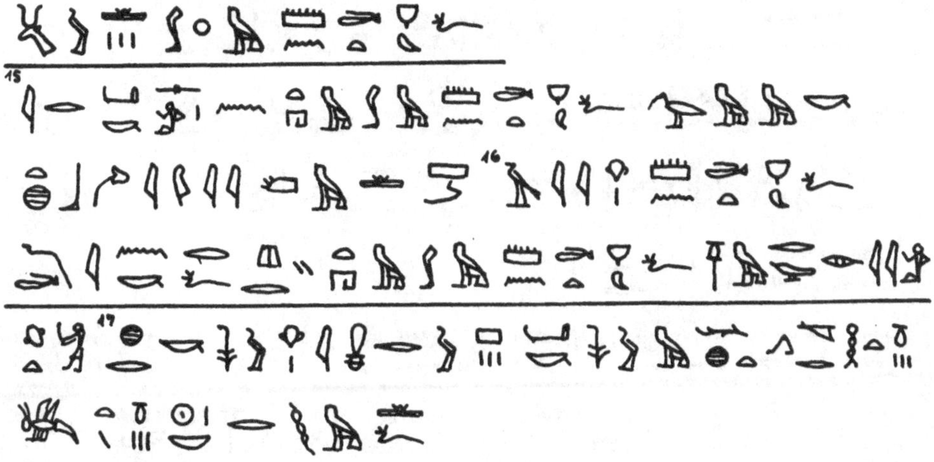

Sm Fall 16 (6,17-21)

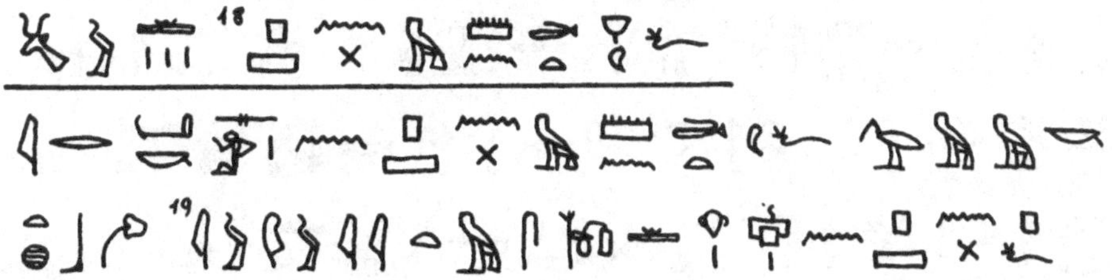

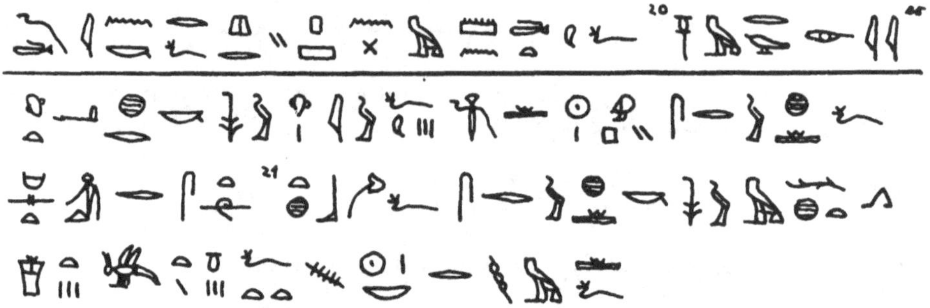

Sm Fall 17 (7,1-7)

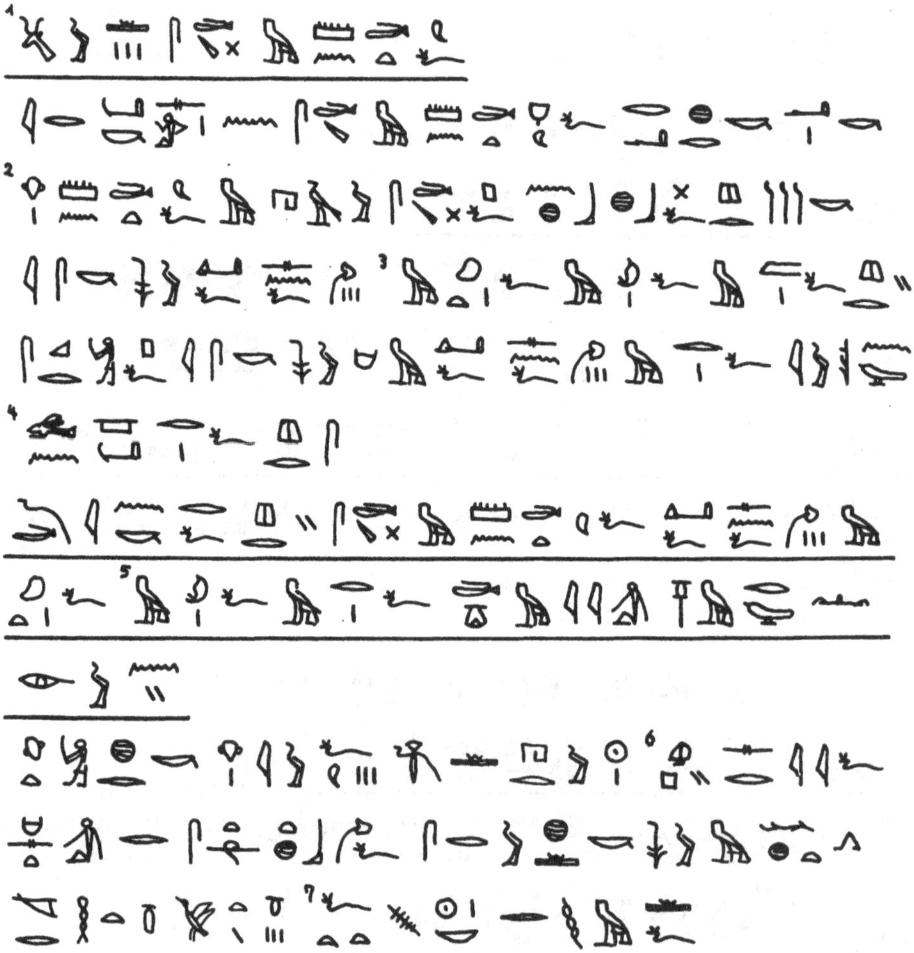

Sm Fall 18 (7,7–14)

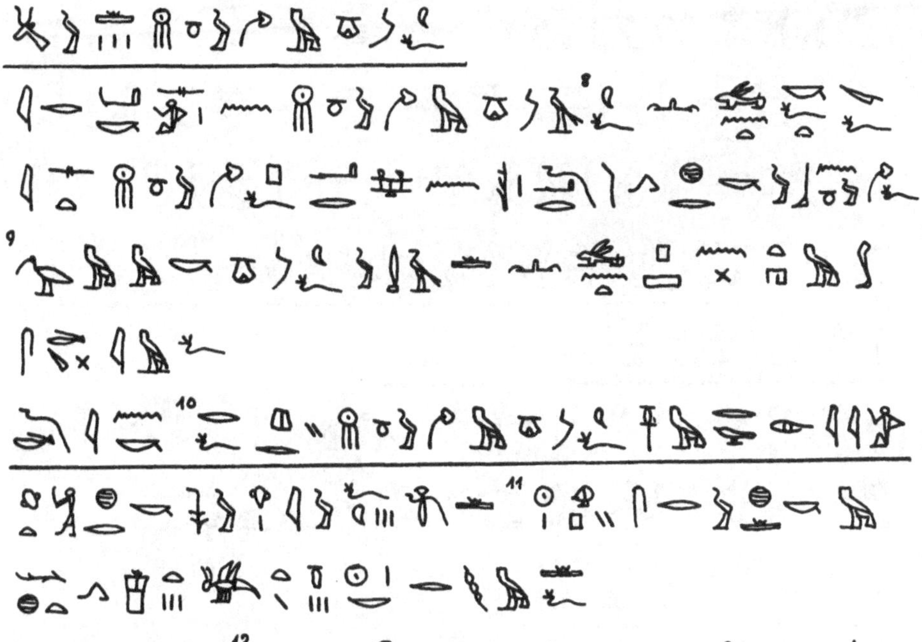

a

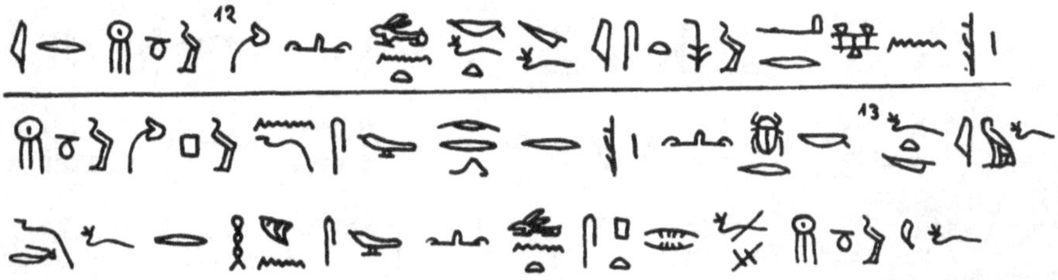

B

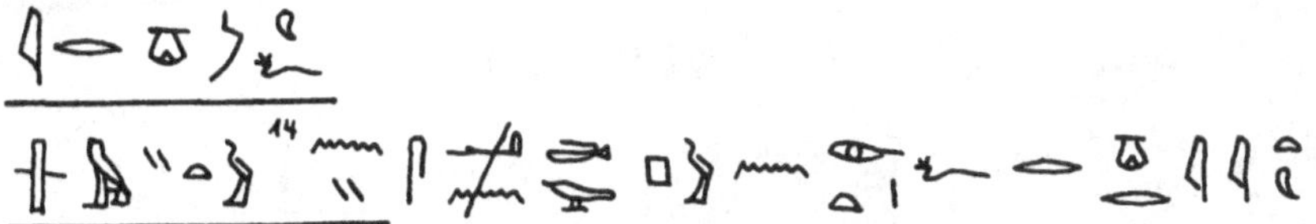

Sm Fall 19 (7,14–22)

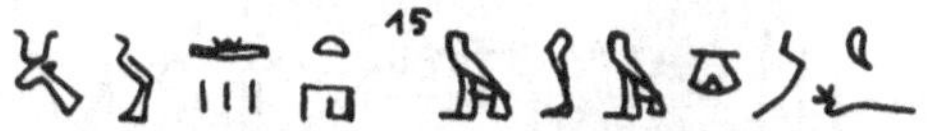

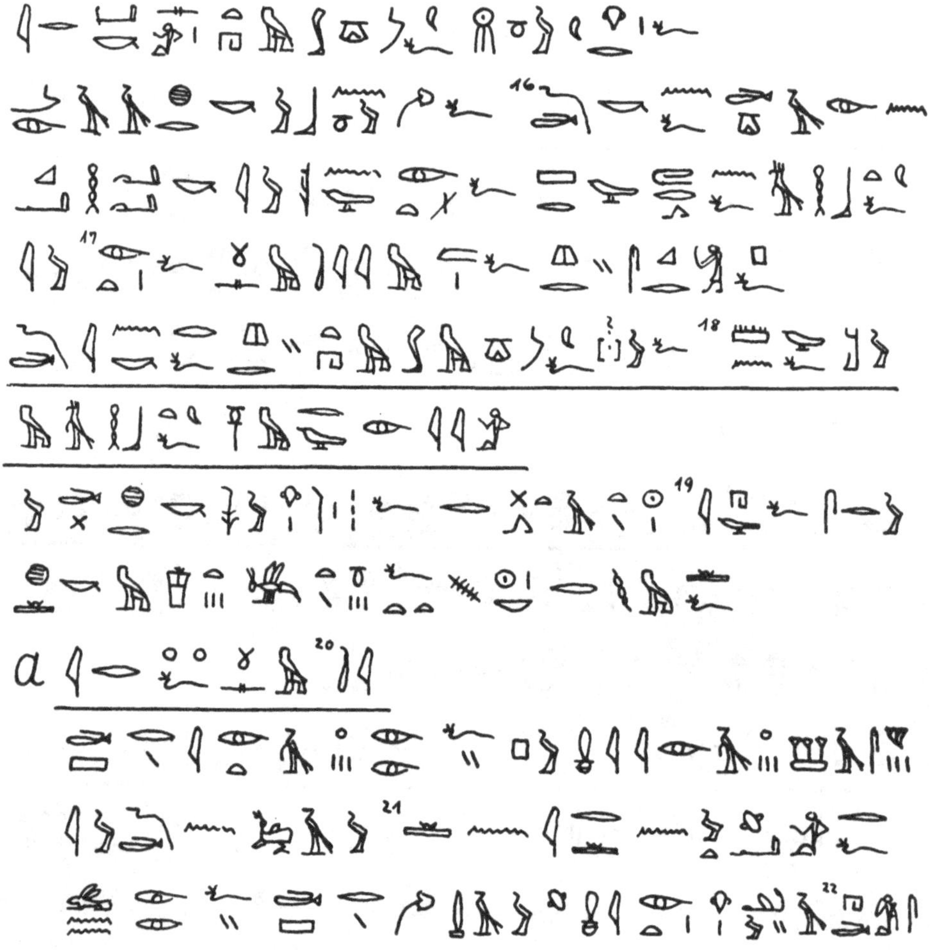

Sm Fall 20(7,22-8,5)

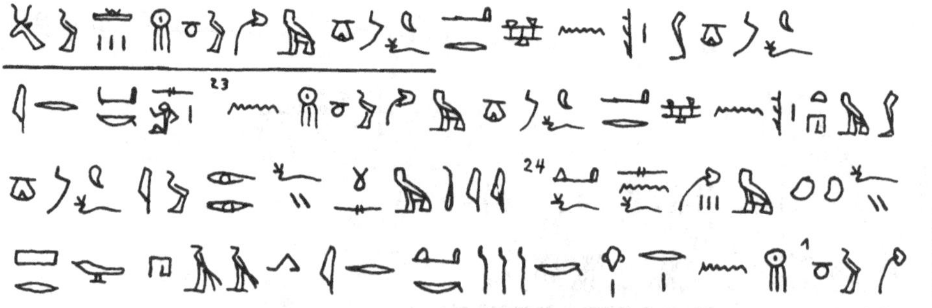

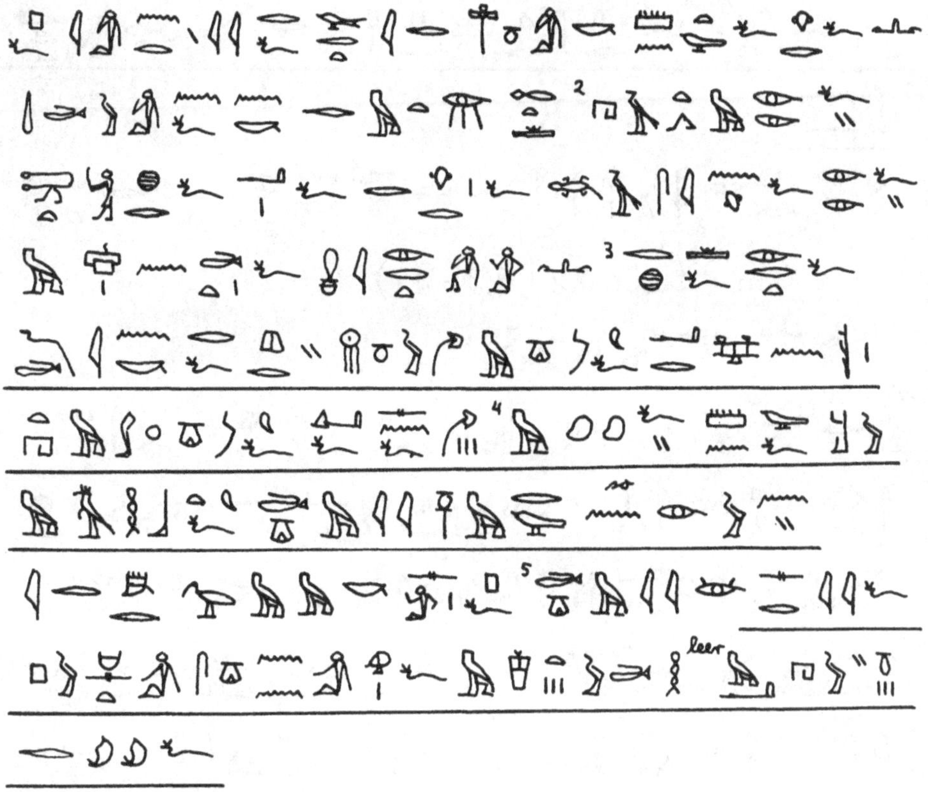

Sm Fall 21 (8,6-9)

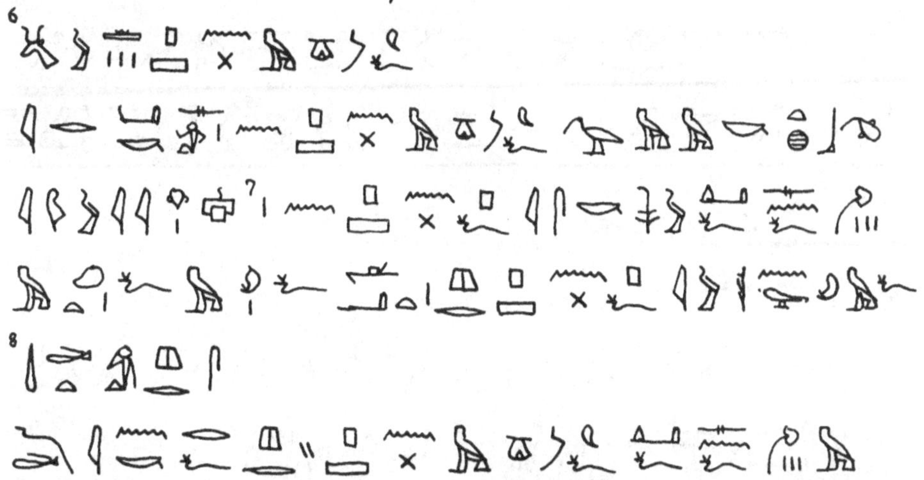

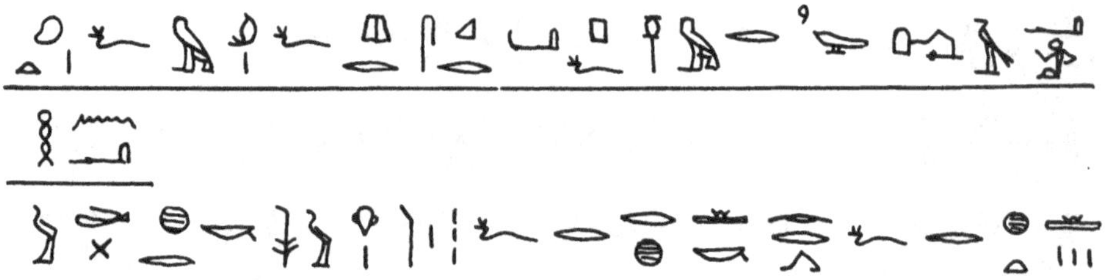

Sm Fall 22 (8,9-17)

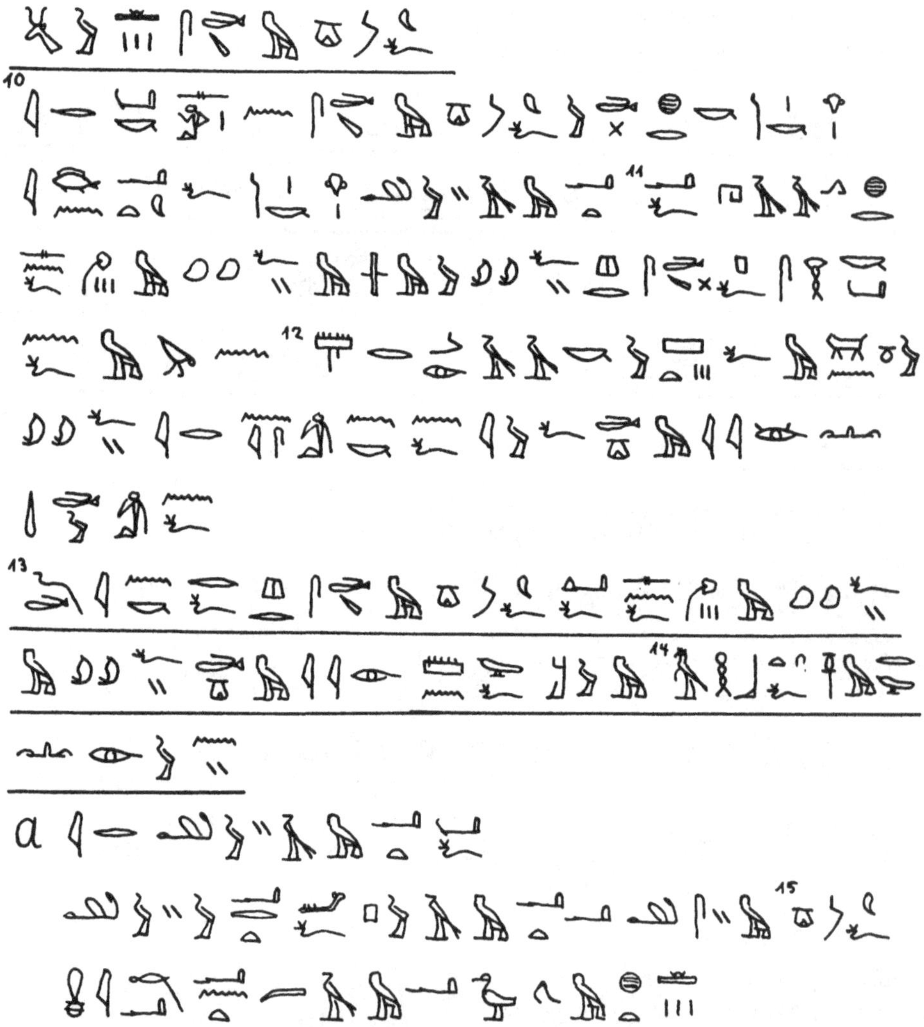

B

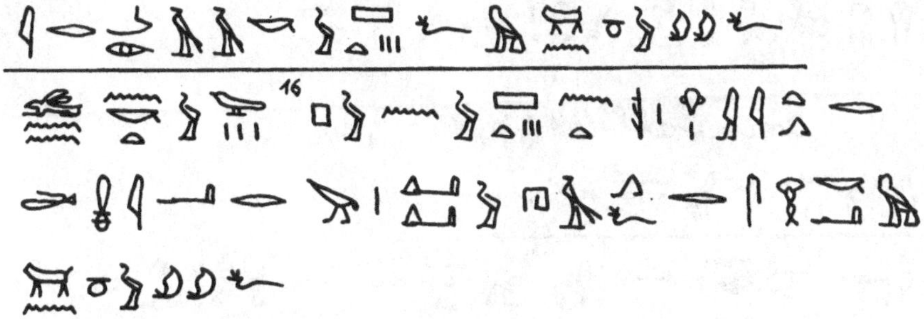

C

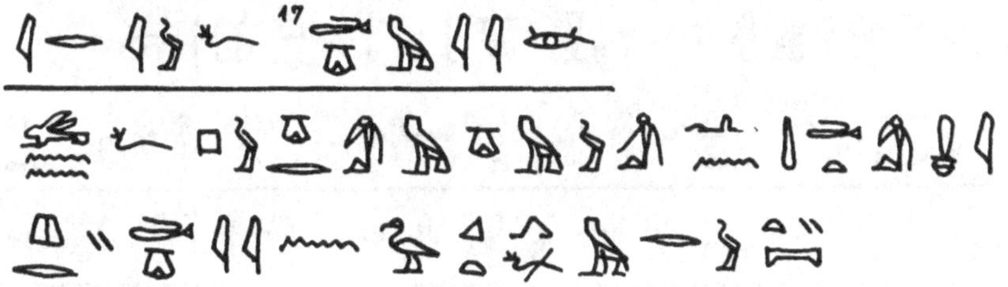

Sm Fall 23 (8, 18–22)

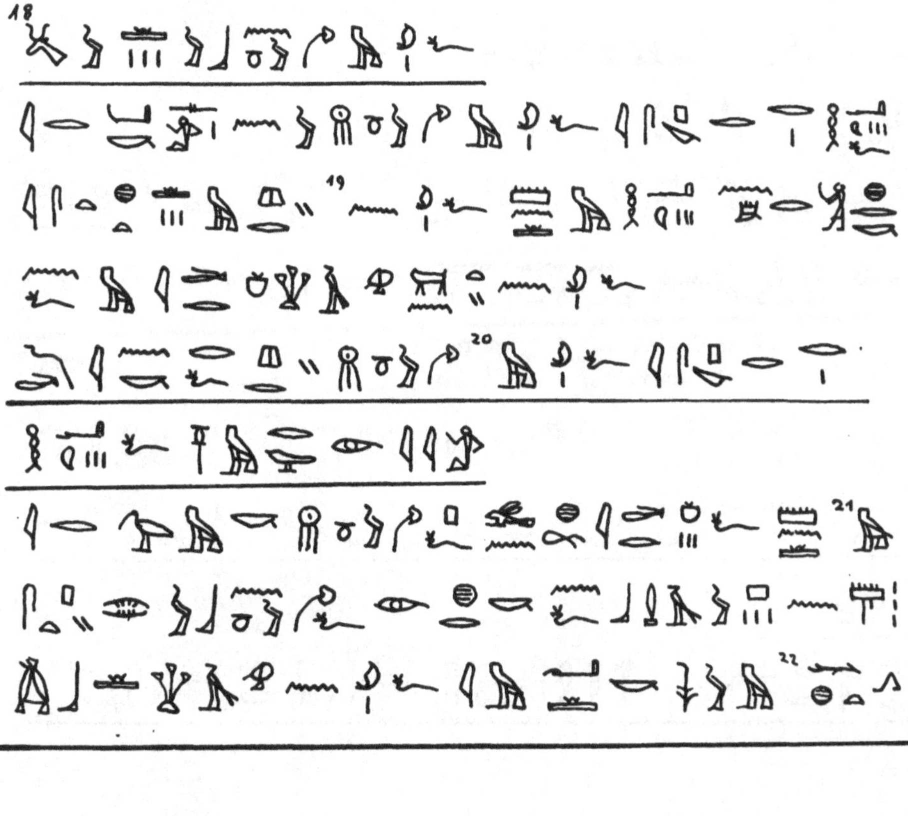

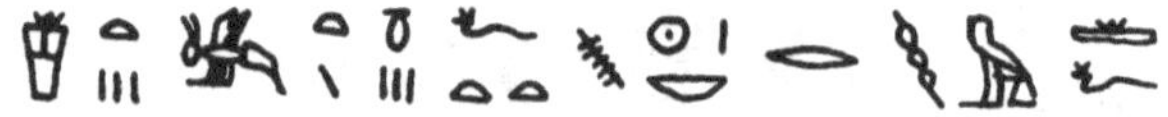

Sm Fall 24 (8,22-9,2)

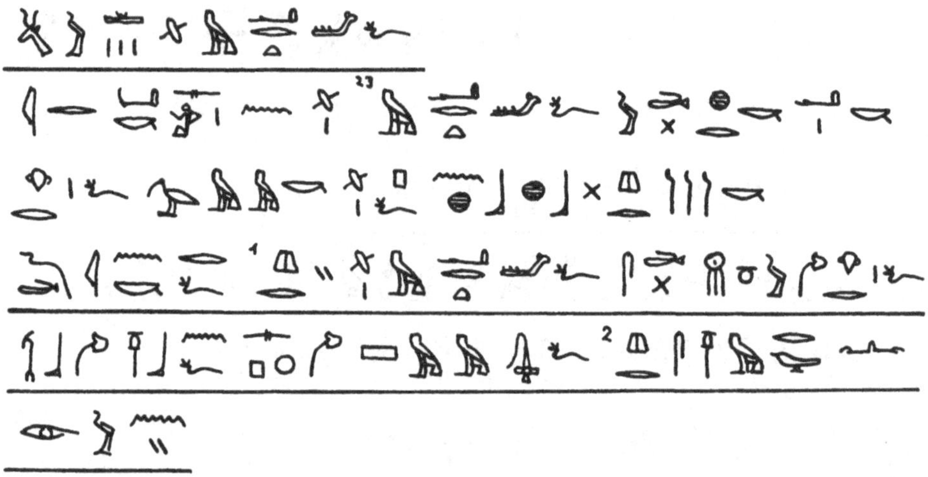

Sm Fall 25 (9,2-6)

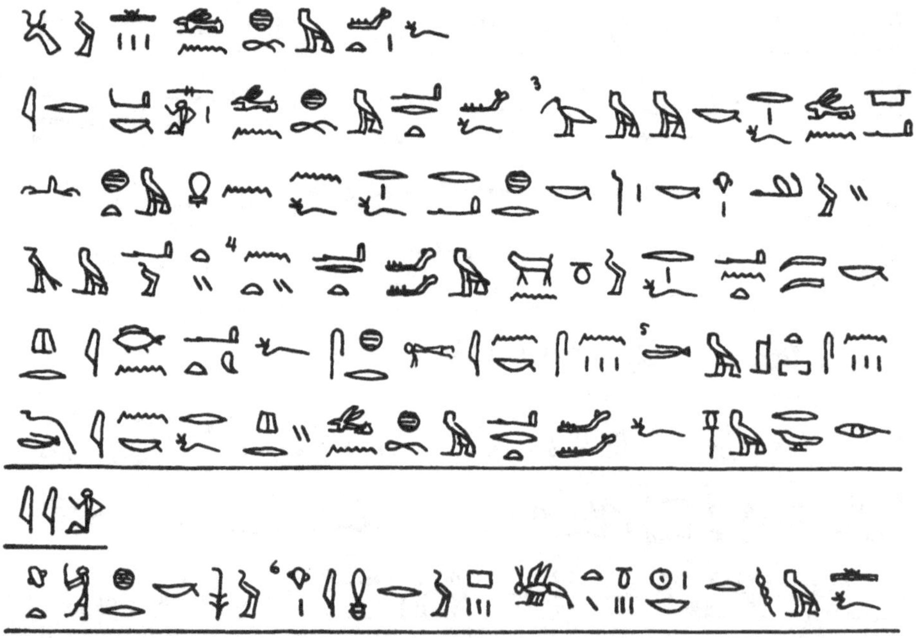

Sm Fall 26 (9,6-13)

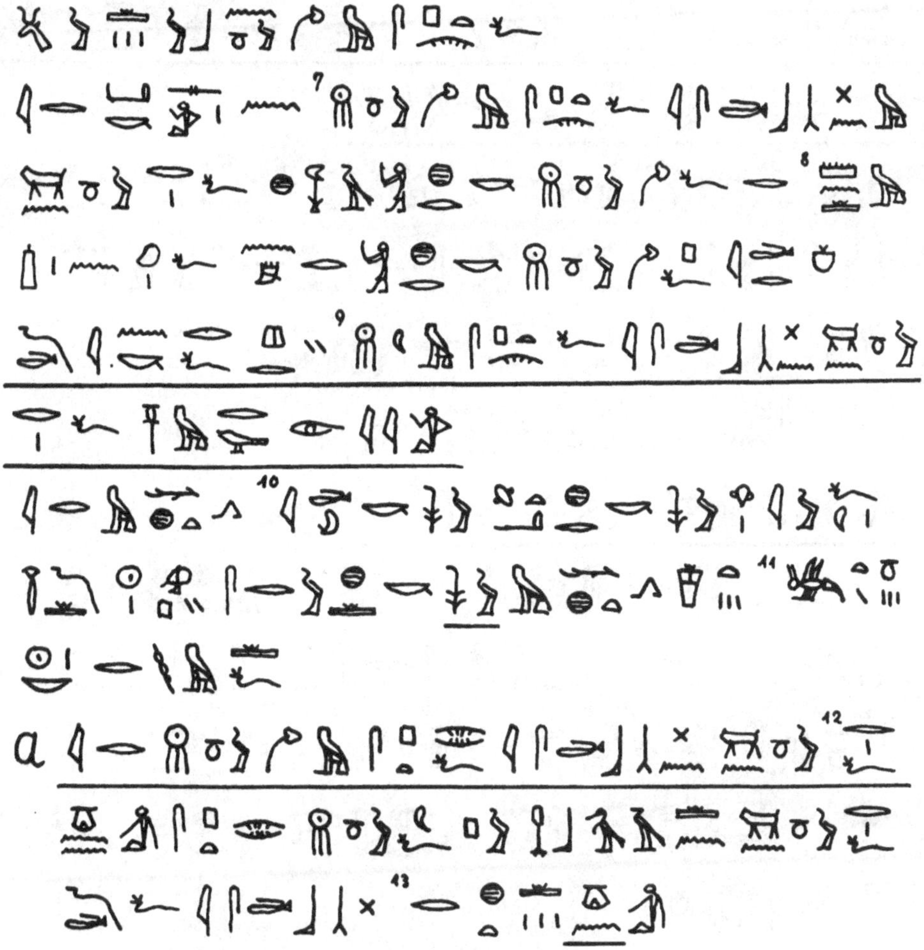

Sm Fall 27 (9,13-18)

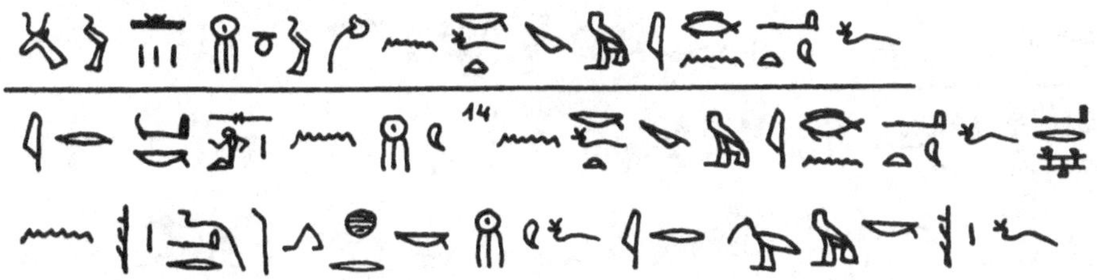

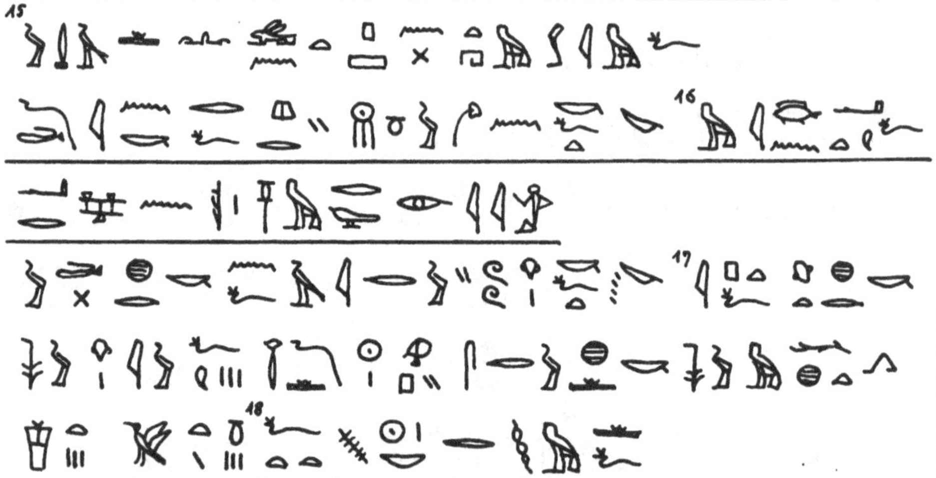

Sm Fall 28 (9,18–10,3)

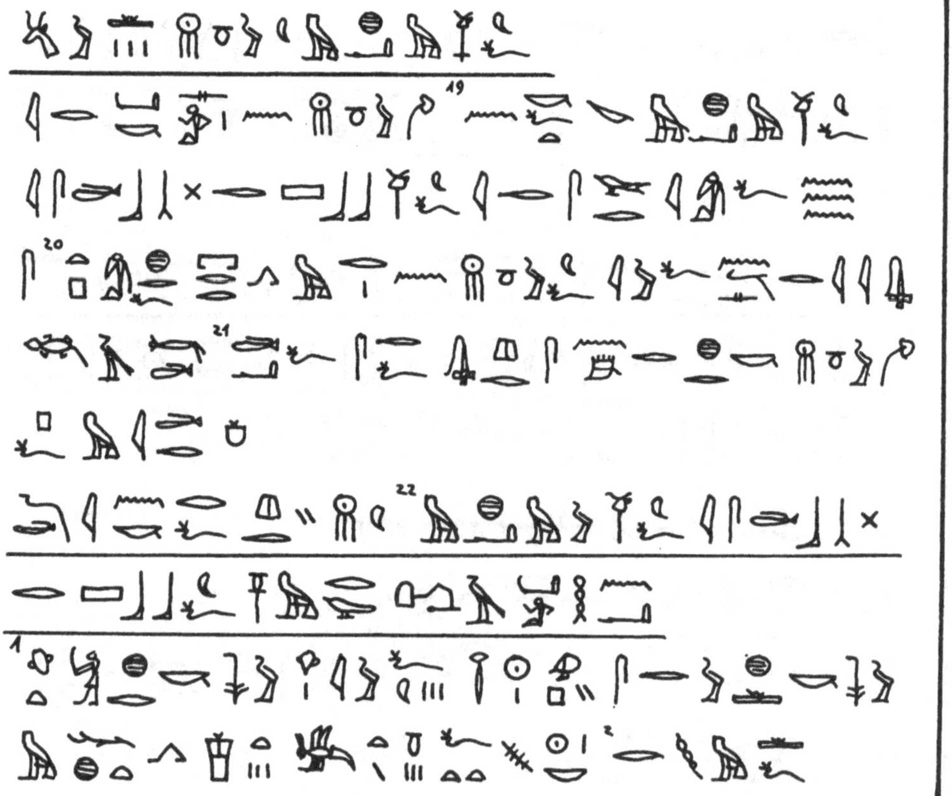

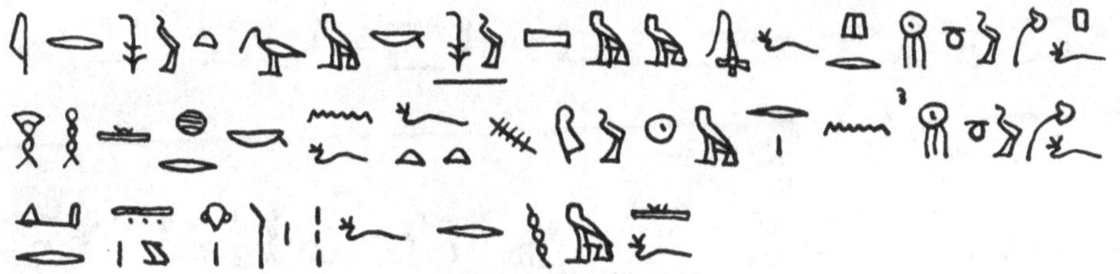

Sm Fall 29 (10, 3-8)

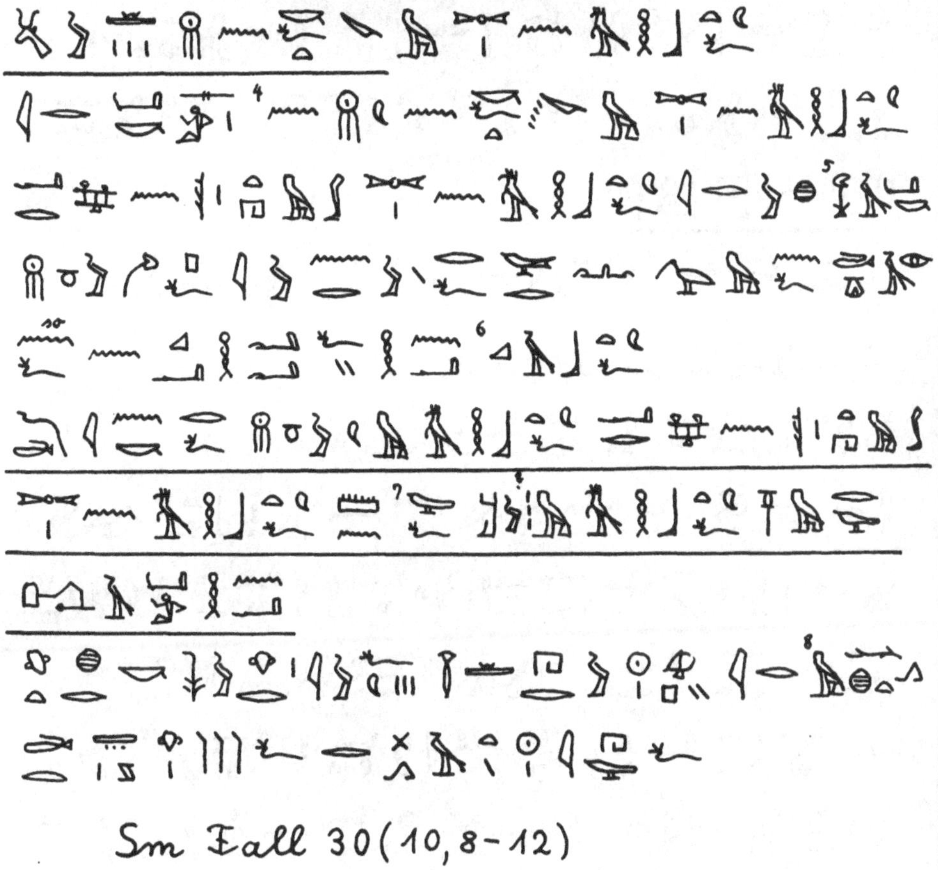

Sm Fall 30 (10, 8-12)

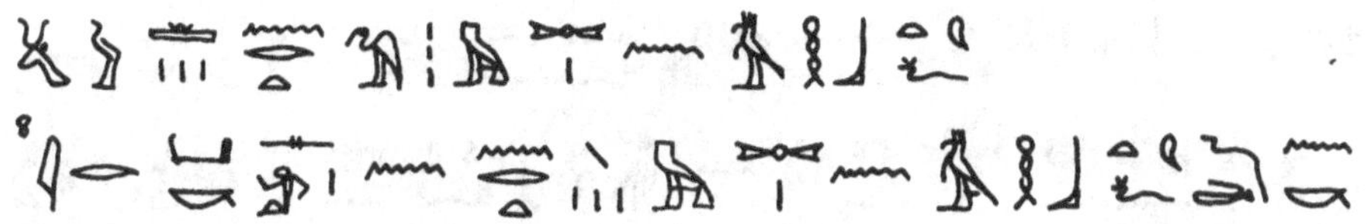

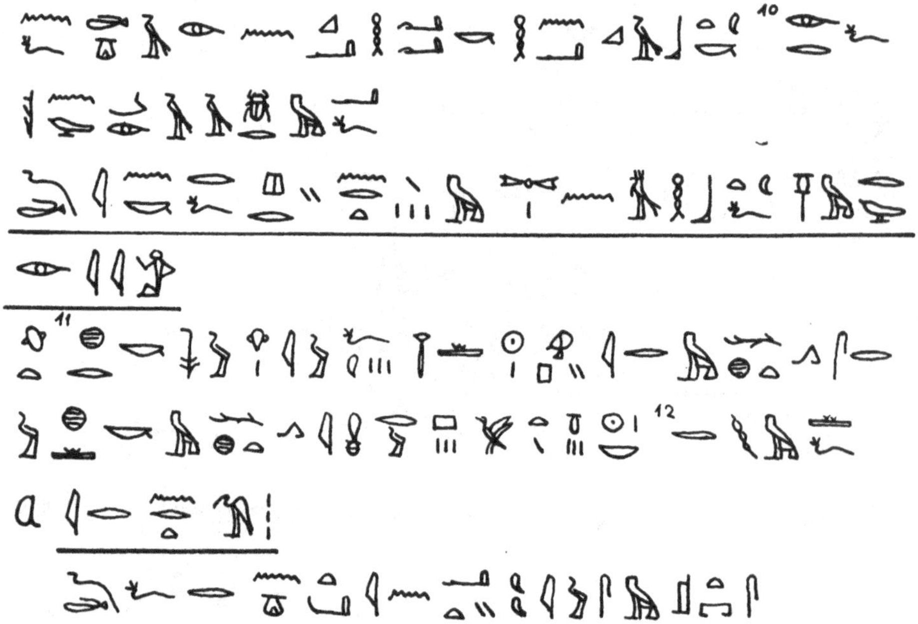

Sm Fall 31 (10,12-22)

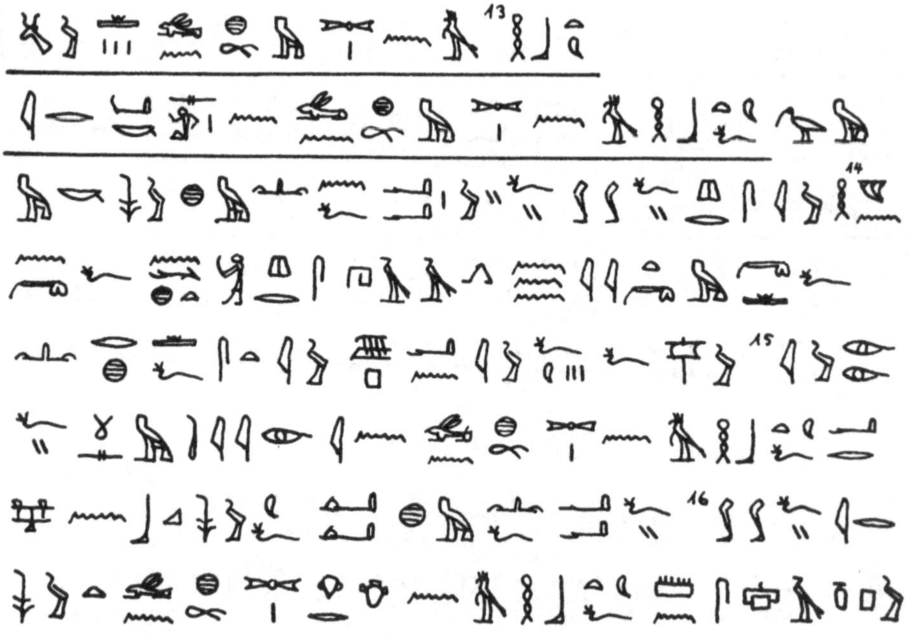

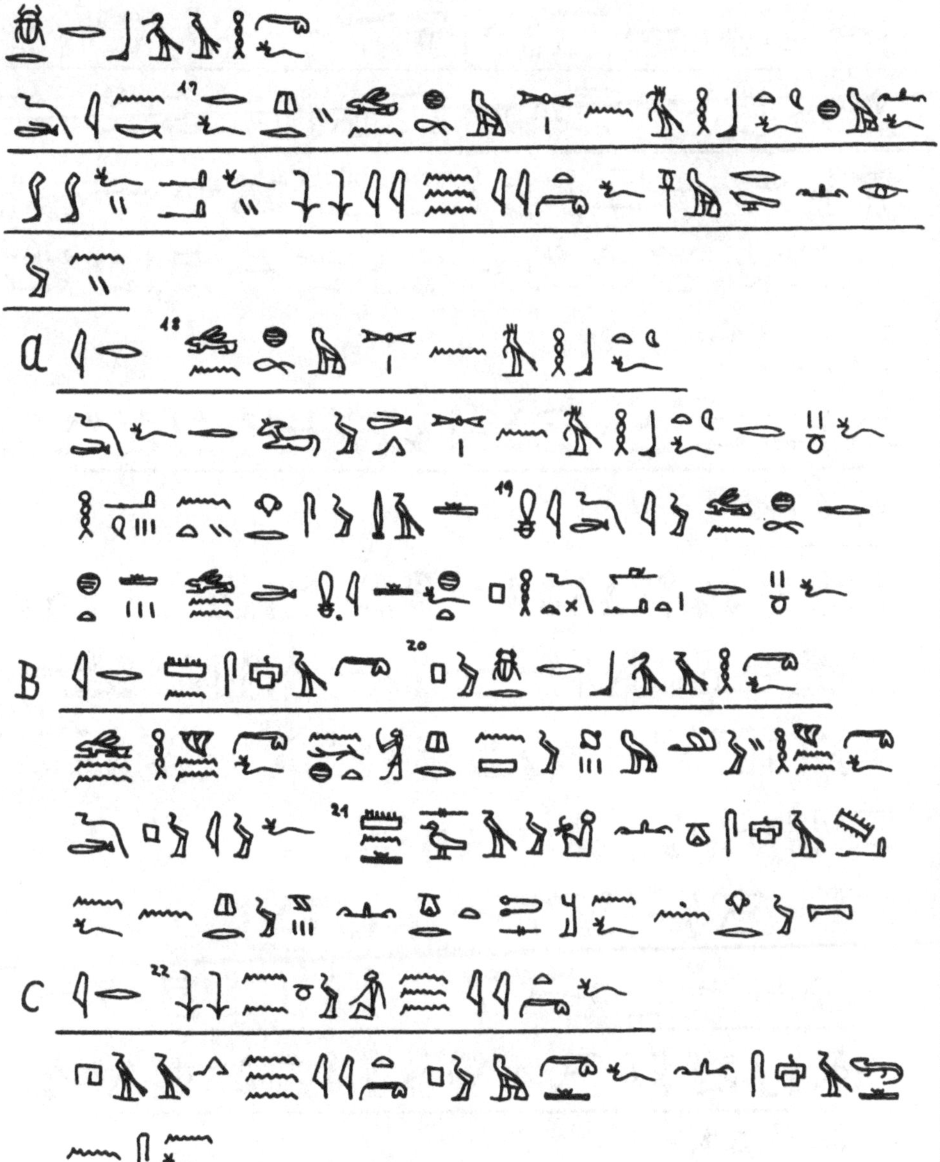

Sm Fall 32 (11, 1-9)

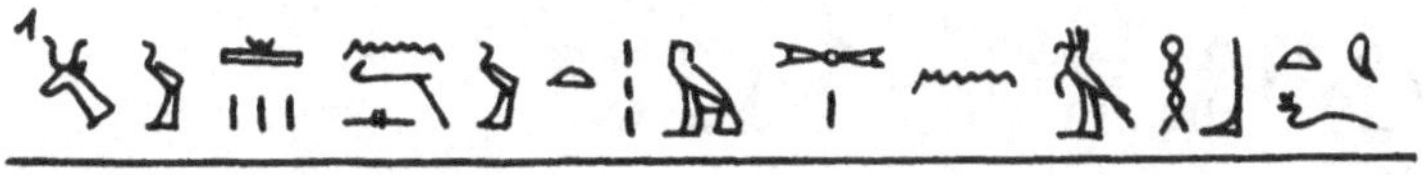

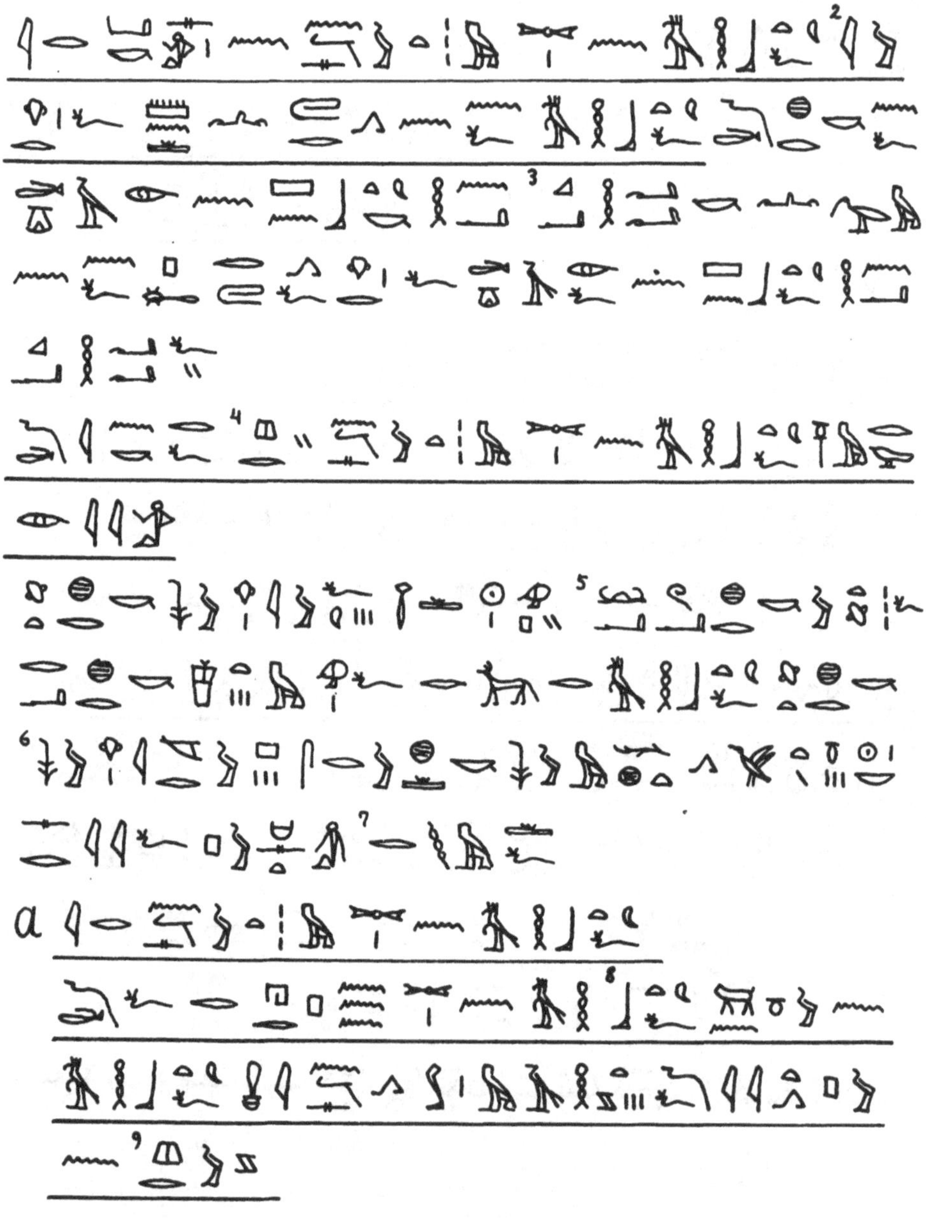

Sm Fall 33 (11,9-17)

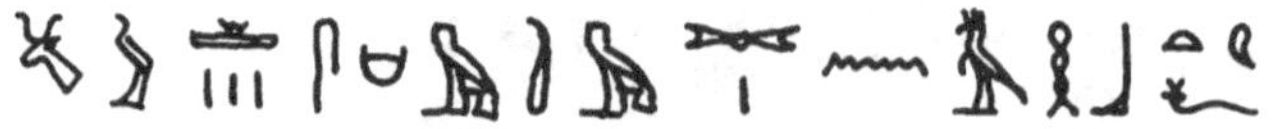

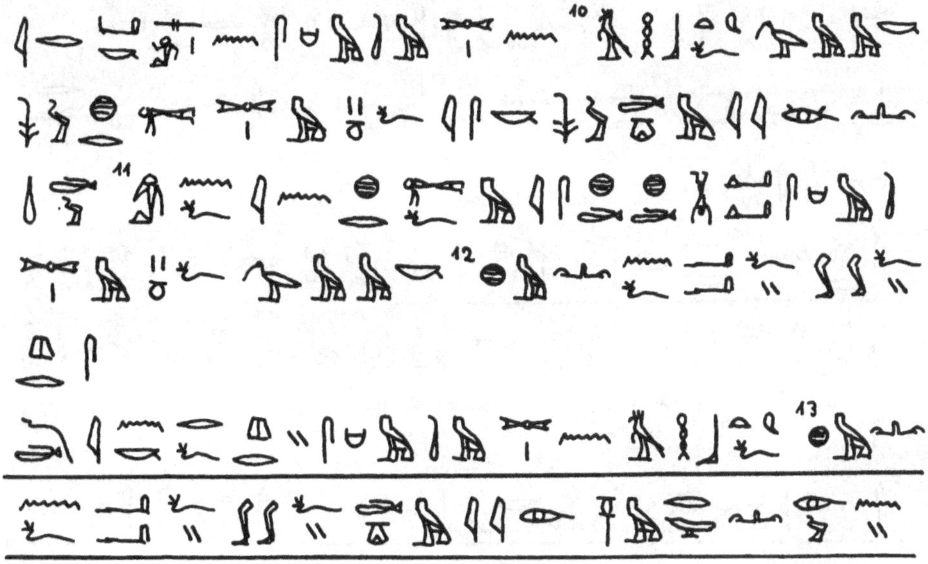

a

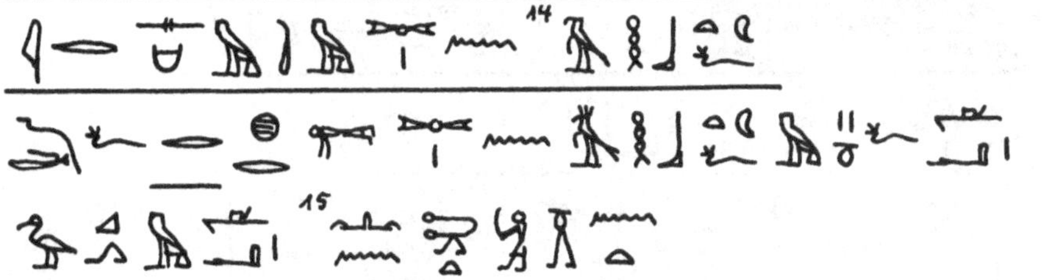

B

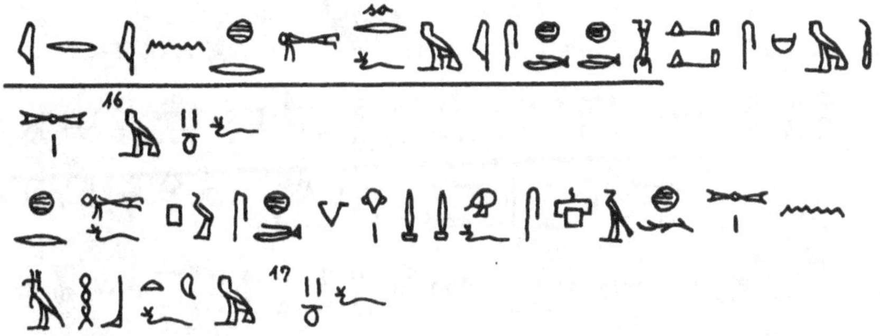

Sm Fall 34 (11,17-12,2)

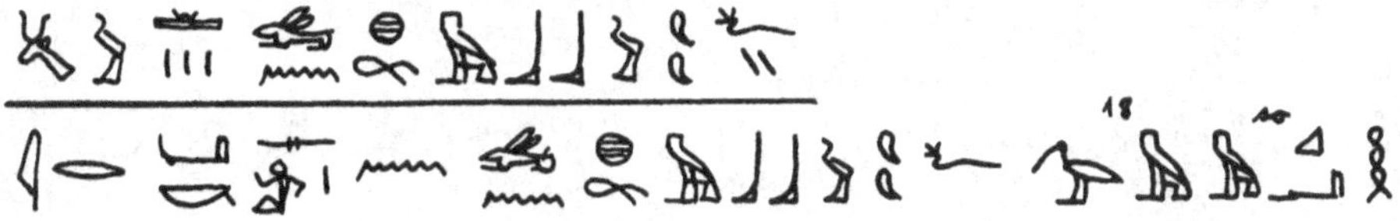

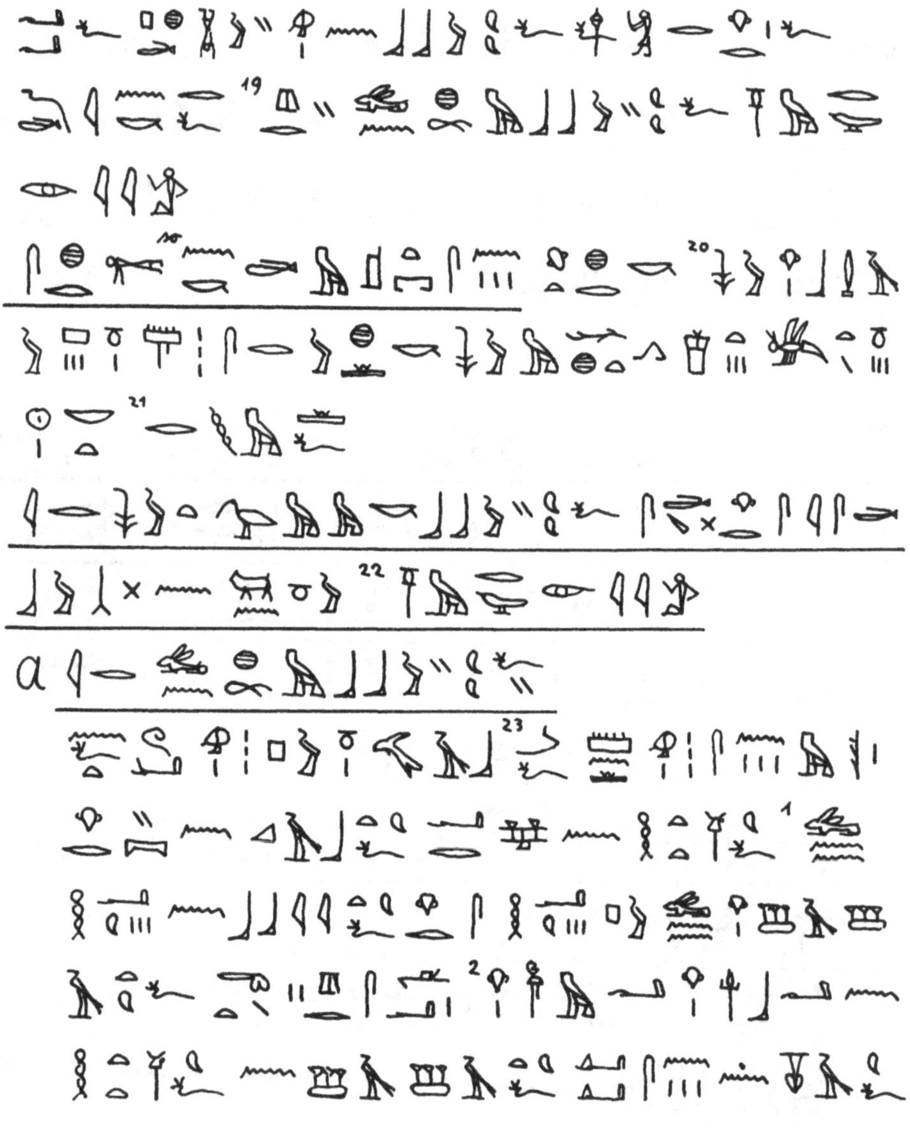

Im Fall 35 (12,3-8)

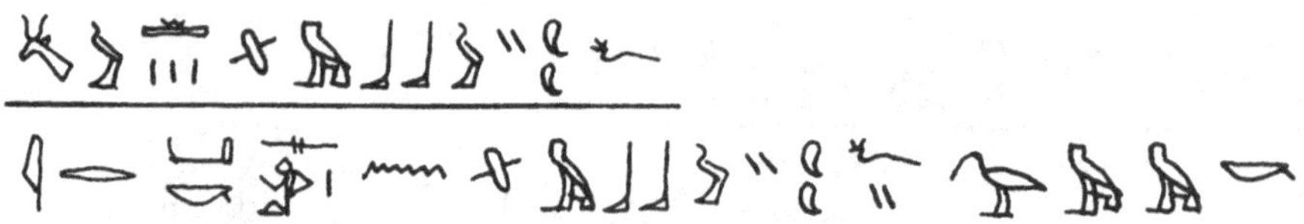

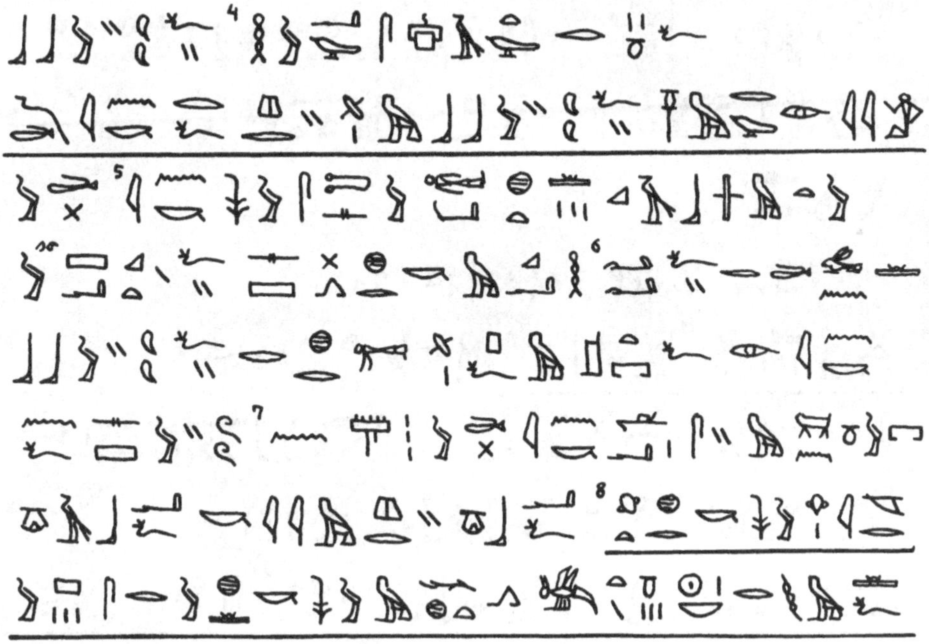

Sm Fall 36 (12,8–14)

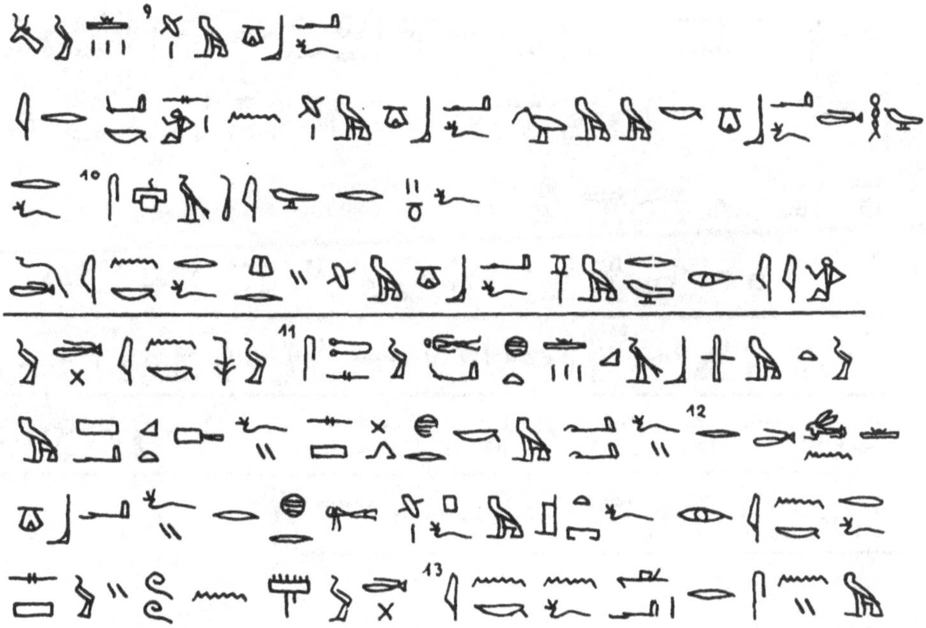

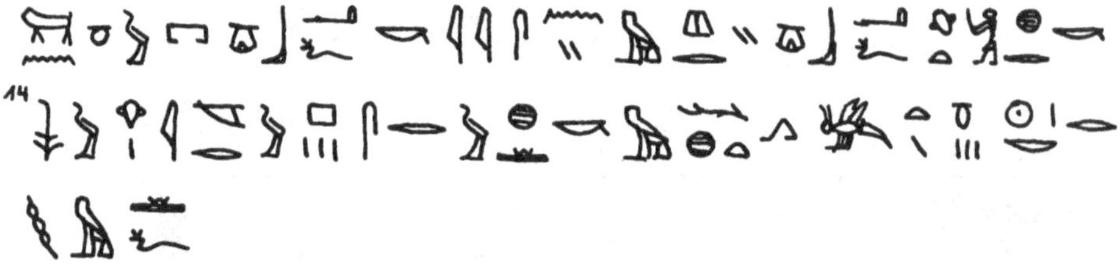

Sm Fall 37 (12, 14–21)

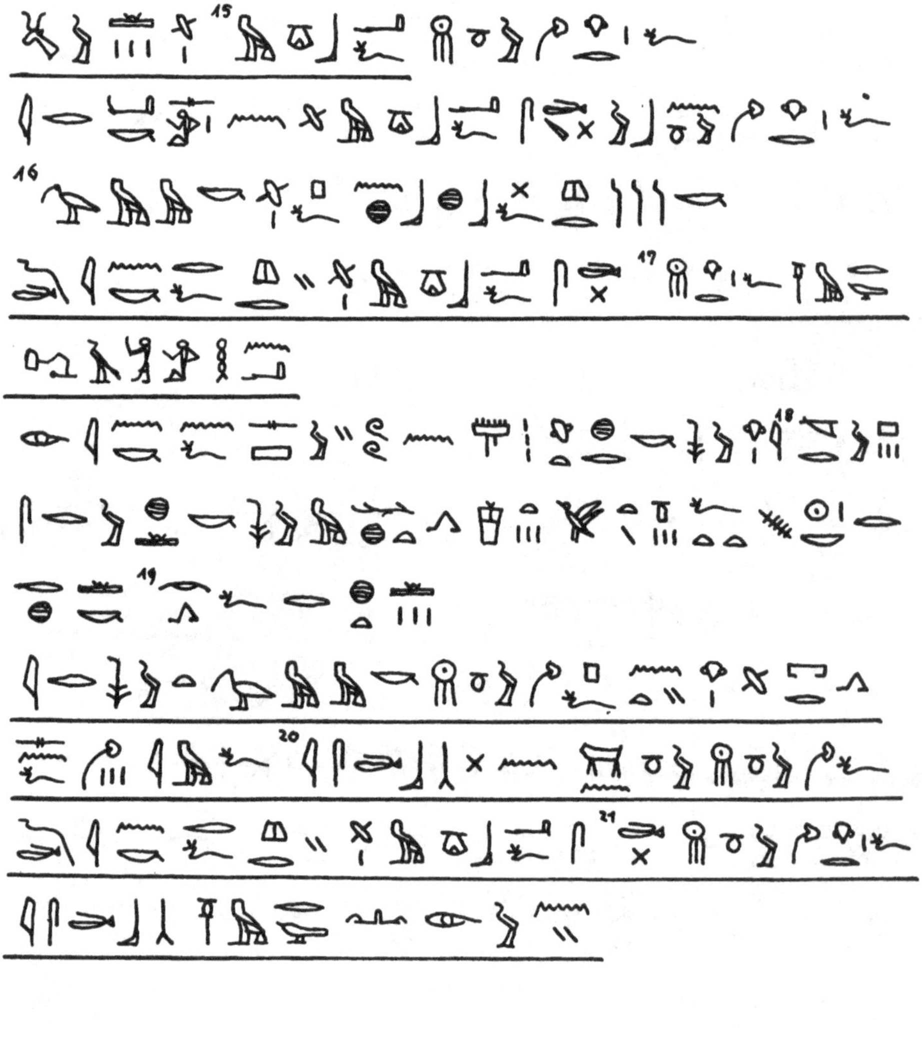

337

Sm Fall 38 (12,21–13,2)

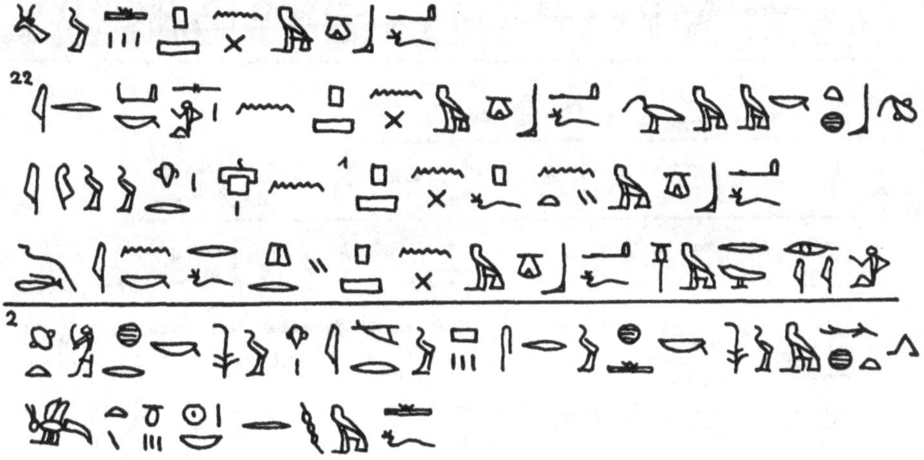

Sm Fall 39 (13,3–12)

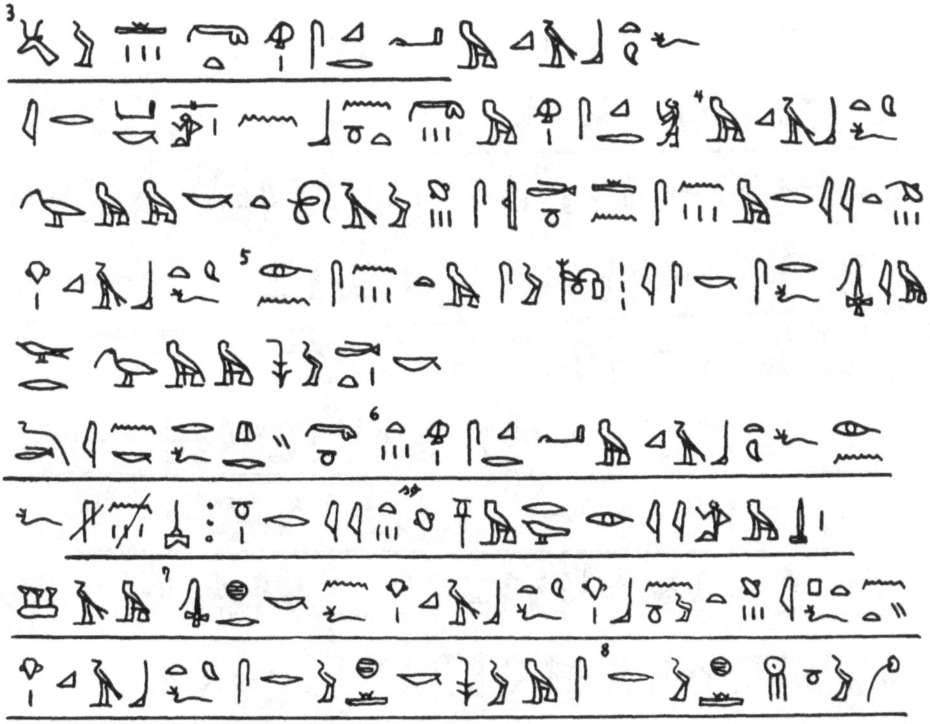

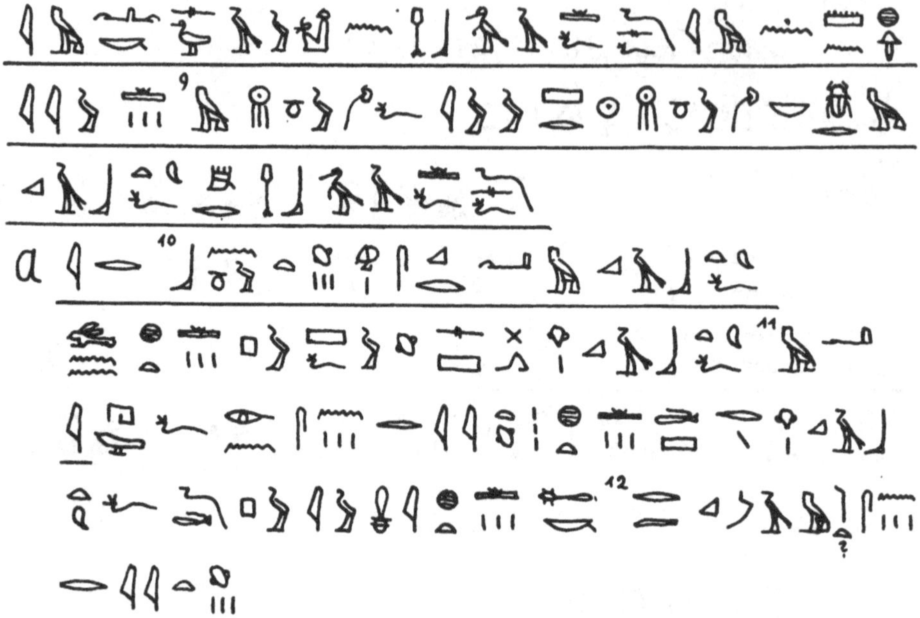

Sm Fall 40 (13, 12–17)

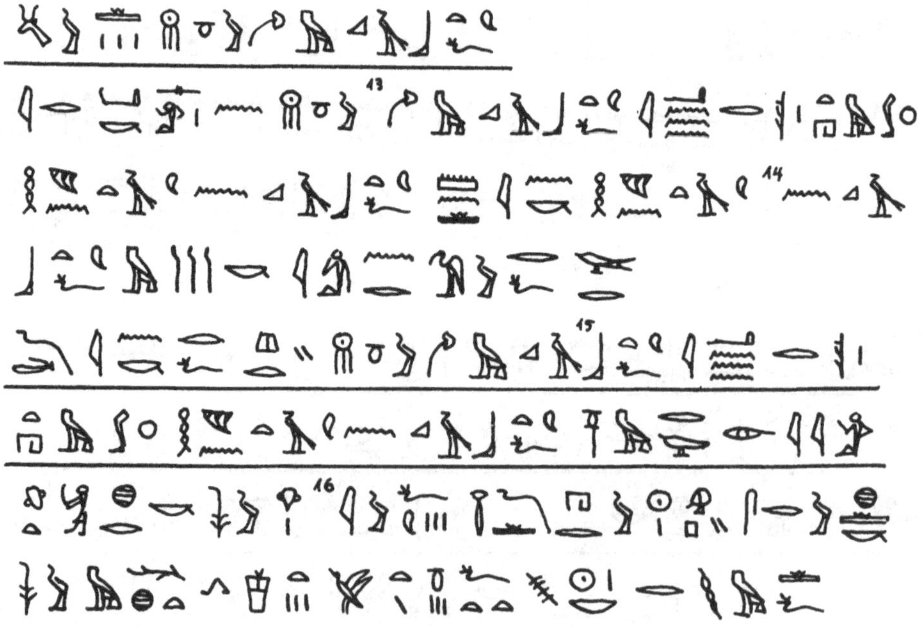

a [17]

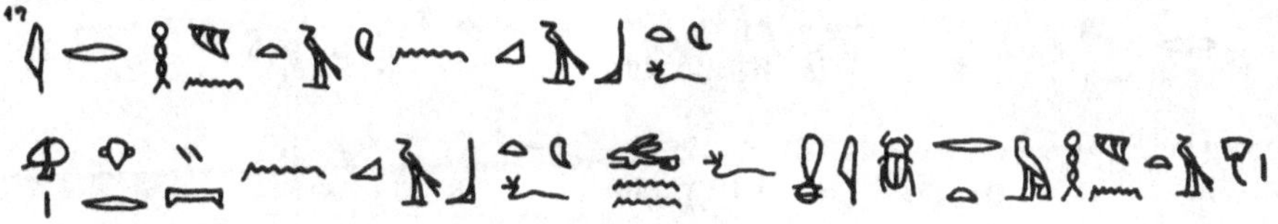

Sm Fall 41 (13,18-14,16)

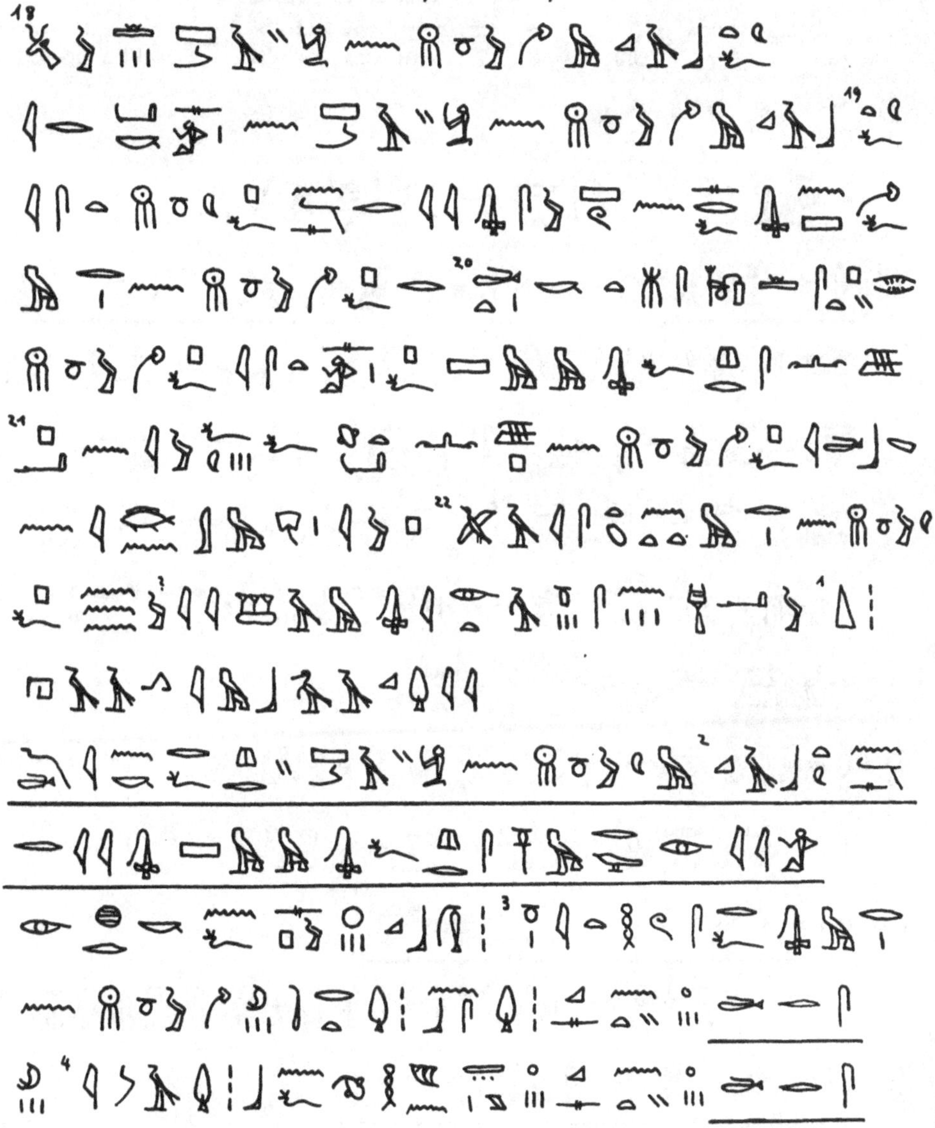

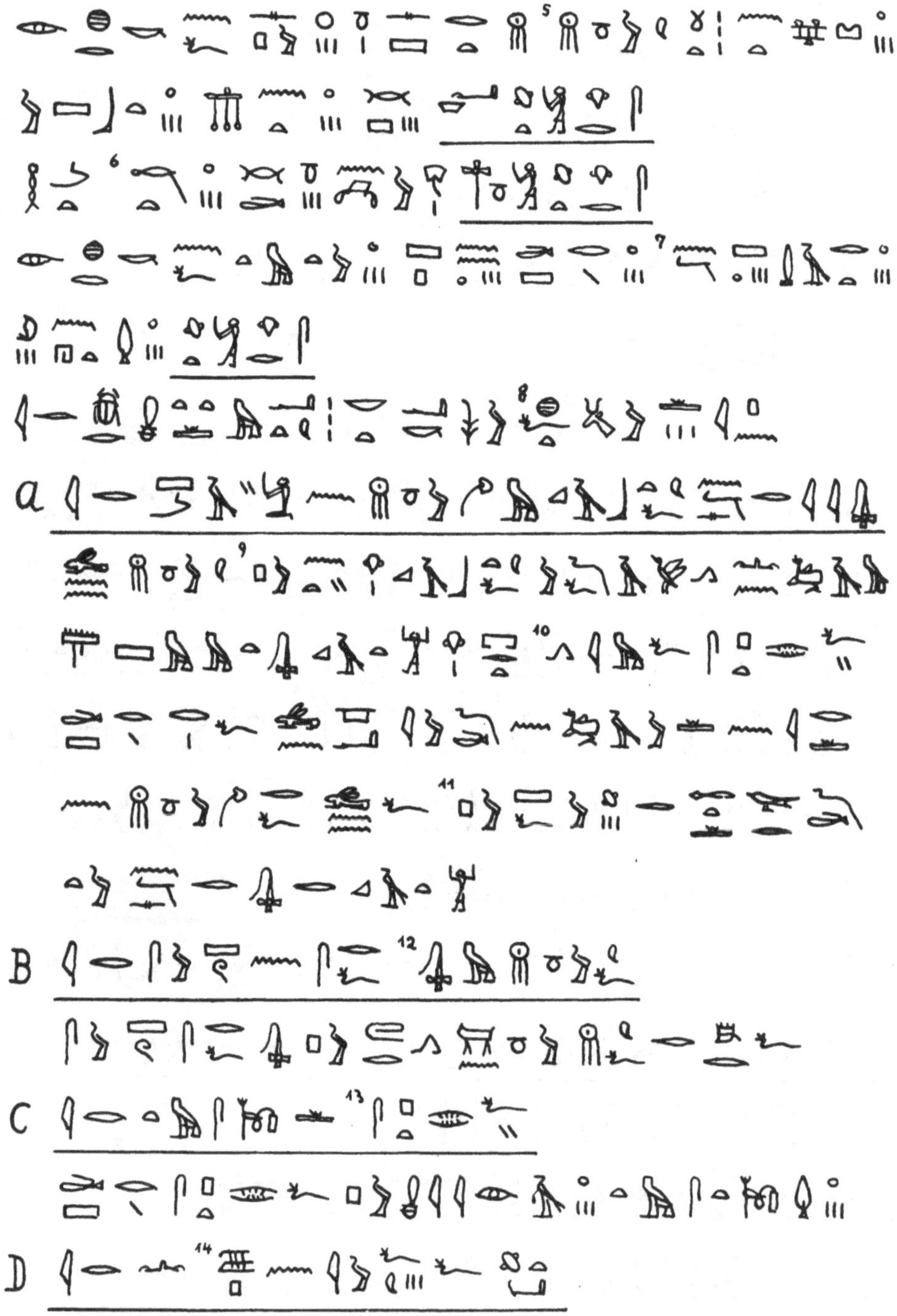

ε

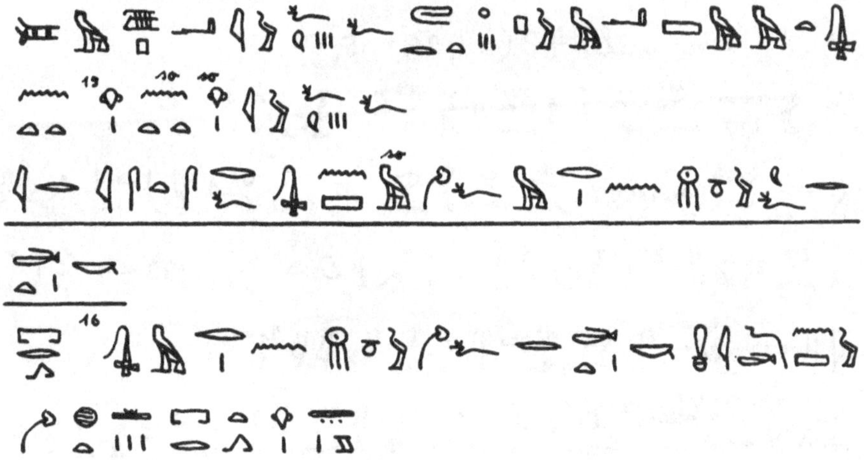

Sm Fall 42 (14,16-22)

a

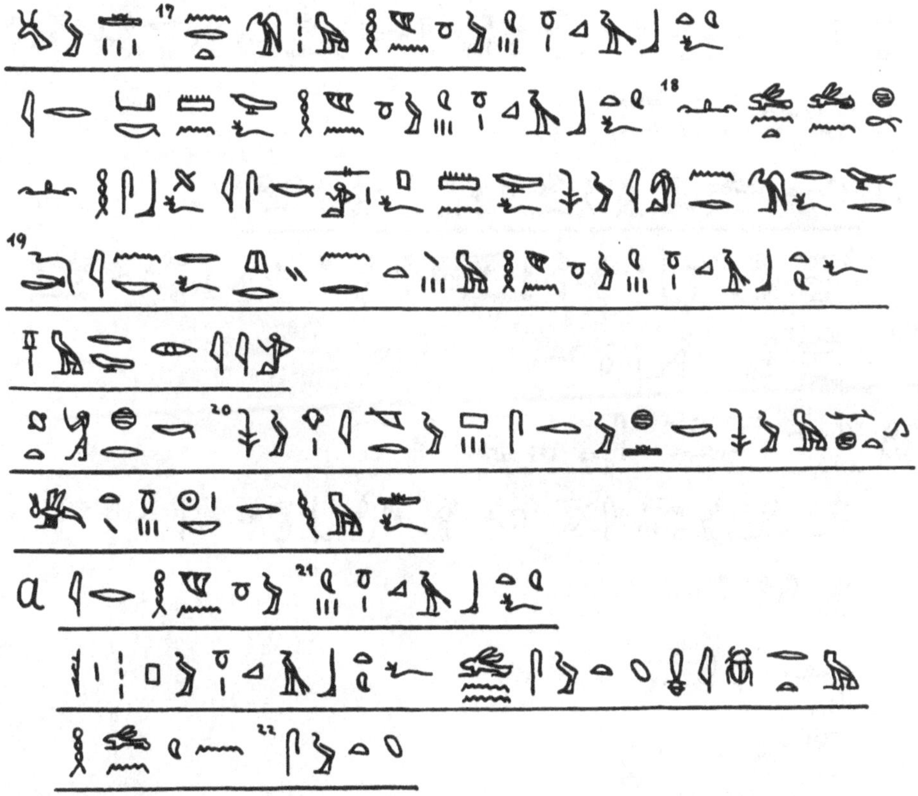

Sm Fall 43 (14,22–15,6)

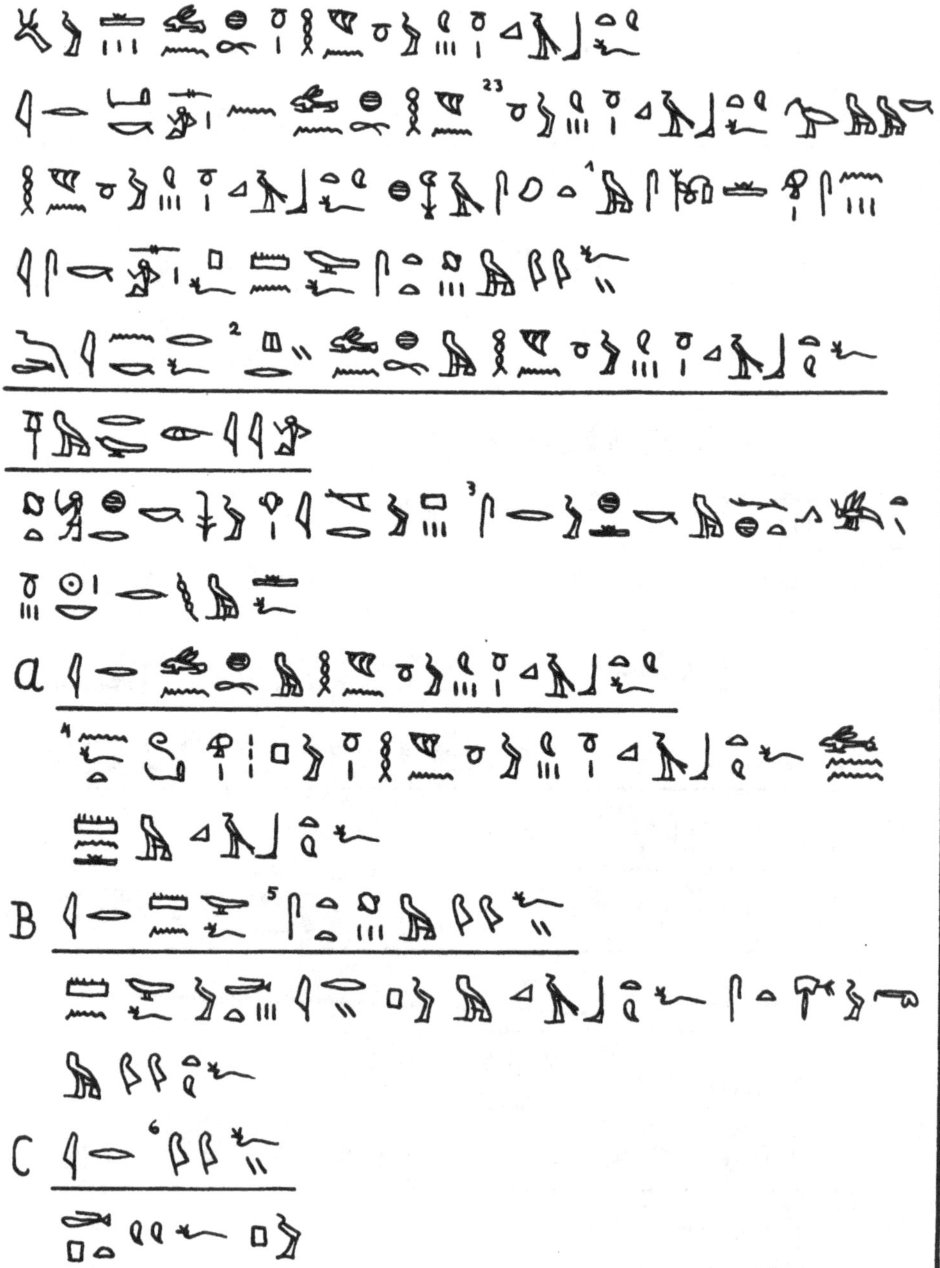

Sm Fall 44 (15, 6-9)

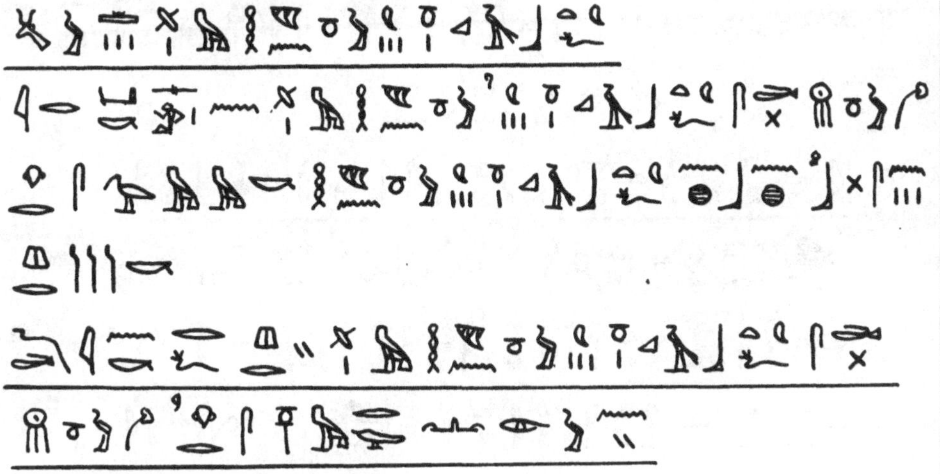

Sm Fall 45 (15, 9-19)

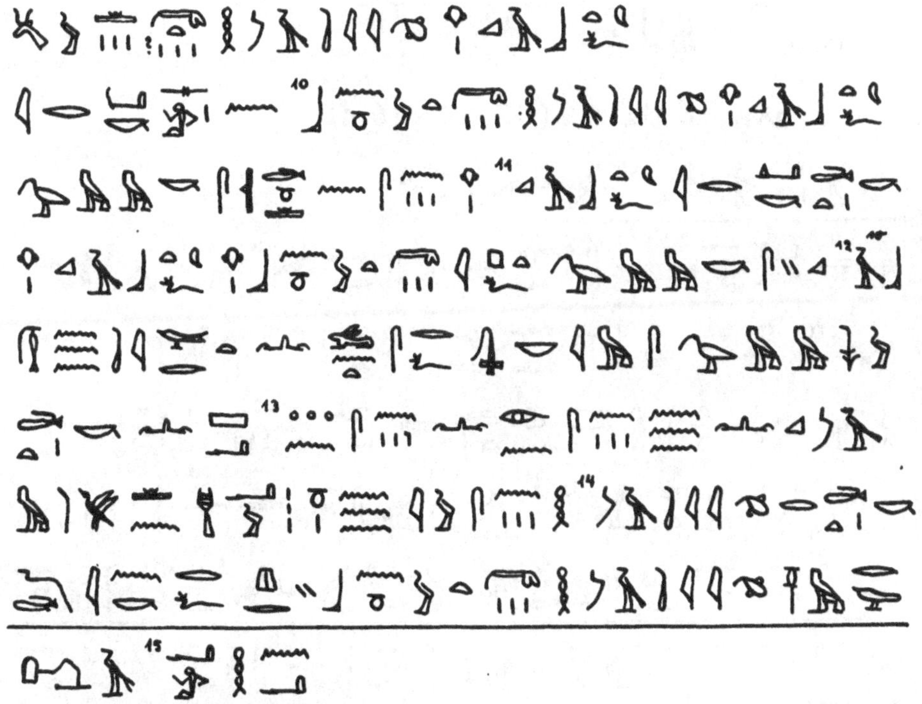

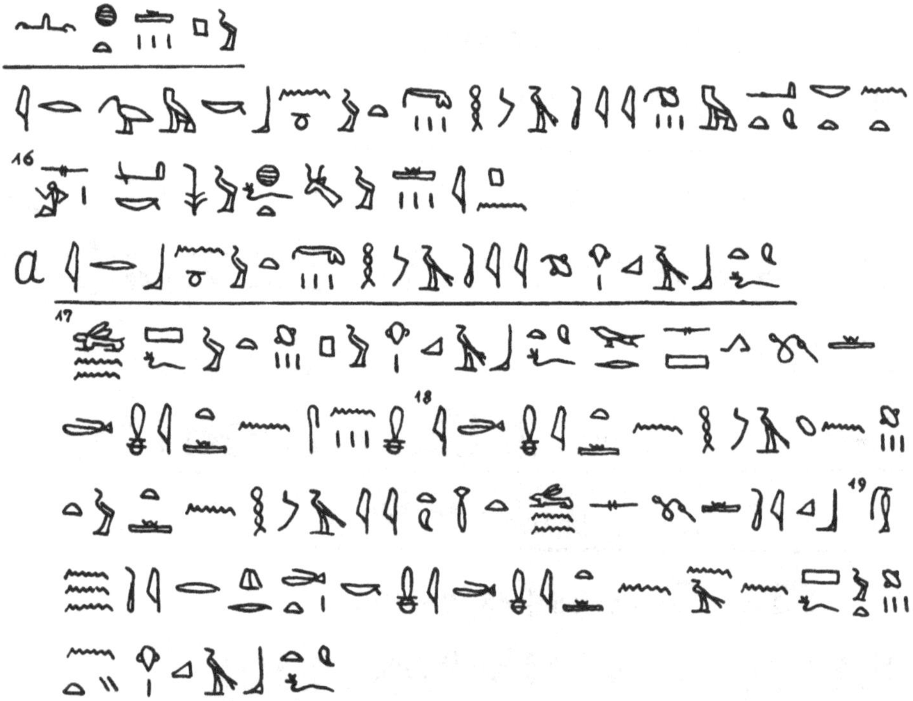

Sm Fall 46 (15,20-16,16)

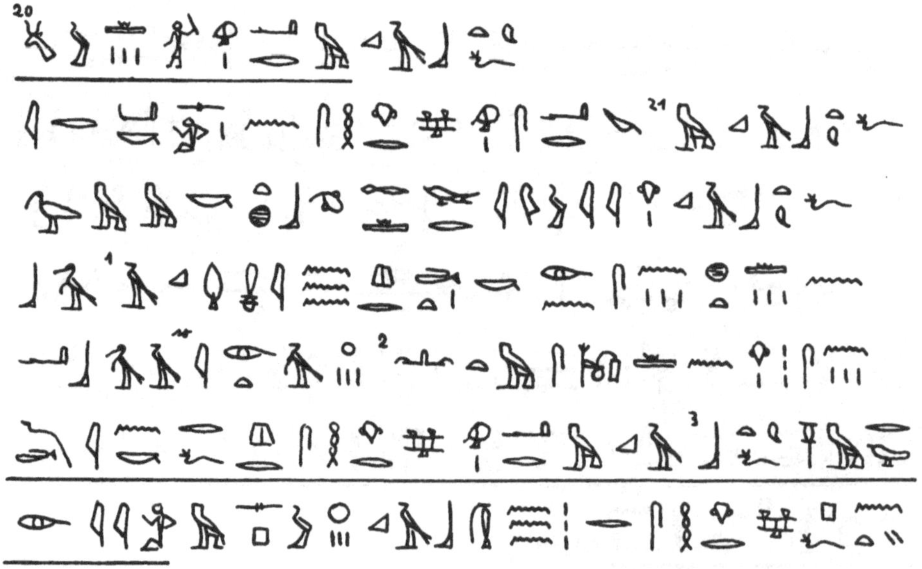

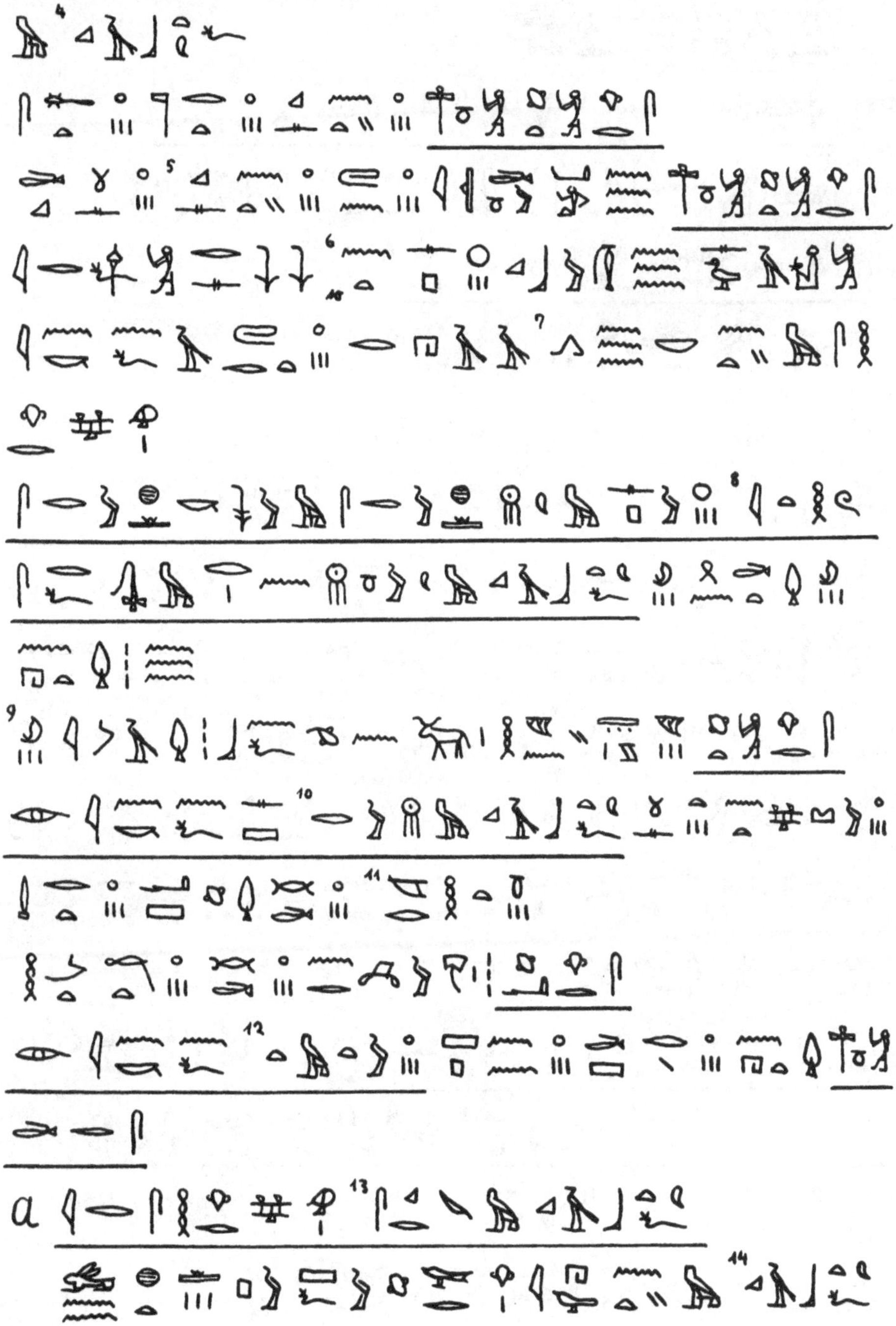

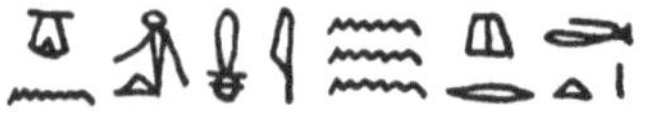

B

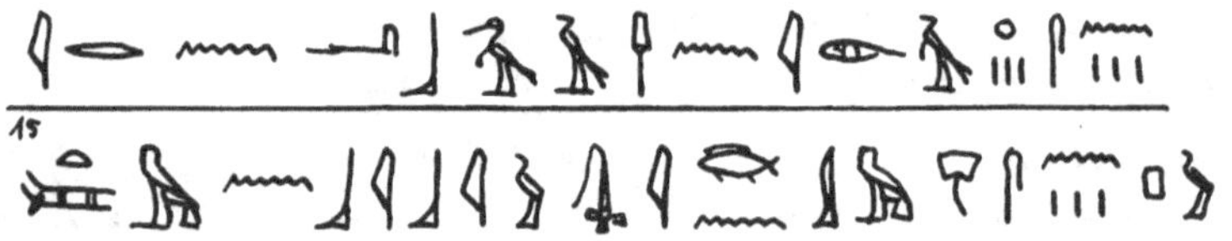

C

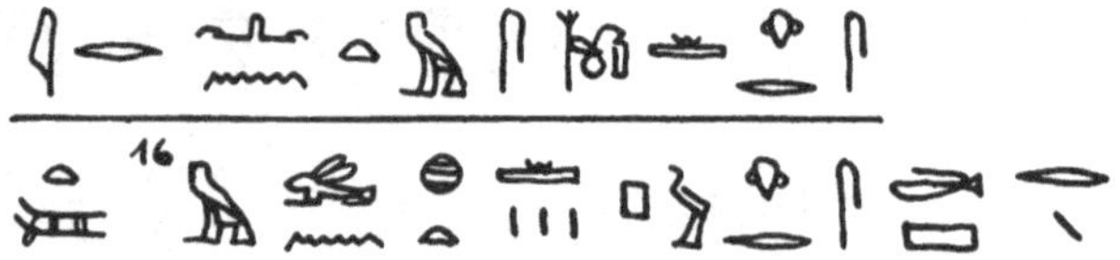

Sm Fall 47(16,16-17,15)

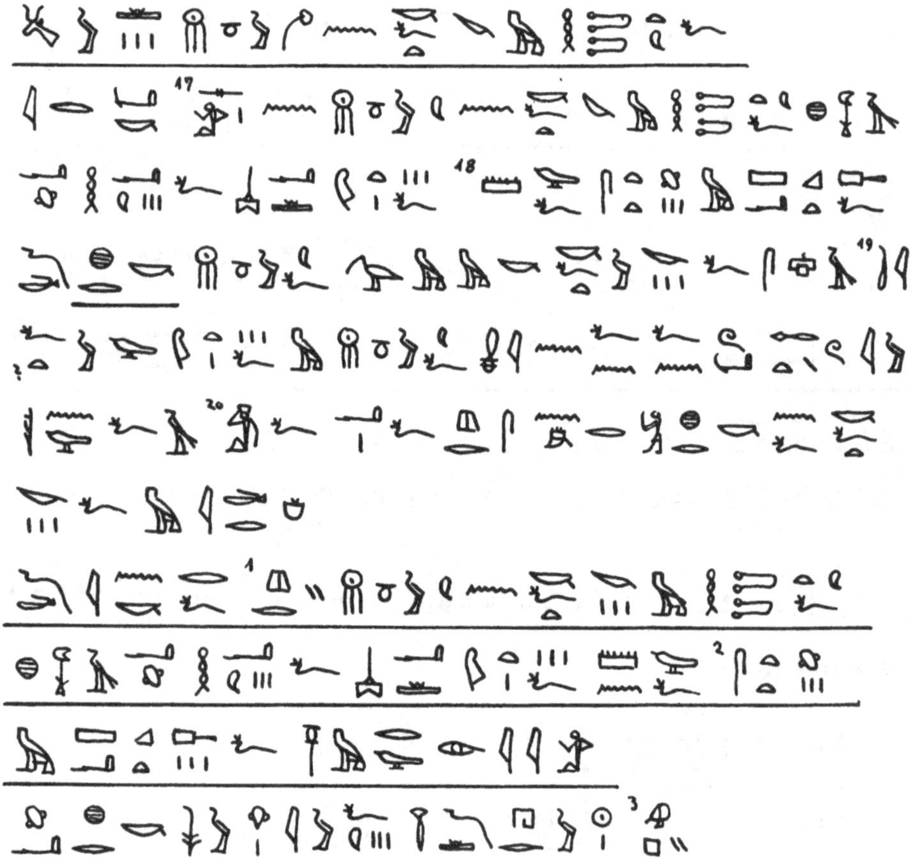

347

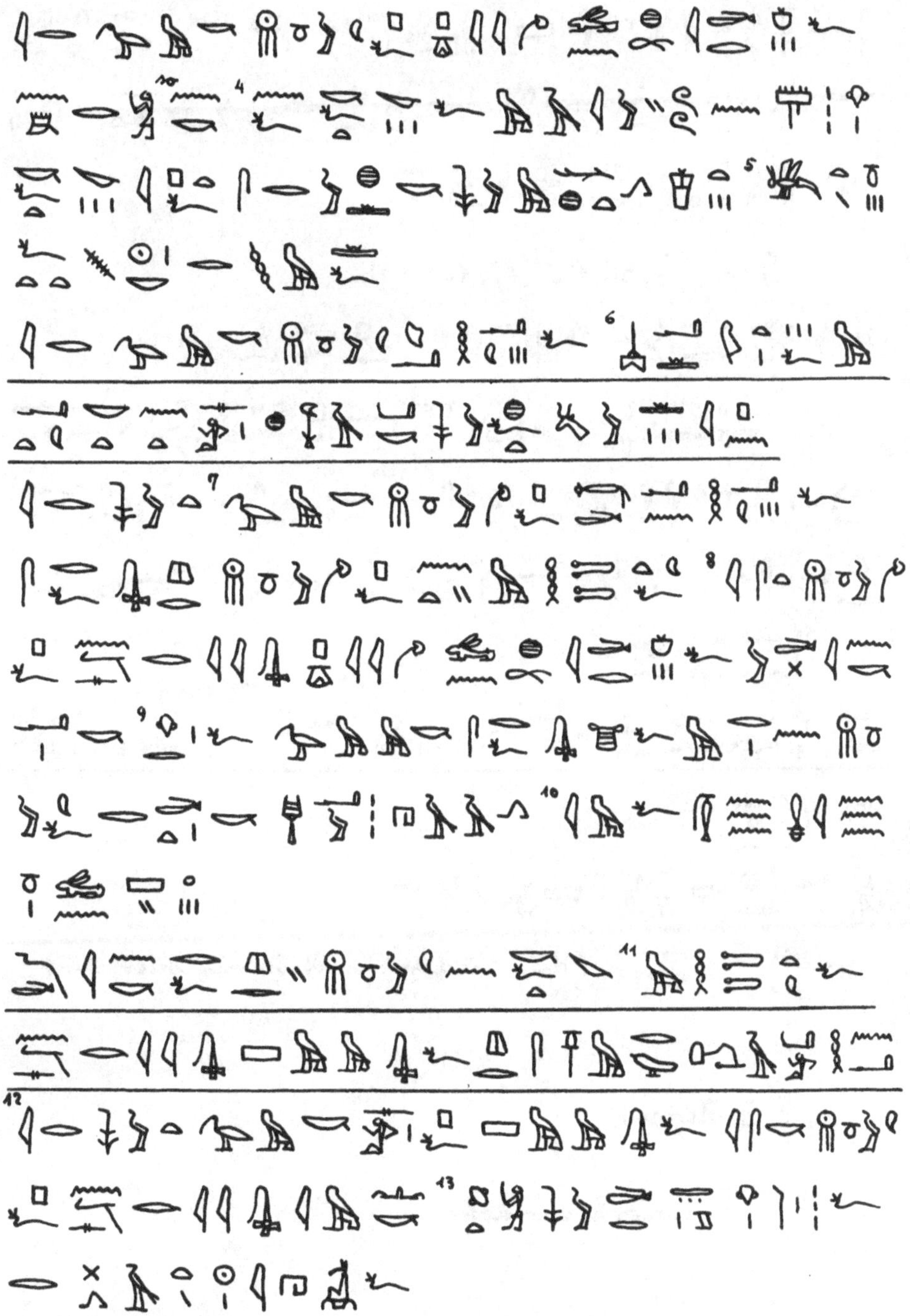

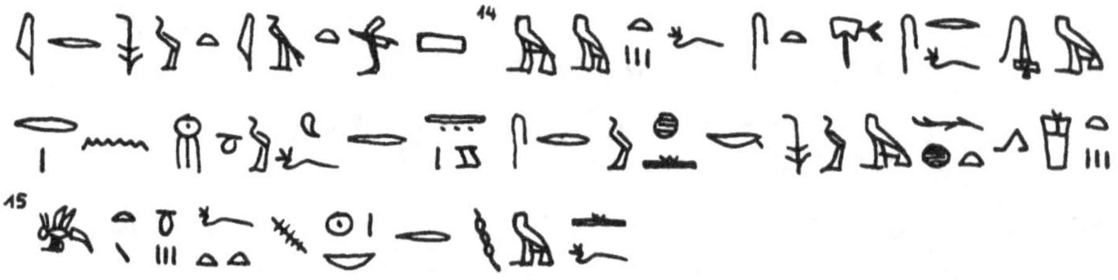

Sm Fall 48 (17, 15-19)

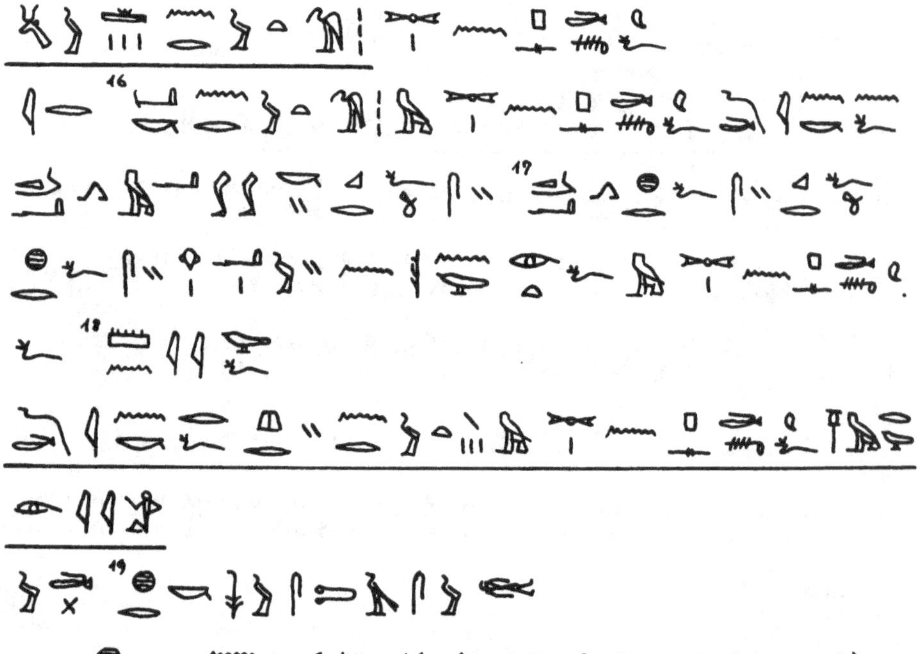

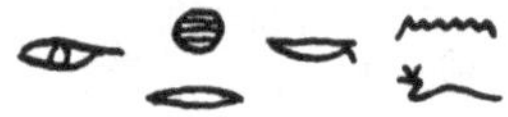 (die Niederschrift bricht hier ab)

V B Rezepte

1. Knochenbrüche

ℋ 217 (14, 13–14)

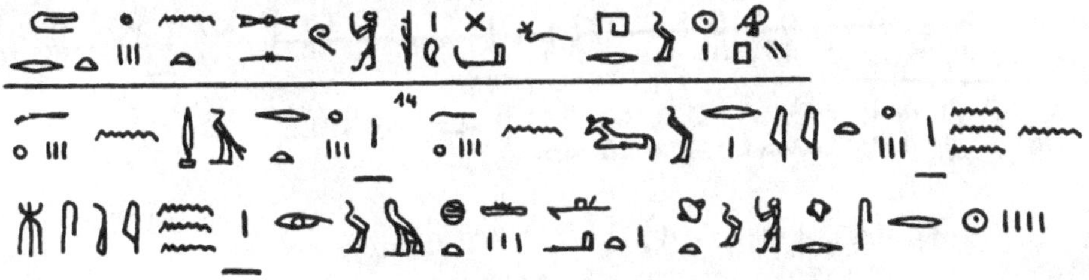

ℋ 10 (1, 9–10)

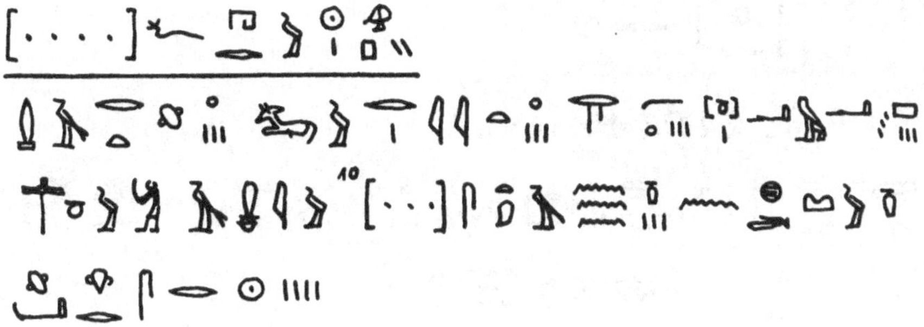

ℋ 218 (14, 14–15)

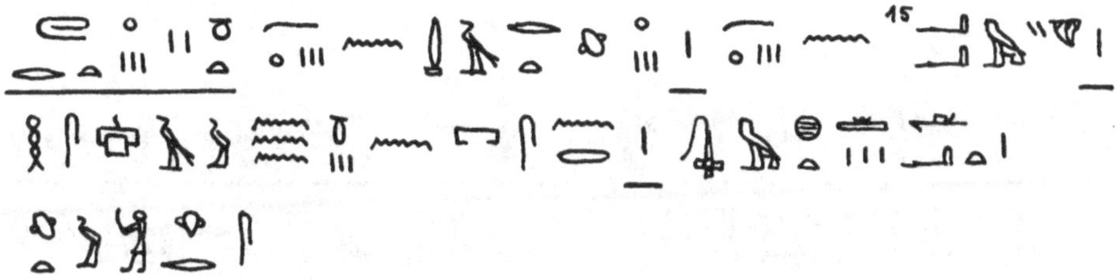

ℋ 12 (1, 11–12)

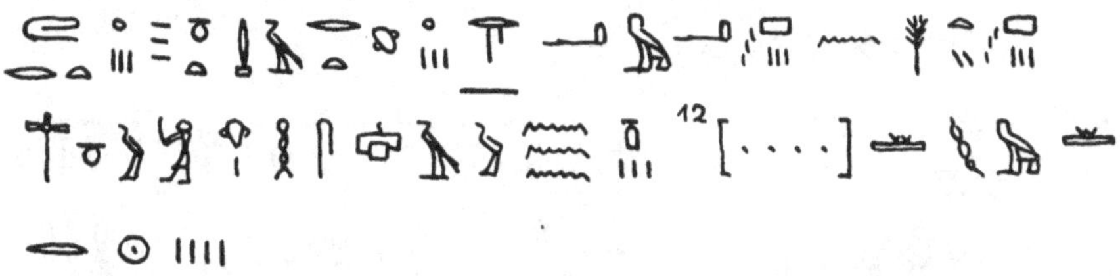

ℋ 219 (14, 15–16)

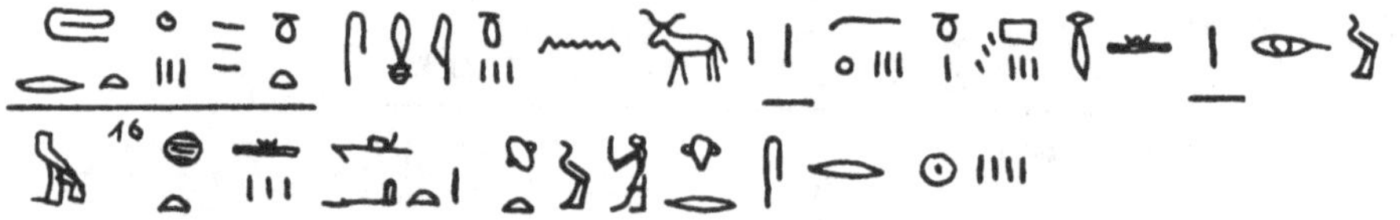

ℋ 11 (1, 10–11)

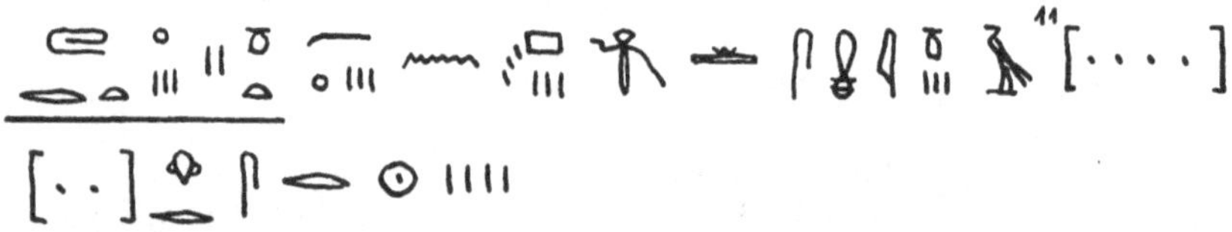

ℋ 220 (14, 16–17)

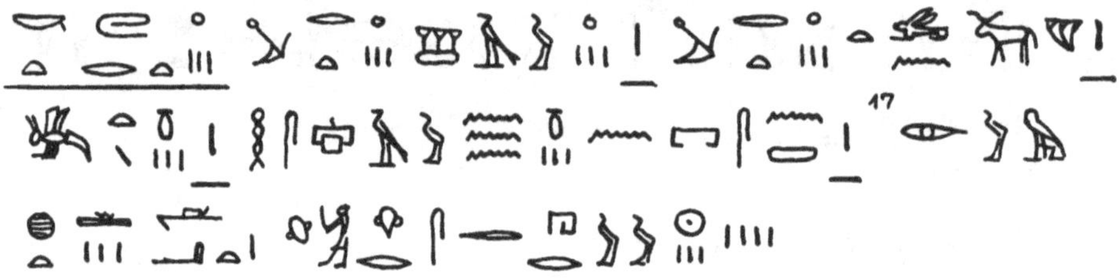

ℋ 13 (1, 12–13)

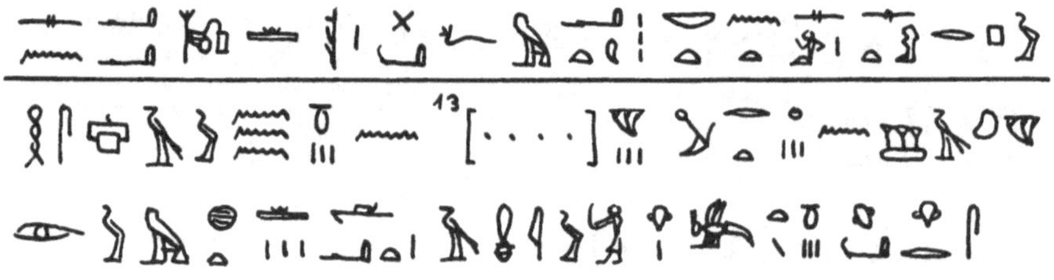

ℋ 221 (14, 17–15, 1)

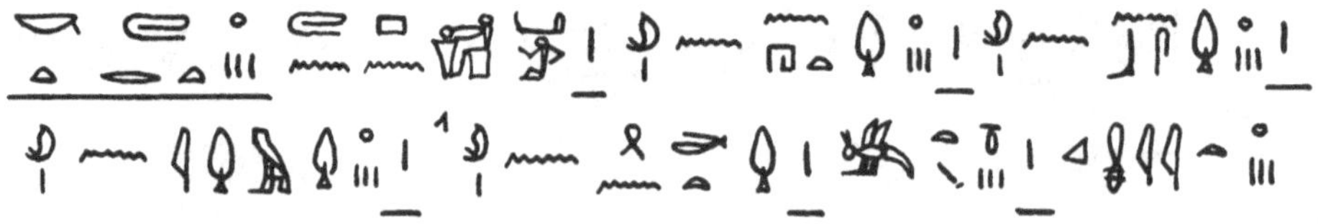

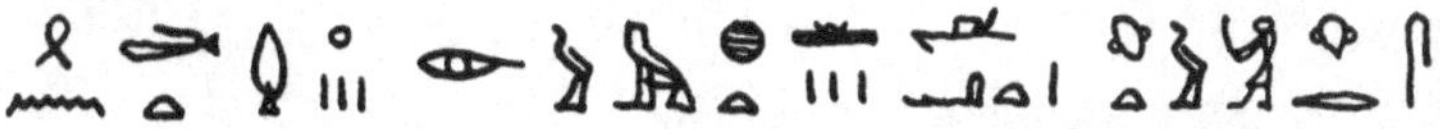

ℋ 14 (1, 13–15)

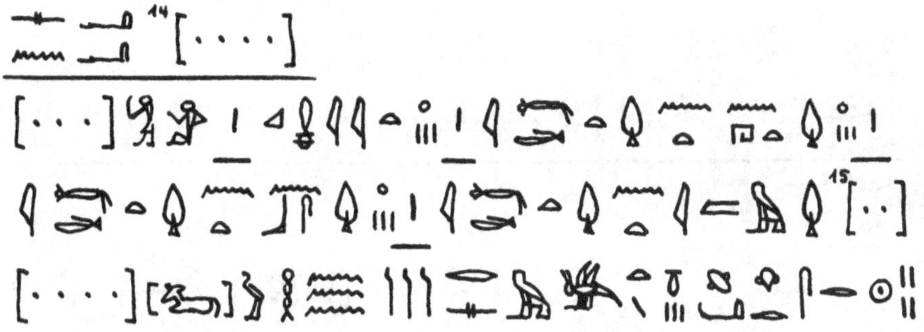

ℋ 222 (15, 1–2)

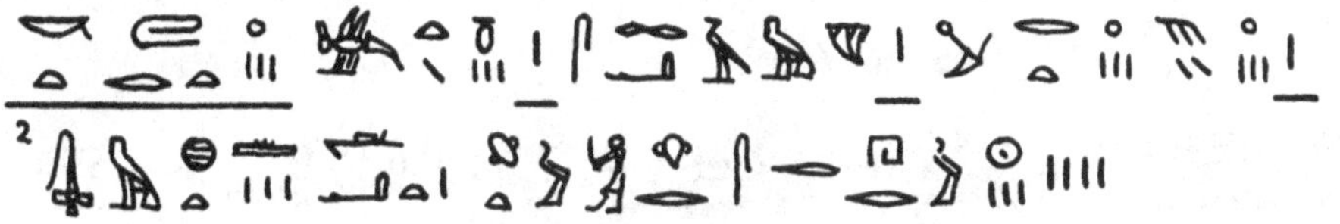

ℋ 223 (15, 2)

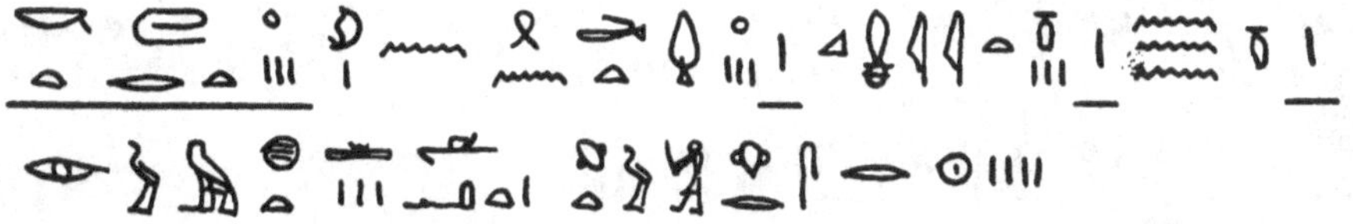

ℋ 224 (15, 3)

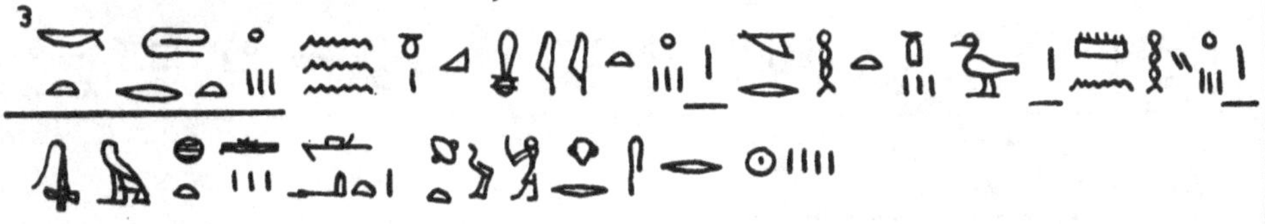

ℋ 225 (15, 3–4)

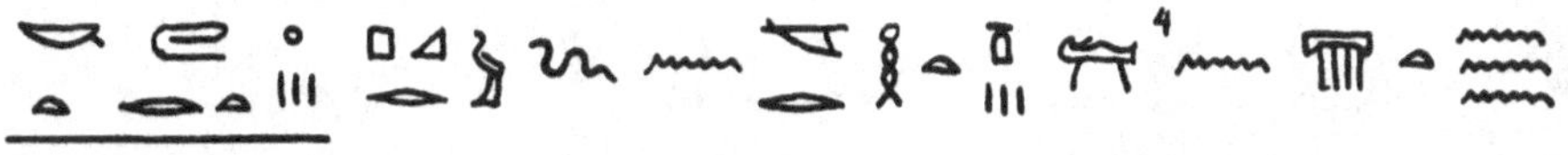

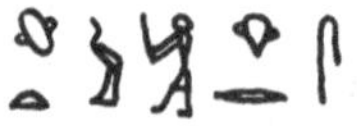

ℋ 226 (15, 4–5)

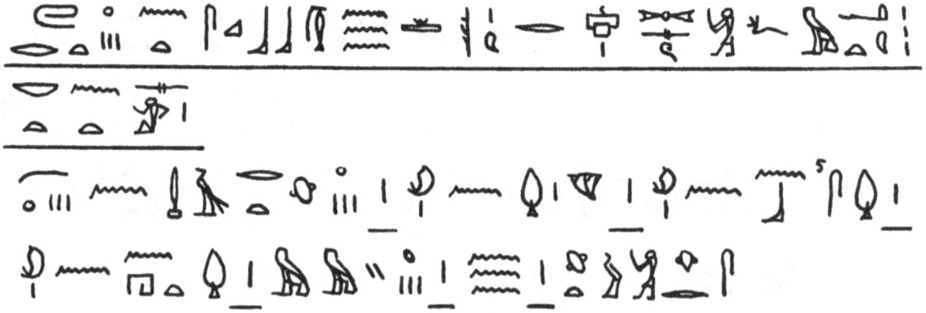

ℋ 227 (15, 5–6)

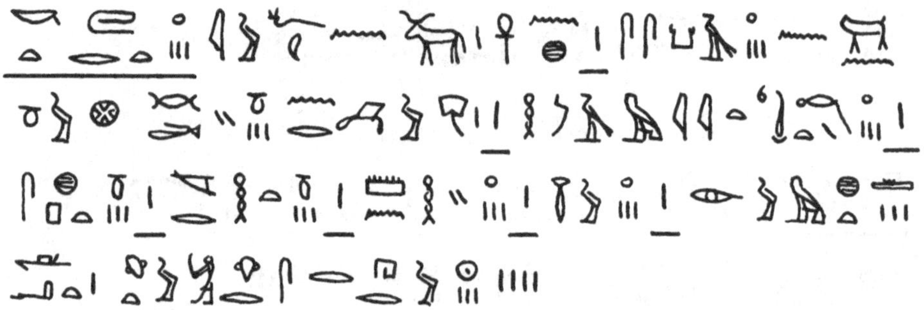

ℋ 233 (15, 13–14)

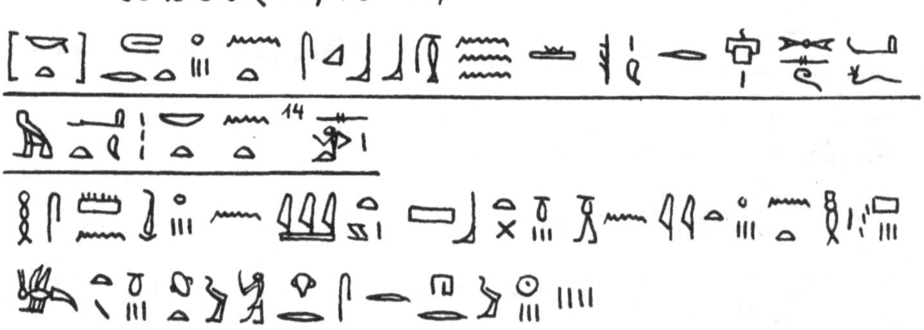

H 234 (15, 14-15)

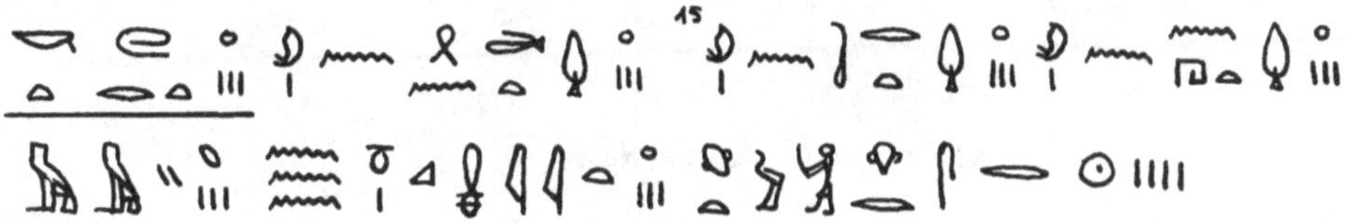

Eb 636 (80, 2-4)

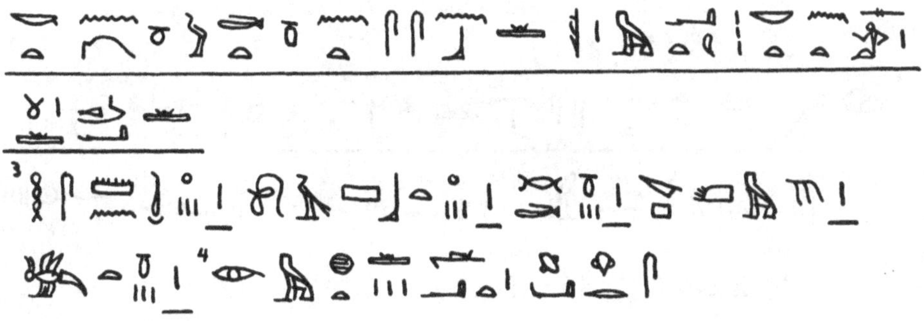

H 15 (1, 15-16)

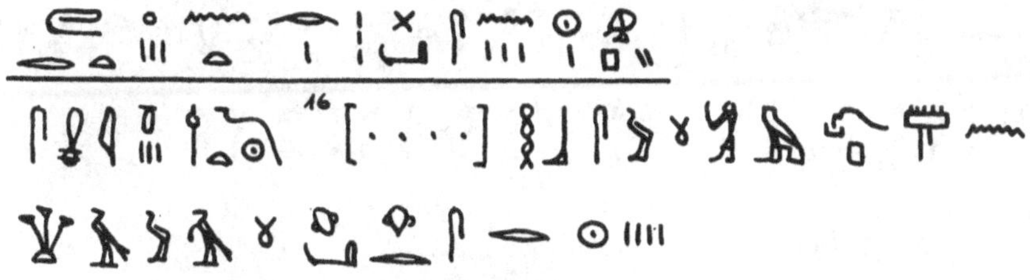

L 4 (2, 1-3)

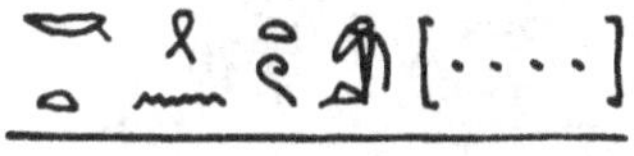

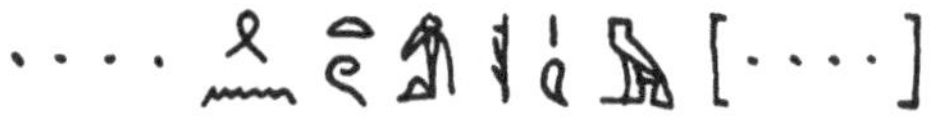

V B 2 wbnw-Wunden

a Wundbehandlungen im allgemeinen

Eb 515 (70, 1-2)

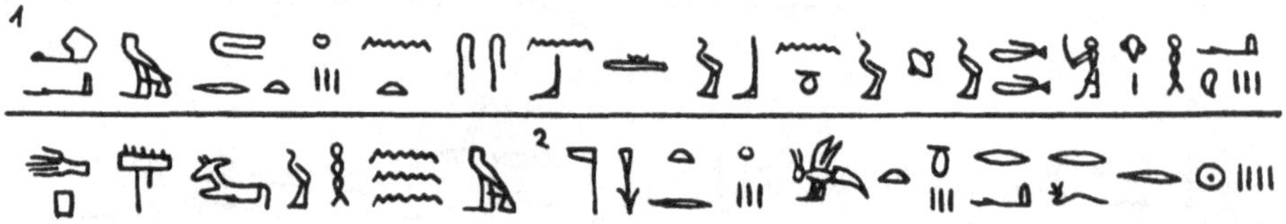

H 260 (17, 16-18, 3)

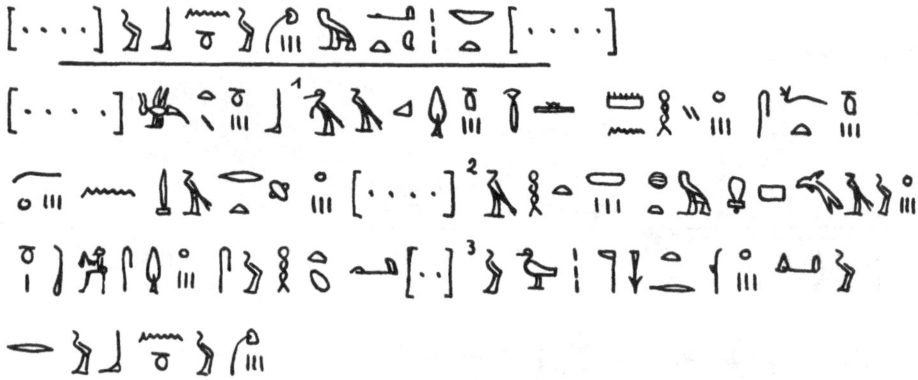

H 245 (16, 9-10)

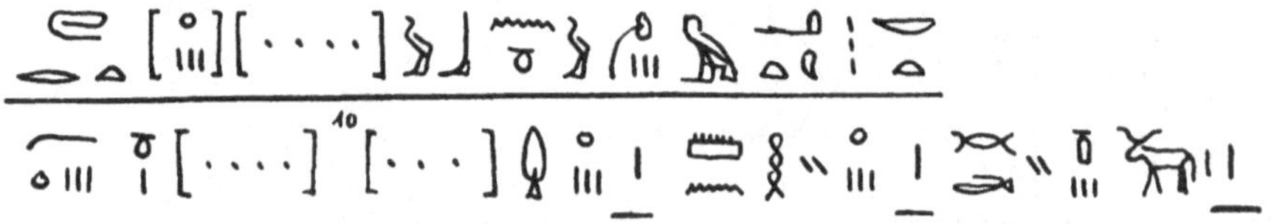

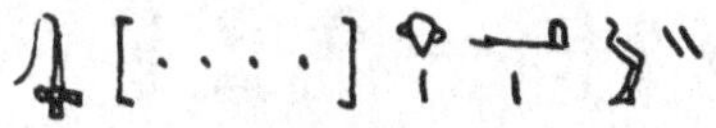

Eb 528 (71,1-3)

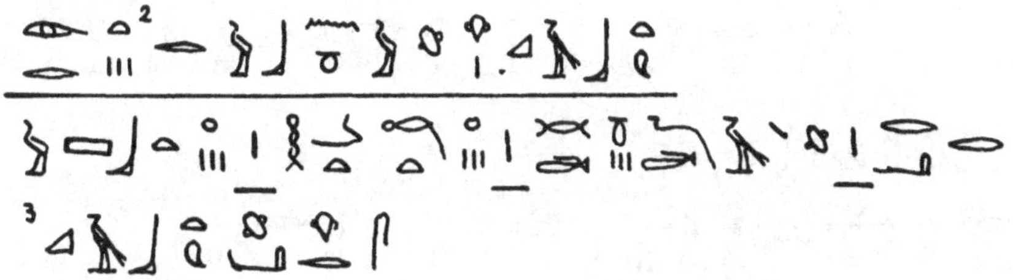

Eb 529 (71,3-4)

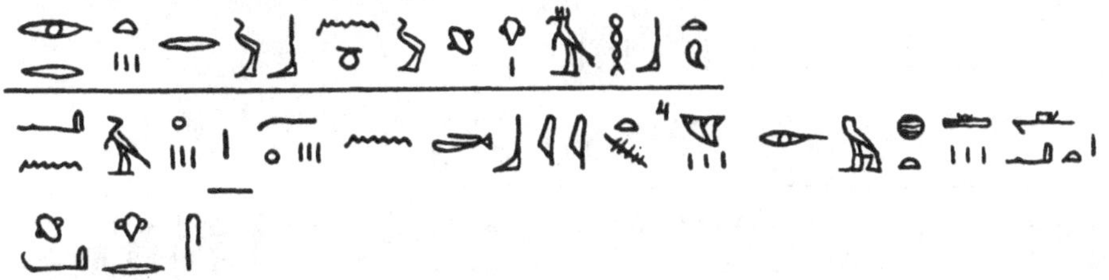

„sich überziehen lassen"

Eb 516 (70,2-4)

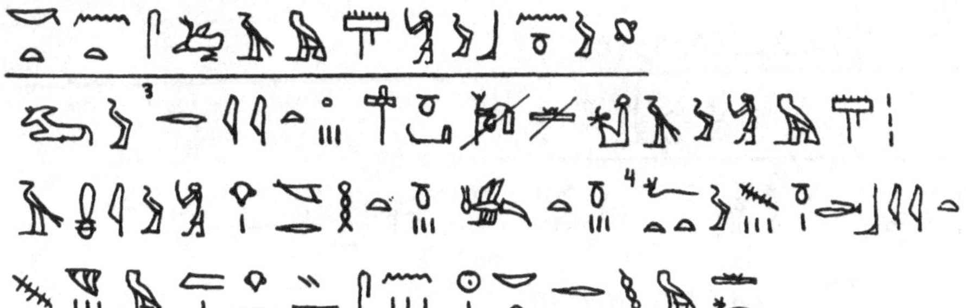

Eb 523 (70,20-21)

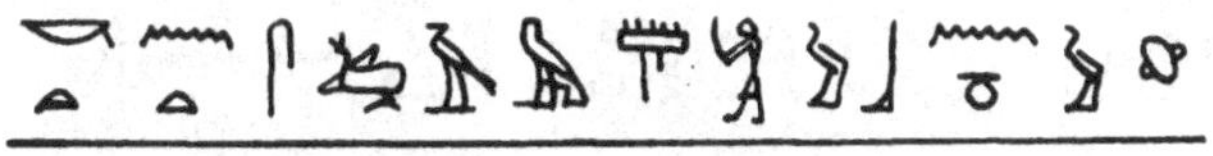

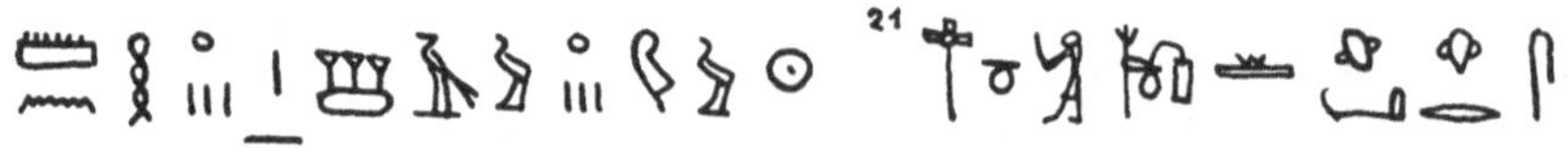

Eb 524 (70, 21-22)

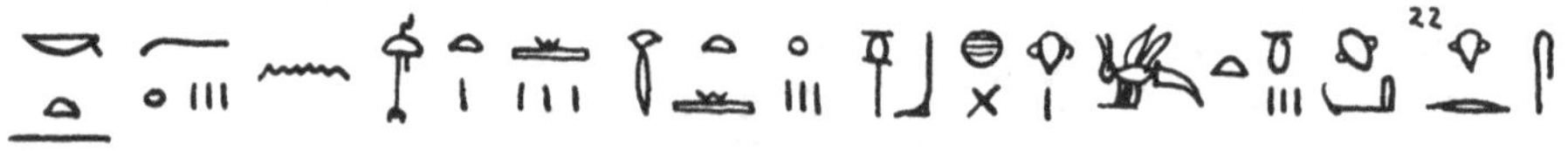

Eb 525 (70, 22)

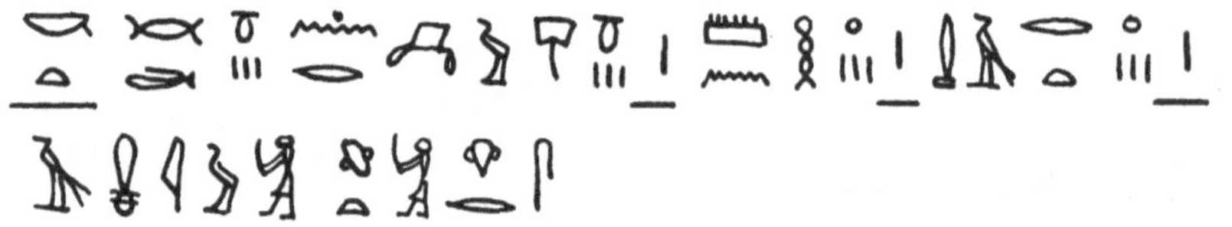

Eb 541 (71, 18-19)

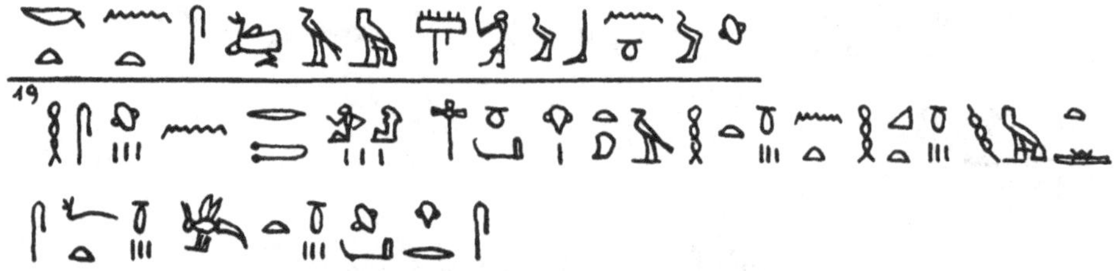

„trocken machen"

Eb 520 (70, 9-10)

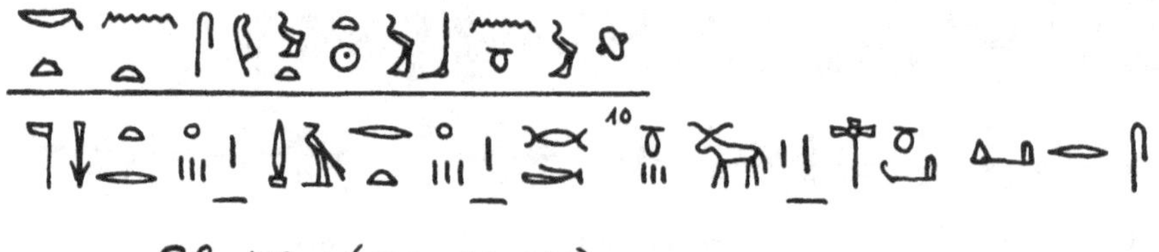

Eb 521 (70, 10-11)

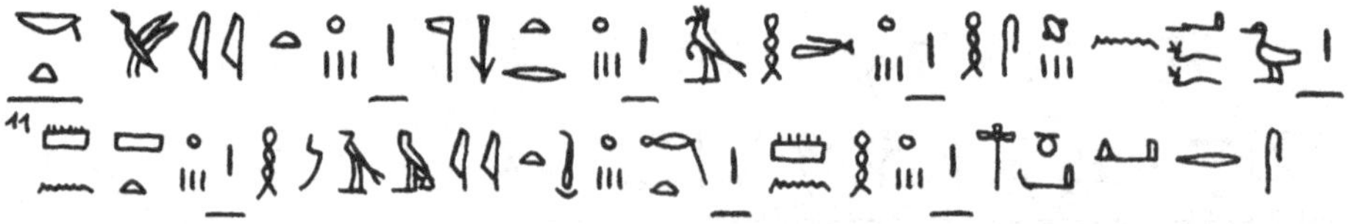

V B 2 b Absonderungen

Sekret (sṯ3)

Eb 522 (70, 11-20)

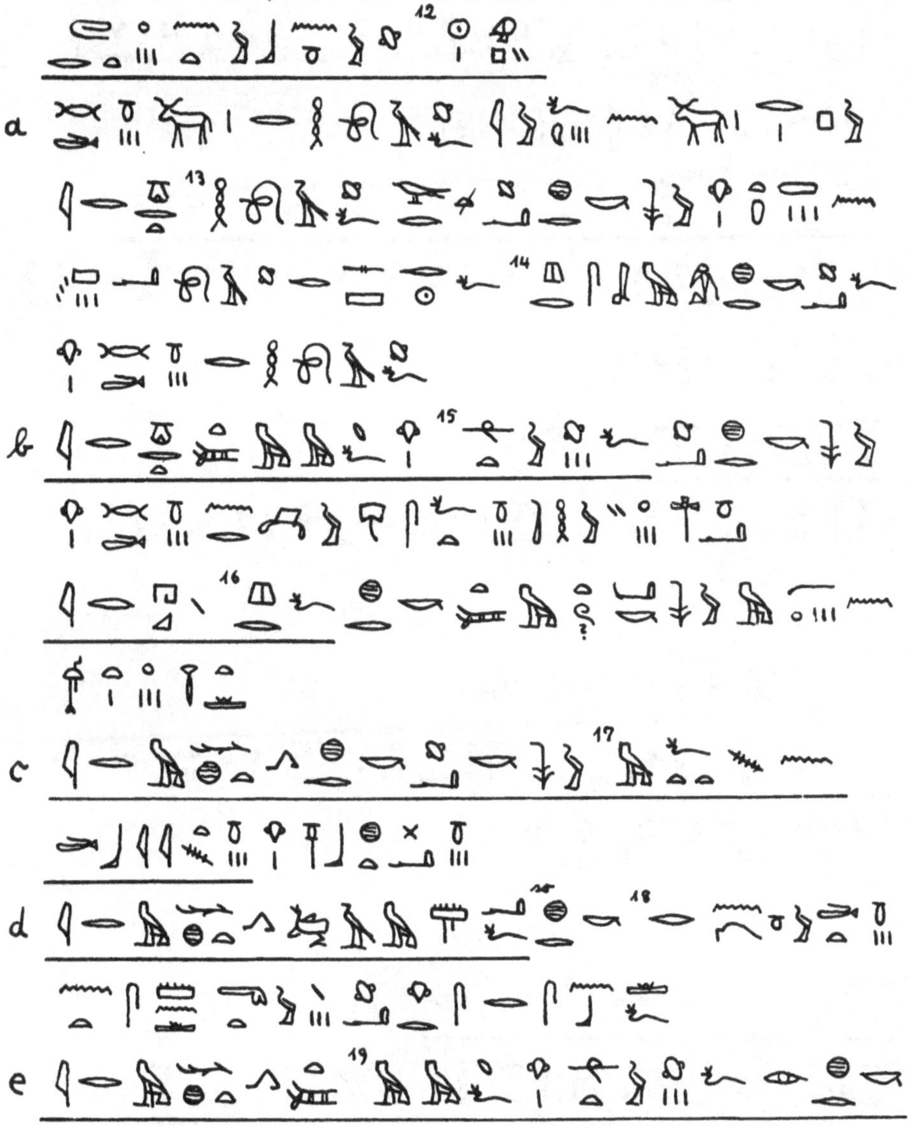

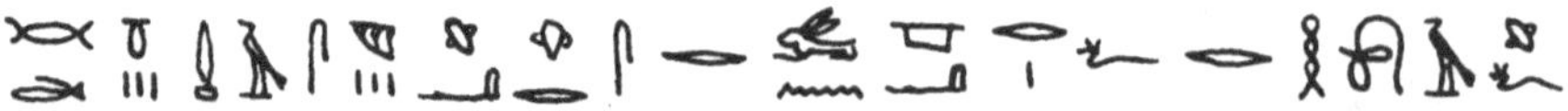

Eb 530 (71, 4–5)

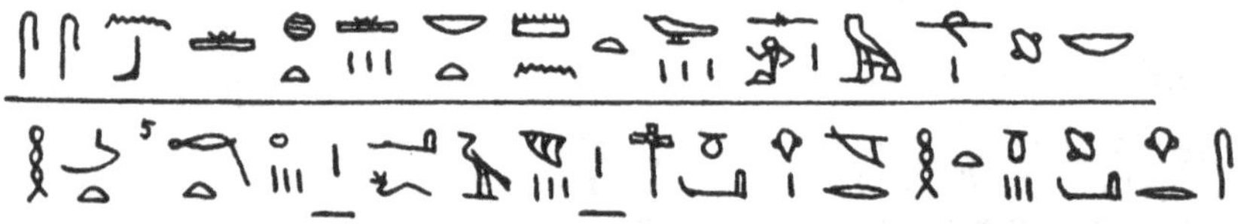

Eb 536 (71, 11–13)

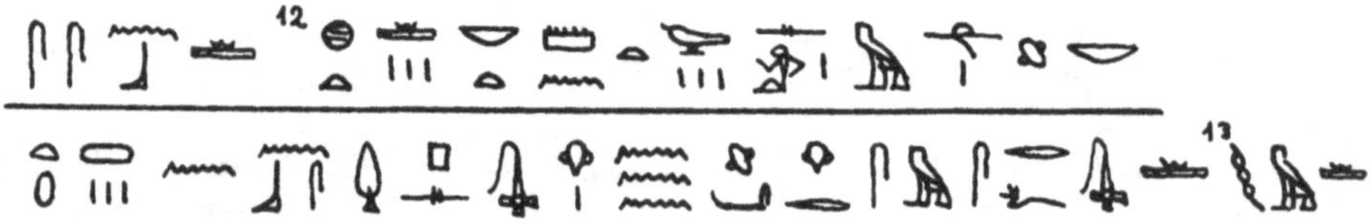

Eb 531 (71, 5–6)

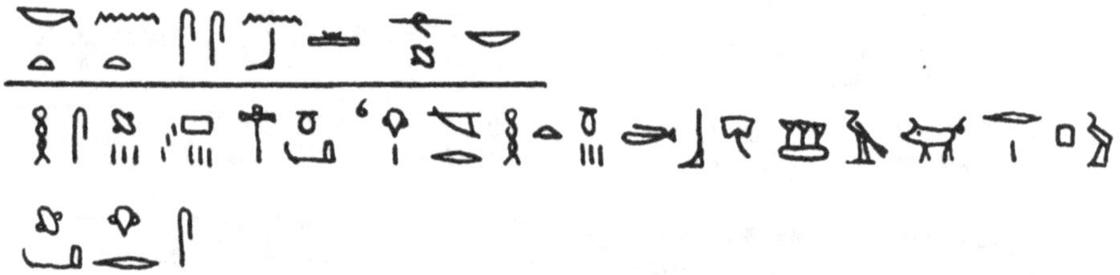

Eb 532 (71, 6–7)

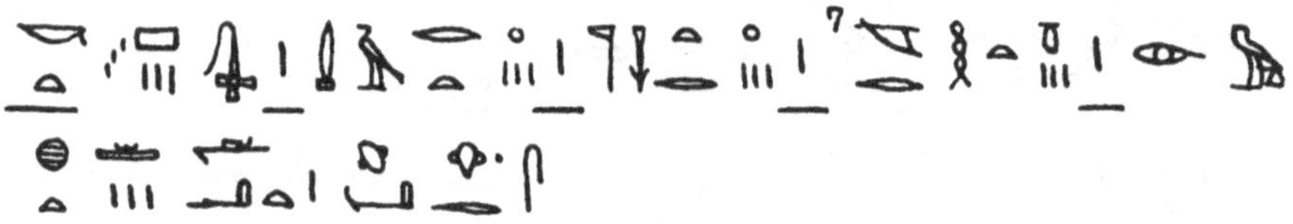

Eb 540 (71, 16–18)

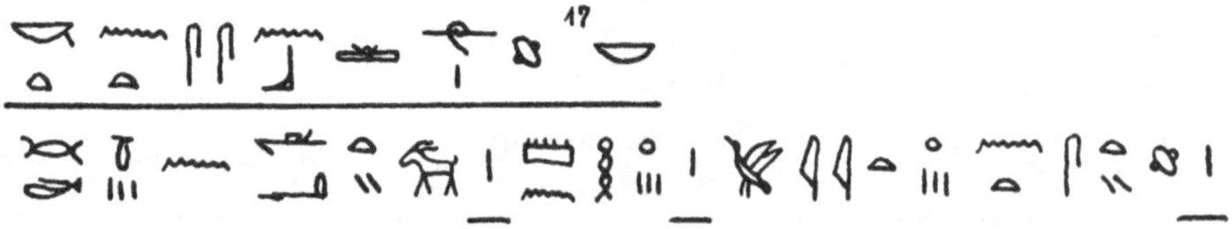

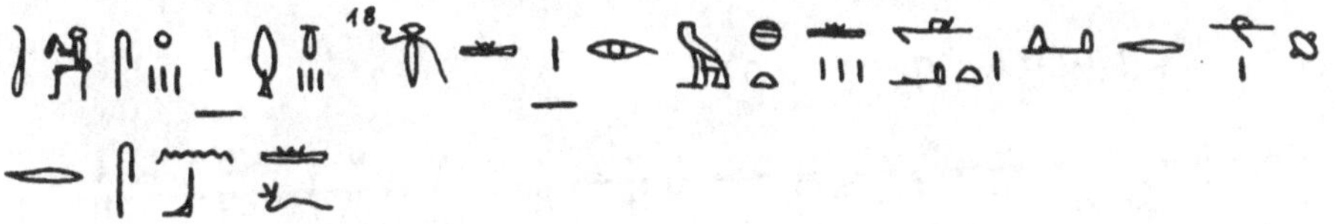

Eb 542 (71,19-21)

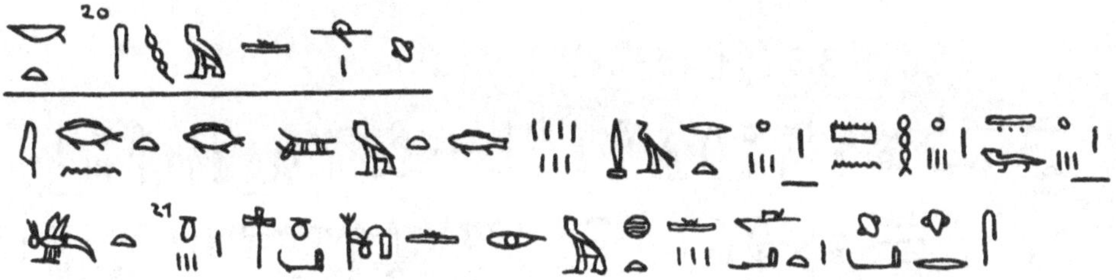

Eb 518 (70,6-7)

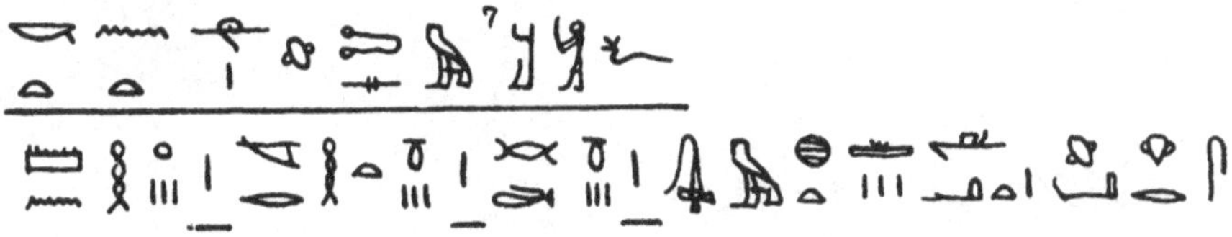

Eb 519 (70,7-9)

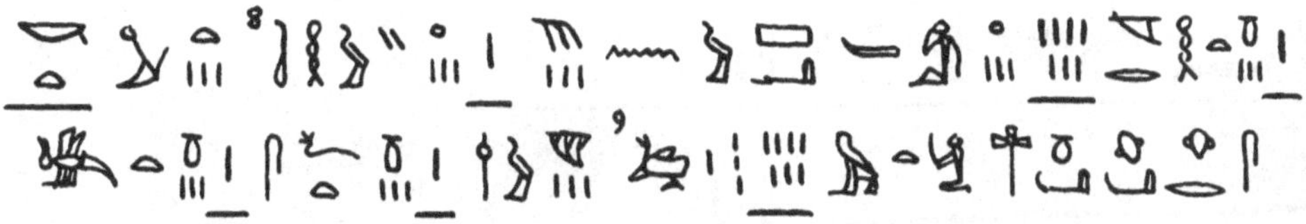

Eb 533 (71,7-8)

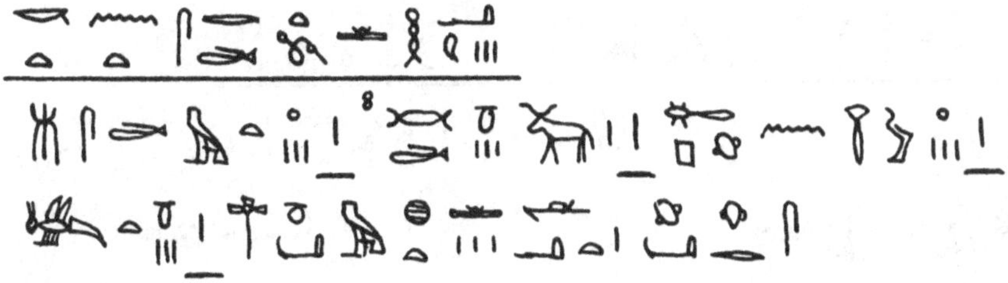

Eb 534 (71, 8–10)

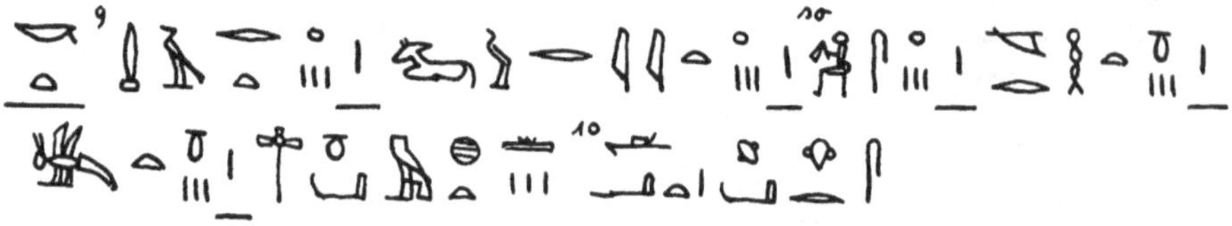

Eb 535 (71, 10–11)

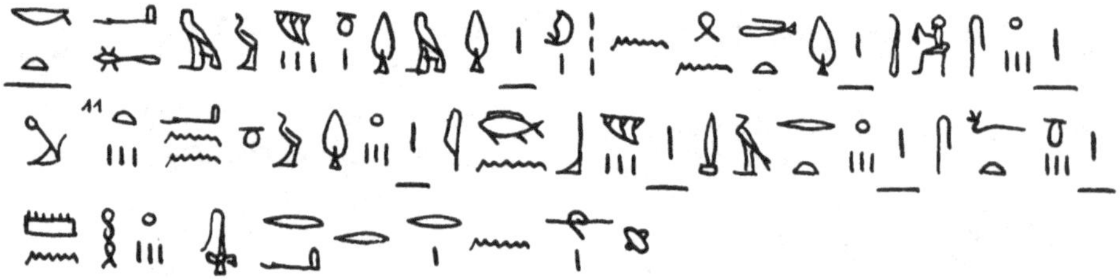

L 29 (10,13 – 11,1)

[. . . .]

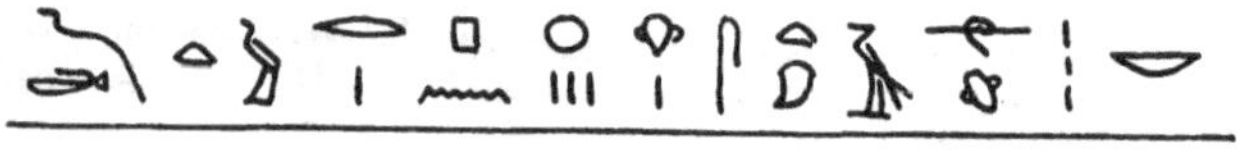

Blut

Eb 517 (70, 4–6)

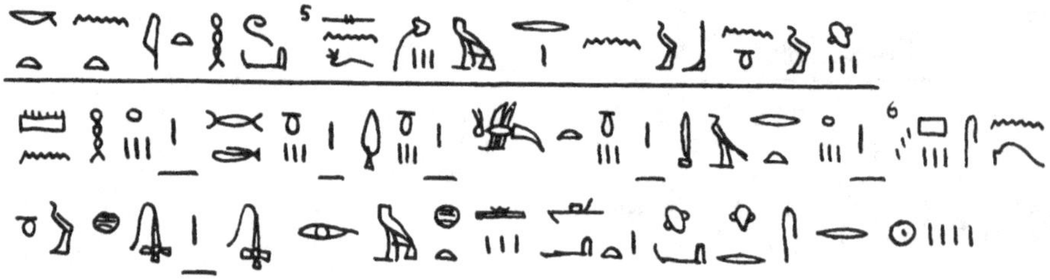

ℒ 43 (14, 2-3)

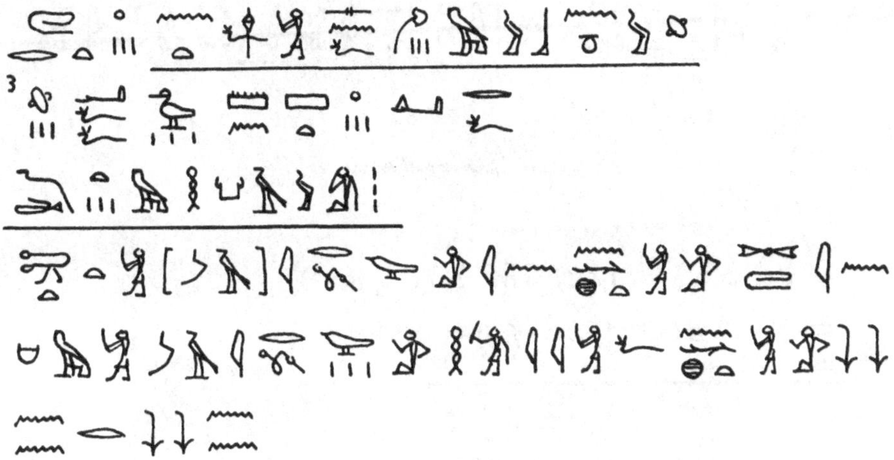

ℒ 44 (14, 4-5)

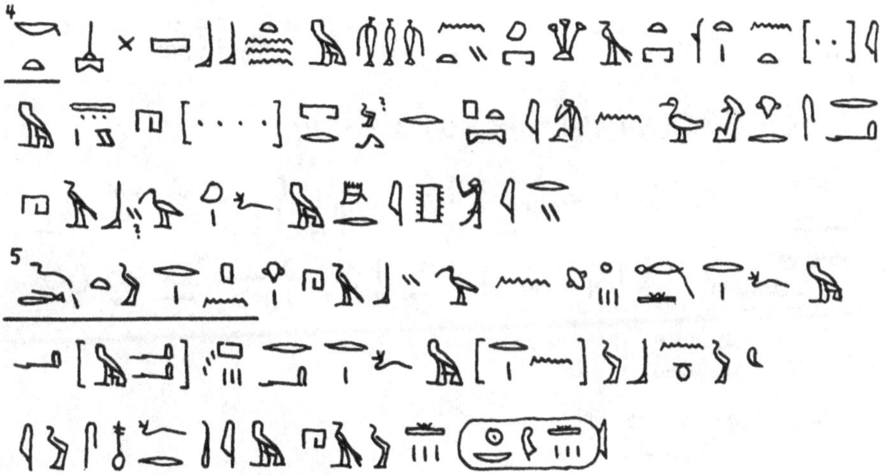

ʿ3gj.t – Absonderung

Eb 539 (71, 14-16)

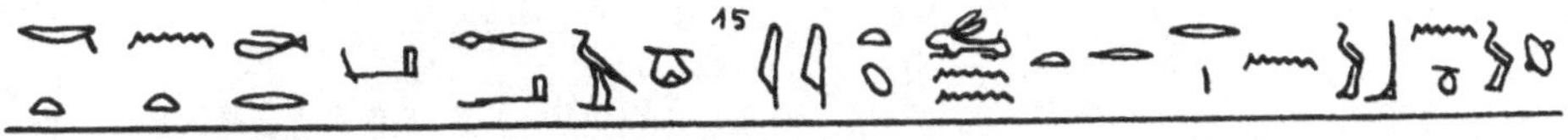

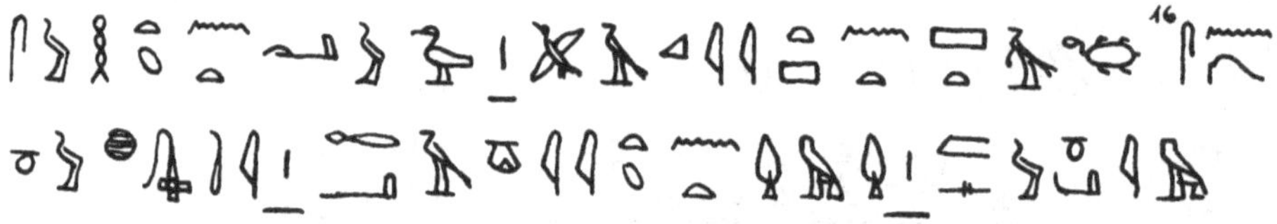

ꜣšj.t – Absonderung

Eb 537 (71,13) = H 39 (3,8–9)

Eb 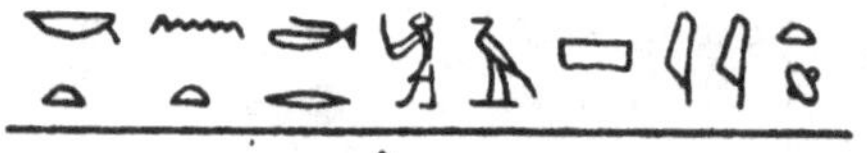

H 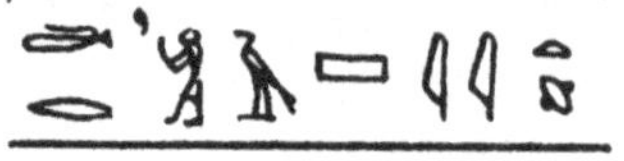

Eb 

H 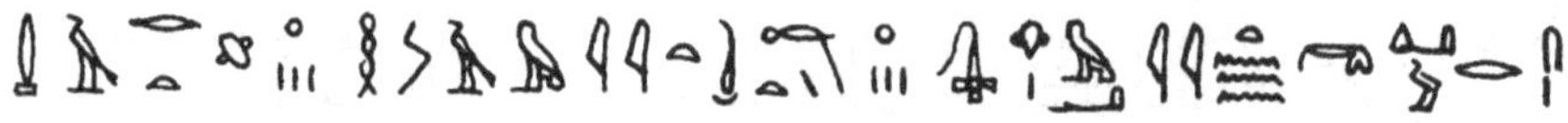

Eb 538 (71,14) = H 40 (3,9–10)

Eb 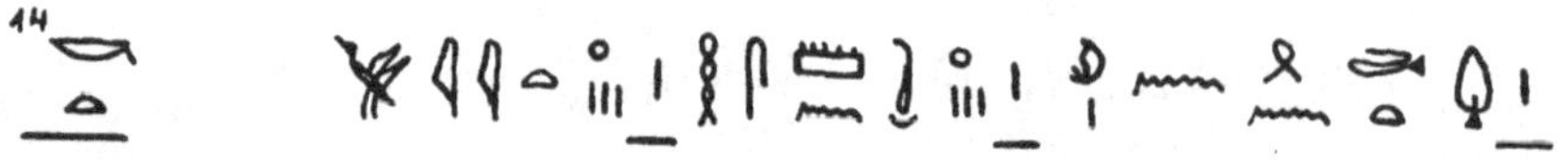

H 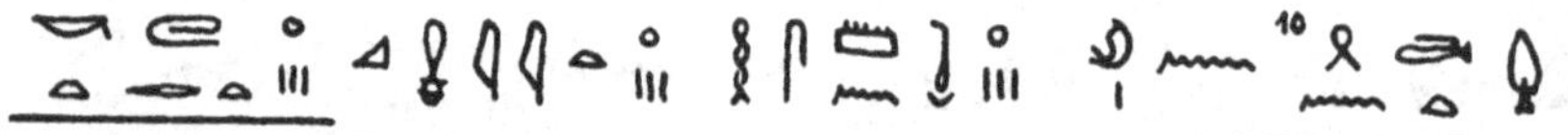

Eb 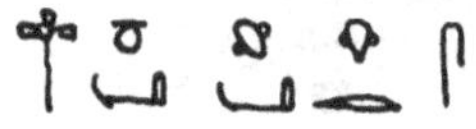

H 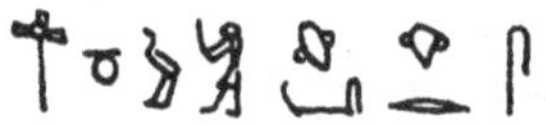

V B 2 c sonstige Erscheinungen

Geschwüre

Eb 527 (70,24–71,1)

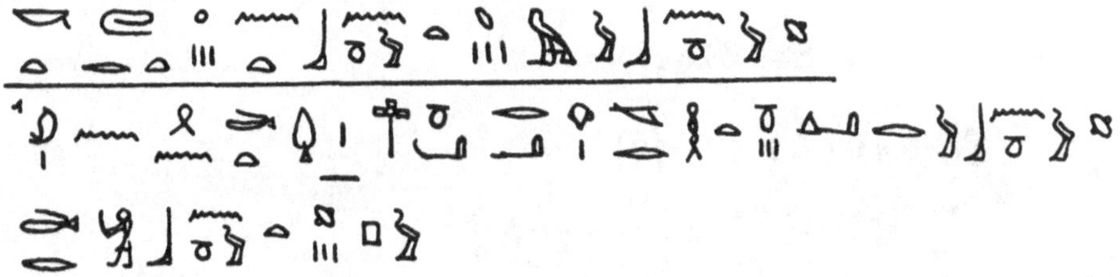

Schmerzstoffe

Eb 130 (30,4–6)

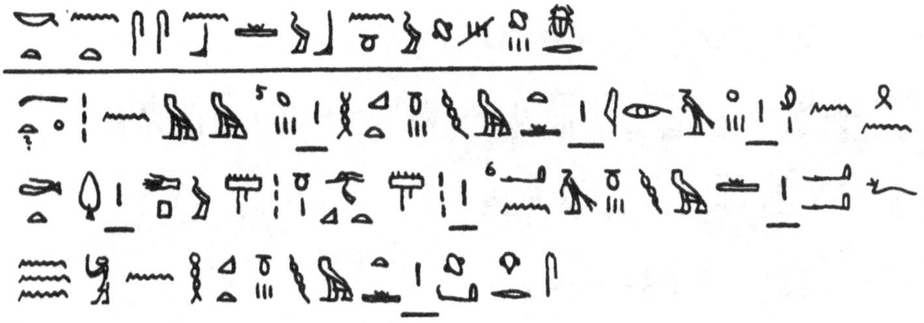

V B 2 d Verschiedenes

Eb 526 (70,23–24)

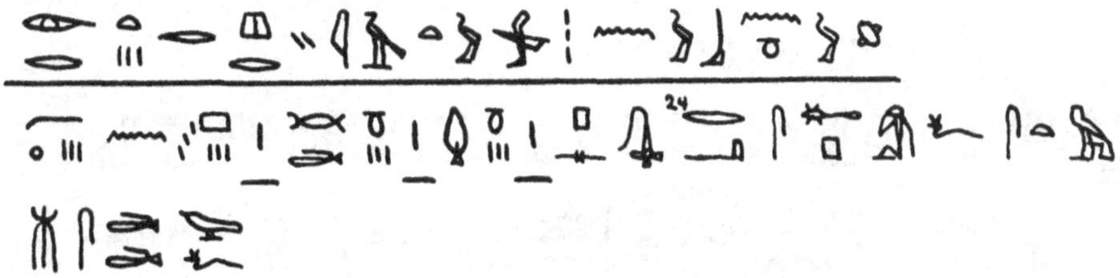

V B 3 Verletzungen durch Schläge, Bisse und Stiche

a Schläge

Eb 510 (69, 18–19).

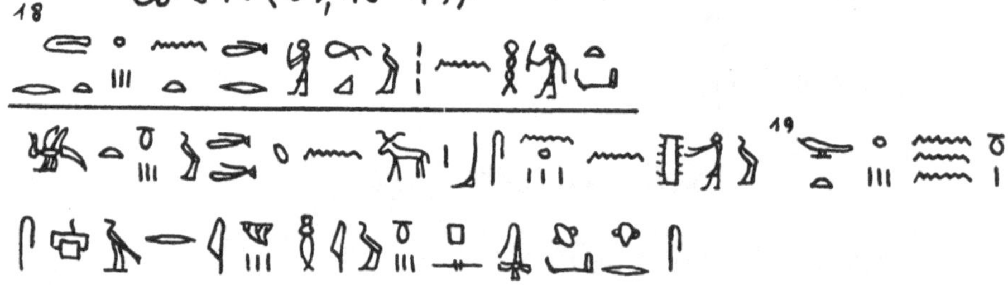

Eb 511 (69, 19–20)

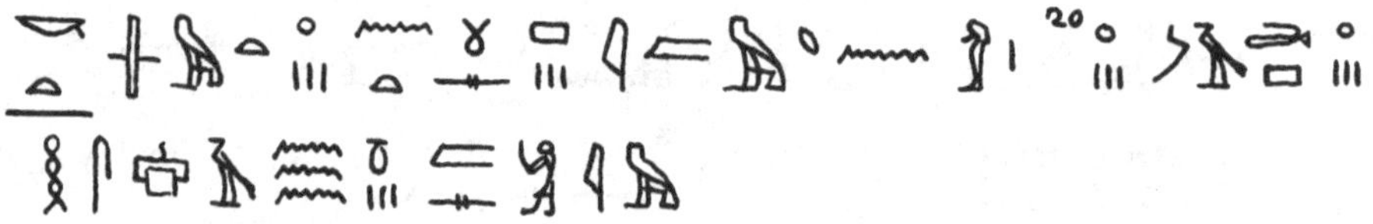

Eb 512 (69, 20–21)

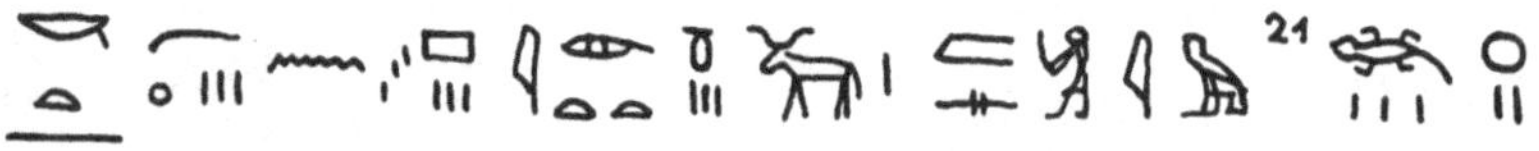

Eb 513 (69, 21)

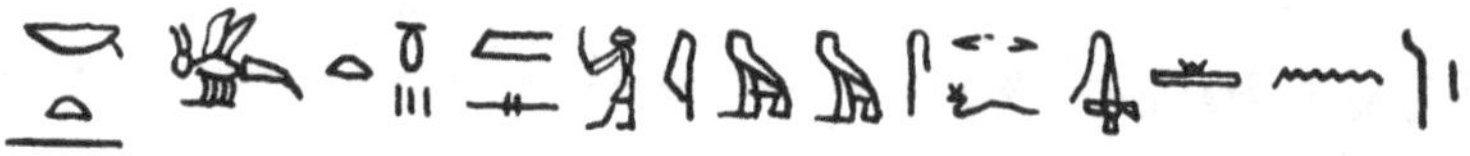

Eb 514 (69, 21–22)

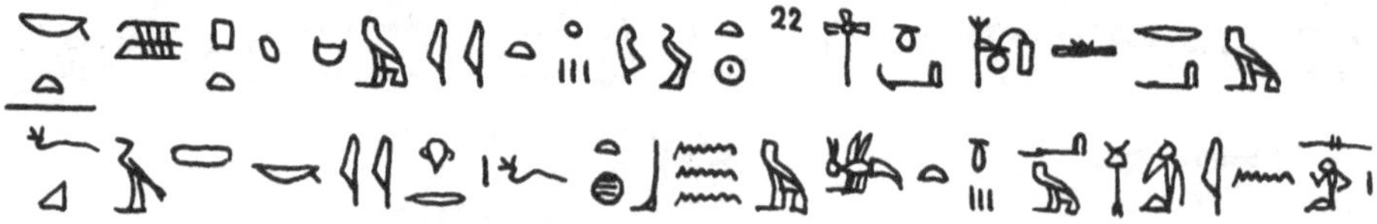

H 89 (7, 10-11)

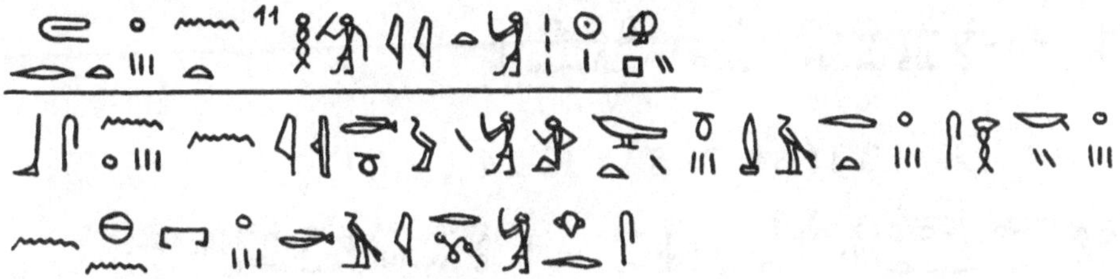

H 90 (7, 11-12)

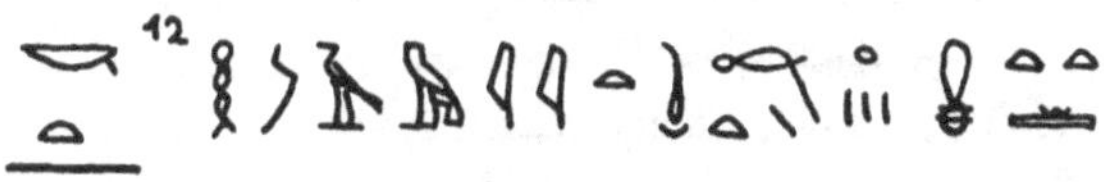

H 91 (7, 12)

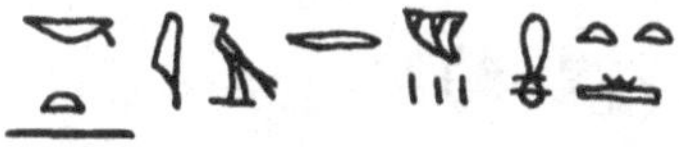

H 92 (7, 12)

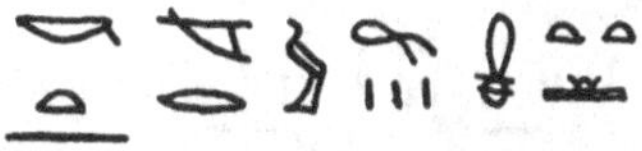

V B 3 b Bisse

Eb 432 (64, 5-7) = H 21 (2, 6-7)

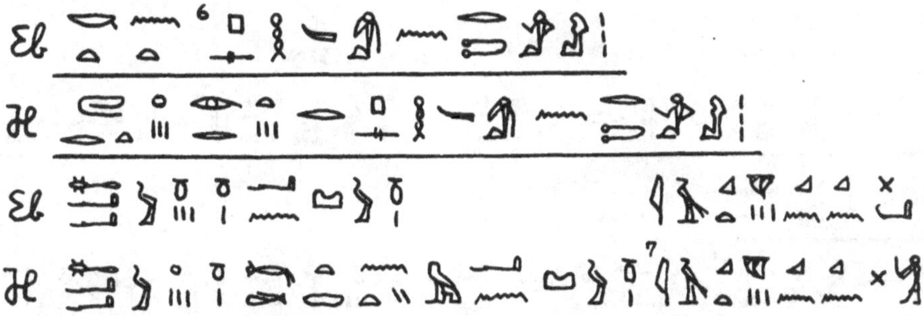

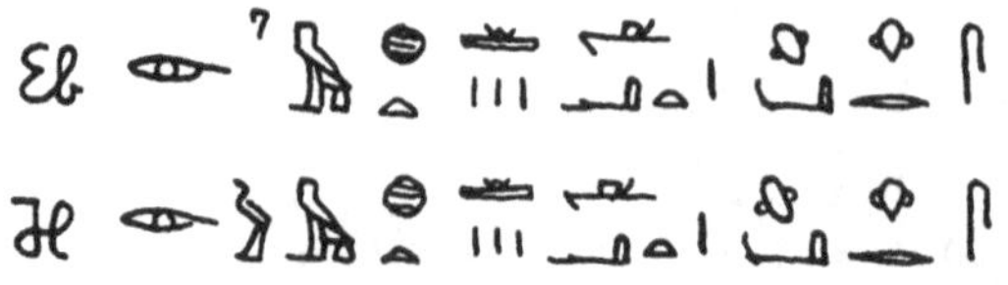

Eb 433 (64, 7–8) = H 22 (2, 7)

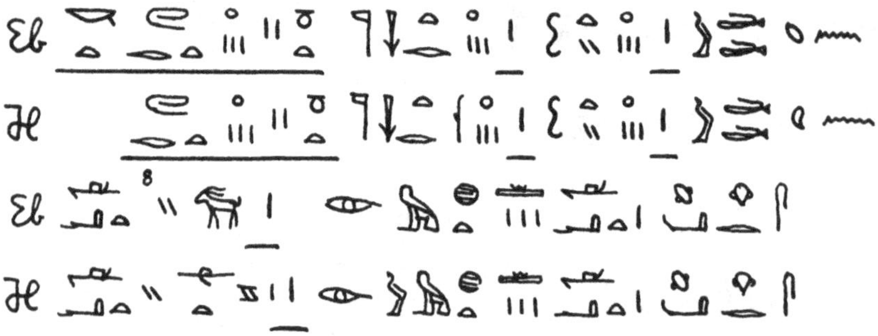

Eb 434 (64, 8–9) = H 23 (2, 7–8)

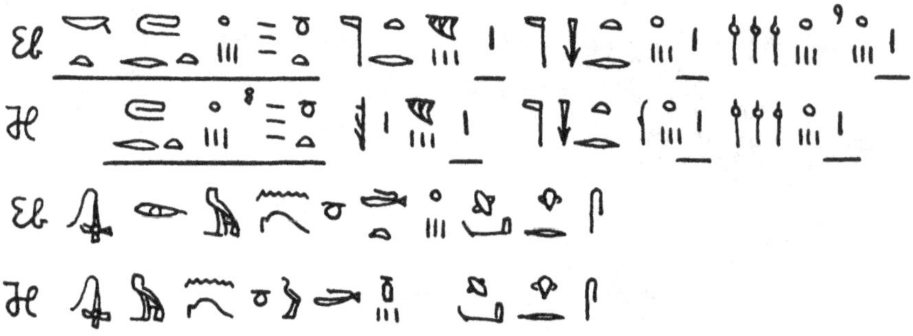

Eb 435 (64, 9–11)

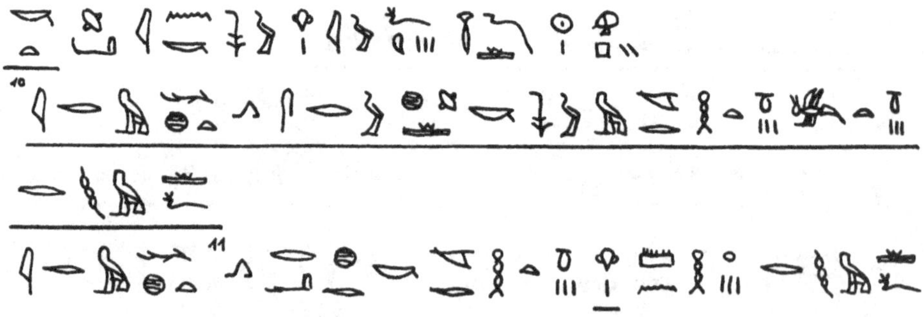

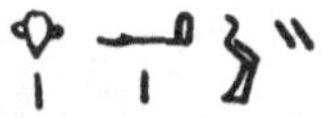

H 241 (16, 5-6)

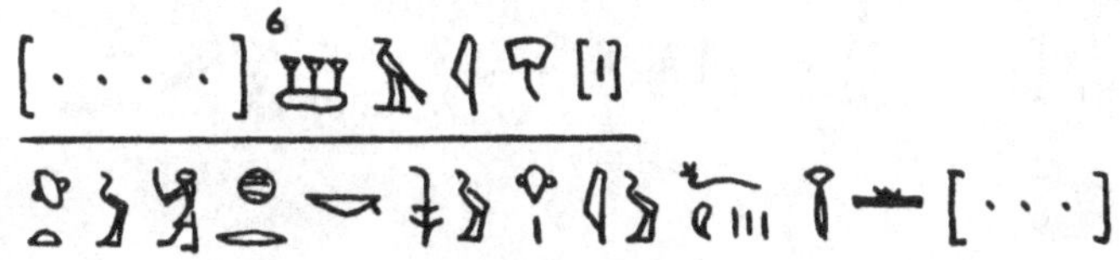

H 242 (16, 6-7)

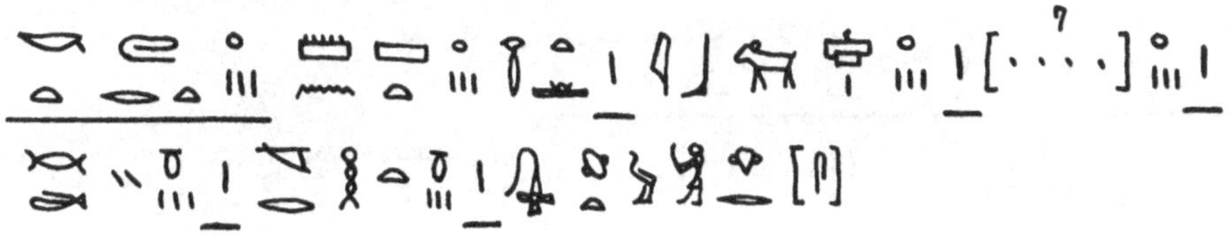

Eb 436 (64, 11-13)

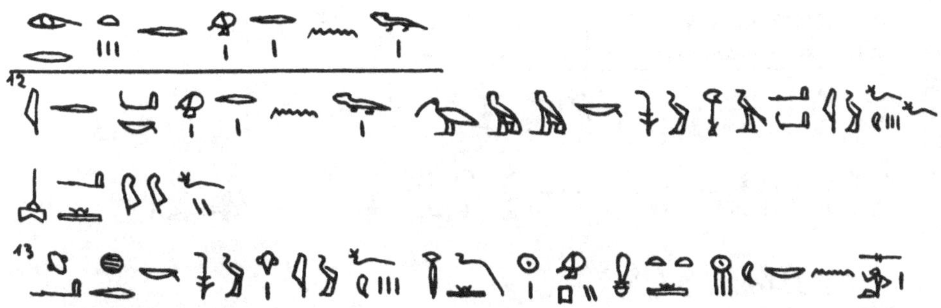

H 239 (16, 4-5)

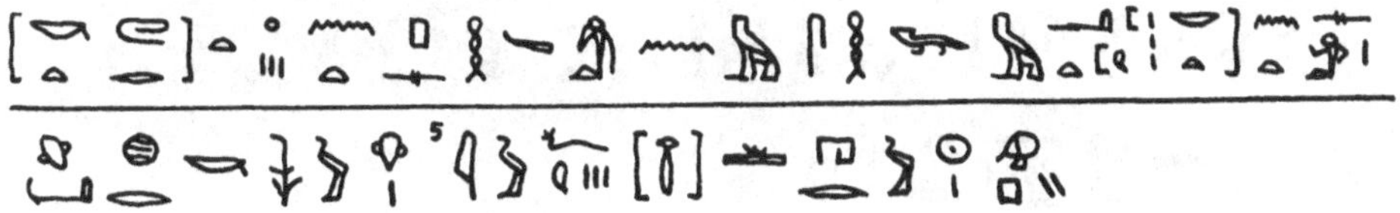

H 240 (16, 5)

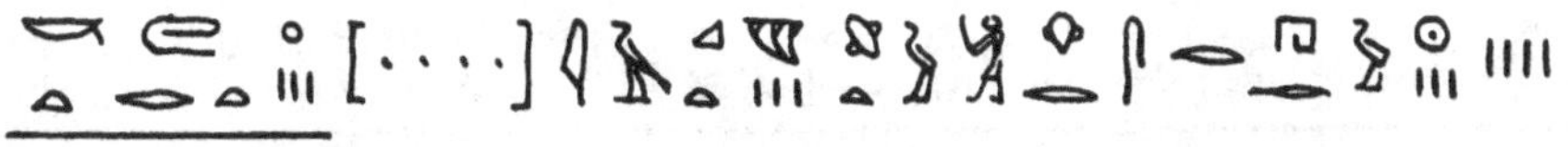

368

H 243 (16,7-8)

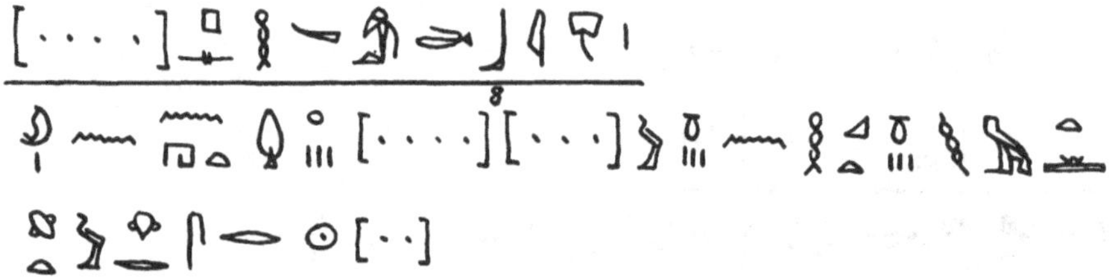

H 244 (16,8-9)

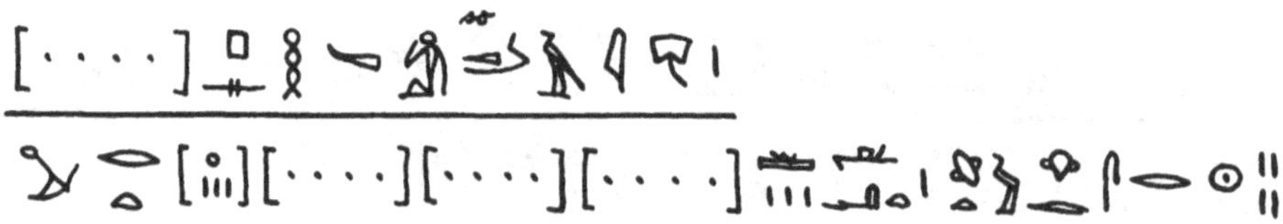

Bln 78 (7,6)

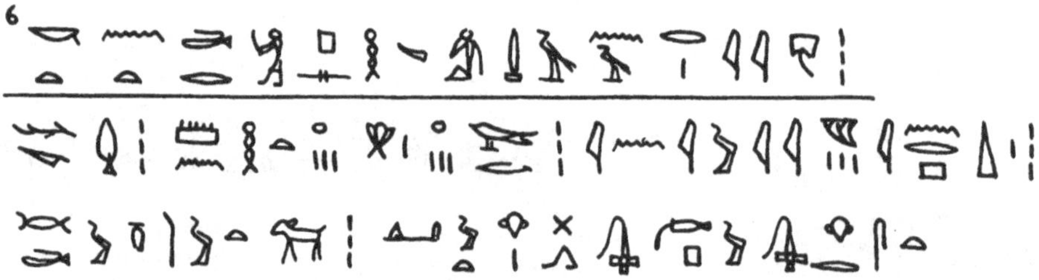

Bln 79 (7,7)

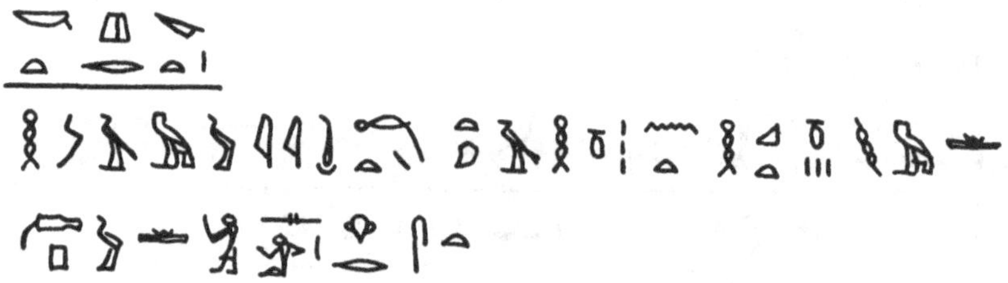

Pap. Turin 31+77, 3-5

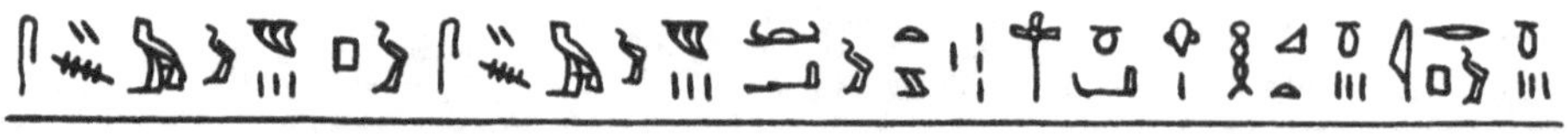

369

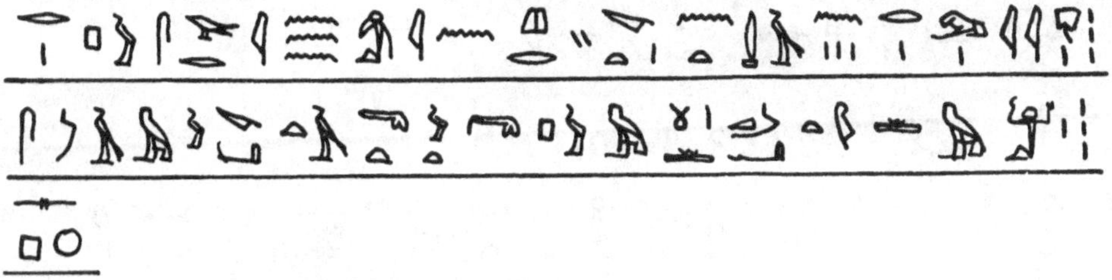

V B 3 c Stiche

Eb 726 (88,4-5)

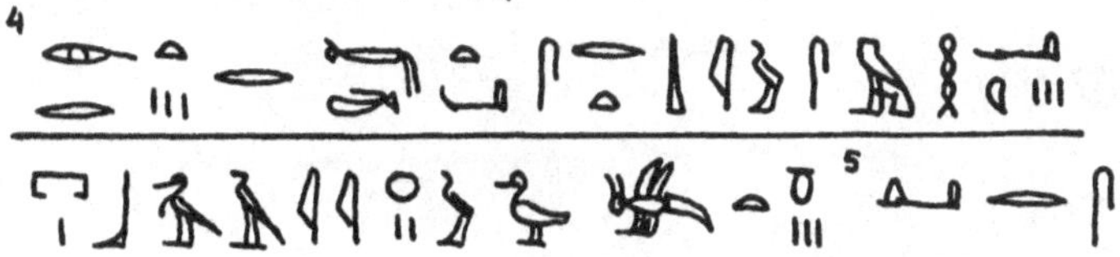

Eb 727 (88,5-6)

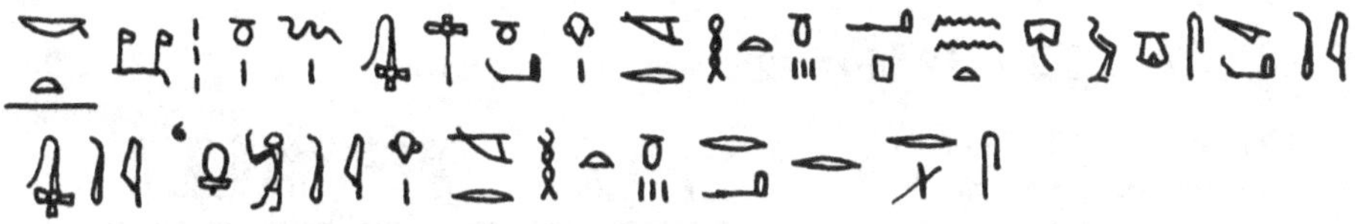

Eb 728 (88,6-7)

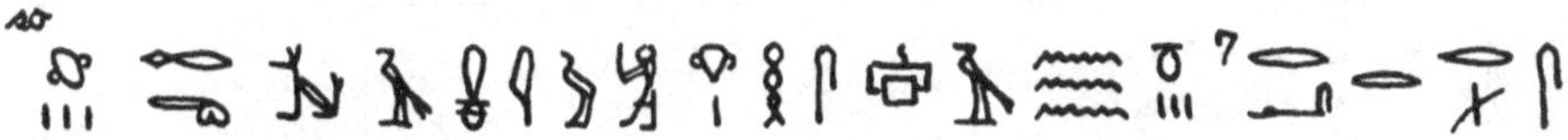

Eb 729 (88,7)

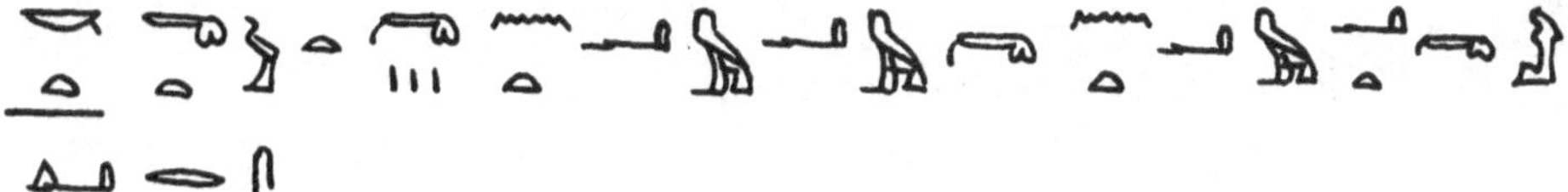

Eb 730 (88,8-9)

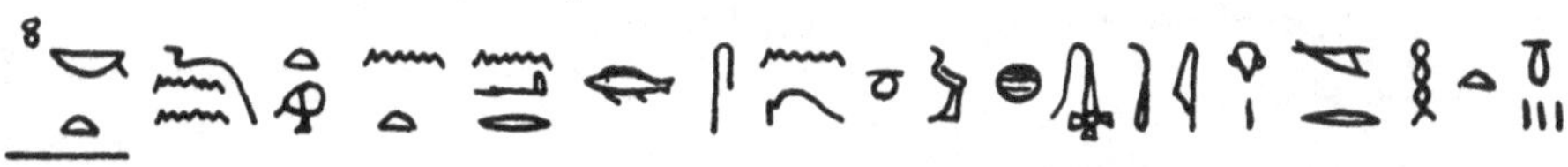

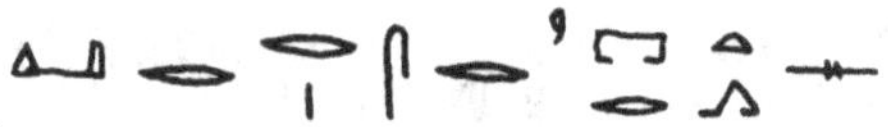

Eb 731 (88, 9-10)

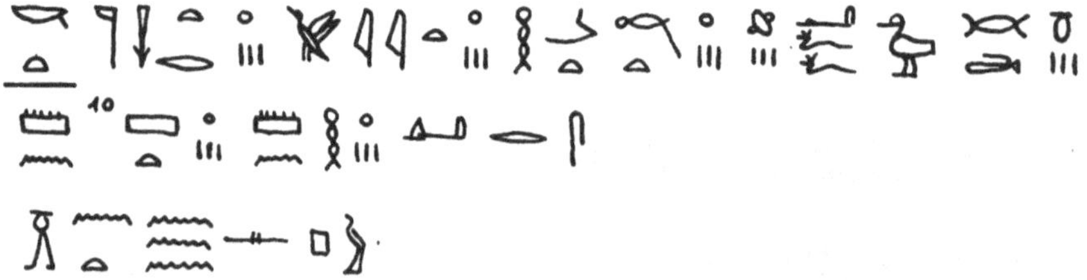

Ram IV C 7

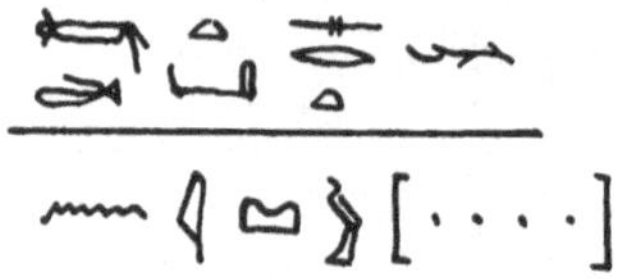

Eb 732 (88, 10-12)

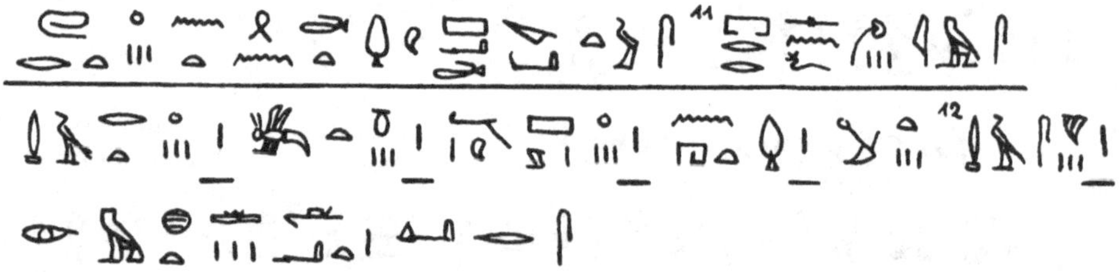

V B 4 Verbrennungen

a Brandwunden

Verbrennung im allgemeinen

Eb 482 (67, 17-22)

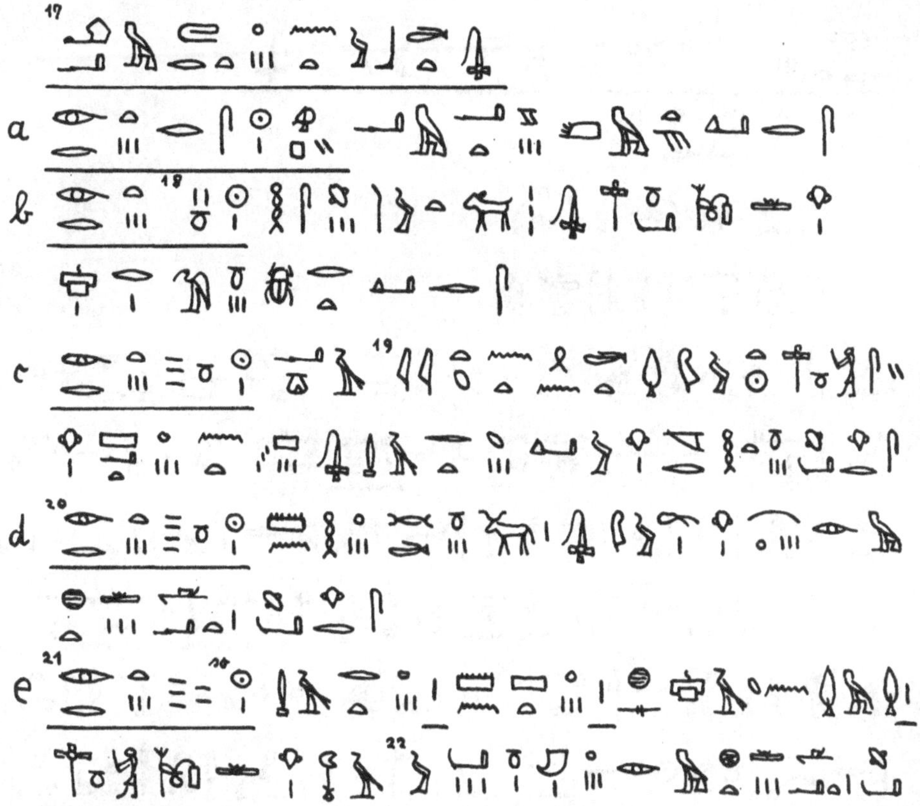

Eb 486 (68, 4-5)

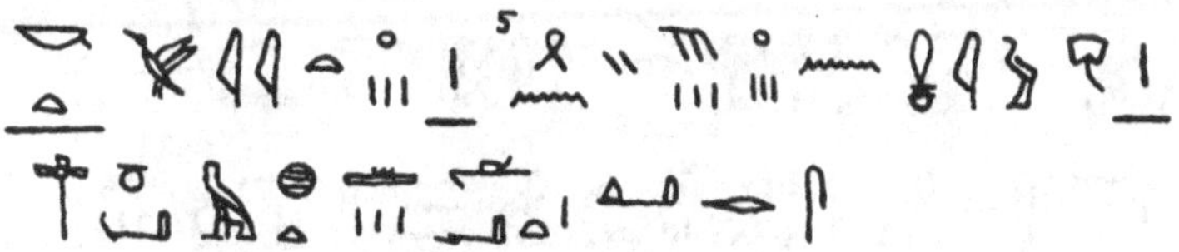

Ram III B 5

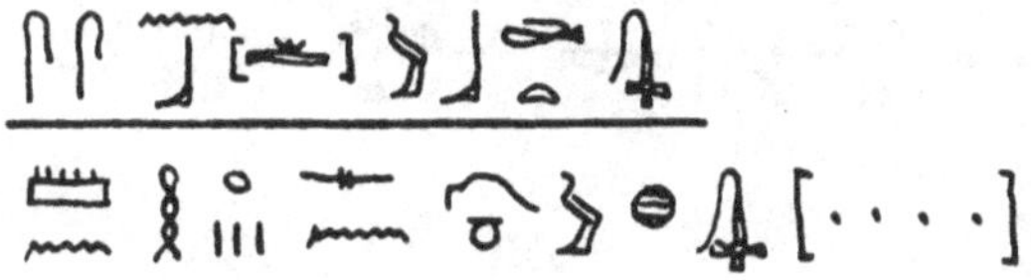

Eb 483 (67,22-68,1)

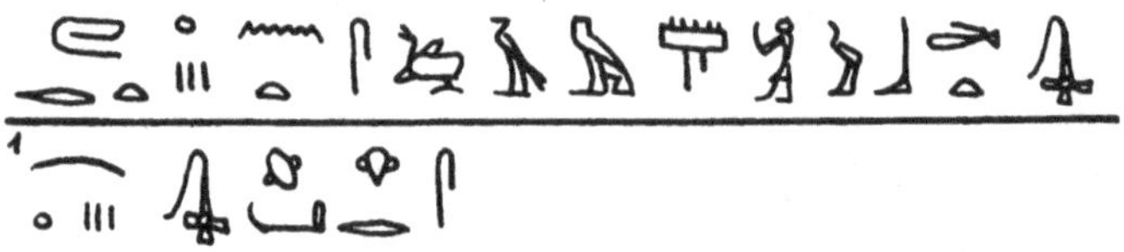

L 46 (14,8-14)

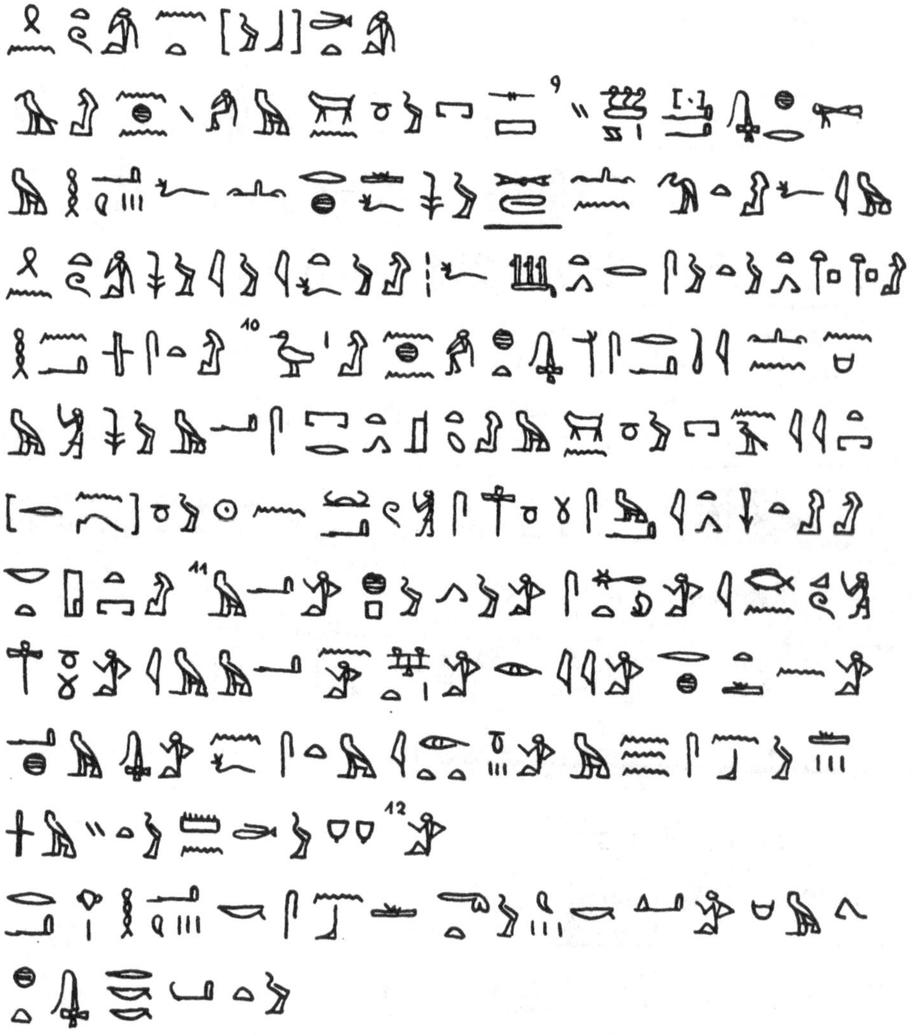

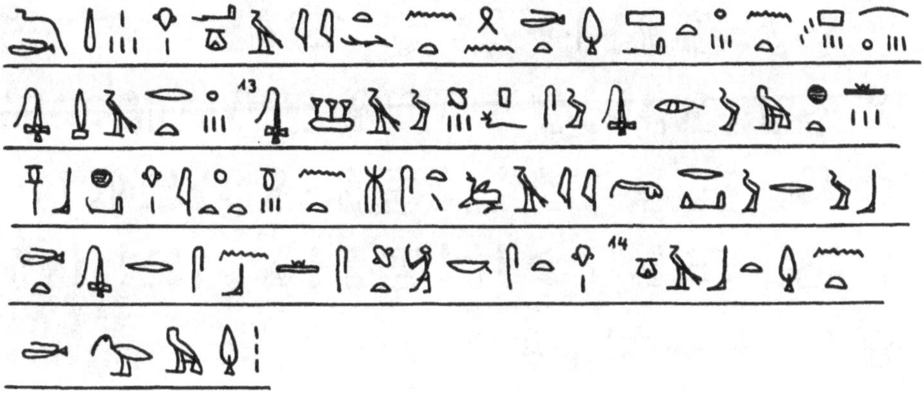

Verbrennung mit dem Zusatz „am ersten Tage"

Eb 492 (68, 15-16) = L 49 (15, 4)

Eb 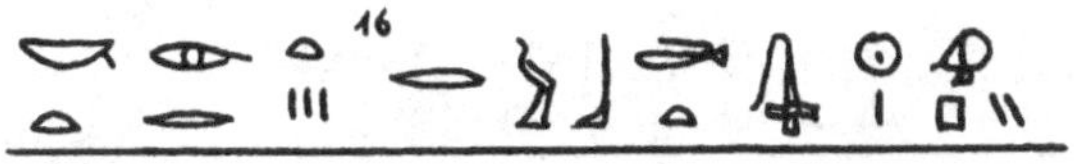

L 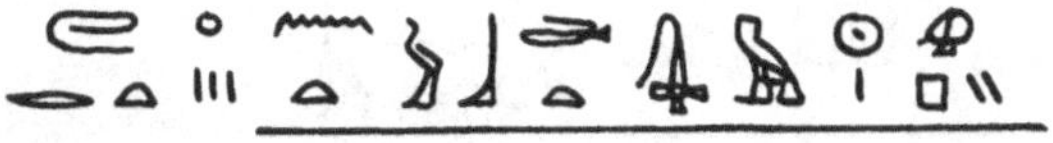

Eb 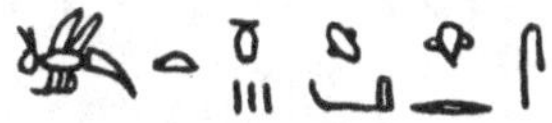 L [. . . .]

Eb 493 (68, 16-17) = L 50 (15, 4-5)

Eb 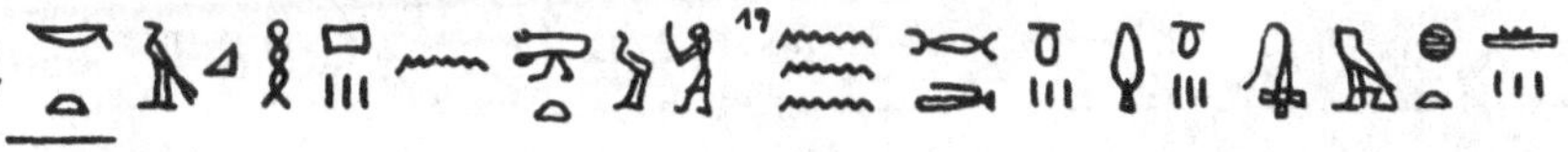

Eb 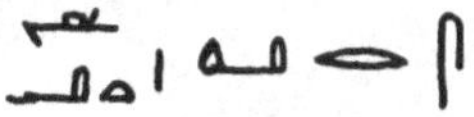 L nur Spuren erhalten

Eb 499 (69, 3-5) = L 47 (14, 14-15, 2)

Eb 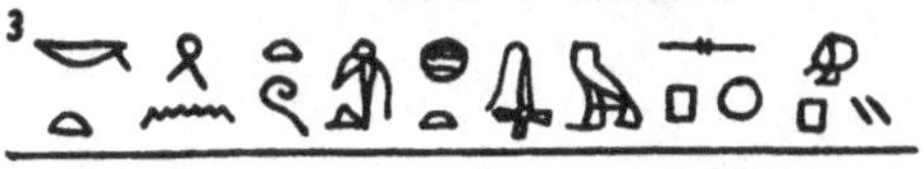

L 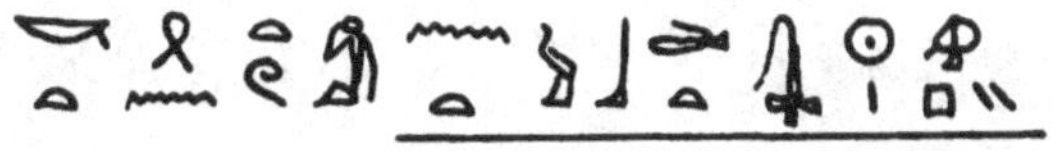

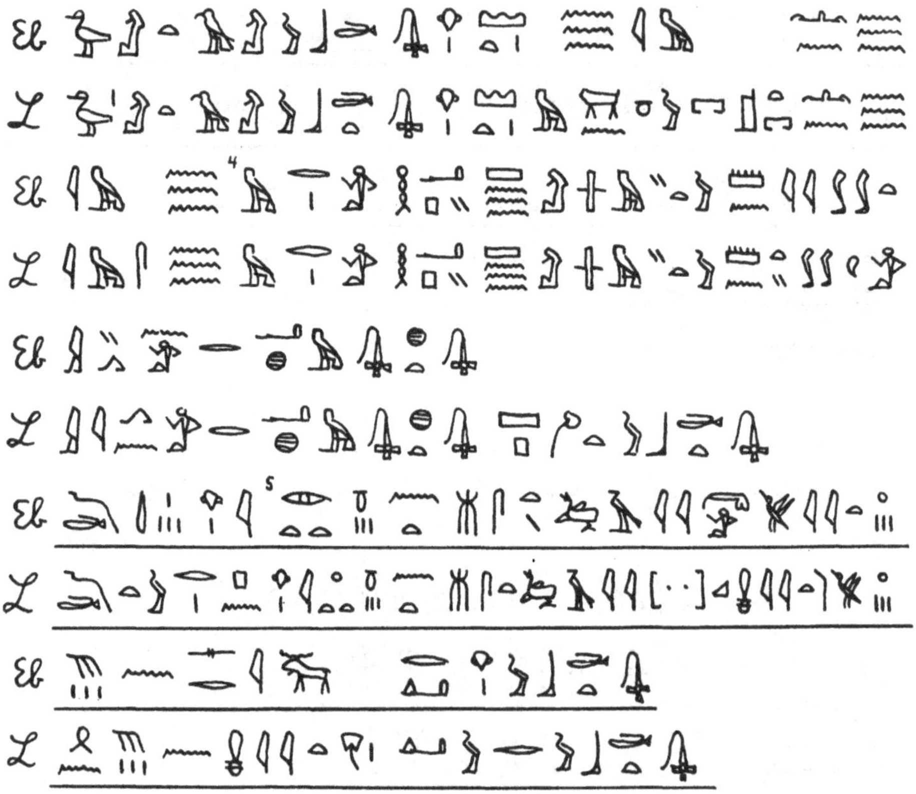

Eb 500 (69, 6-7)

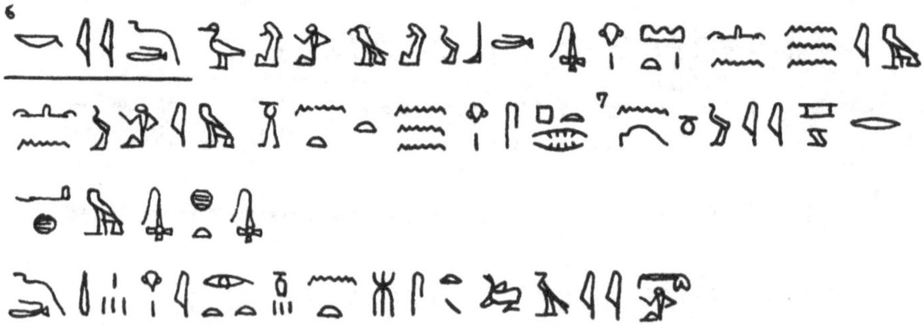

L 48 (15,2-4)

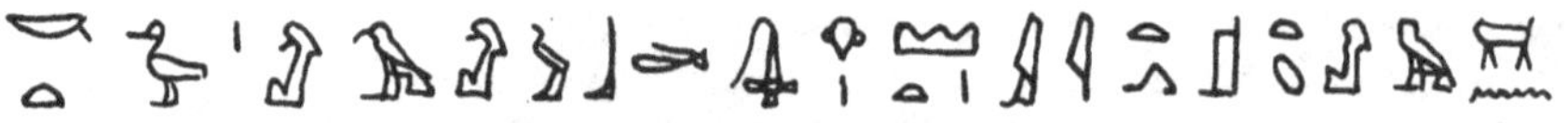

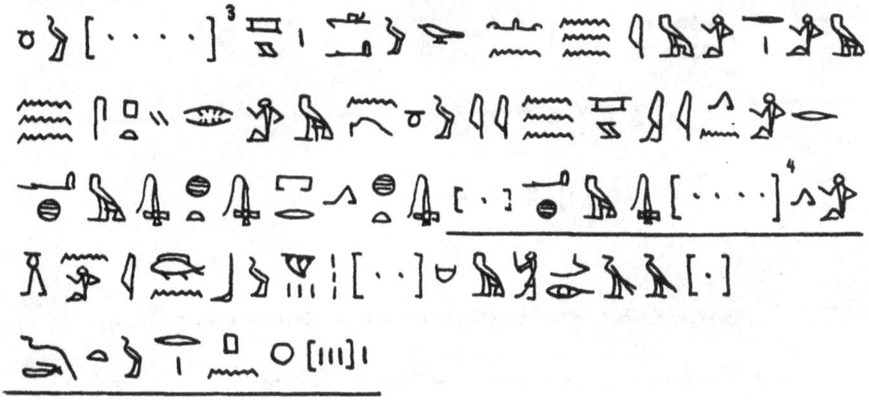

Verbrennung mit offener Wunde

Eb 487 (68, 5-7) = L 51 (15, 5-6)

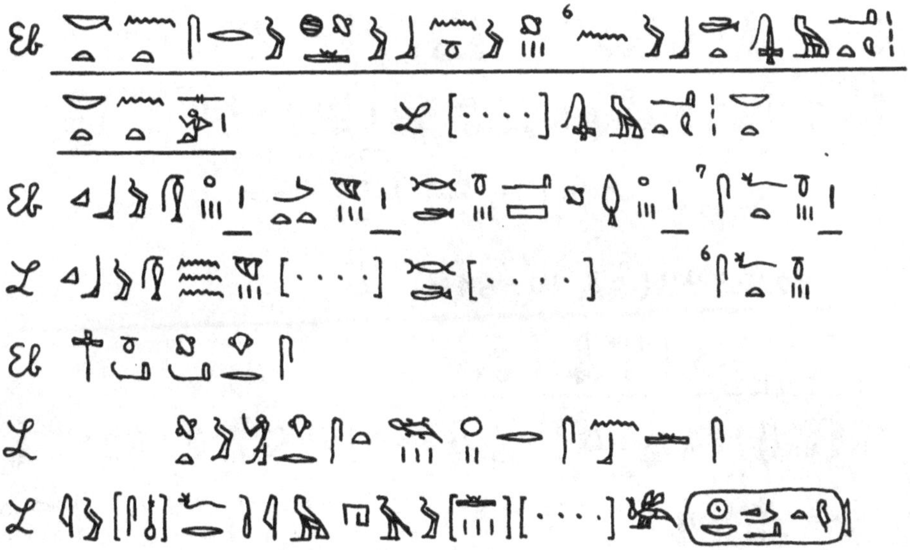

Eb 489 (68, 8-9)

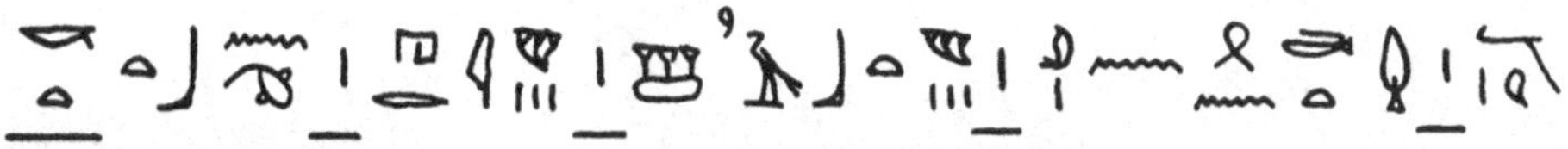

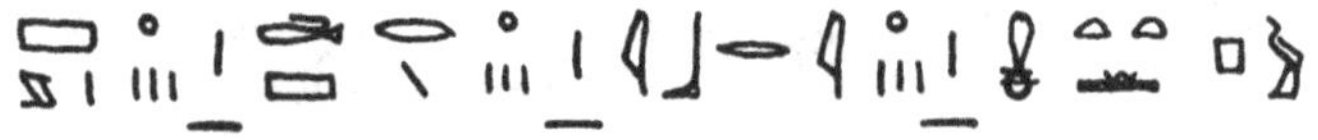

Eb 496 (68,20)

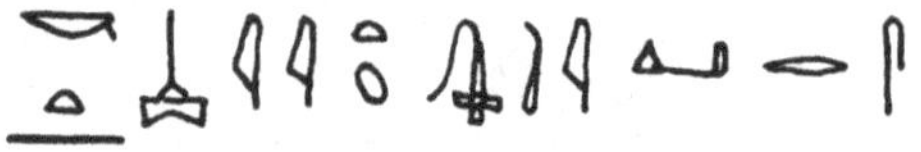

Verbrennung ~ Verbrennung am ersten Tage ~ Verbrennung mit offener Wunde

Eb 484 (68, 1-3)

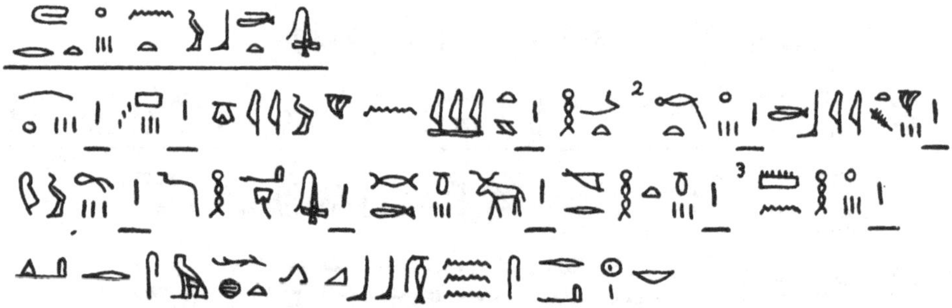

Eb 497 (68,20-69,1)

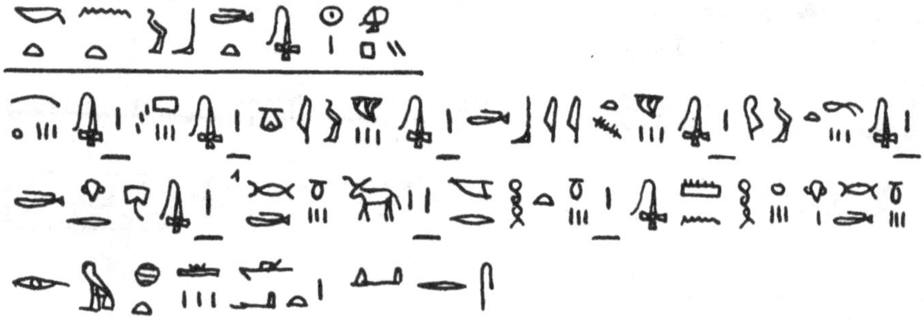

L 18 (6,4-6)

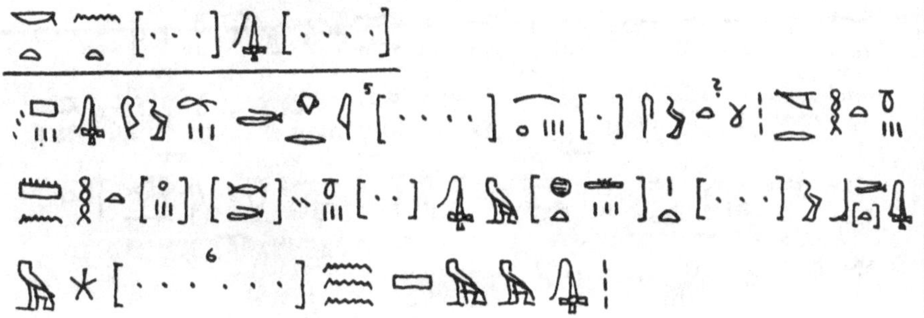

Eb 494 (68,17-18)

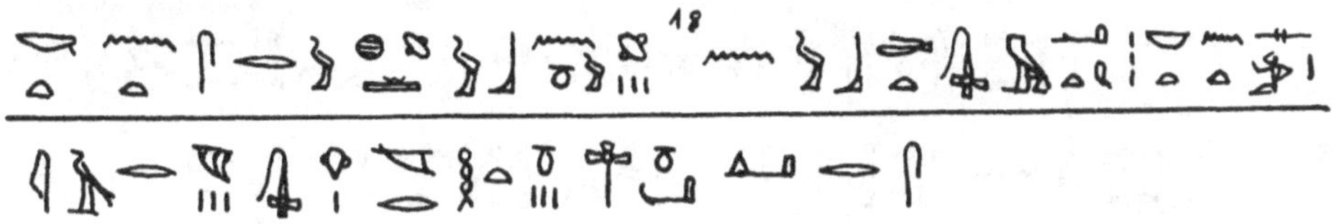

L 15 (6,1-2)

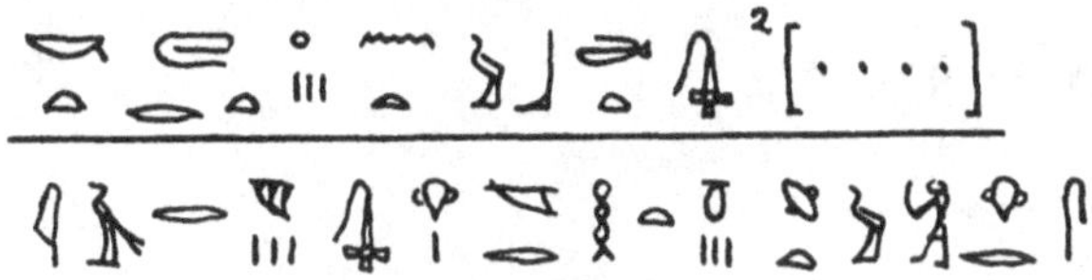

Eb 495 (68,19-20)

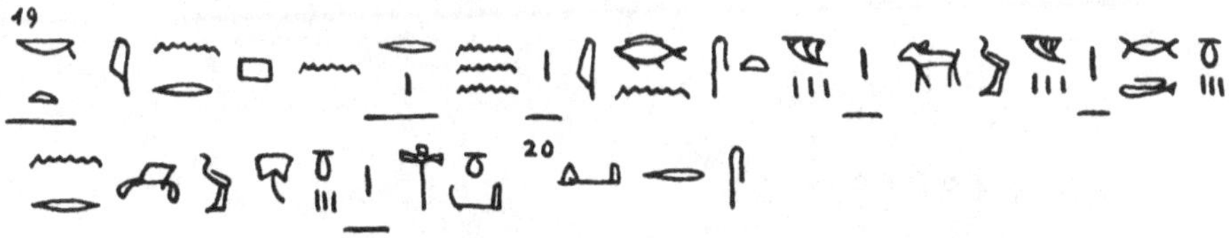

L 16 (6,2-3)

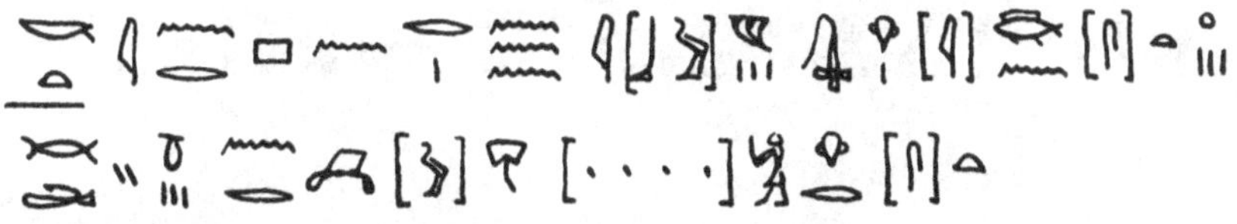

Eb 490 (68, 10-12)

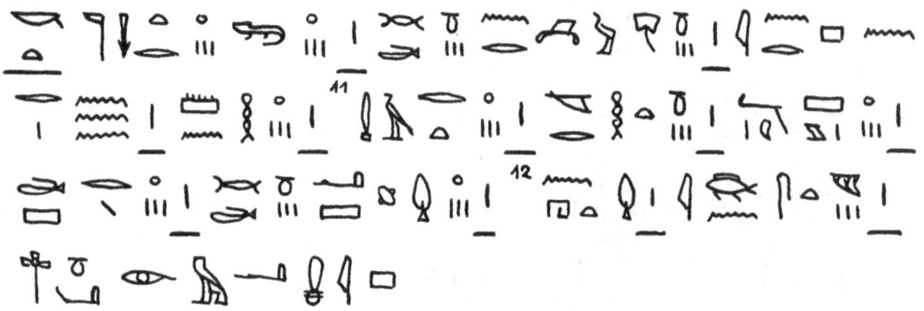

L 17 (6, 3-4)

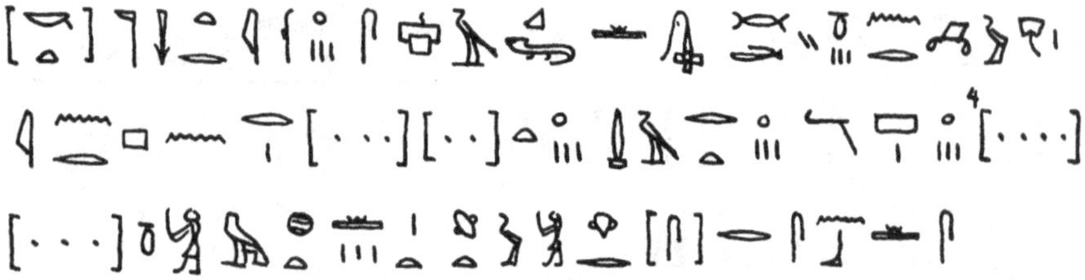

Eb 485 (68, 3-4)

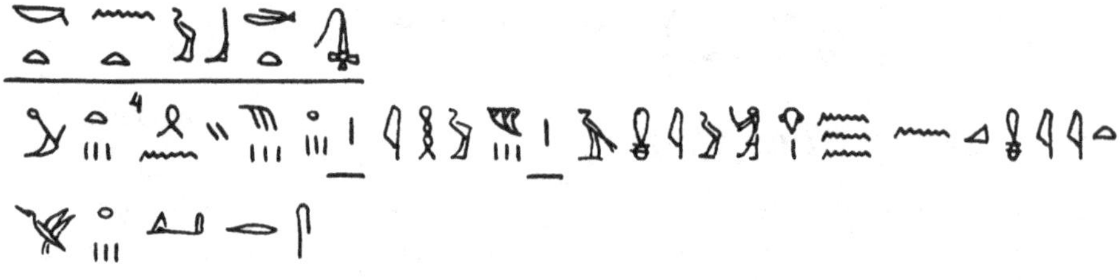

Eb 498 (69, 1-2)

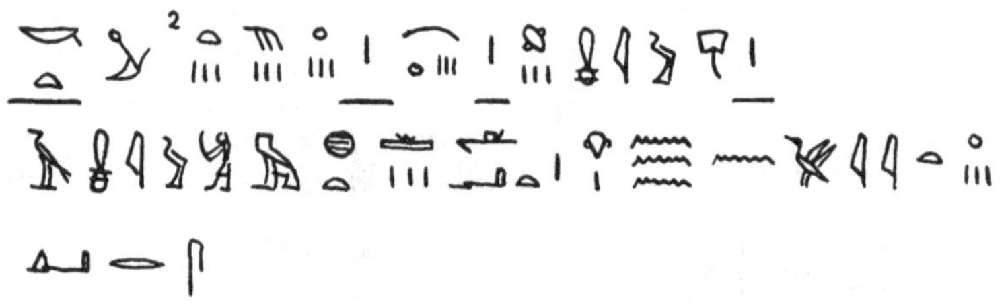

Eb 488 (68,7-8)

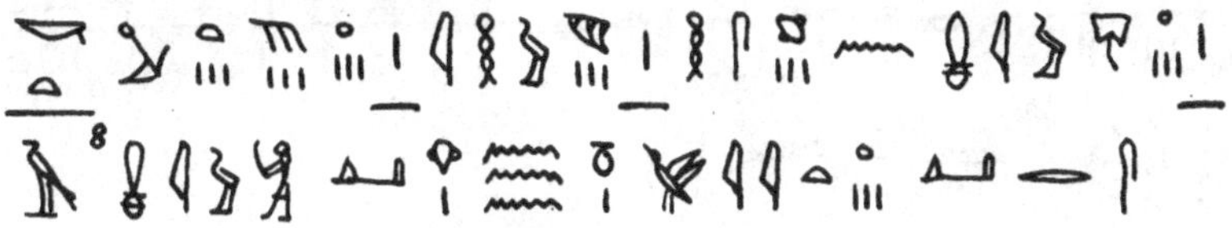

V B 4 b Besondere Zustände und ihre Behandlung

sḥḏw „weisse Stelle"

Eb 504 (69,11-13) = L[1] 52 (15,6-7) = L[2] 56 (15,10-11)

Eb 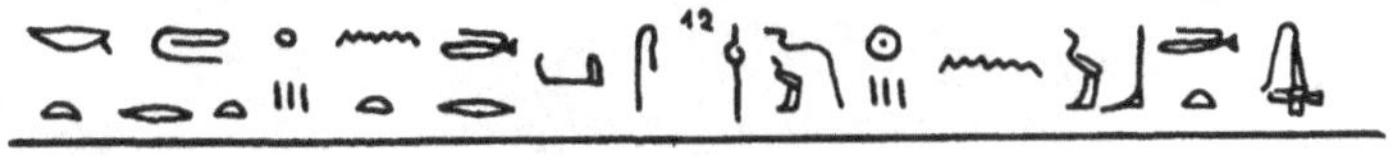

L[1] 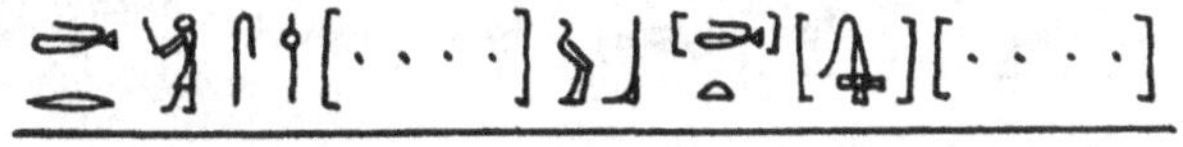

L[2] 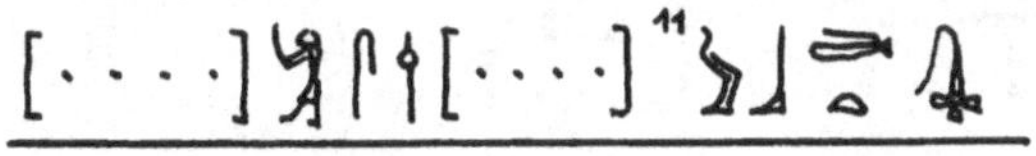

Eb 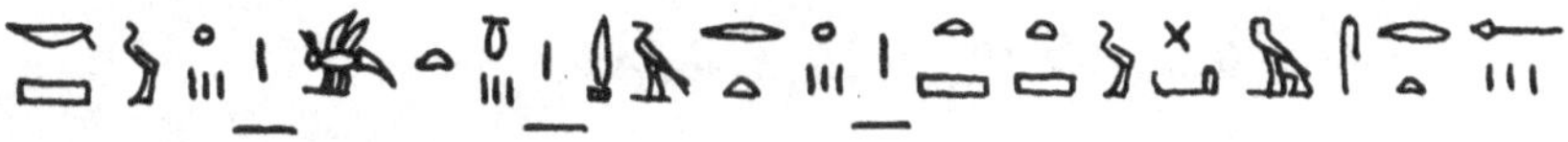

L[1] 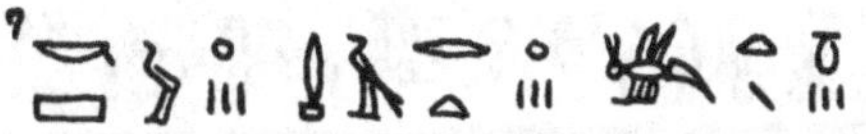

L[2] 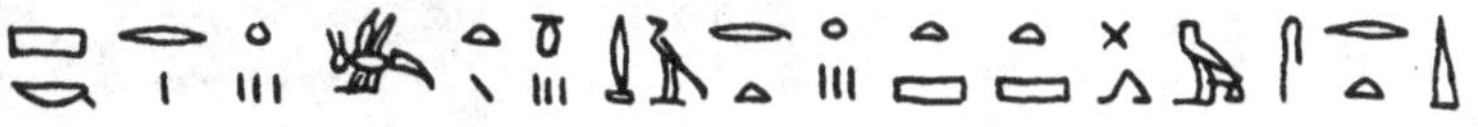

Eb 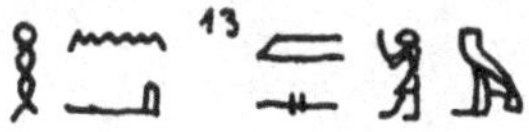

L[1] 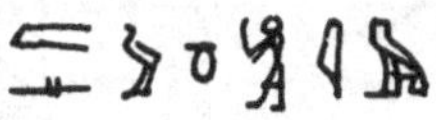

L[2] 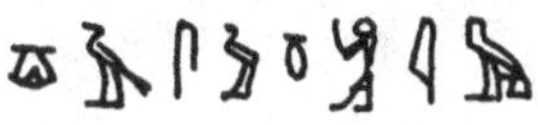

Eb 505 (69,13-14)

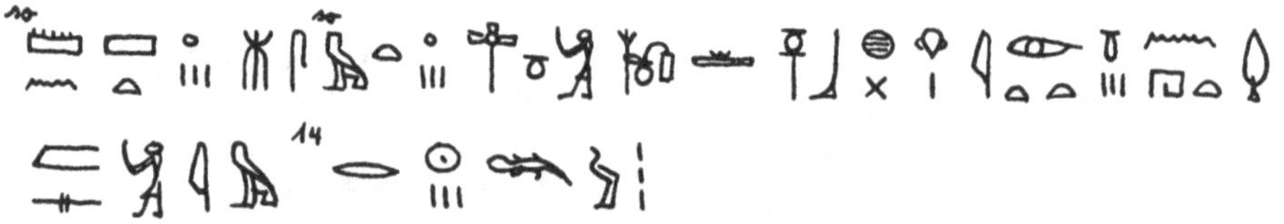

L 57 (15,11-12)

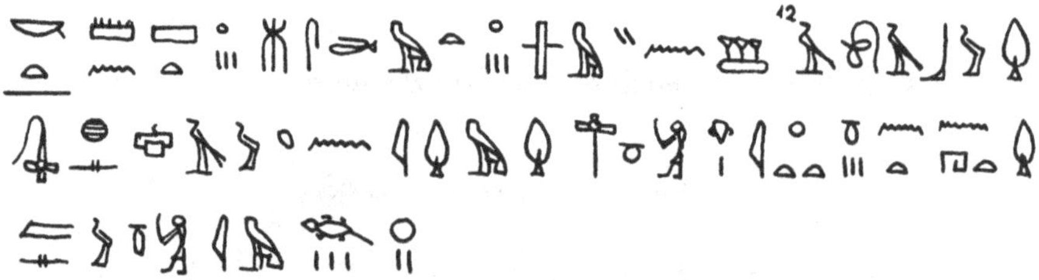

L 58 (15,12-13)

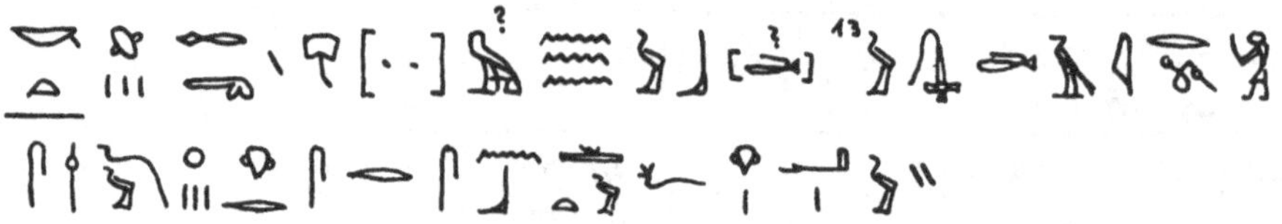

Eb 506 (69,14) = L 60 (15,13-14)

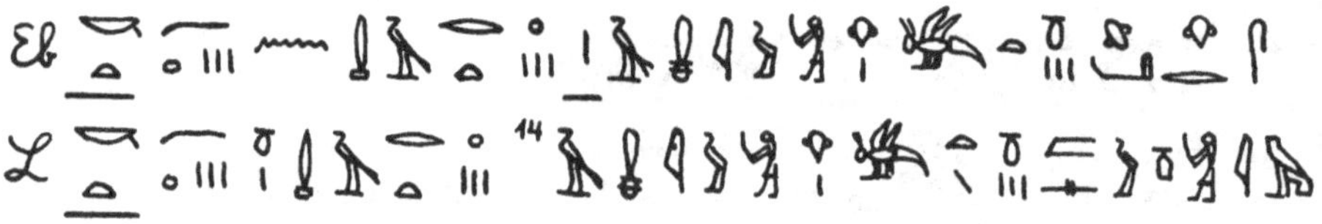

Eb 507 (69,14-15)

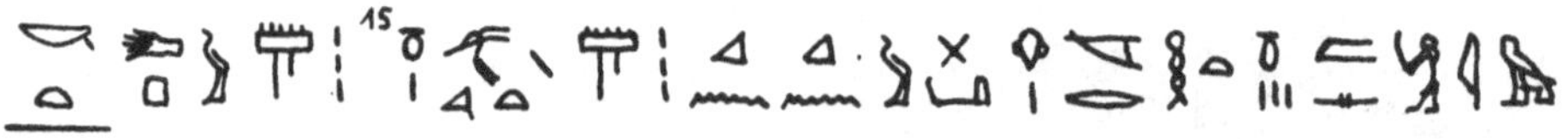

Eb 508 (69,15) = L 59 (15,13)

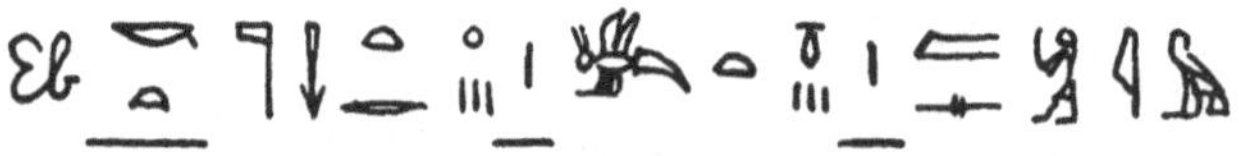

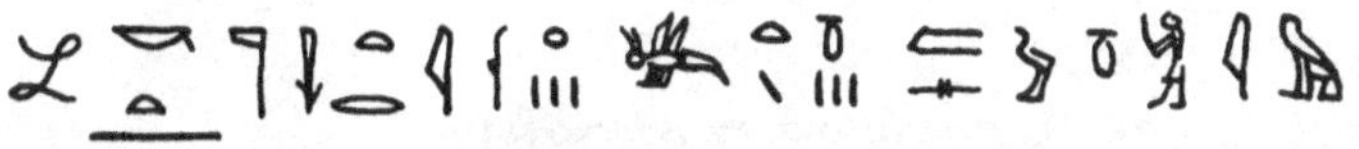

Eb 509 (69,16-17)

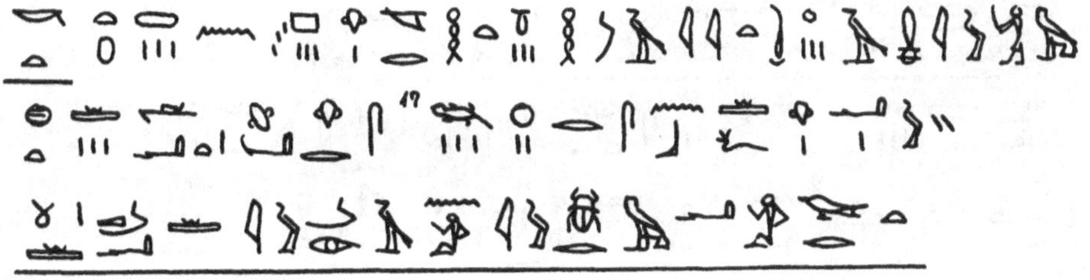

L 53 (15,7)

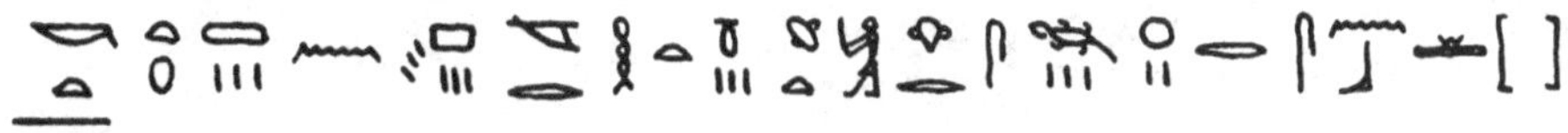

L 54 (15,7-8)

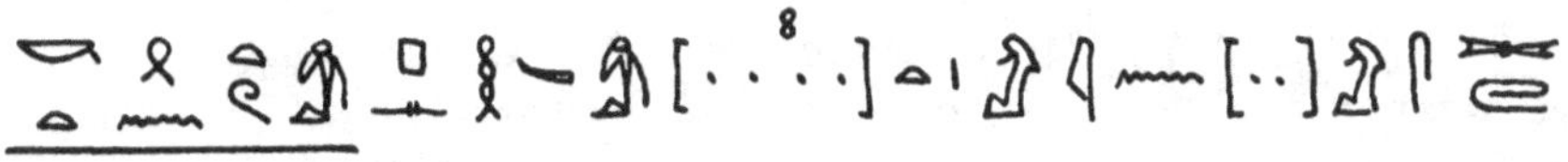

L 55 (15,8-10)

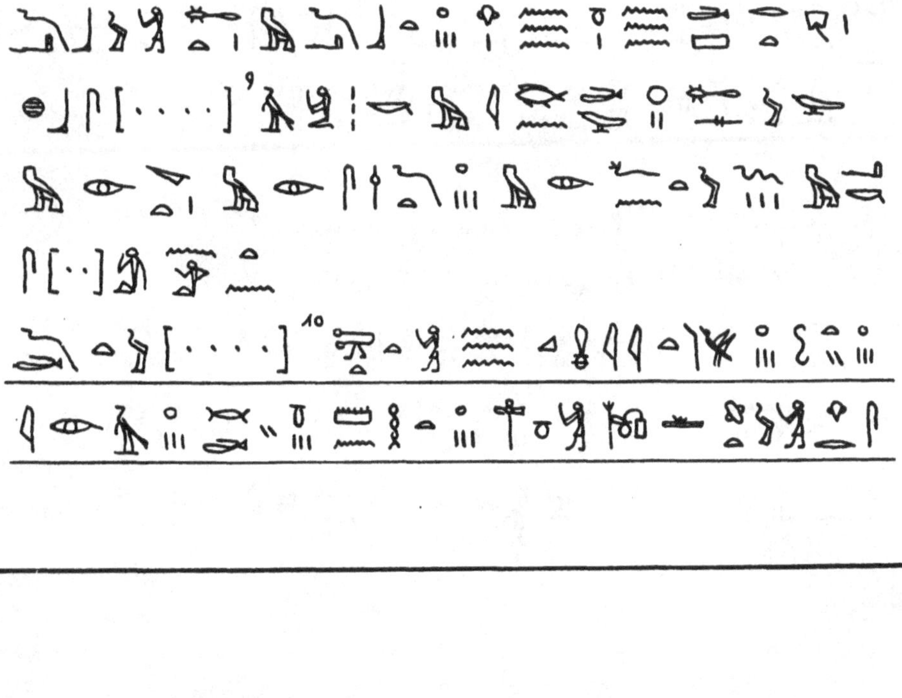

skm.t „schwarz machen"

Eb 501 (69, 7-10)

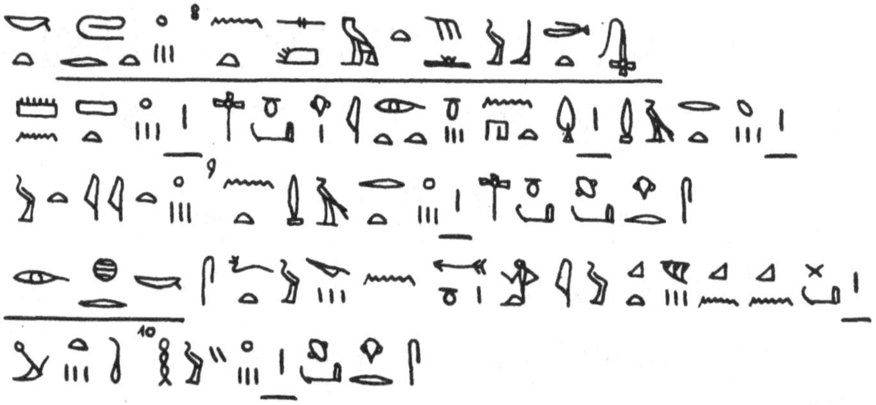

Eb 502 (69, 10)

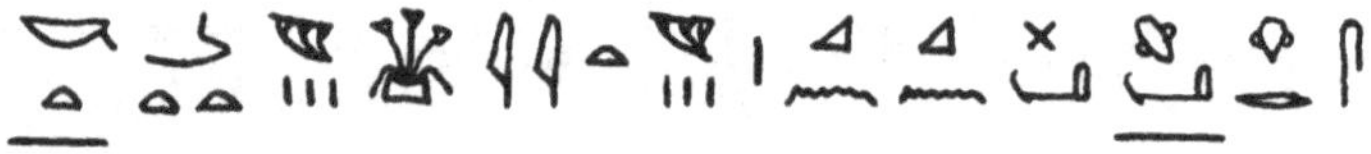

Eb 503 (69, 10-11)

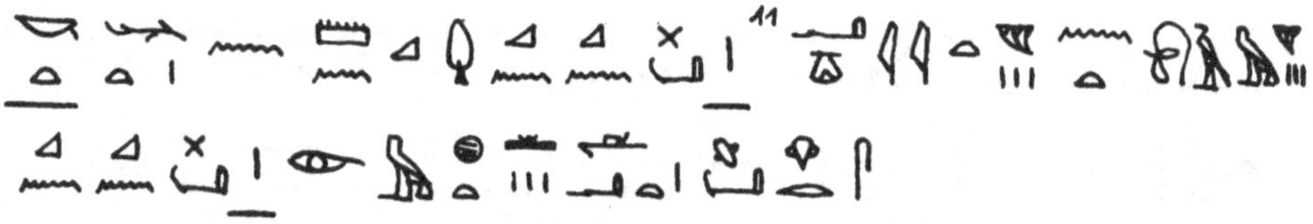

ḥwꜣ „faulig werden"

L 61 (15, 14-15)

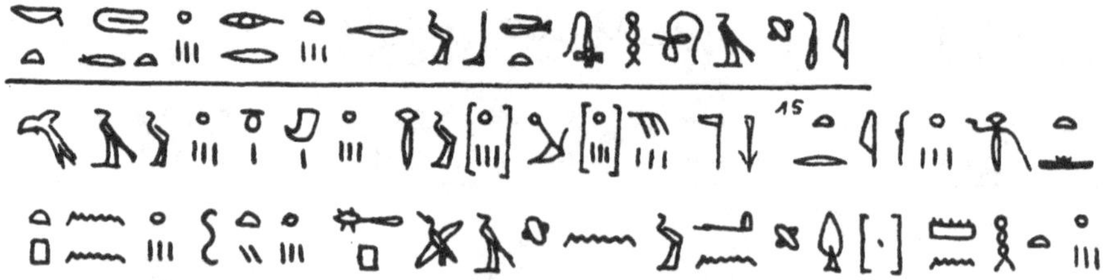

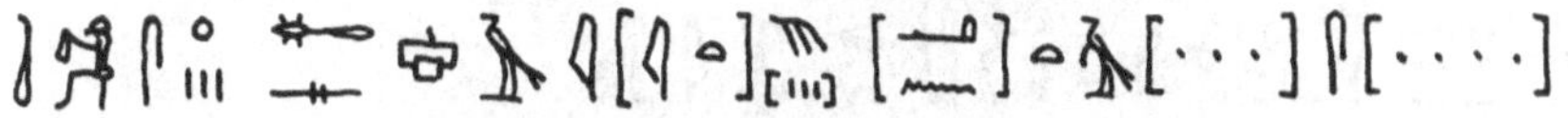

Eb 491 (68,12-15)

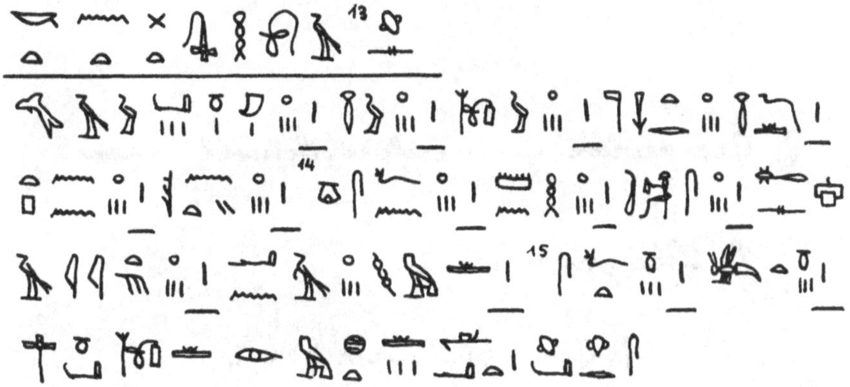

V B 4.c Zerstörte Texte

L 20 (6,6-7)

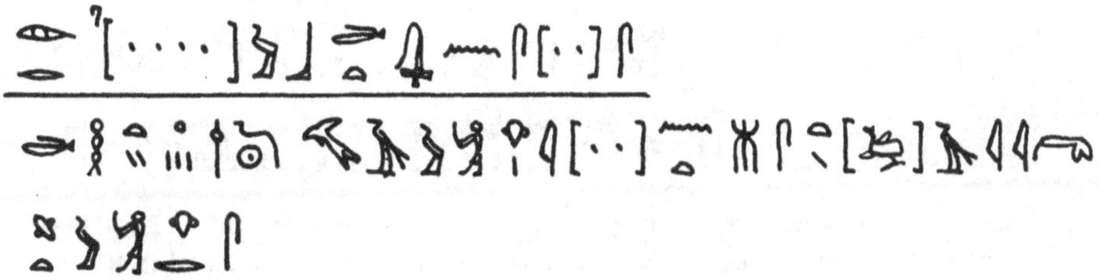

L 21 (6,7-9)

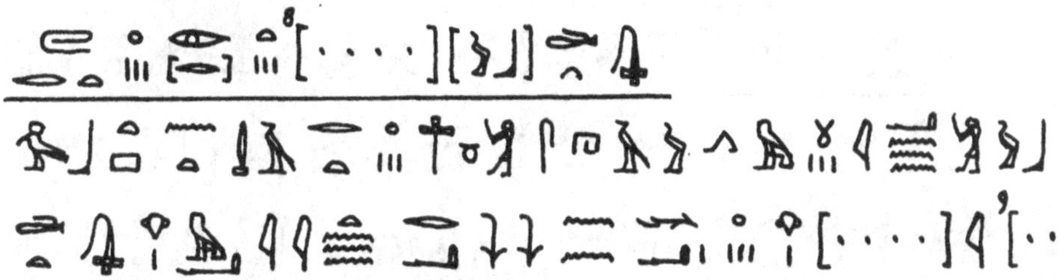

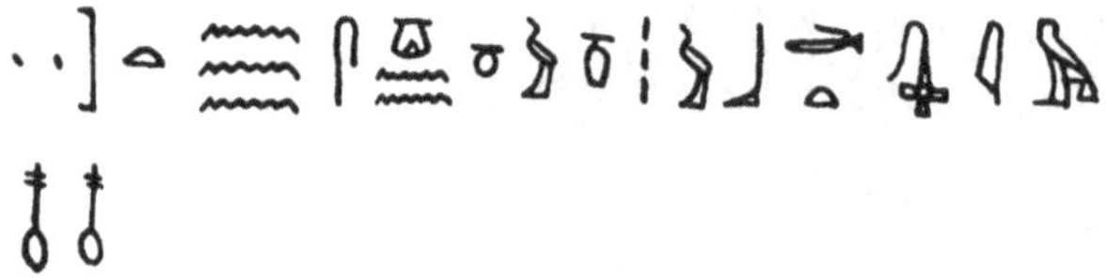

VI. Geschwüre, Geschwülste, Schwellungen

A Diagnosen

1. Geschwür: ḥnḥn.t

Eb 857 (103,19–104,6)

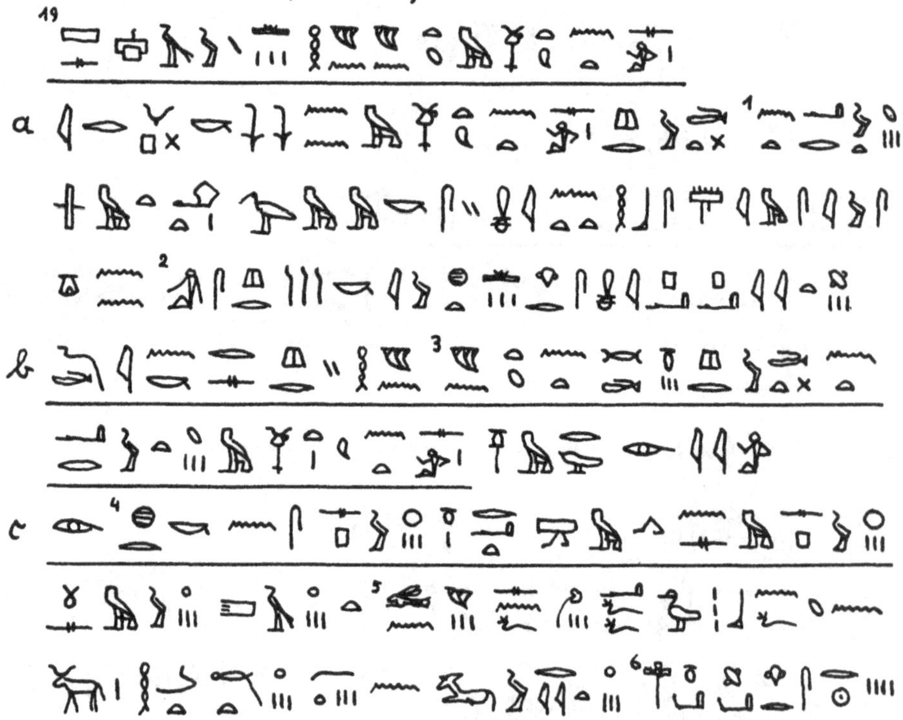

Eb 858 (104,6-13)

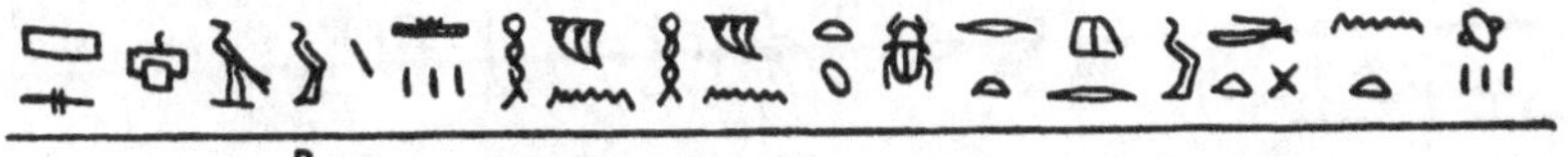

a

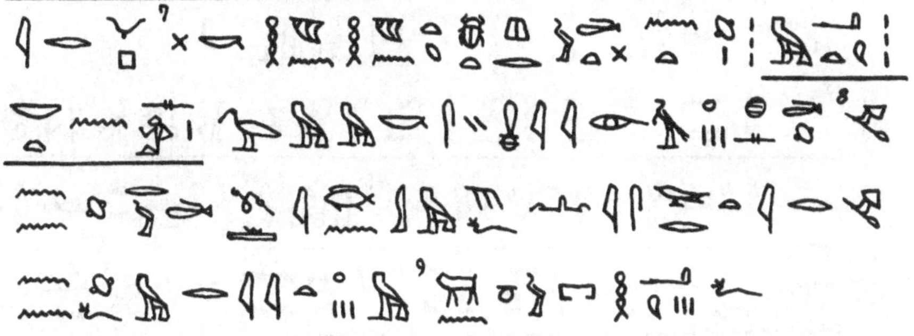

b

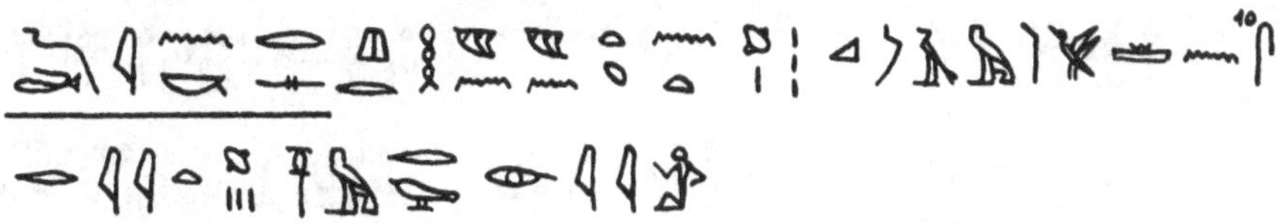

c

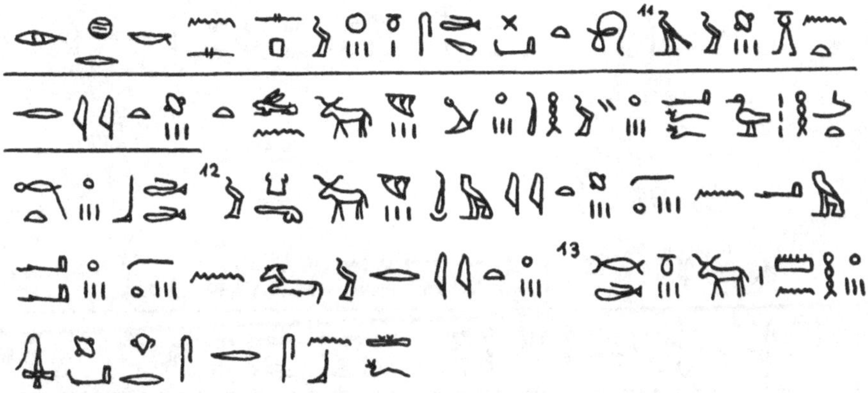

Eb 859 (104,13-105,1)

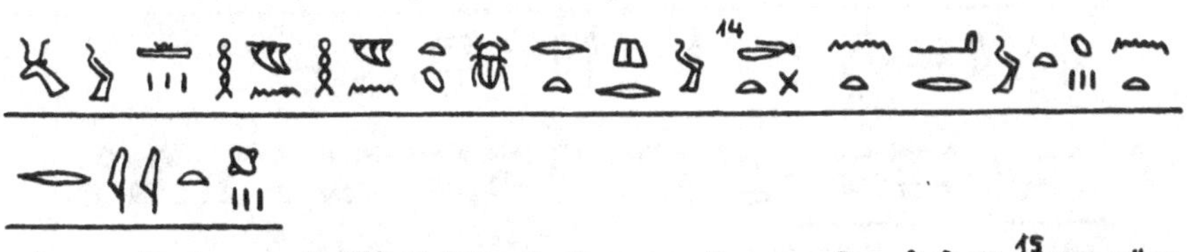

a

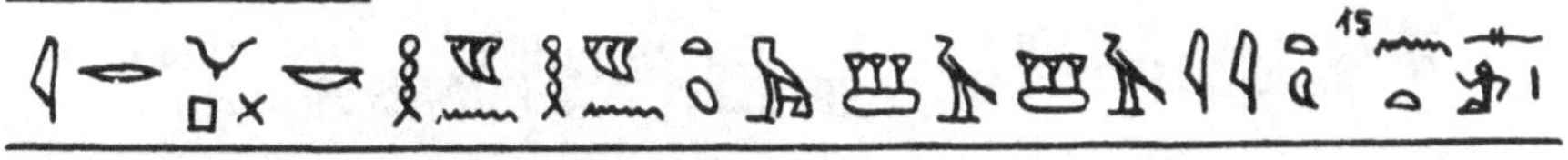

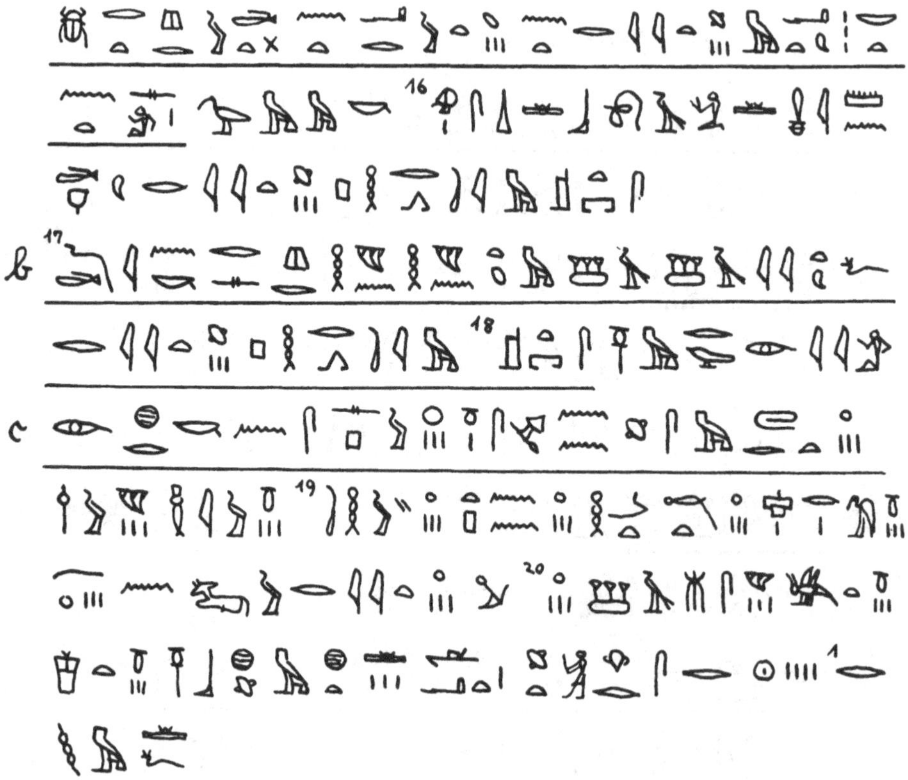

Eb 860 (105, 1–8)

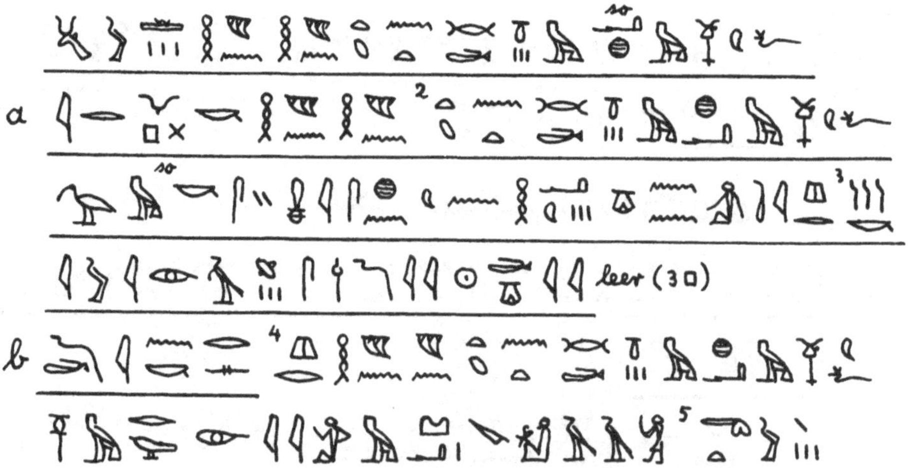

c

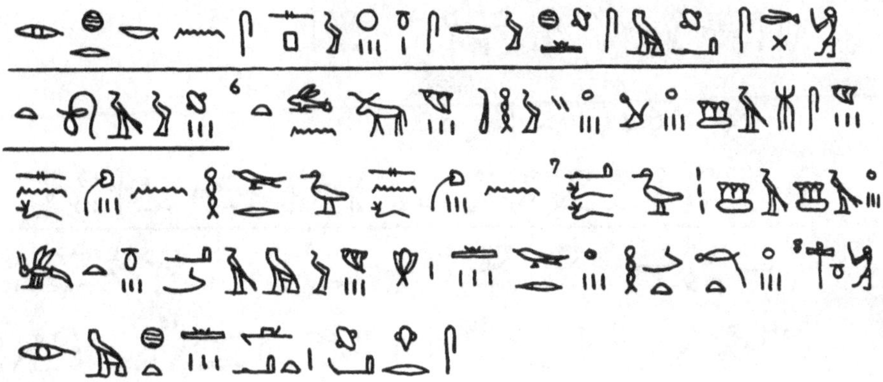

Eb 861 (105,8-16)

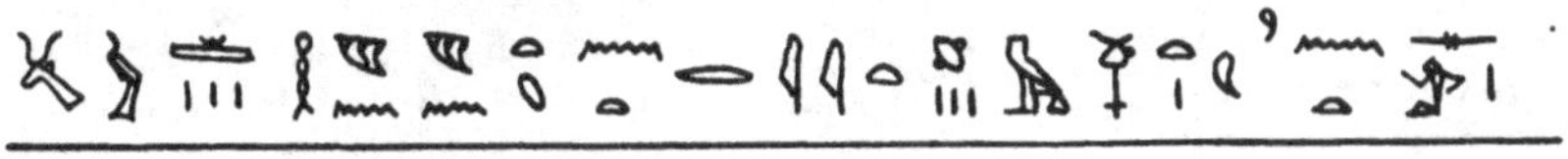

a

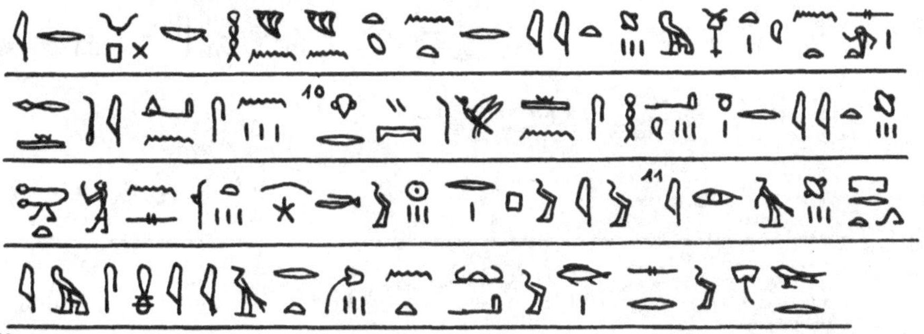

b

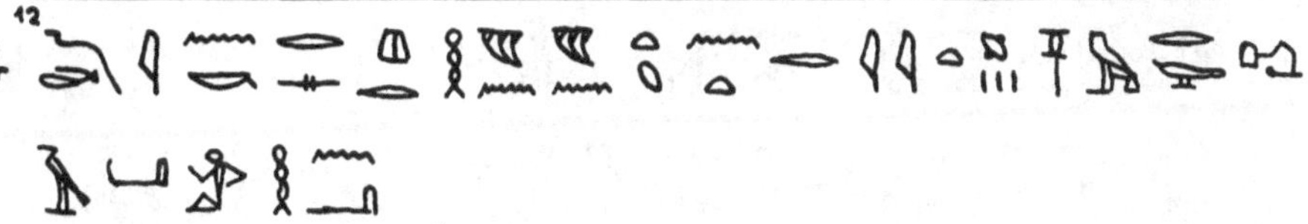

c

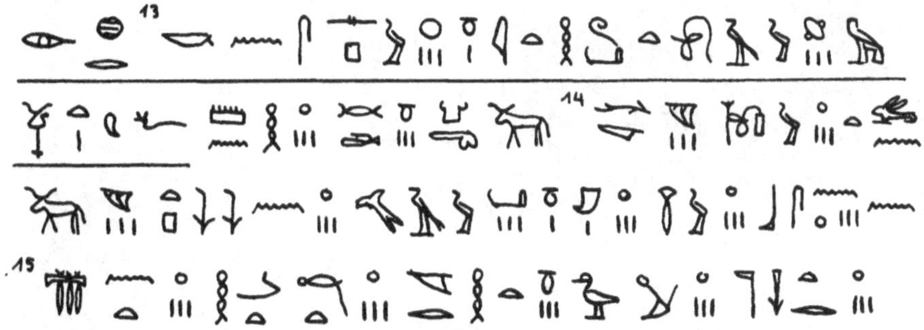

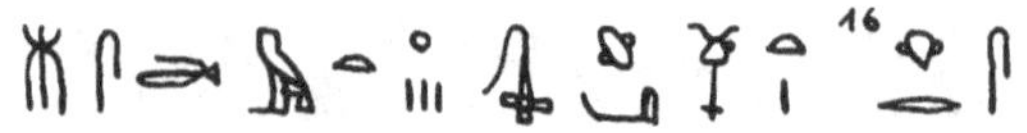

Eb 862 (105,16-106,2)

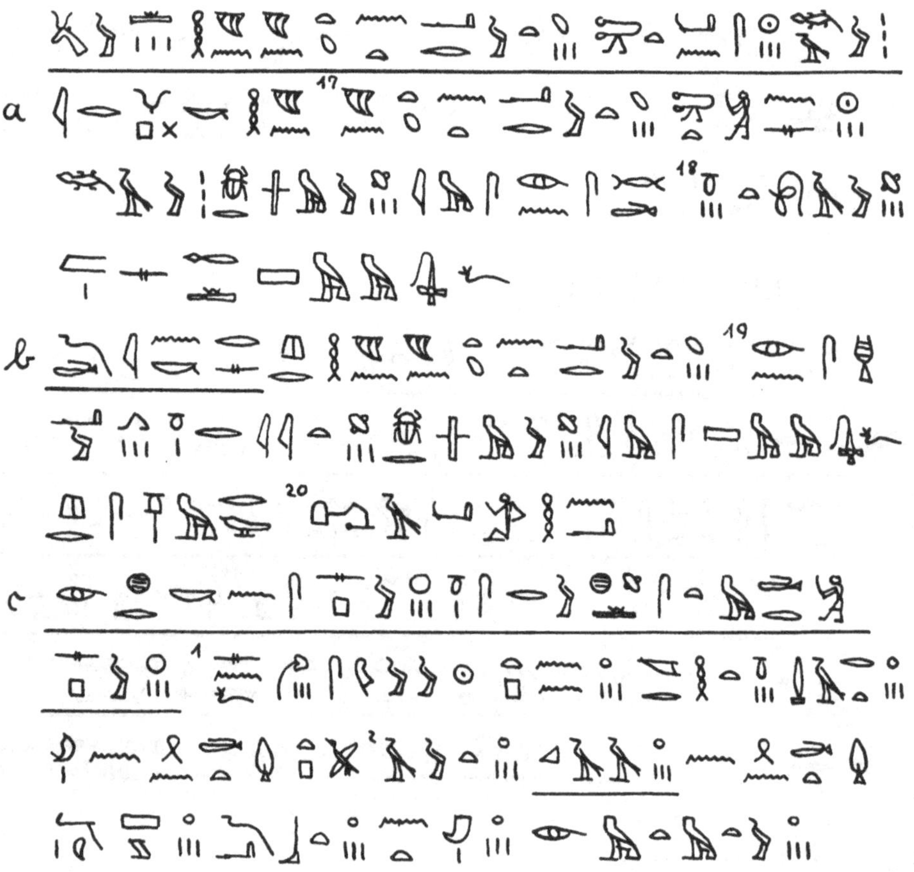

VI A 2 Geschwulst

a ꜥꜣ.t

Eb 863 (106, 2-7)

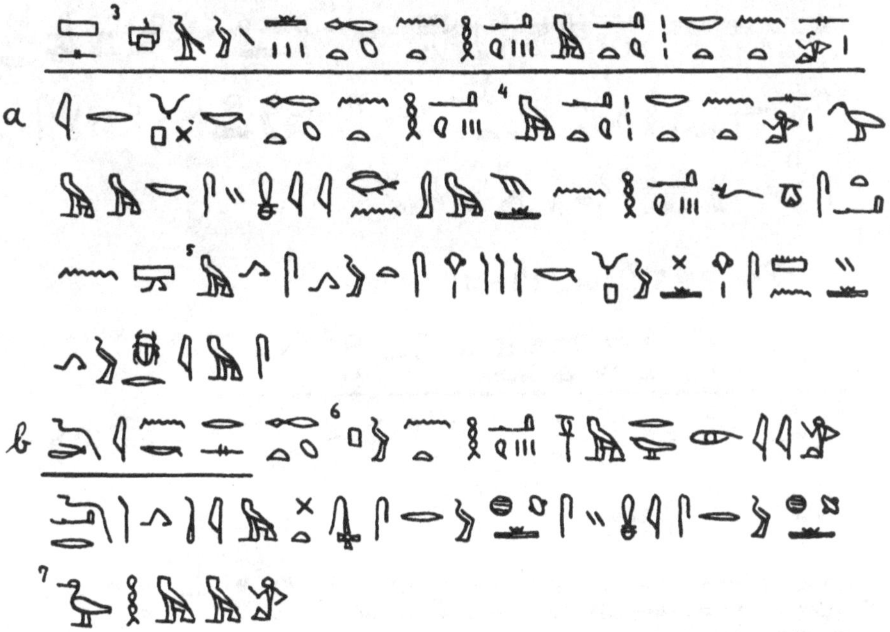

Eb 864 (106, 7-13)

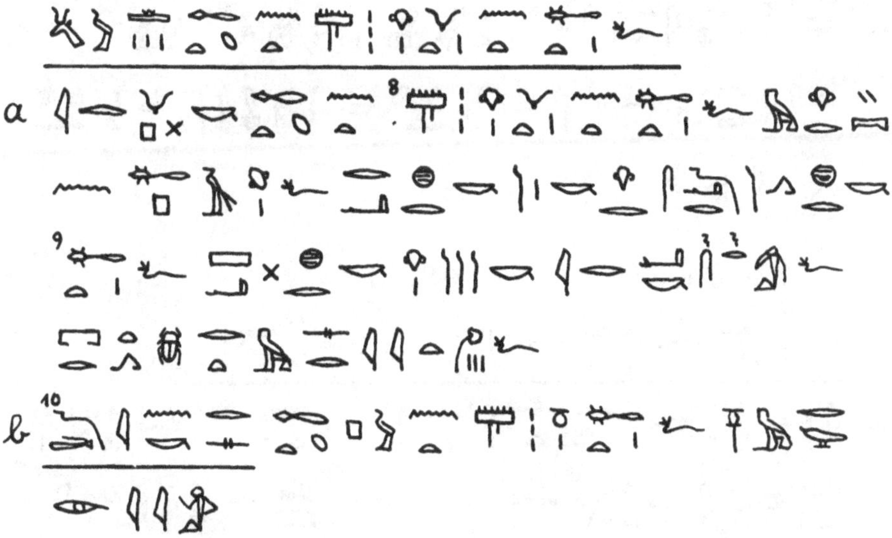

c 11 12 13

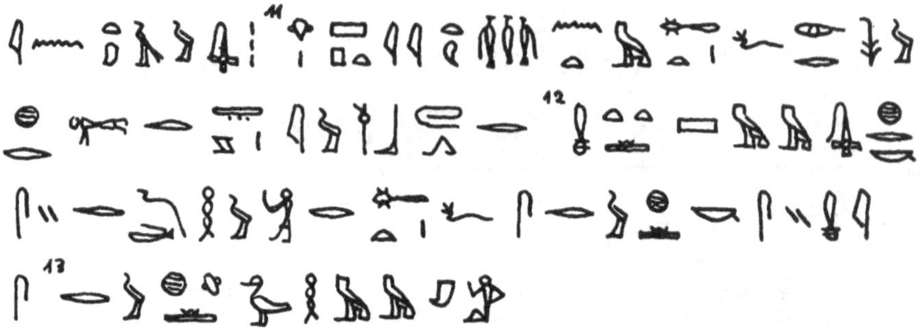

Eb 865 (106, 13-17)

a 14 — b 15 16 — c 17

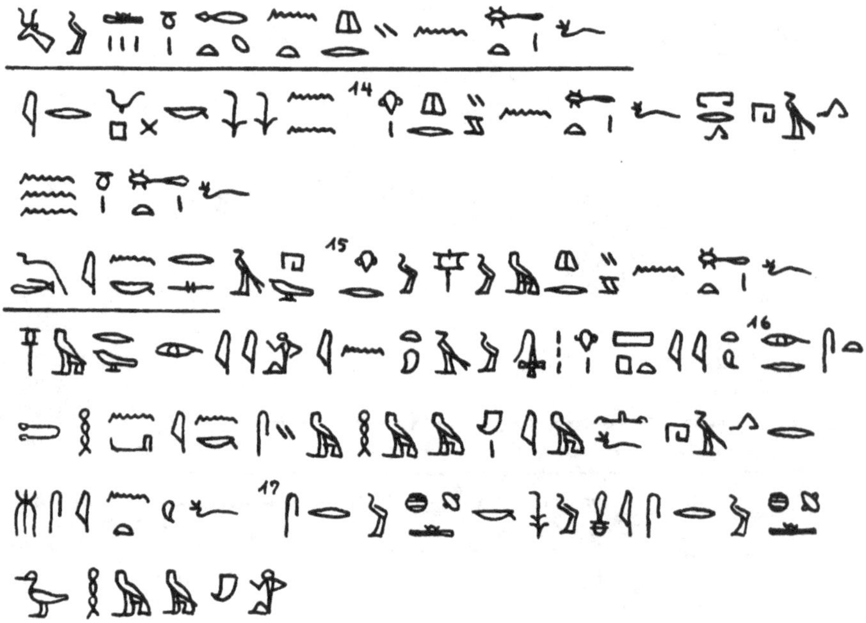

Eb 866 (106, 17-107, 1)

a 18 19

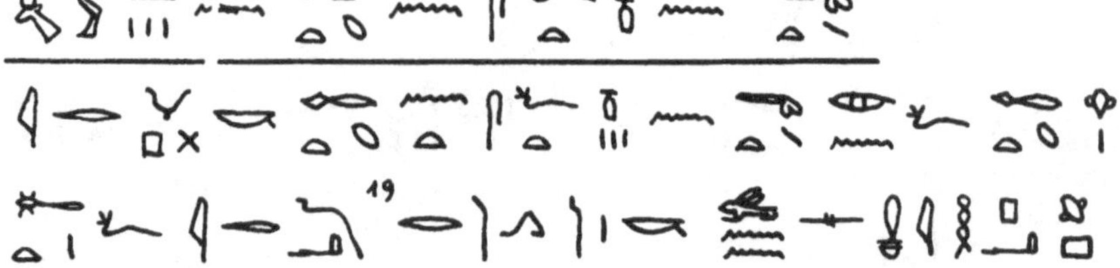

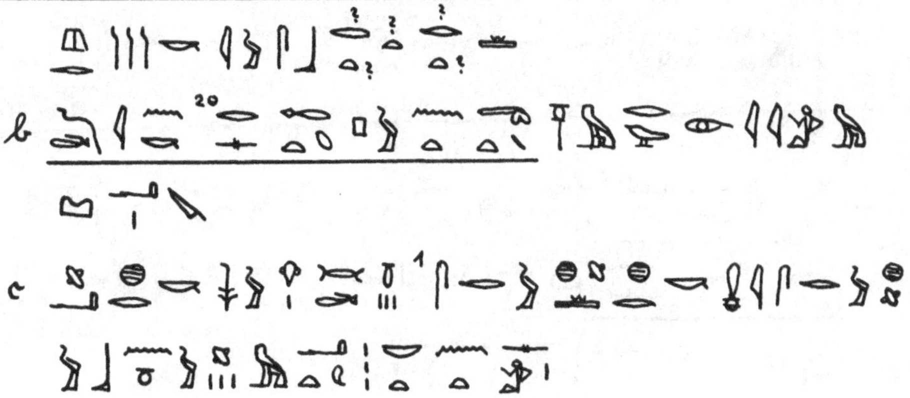

Eb 867 (107,1-5)

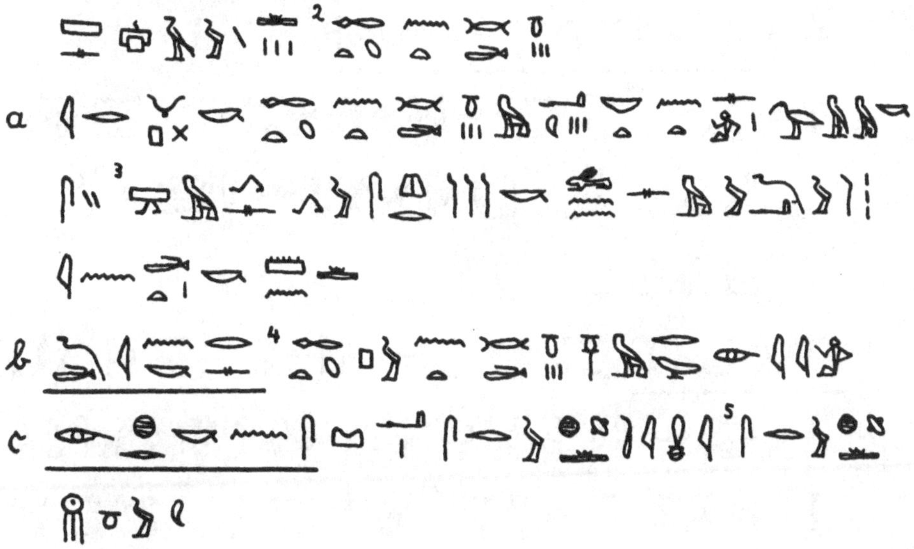

Eb 868 (107,5-9)

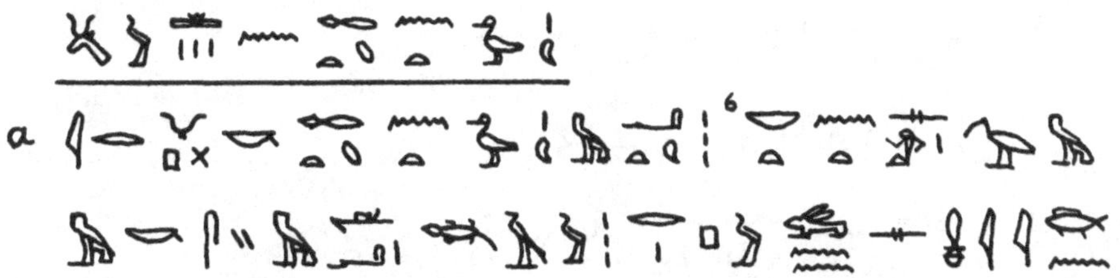

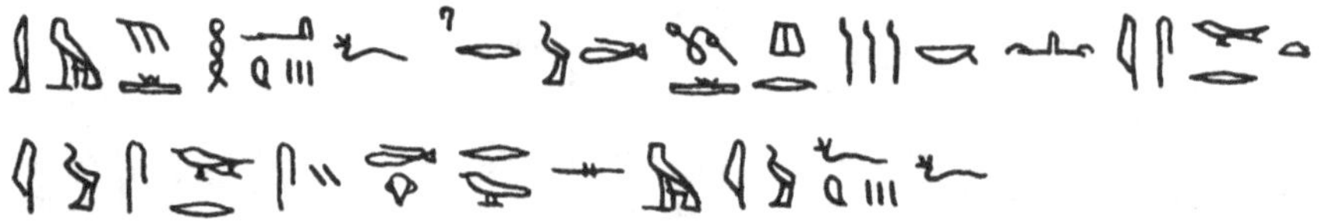

b 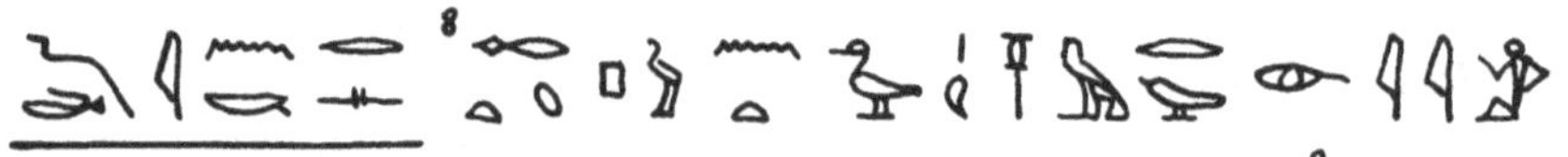

c 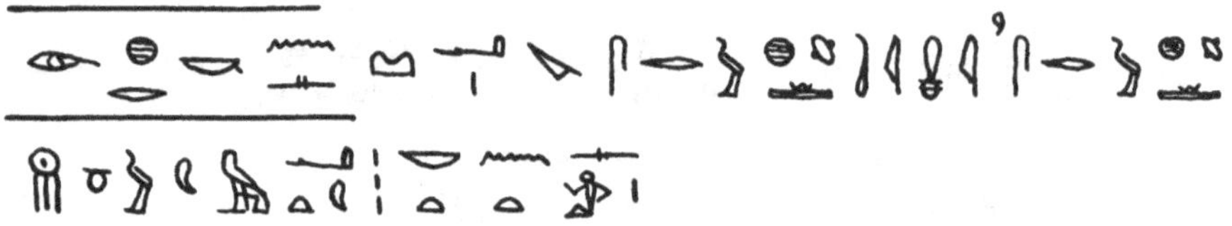

Eb 869 (107, 9–14)

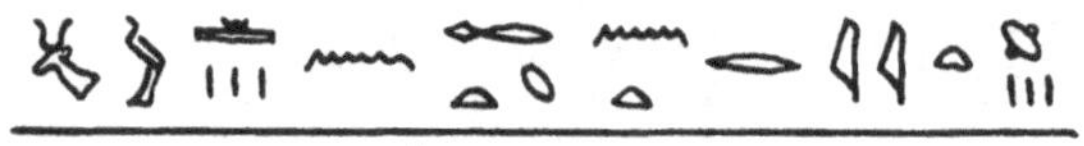

a 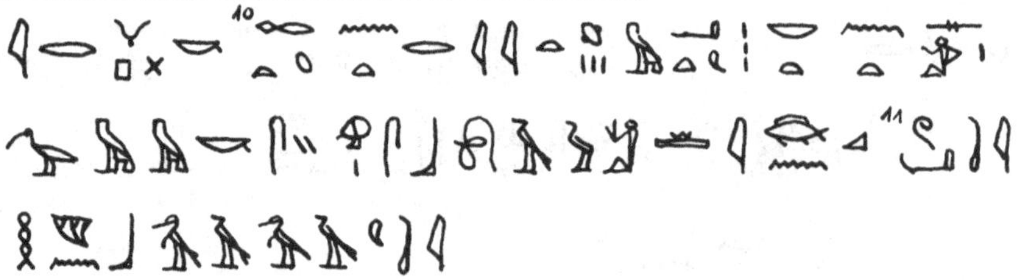

b 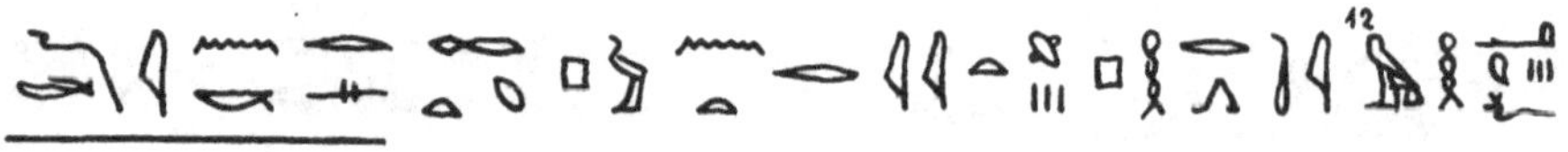

c 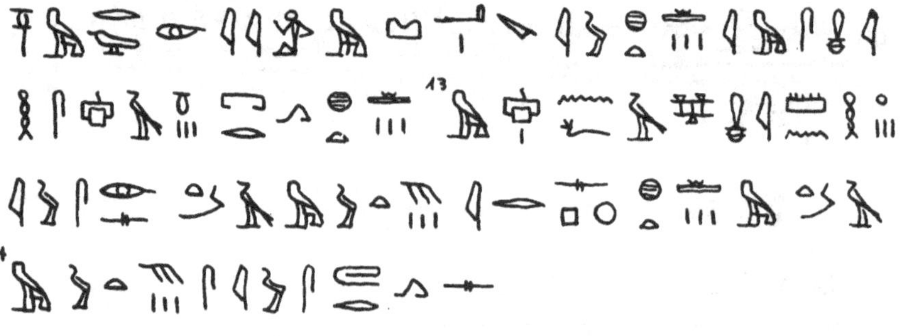

Eb 870 (107, 14–16)

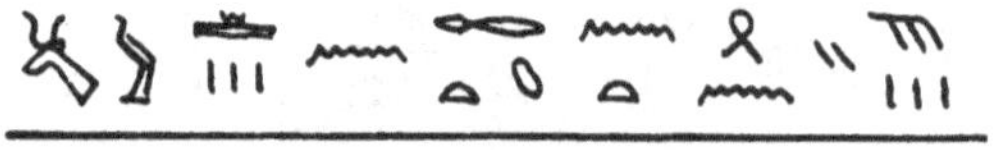

a 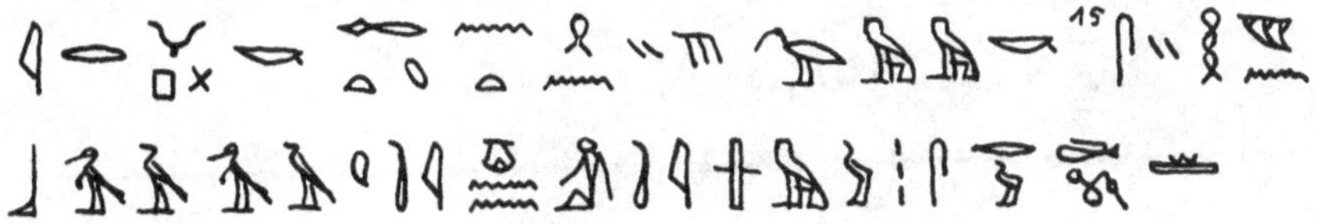

b 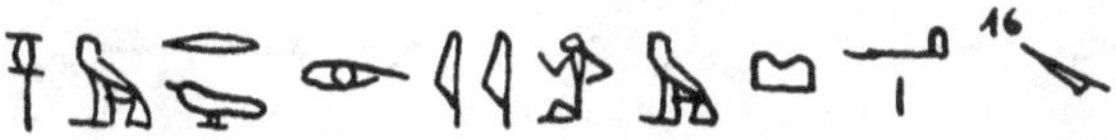

c 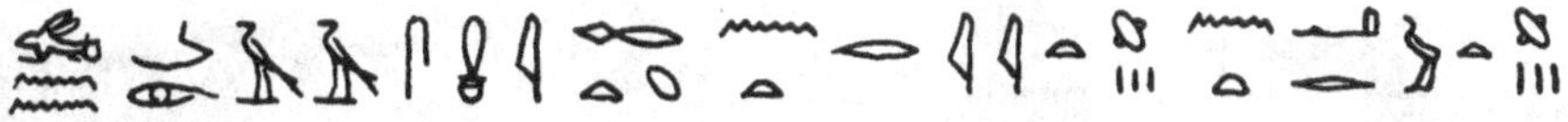

Eb 871 (107,16–108,3)

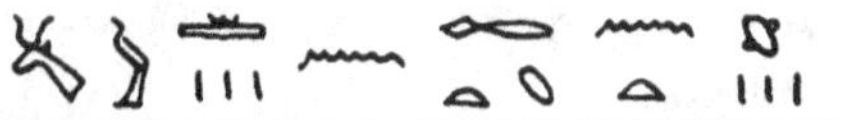

a 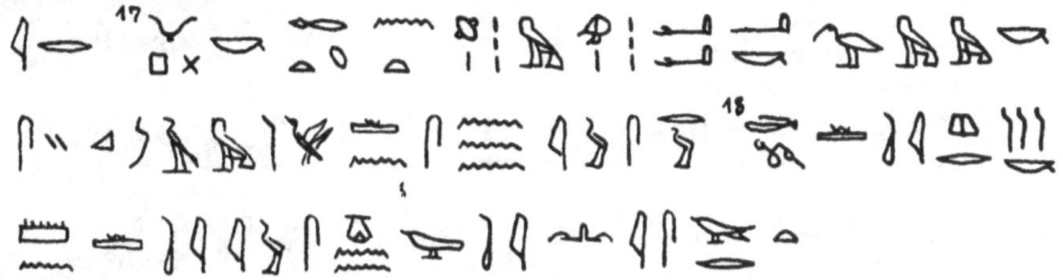

b 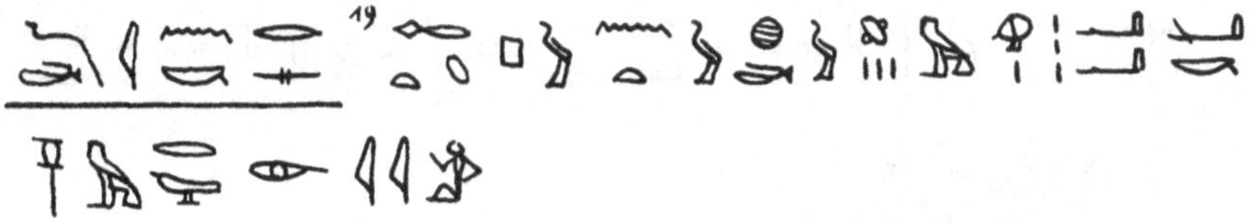

c 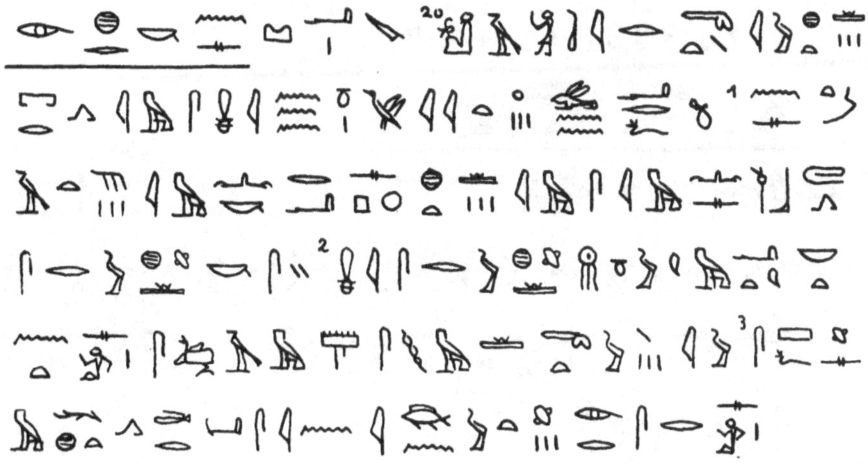

Eb 872 (108, 3-9)

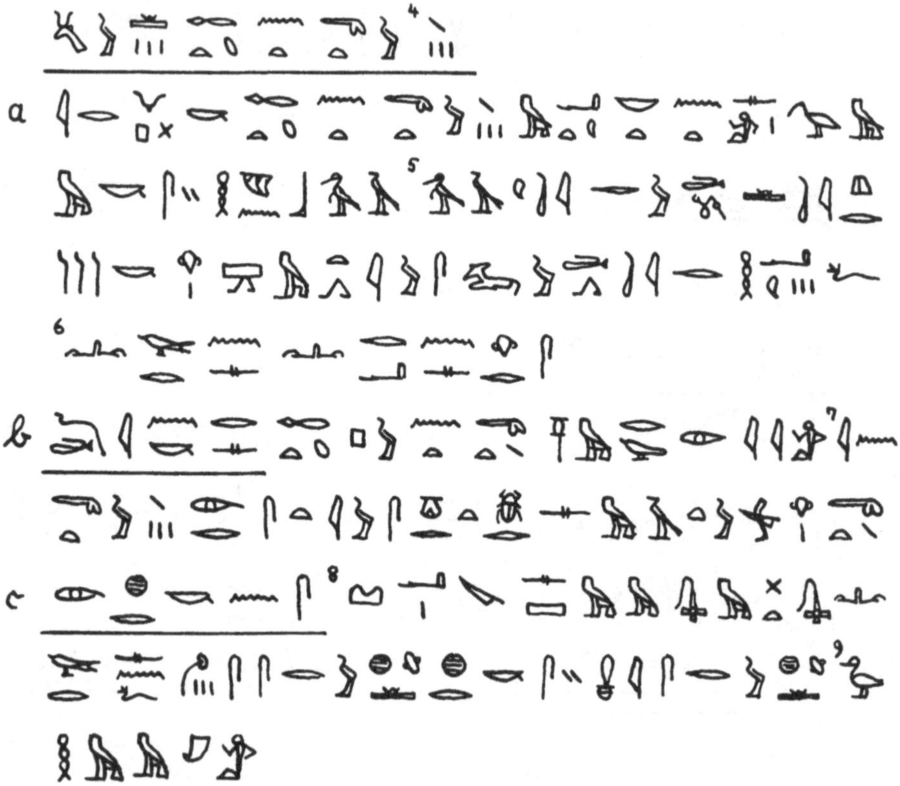

Eb 873 (108, 9-17)

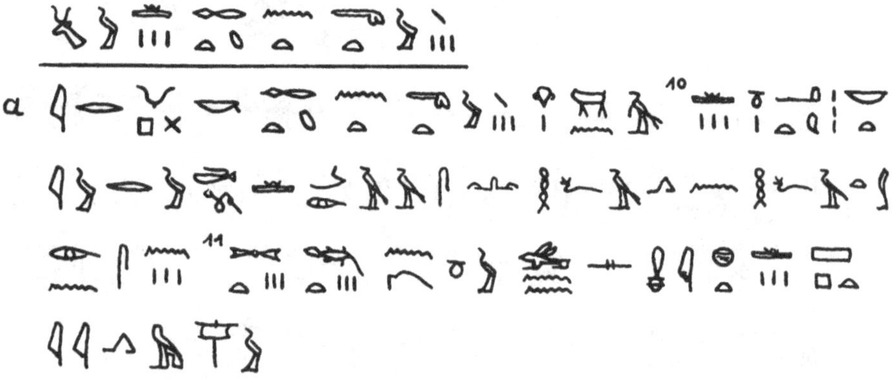

b

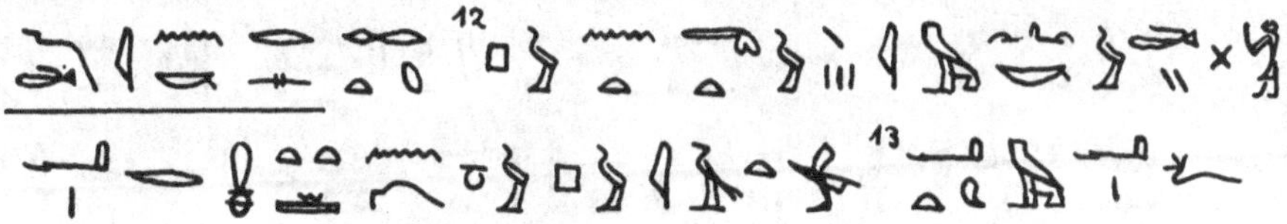

c

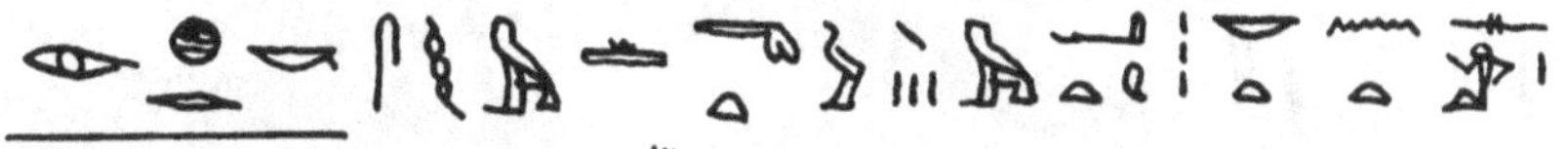

d

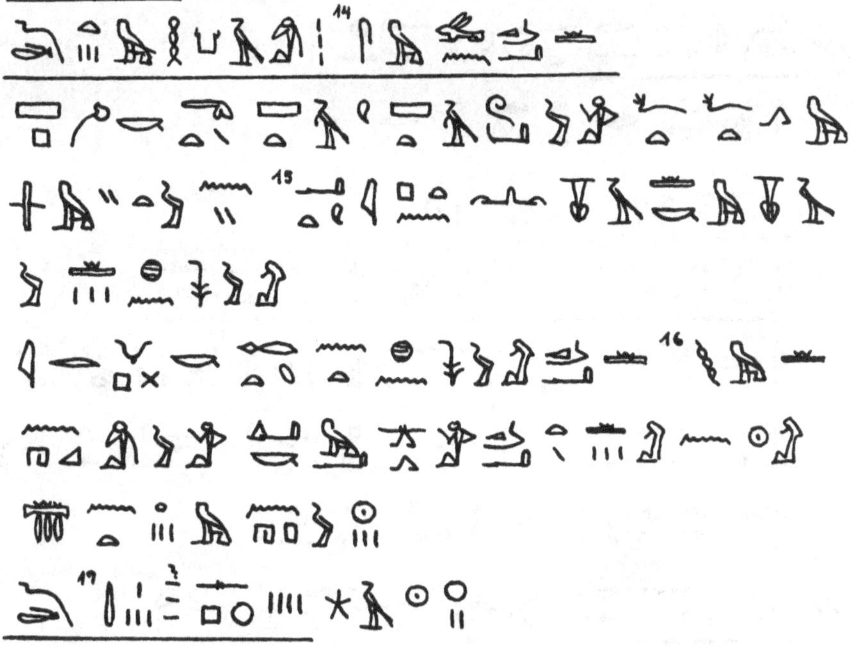

Eb 874 (108,17-109,2)

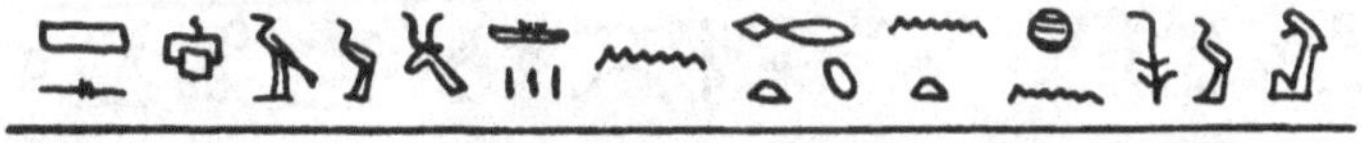

a

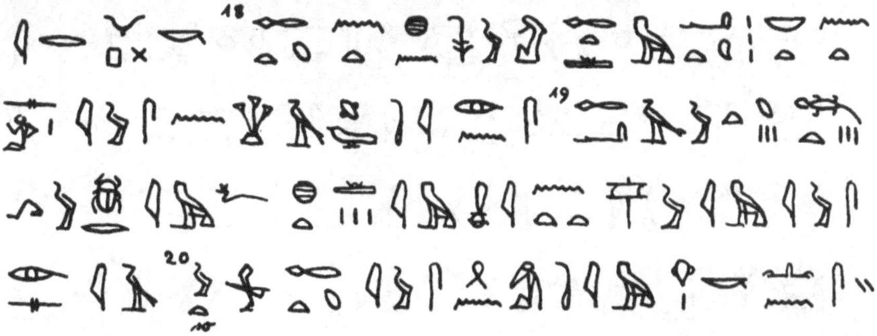

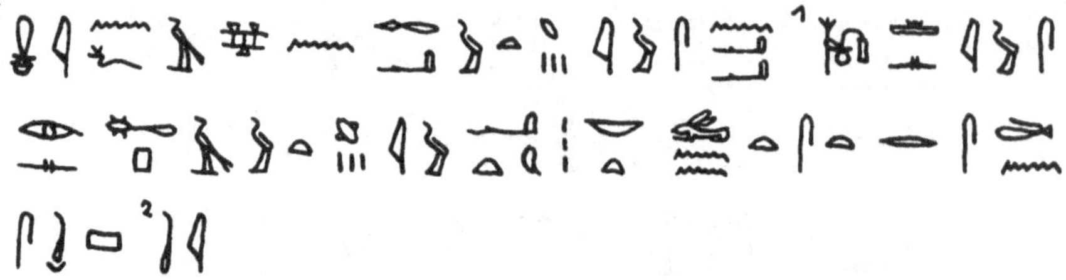

b 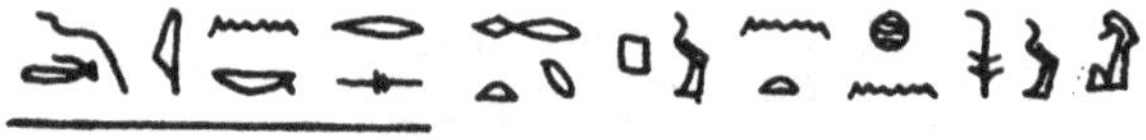

c 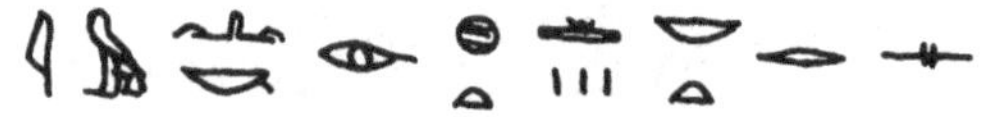

Eb 875 (109,2-11)

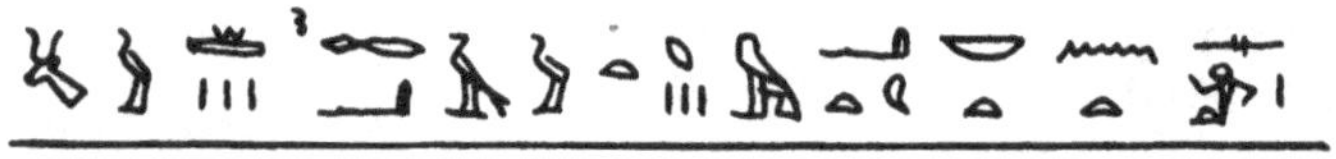

a 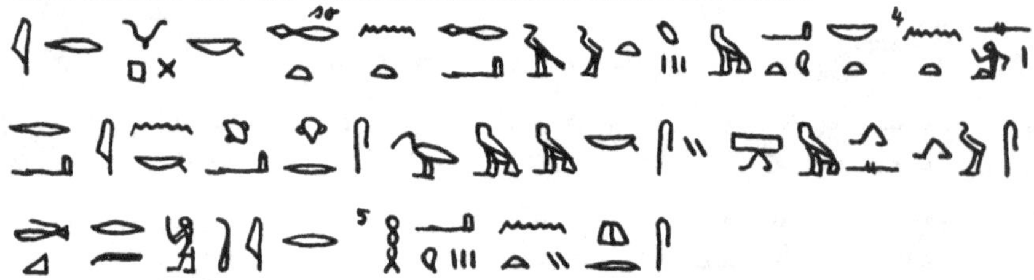

b 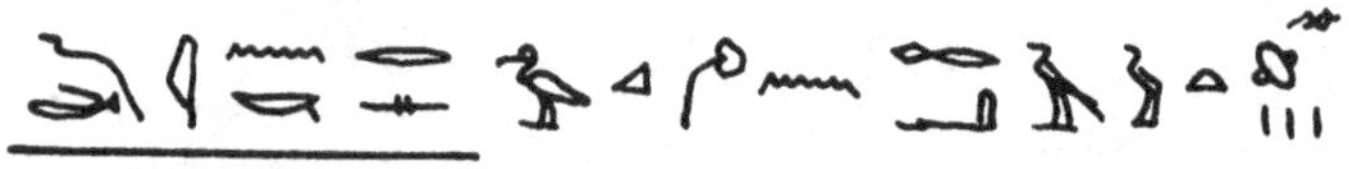

c 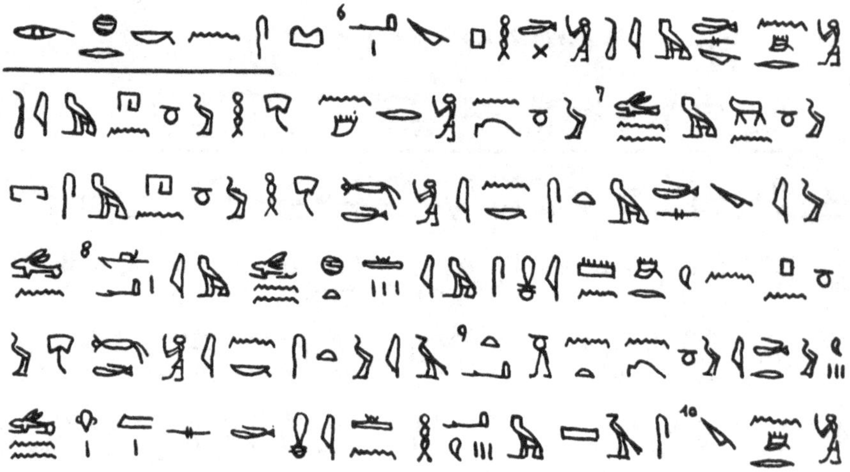

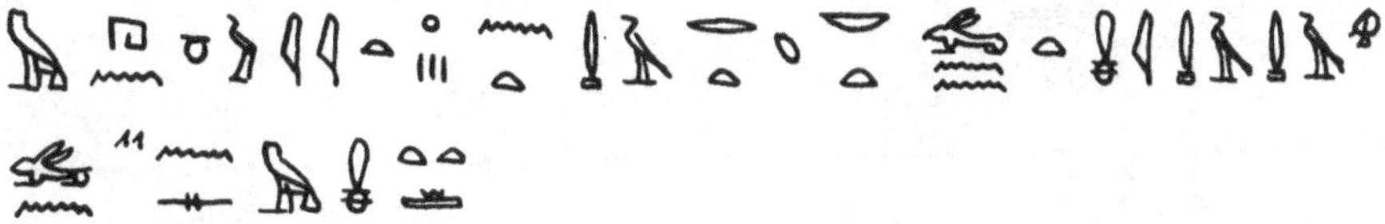

VI A 2b sfṯ eines Gefässes

Eb 876 (109, 11-18)

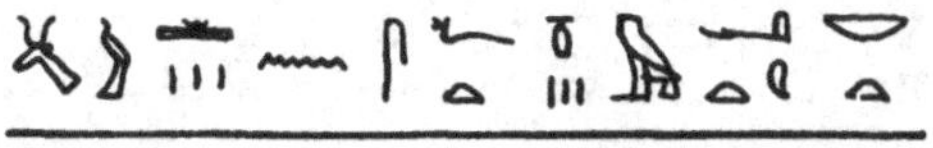

a

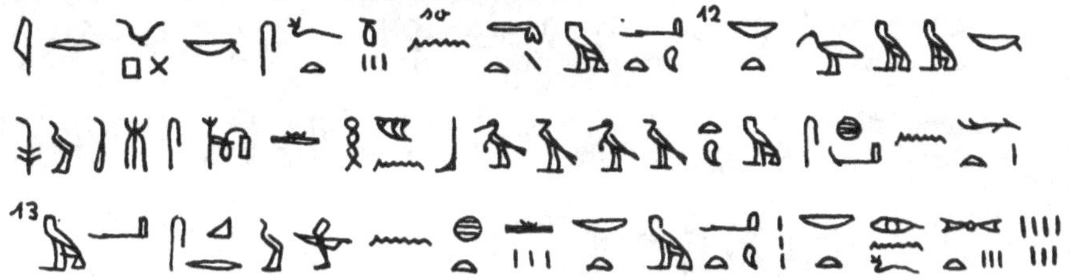

b

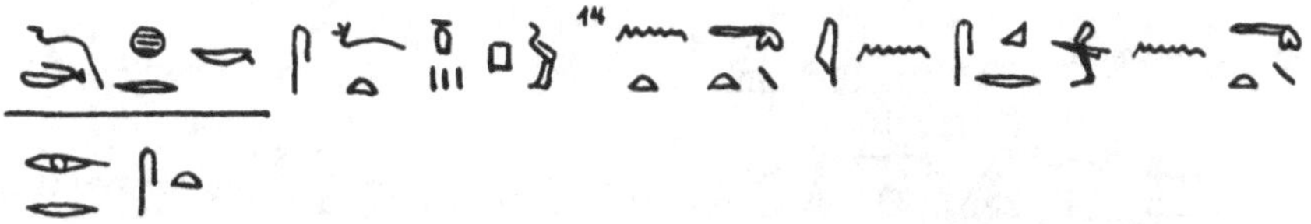

c

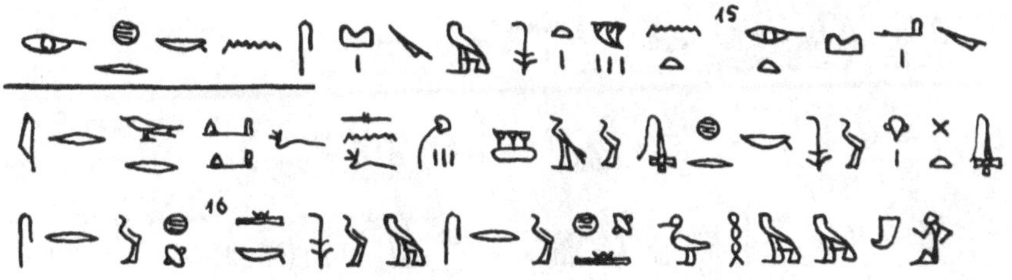

d

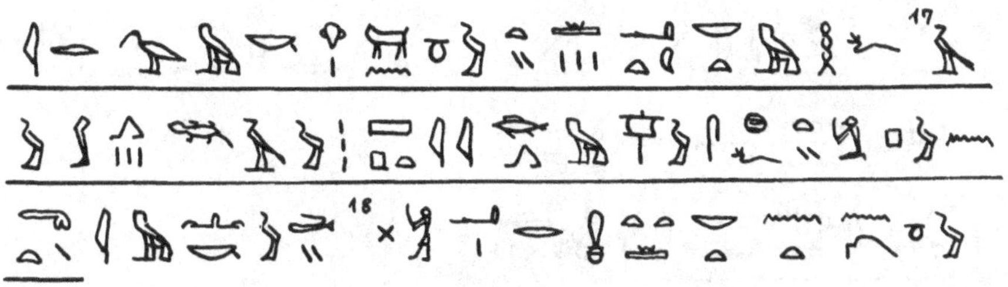

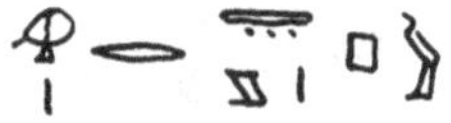

VI A 3 Schwellung: ʿnw.t

Eb 877 (109,18–110,9)

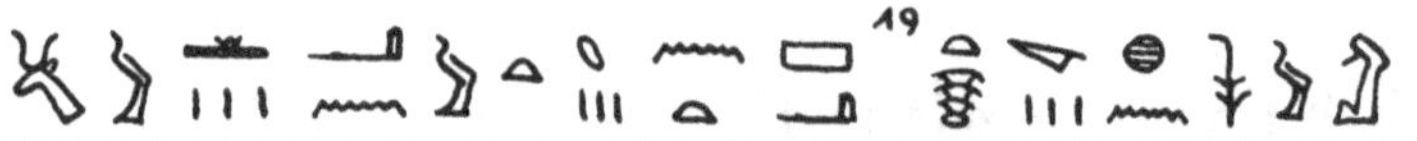

a

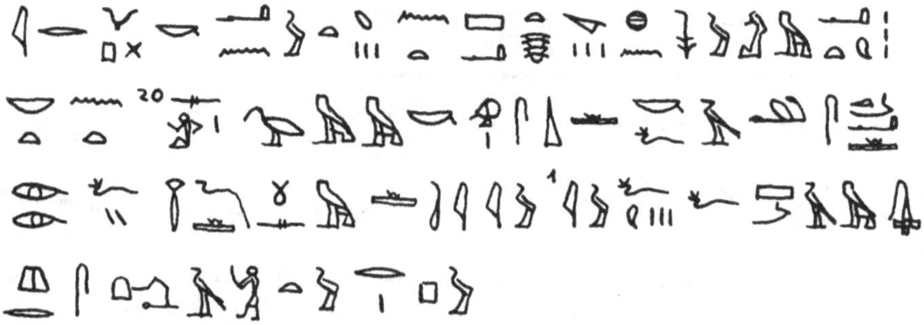

b

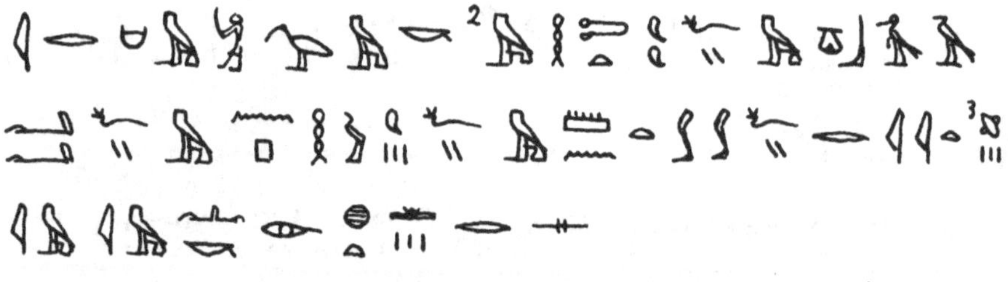

c

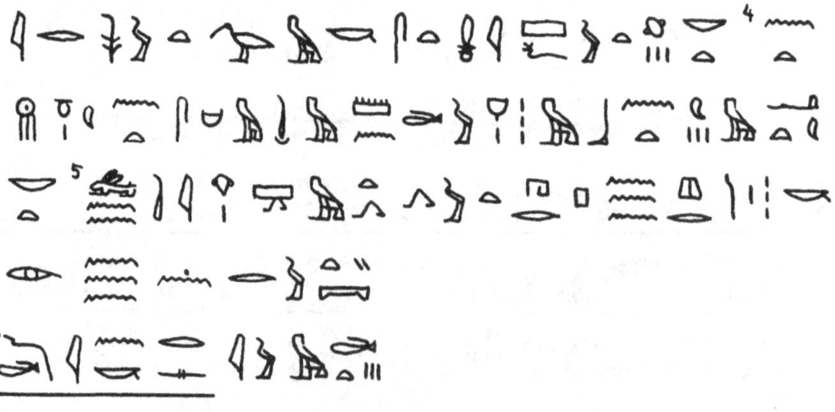

d

e 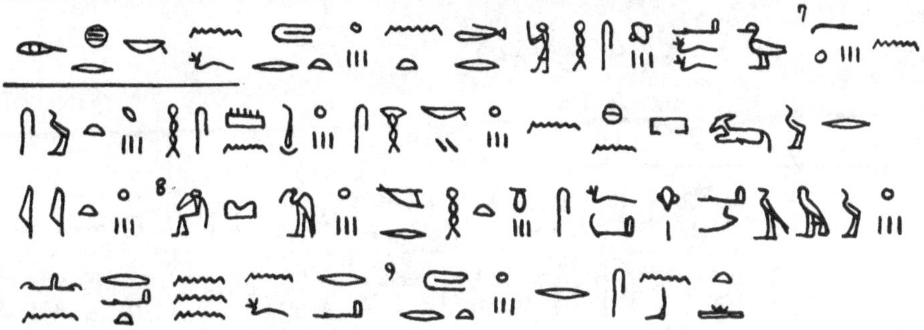

VI B Rezepte

1. šfw.t (Schwellung)

a allein

H 127 (9,6-7) = Eb 566 (73,18-19)

H 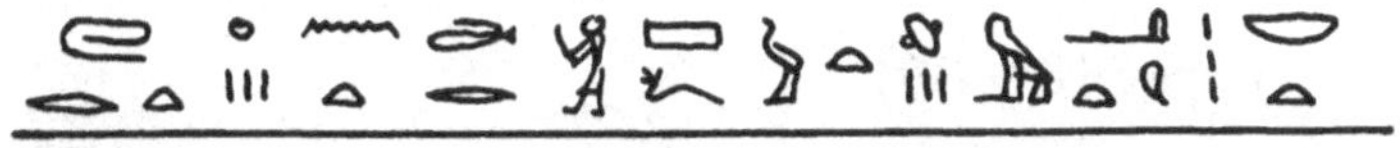

Eb 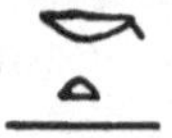

H 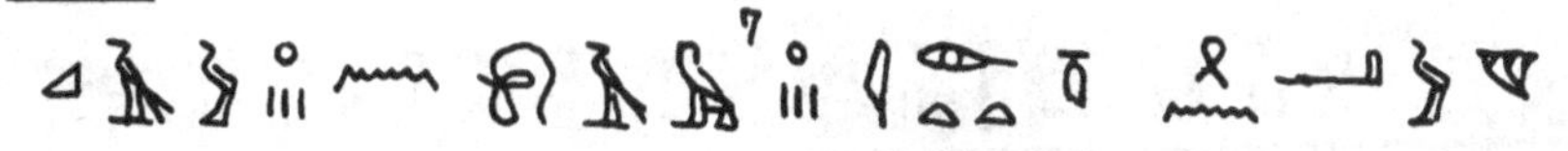

Eb 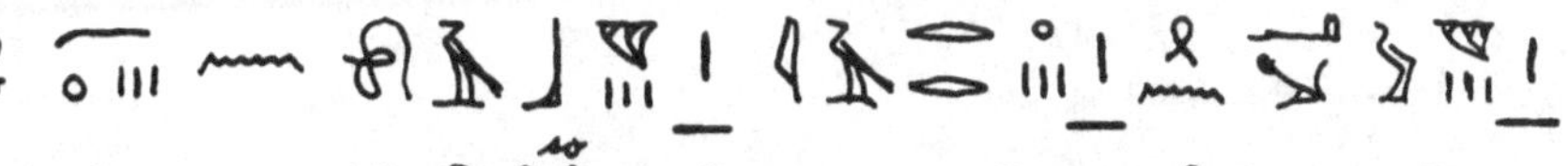

H 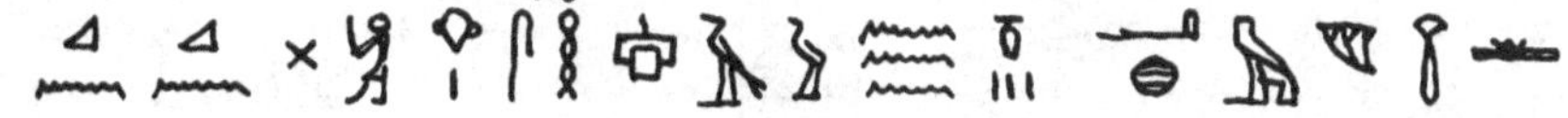

Eb 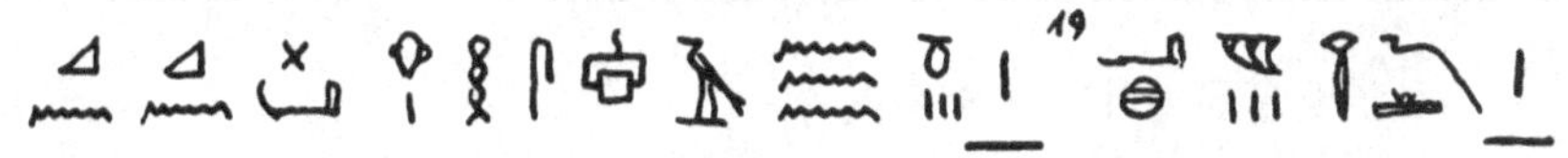

H 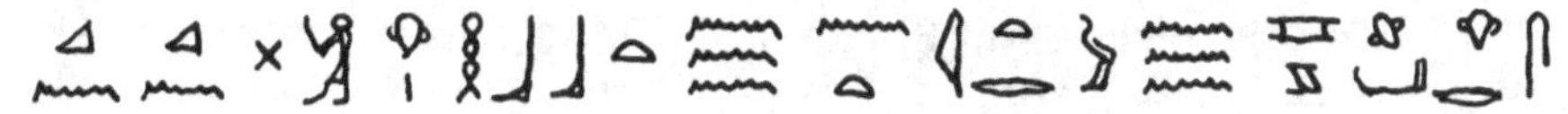

Eb 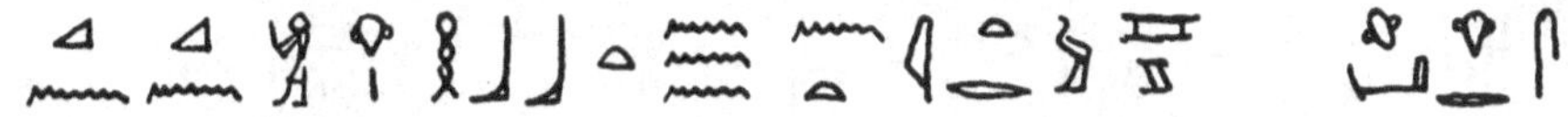

H 136 (9,13-14)

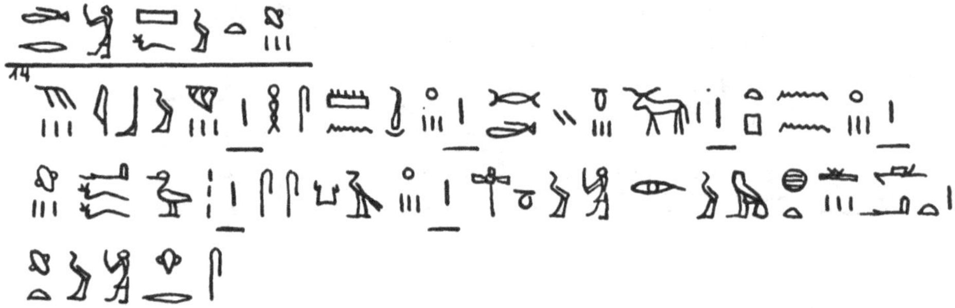

H 137 (9,14-15)

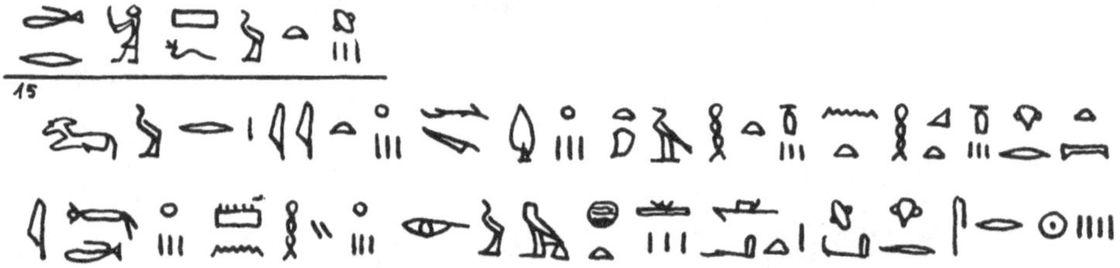

H 139 (9,16-17)

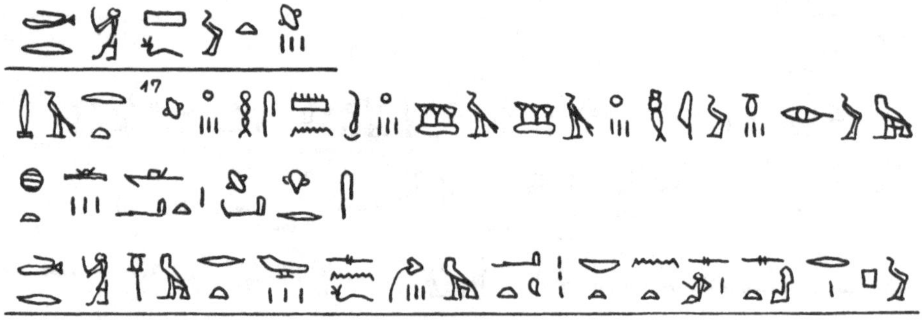

H 235 (15,15-16)

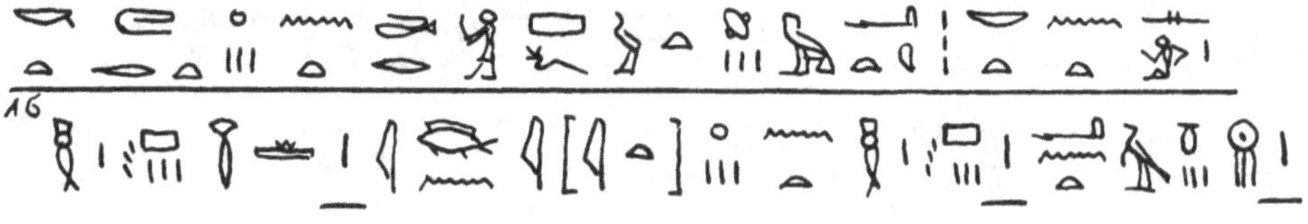

401

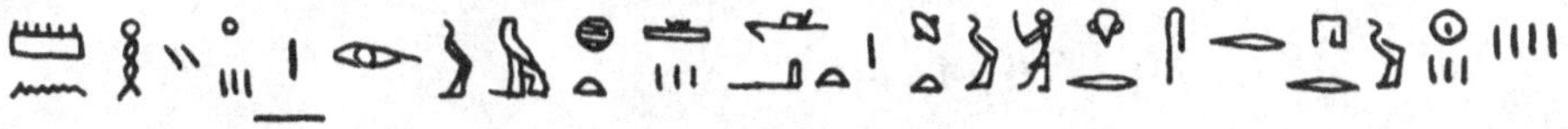

H 236 (15,16–16,1)

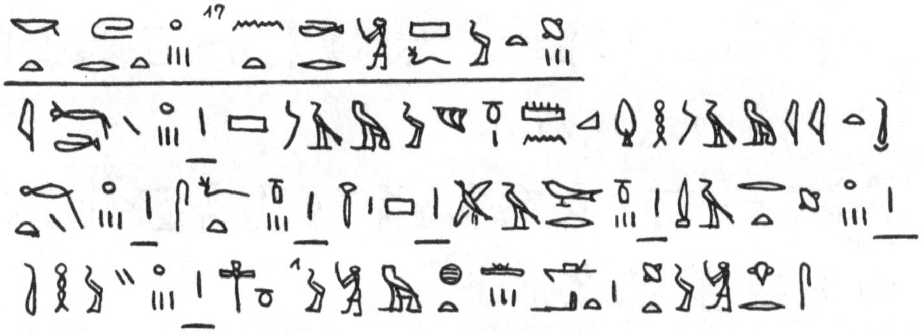

Eb 568 (73,21–74,1)

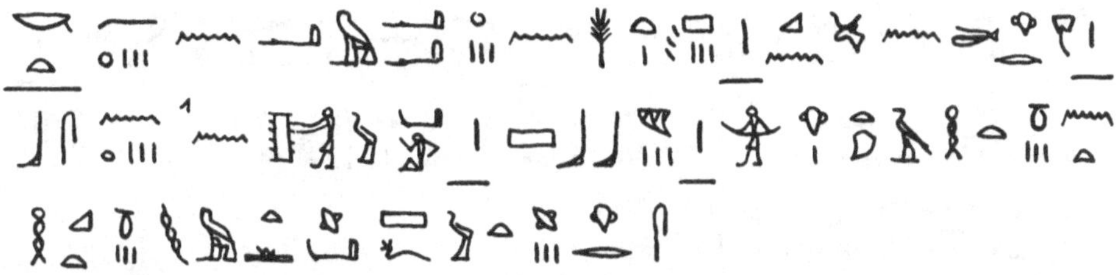

Eb 572 (74,9–10)

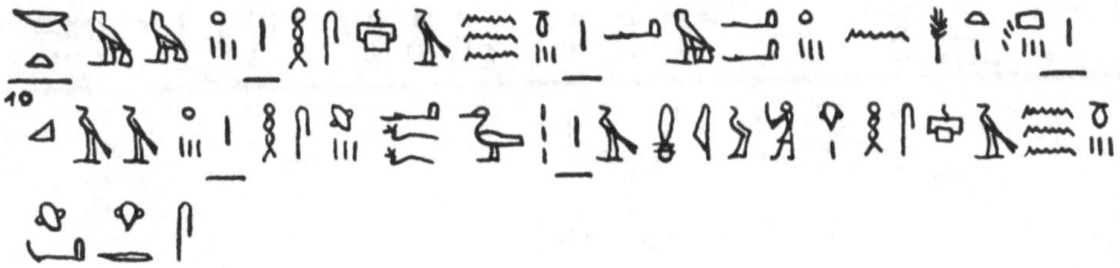

Eb 573 (74,10–11)

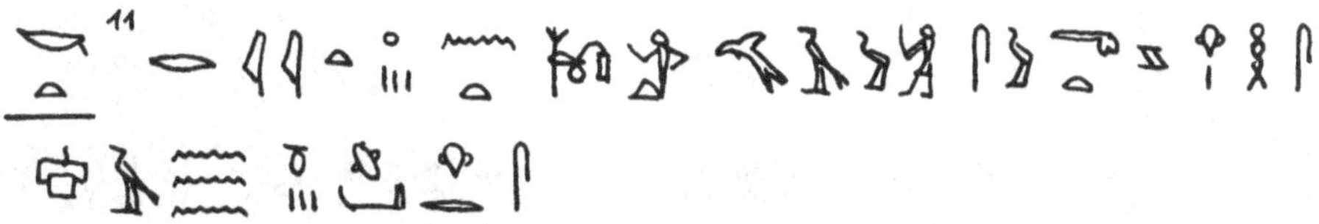

Eb 574 (74, 11-13)

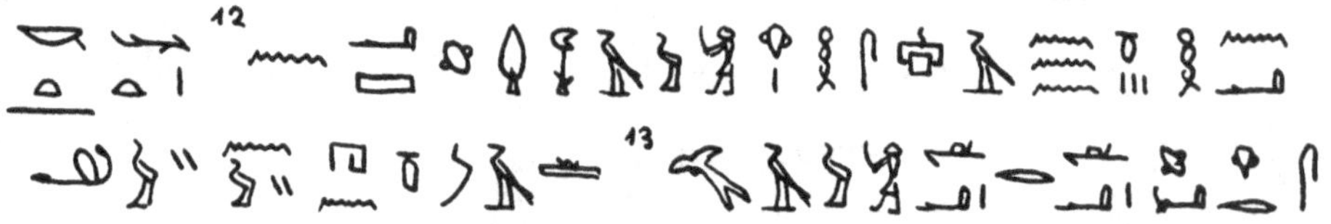

Eb 575 (74, 13-14)

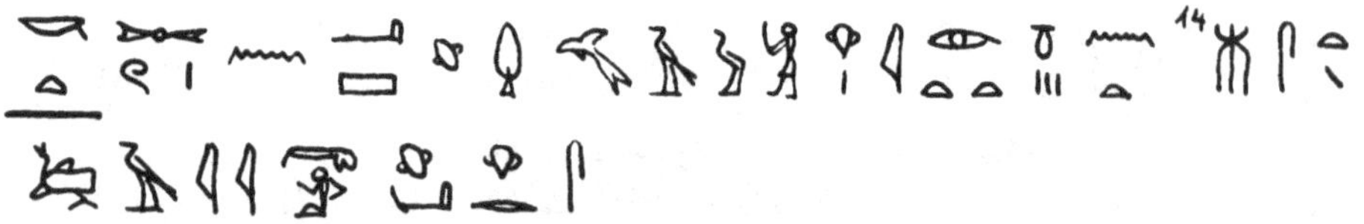

Eb 577 (74, 16-17)

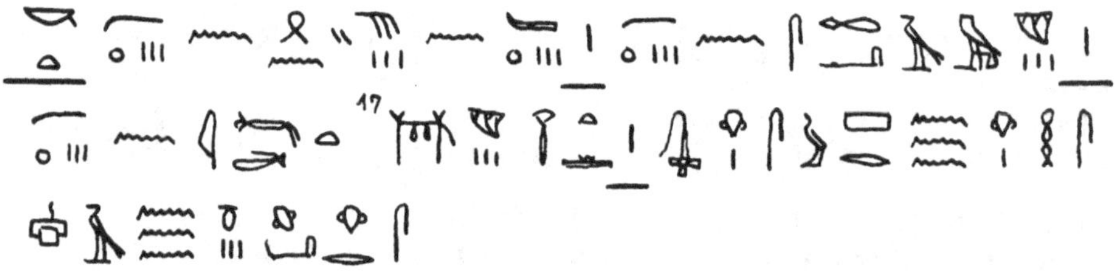

Eb 578 (74, 17-18)

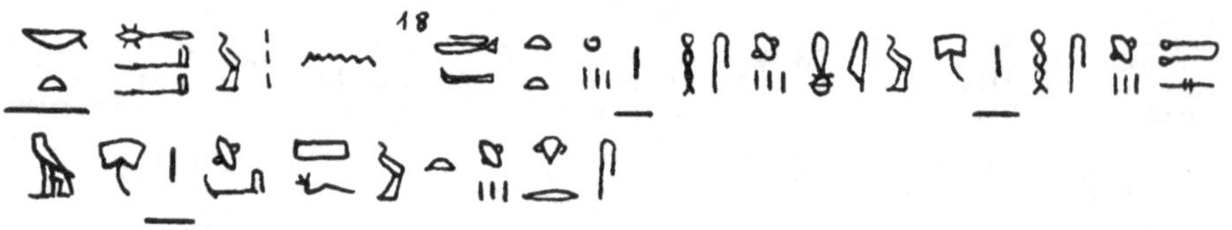

Eb 579 (74, 18-19)

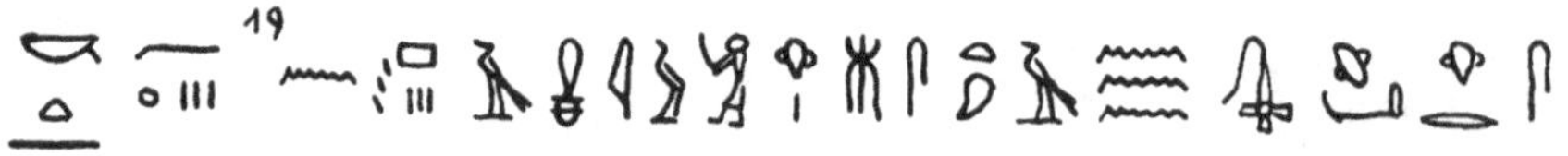

Eb 580 (74, 19-21)

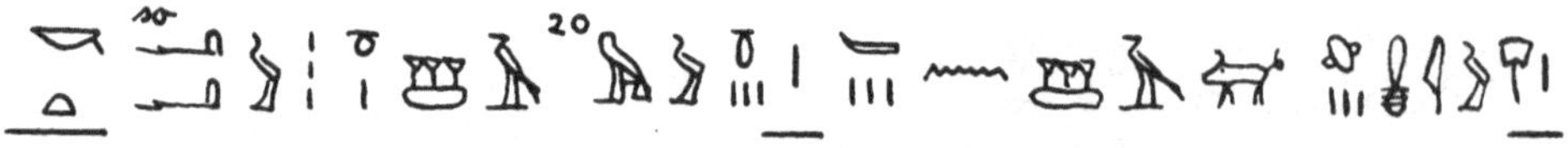

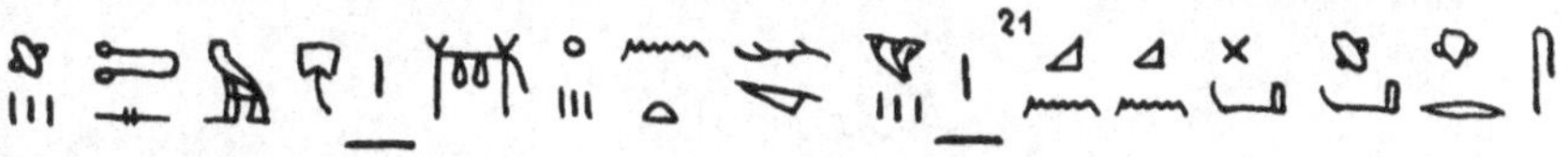

Eb 581 (74,21)

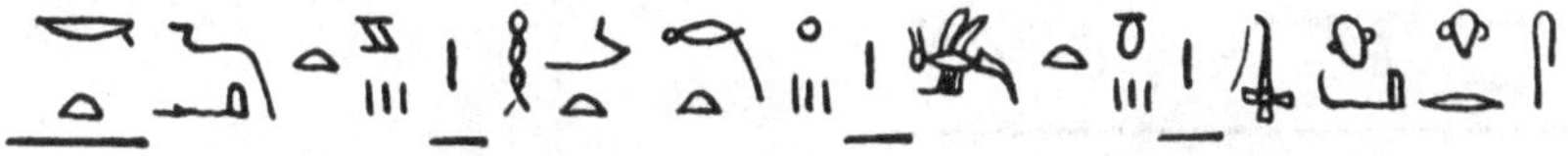

Eb 582 (74,21–75,2)

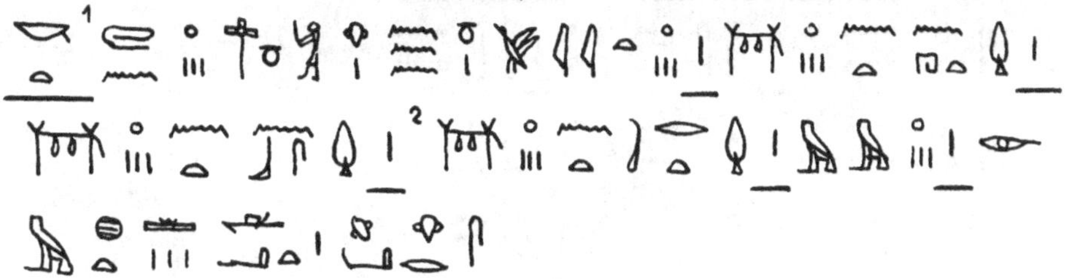

Eb 583 (75,2–4)

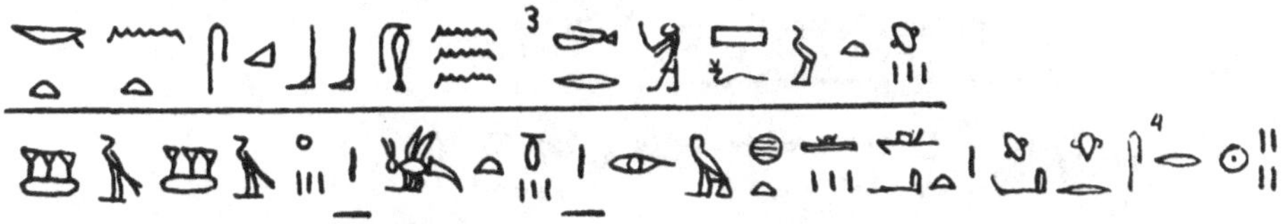

Eb 590 (75,14–15)

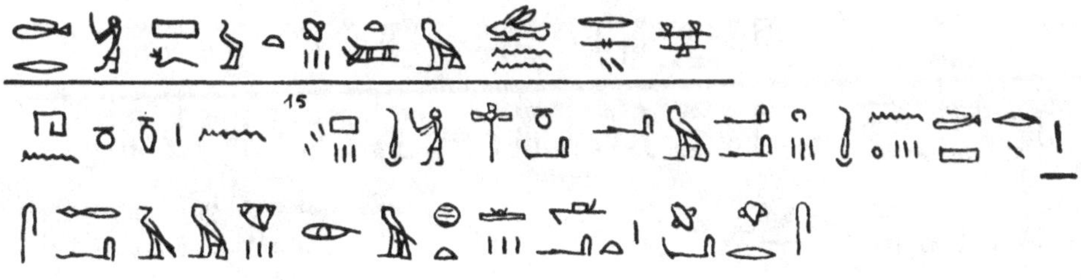

VI B 1 b Auftreten von Flüssigkeit

(Eiter, Wasser)

Eiter

Eb 557 (72,21–73,2) = H 140 (9,18–10,1)

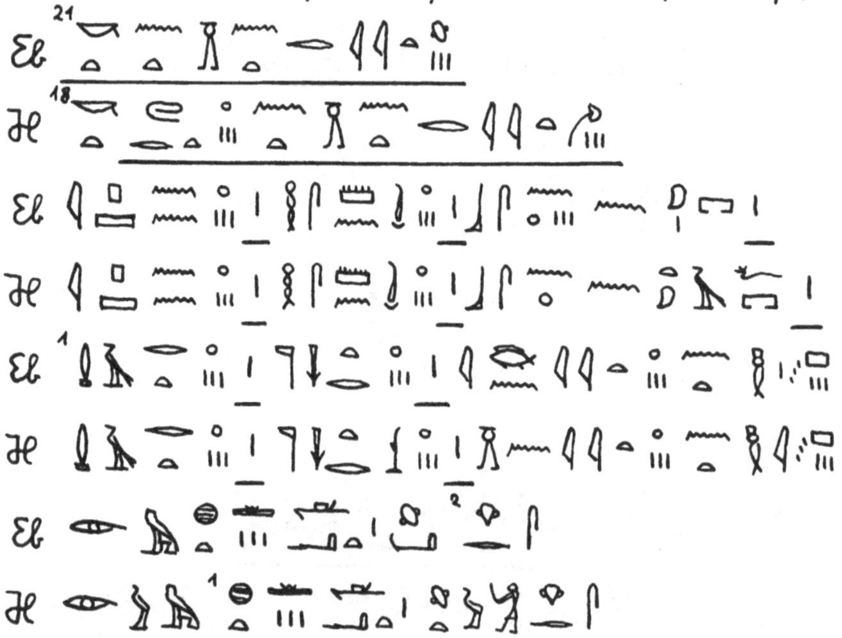

Eb 558 (73,2) = H 141 (10,1)

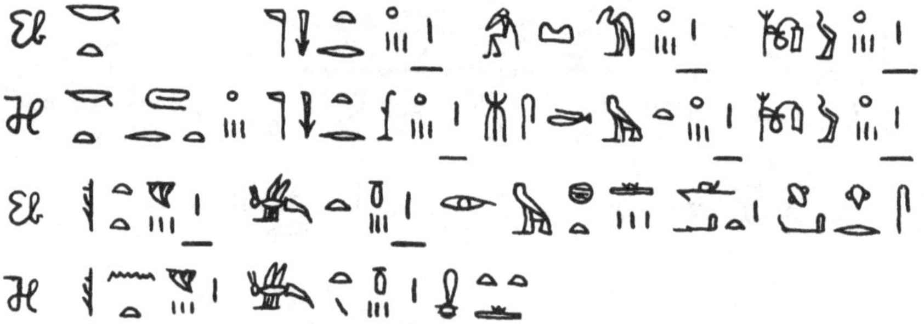

Eb 559 (73,3–4)

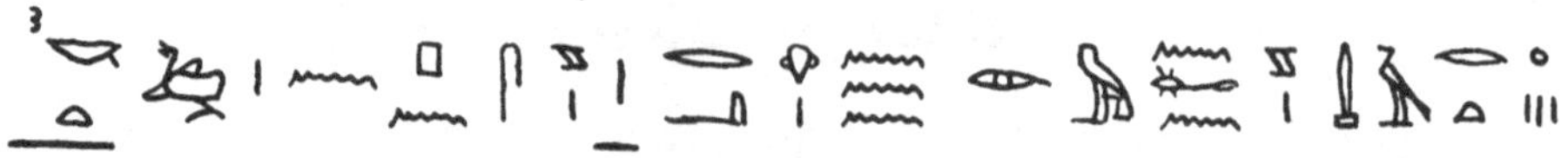

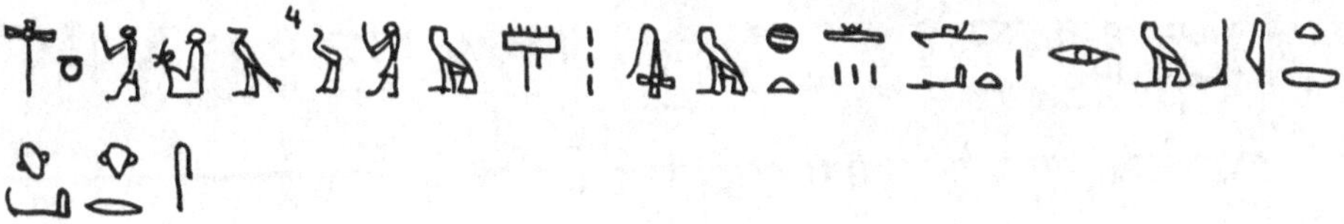

Eb 560 (73,4-6)

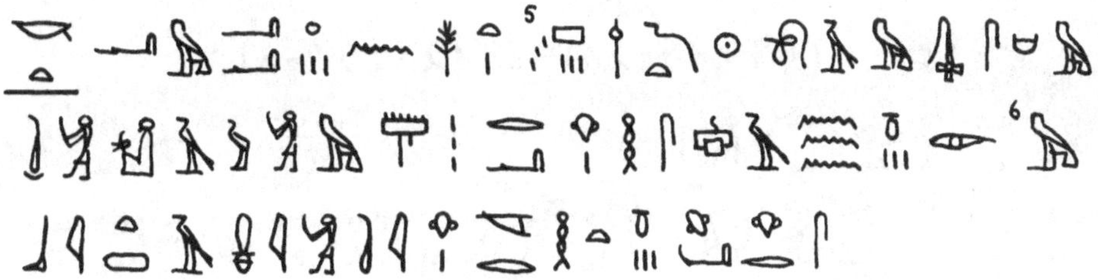

Eb 595 (76,6-8)

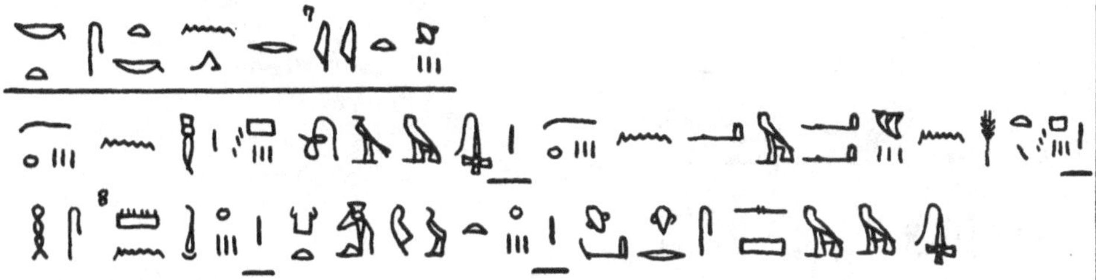

Wasser

Eb 565 (73,12-17)

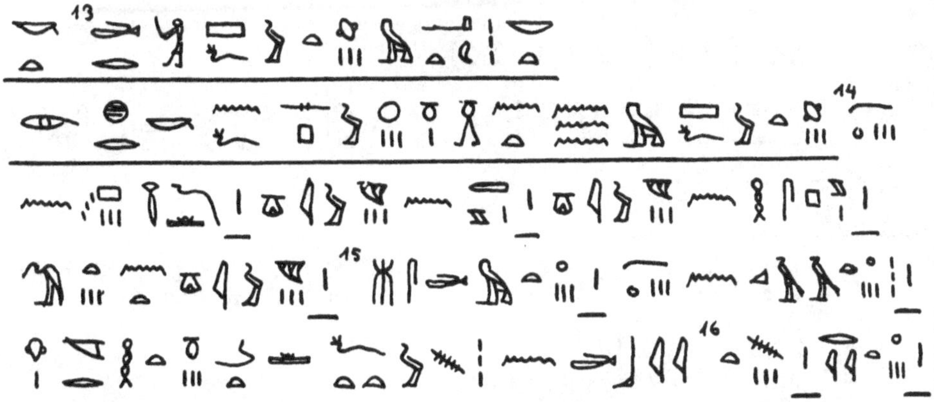

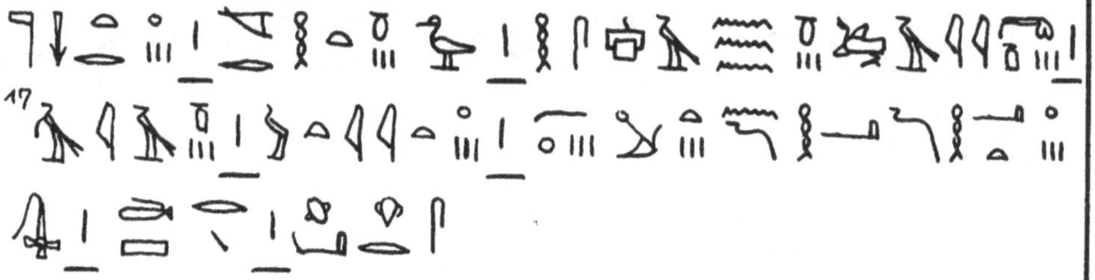

Eb 567 (73,19-21) = H 128 (9,7-8)

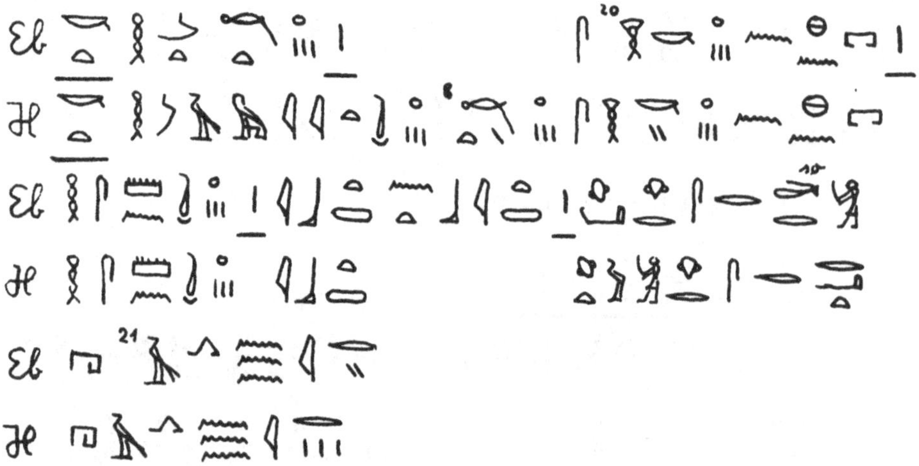

VI B 1 c in Verbindung mit „Fressen" (wšꜥ.w)

Eb 556 (72,19-20)

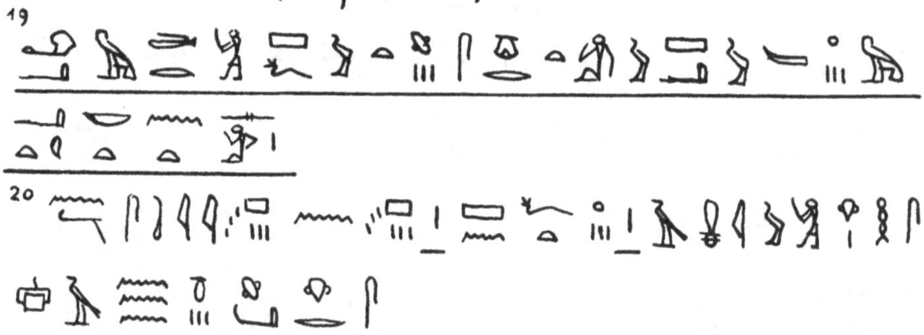

Eb 563 (73,9-11) = H 125 (9,4-5)

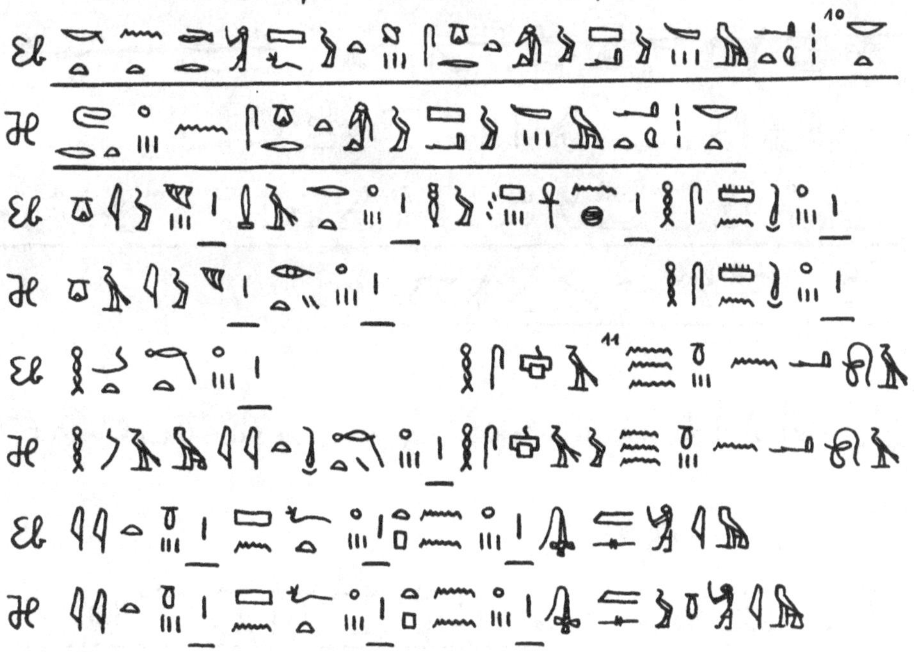

Eb 564 (73,11-12) = H 126 (9,5-6)

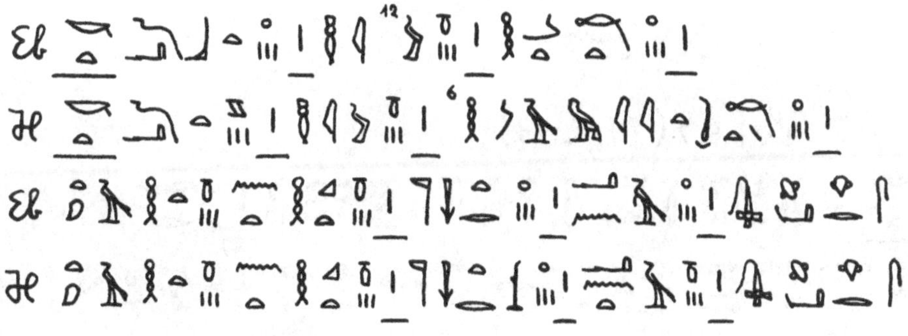

Eb 589 (75,10-14)

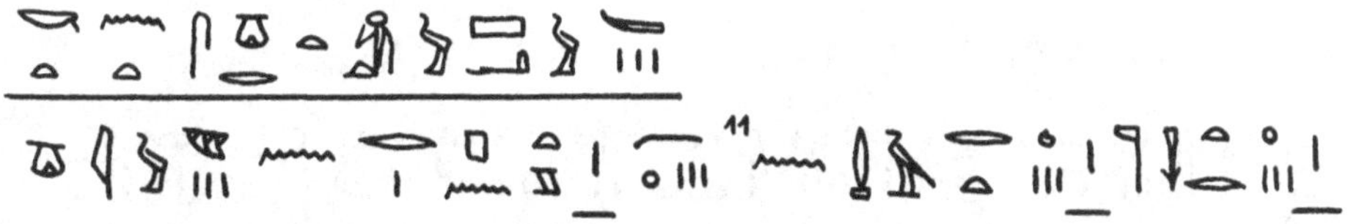

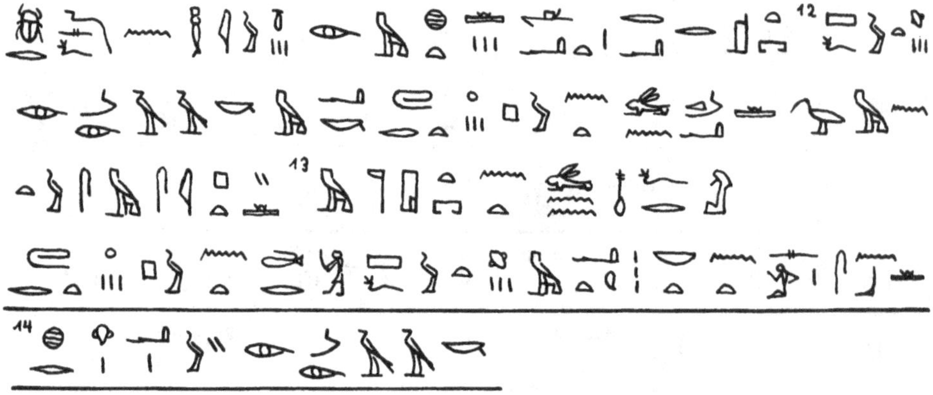

VI B 1d in Verbindung mit ḫsd-Geschwulst

H 133 (9,11–12)

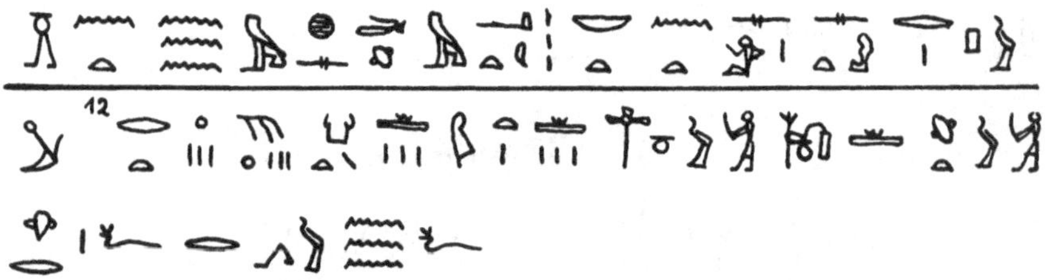

Eb 569 (74, 2–3)

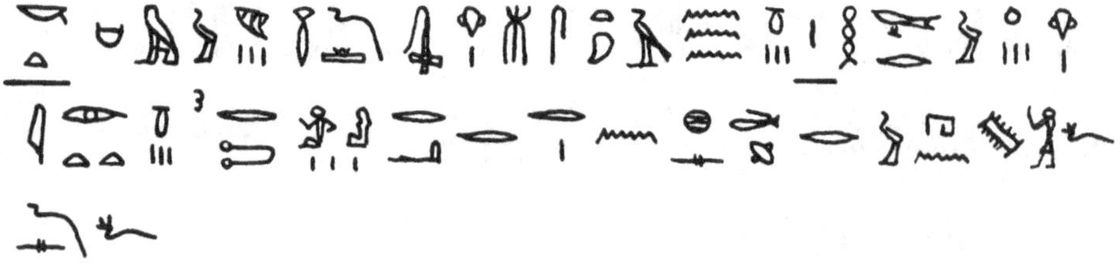

Eb 570 (74, 3–4)

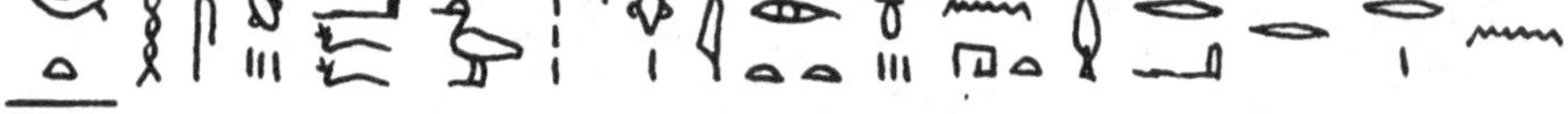

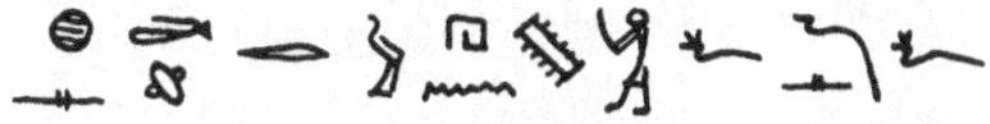

Eb 571 (74,4-9)

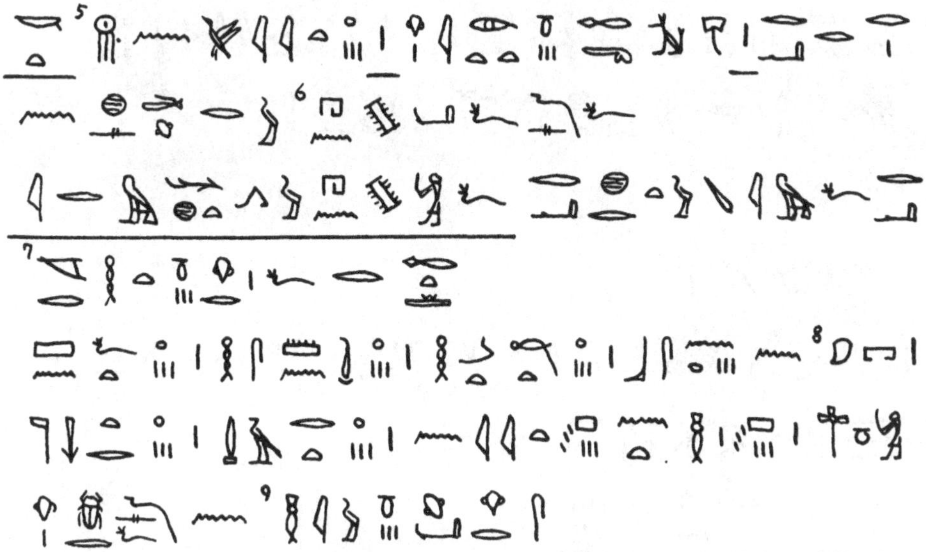

Eb 576 (74,14-16)

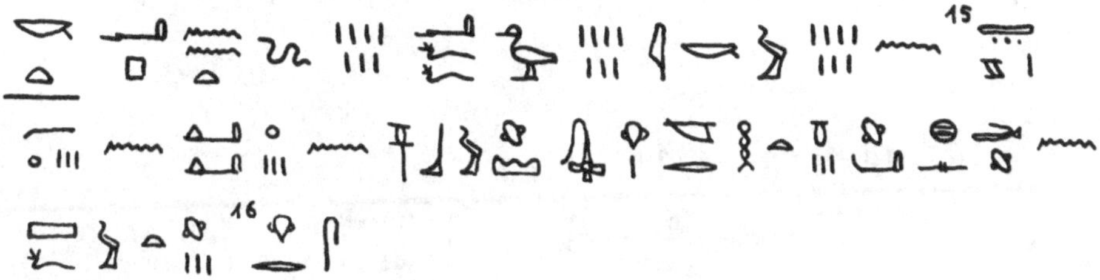

Eb 588 (75,8-10)

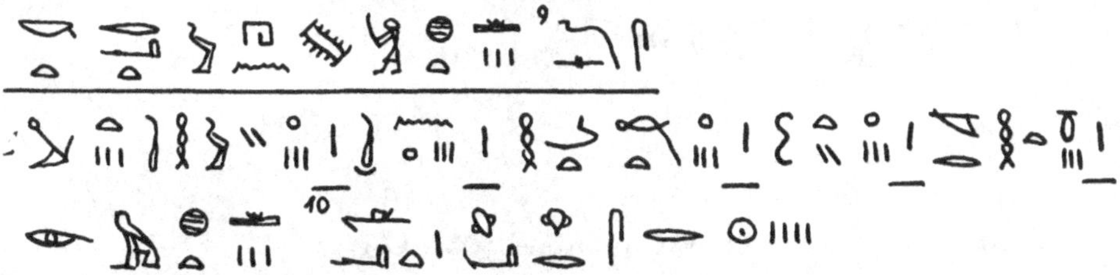

H 132 (9,10-11)

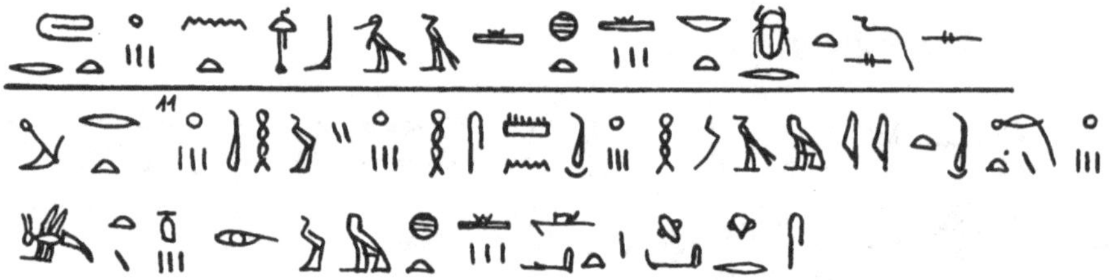

L 1 (1,1-2)

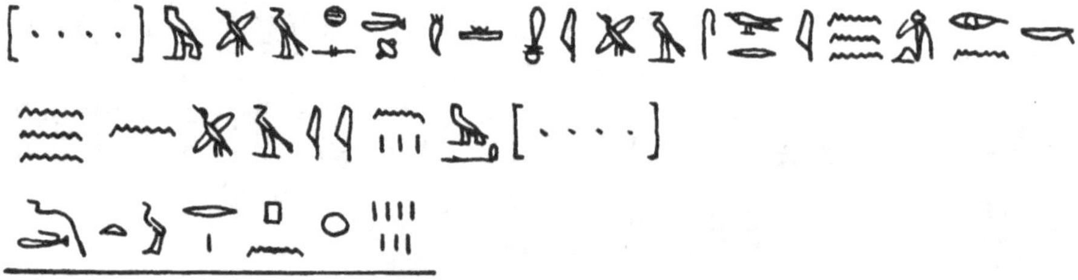

L 2 (1,2-10)

 [a]

L 3 (1,11-2,1)

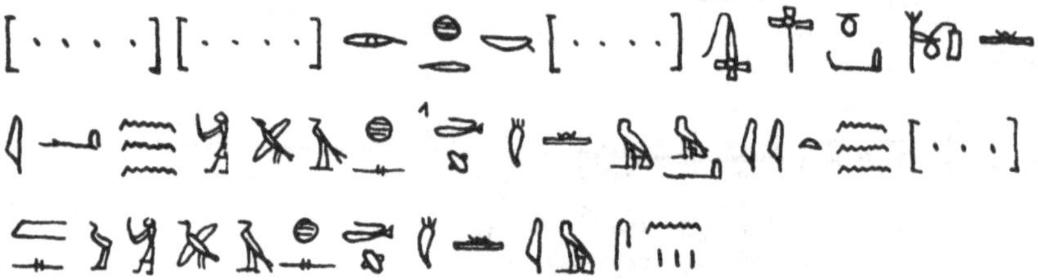

a der Text enthält medizinisch Nichts.

VI B 1 e Auftreten von Resistenz-Erscheinung (+ḳw.t)

H 138 (9,15-16)

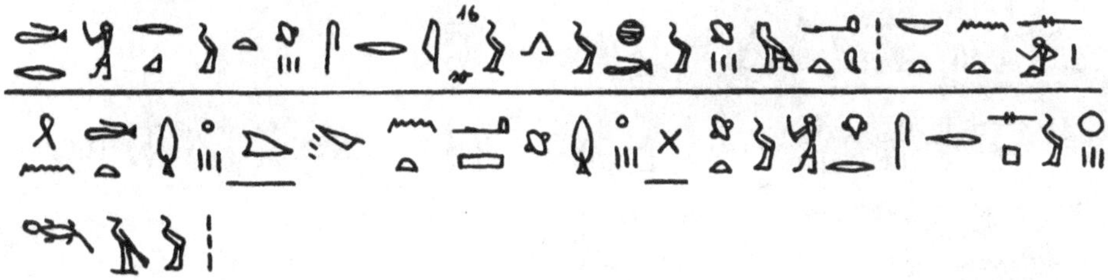

VI B 2 twꜣ.w (Erhebungen)

Ram IV C 8-10

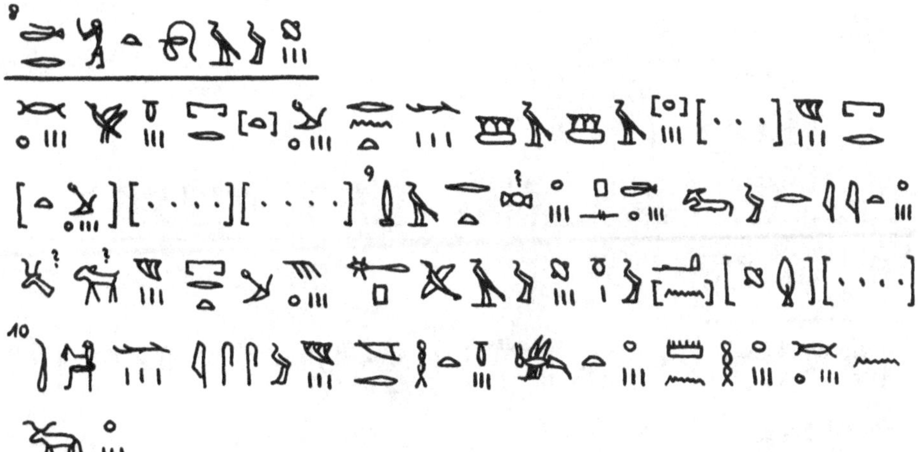

VI B 3 Geschwülste

a. bsj

Bln 53 (5,4-5)

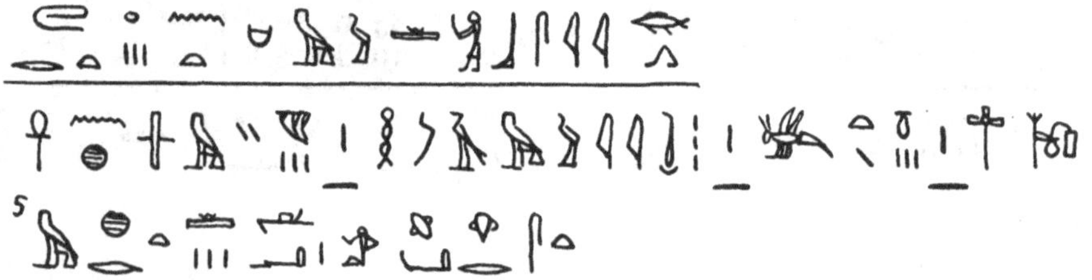

Bln 54 (5,5-6)

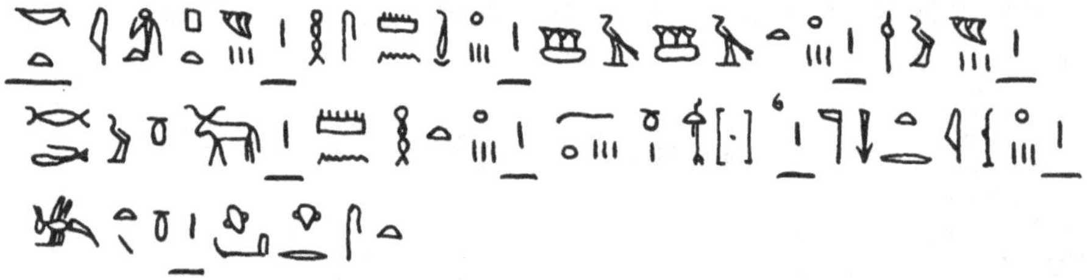

Bln 52 (5,1-4)

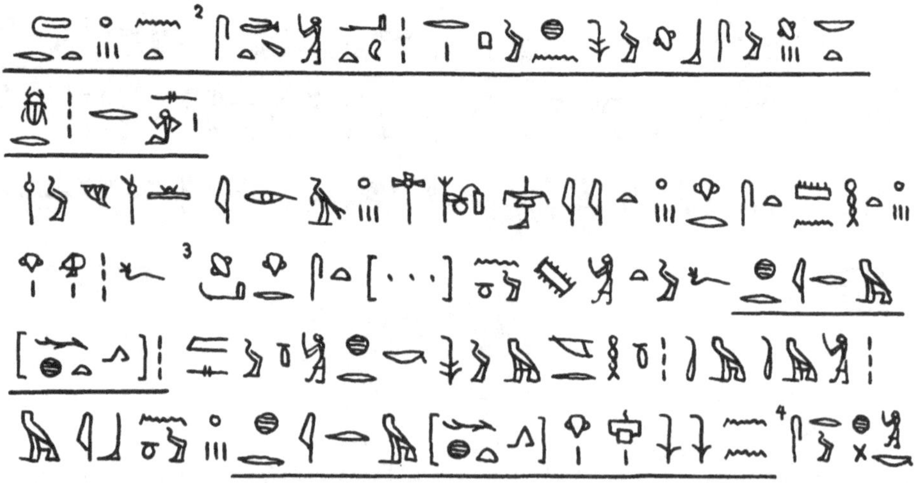

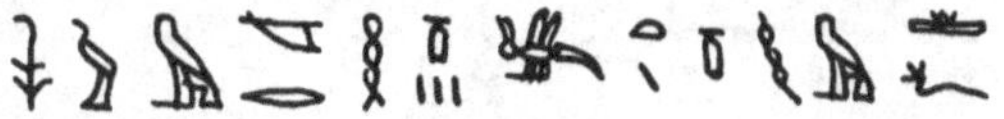

VI B 3 b ḥmȝ

Bln 55 (5, 6-7)

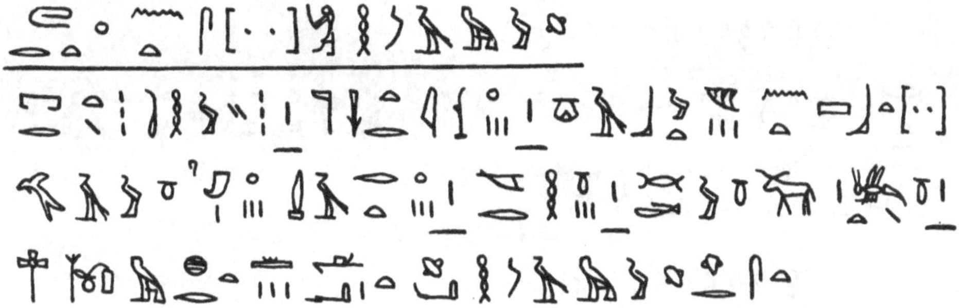

VI B 3 c sḫ „Schlaggeschwulst"

Bln 57 (5, 8-9)

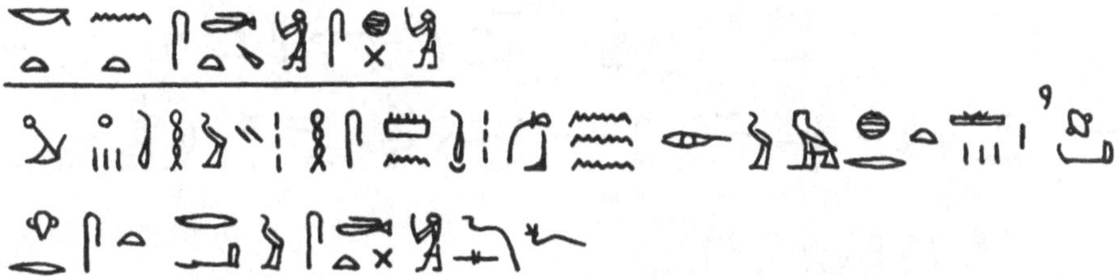

VI B 3 d wȝšš „Bluterguss"

Eb 734 (88, 16-19)

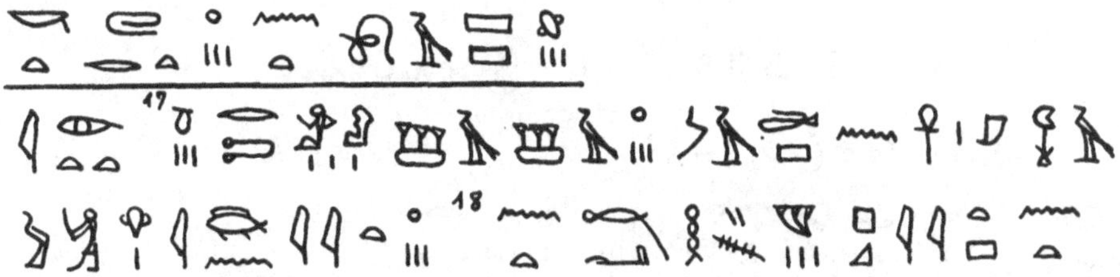

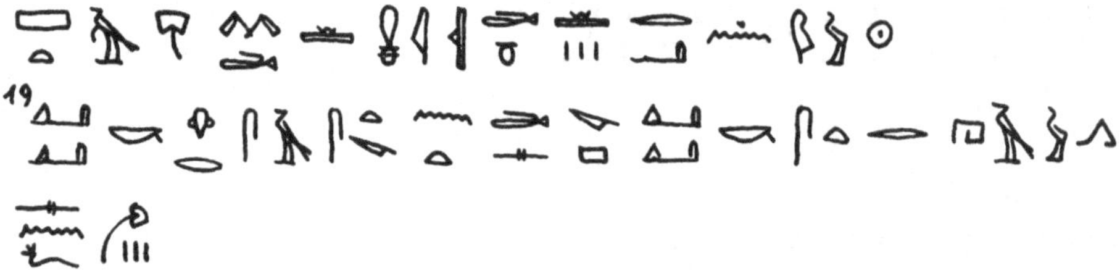

Eb 735 (88,19–20)

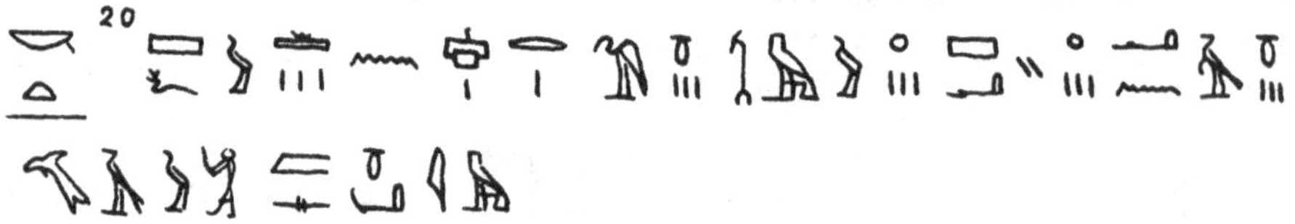

Eb 736 (88,21)

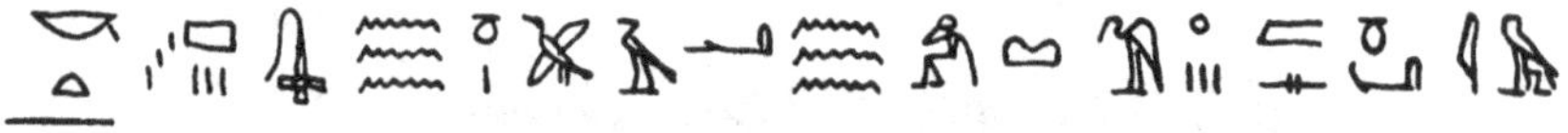

Eb 737 (88,21–22)

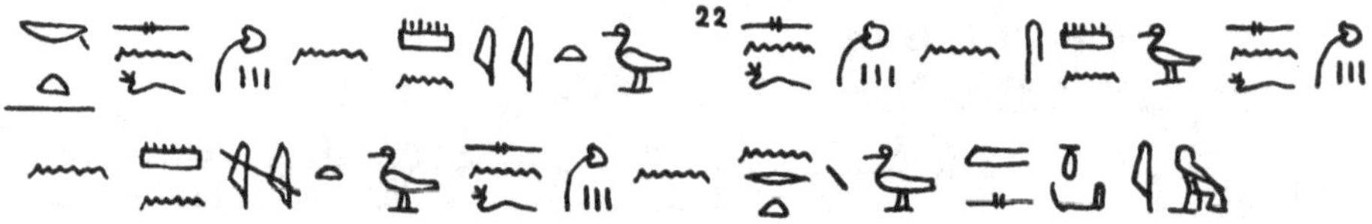

Eb 738 (89,1)

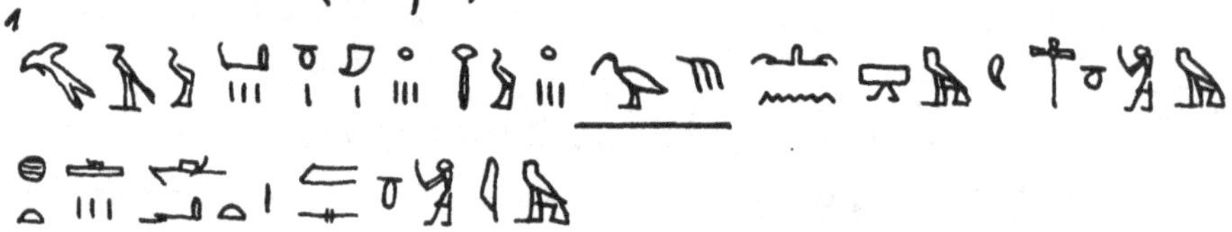

VI B 3 e ꜥꜣ.t – Geschwulst

Bln 118 (10,3–5)

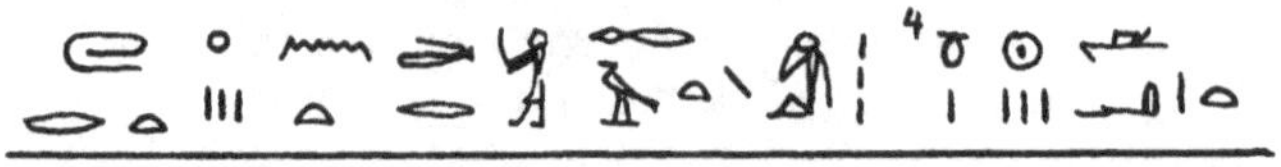

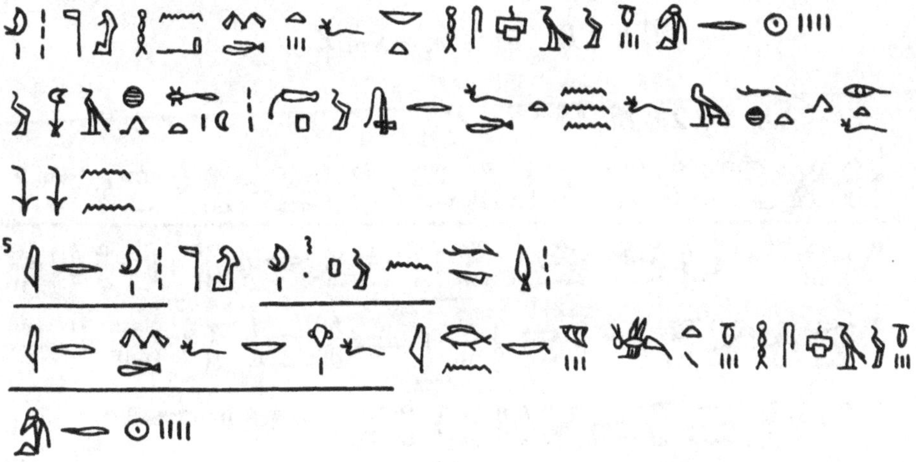

VI B 4 Geschwüre

a. bnw.t

Eb 551 (72, 10-12)

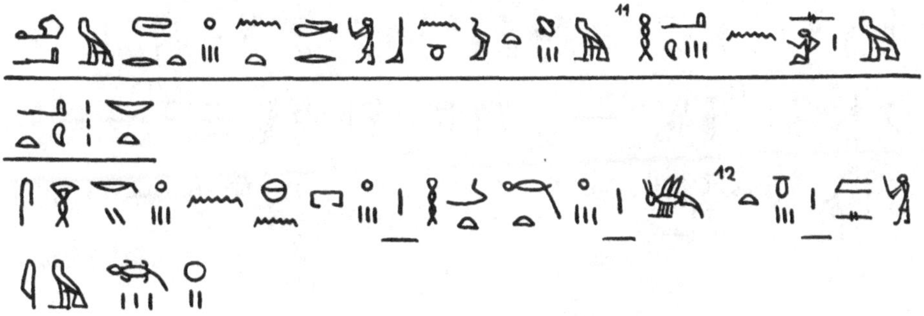

Eb 552 (72, 12-13)

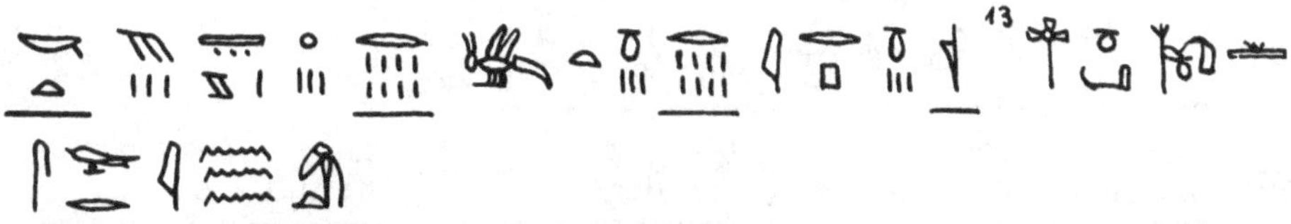

VI B 4 b wnm-snf

Eb 592 (75,19–76,1)

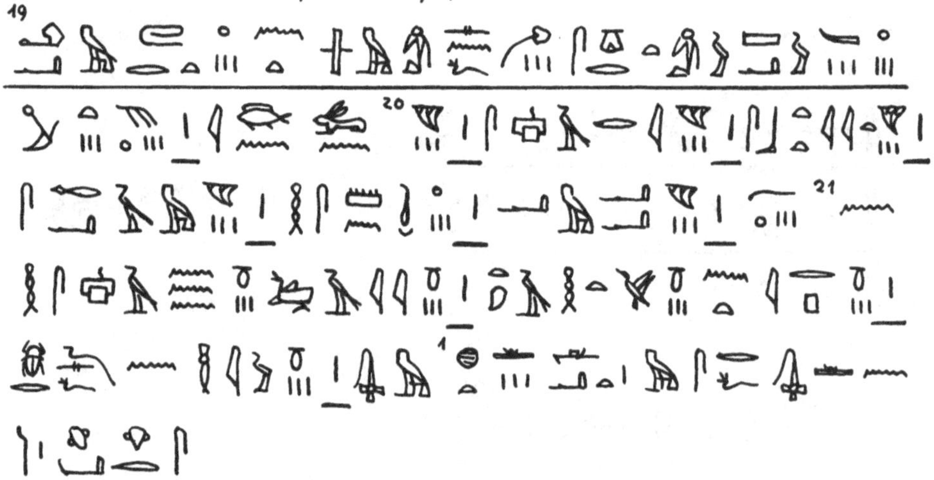

Eb 723 (87,19–88,1)

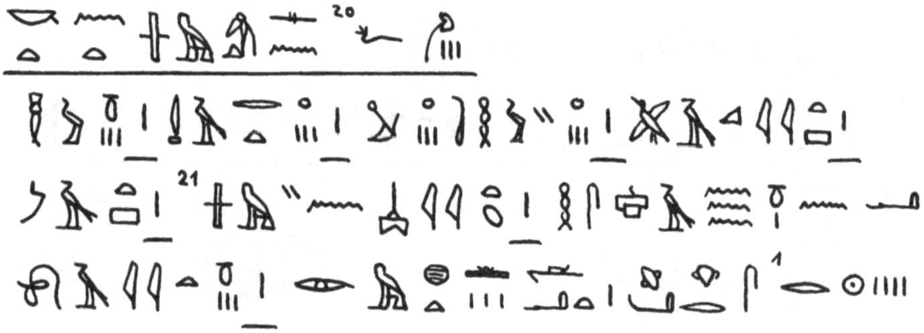

Eb 724 (88,1–2) = He 129 (9,8–9)

Eb 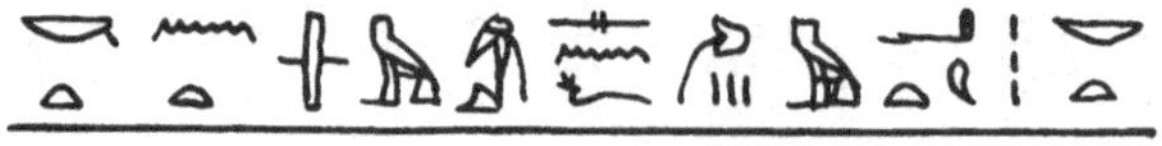

He 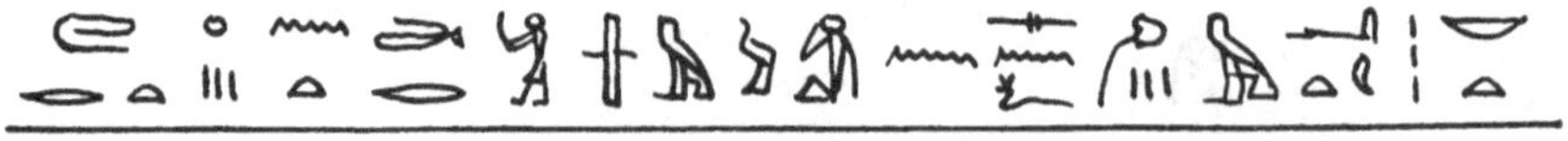

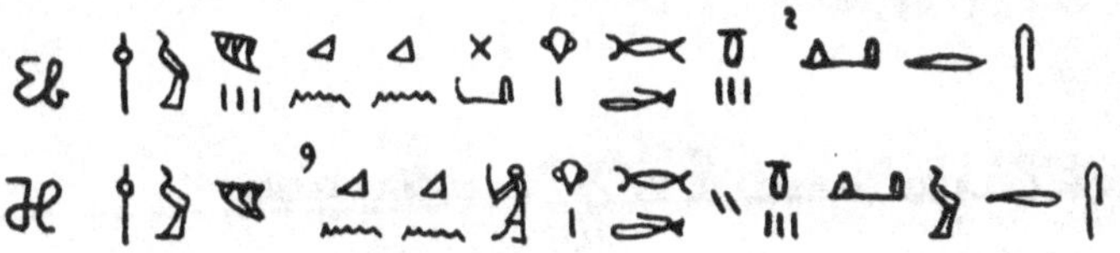

Eb 725 (88, 2-3) = H 130 (9, 9)

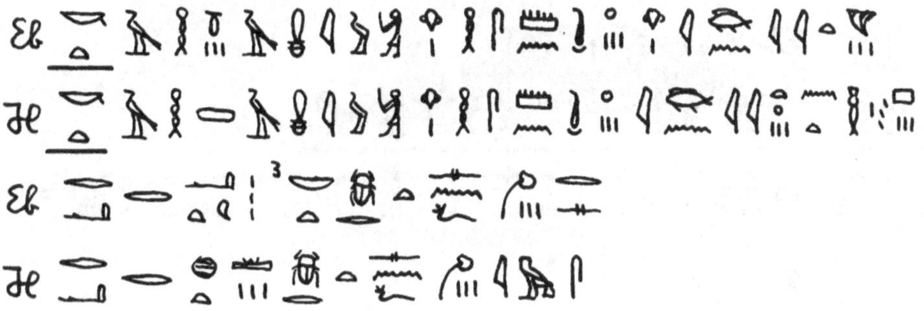

Eb 722 (87, 17-19)

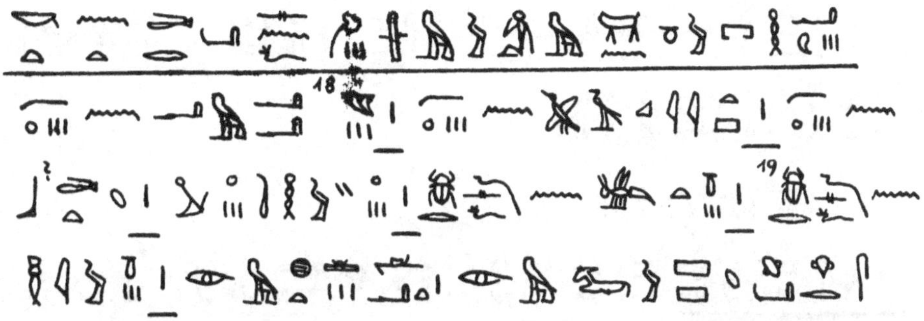

VI B 5 Verderbtes

Eb 596 (76, 8-9)

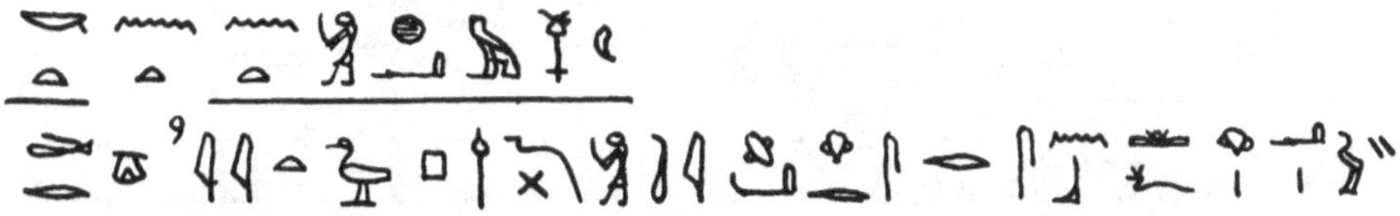

VII. Ausschläge und Entzündungen

A wḥꜣ.w

Eb 104 (25,11-13)

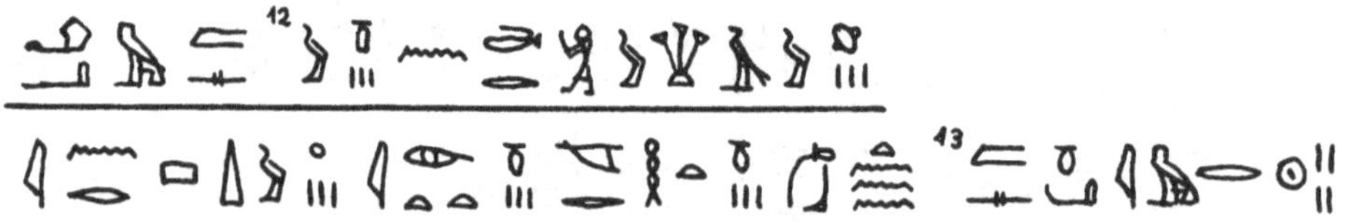

Eb 105 (25,13-15)

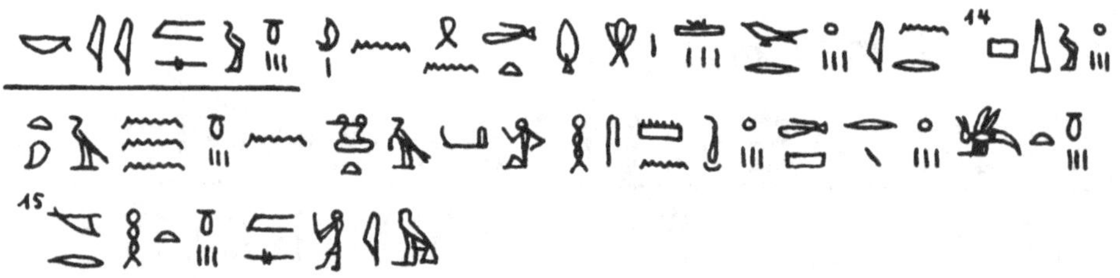

Eb 106 (25,15-17)

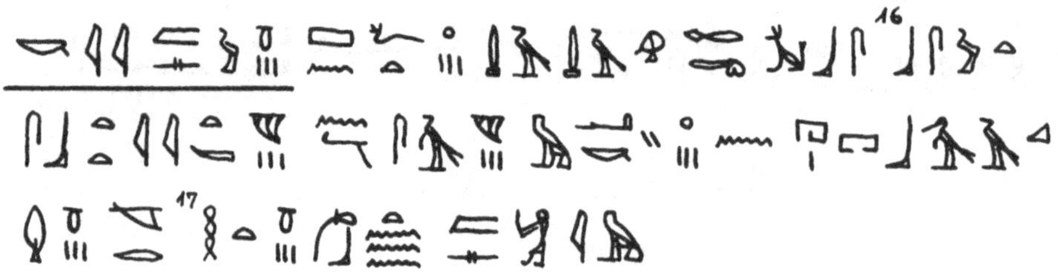

Eb 107 (25,17-18)

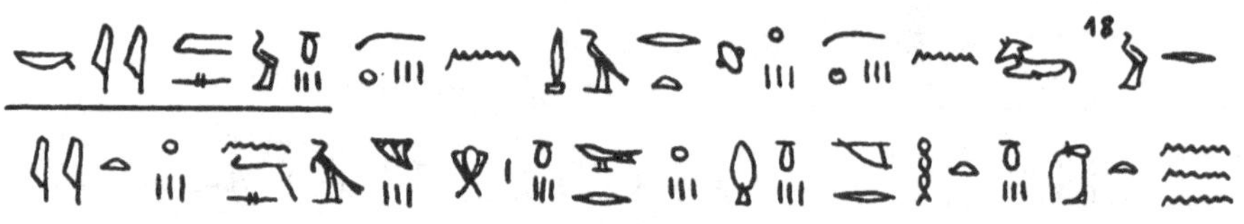

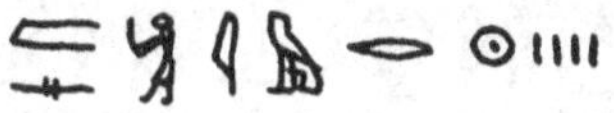

Eb 108 (25, 19-20)

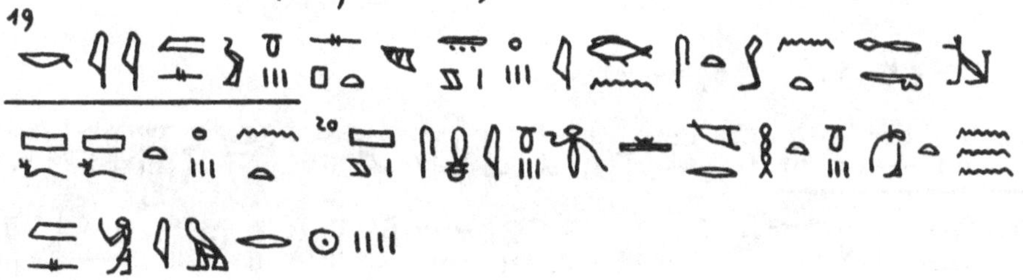

Eb 109 (25, 20-26, 2)

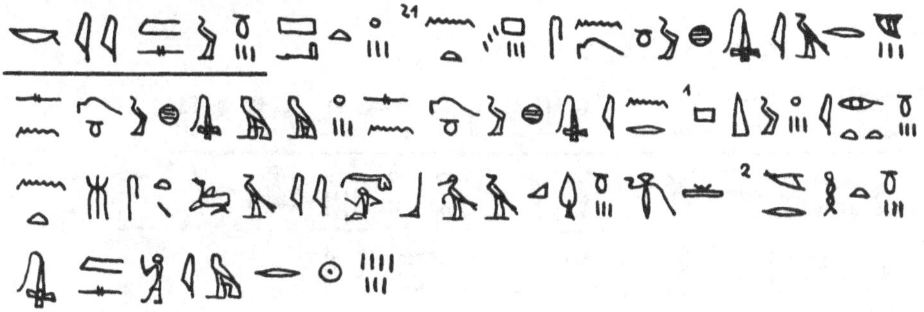

Eb 110 (26, 2-4)

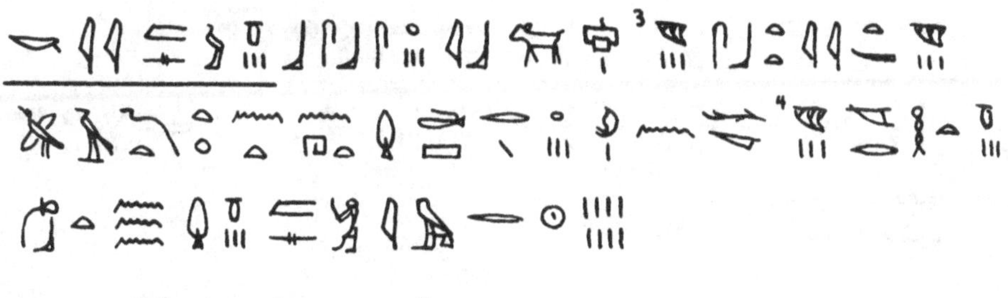

Eb 111 (26, 4-7)

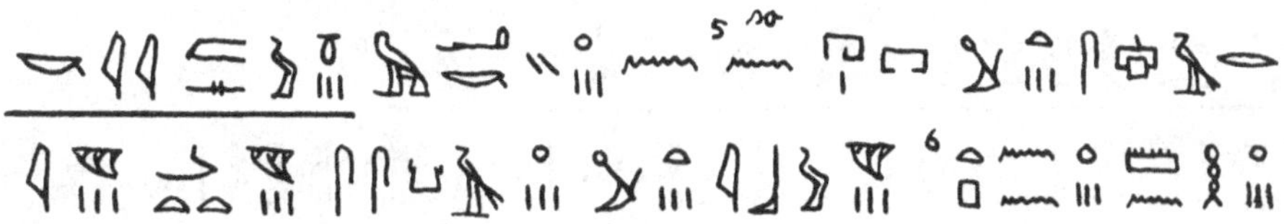

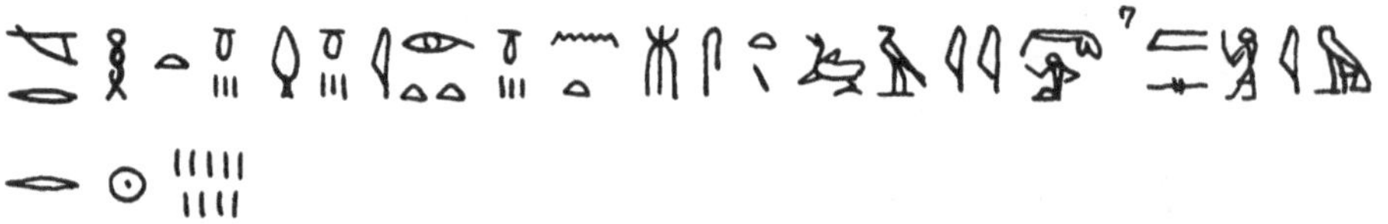

Eb 112 (26, 7–9)

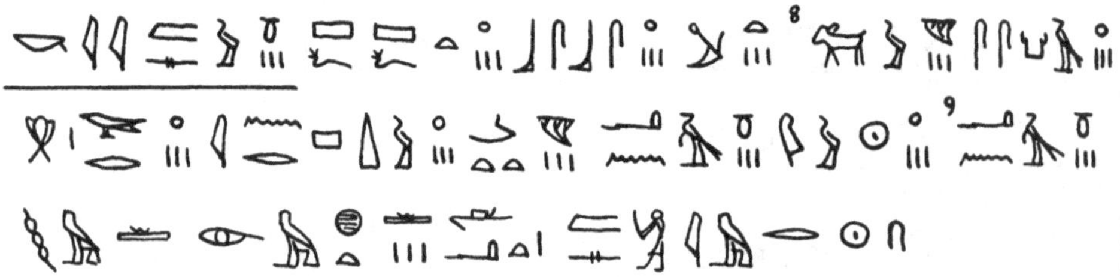

Eb 113 (26, 9–11)

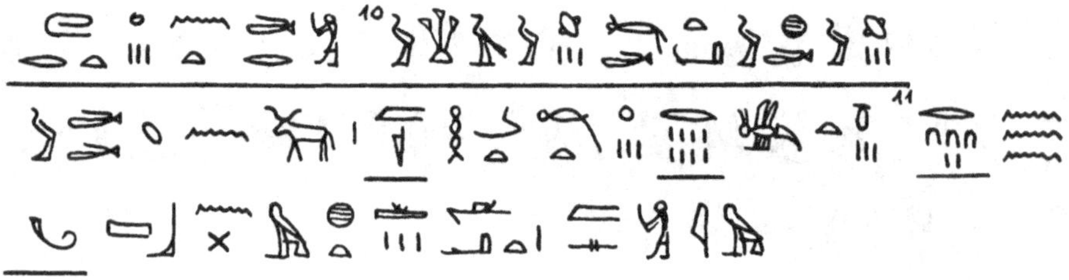

Eb 117 (26, 20–21)

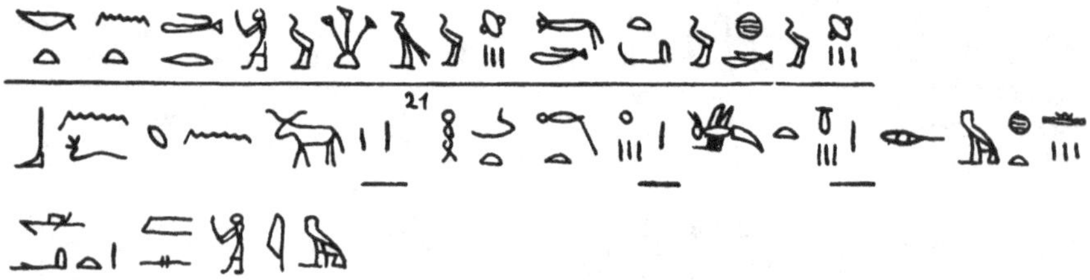

Eb 114 (26, 11–14)

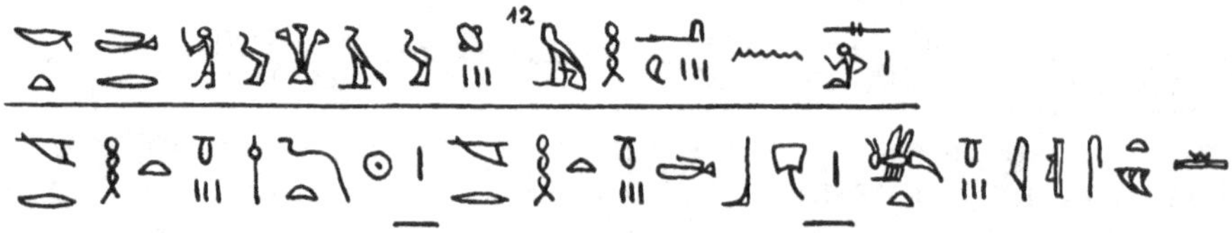

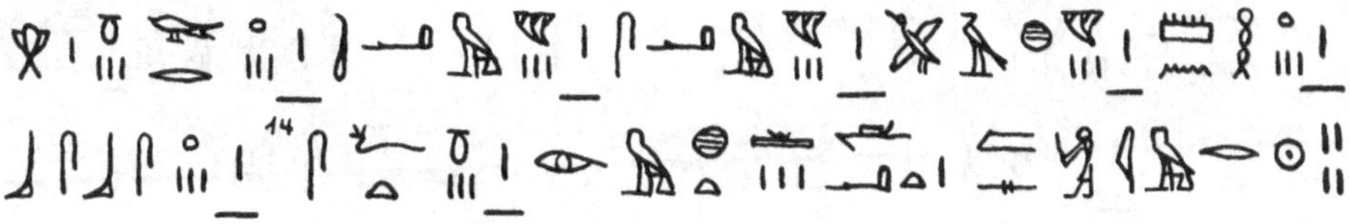

Eb 116 (26,17-20)

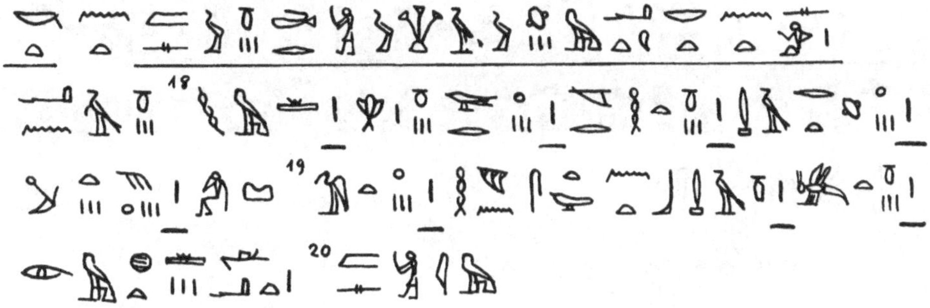

Eb 118 (26,21-27,1)

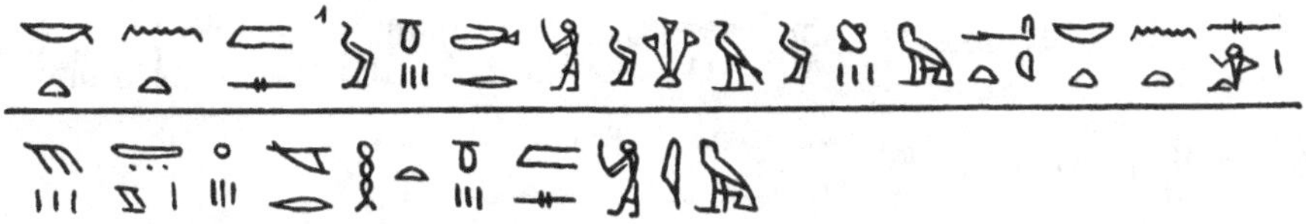

Eb 120 (27,4-5)

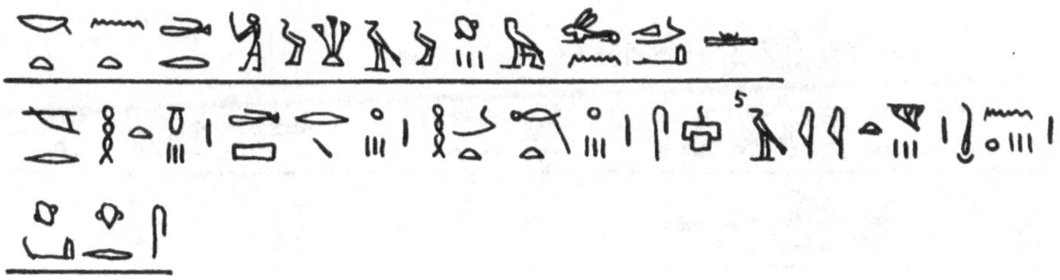

Eb 90 (23,9-14)

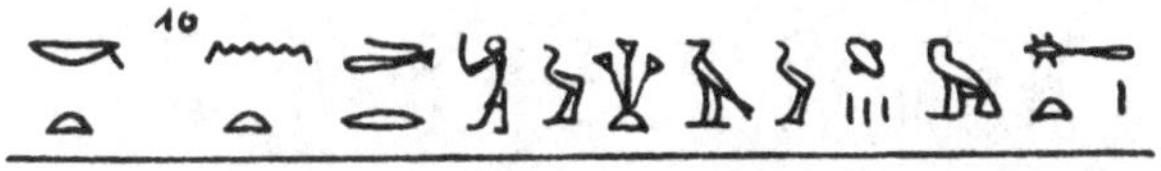

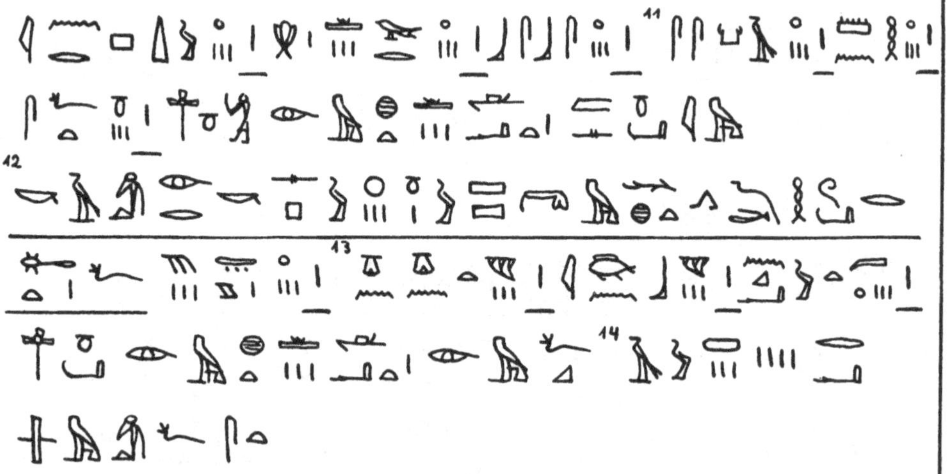

Eb 95 (24, 6–8)

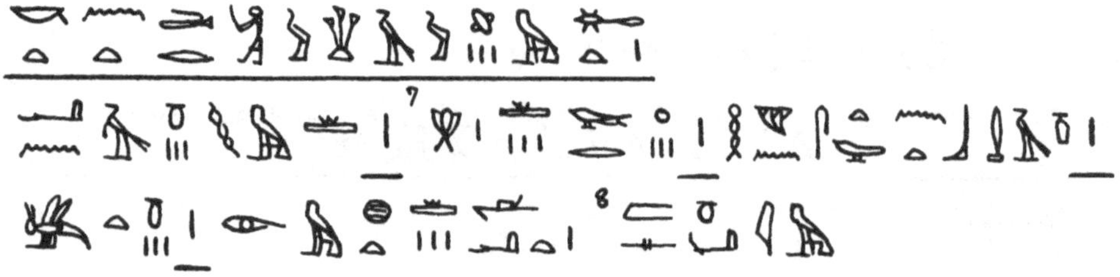

Eb 91 (23, 14–19)

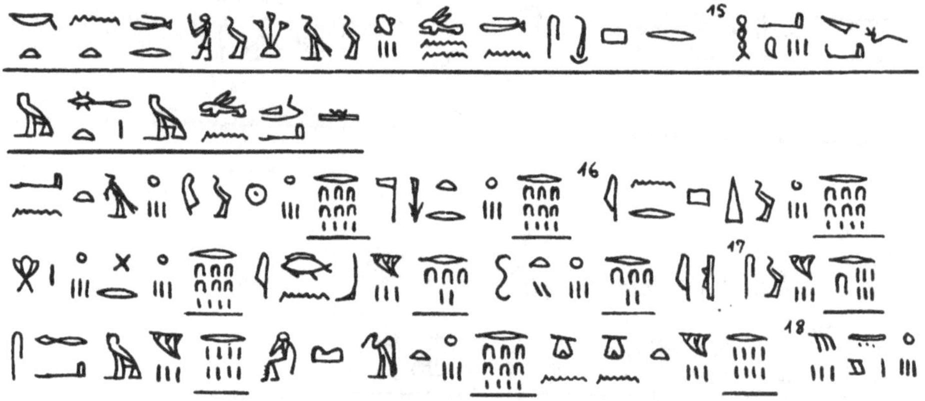

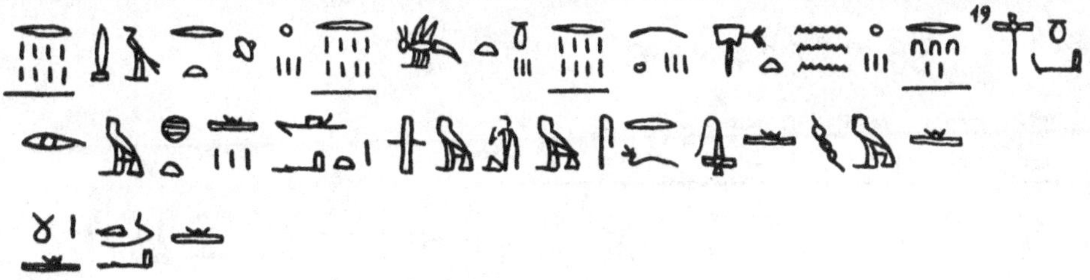

Eb 92 (23,19–24,1)

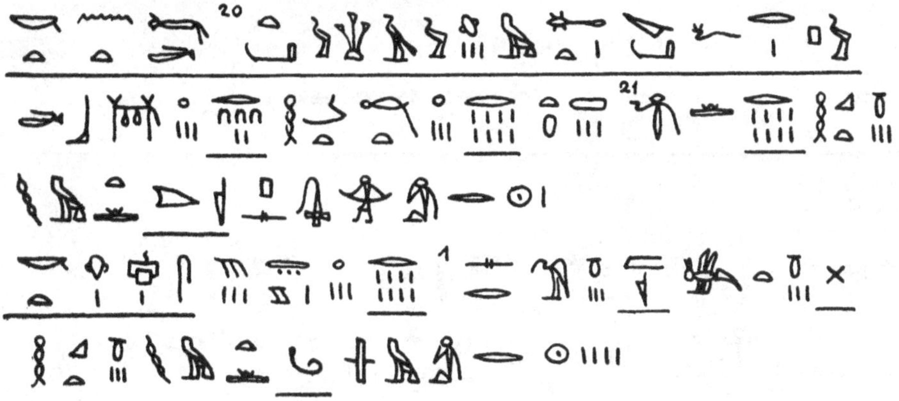

Eb 94 (24,4–6)

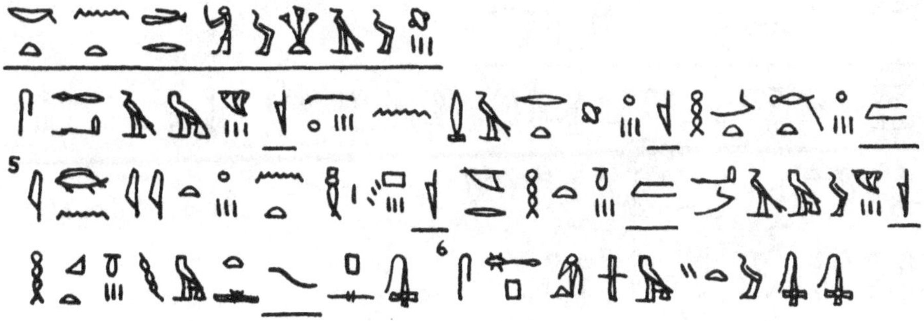

VII B srf.t

Eb 96 (24, 8-9)

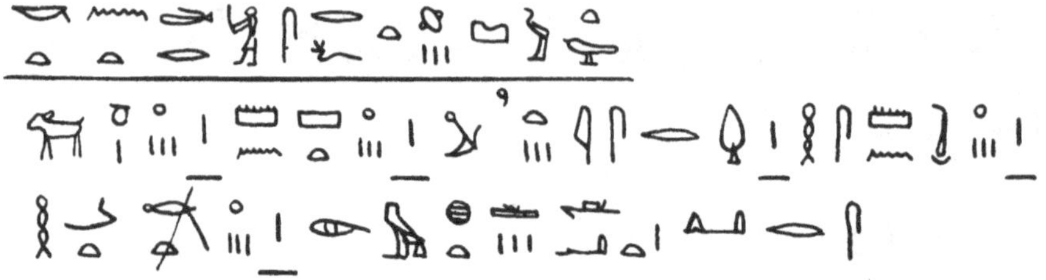

Eb 115 (26, 14-17)

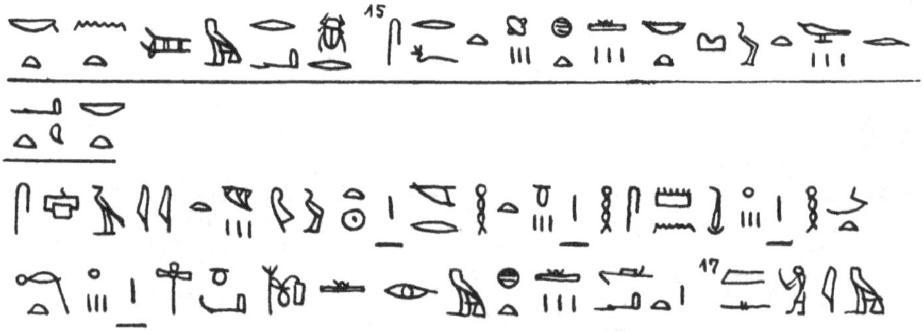

Eb 119 (27, 2-4)

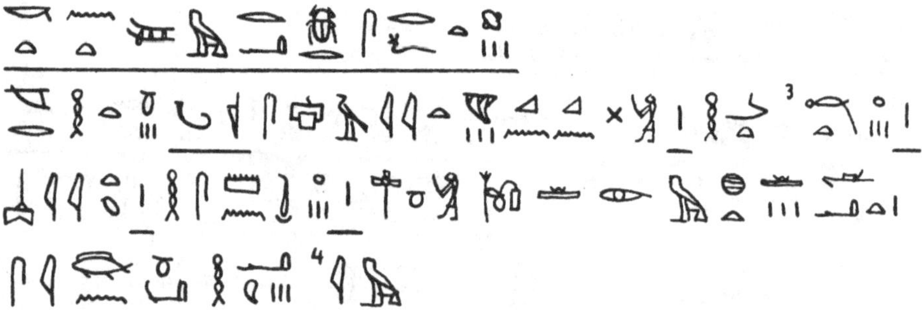

Ram III B 10

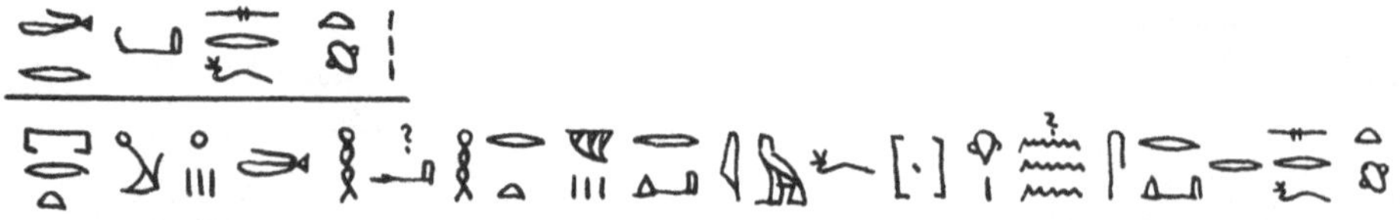

H 253 (17,4-5)

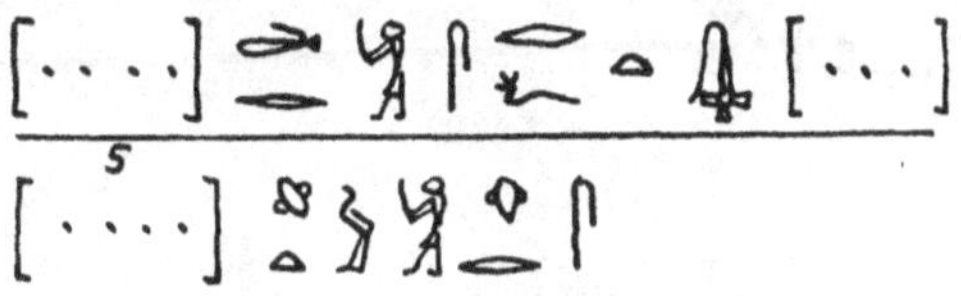

H 254 (17,5-6)

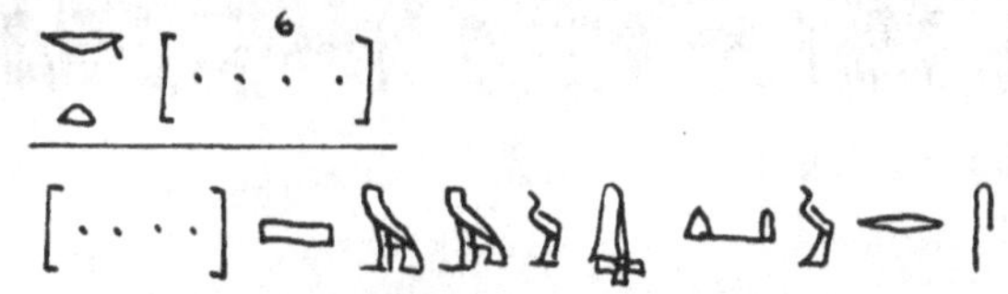

H 255 (17,6-9)

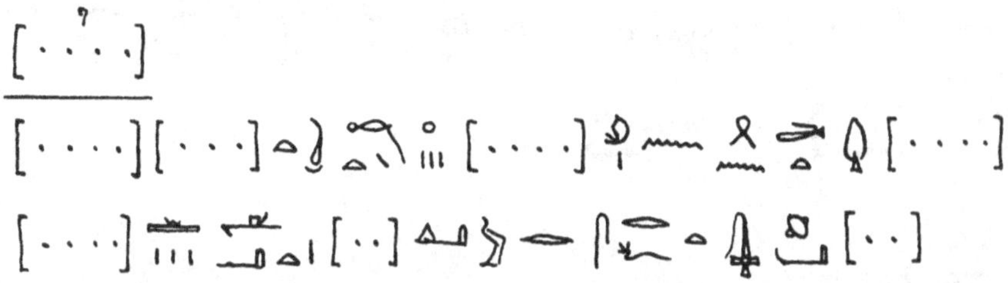

Eb 93 (24,1-3)

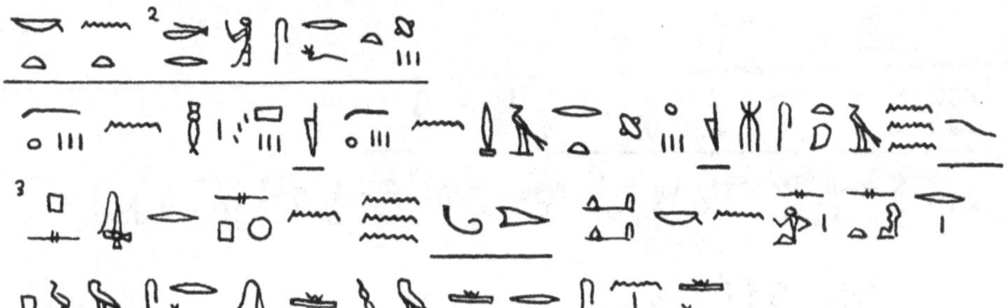

Bln 107 (9,4-5)

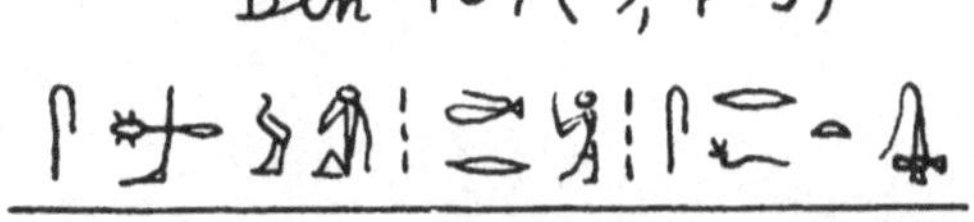

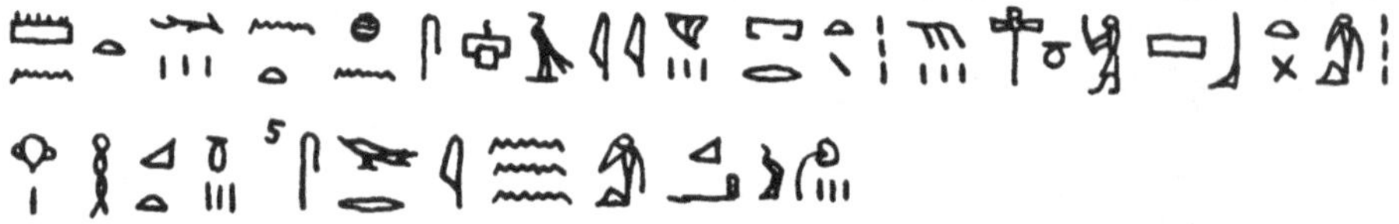

Bln 108 (9,5–6)

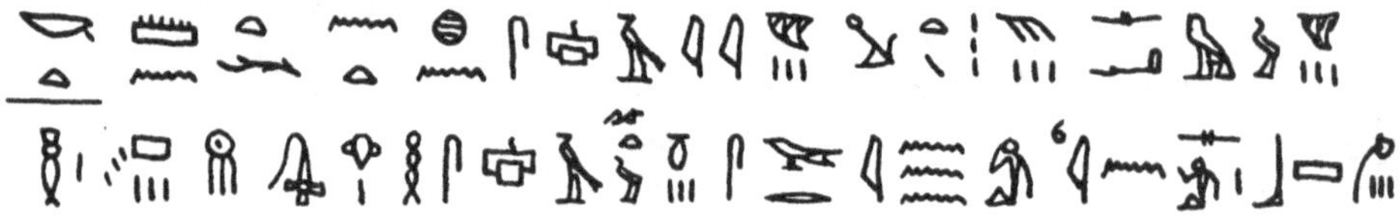

Bln 97 (8,6–7)

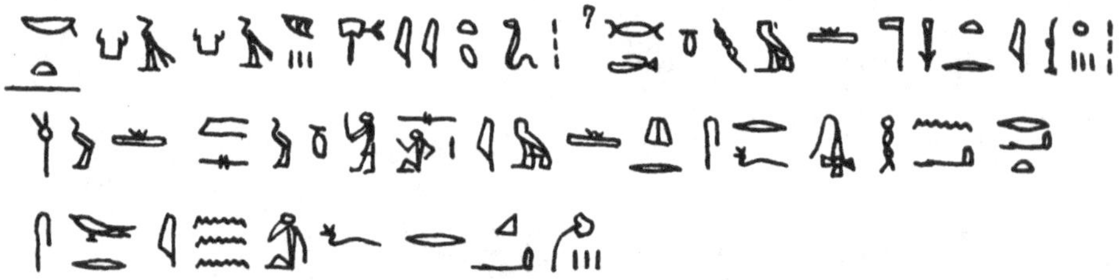

VII C šmm.t

Bln 80 (7,7–8)

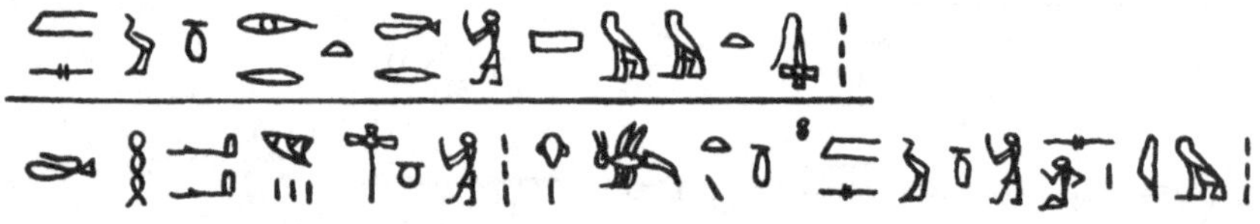

Bln 81 (7,8)

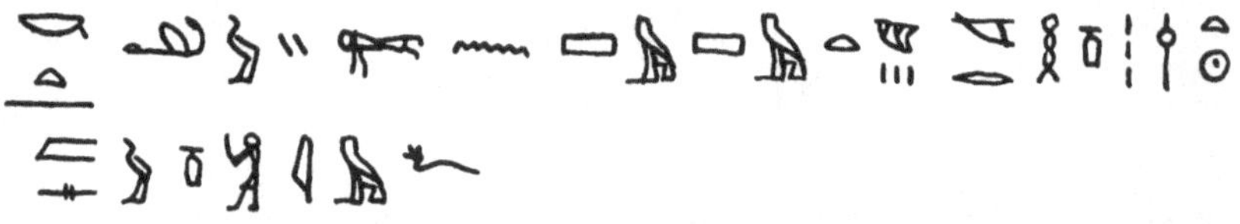

Bln 83 (7, 8-9)

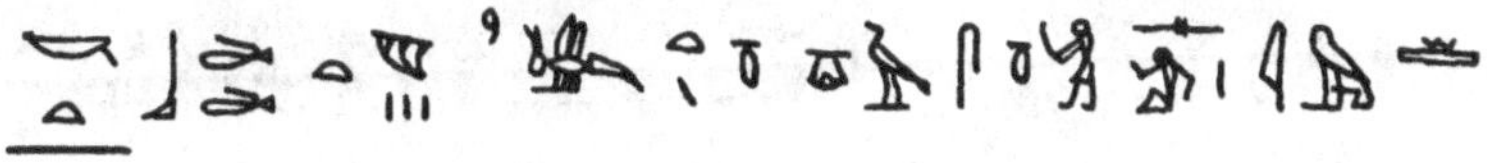

Bln 84 (7, 9-10)

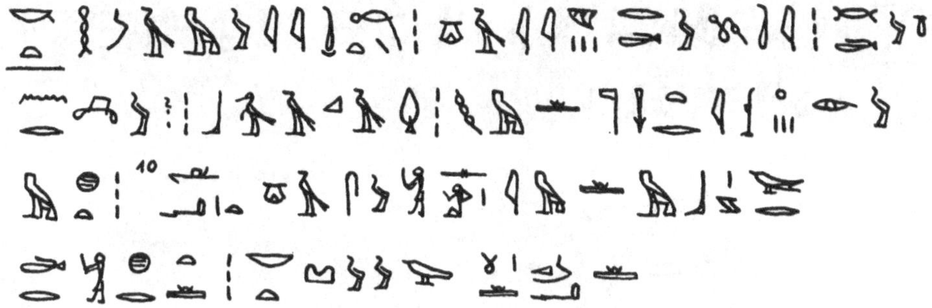

Bln 85 (7, 10-11)

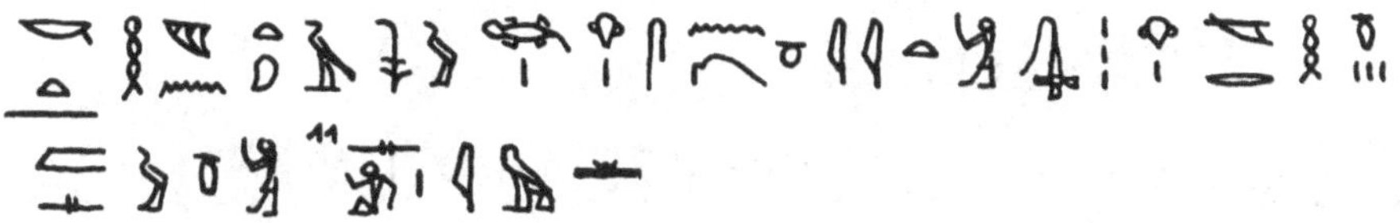

Bln 82 (7, 8)

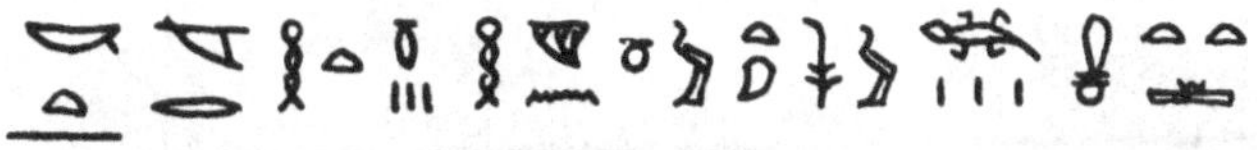

Bln 86 (7, 11)

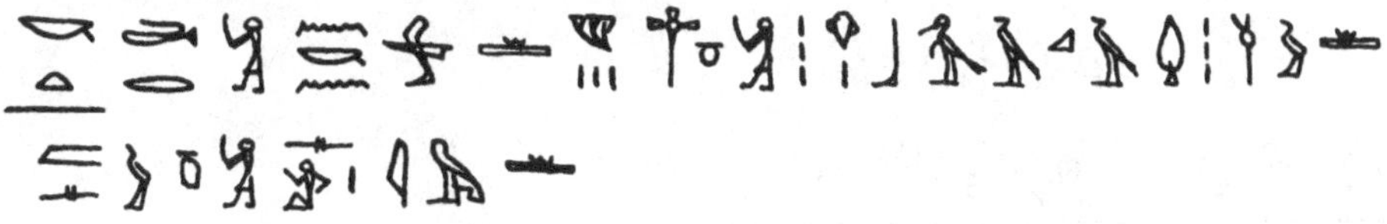

Bln 87 (7, 11-12)

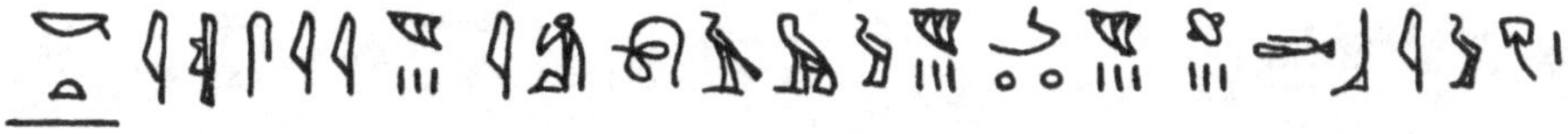

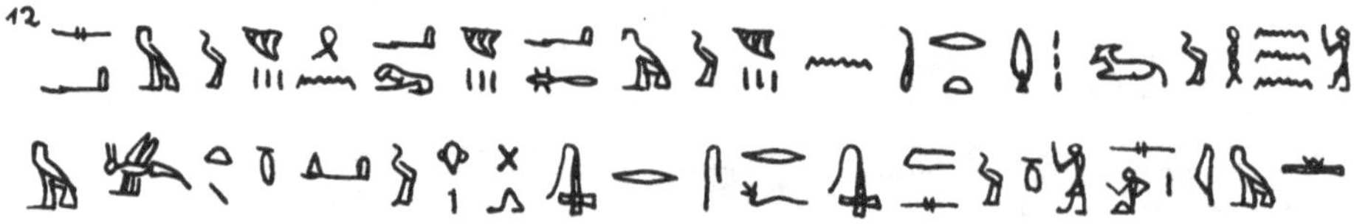

Bln 88 (7,12–8,1)

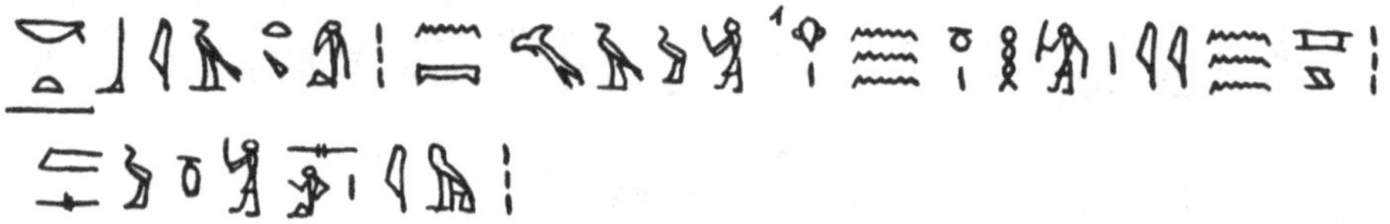

Eb 303 (52,21–22)

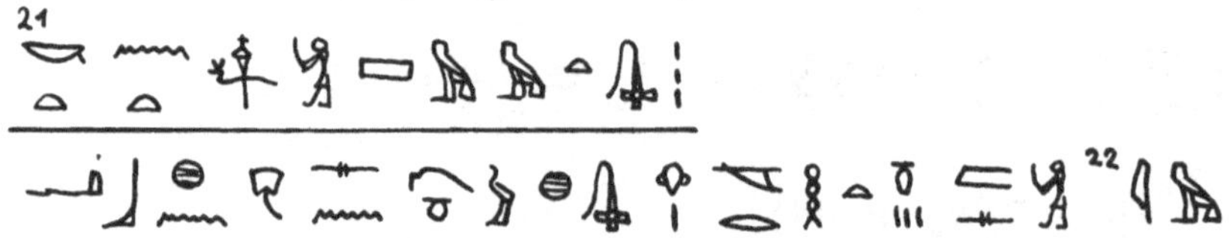

Eb 304 (52,22)

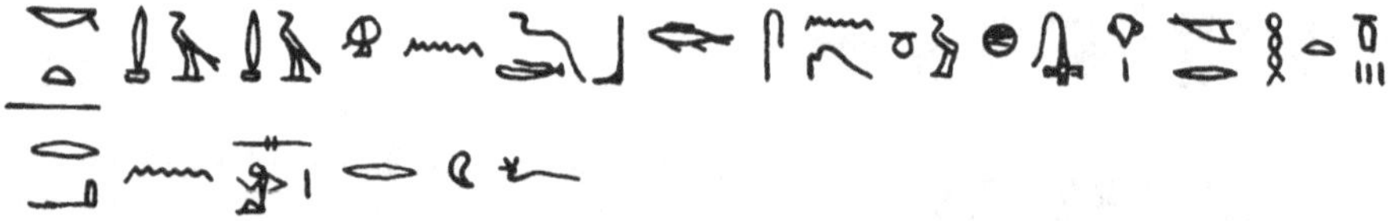

VII D mšpn.t

H 160 (11,3–6)

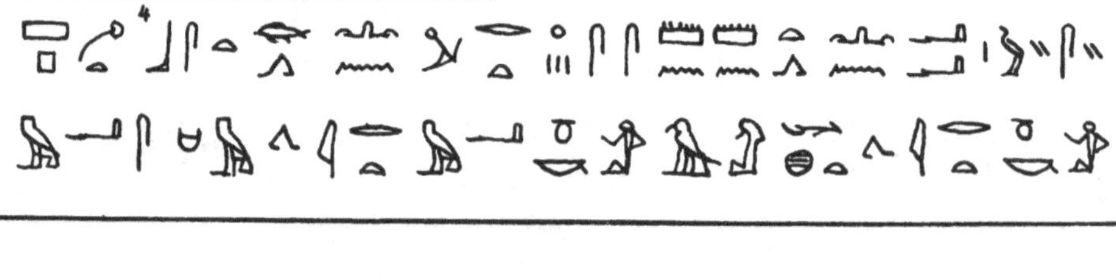

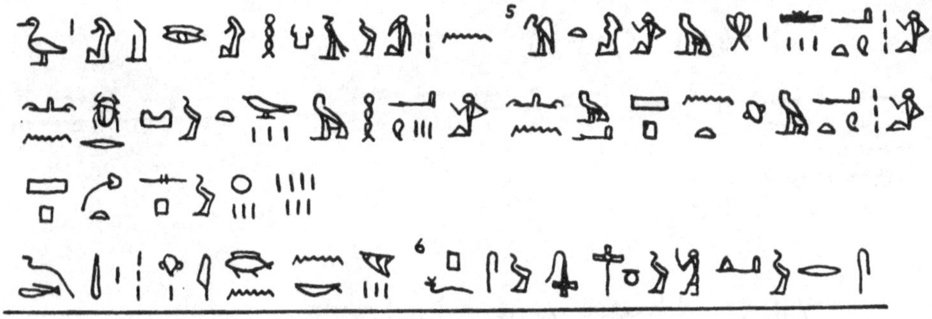

ℋ 161 (11, 6–7)

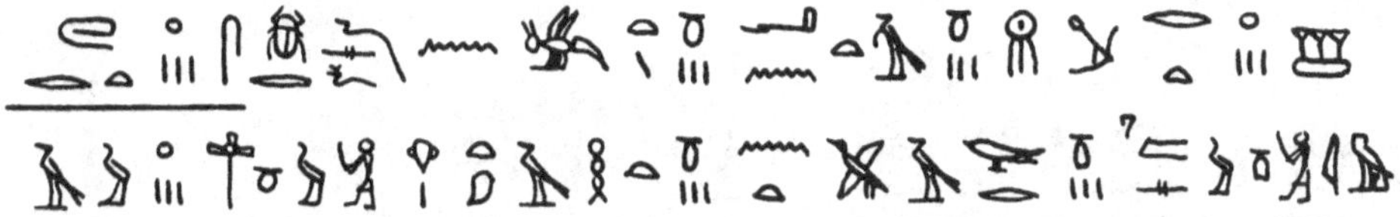

ℋ 162 (11, 7)

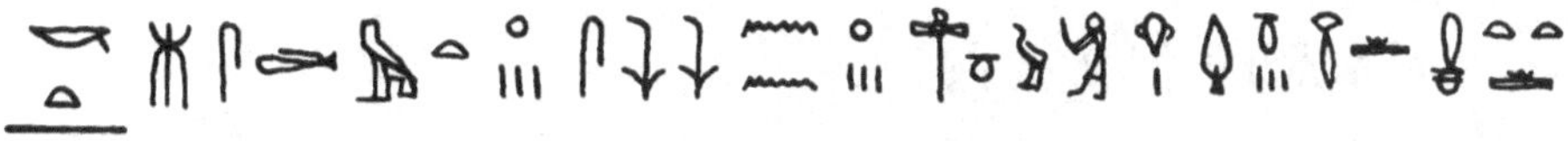

ℋ 163 (11, 7)

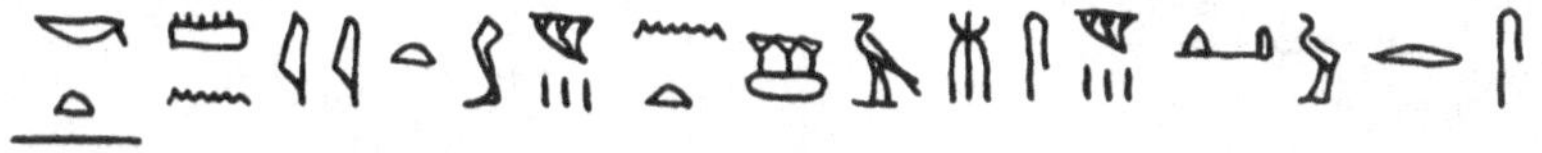

ℋ 164 (11, 7–8)

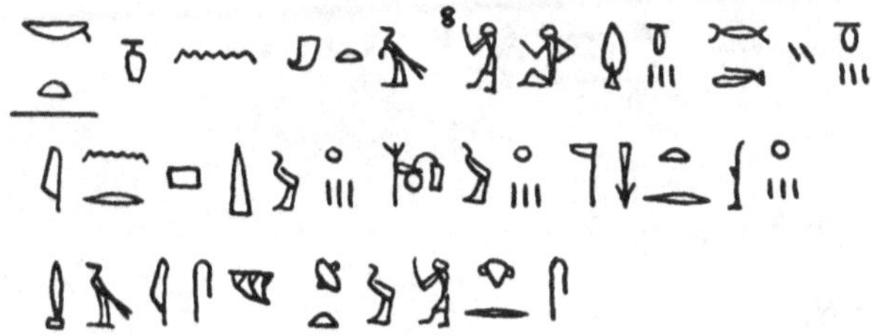

ℋ 165 (11, 8)

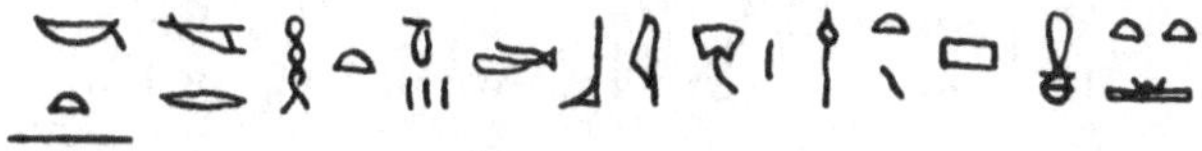

H 166 (11,8-9)

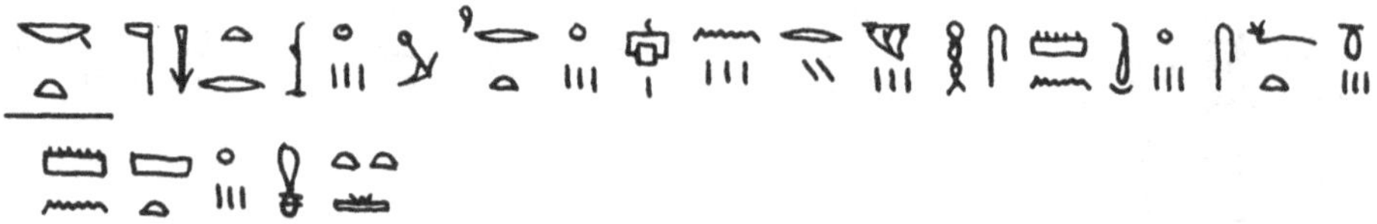

VII E ꜣkw.t und kꜣkꜣ.w.t

1. ꜣkw.t

Eb 543 (71,21-72,1)

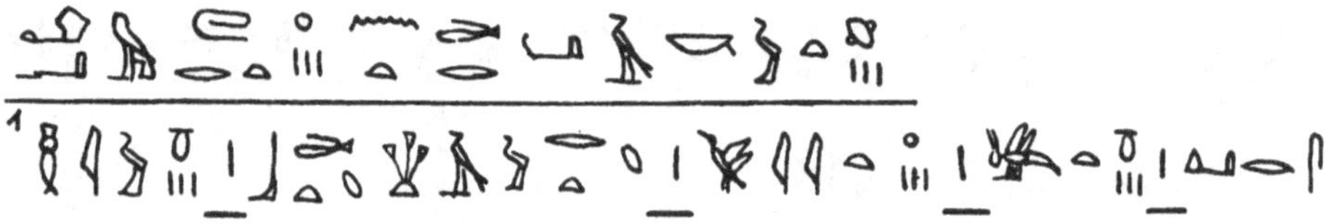

Eb 544 (72,1-3)

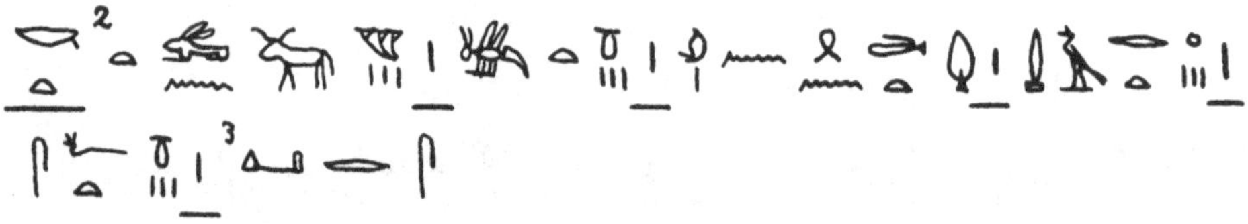

Eb 545 (72,3)

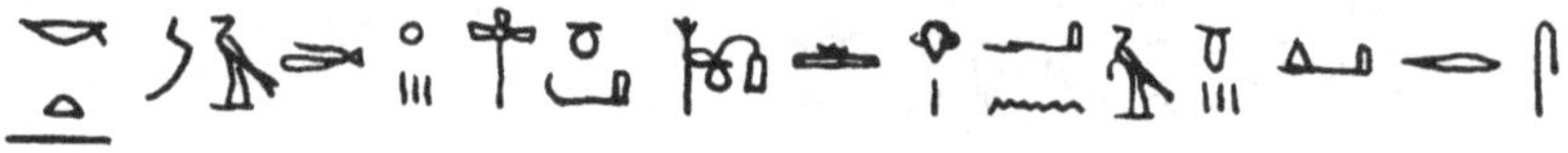

VII E 2 kꜣkꜣ.w.t

Eb 546 (72,3-6)

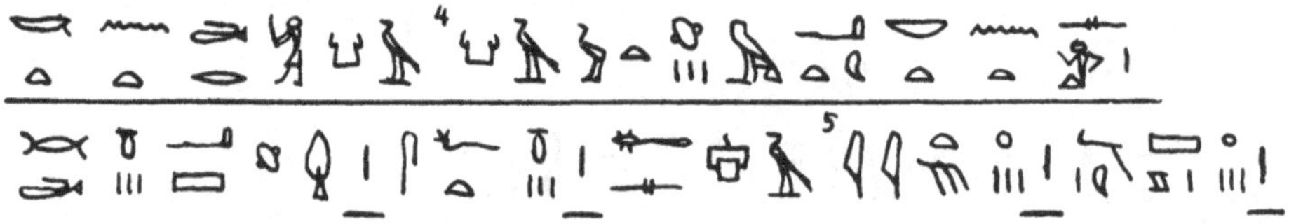

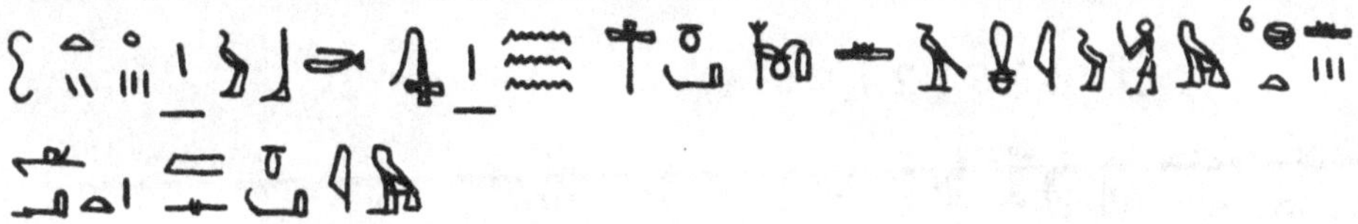

Eb[1] 547 (72, 6-7) = Eb[2] 550 (72, 9-10)

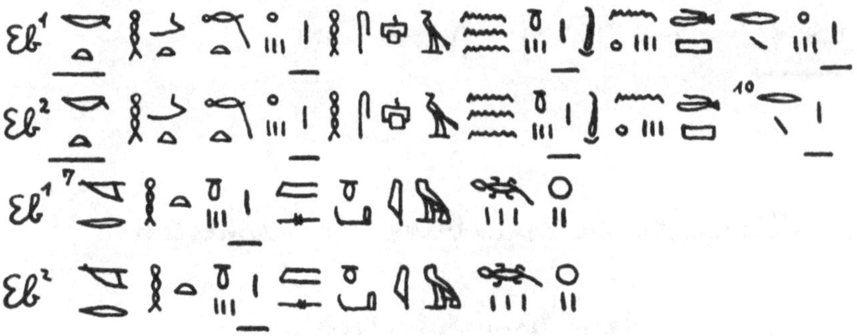

Eb 548 (72, 7-8)

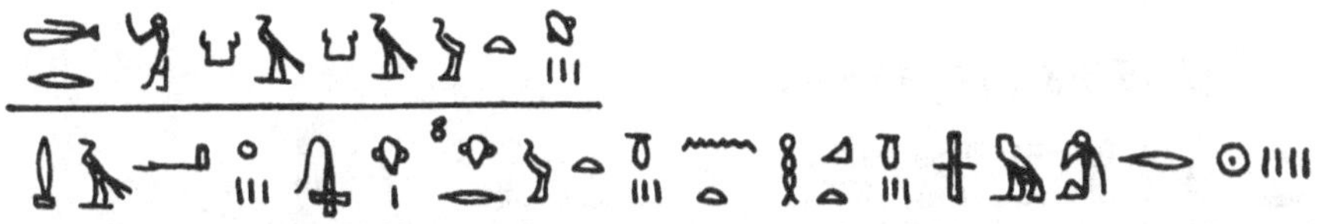

Eb 549 (72, 8-9)

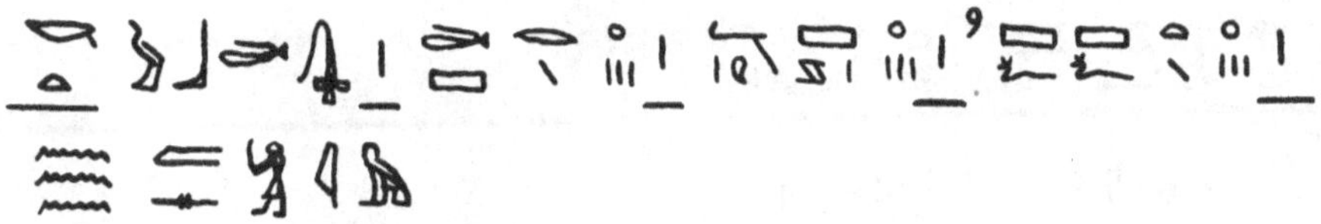

L 19 (6, 6)

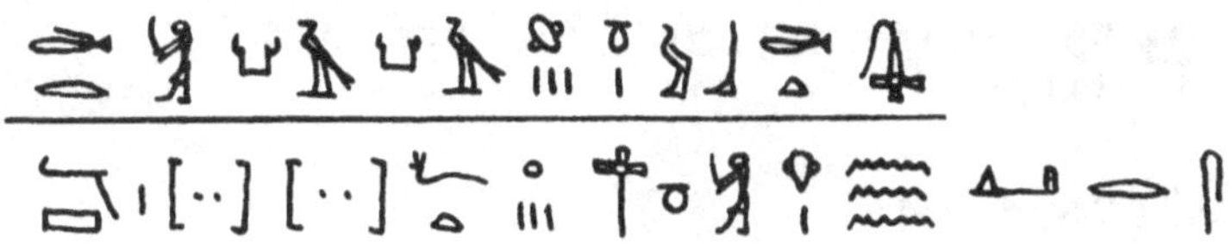

Eb 125 (27, 16-17)

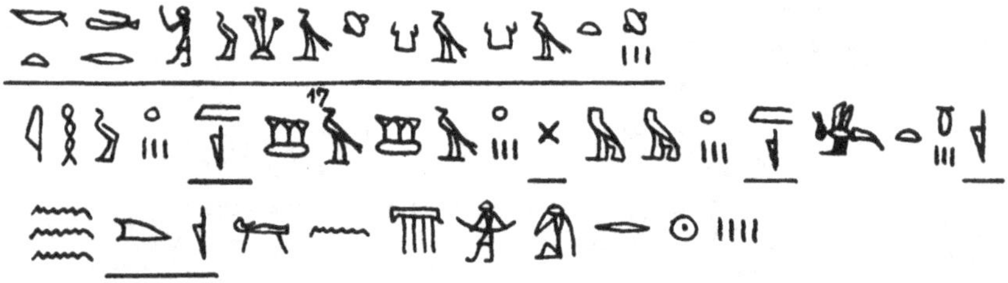

VIII Nicht lokalisierbare Krankheiten

A Verschiedene Krankheiten

1. mr.t - Krankheit

Eb 598 (76, 12-14)

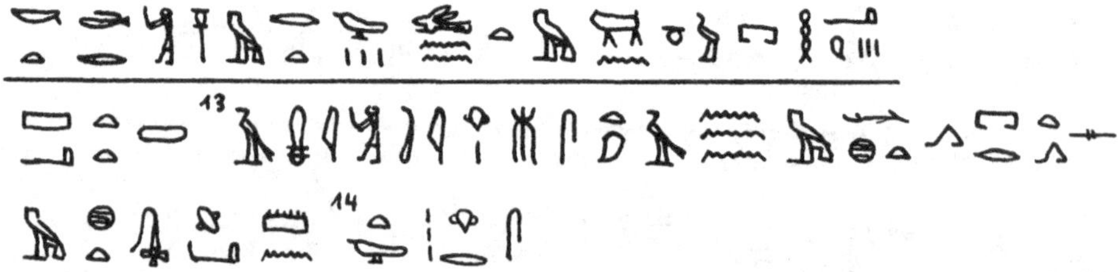

Eb 599 (76, 14-15)

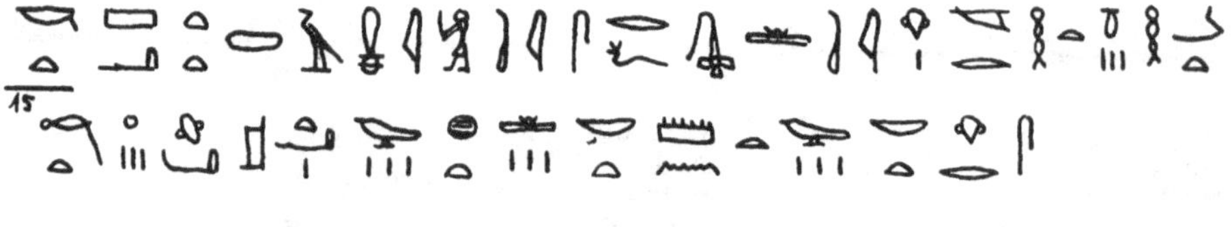

Eb 600 (76, 15-16)

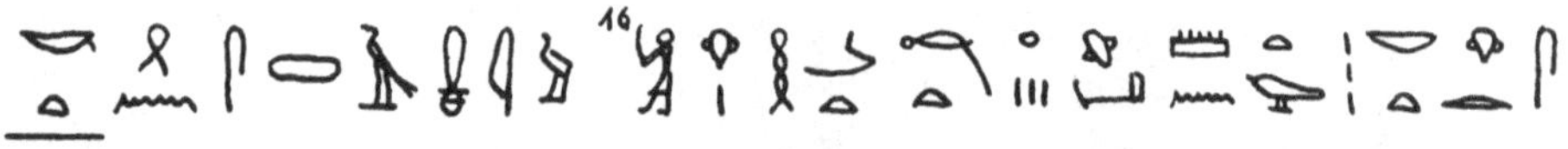

Eb 601 (76,16–18)

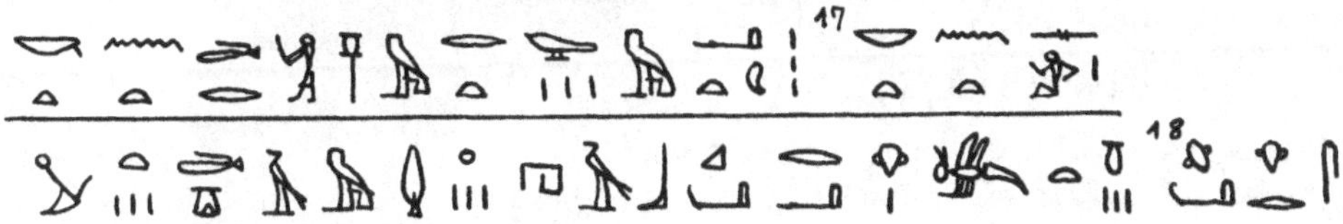

H 134 (9,12–13)

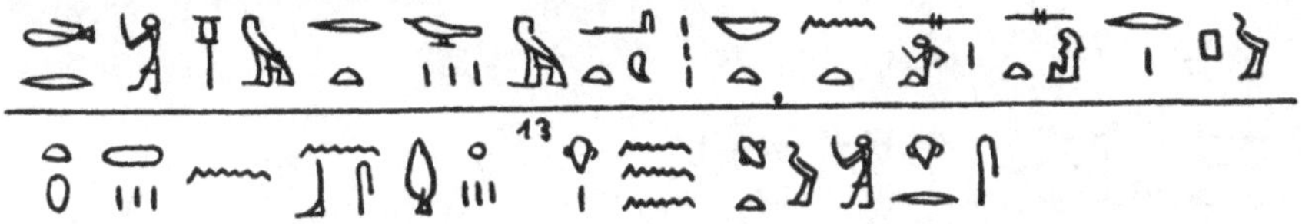

H 135 (9,13)

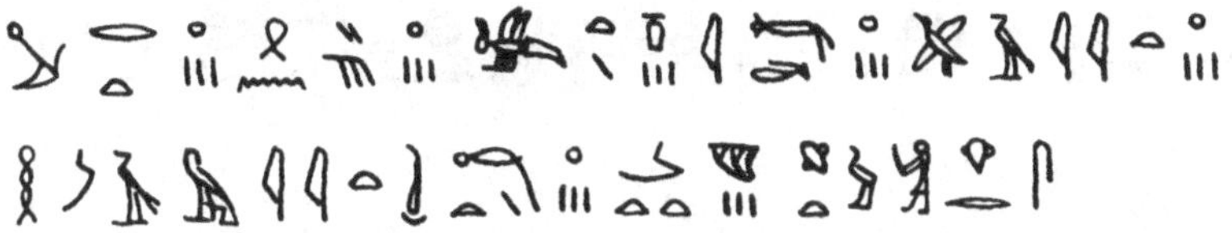

Eb 301 (52,17–19) = H 33 (3,2–3)

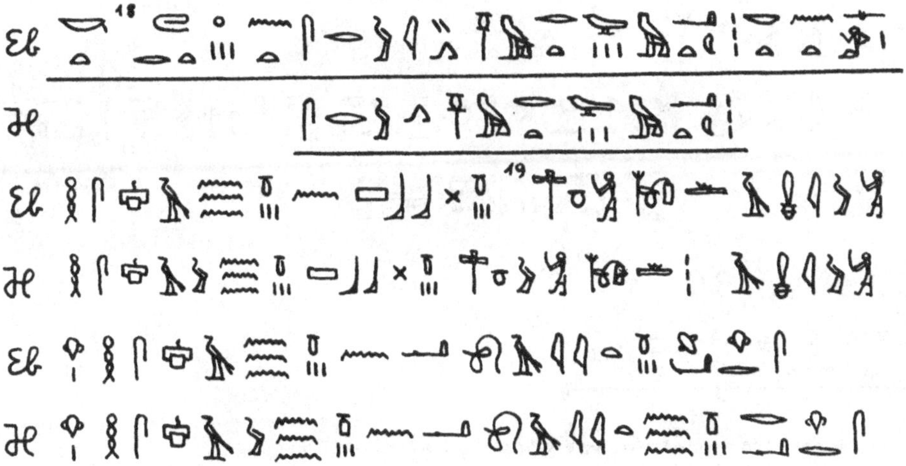

VIII A 2 *fnṯ* - Wurm

Bln 19 (2,5)

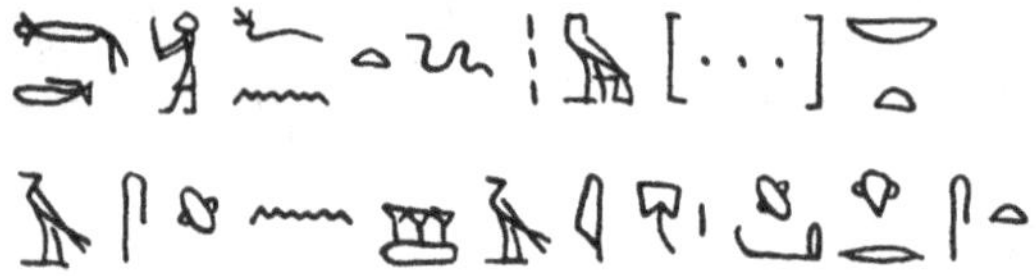

Bln 20 (2,5-7)

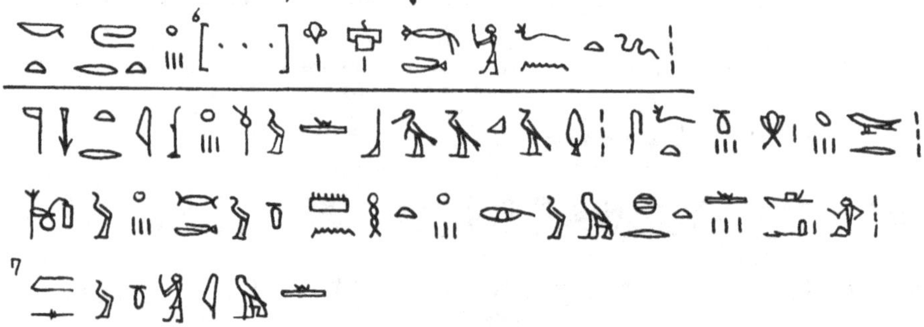

Ram III B 3

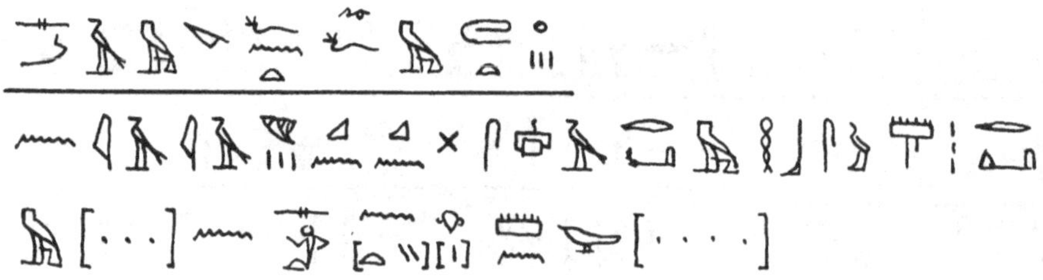

L 30 (11, 2-3)

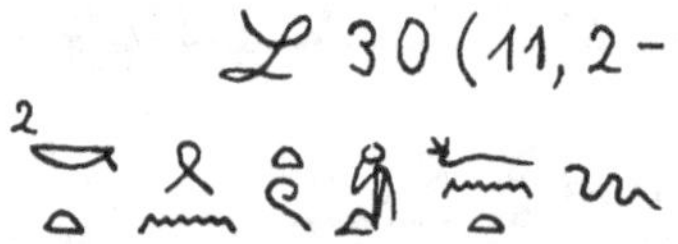

(*unverständliche fremdartige Wörter*)

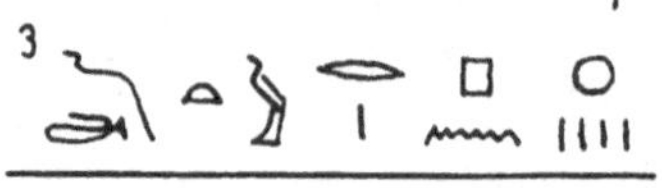

L 31 (11, 3-4)

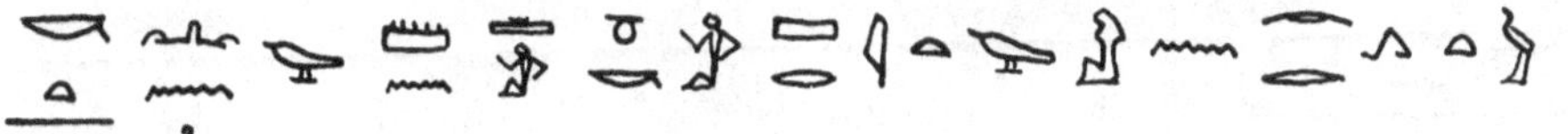

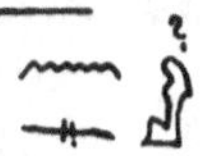 (fremdartige Wörter)

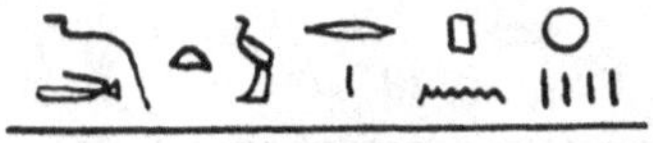

VIII A 3 tmj.t-Krankheit

H 168 (11, 10-11)

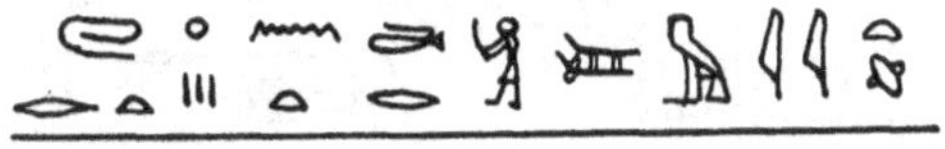

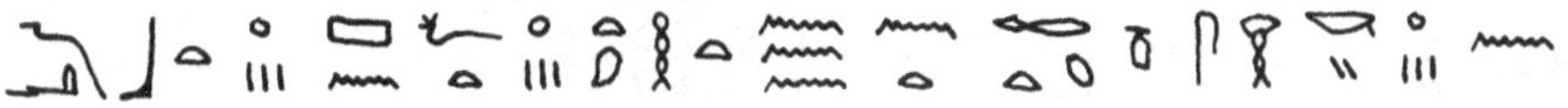

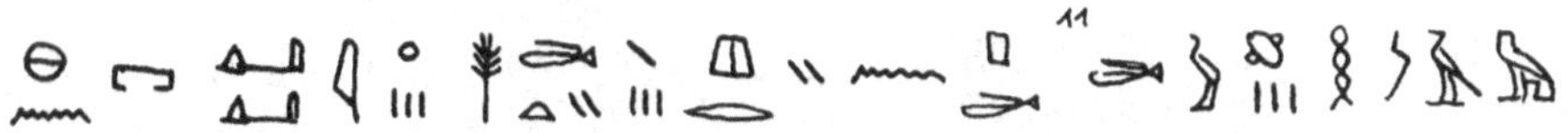

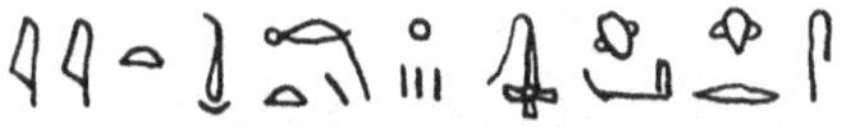

H 169 (11, 11-12)

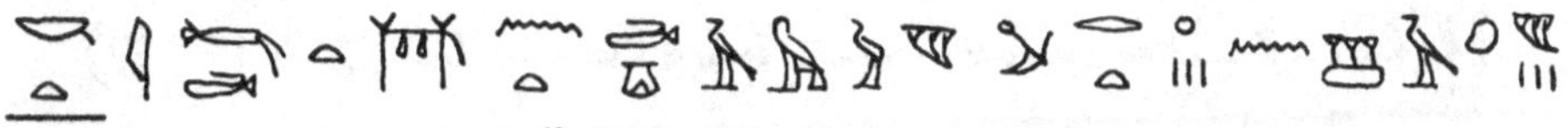

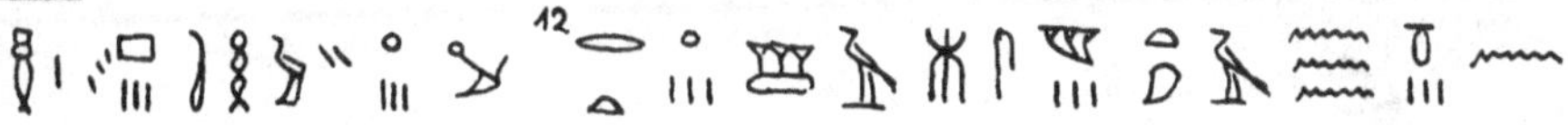

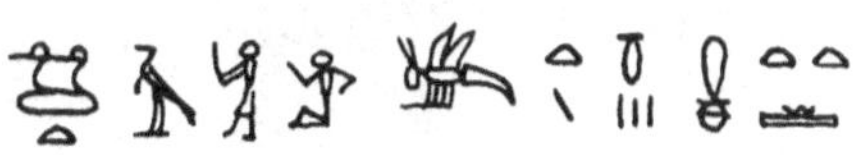

L 6 (3, 1-5)

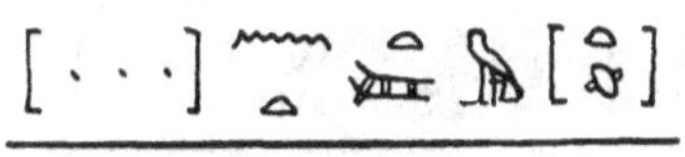

(folgt Zauberspruch)

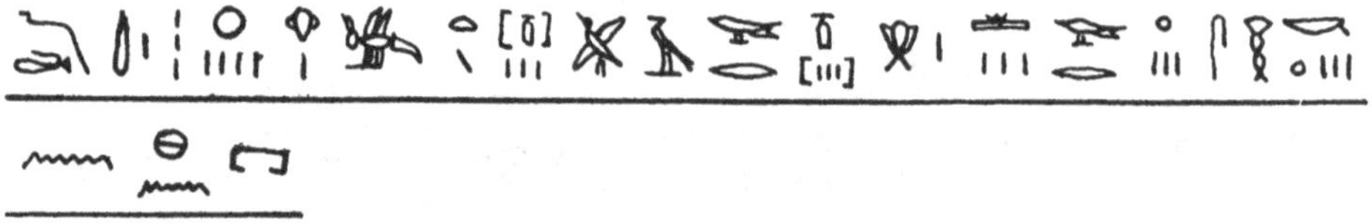

𝓛 7 (3,5-6)

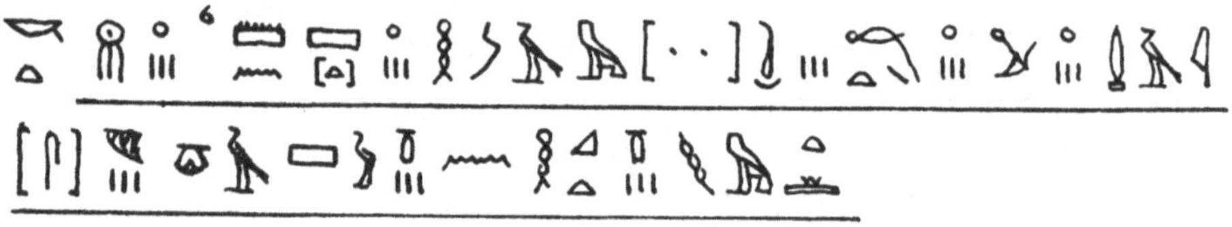

𝓛 8 (3,6-8)

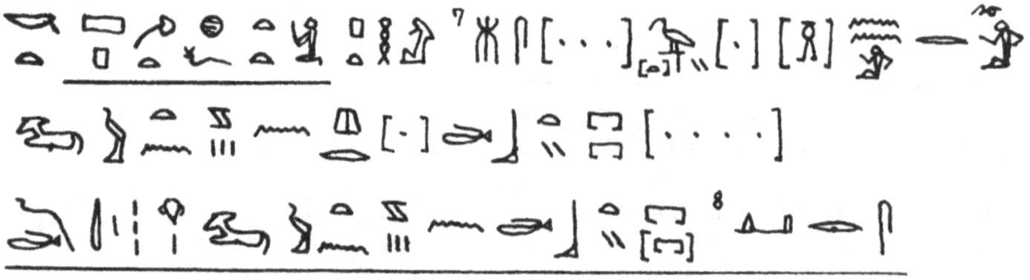

𝓛 9 (3,8-4,1)

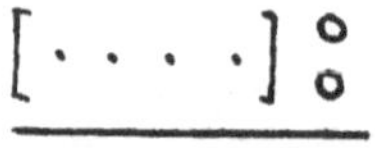

(folgt Zauberspruch mit Erwähnung der 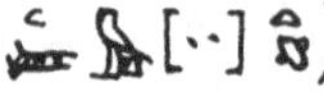)

𝓛 10 (4,1-5)

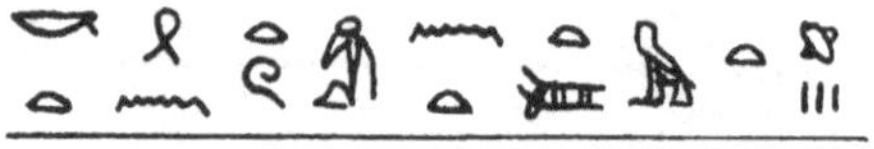

(folgt Zauberspruch)

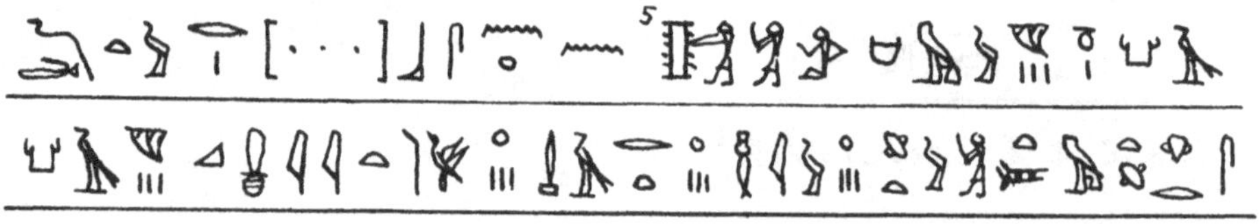

VIII A 4 d3w.t - Zittern

Eb 625 (79, 2-4)

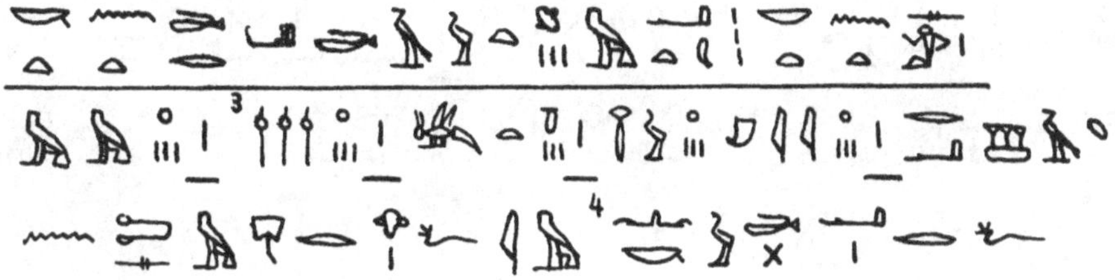

Eb 626 (79, 4-5)

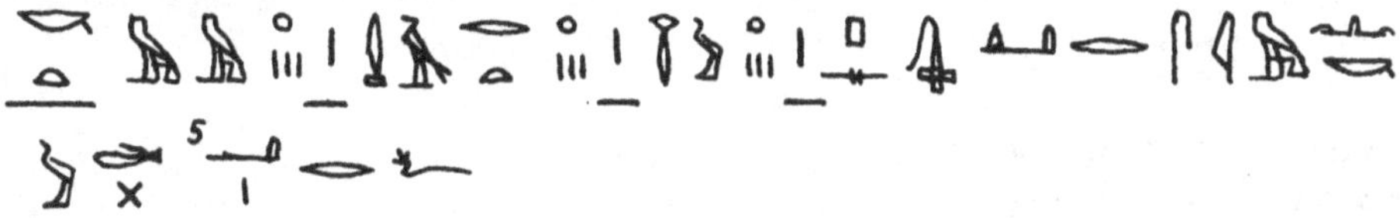

VIII A 5 nkn - Krankheit

Bt Rs 1,7-2,2

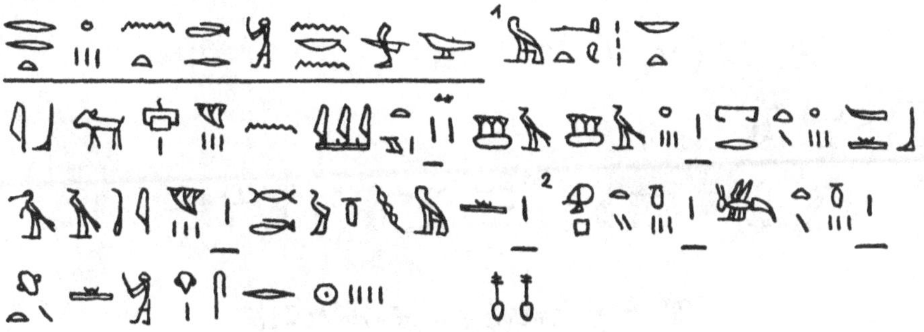

VIII A 6 sr - Krankheit

Eb 780 (92, 21-93, 1) + Eb 781 (93, 1-3)

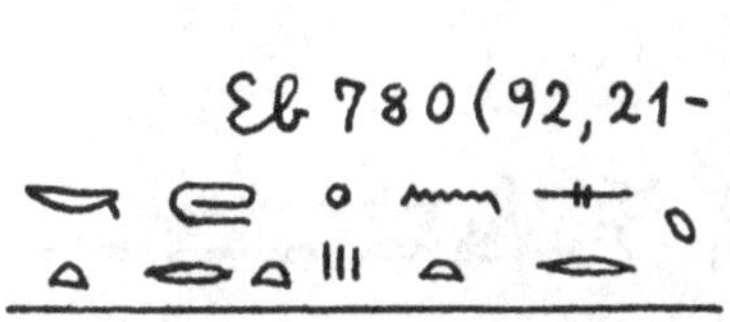

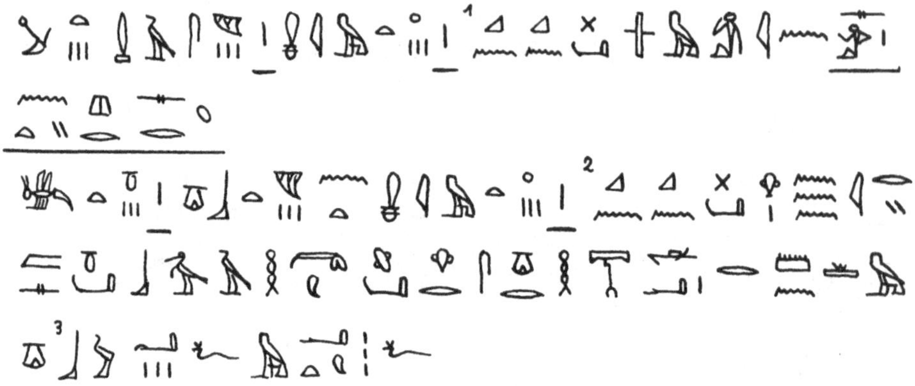

VIII A 7 sʿš.t - Krankheit

H 38 (3,8)

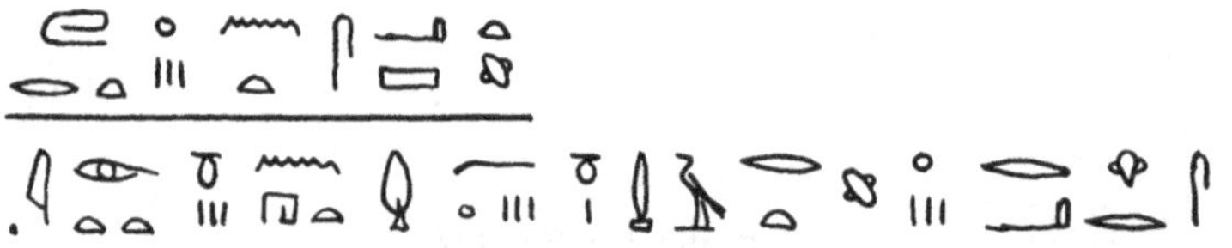

VIII A 8 sšpn - Krankheit

H 172 (11, 16-17)

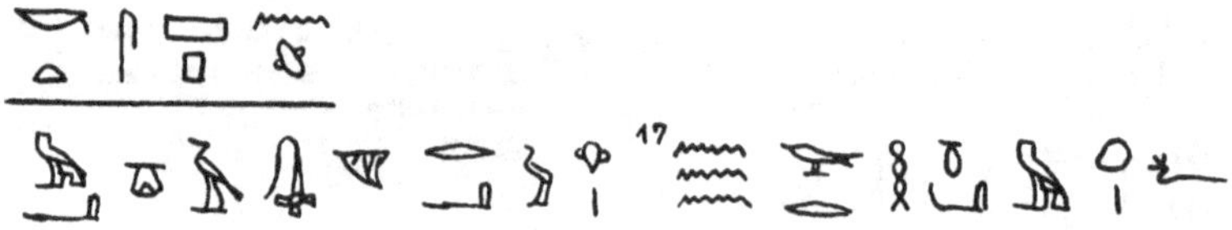

VIII A 9 mḥꜣ - Krankheit

Bt Rs 1,5-7

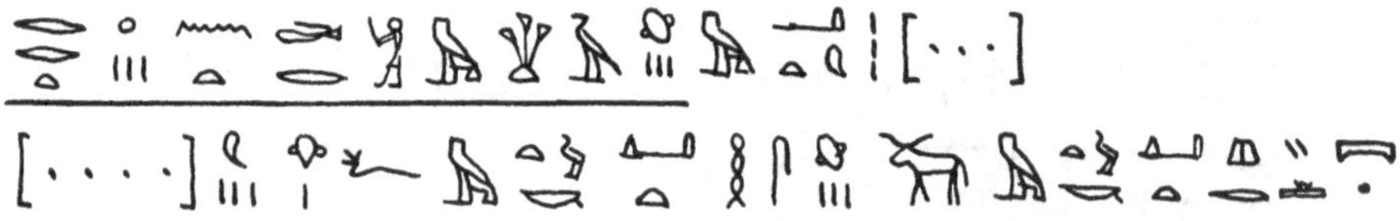

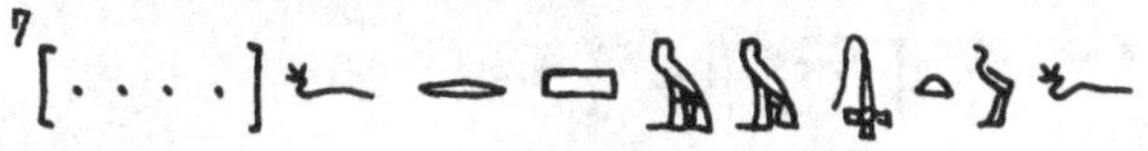

VIII A 10 ḥꜣw-Krankheit

Ostrakon Kairo (ODM 1091 Rs 1-4)

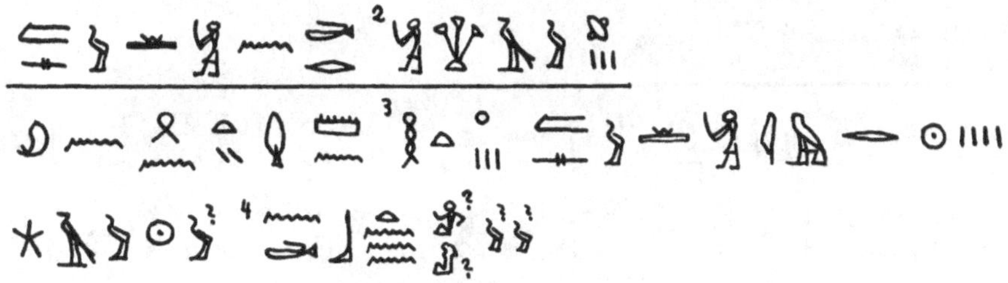

VIII A 11 sr.t-Krankheit

Ostrakon Kairo (ODM 1091 Rs 4-5)

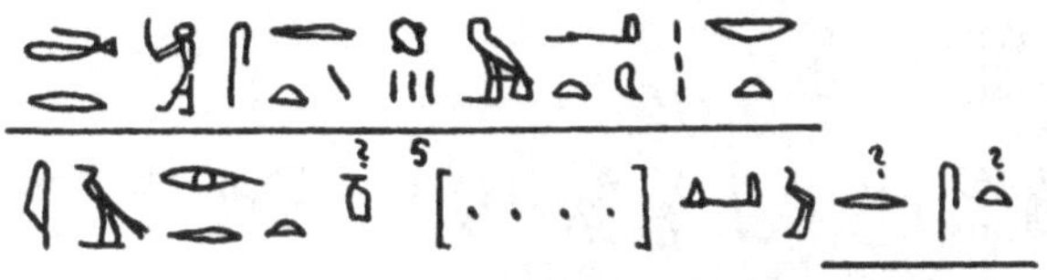

VIII B Besondere Krankheitsbezeichnungen

1. Krankheiten mit fremdländischen Namen

a ỉrwtn-Krankheit

H 171 (11,15-16)

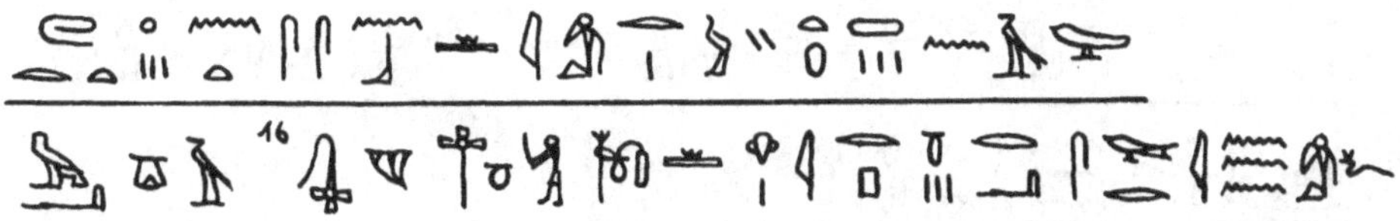

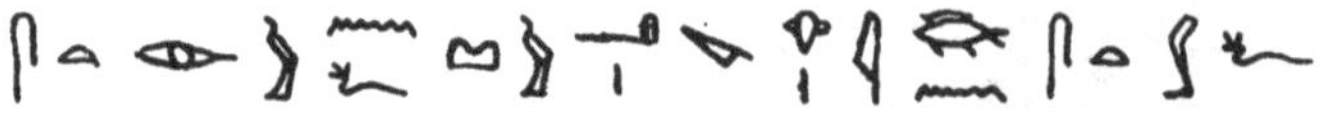

VIII B 1b tꜣ-nt-ꜥꜣm.w – „Asiaten"-Krankheit

H 170 (11, 12–15)

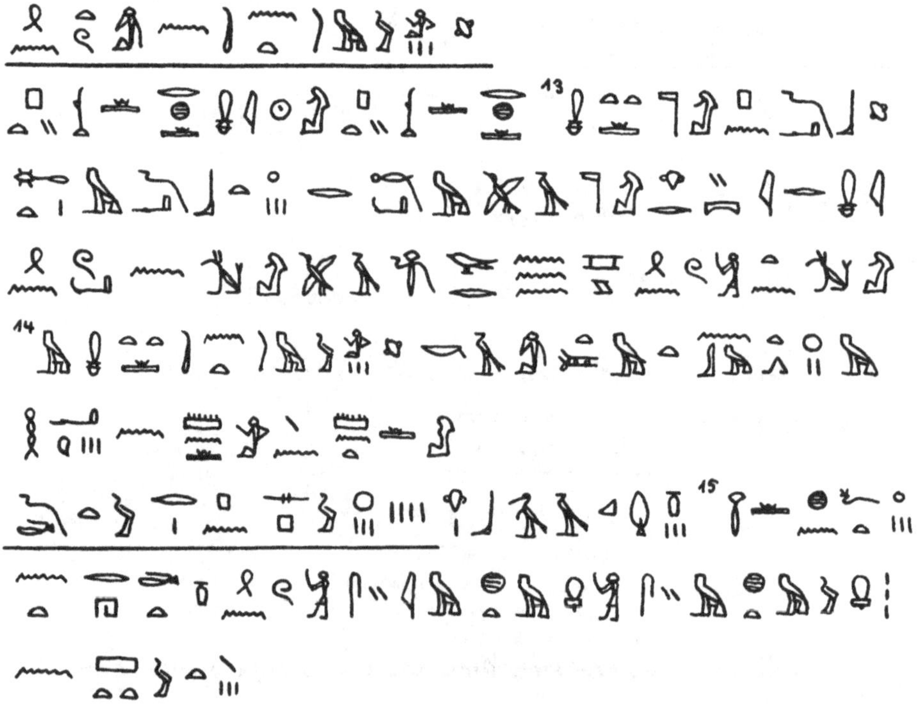

L 32 (11, 4–6)

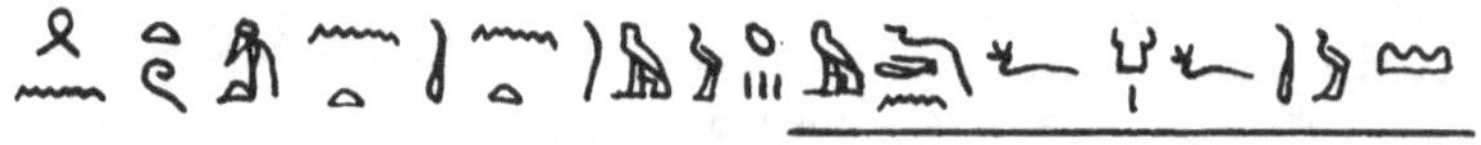

(folgt unverständlicher Zauberspruch)

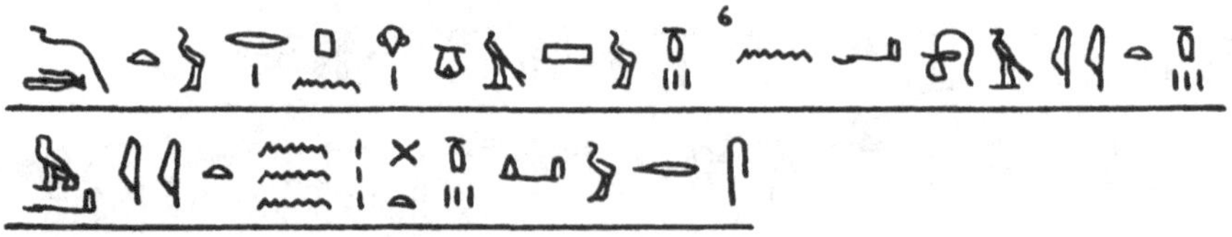

VIII B 1c smn-Krankheit

L 33 (11, 6-7)

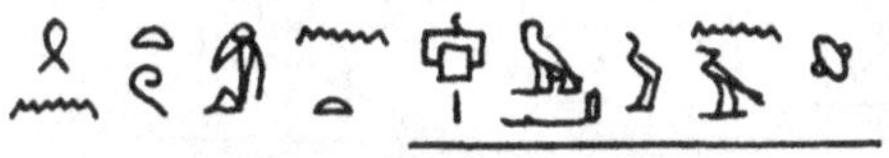

(folgt Zauberspruch in unverständlicher Sprache)

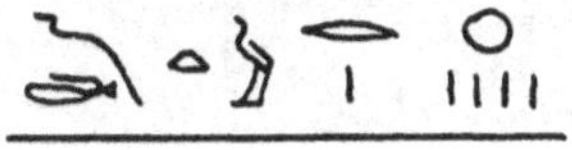

Pap. Leiden Recto VI 2 - VIII 10

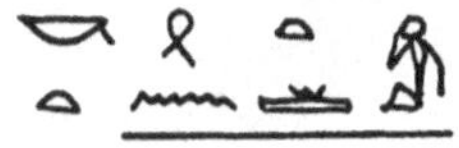 (folgt Zauberspruch gegen 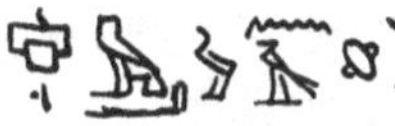)

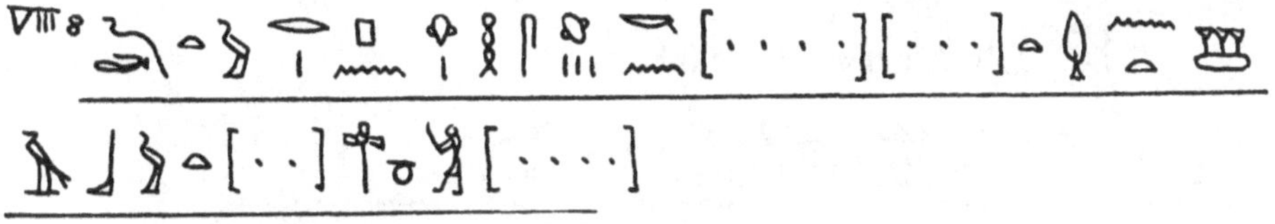

Pap. Leiden Recto XXII 1+x+1-2

(in Rest eines Spruches gegen 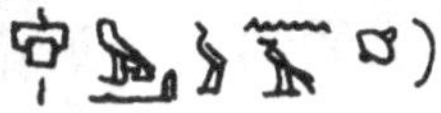):

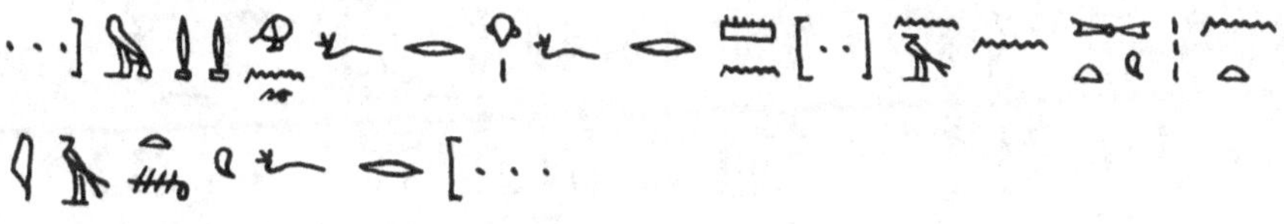

VIII B 1d ḥmkt-Krankheit

L 27 (10, 6-10)

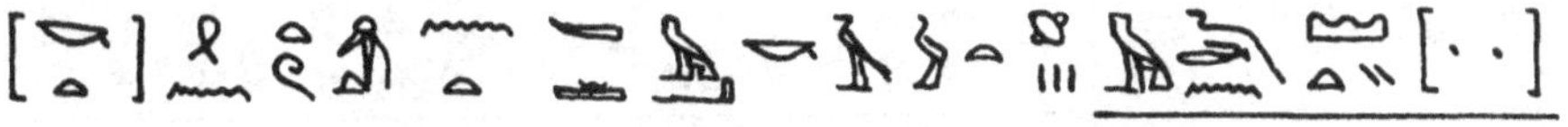

(folgt unverständlicher Zauberspruch)

L 28 (10,10–13)

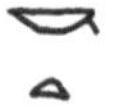 (folgt Zauberspruch in fremder Sprache)

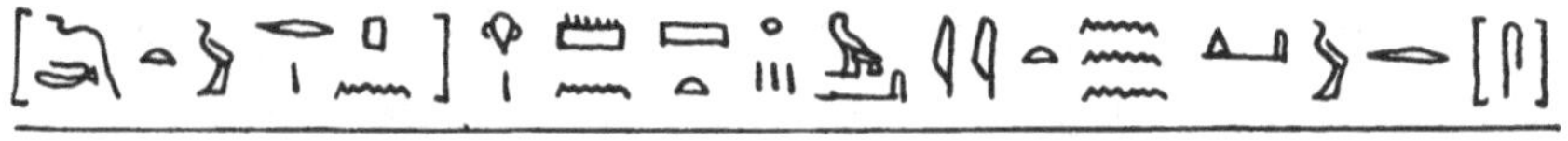

VIII B 2 Krankheiten dämonischer Art

a. Die sogenannten Göttermittel

Eb 242 (46,10–16)

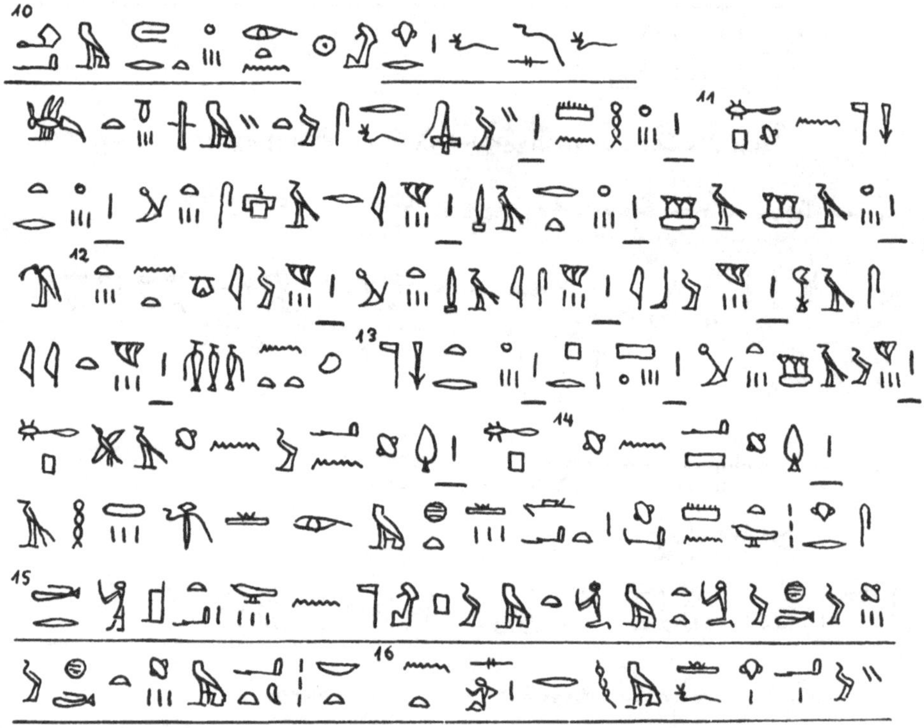

Eb 243 (46, 16-19) = H 71 (5, 7-9)

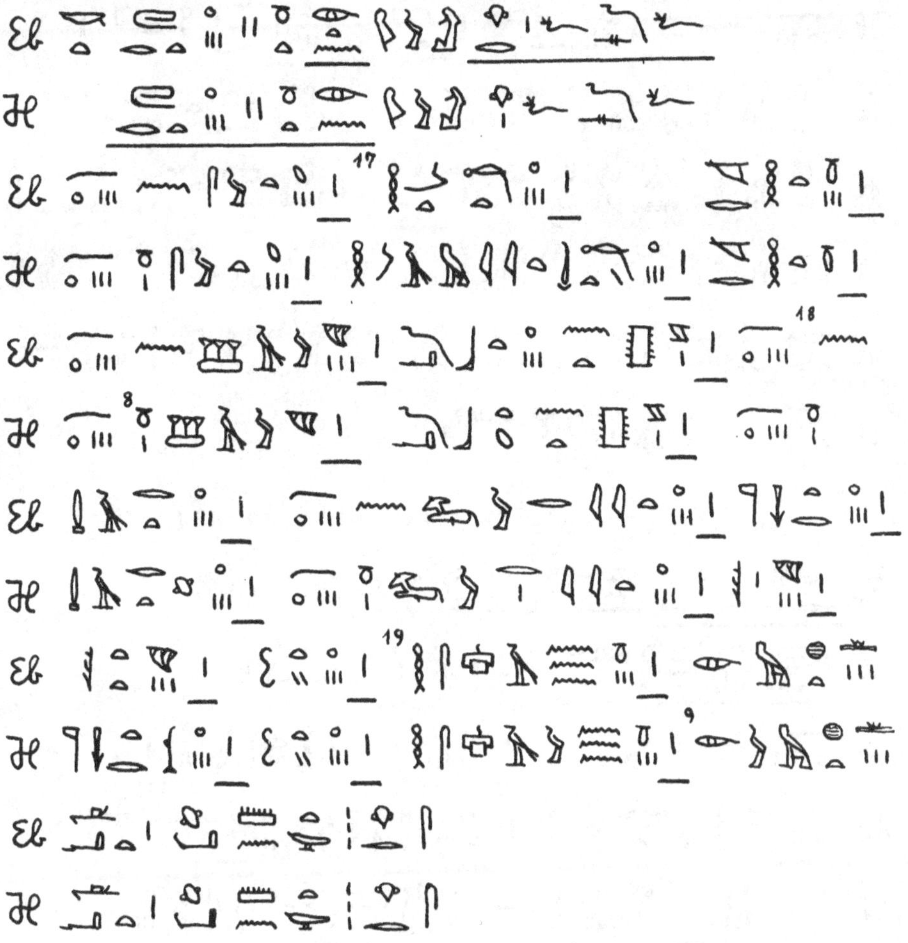

Eb 244 (46, 19-22) = H 72 (5, 9-10)

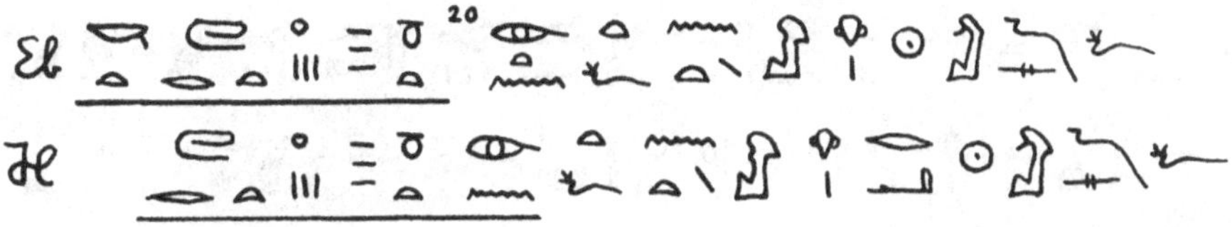

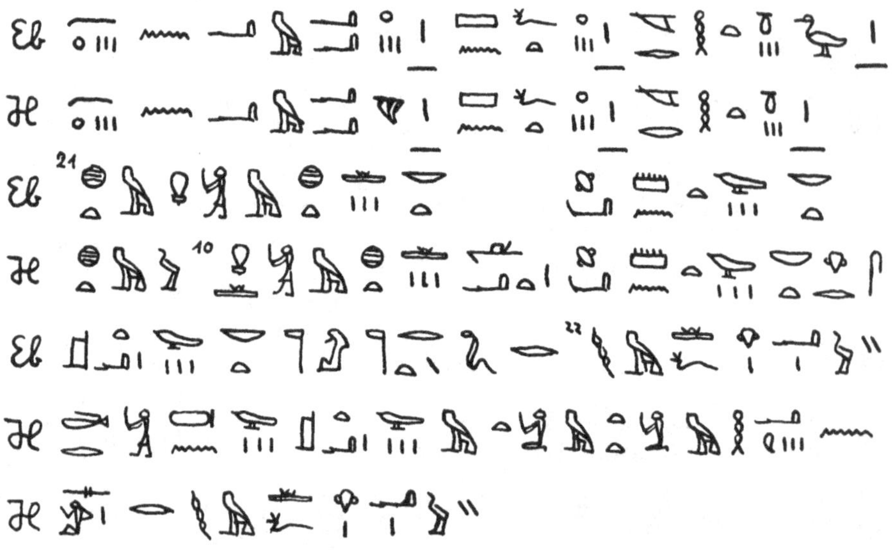

Eb 245 (46, 22–47, 1) = H 73 (5, 10–12)

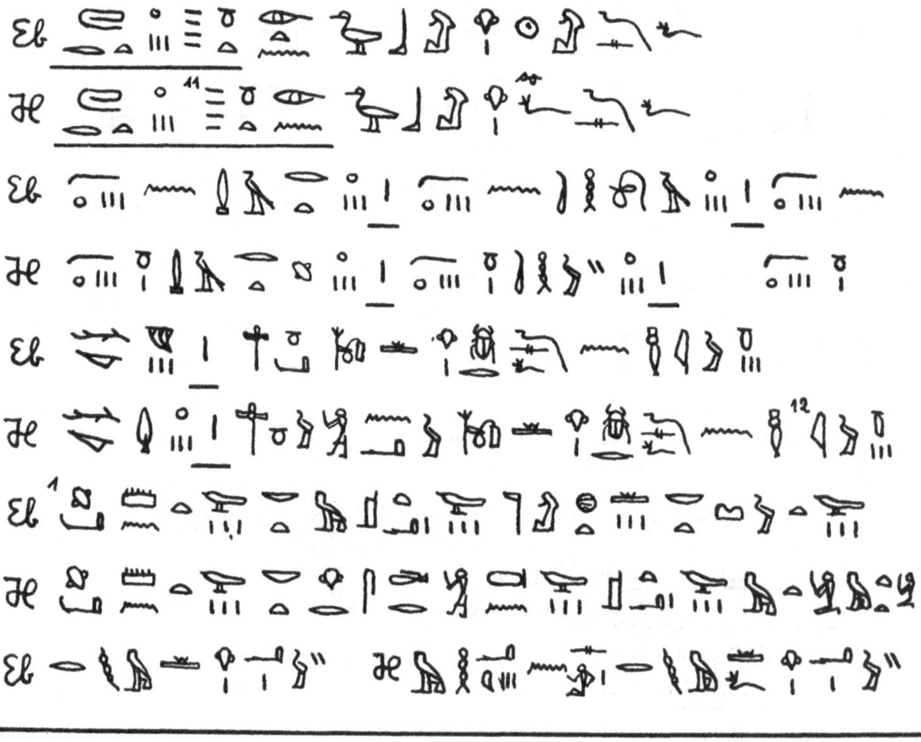

Eb 246 (47,2-5) = H 74 (5,12-15)

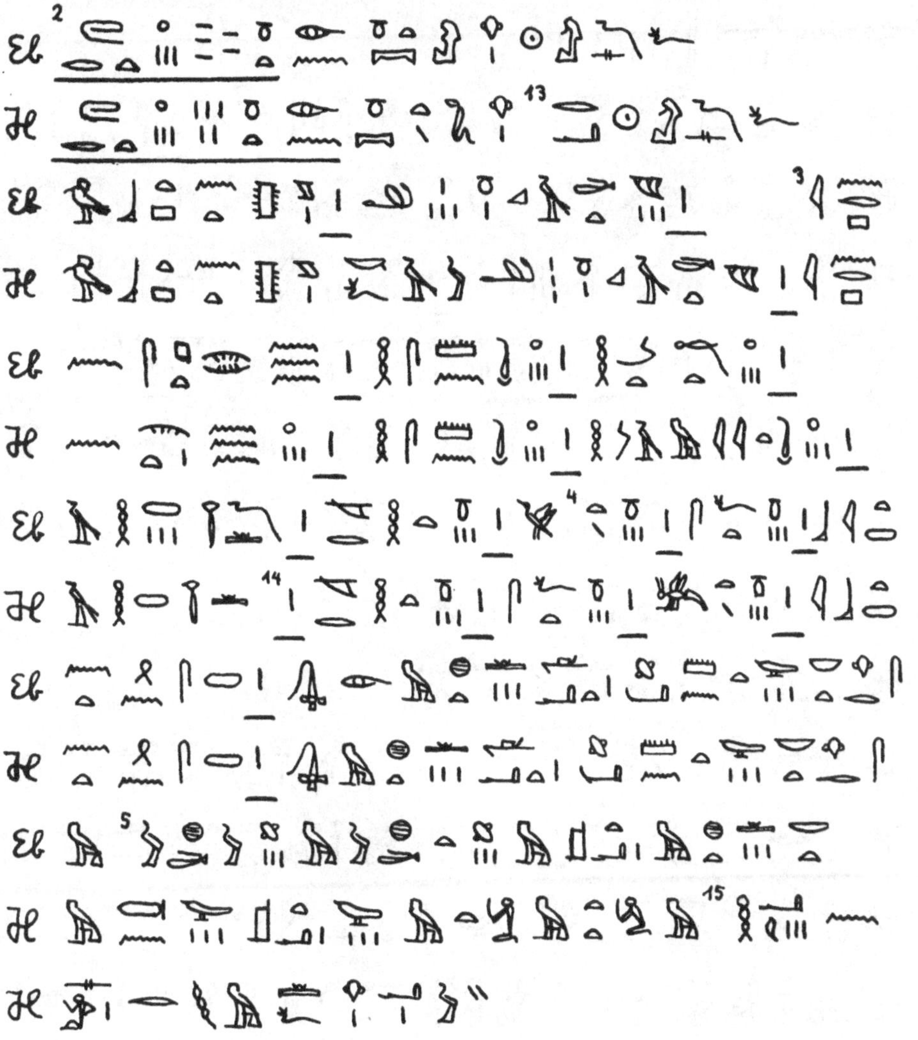

Eb 247 (47,5-10) = H 75 (5,15-6,2)

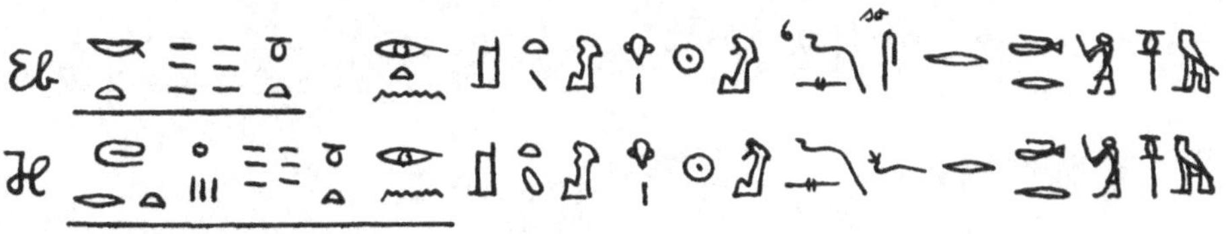

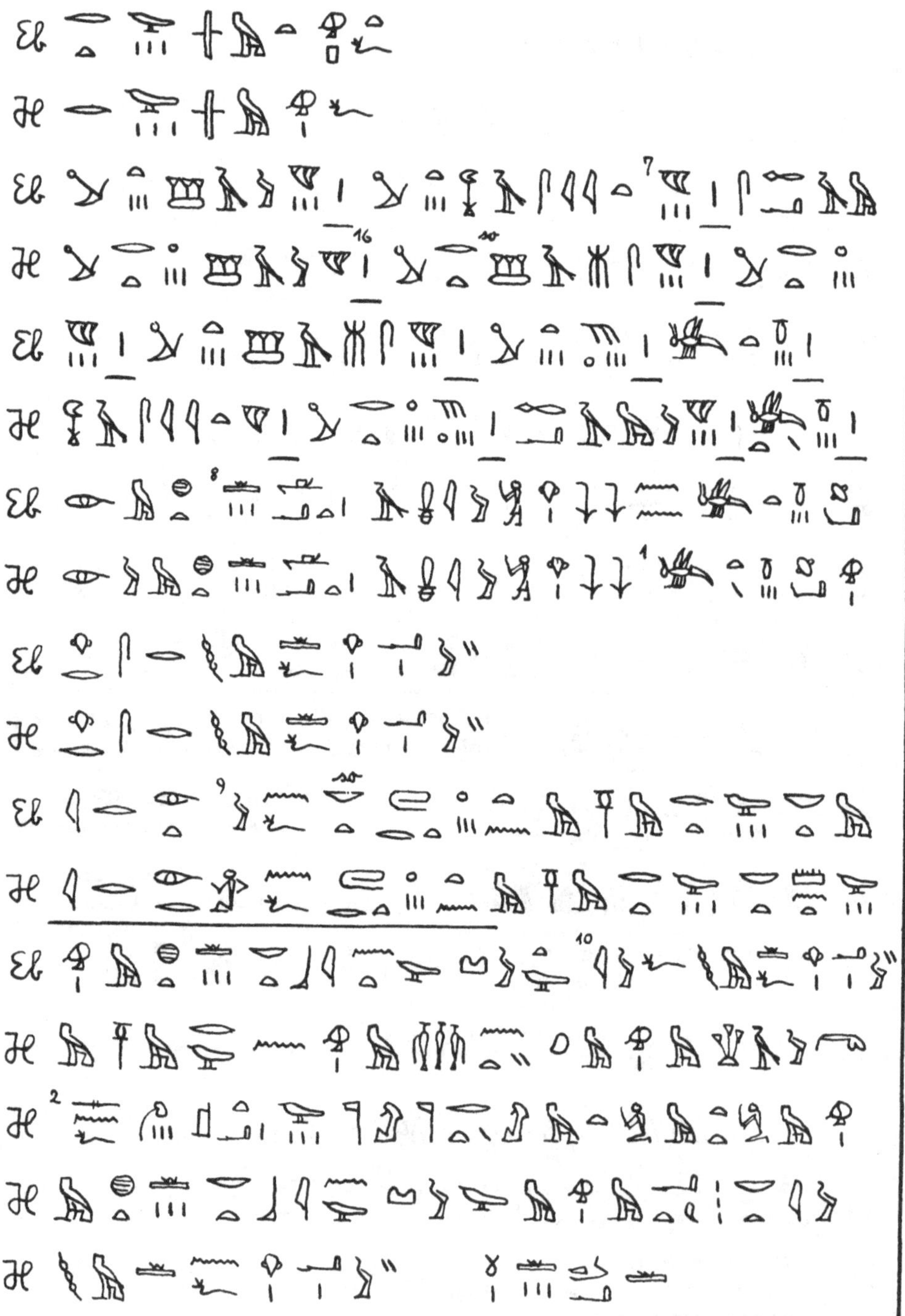

VIII B 2 b Räuchermittel gegen Dämonen

Bln 66 (6,6)

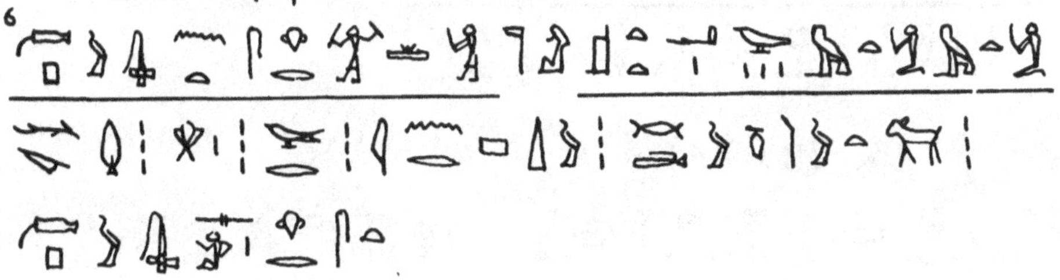

Bln 67 (6,7)

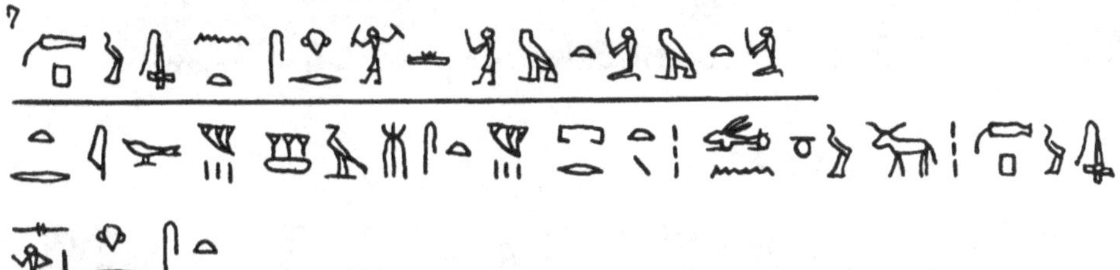

Bln 68 (6,8–9)

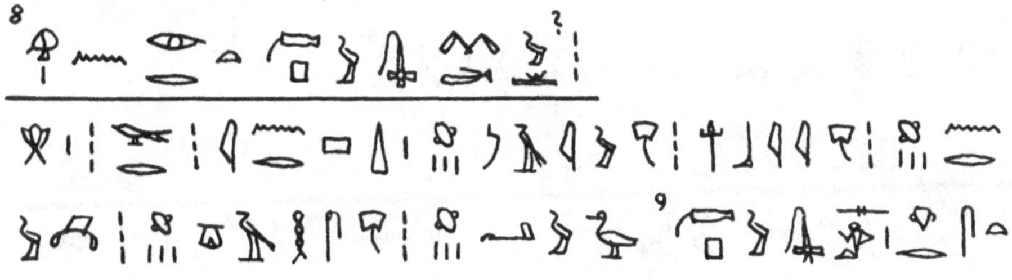

Bln 69 (6,9–10)

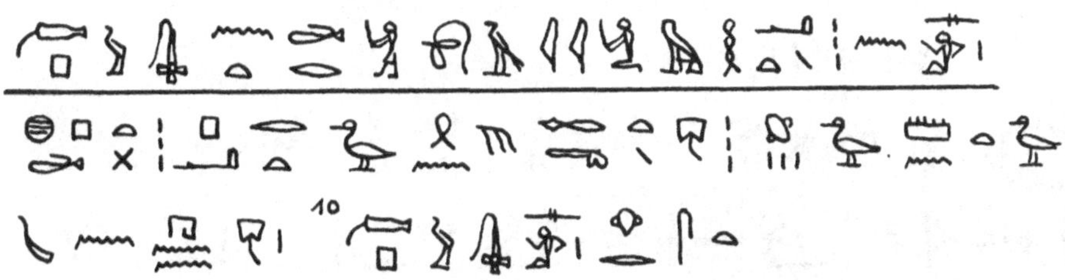

Bln 72 (7,1)

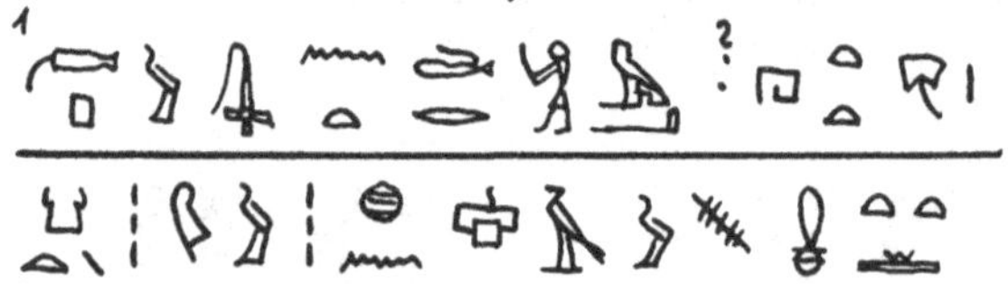

Bln 73 (7,1)

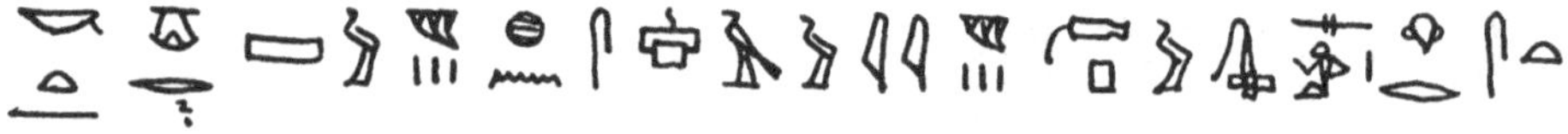

VIII B 2 c Salbmittel gegen Dämonen

Bln 89 (8, 1-2)

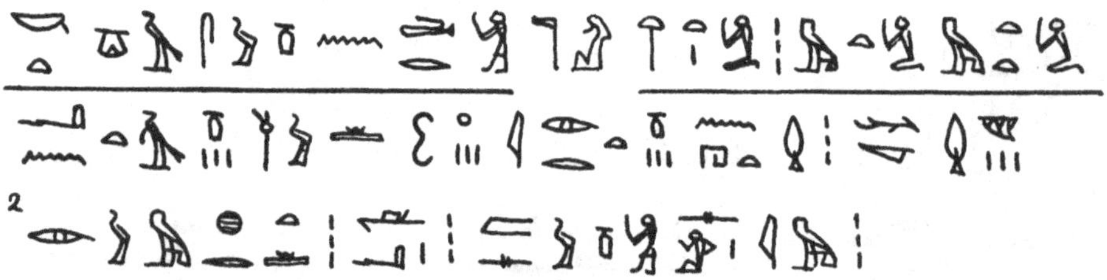

Bln 90 (8,2)

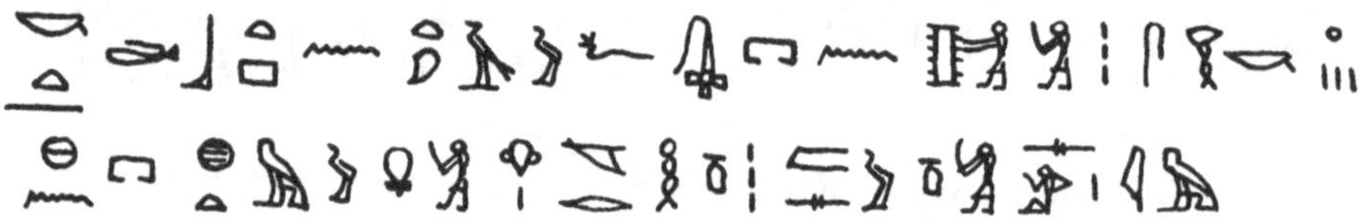

Bln 91 (8, 2-3)

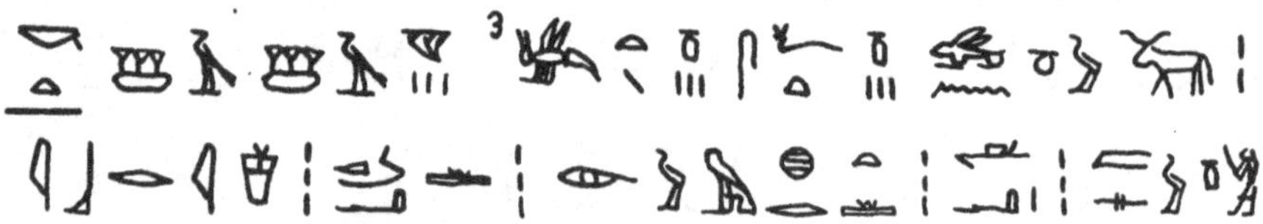

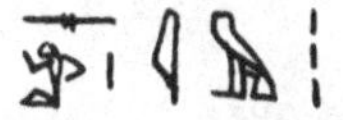

Bln 92 (8, 3-4)

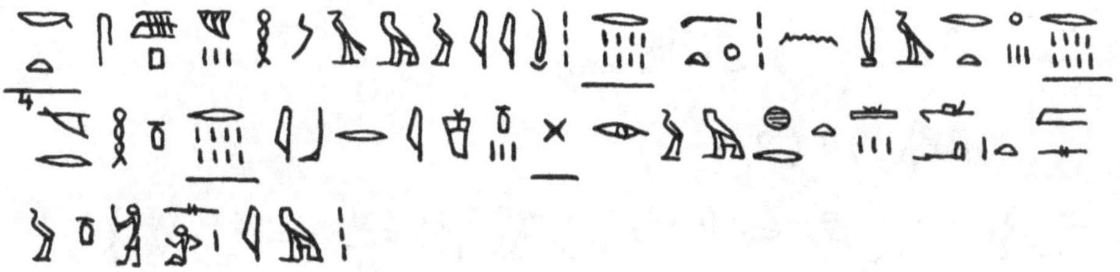

Bln 93 (8, 4)

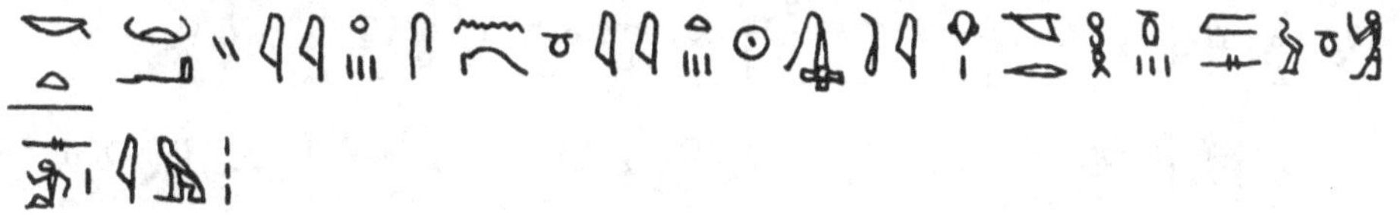

Bln 94 (8, 4-5)

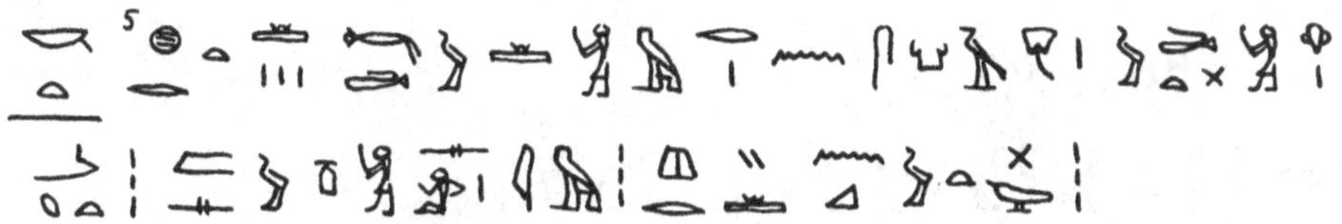

Bln 95 (8, 5-6)

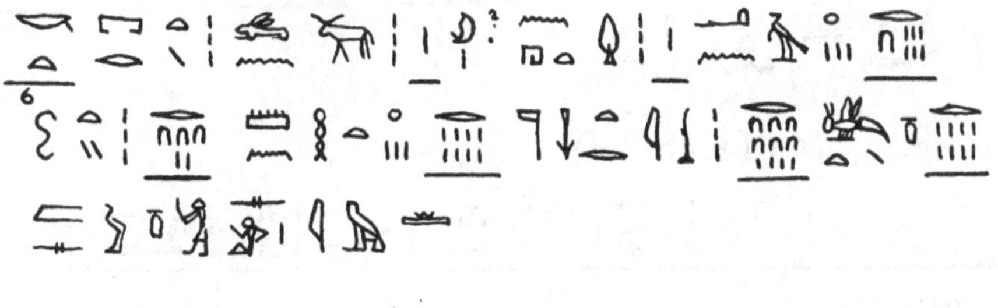

Bln 96 (8, 6)

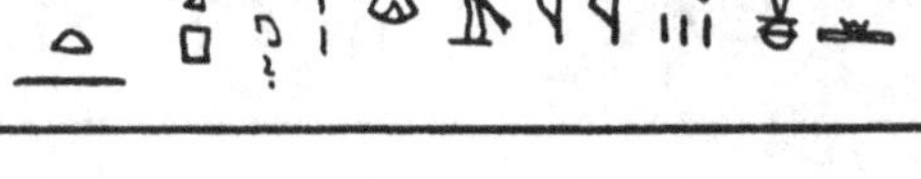

Bln 98 (8,7-8)

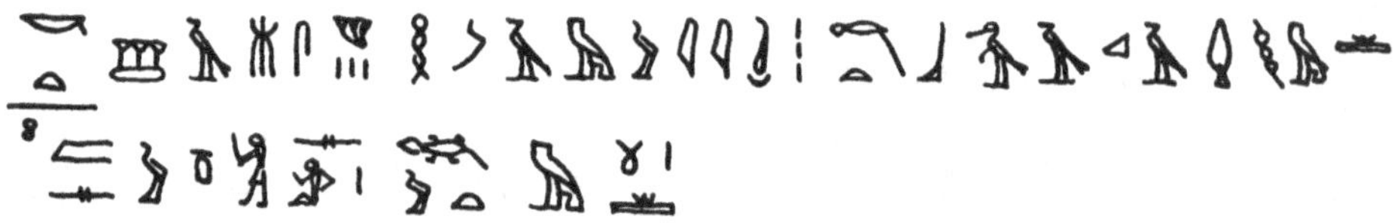

Bln 99 (8,8-9)

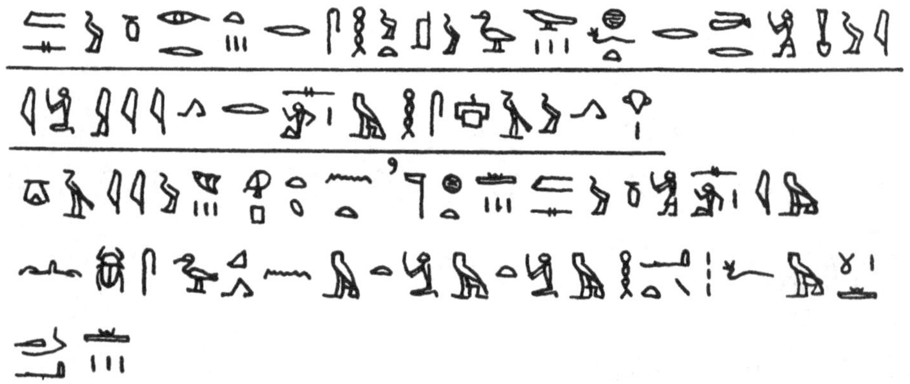

Bln 100 (8,9-10)

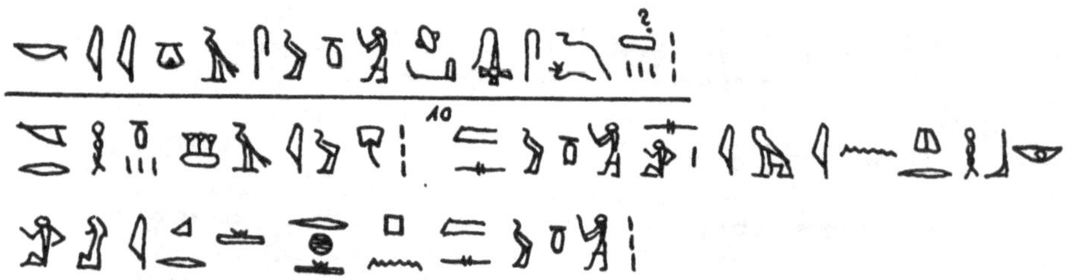

Bln 101 (8,10-11)

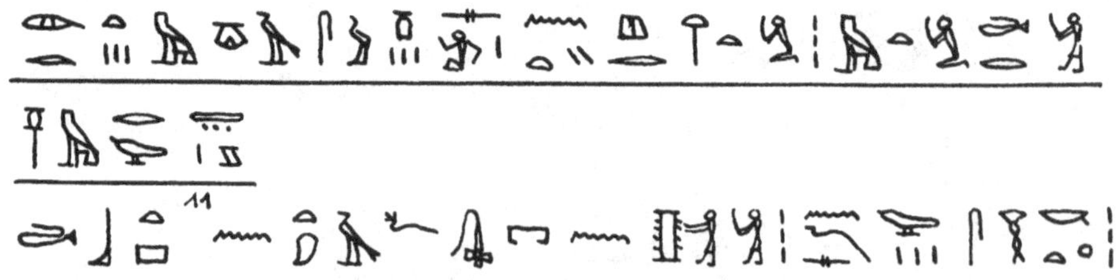

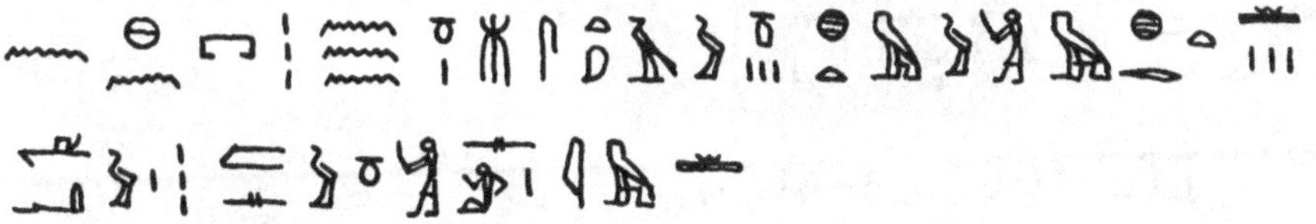

Bln 102 (8,11-12)

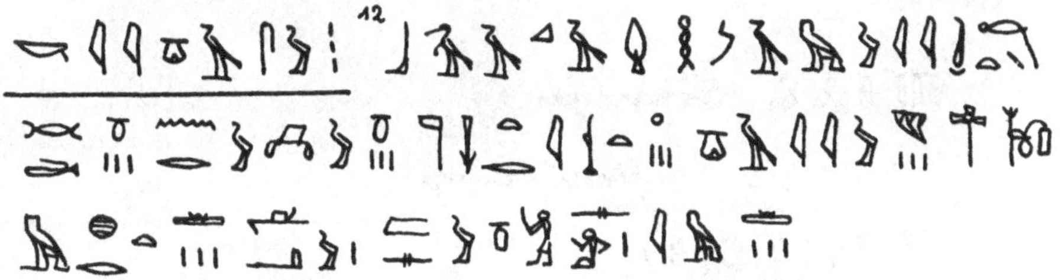

Bln 103 (8,12-9,1)

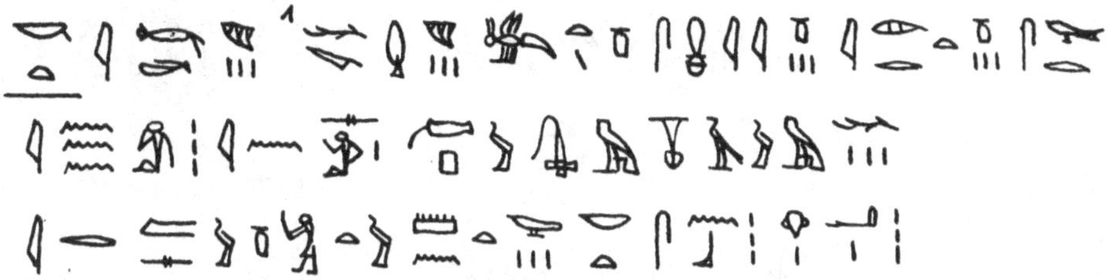

Bln 104 (9,2-3)

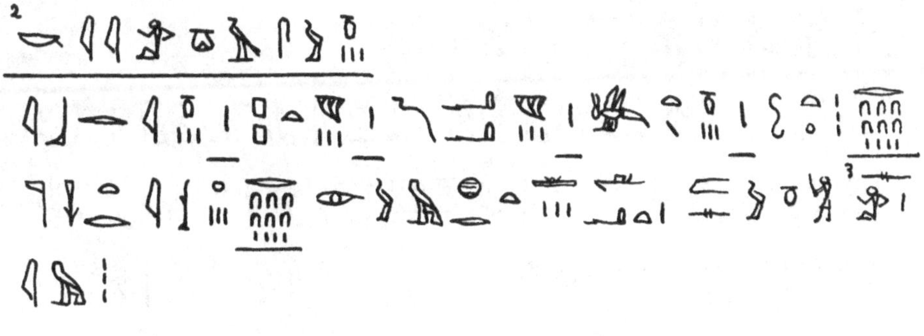

Bln 105 (9,3)

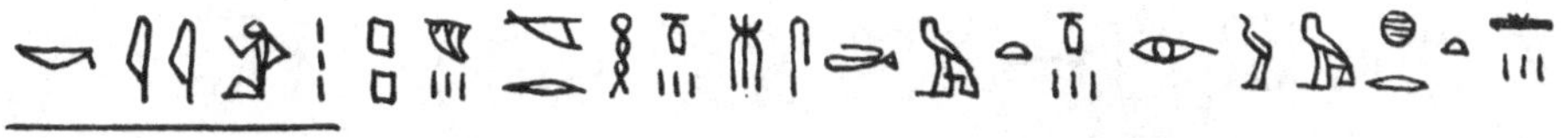

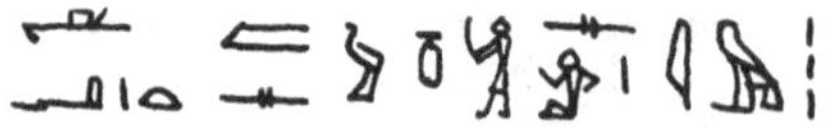

Bln 106 (9,3-4)

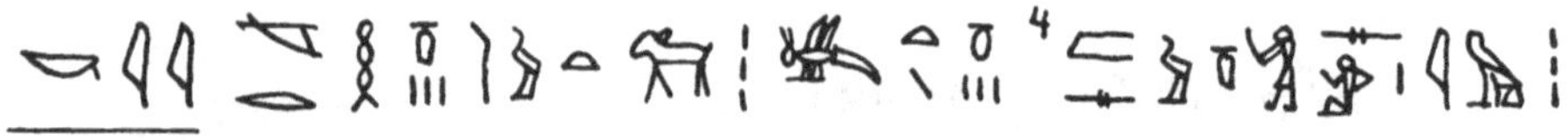

VIII B 2 d Sonstiges

s.t-ʿ-Einwirkung

H 34 (3,3-4)

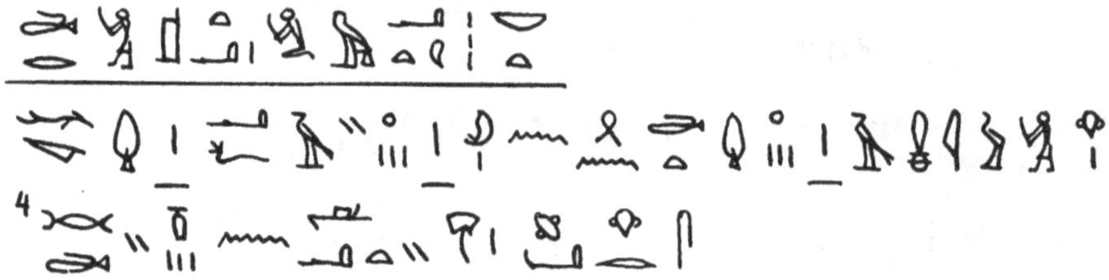

ʿḫw-Krankheit

L 24 (8,1-7)

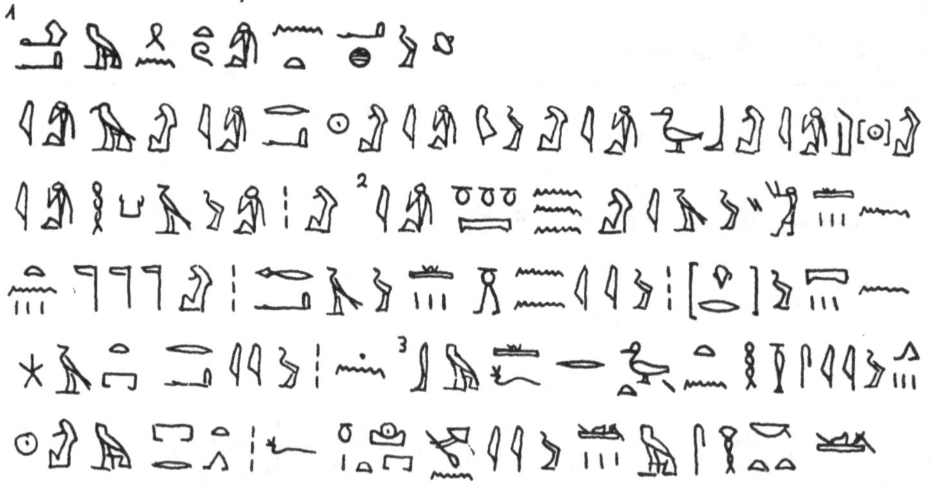

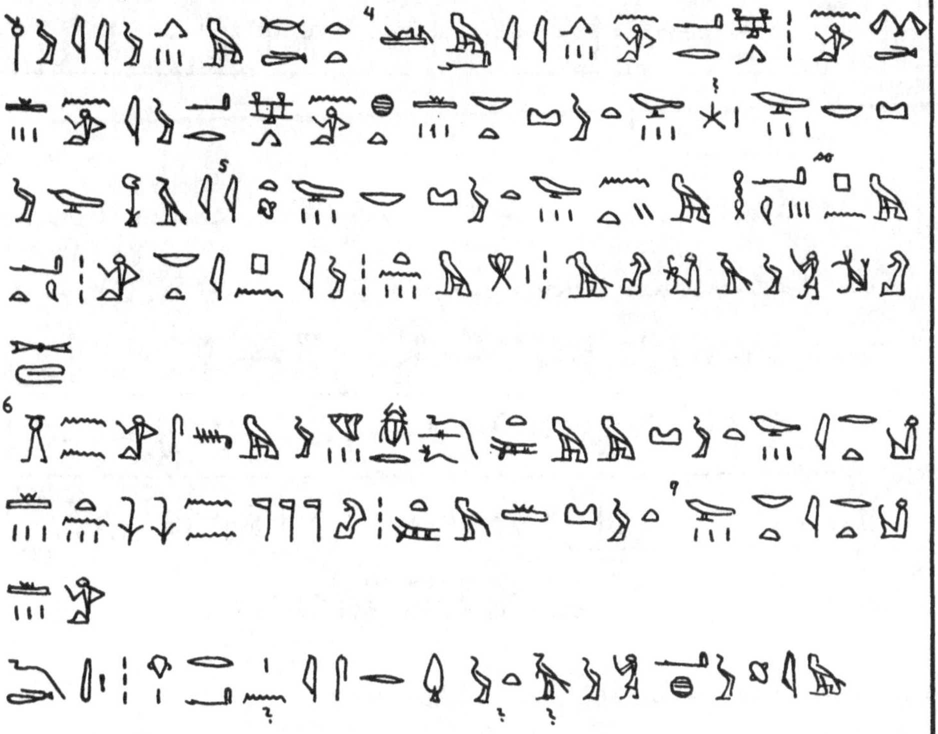

Pap. Leiden Verso III 1 – IV 8

(am Schluss einer Beschwörung der 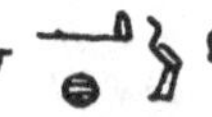 steht IV 7–8):

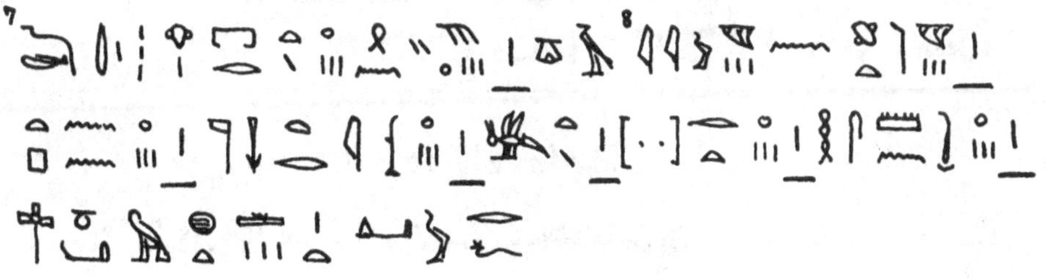

Pap. Leiden Recto I 4 – III 2

(am Schluss einer Beschwörung der 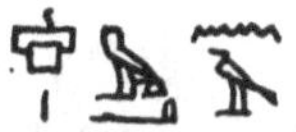 steht II 13

– III 2): 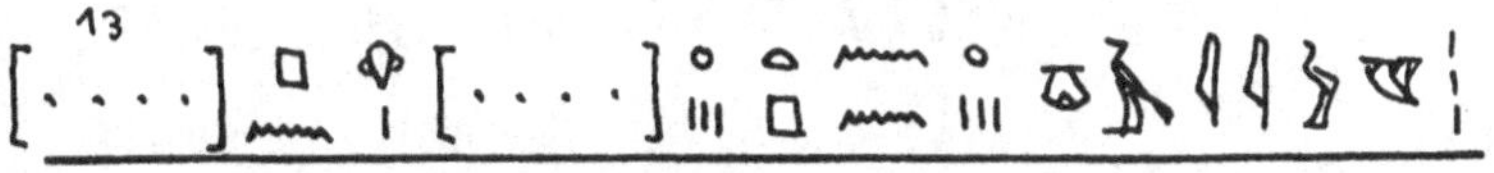

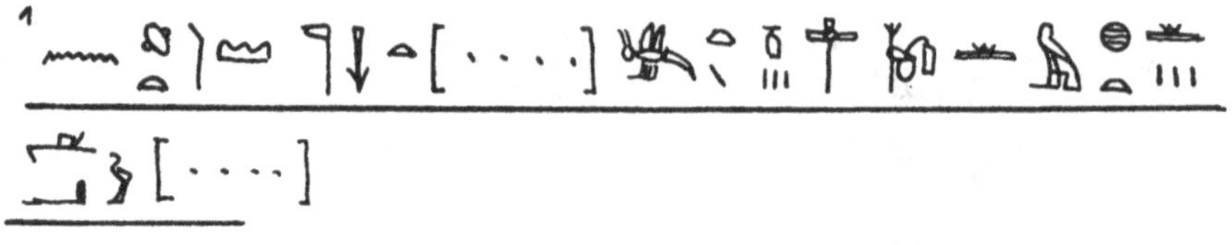

Pap. Leiden Recto III 2 – IV 9 = Pap. Leiden Verso V 8 – VII 5

(am Schluss einer Beschwörung der 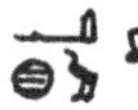 und 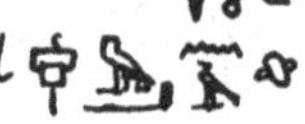 steht):

Recto IV 8–9 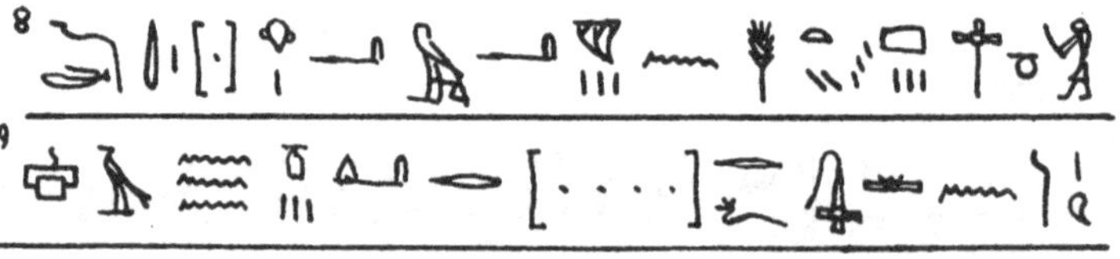

Verso VII 4–5 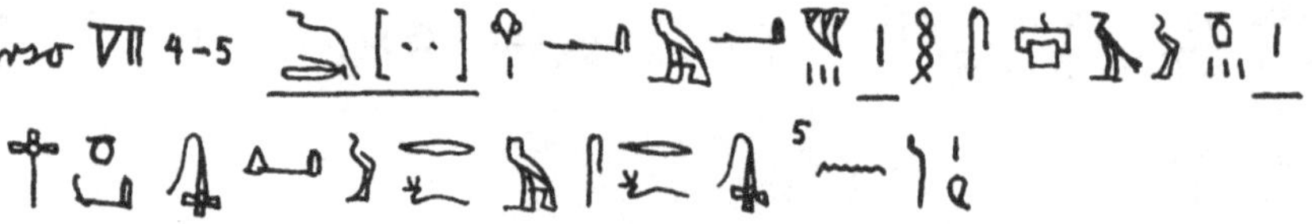

Pap. Leiden Recto IV 9 – VI 2

(am Schluss einer Beschwörung der 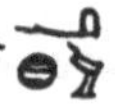 und 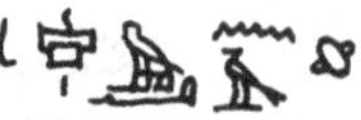 steht):

Recto VI 1–2 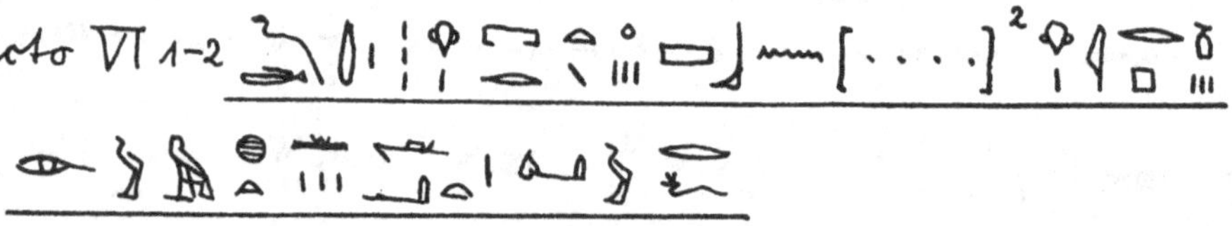

Pap. Leiden Recto VIII 10 – X 9

(am Schluss einer Beschwörung der 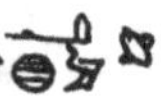 und 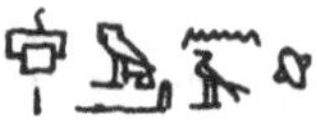 steht):

Recto X 9 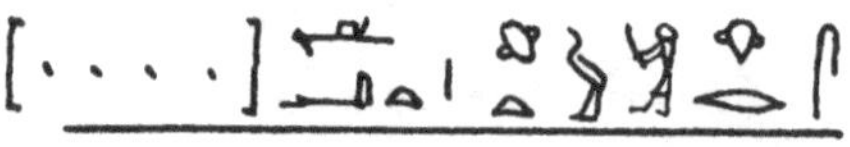

ỉꜣd.t – Seuche (?)

Sm 18,1-11

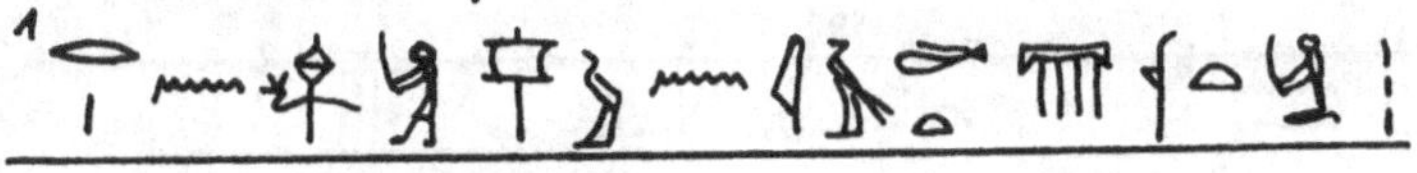

(folgt der Spruch)

Sm 18,11-16

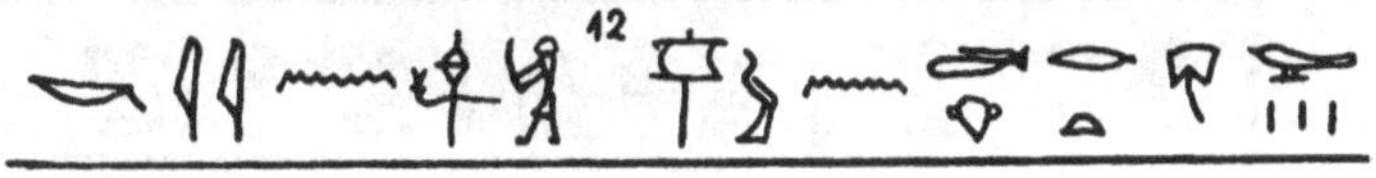

(folgt der Spruch)

Sm 18,17-19

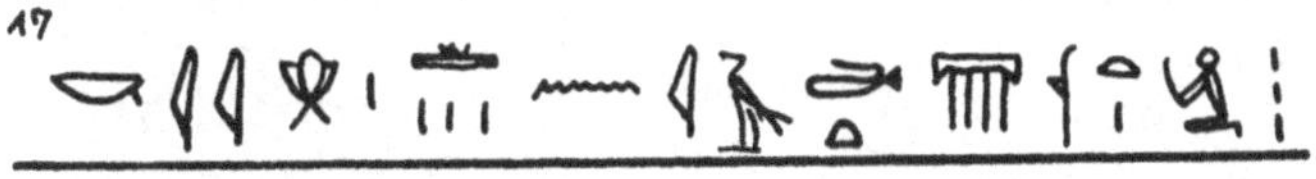

(folgt der Spruch)

Sm 18,19-19,2

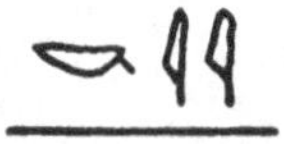 (folgt der Spruch)

Sm 19,2-14

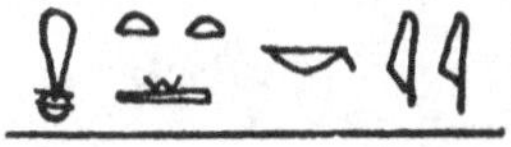 (folgt der Spruch)

Sm 19,14-18

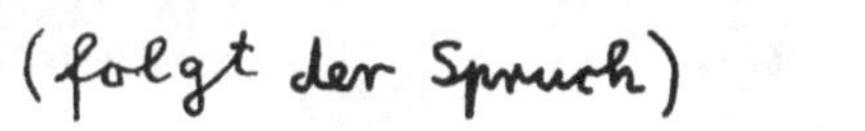

(folgt der Spruch)

Sm 19,18-20,8

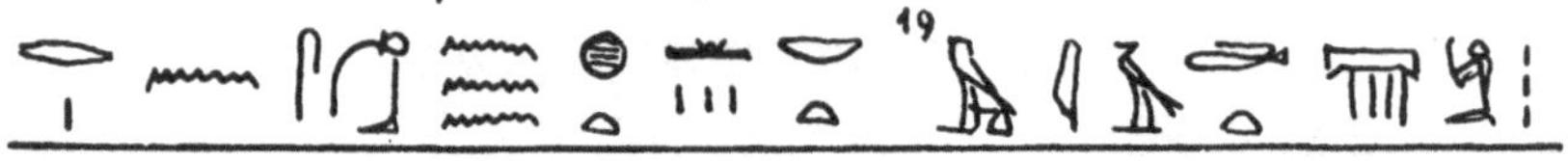

(der Spruch schliesst):

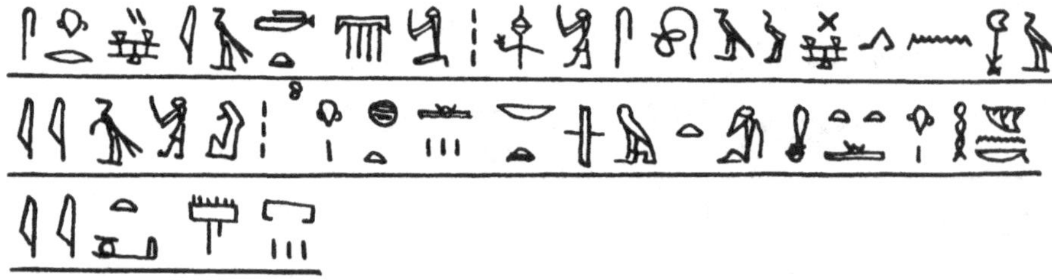

Sm 20,8-12

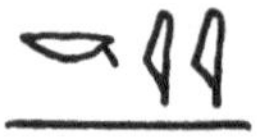

(folgt der Spruch)

ḥmw.t-s3

Eb 733 (88,13-16) = H 159 (11,1-3)

Eb 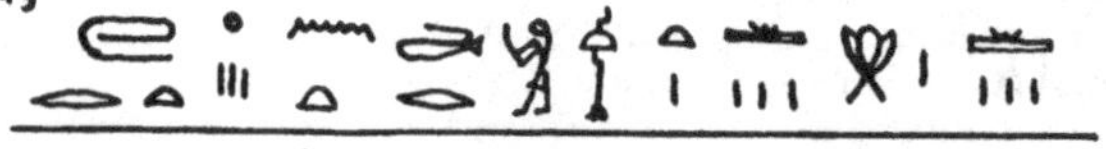

H 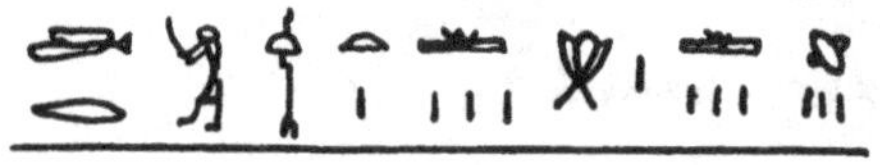

a. Eb 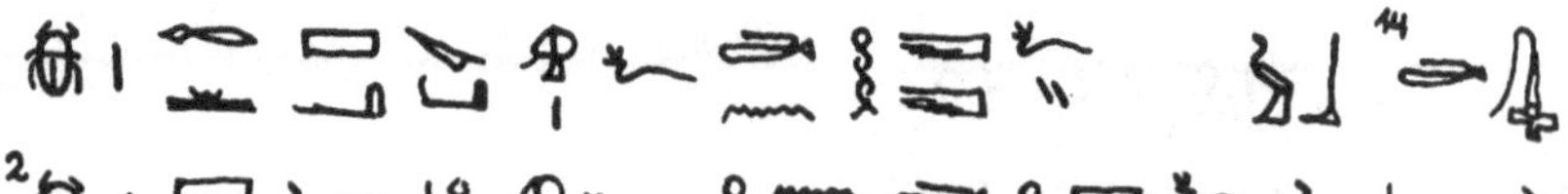

H 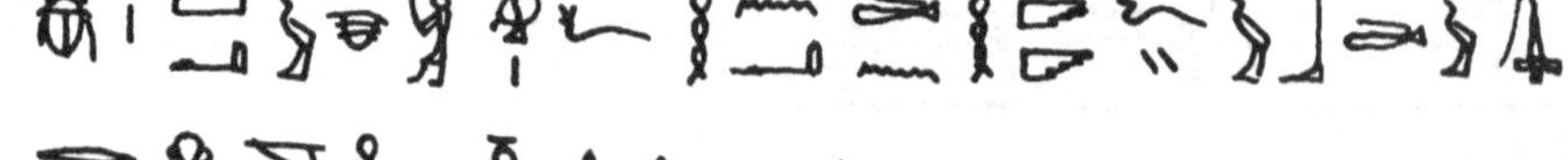

Eb 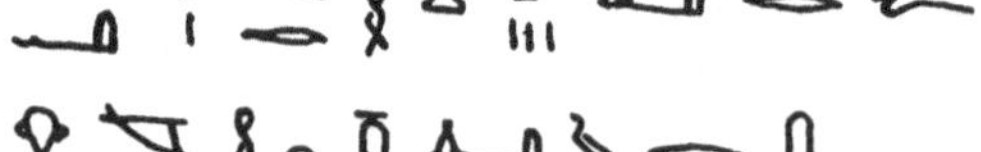

H 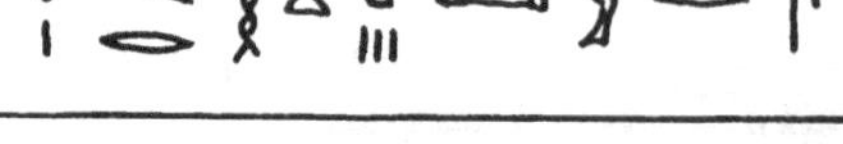

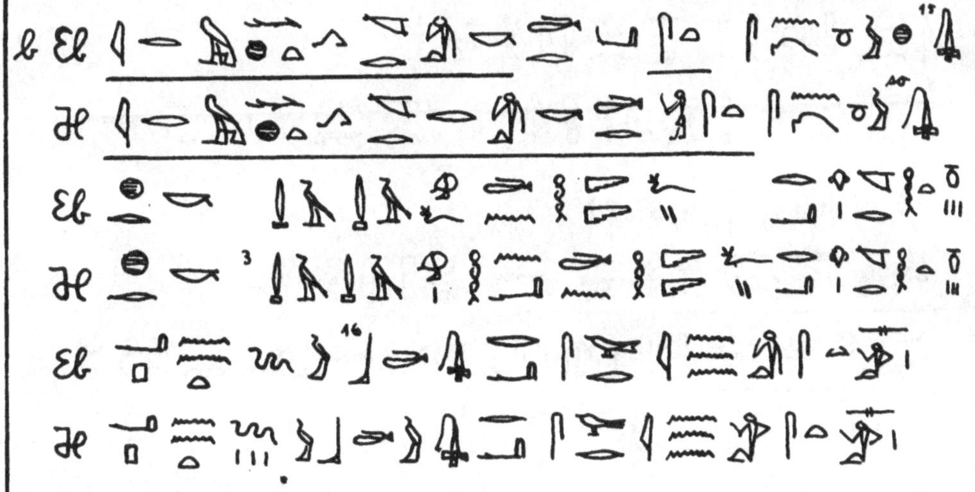

IX Gynäkologie und Kosmetik

A Gynäkologisches

1. Diagnosen

a aus Pap. Kahun

Kah 1 (1, 1–5)

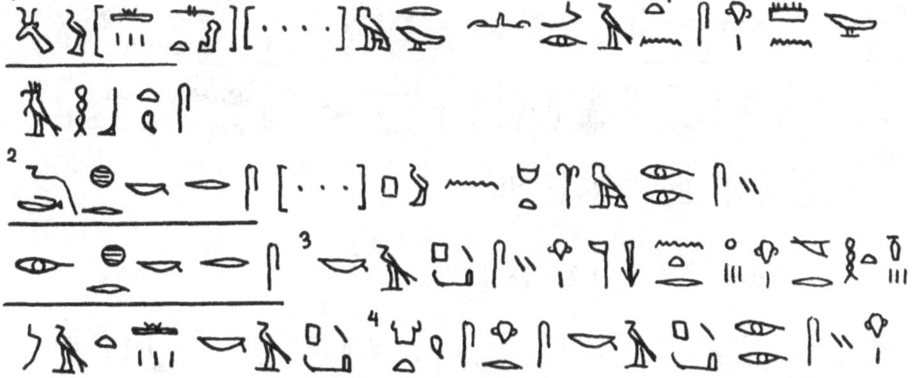

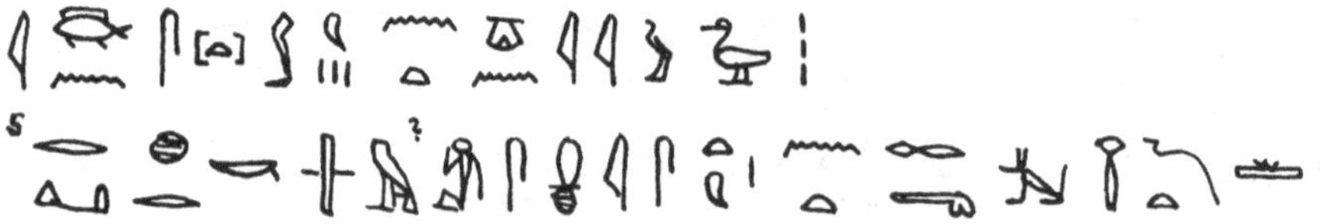

Kah 2 (1,5-8)

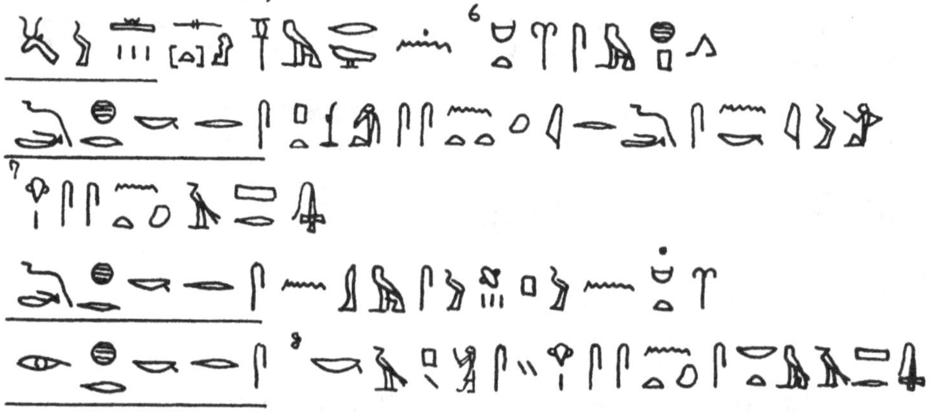

Kah 3 (1,8-12)

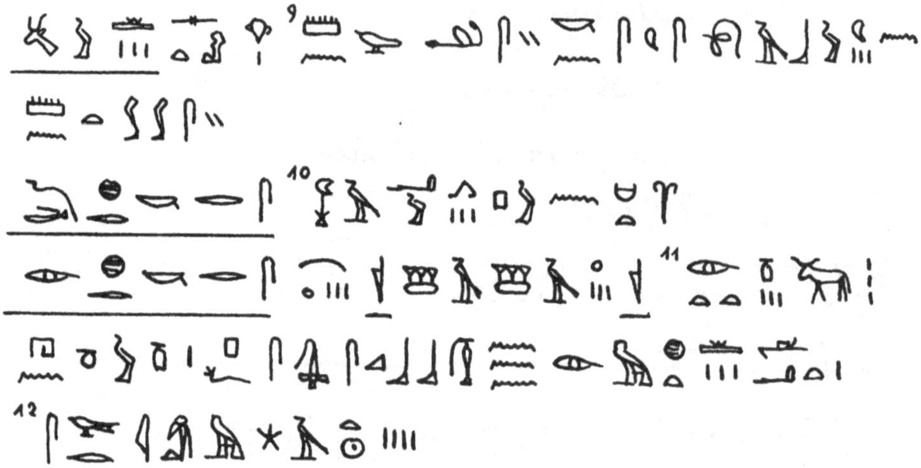

Kah 4 (1,12-15)

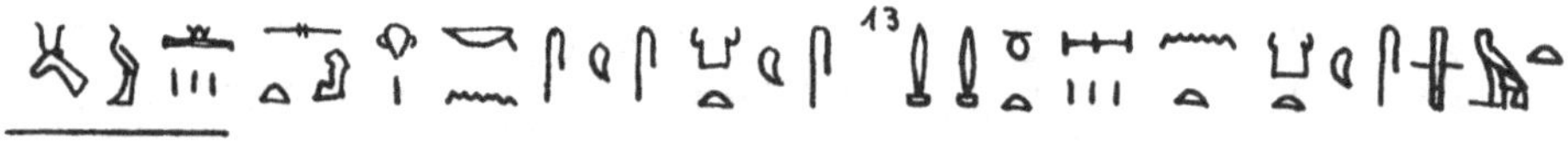

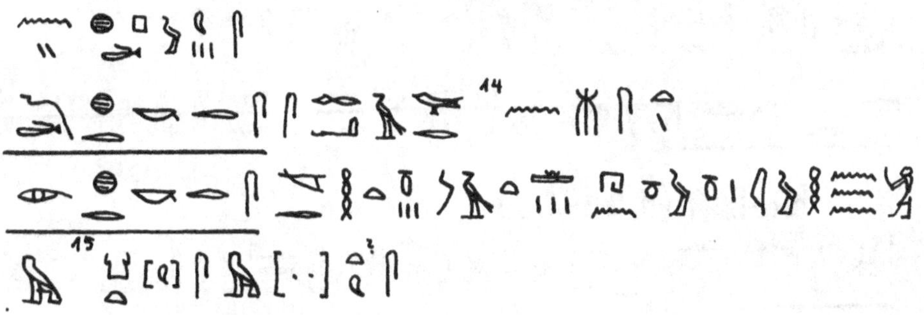

Kah 5 (1,15-20)

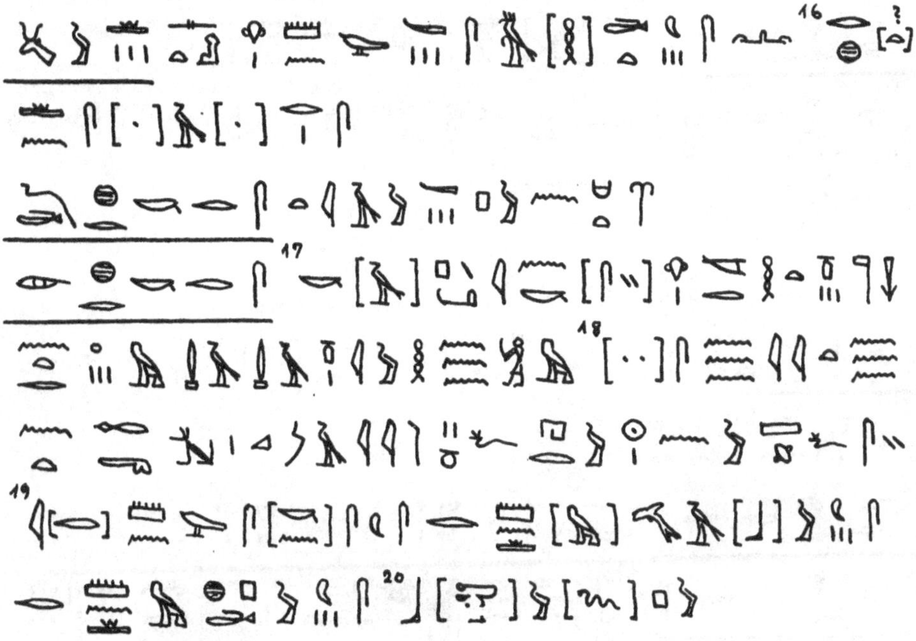

Kah 6 (1,20-22)

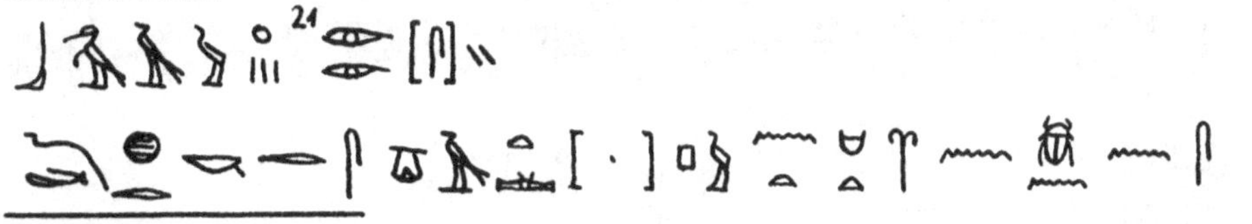

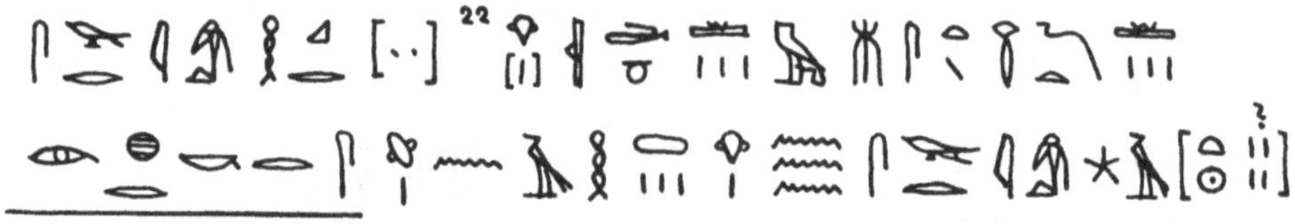

Kah 7 (1,23-25)

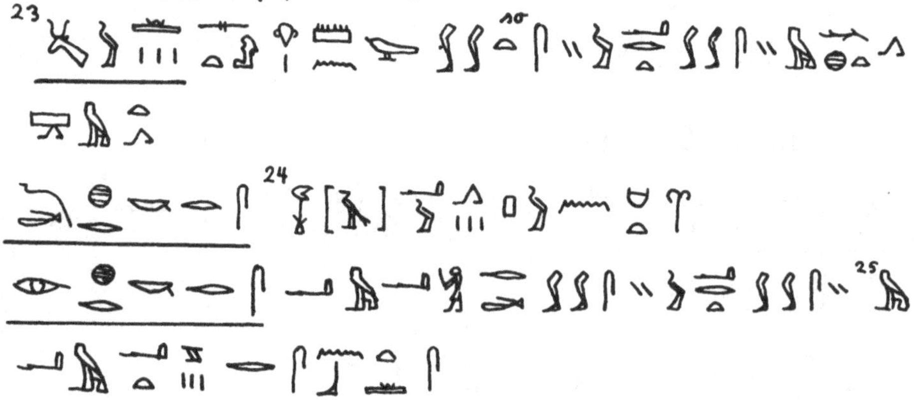

Kah 8 (1,25-27)

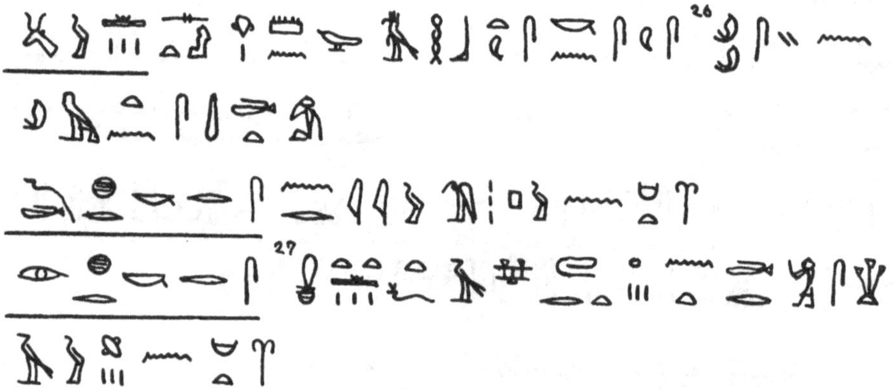

Kah 9 (1,27-29)

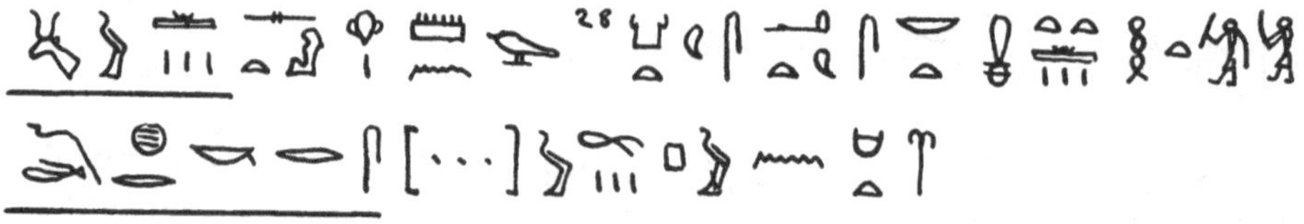

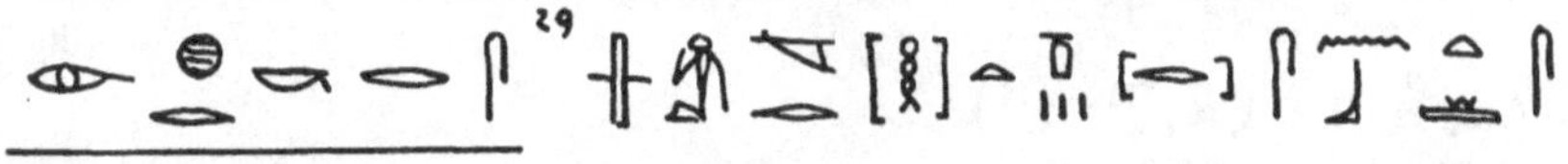

Kah 10 (2,1-5)

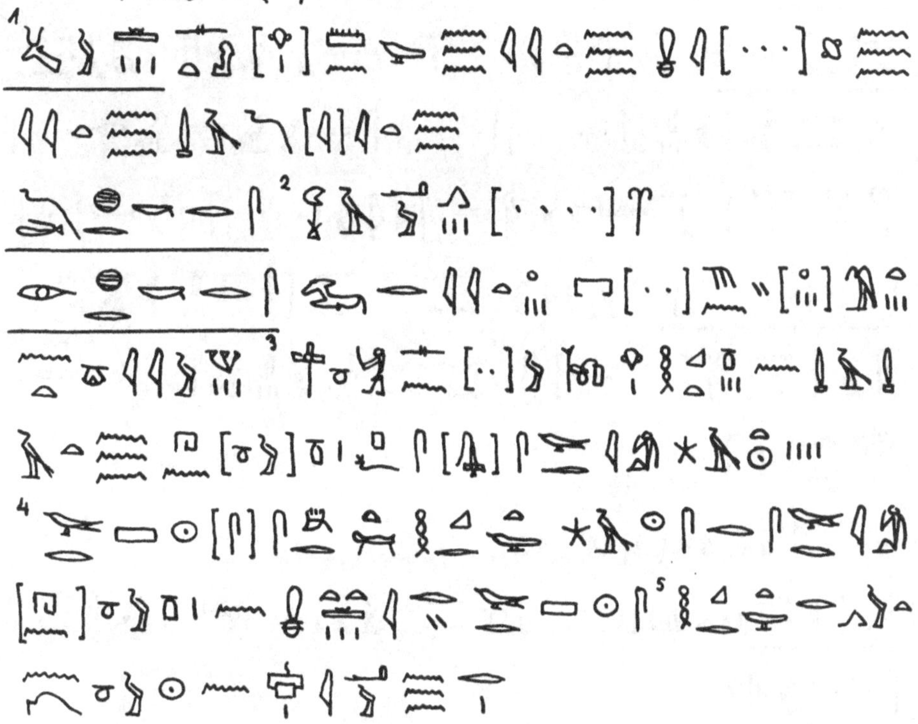

Kah 11 (2,5-7)

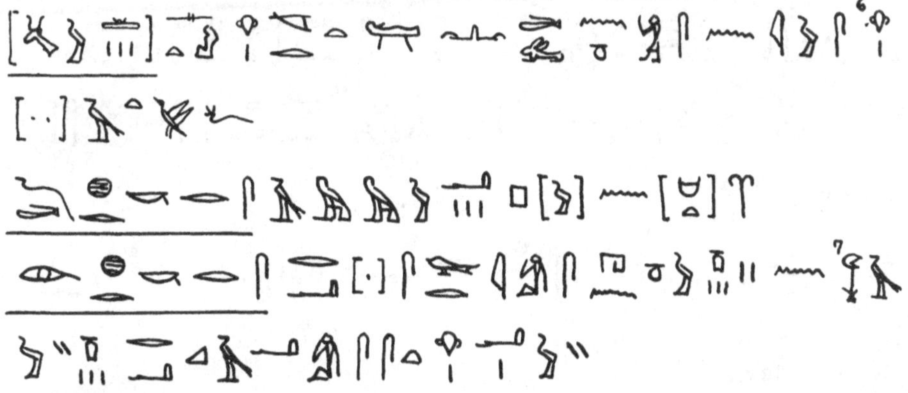

Kah 12 (2,7-11)

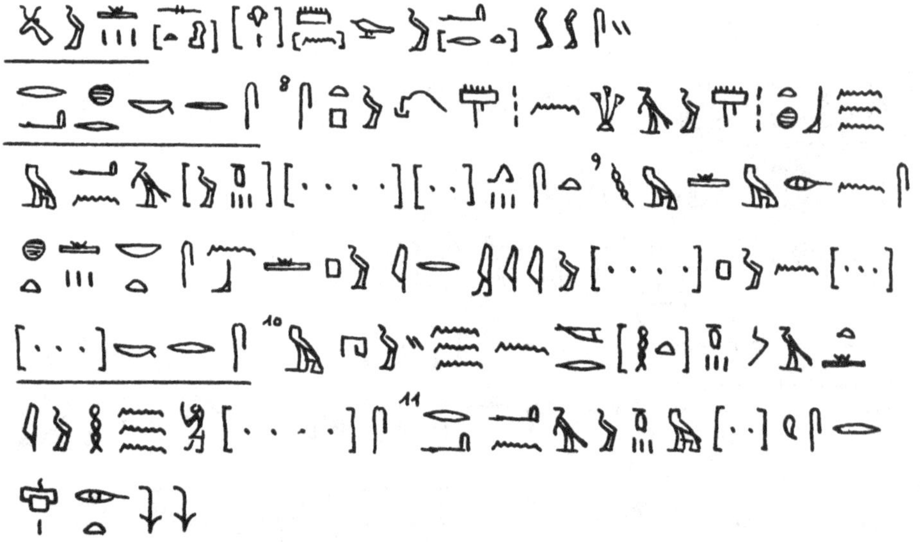

Kah 13 (2,11-18)

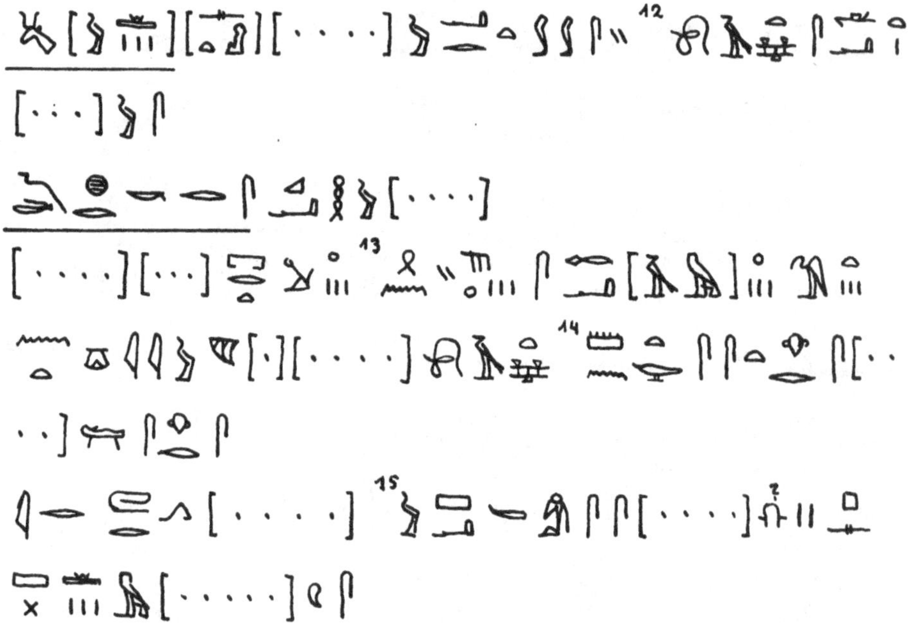

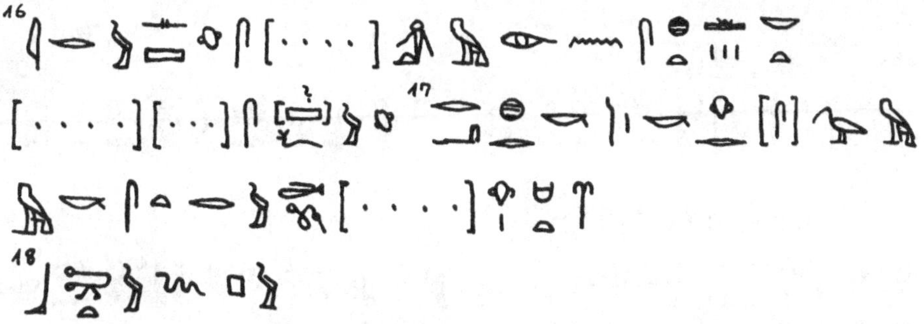

Kah 14 (2,18-20)

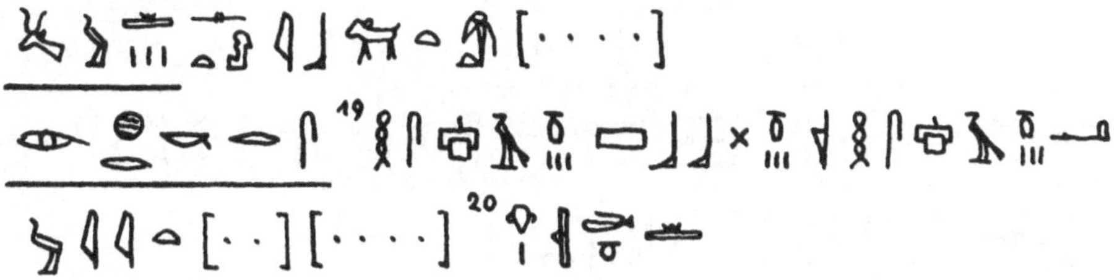

Kah 15 (2,20-21)

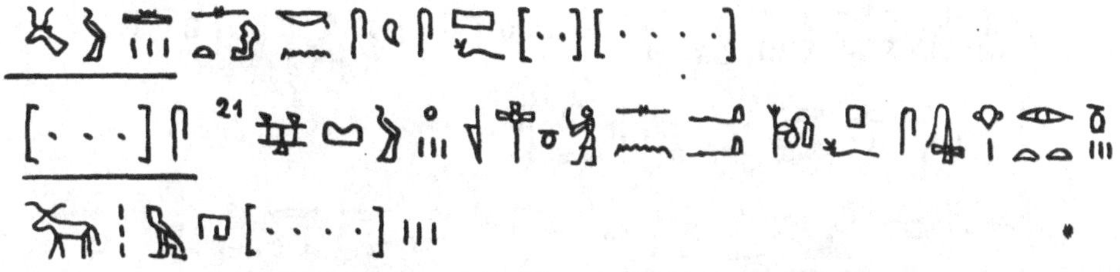

Kah 16 (2,22-25)

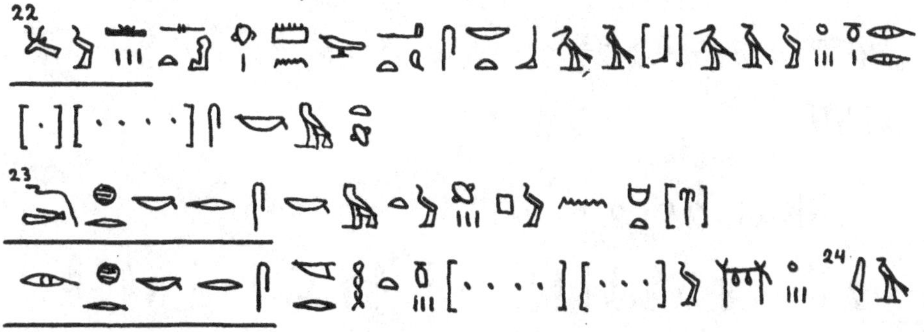

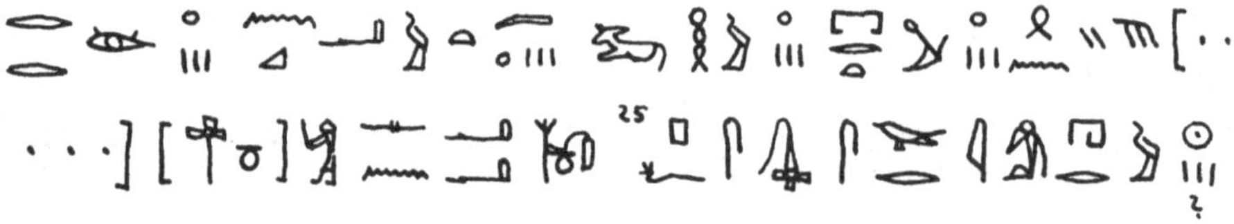

Kah 17 (2, 25-30)

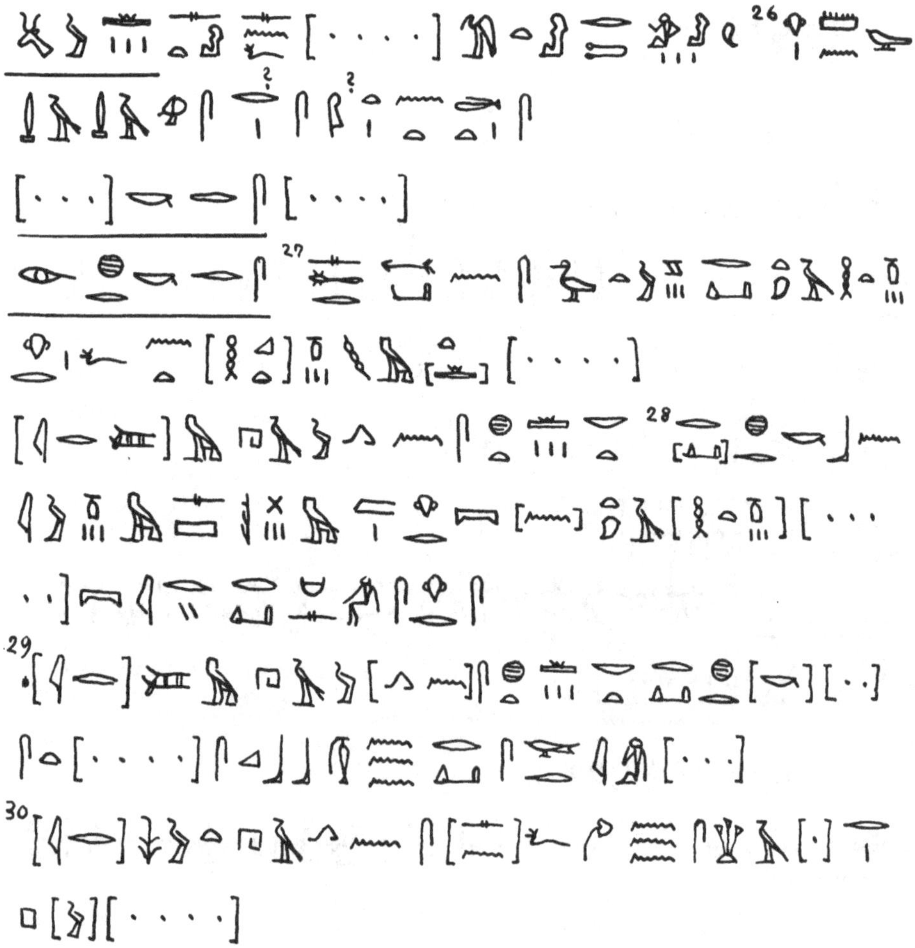

Kah 25 (3, 9-11)

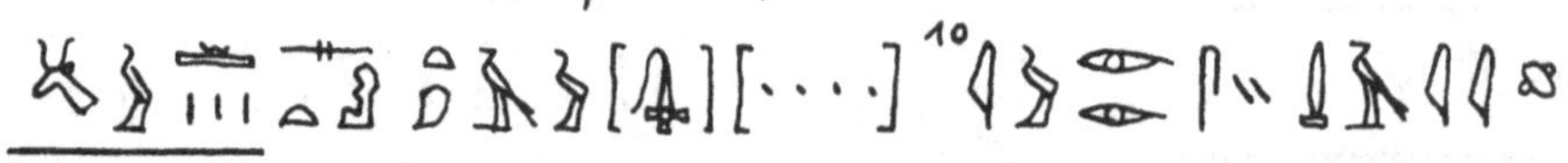

465

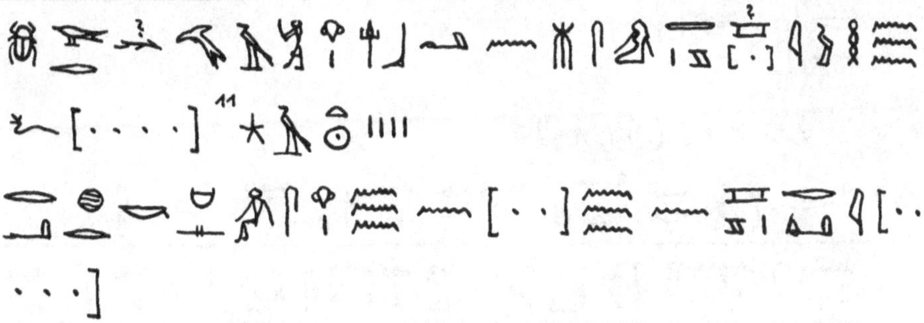

IX A 1 b aus Pap. Ebers

Eb 831 (96,16-20)

a 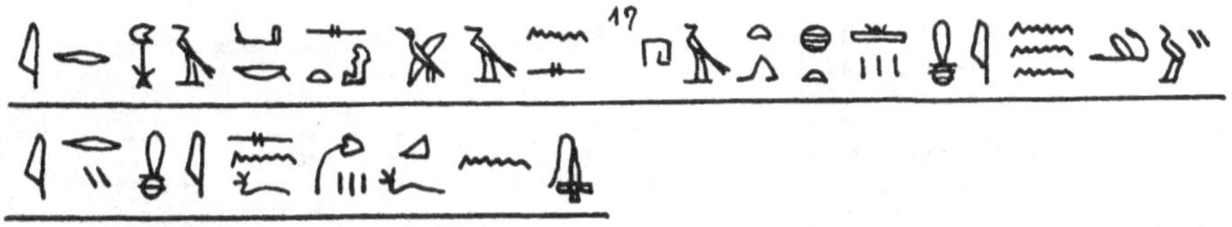

b 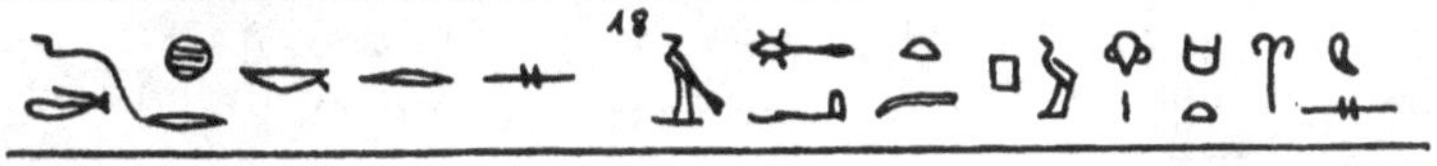

c 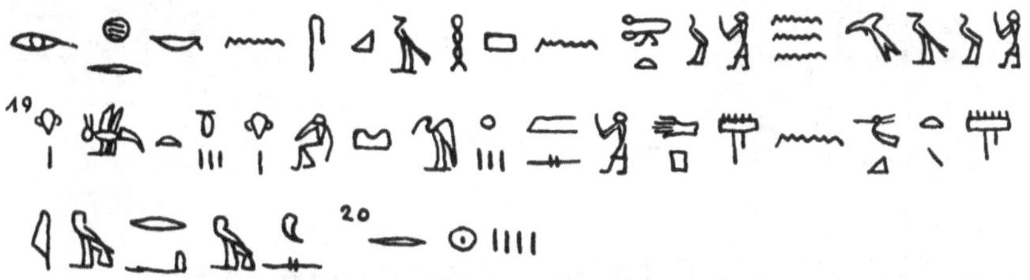

Eb 832 (96,20-97,1)

a 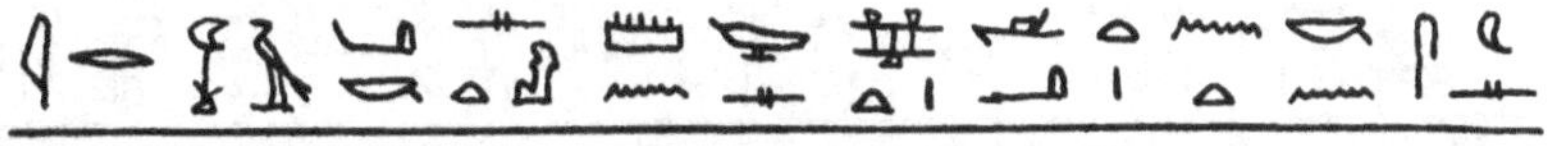

b 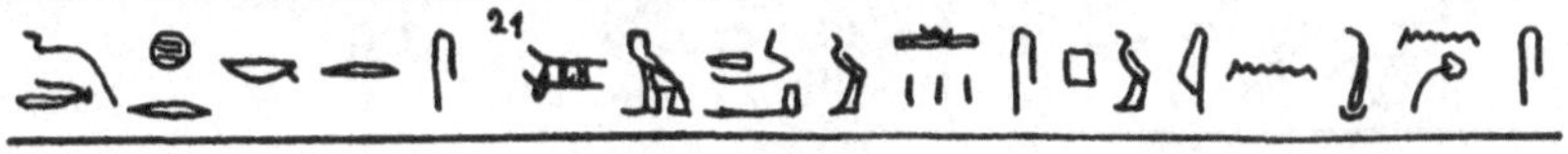

c 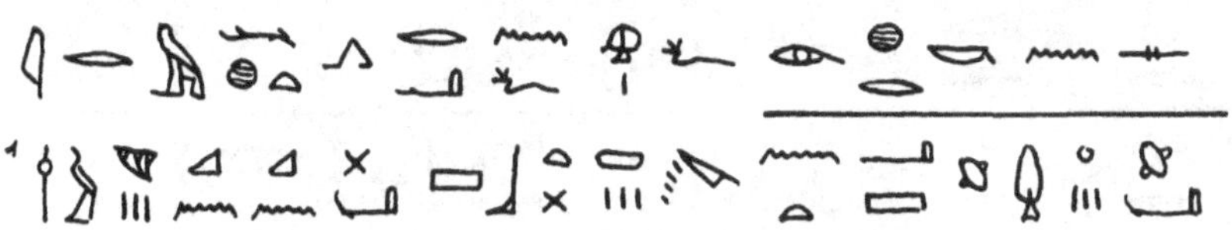

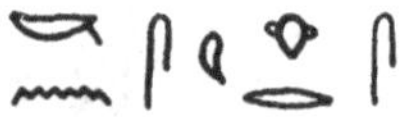

Eb 833 (97, 1–7)

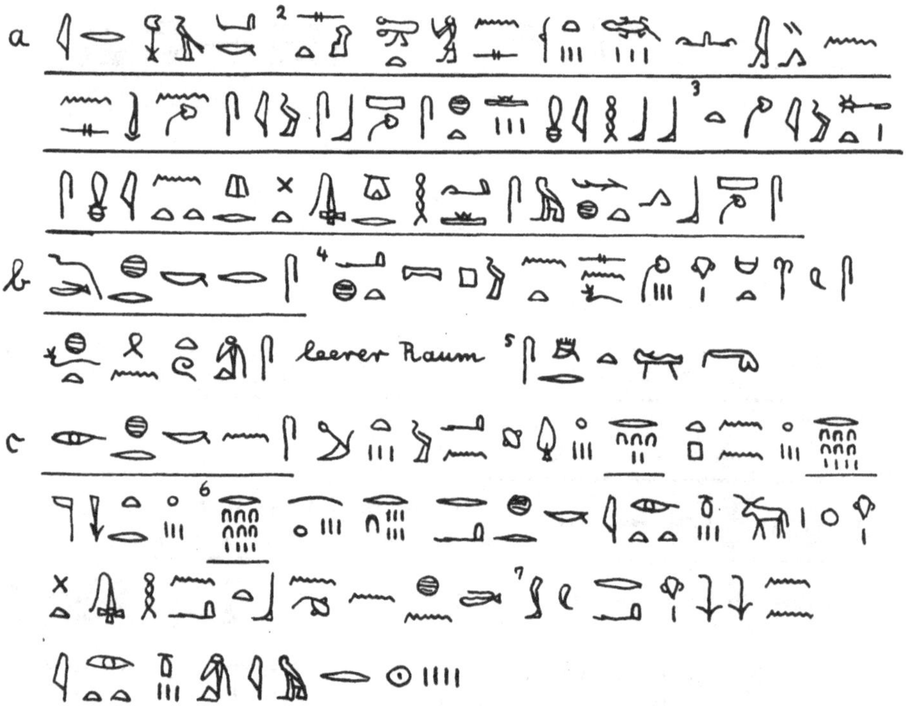

IX A 1 c aus Pap. Smith

Sm 20,13–21, 3

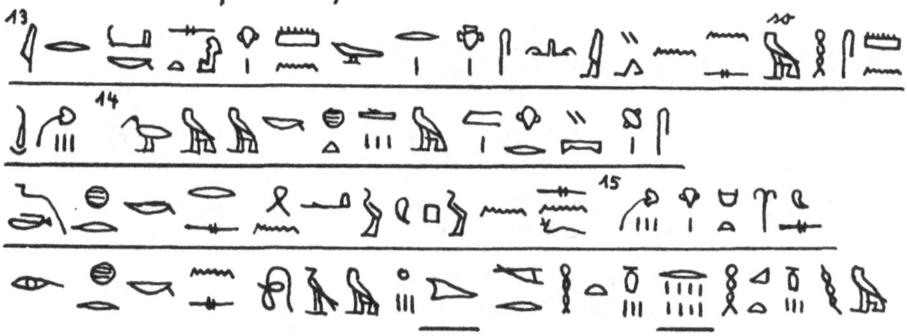

467

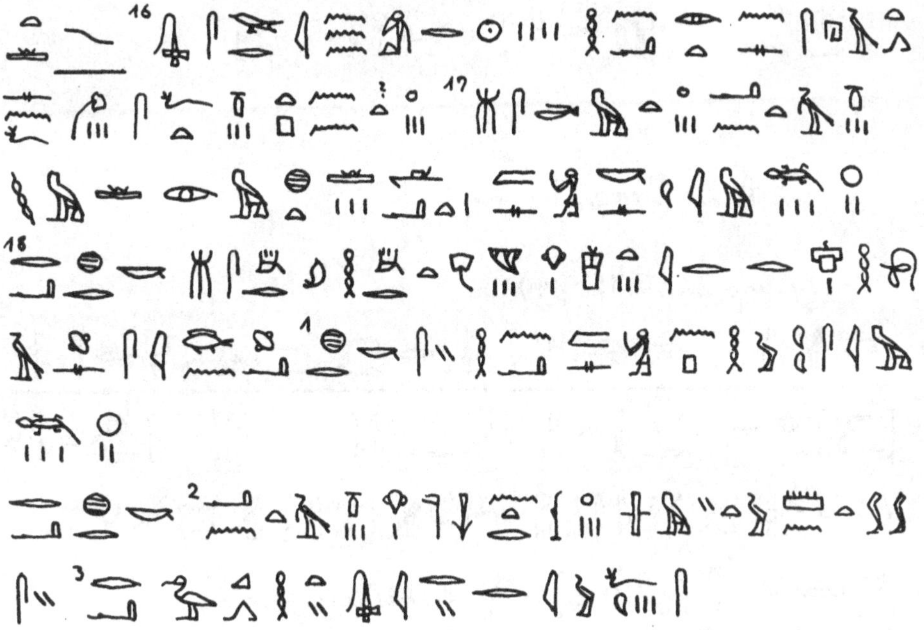

IX A 1 d aus Pap. Ram

Ram IV A 2-4

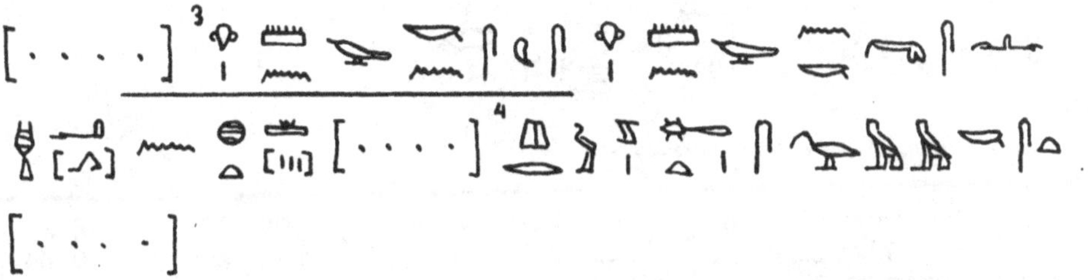

Ram III A 7-8

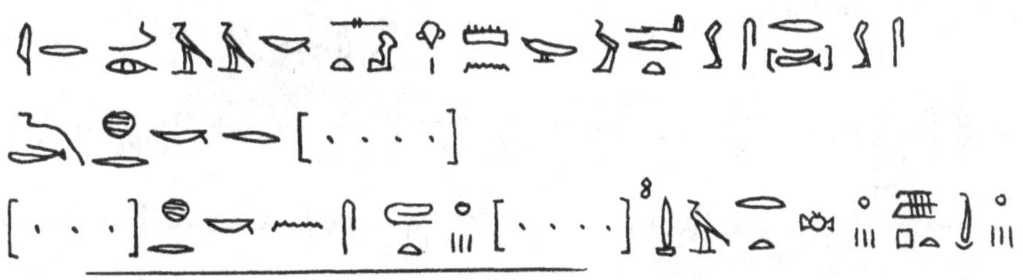

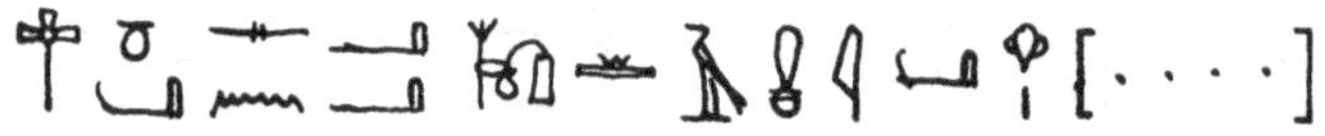

IX A 2 Prognosen

Kah 26 (3,12–14)

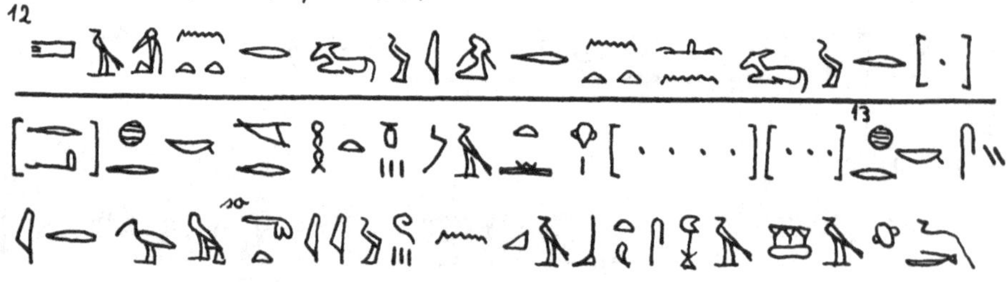

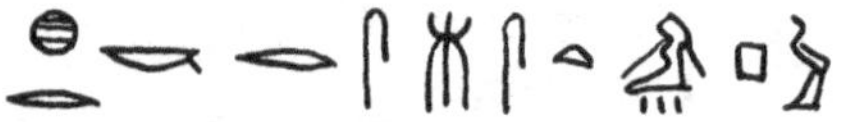 leeres Zeilenende

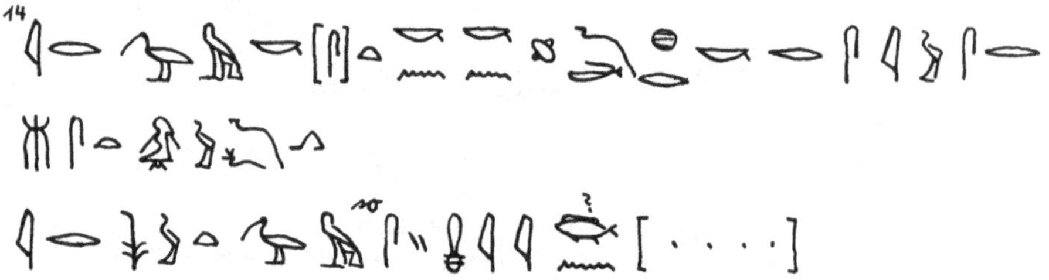

Kah 27 (3,15–17)

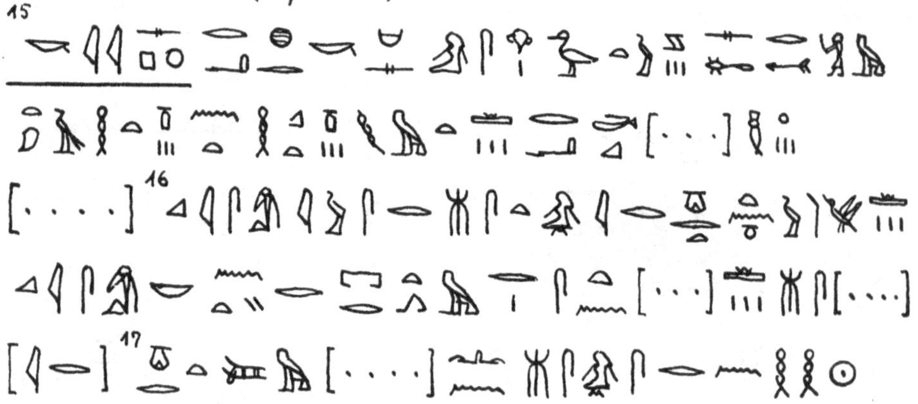

Kah 28 (3,17-19)

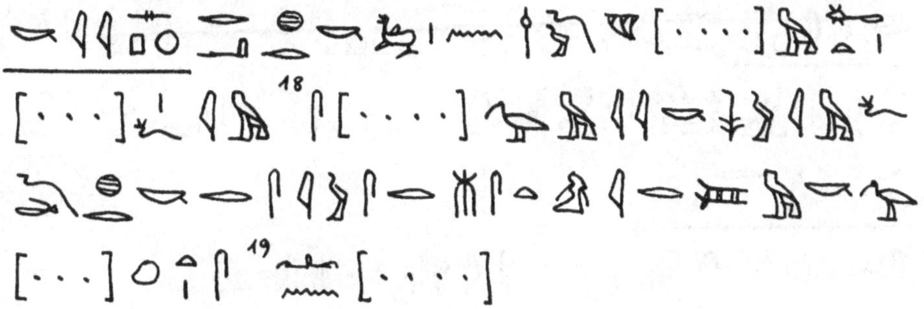

Carlsberg IV (1,x+4 - x+6)

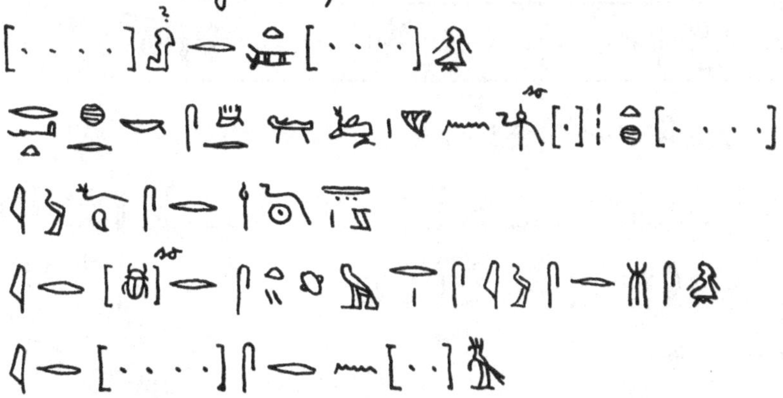

Kah 29 (3,19-20)

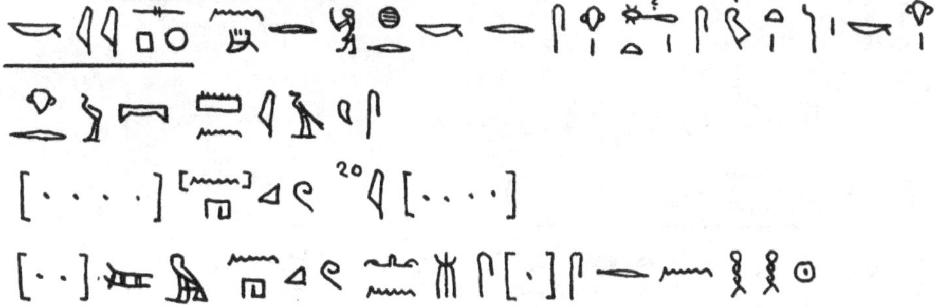

Kah 30 (3,20-23)

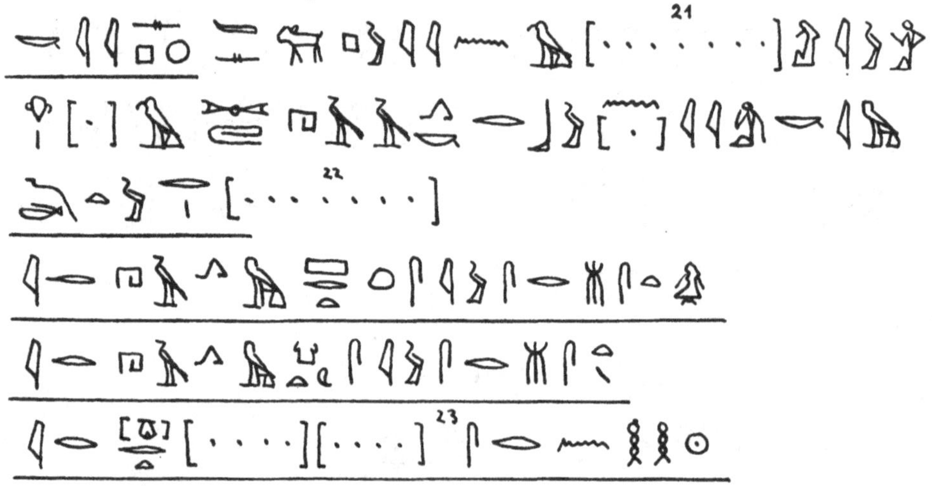

Kah 31 (3,23-24)

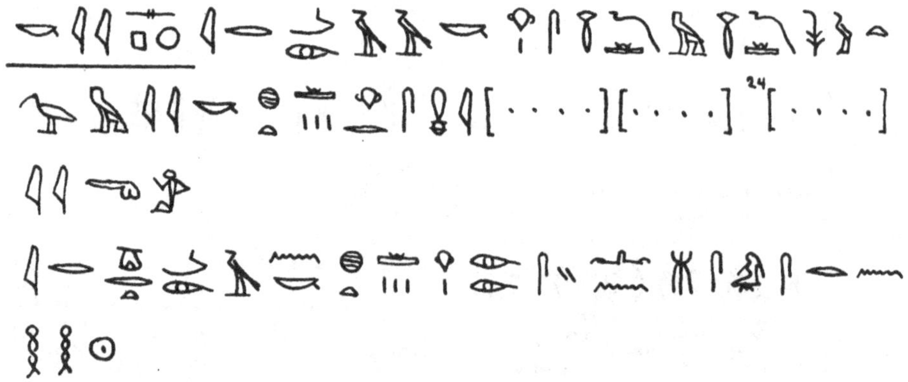

Kah 32 (3,24-25)

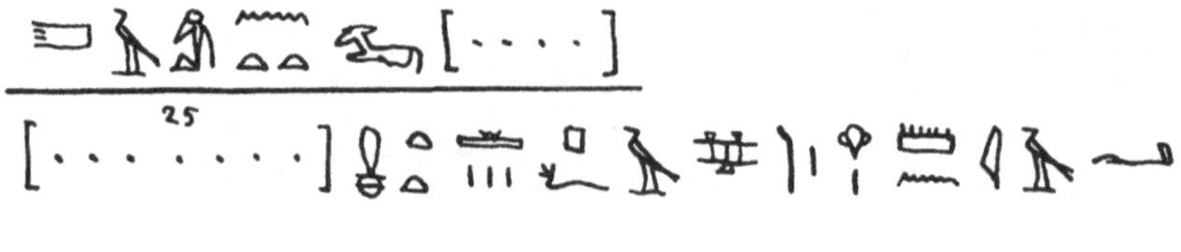

Bln 193 (Rs. 1, 3-4)

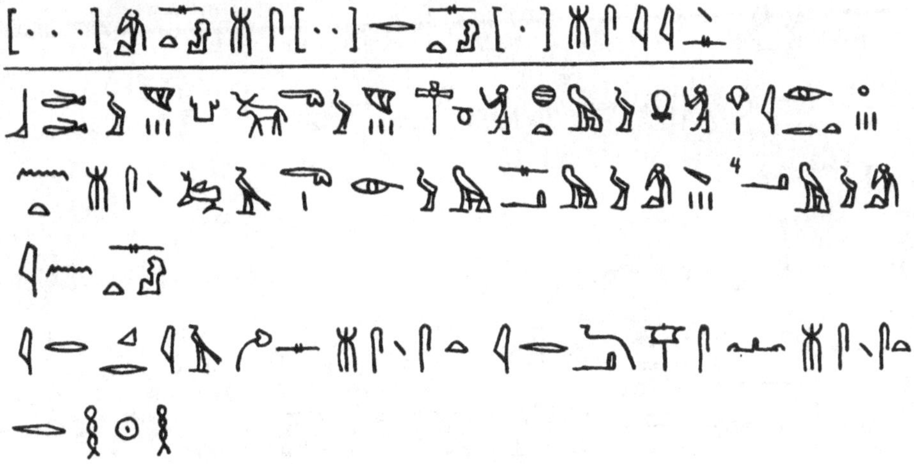

Bln 194 (Rs. 1, 5-6)

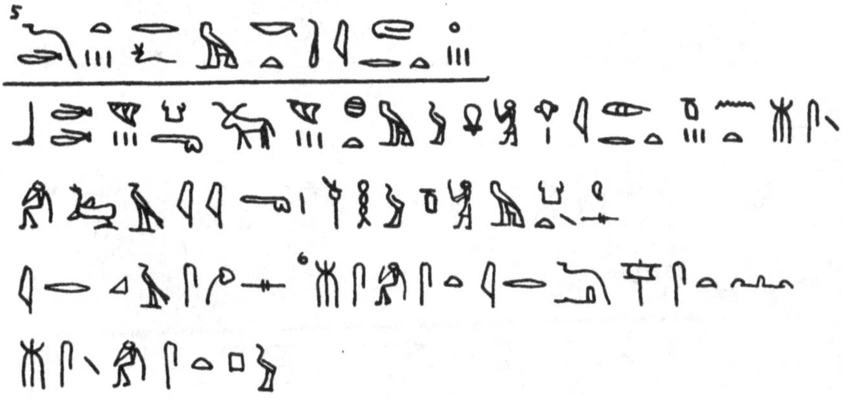

Bln 195 (Rs. 1, 7-8)

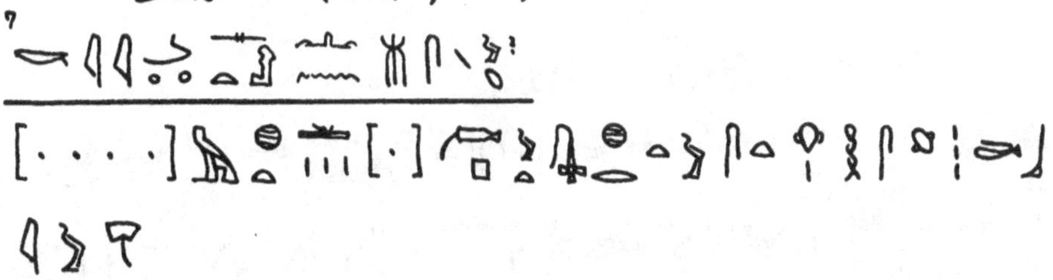

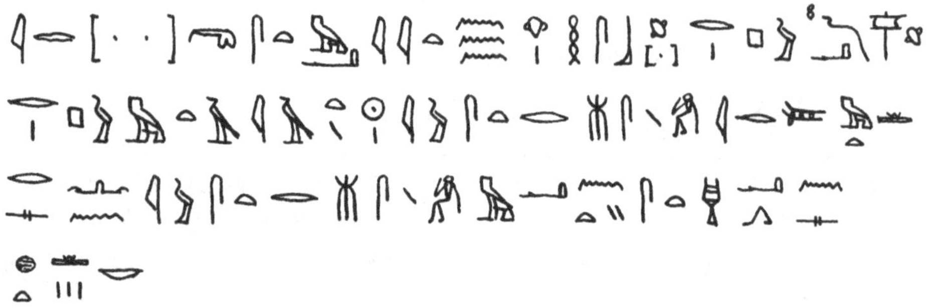

Bln 196 (Rs. 1,9-11)

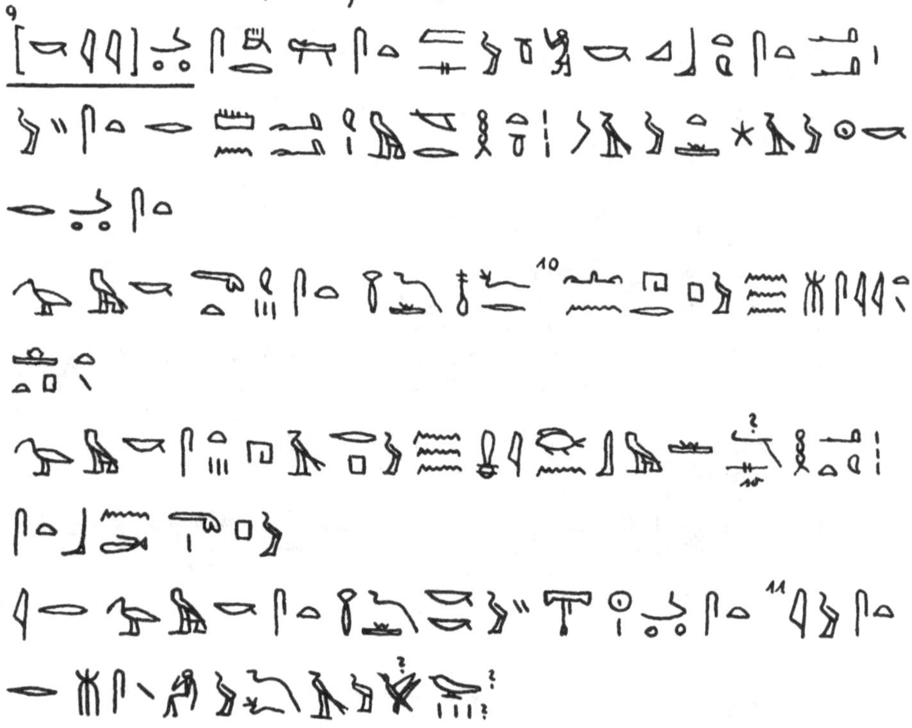

Bln 197 (Rs. 1,11-13)

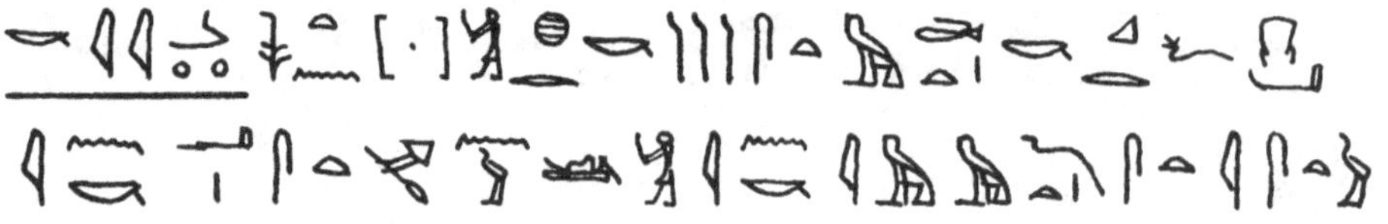

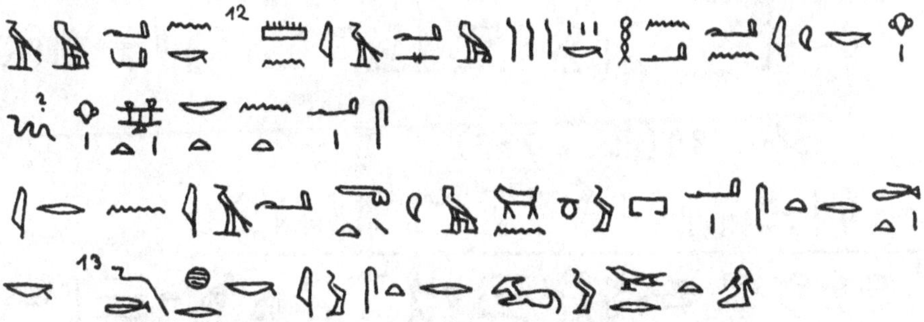

Bln 198 (Rs. 2, 1-2)

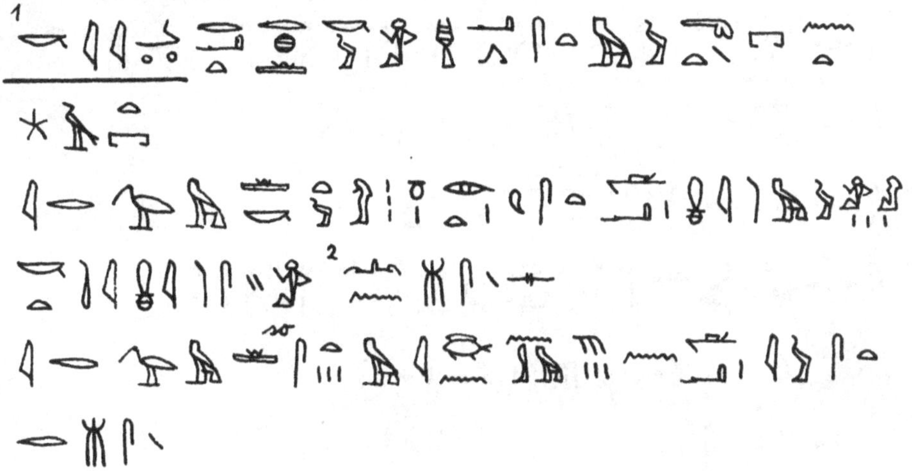

Carlsberg VI (2, 1-3)

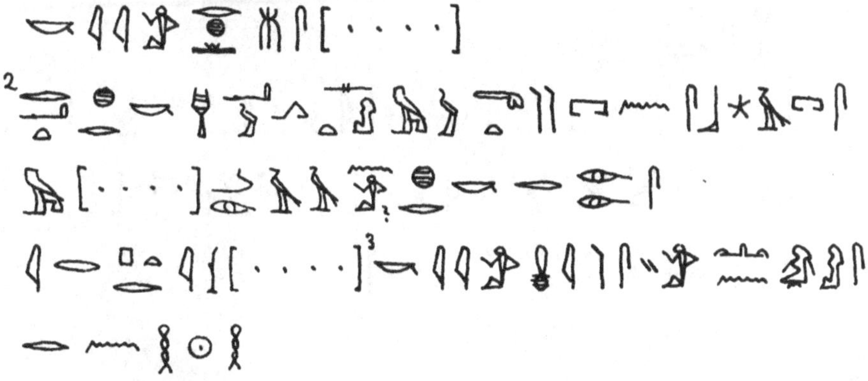

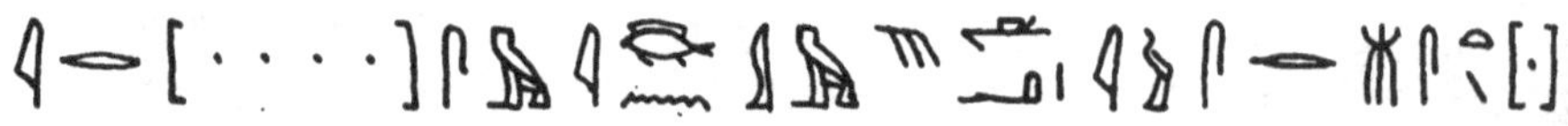

Bln 199 (Rs. 2,2-5)

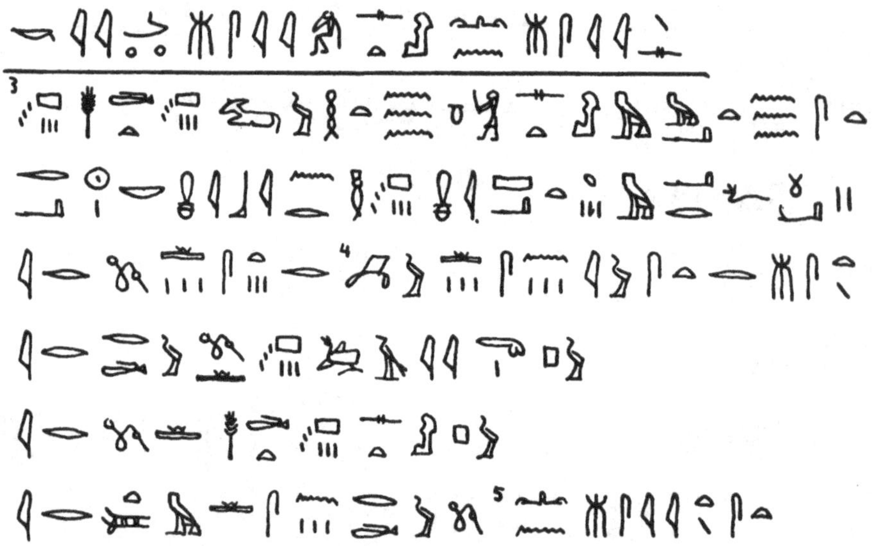

Carlsberg III (1,6-x+3)

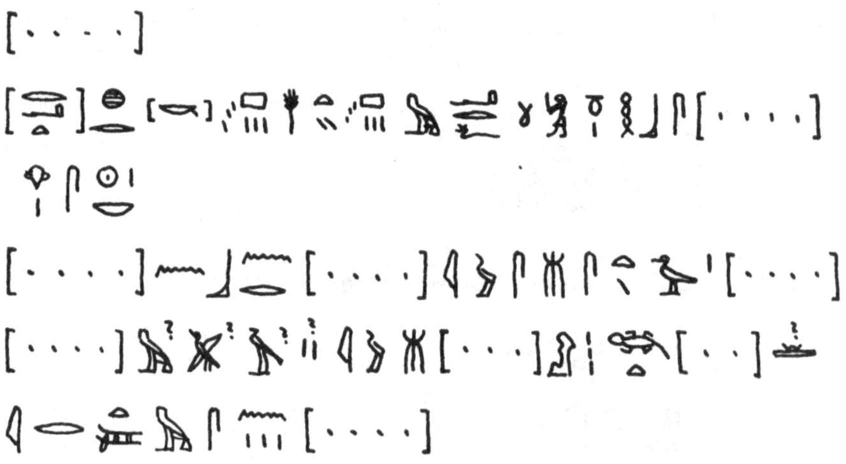

Carlsberg II (1, 3–5)

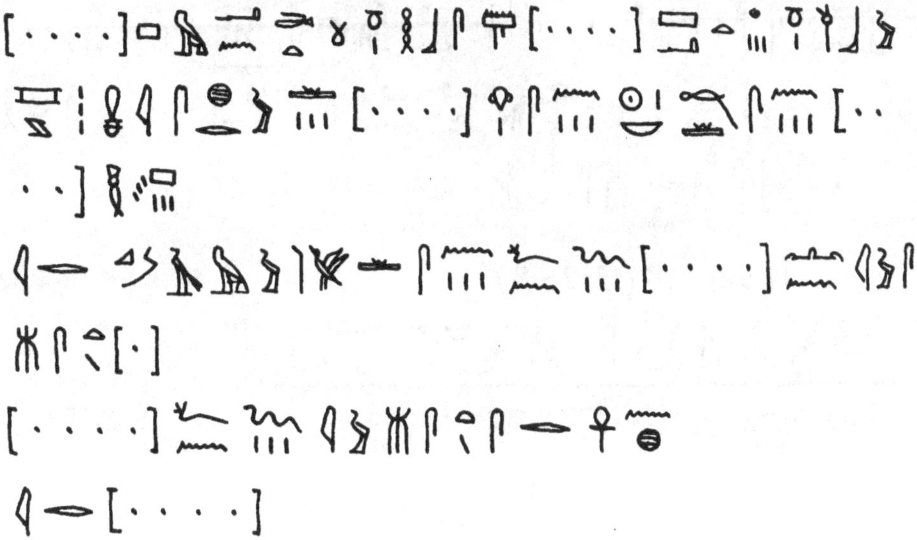

Carlsberg V (1, x+6–2, 1)

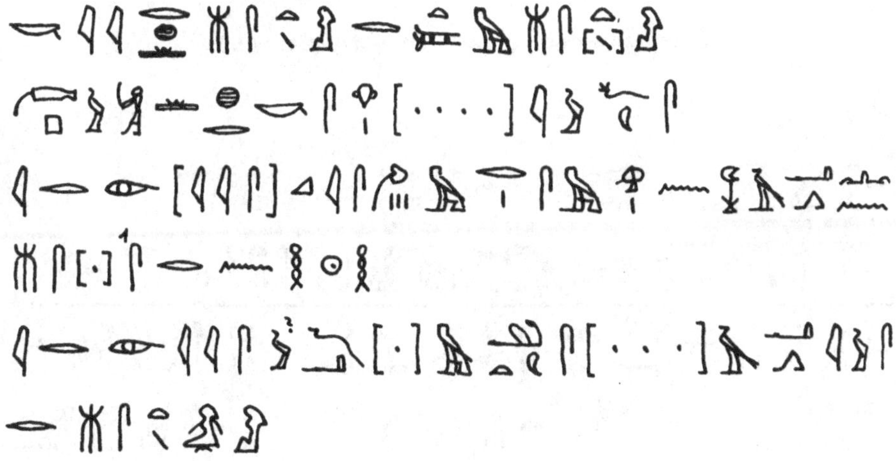

Carlsberg VII (2, 3–6)

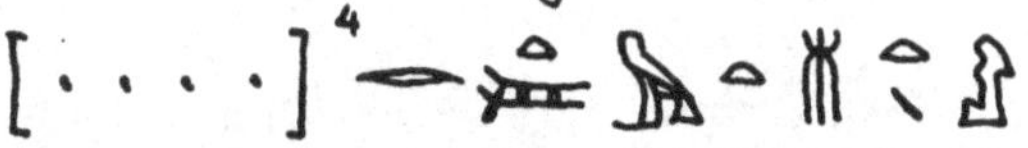

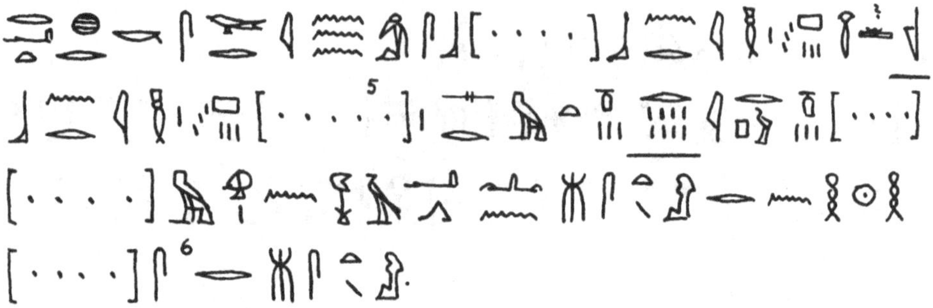

Kah 19 (3,2-3)

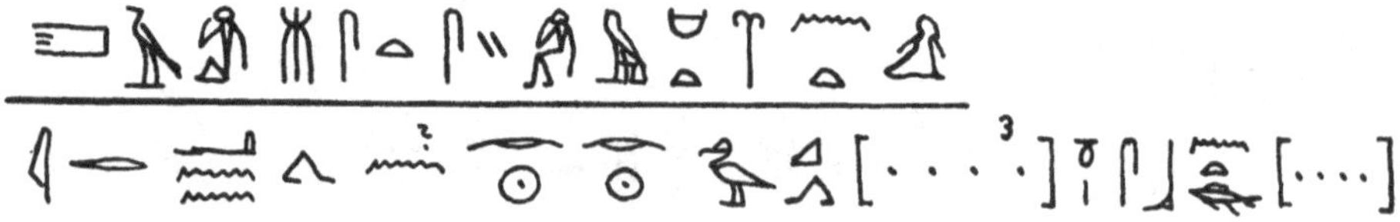

IX A 3 Rezepte

a Verhütung der Empfängnis

Eb 783 (93, 6-8)

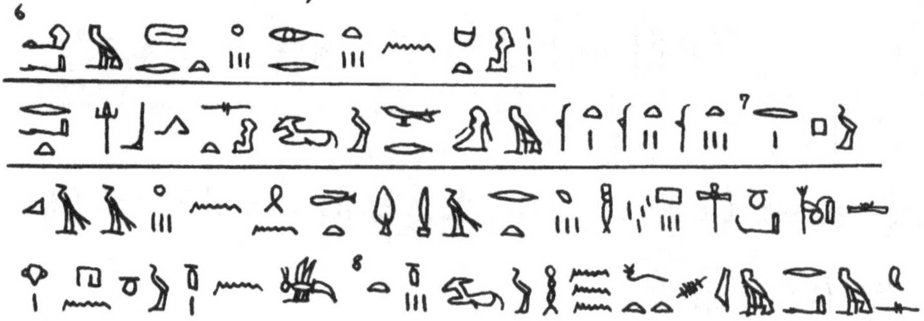

Ram IV C 2-3

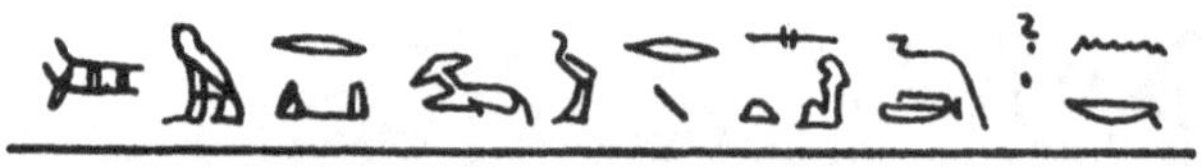

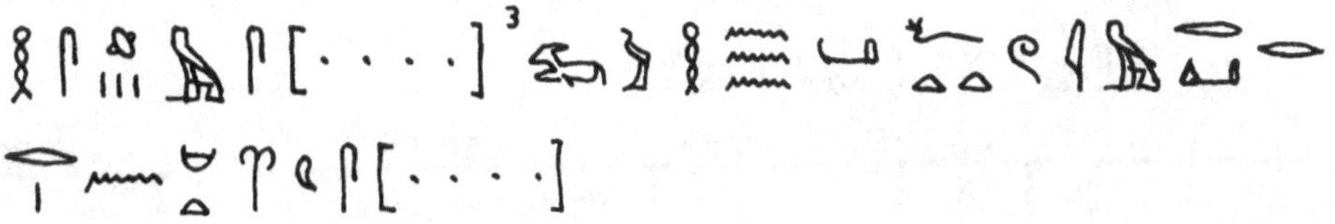

Kah 21 (3,6)

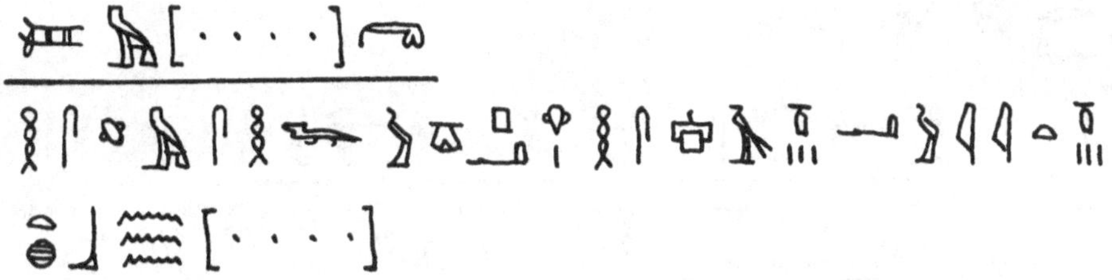

Kah 22 (3,7)

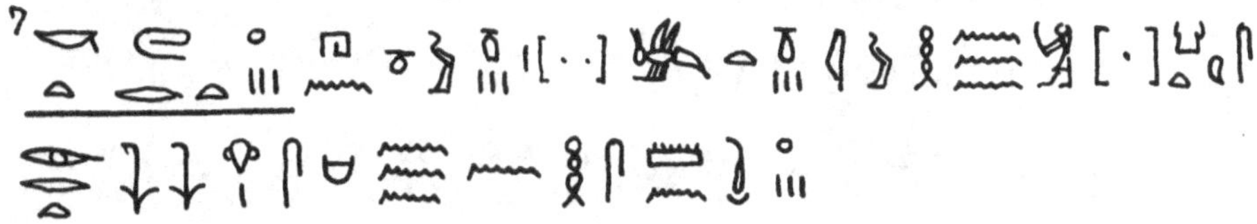

Kah 23 + 24 (3,7–9)

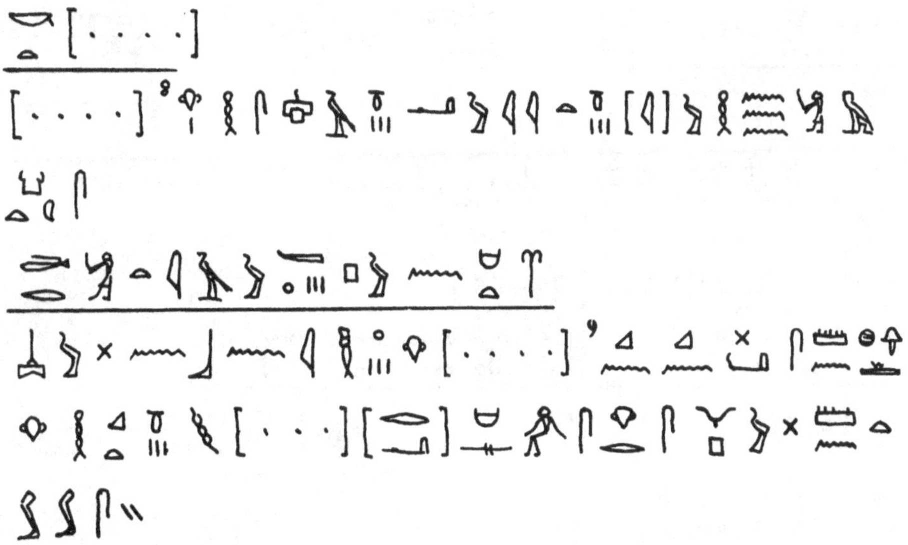

Bln 192 (Rs 1,1–2)

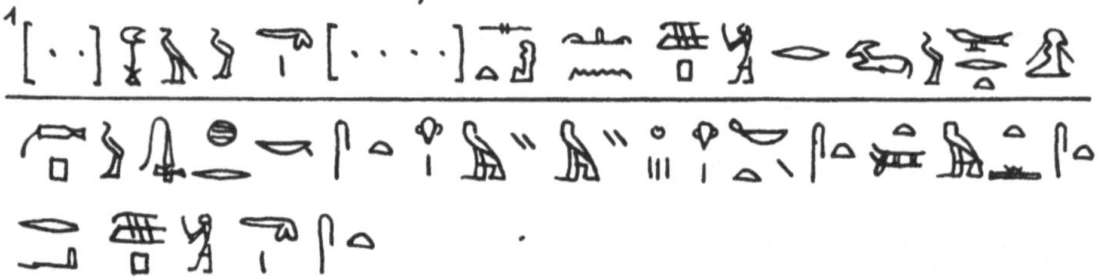

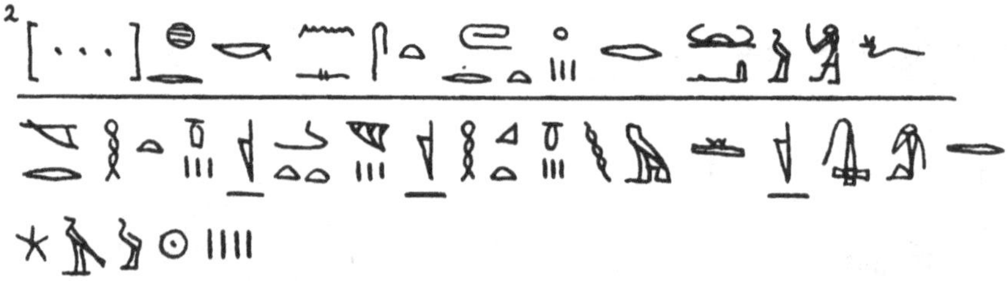

Carlsberg I (1,1–3)

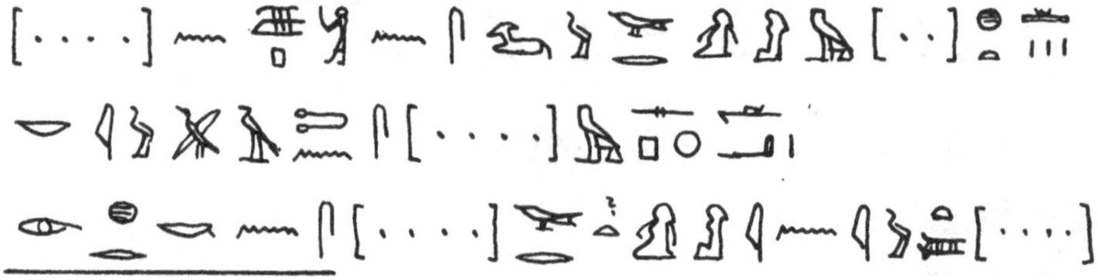

IX A 3b Entbindung, Abort, Nachgeburt.

Eb 800 (94, 14–15)

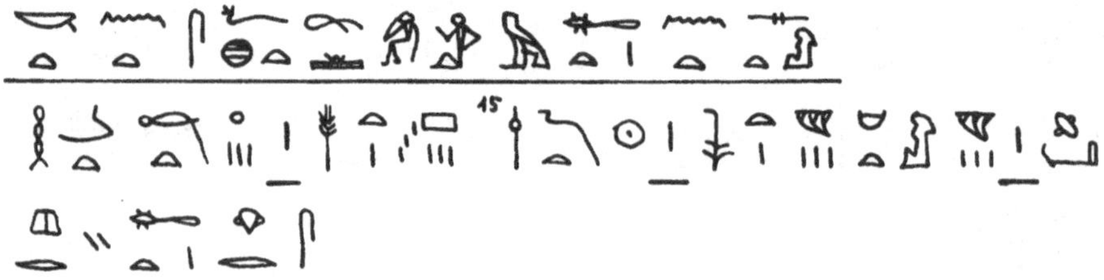

Eb 801 (94, 15-16)

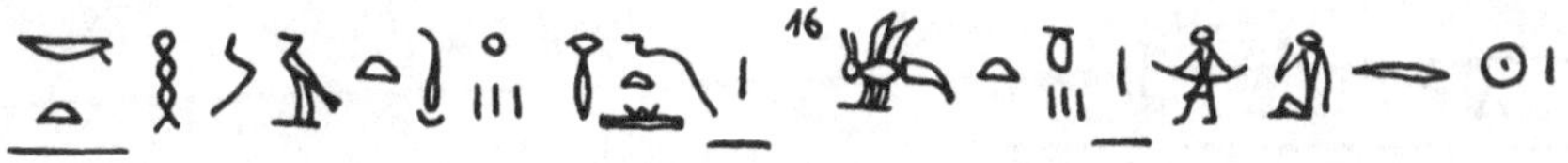

Eb 802 (94, 16-17)

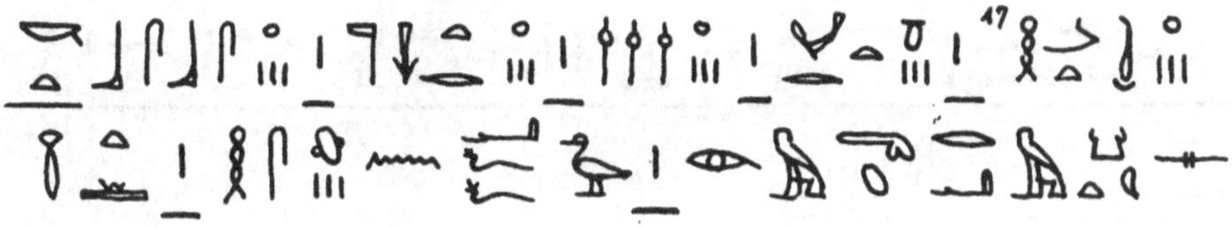

Eb 803 (94, 17-18)

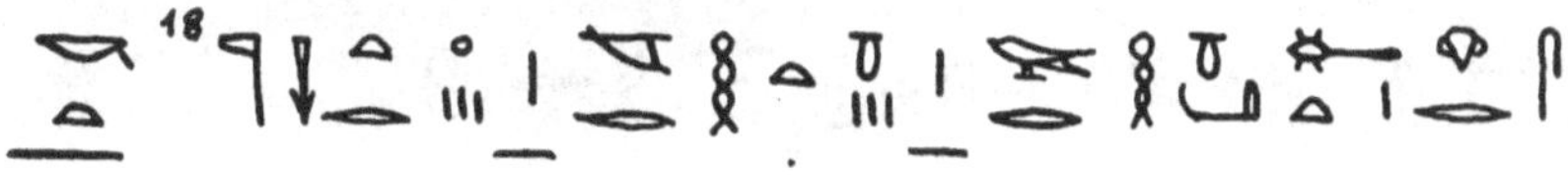

Eb 804 (94, 18-19)

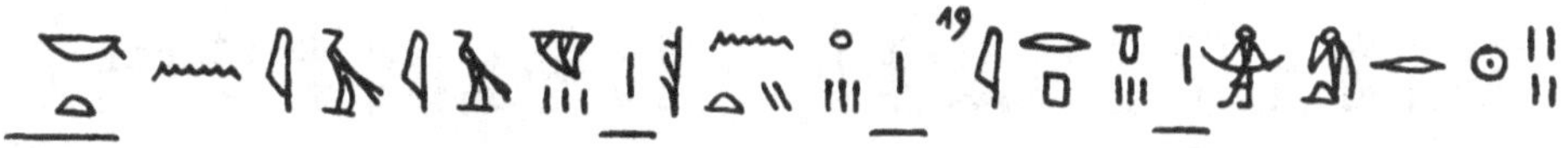

Eb 805 (94, 19)

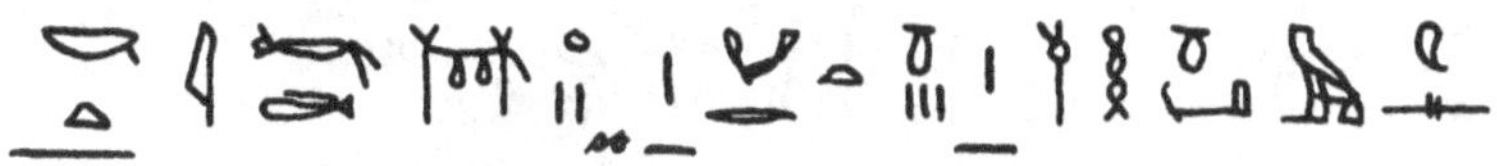

Eb 806 (94, 19-21)

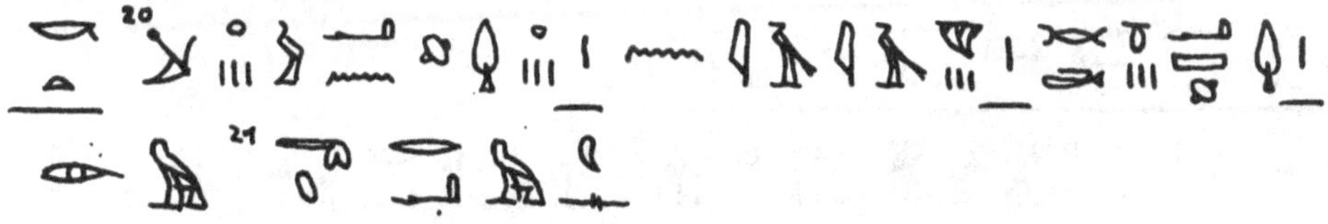

Eb 807 (94, 21-22)

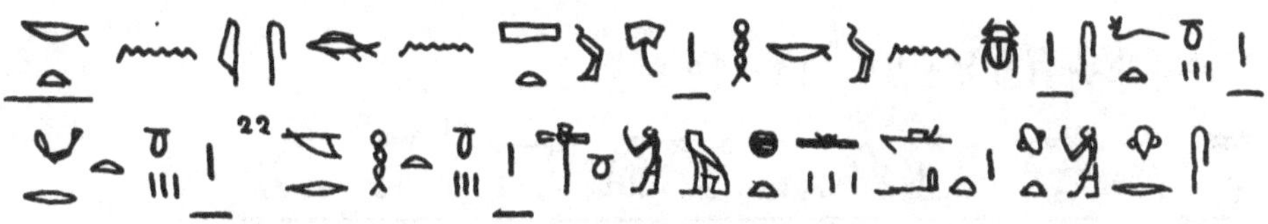

Ram IV C 28-29

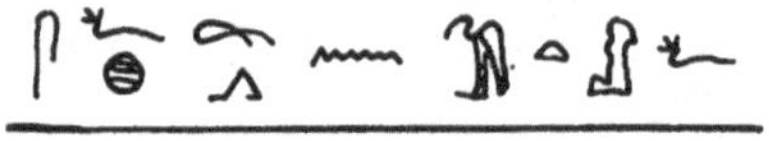

(folgt Zauberspruch, in ihm 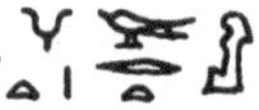 und 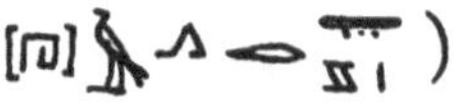)

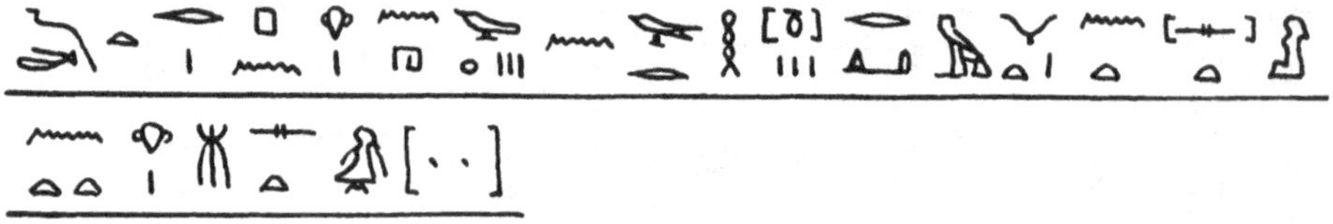

Ram IV C 25-28

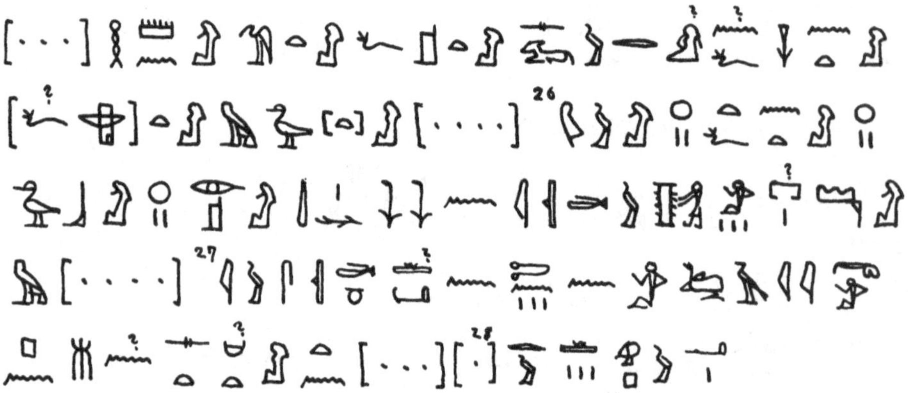

Eb 797 (94, 10-11)

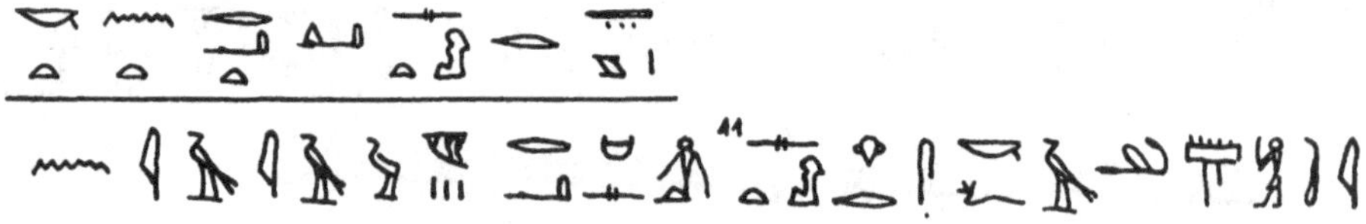

Eb 798 (94, 11-13)

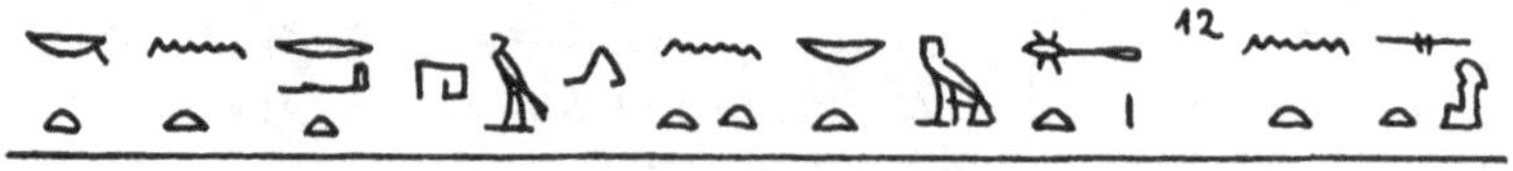

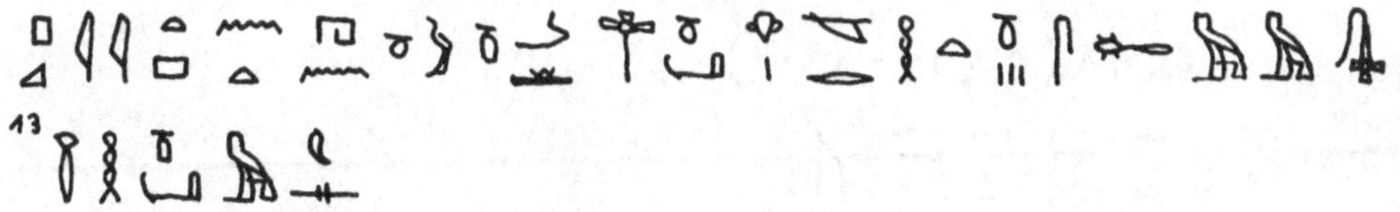

Eb 799 (94, 13-14)

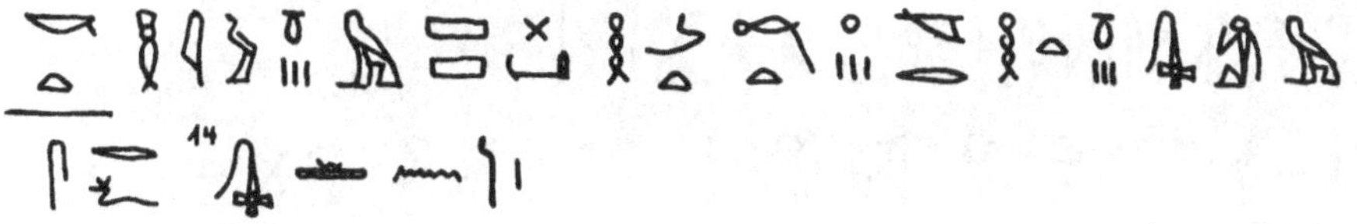

IX A 3 c Blutungen

Eb 828 (96, 13-14)

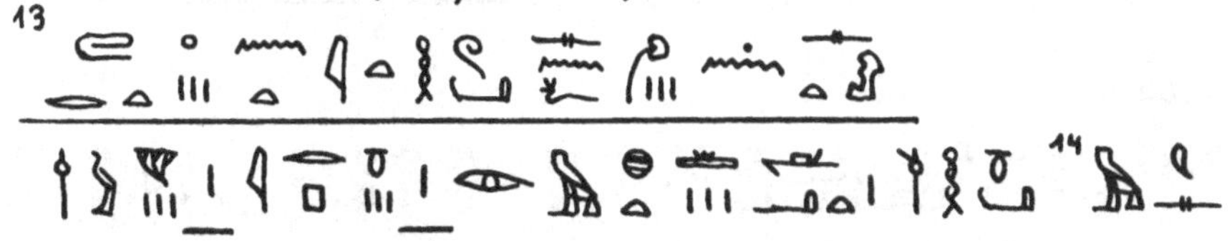

Eb 829 (96, 14-15)

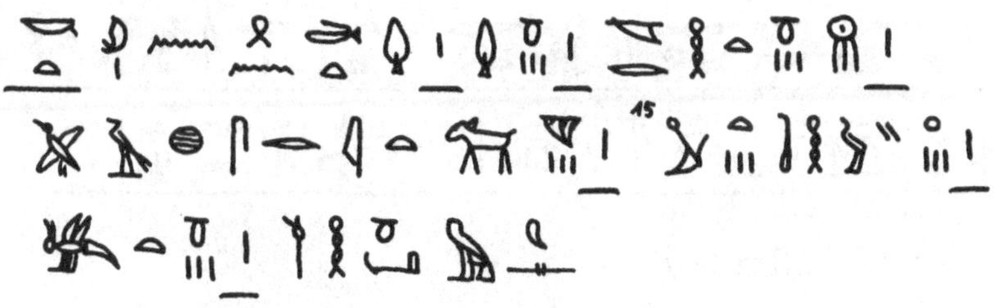

Eb 830 (96, 15-16)

𝓛 41 (13,14–14,1)

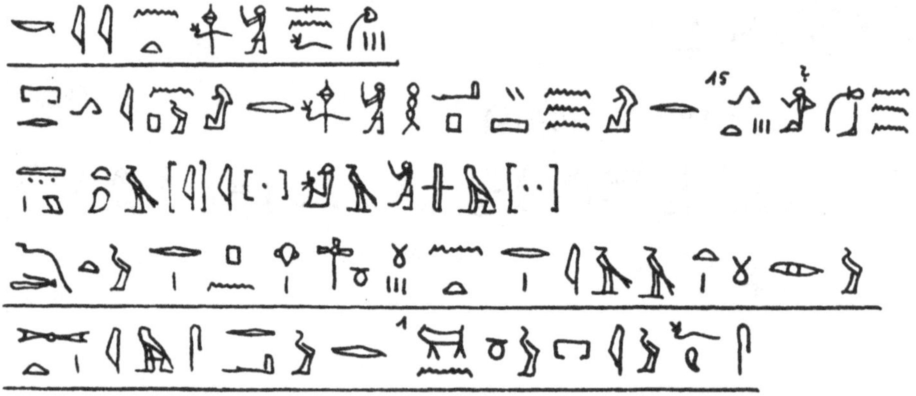

𝓛 42 (14, 1–2)

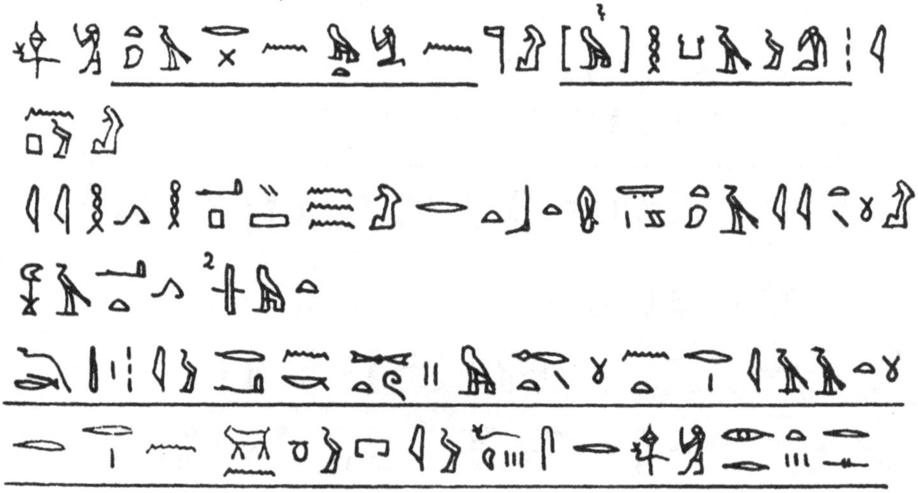

𝓛 40 (13, 9–14)

(Zauberspruch ohne Überschrift)

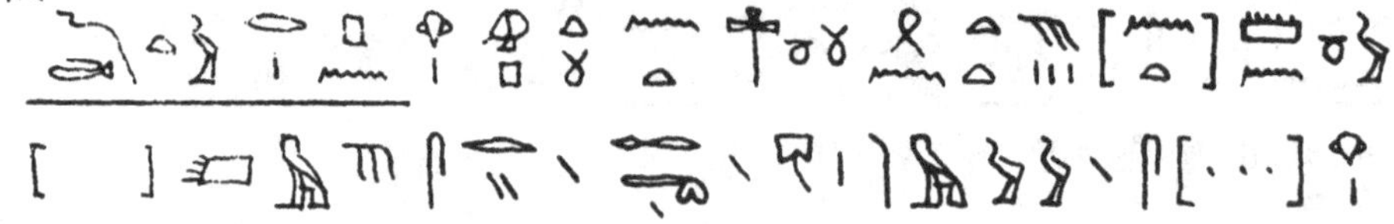

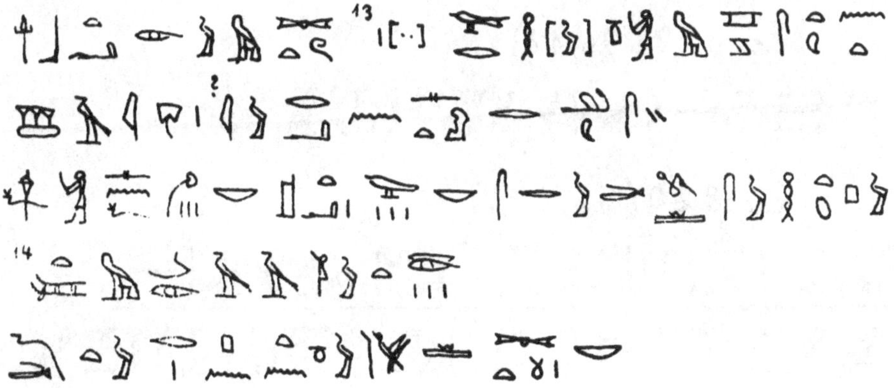

IX A 3 d Gebärmutter

Eb 823 (96,9–11)

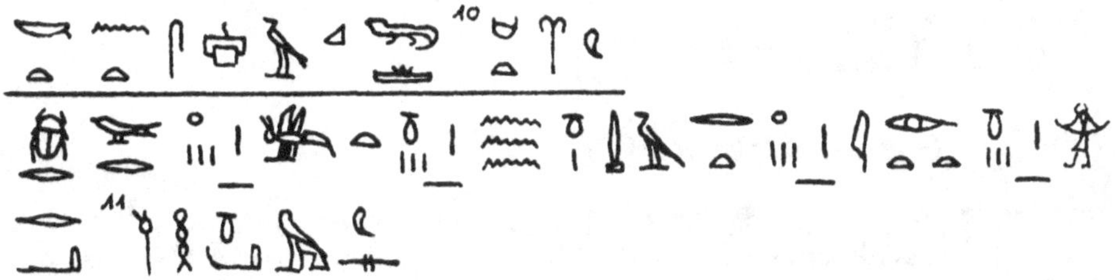

Eb 824 (96,11)

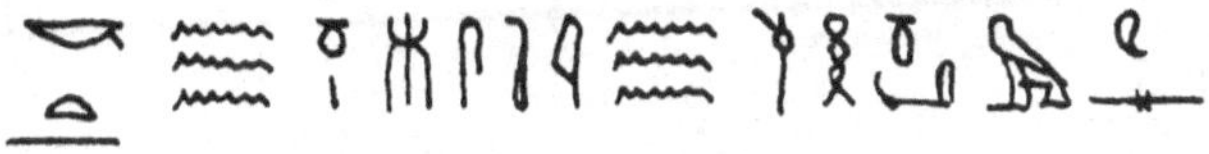

Eb 825 (96,11–12)

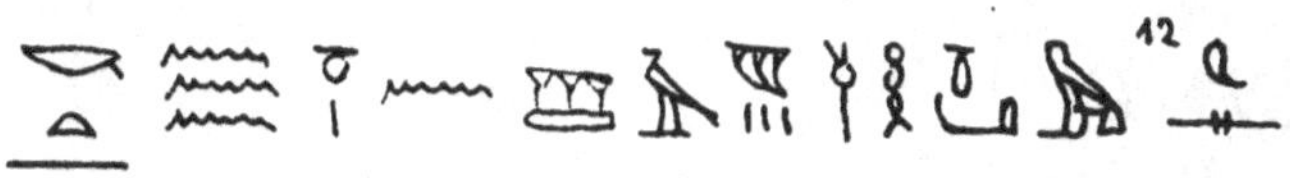

Eb 826 (96,12)

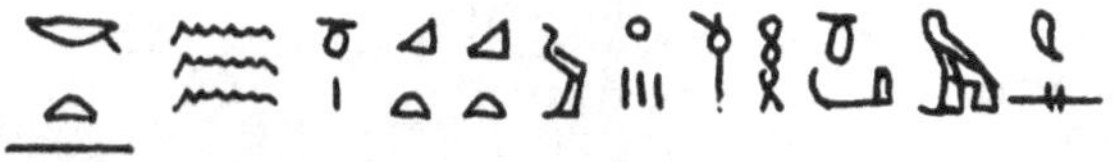

Eb 827 (96, 12)

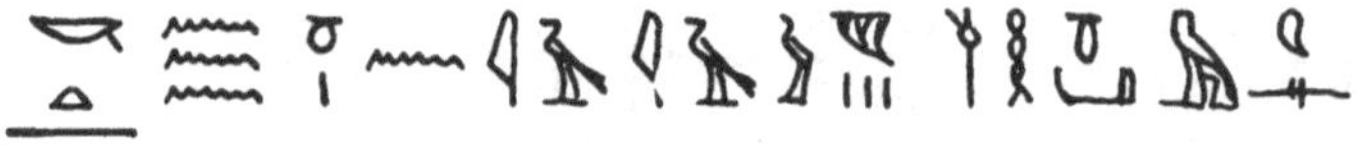

Eb 820 (96, 5–7)

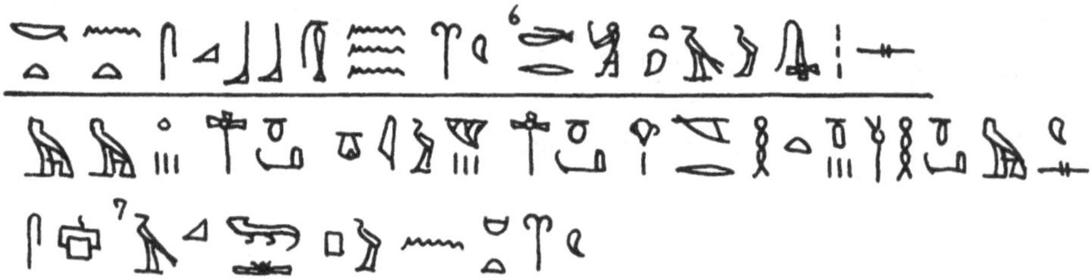

Eb 821 (96, 7–8)

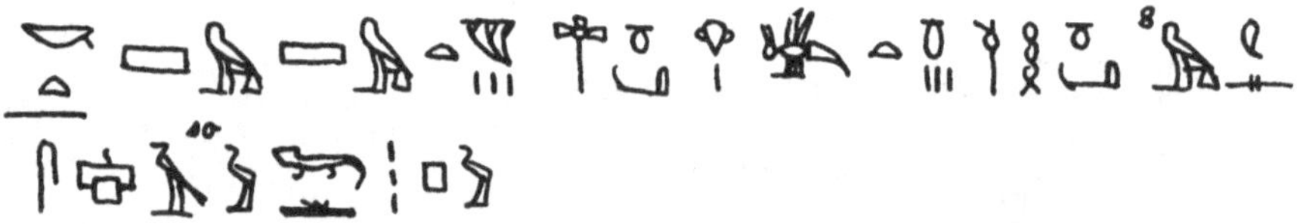

Eb 822 (96, 8–9)

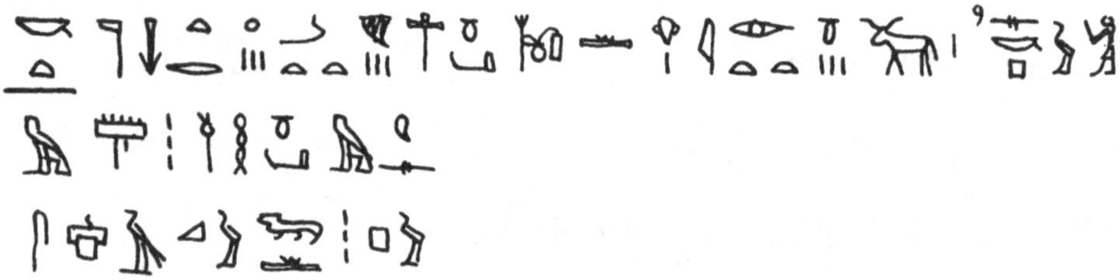

Eb 834 (97, 7–8)

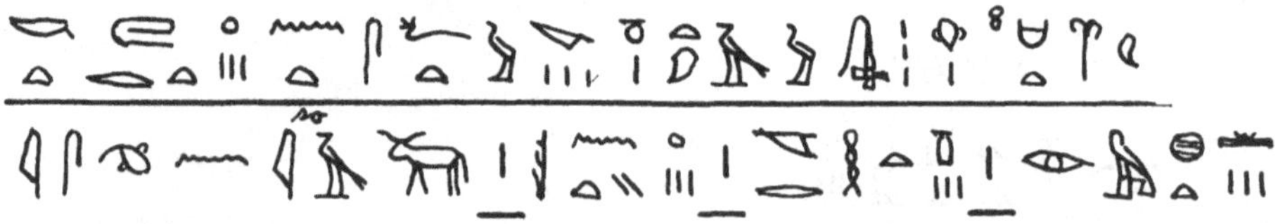

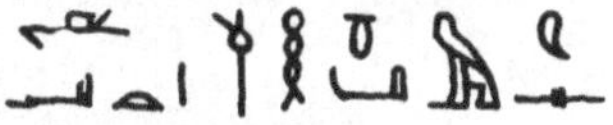

Eb 813 (95, 16-18)

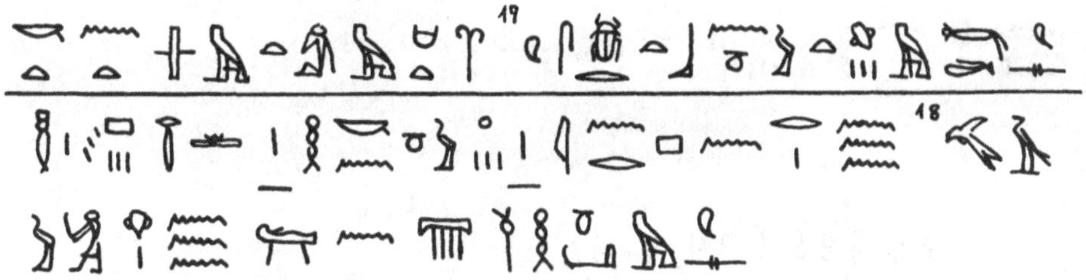

Eb 814 (95, 18-19)

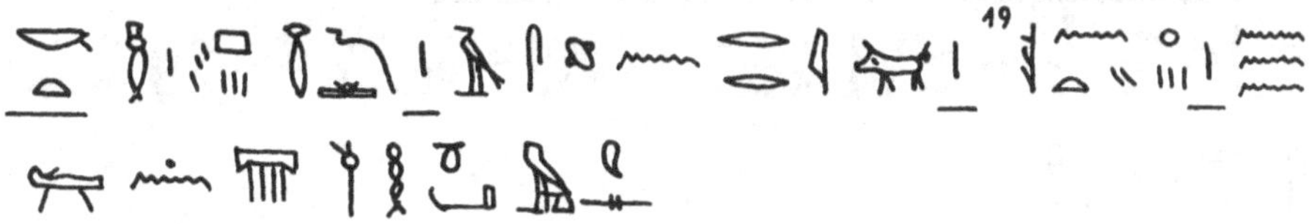

Eb 818 (96, 2-4)

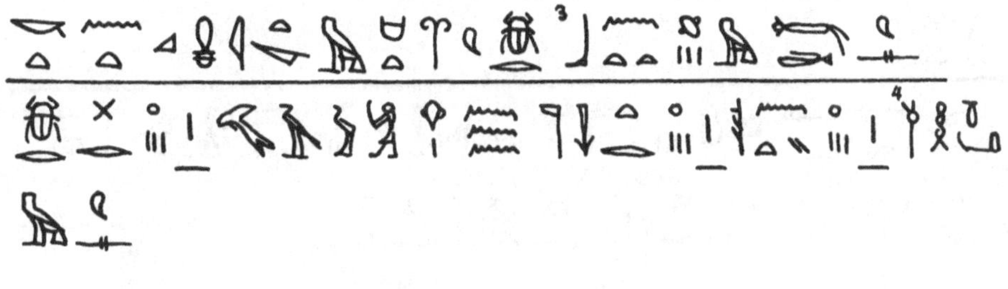

Eb 819 (96, 4-5)

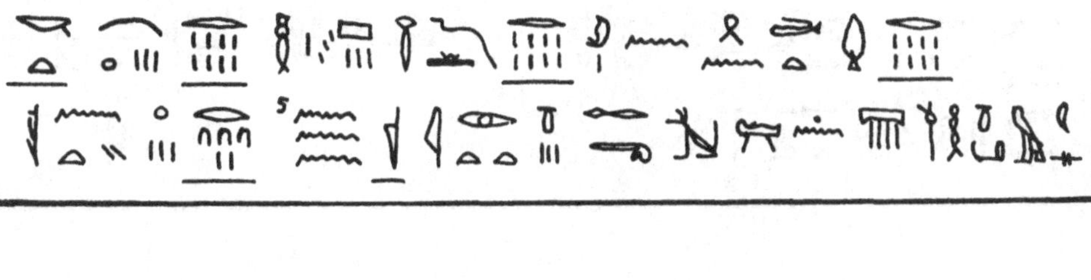

Eb 812 (95,15-16)

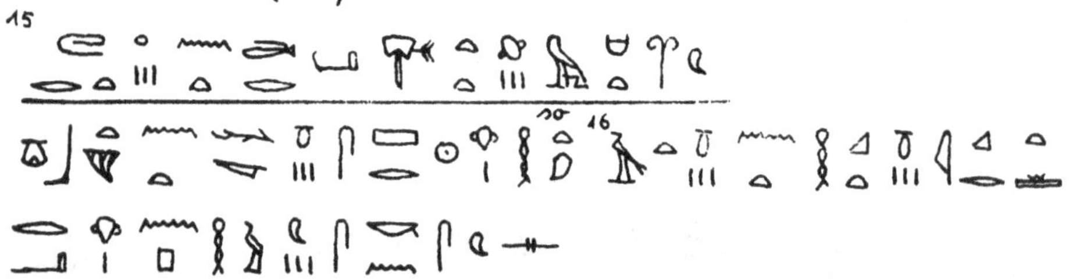

Eb 795 (94,7-8)

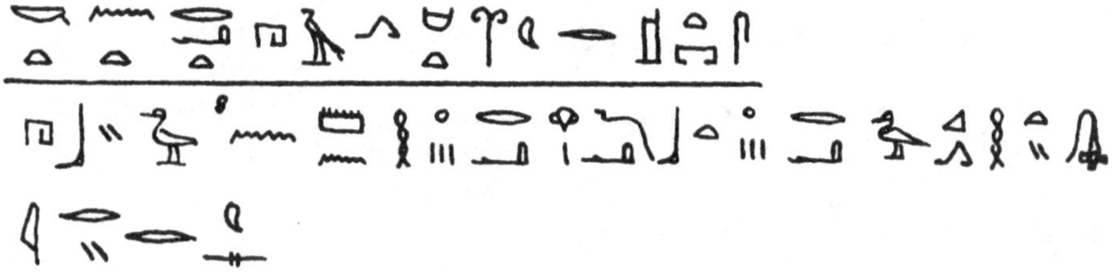

Eb 789 (93,18-20)

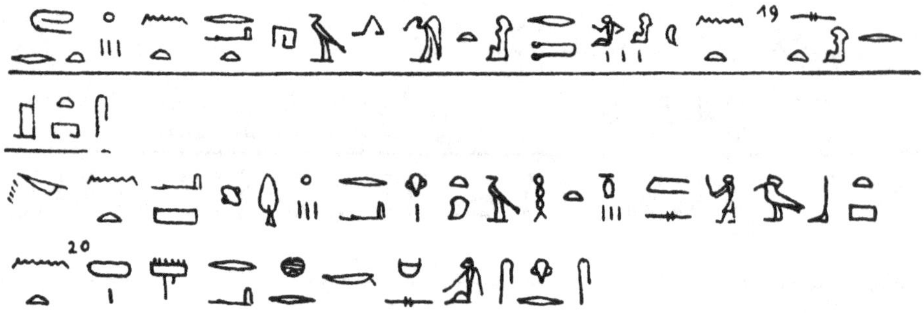

Eb 790 (93,20-21)

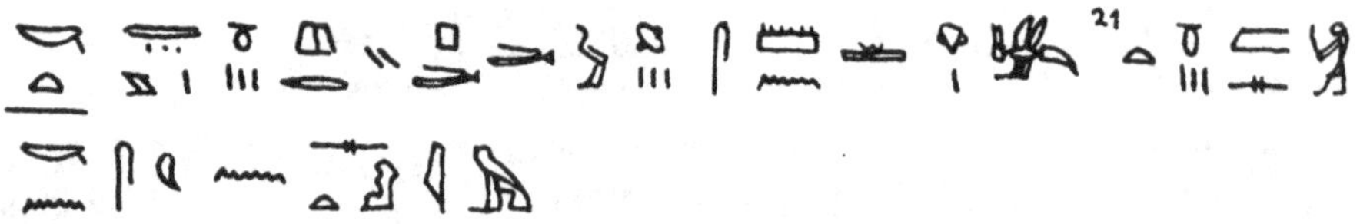

Eb 791 (93,21- 94,1)

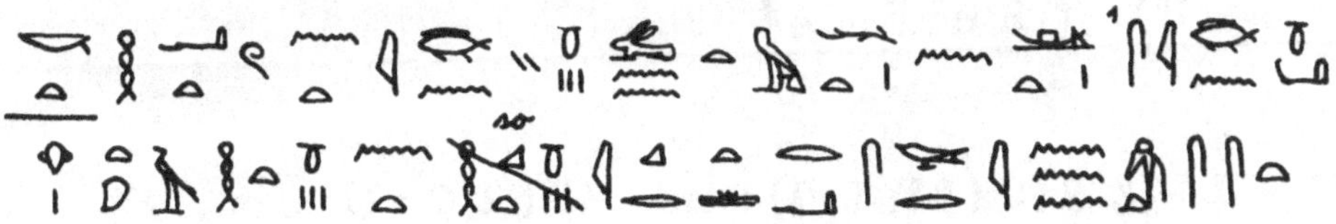

Eb 792 (94,2-3)

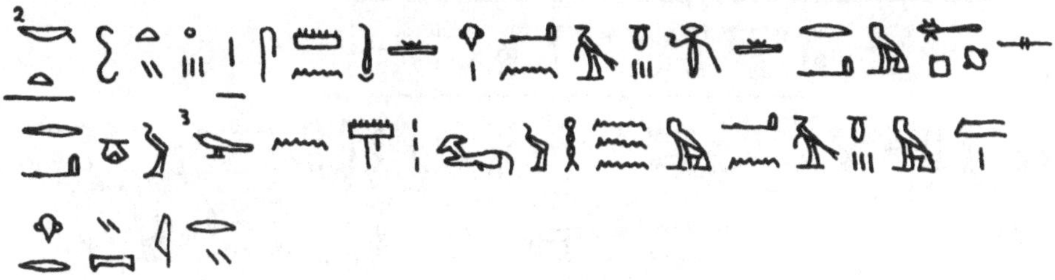

Eb 793 (94,3-5)

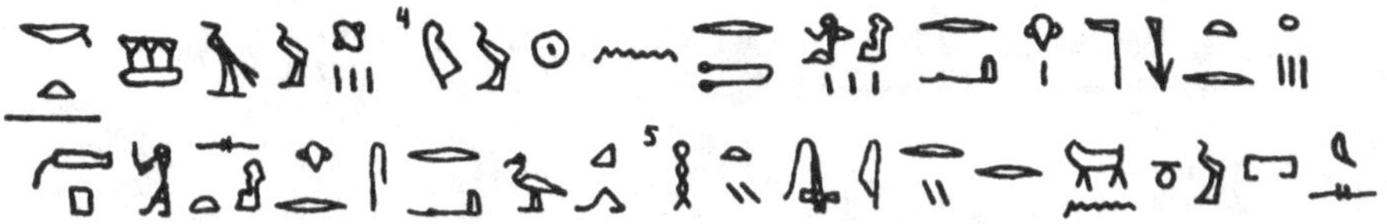

Eb 794 (94,5-7)

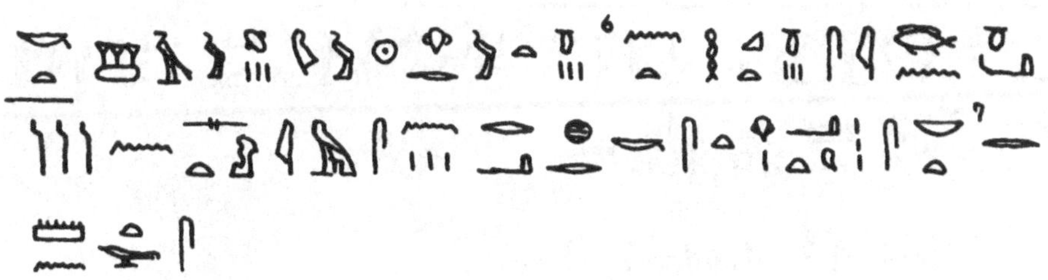

L 45 (14,5-8)

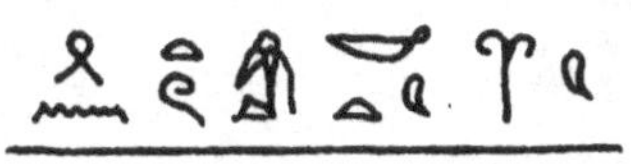

im Spruchtext wesentlich: und

IX A 3 e Brust

Eb 810 (95, 5–7) = Bln 17 (2, 3–4)

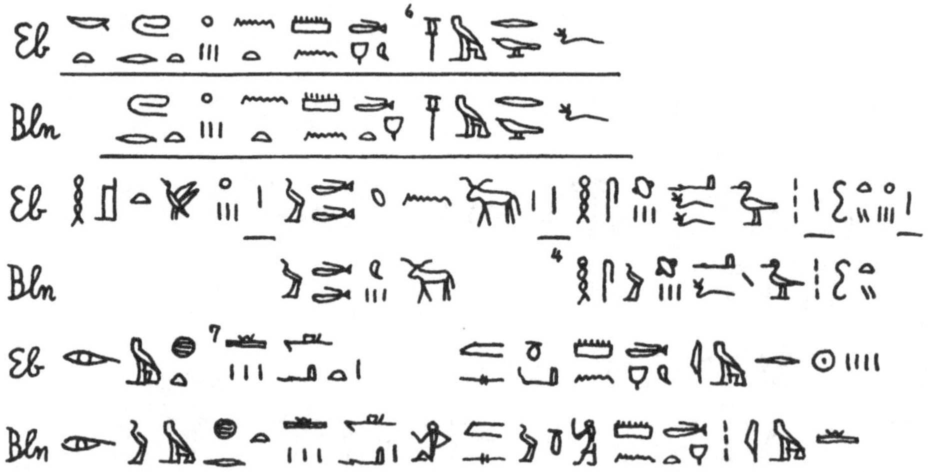

Bln 18 (2, 4–5)

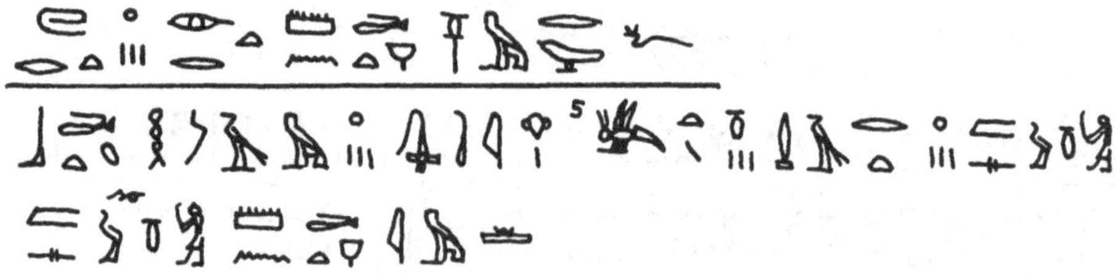

Bln 13 (1, 11–2, 1)

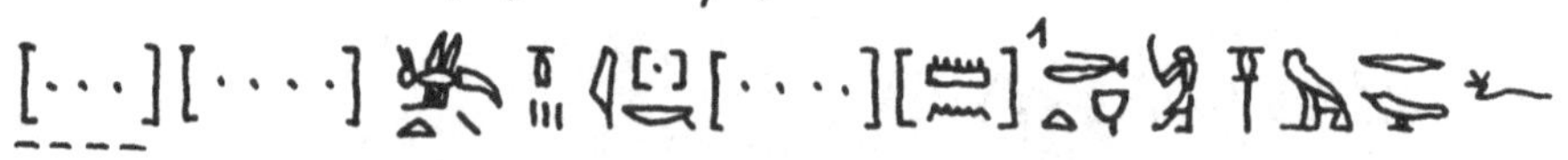

Bln 14 (2, 1–2)

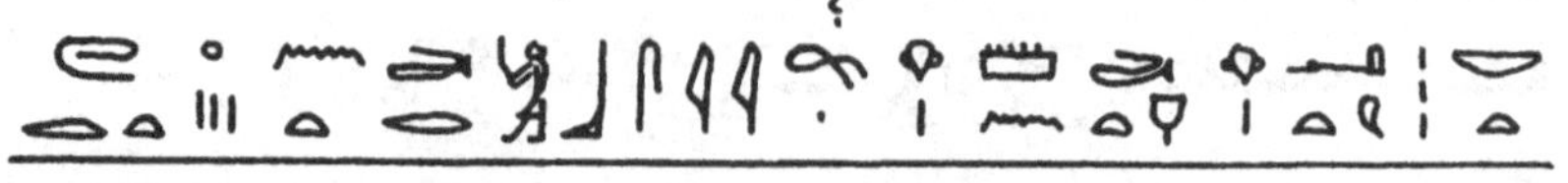

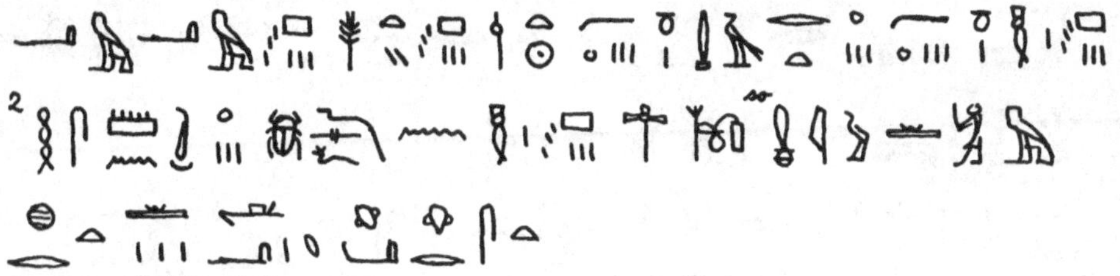

Bln 15 (2, 2-3)

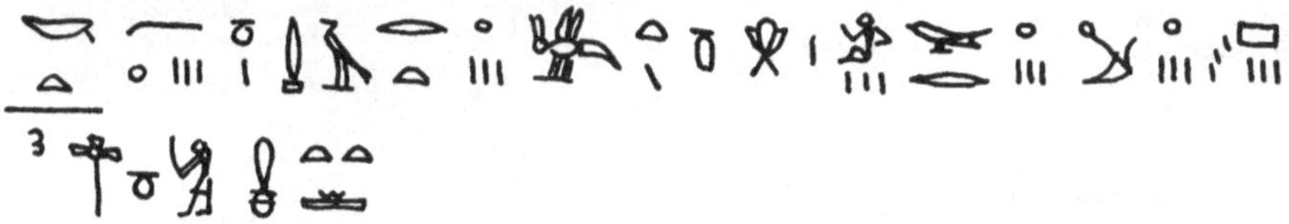

Bln 16 (2, 3)

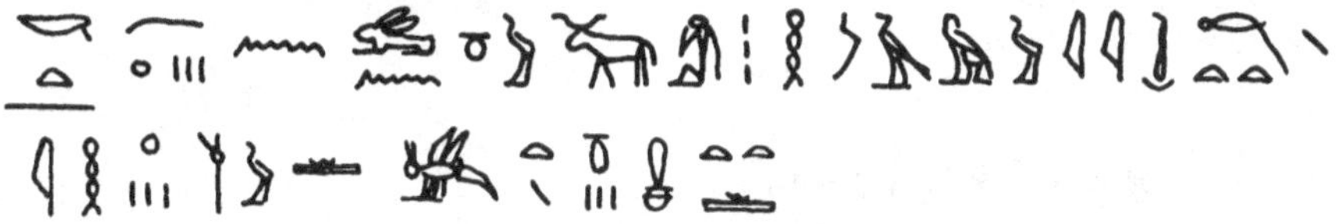

Eb 811 (95, 7-14)

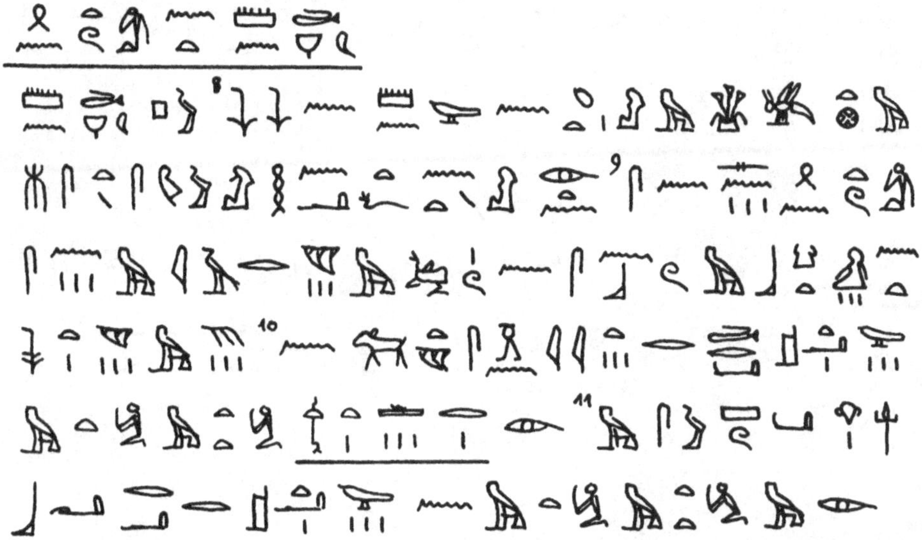

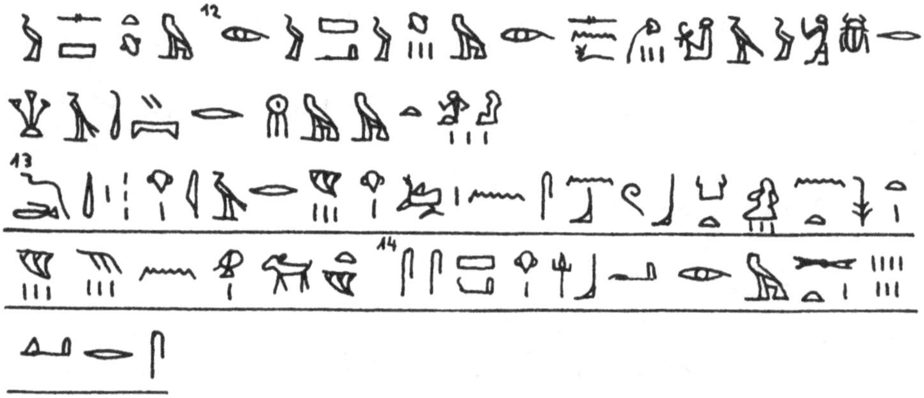

Ram IV D II 1–4

der sehr zerstörte Text erwähnt die 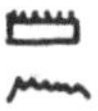 als 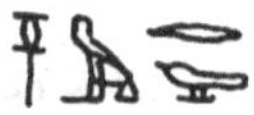

Eb 836 (97, 10–11)

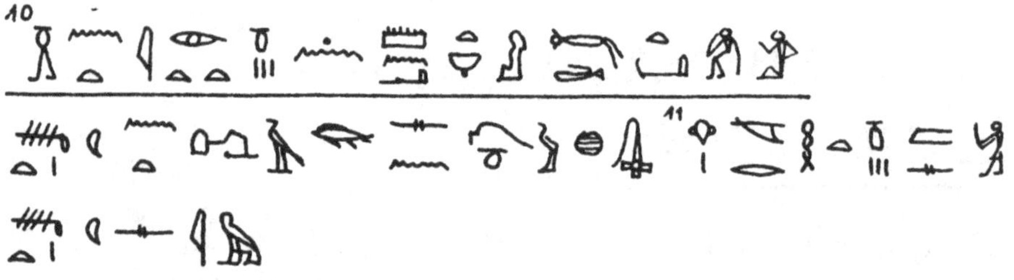

Eb 837 (97, 11–12)

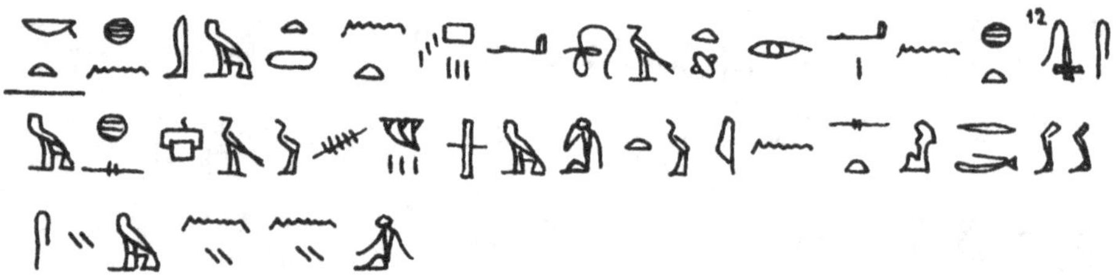

Eb 808 (95,1-3)

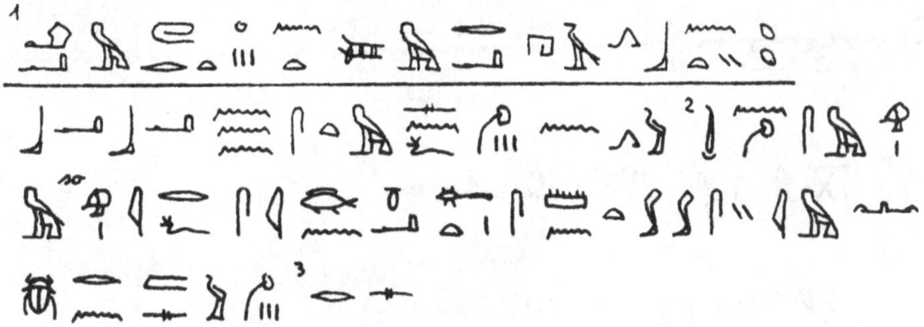

Eb 809 (95,3-5)

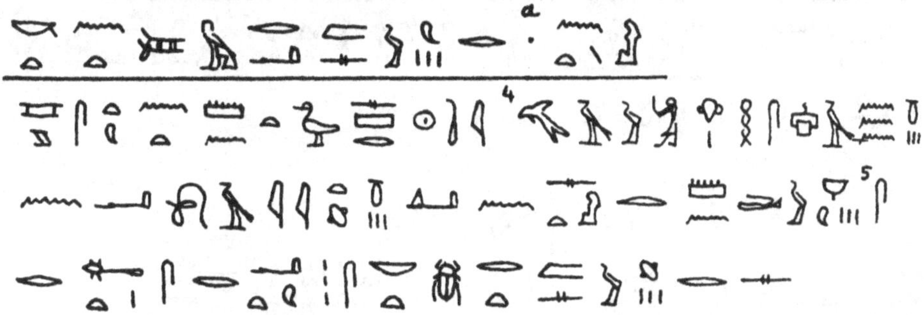

Eb 788 (93,17-18)

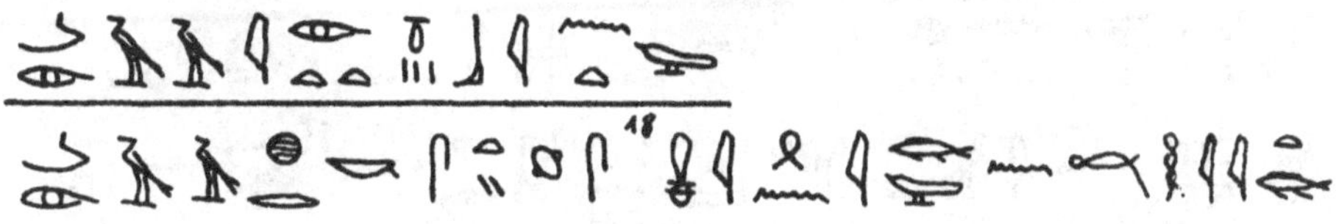

Eb 796 (94,8-10)

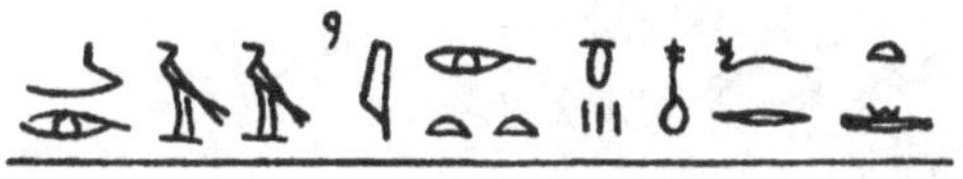

a. das unlesbare Zeichen Möller Palaeographie I Nr 611

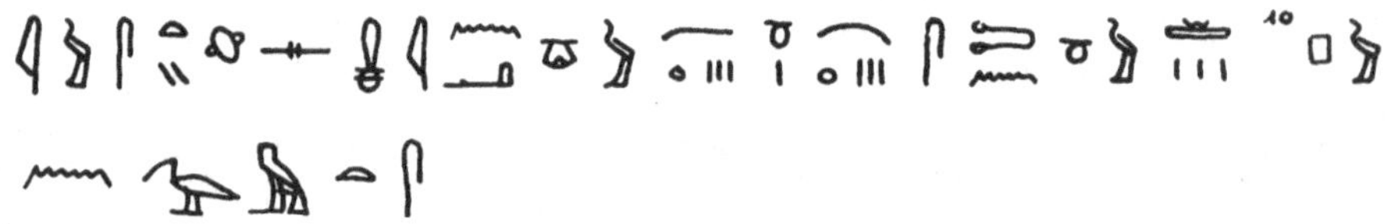

IX A 3 f Verschiedenes

Eb 784 (93,9-10)

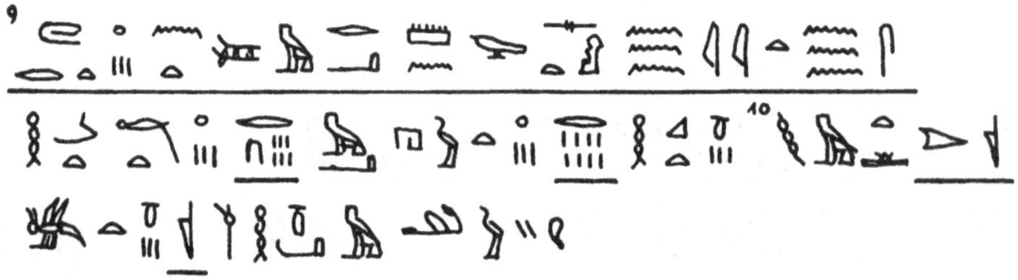

Eb 786+787 (93,11-17)

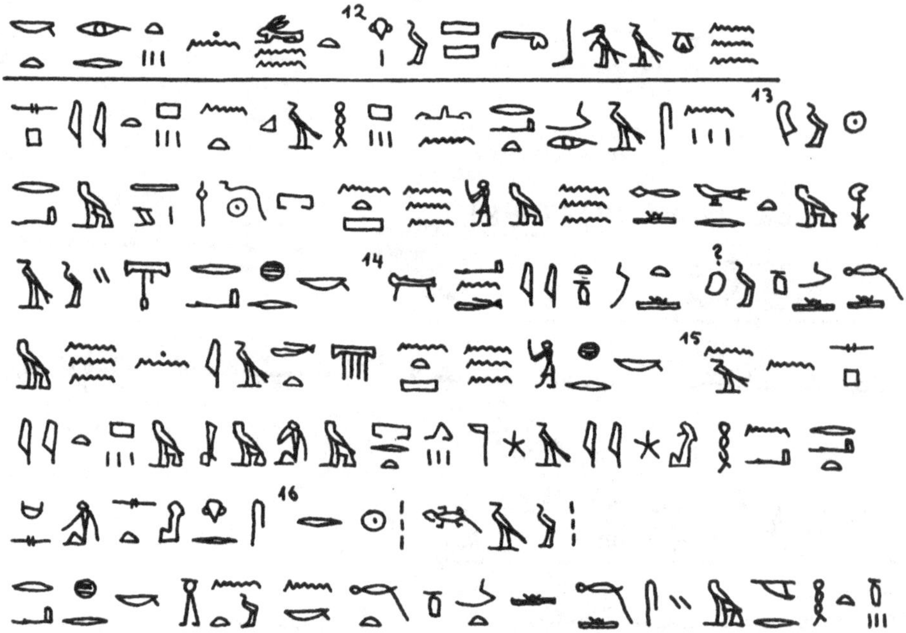

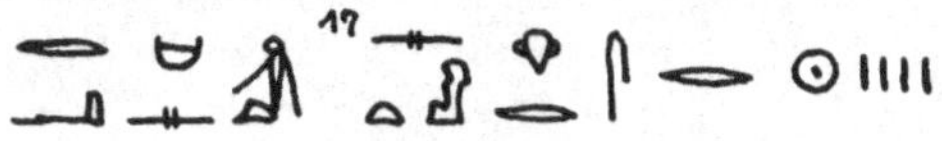

Ram III A 8

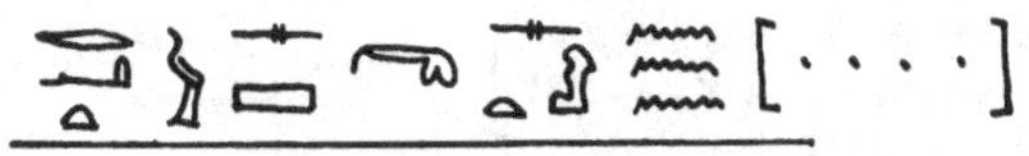

Eb 785 (93,10-11)

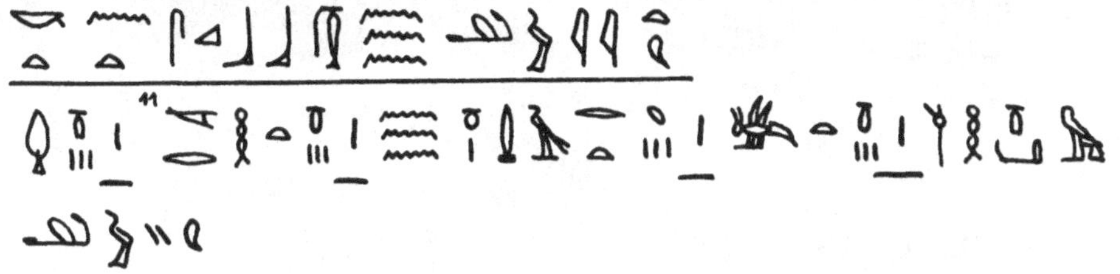

Eb 815 (95,19-21)

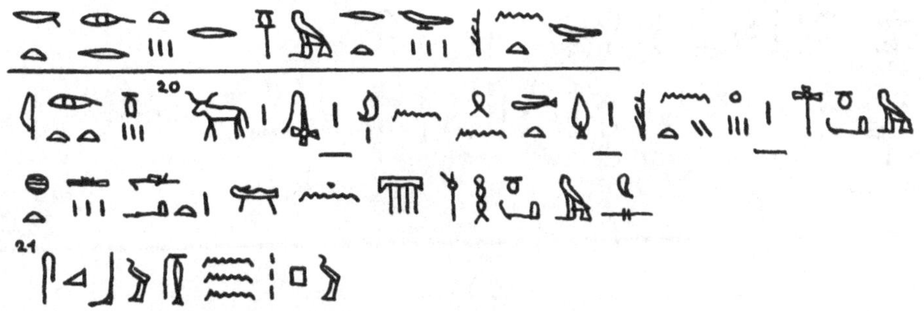

Eb 816 (95,21-22)

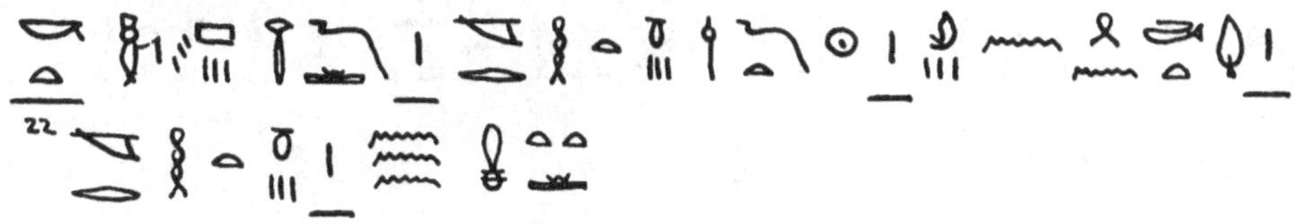

Eb 817 (95, 22–96, 2)

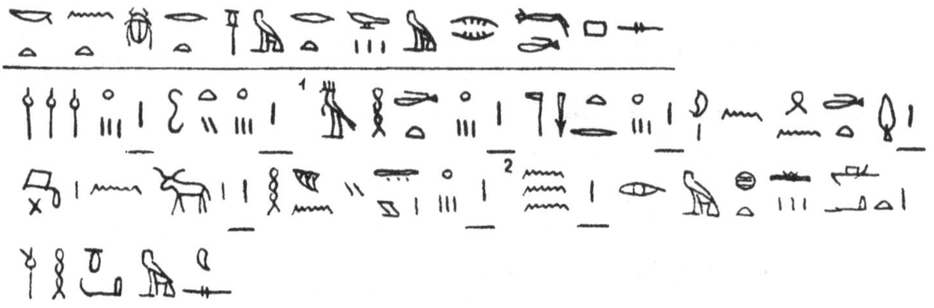

Kah 33 (3, 25–26)

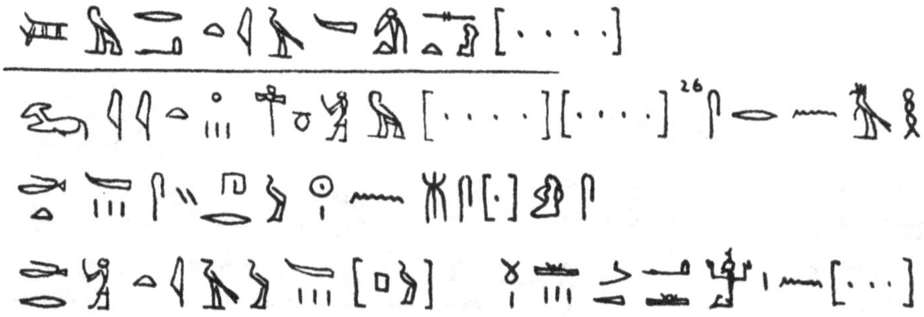

Eb 169 (34, 14–15)

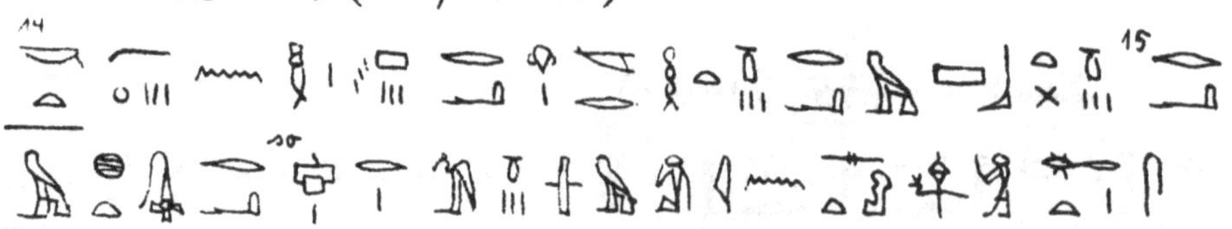

Eb 174 (35, 2–4)

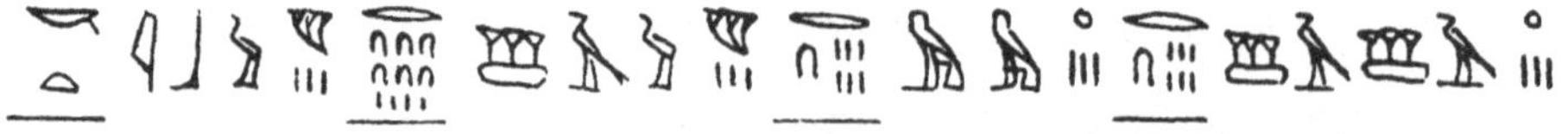

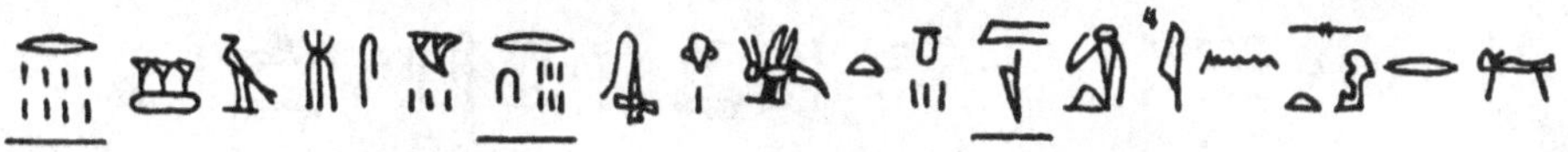

IX A 4 Unklares und Verderbtes

Kah 18 (3,1-2)

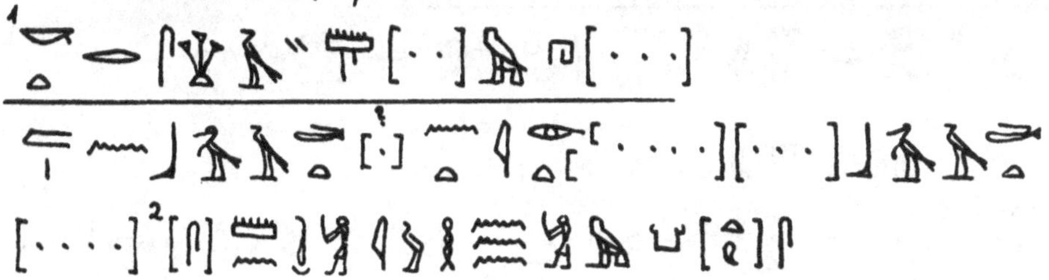

Kah 20 (3,3-6)

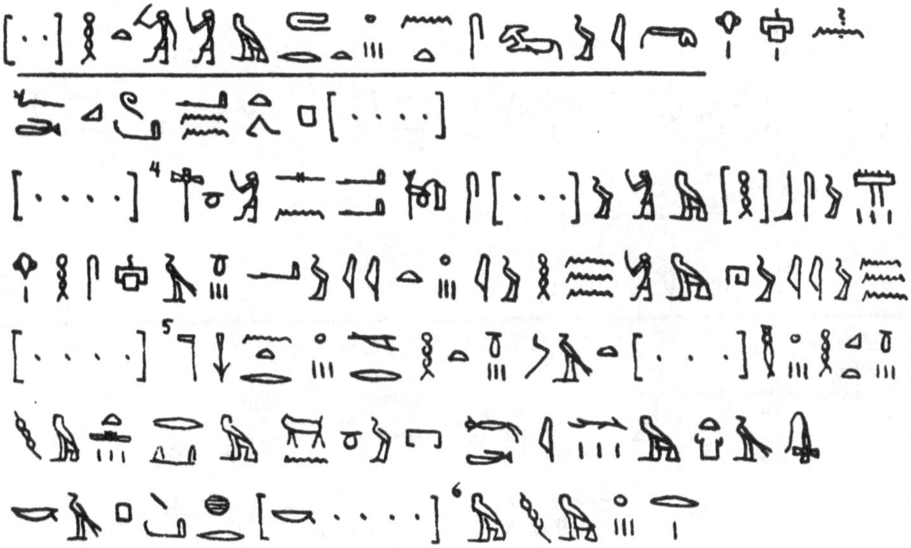

Kah 34 (3,27-28)

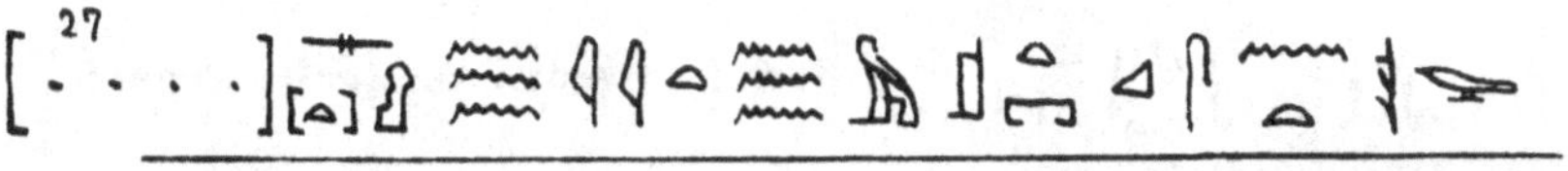

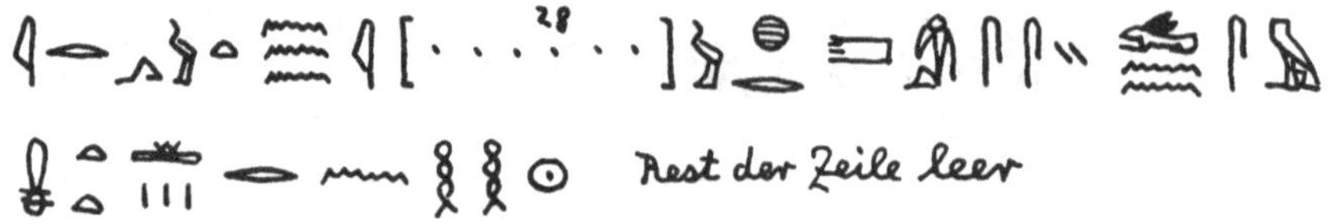

Rest der Zeile leer

Eb 835 (97, 8–9)

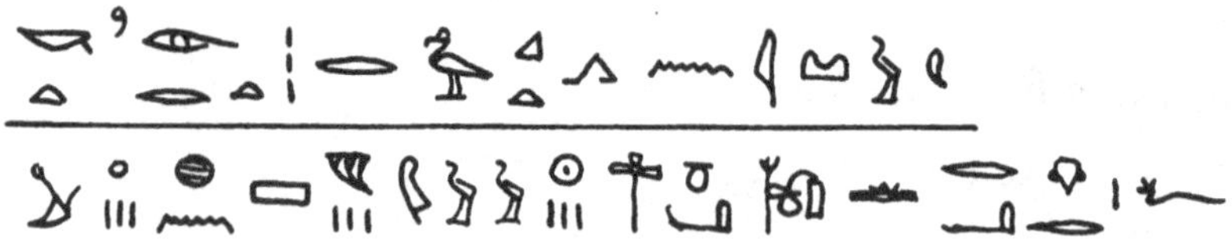

Ram IV B 1–5

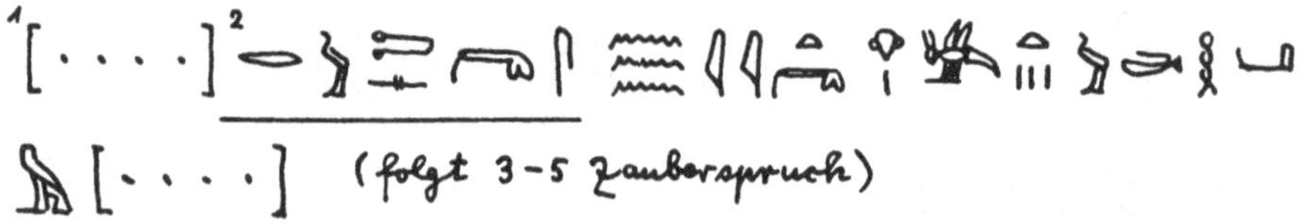

(folgt 3–5 Zauberspruch)

Ram IV C 3–4

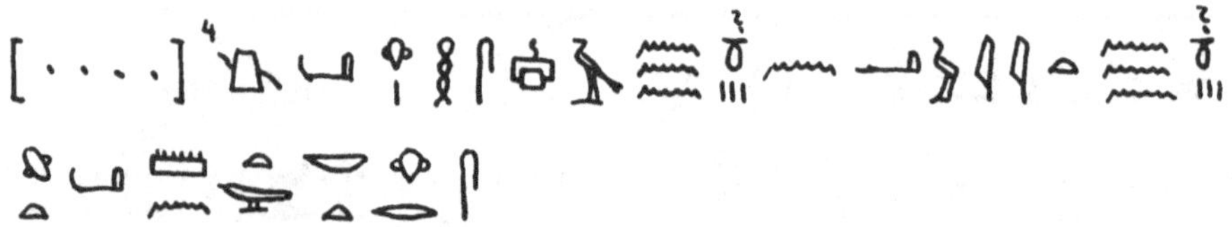

Ram IV C 4–6

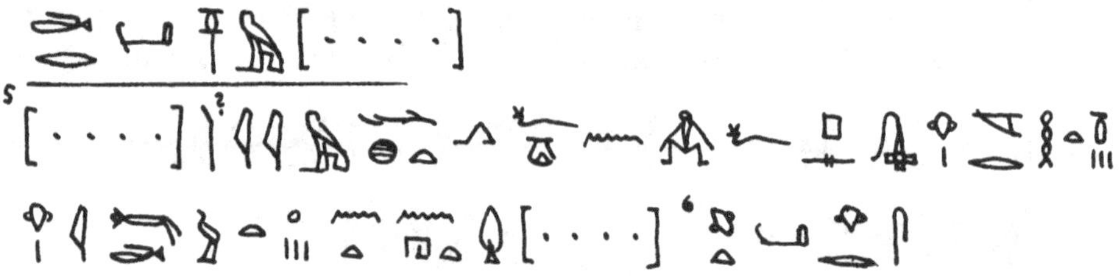

L 13 (4, 8–13)

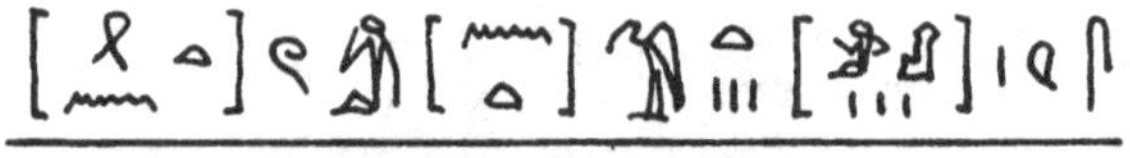

(folgt zerstörter Spruch)

L 39 (13,7–9)

Zauberspruch ohne Überschrift endet: 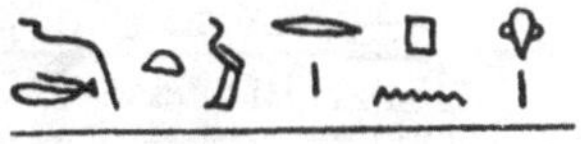

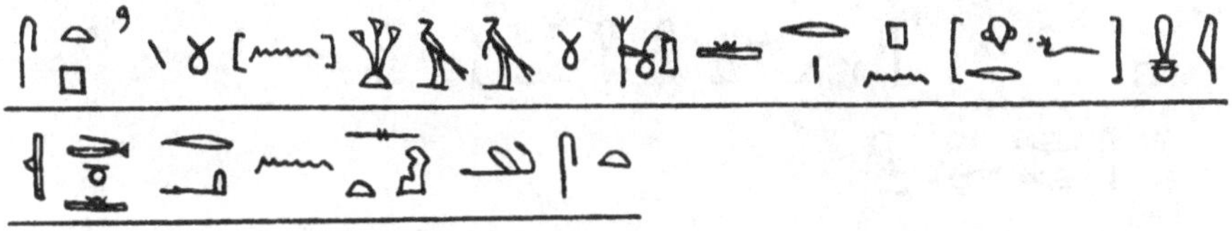

IX B Schönheitspflege

1. Haar

Eb 468 (66,15–18)

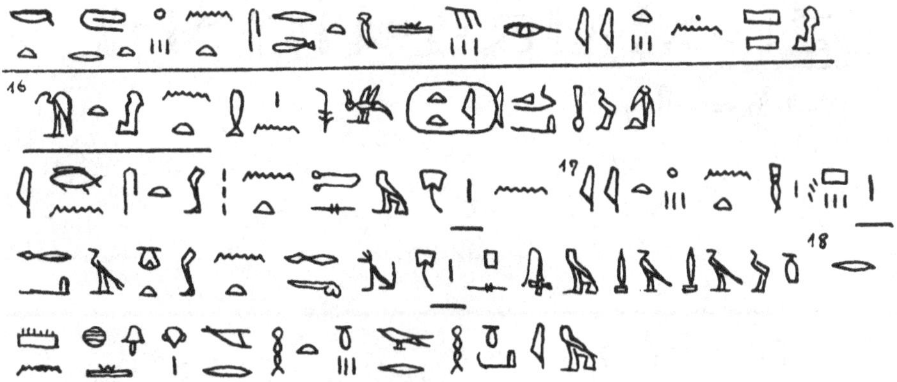

Eb 474 (67,3–4)

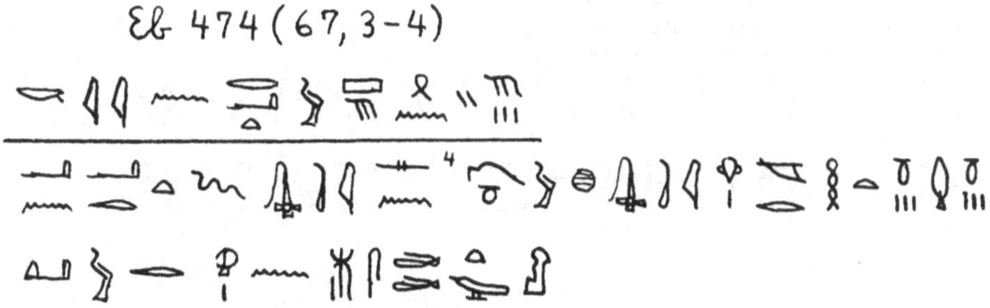

H 157 (10, 18–11, 1)

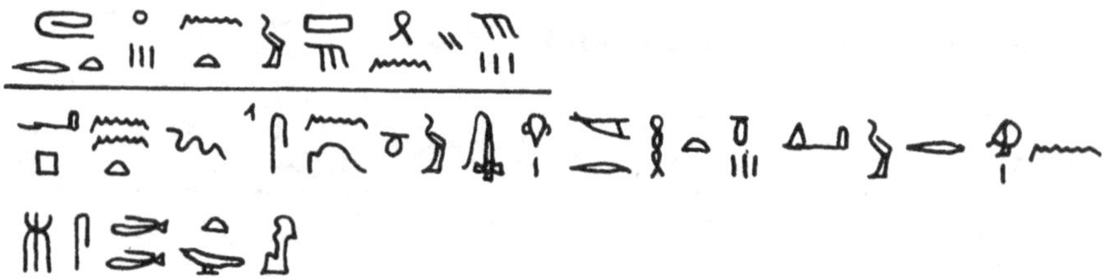

Eb 475 (67, 4–5)

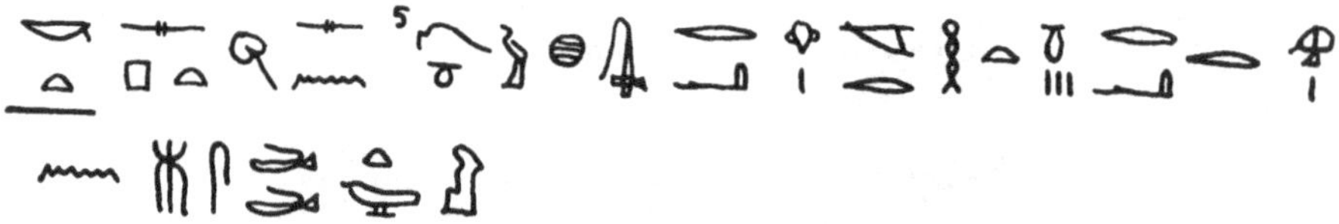

H 158 (11, 1)

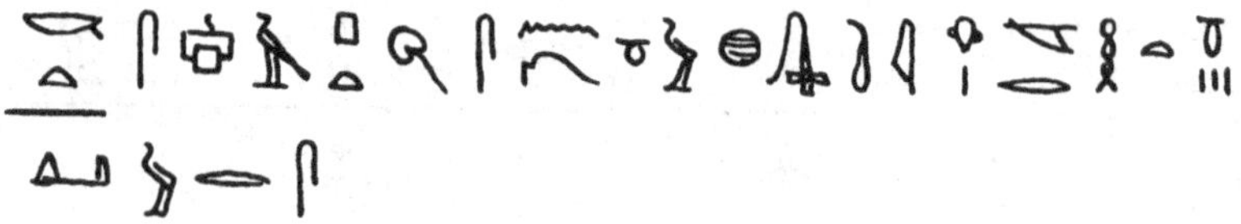

IX B 2 Gesicht

Eb 717 (87, 8–10)

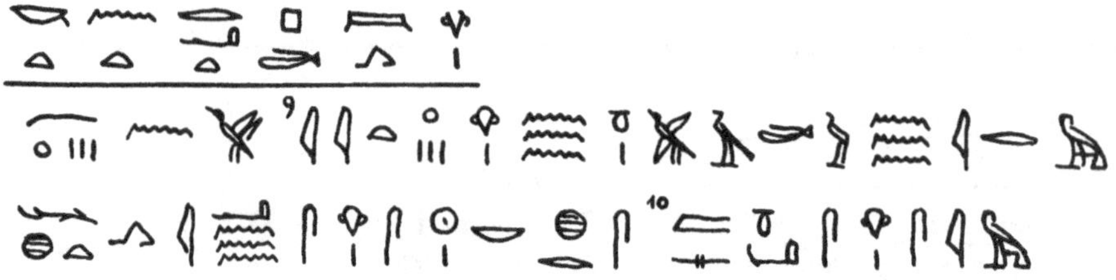

IX B 3 Verschiedenes

Eb 852 (98,12-14b)

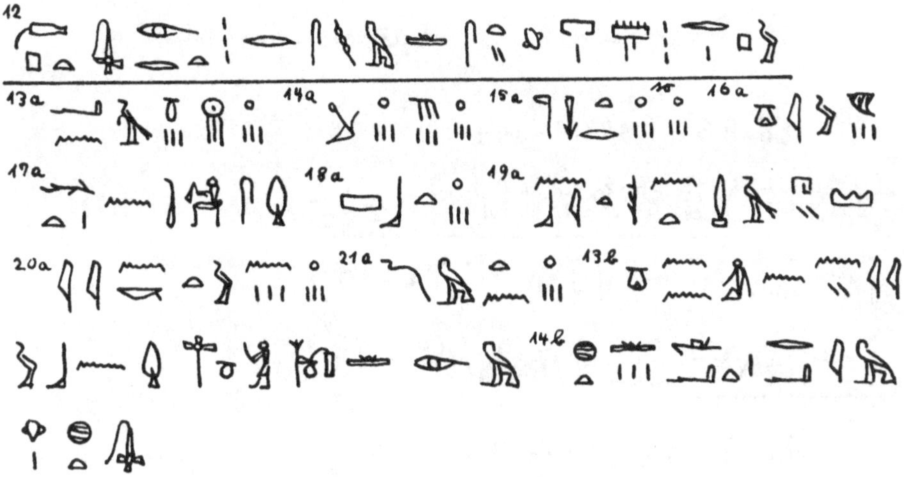

Eb 853 (98,14b-18b)

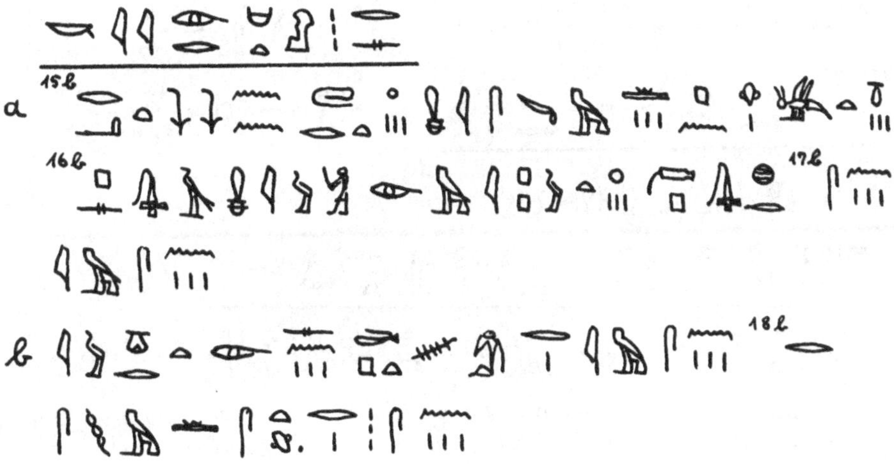

X Prognosen und Rezepte für Kinder

A Prognosen und Schutzzauber

Eb 838 (97, 13-14)

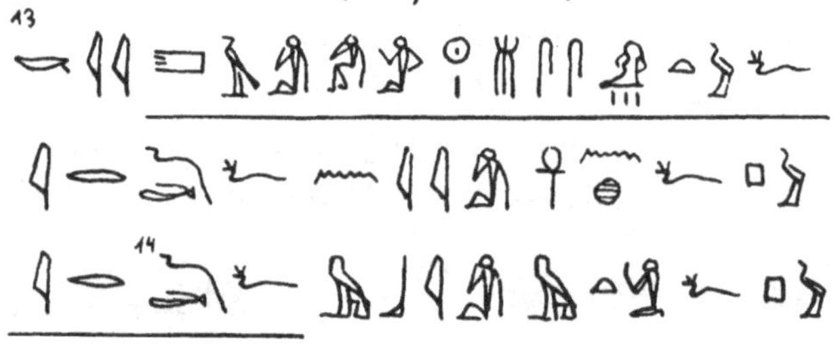

Eb 839 (97, 14-15)

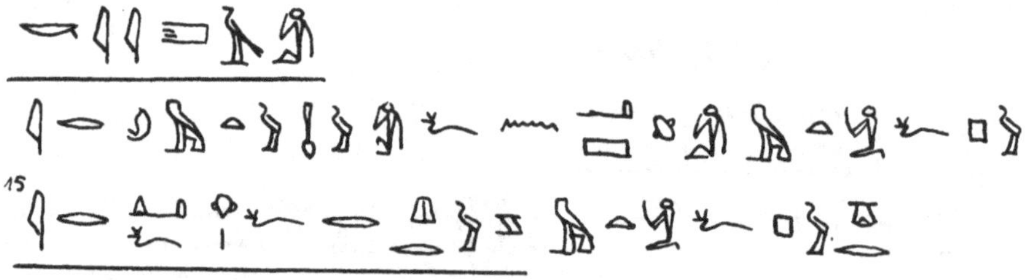

Ram IV C 17-24

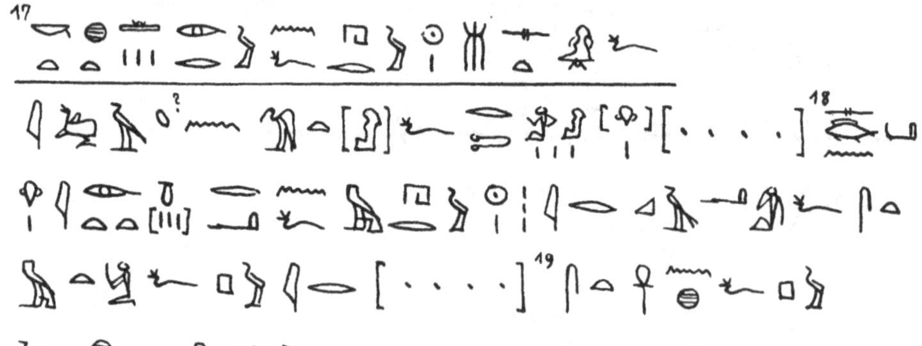

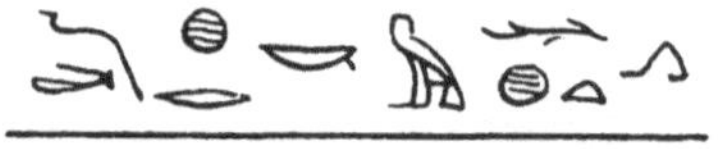 (folgt Zauberspruch)

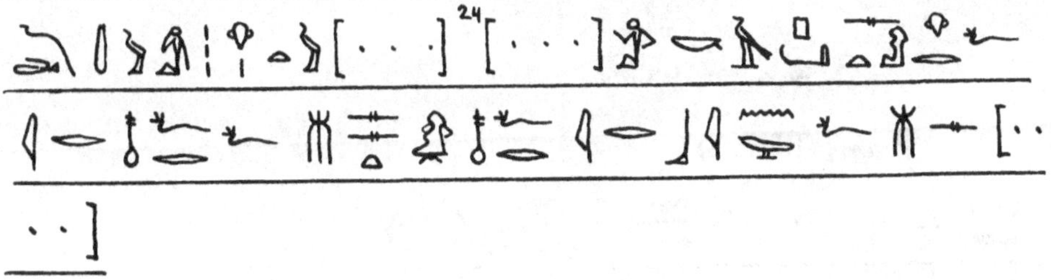

Ram IV C 15-16

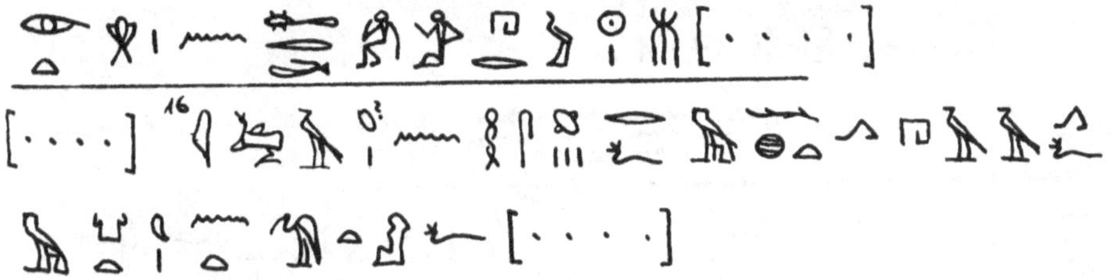

X B Rezepte

1. Geschrei

Eb 782 (93, 3-5)

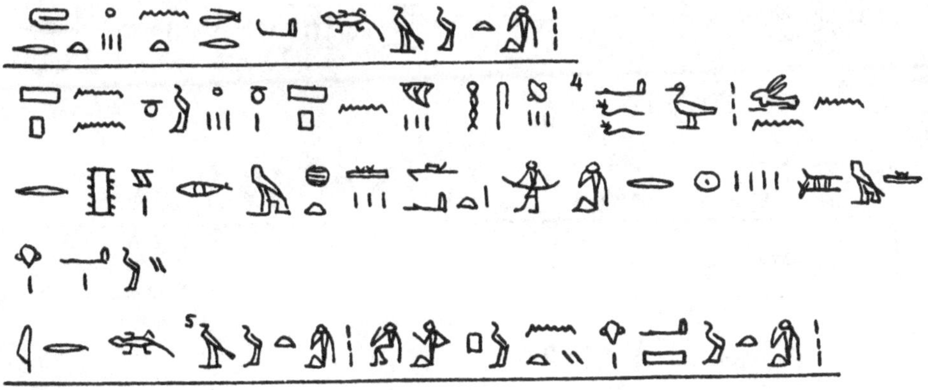

X B 2 Durst

Ram III A 9

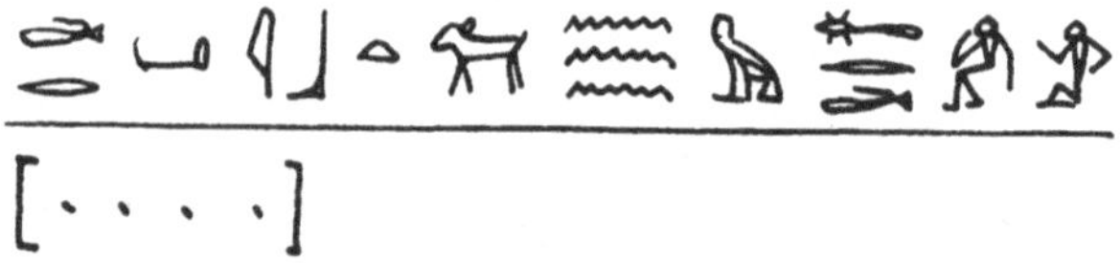

Ram III B 14-17

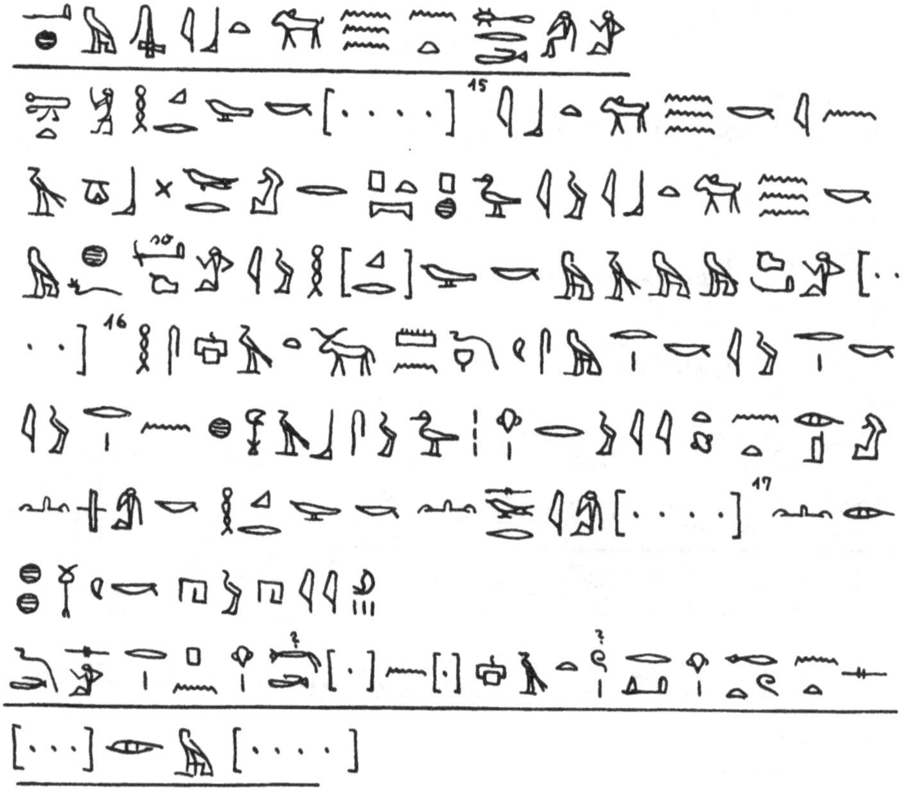

Ram III B 19-20

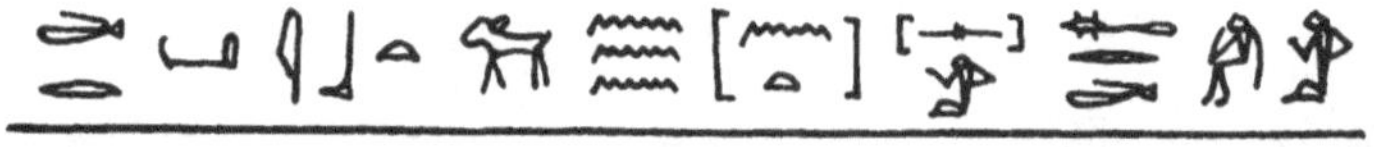

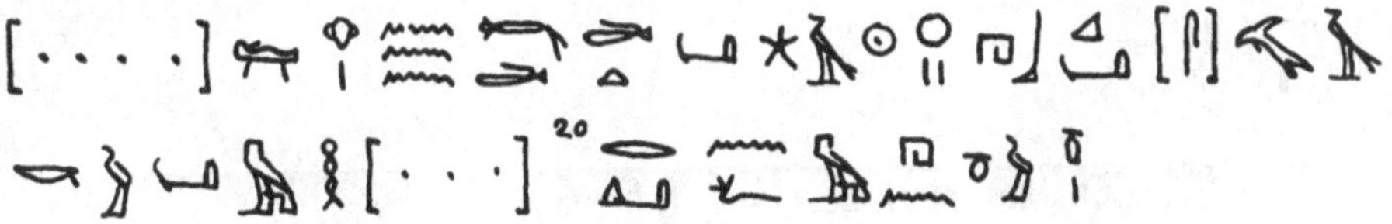

Ram III B 10-11

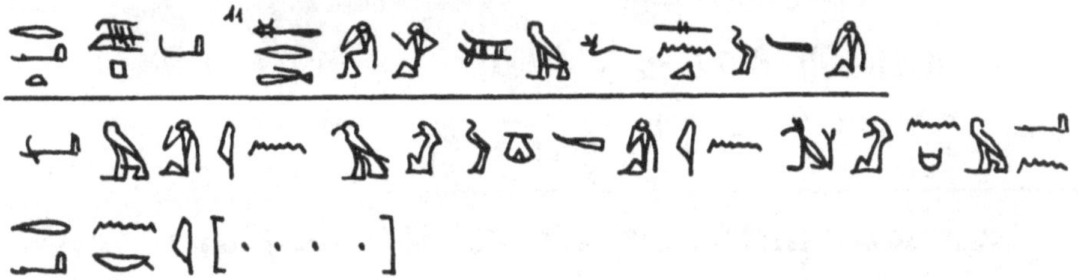

X B 3 bꜥꜥ-Krankheit

Mutt. u. Kind H (7,1-3)

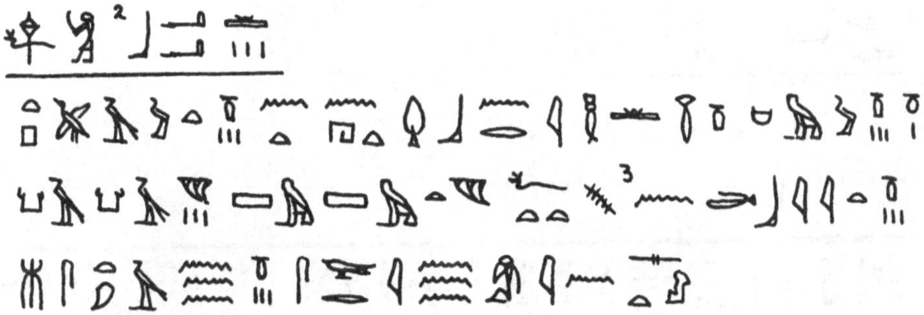

Mutt. u. Kind I (7, 3-5)

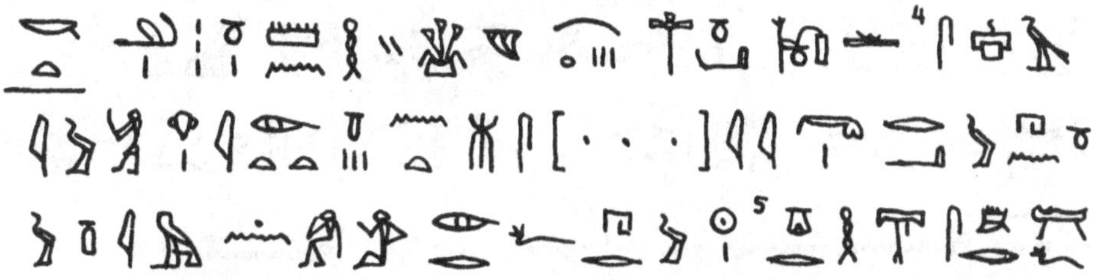

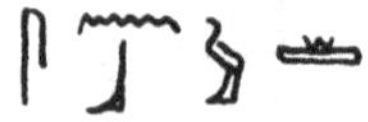

Mutt. u. Kind K (7,5-6)

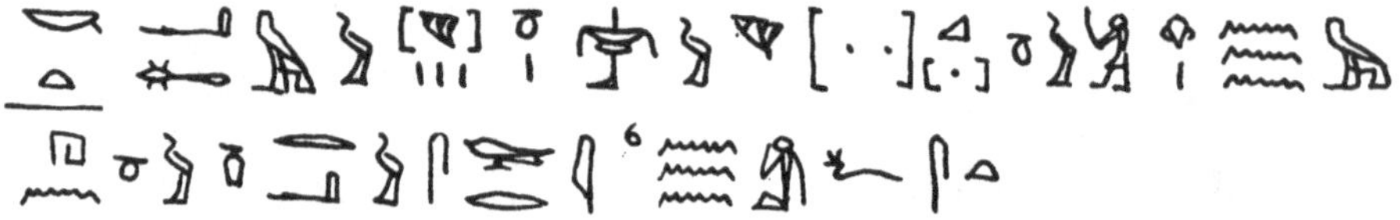

Ram III B 20-23

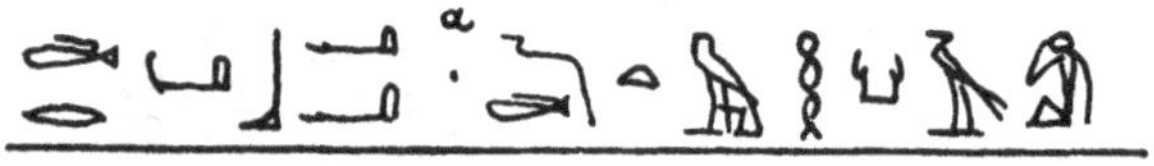

(folgt stark zerstörter Spruch, der bꜥꜥ erwähnt)

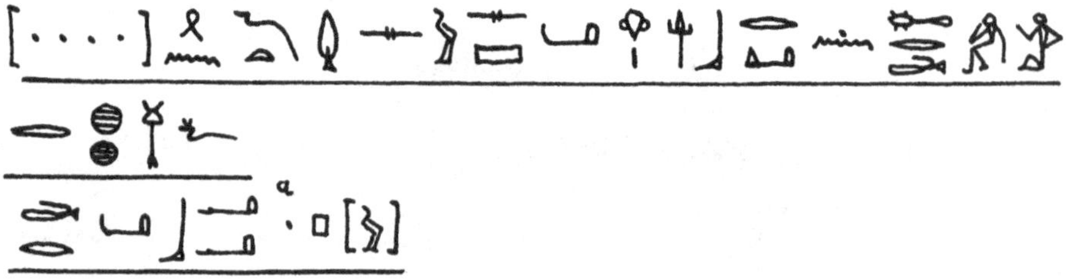

Ram III B 23-34

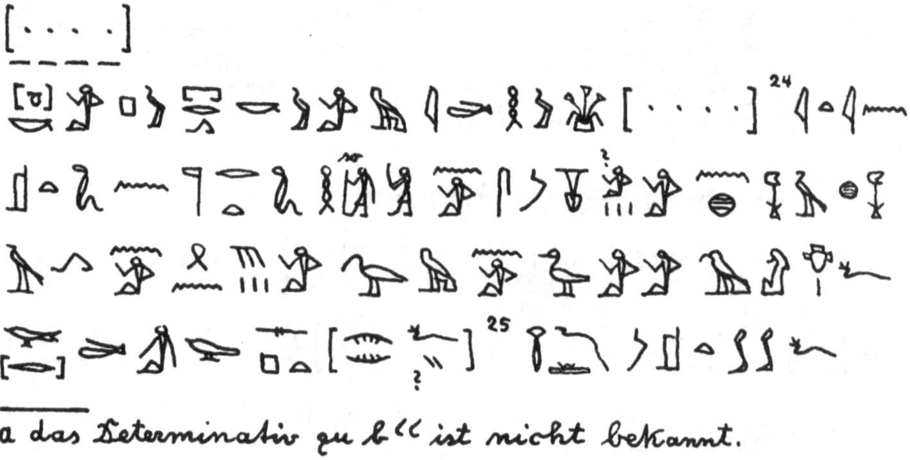

a das Determinativ zu bꜥꜥ ist nicht bekannt.

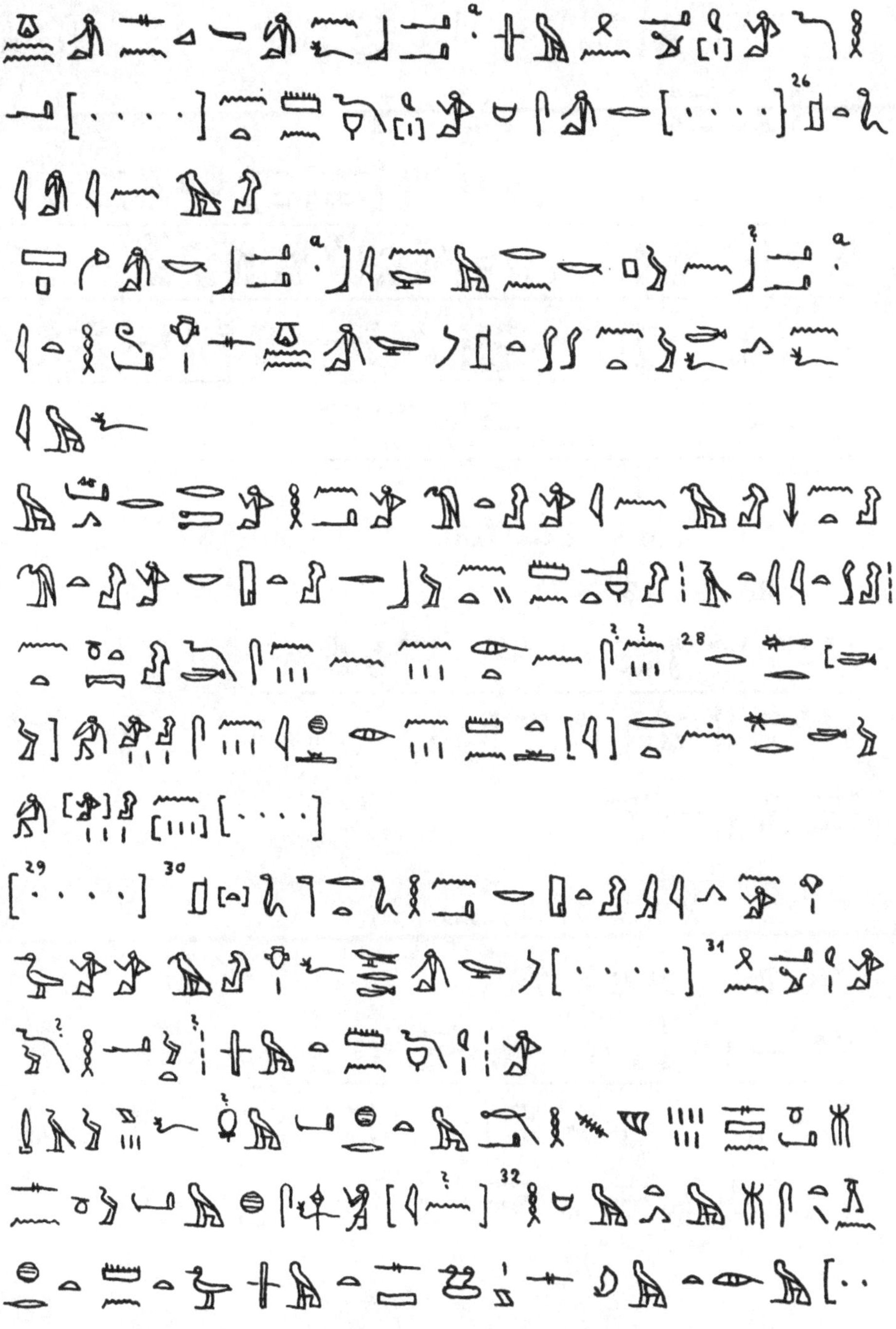

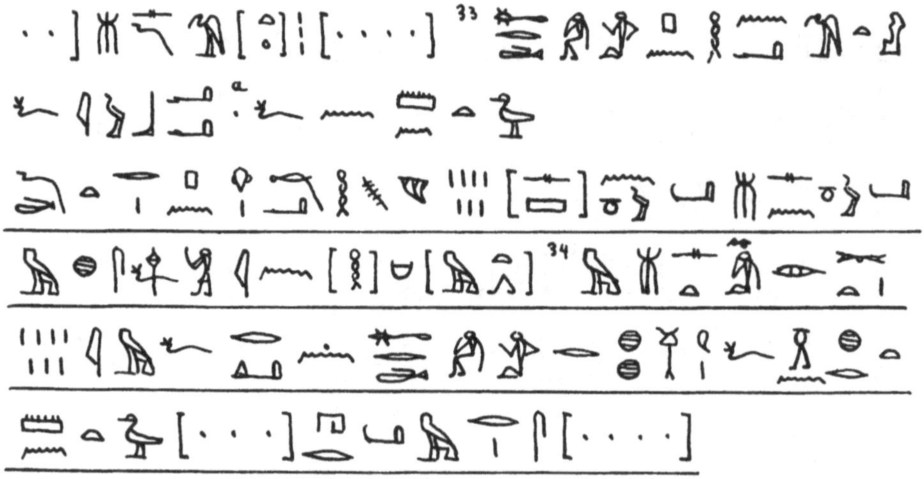

X B 4 Husten

Bln 30 (3,5–6)

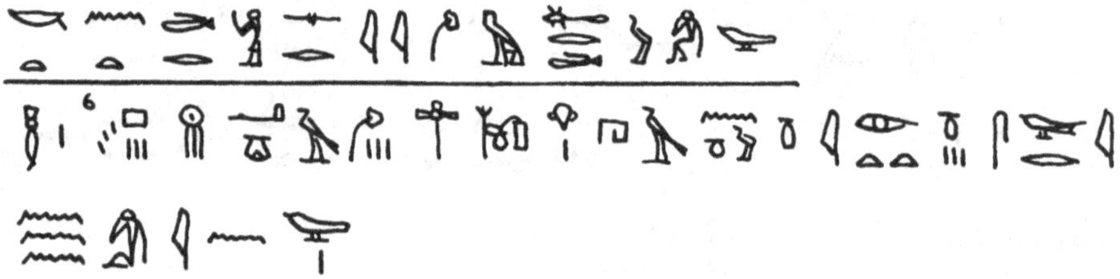

X B 5 Schleim

Ram IV C 6–7

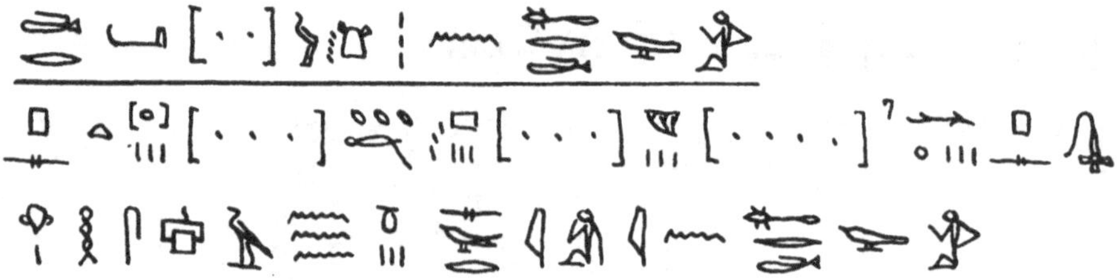

X B 6 Harn und Kot

Eb 262 (48,22–49,2)

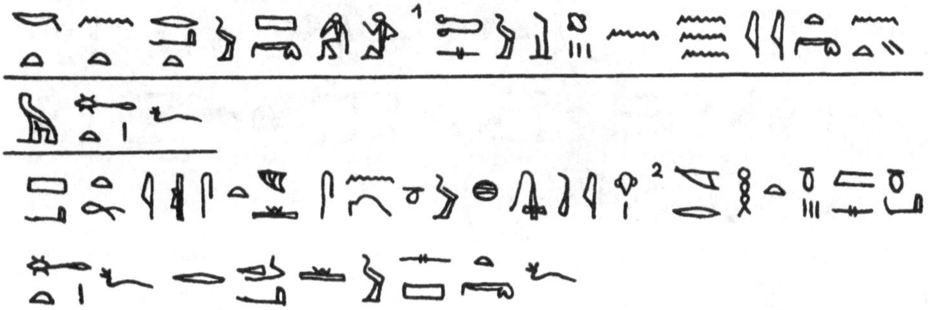

Eb 273 (49,21–50,2)

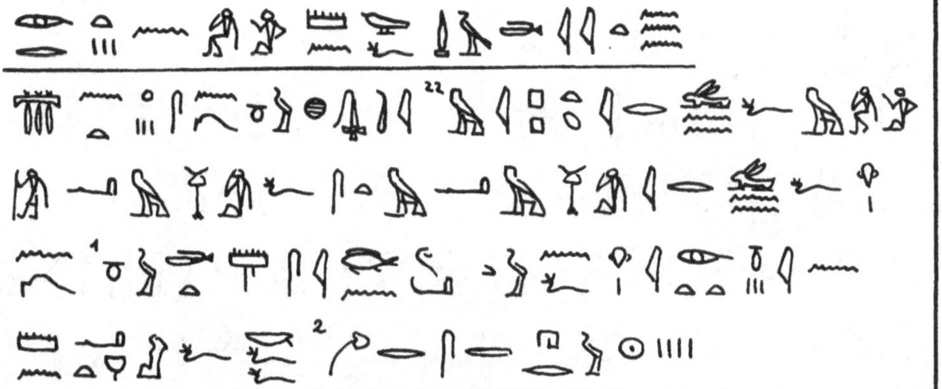

Eb 272 bis (49,18–21)

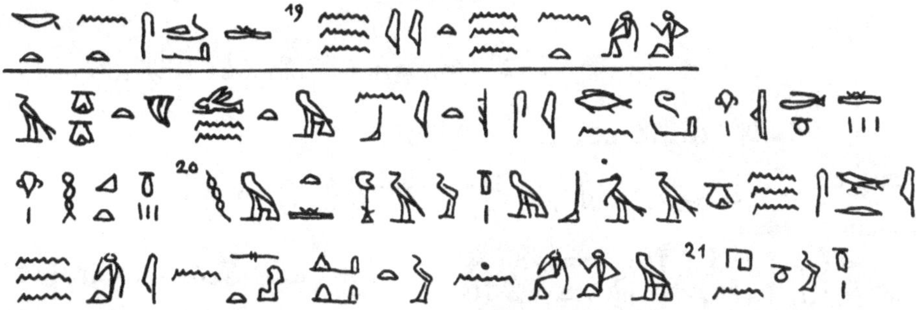

Ram III A 30 - 31

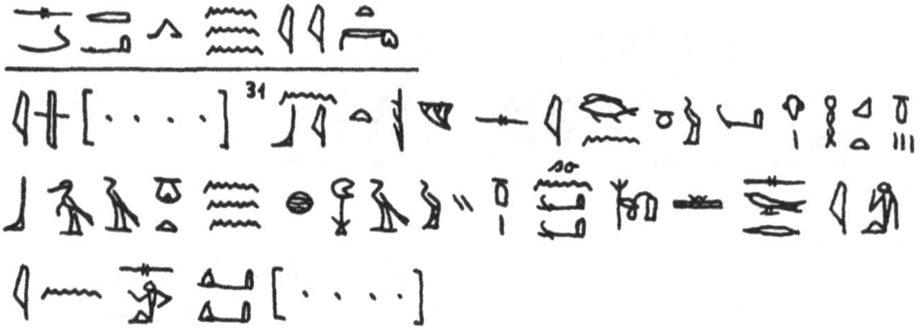

Ram IV C 12-15

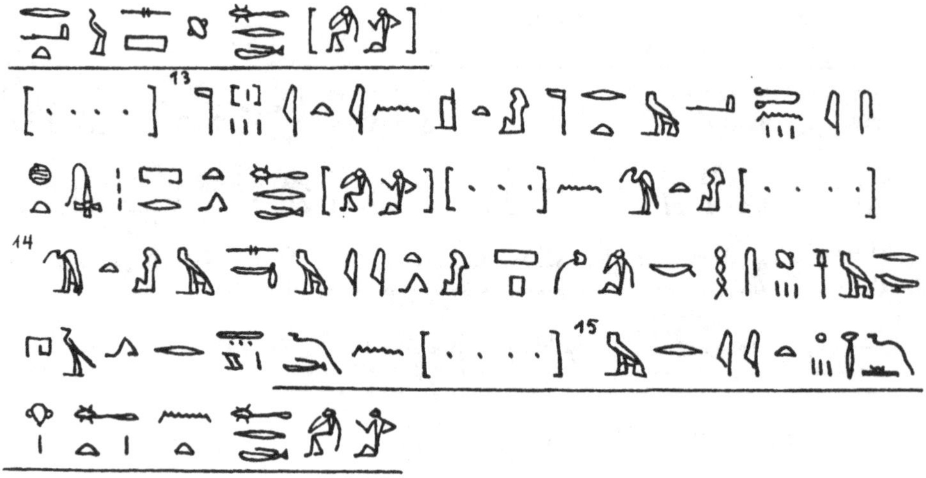

X B 7 tmj.t - Krankheitsdämonin

Mutt. u. Kind B (1,4-9)

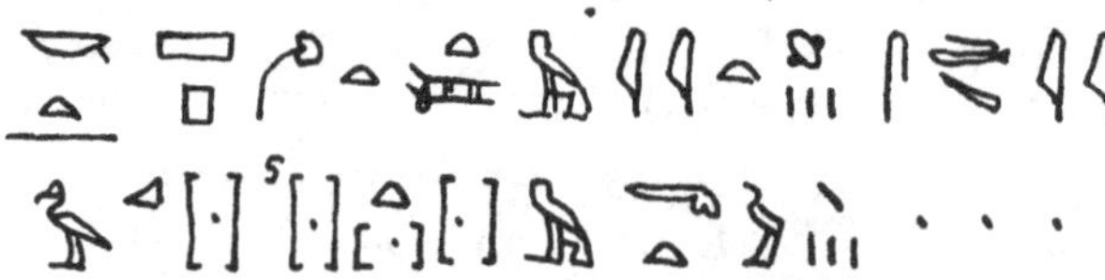 (als Sitz der tmj.t

werden [8] 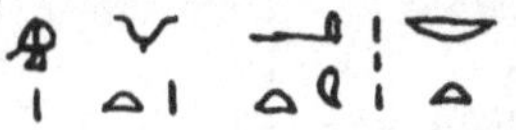 genannt)

X C Unklares und Verderbtes

Ram III B 12-14

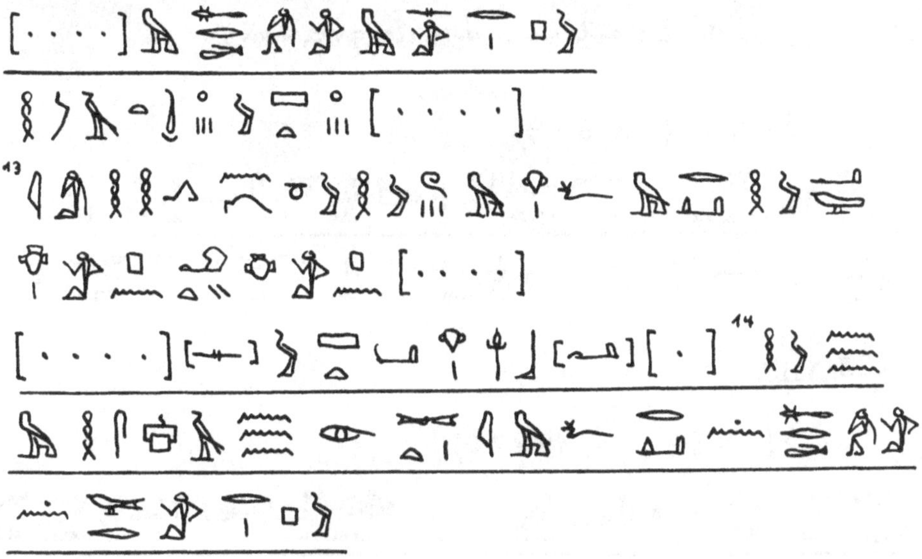

Ram III A 1-2

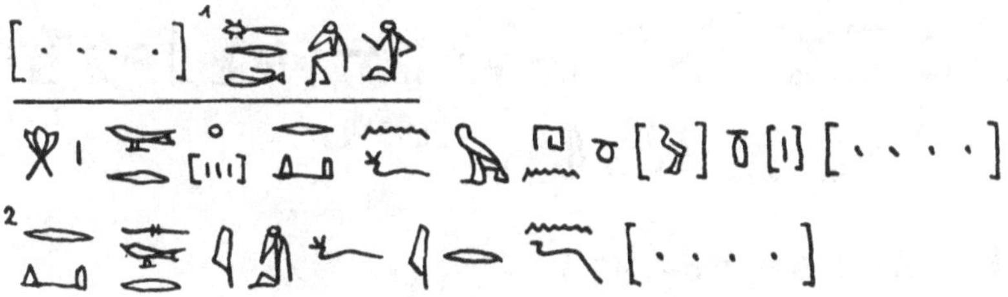

XI Haarbehandlung und Körperpflege

A Haare

1. Mittel gegen Ergrauen

a. Beseitigen des Ergrauens

Eb 451 (65, 8–9)

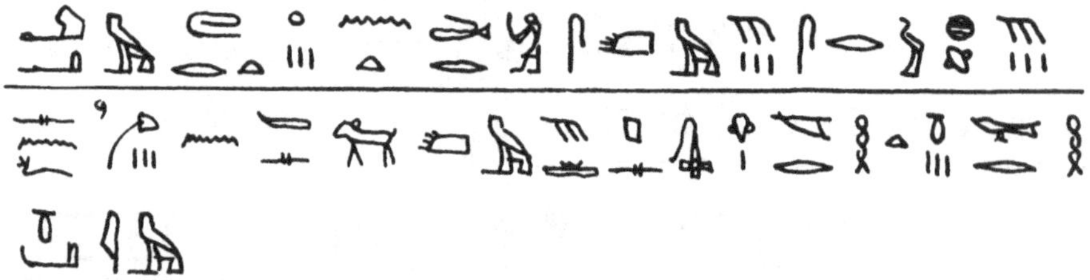

Eb 459 (65, 19–20)

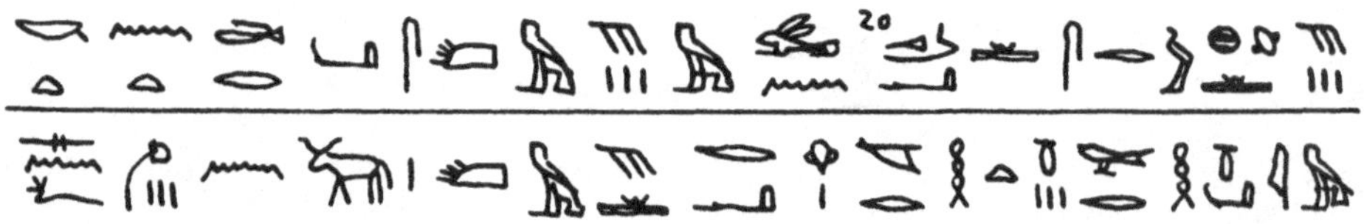

Eb 452 (65, 9–10)

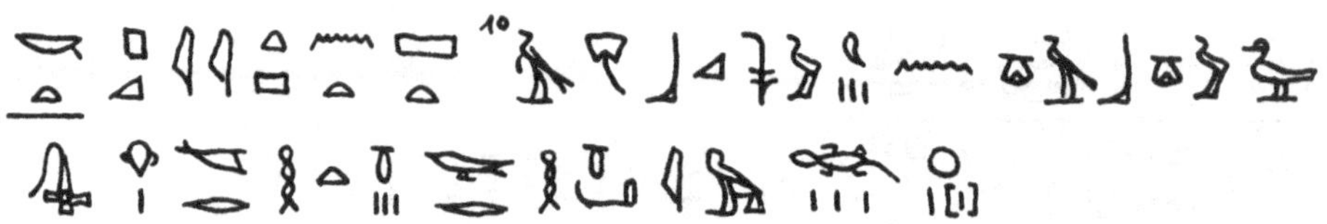

Eb 460 (65, 20–22)

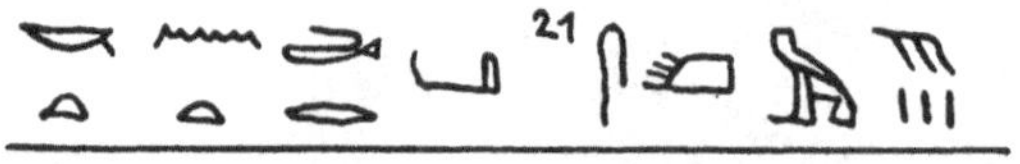

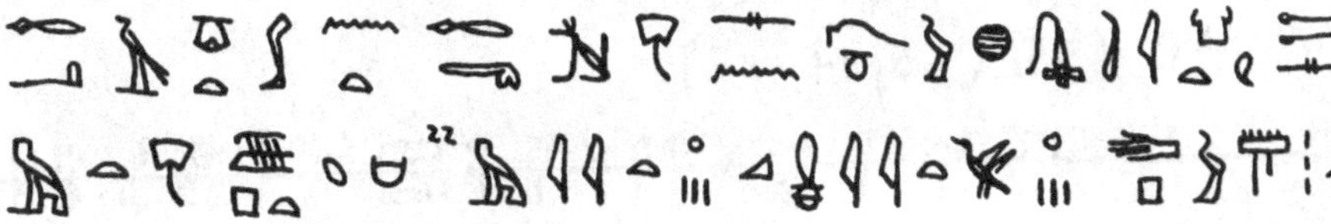 leer

Eb 461 (66, 1-2)

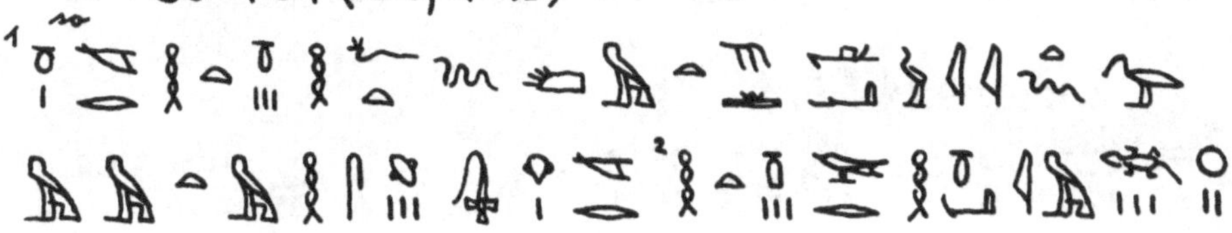

XI A 1 b Verhindern des Ergrauens

Eb 453 (65, 10-12)

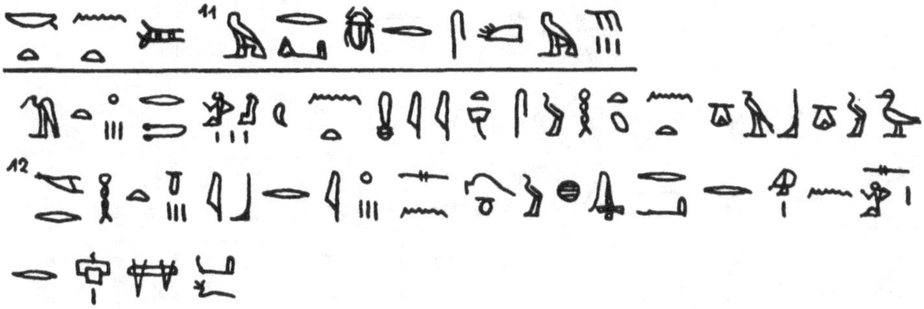

Eb 454 (65, 12-13)

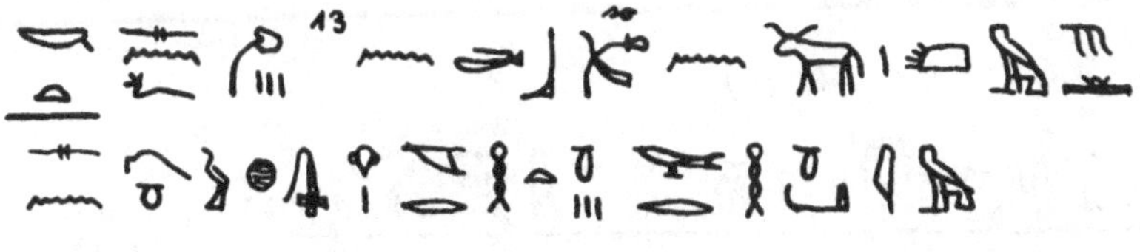

Eb 455 (65, 13-14)

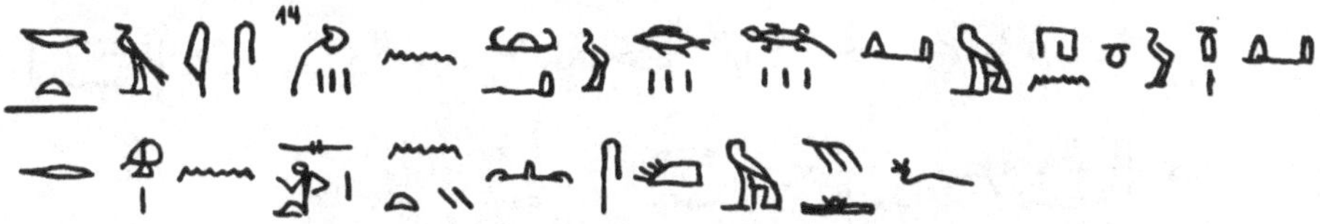

Eb 456 (65,14-16)

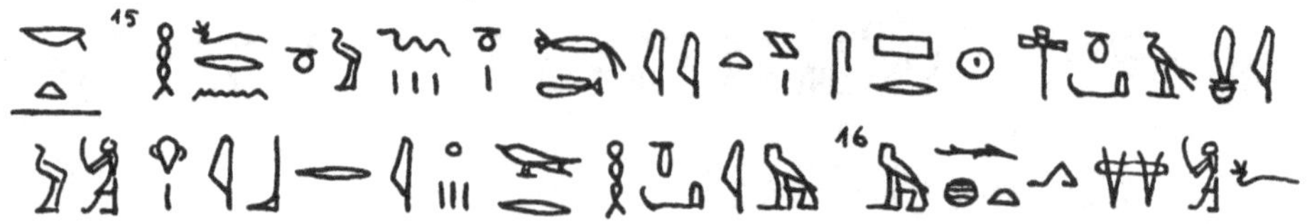

Eb 457 (65,16-18)

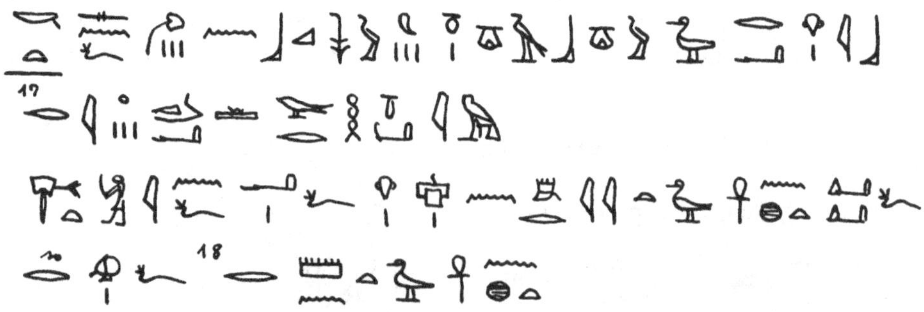

Eb 458 (65,18-19)

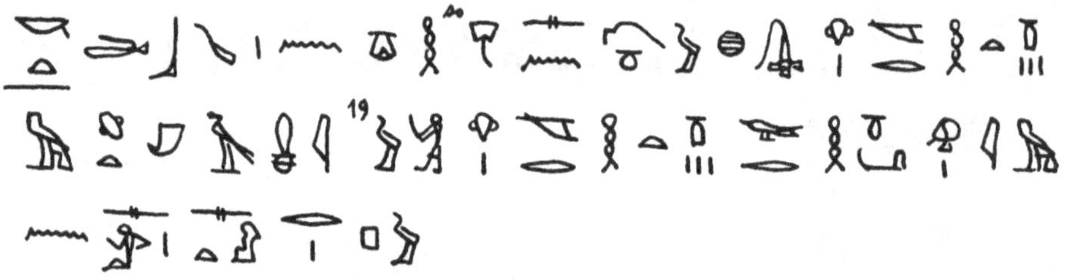

Eb 462 (66,2-4)

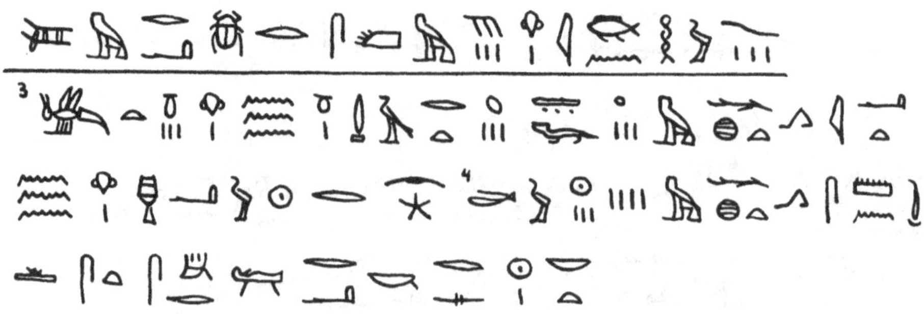

H 147 (10, 7-9)

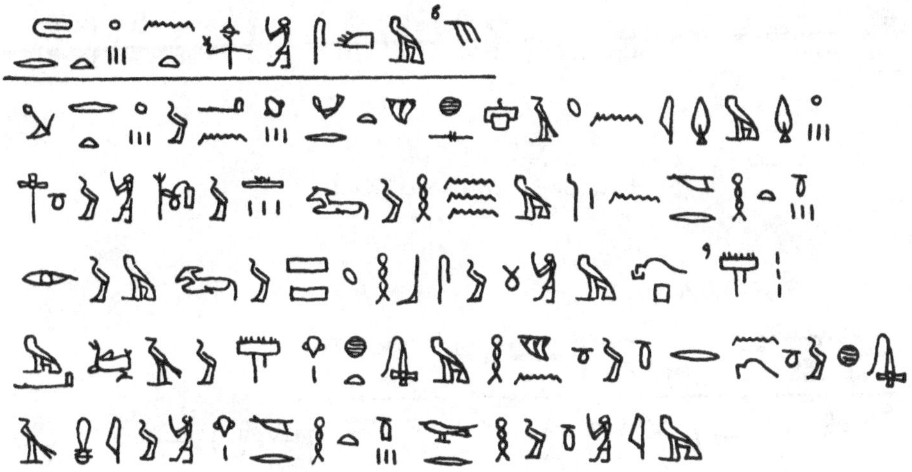

H 148 (10, 9-10)

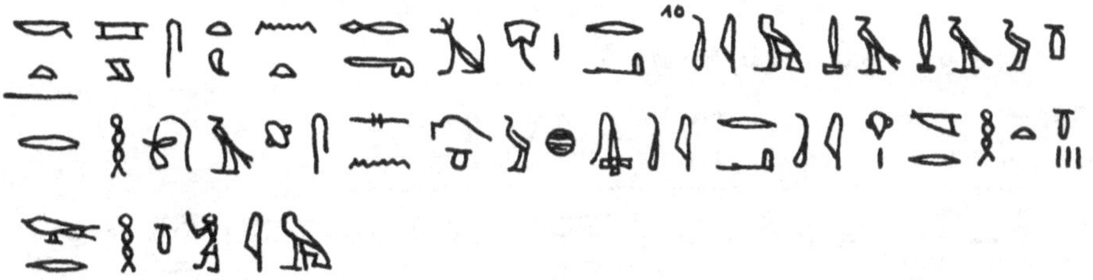

Eb 463 (66, 4-7)

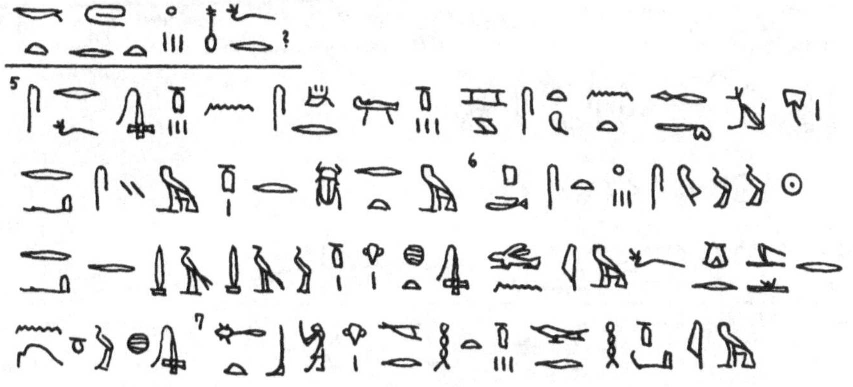

H 149 (10, 10-11)

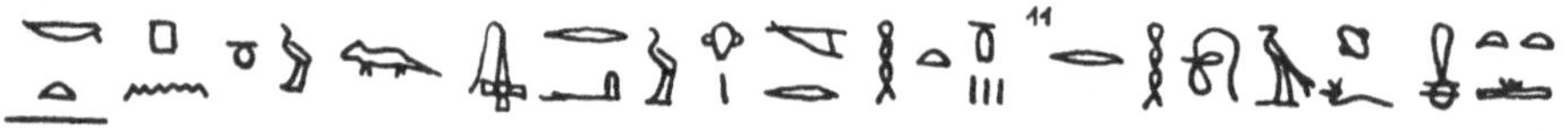

XI A 2 Haarwuchsmittel

Eb 464 (66, 7-9)

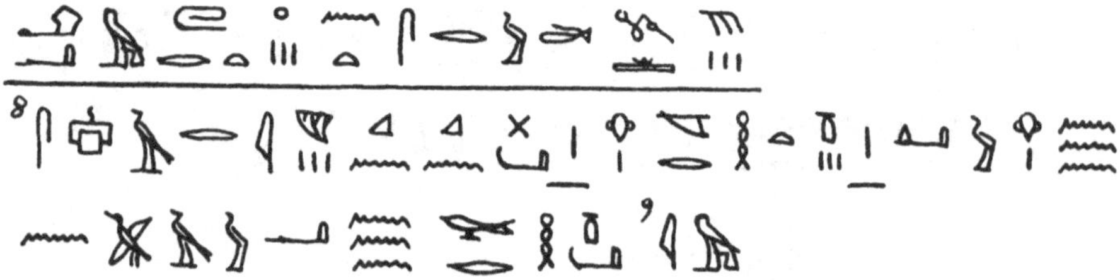

Eb 465 (66, 9-12)

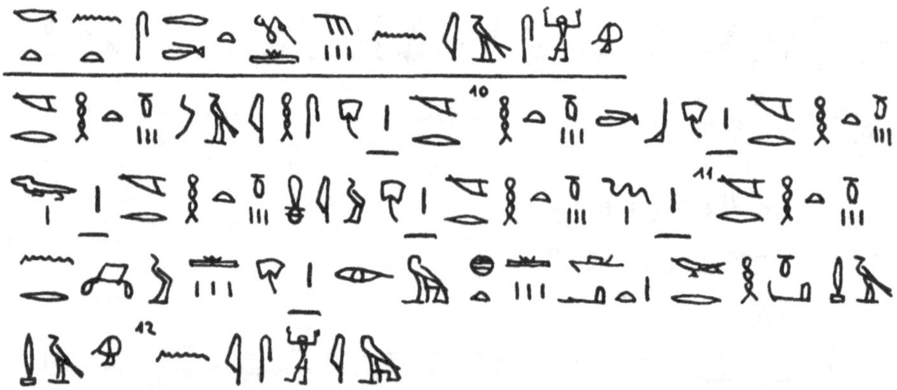

Eb 466 (66, 12-13)

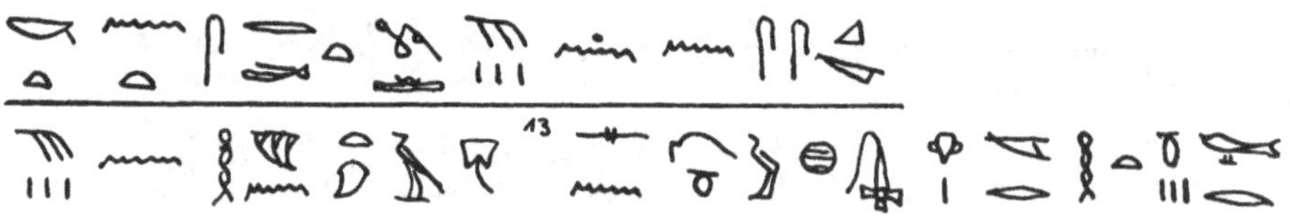

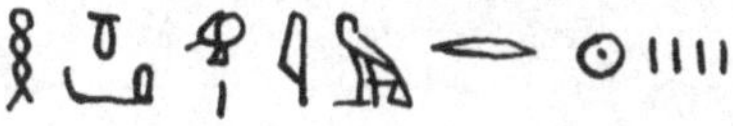

Eb 467 (66,13-15)

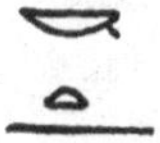

a 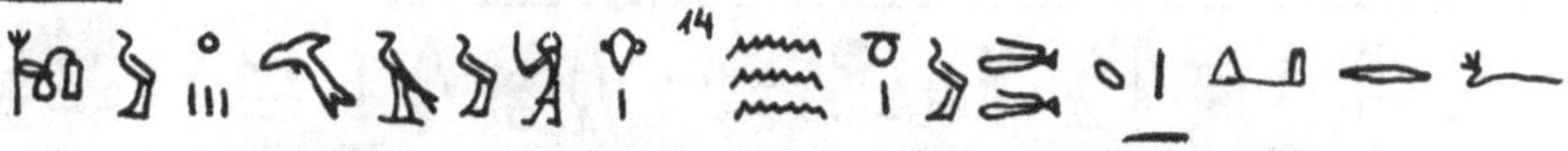

b 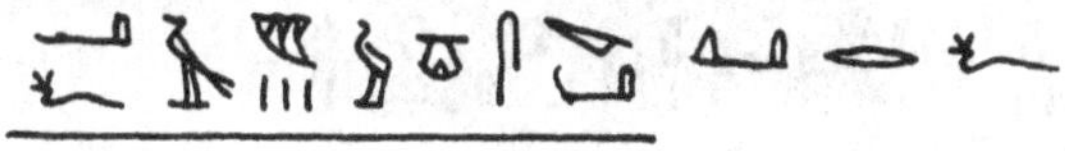

c 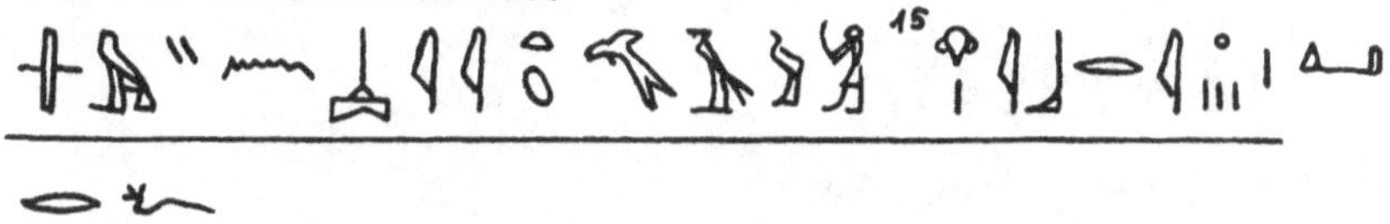

Eb 469 (66,18-19)

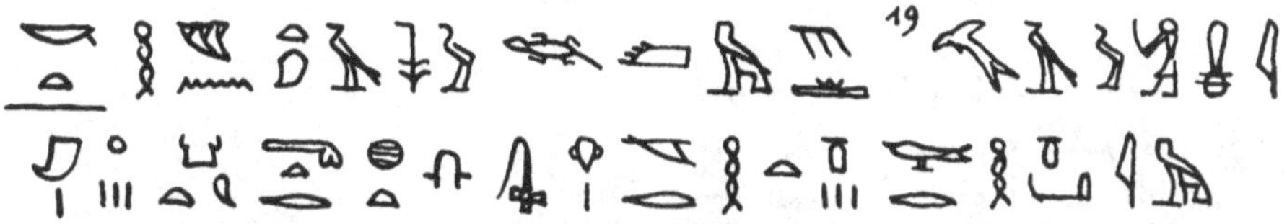

Eb 470 (66,19-21)

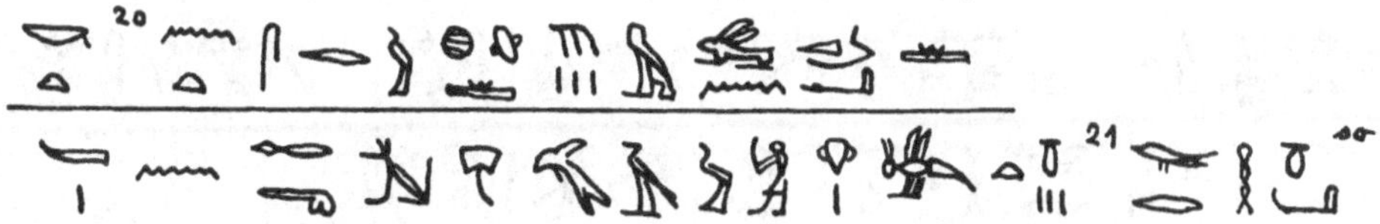

Eb 471 (66,21-67,1)

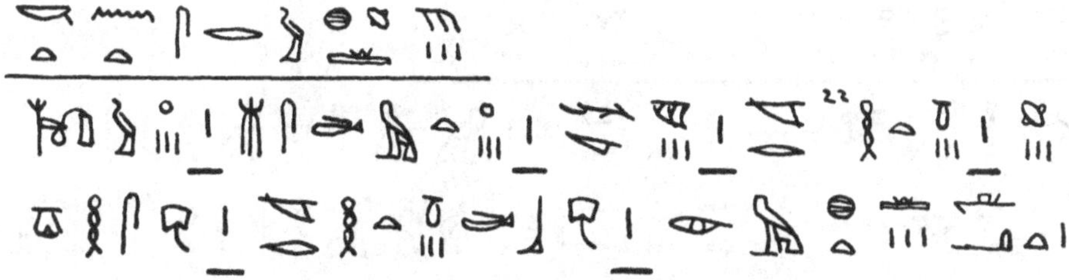

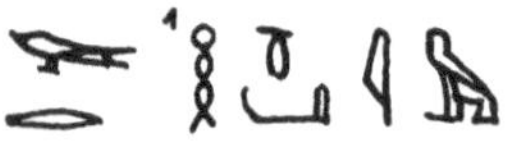

Eb 472 (67,1-2)

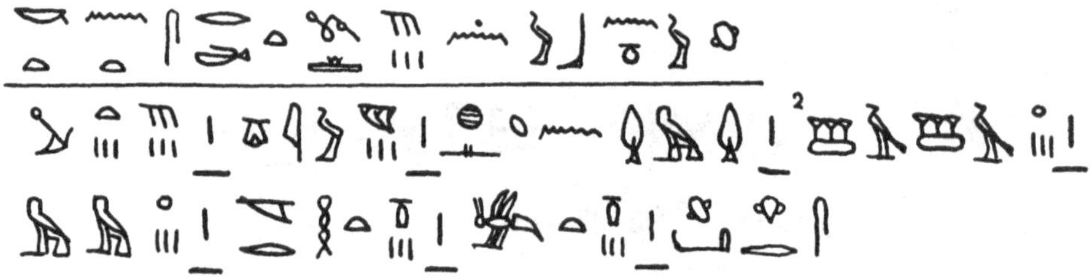

Eb 473 (67,2-3)

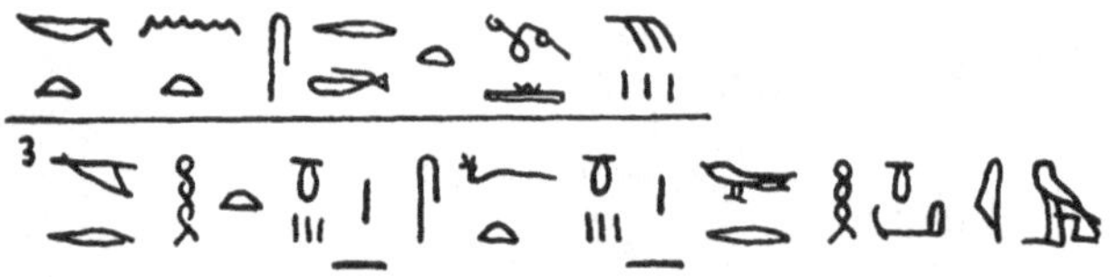

He 144 (10,4-5)

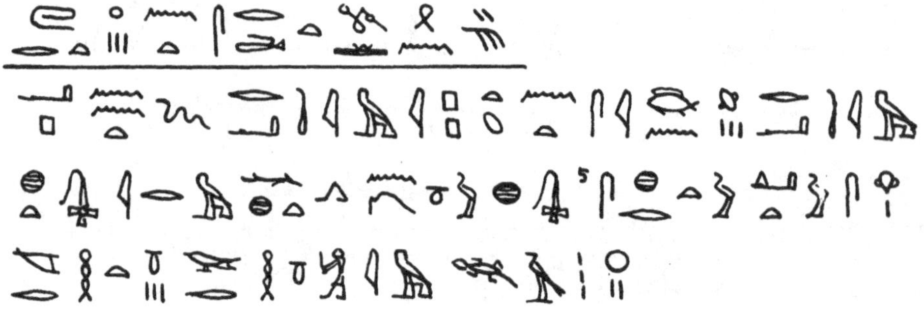

He 145 (10,5-6)

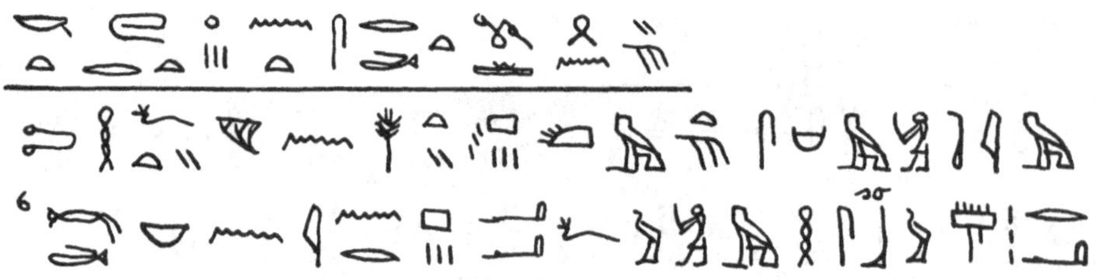

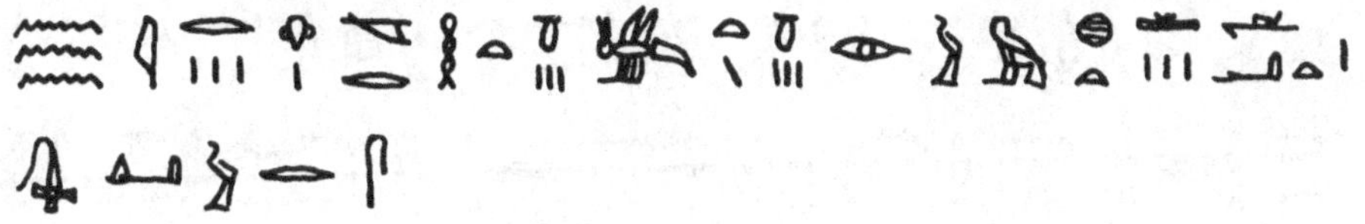

H 146 (10, 6-7)

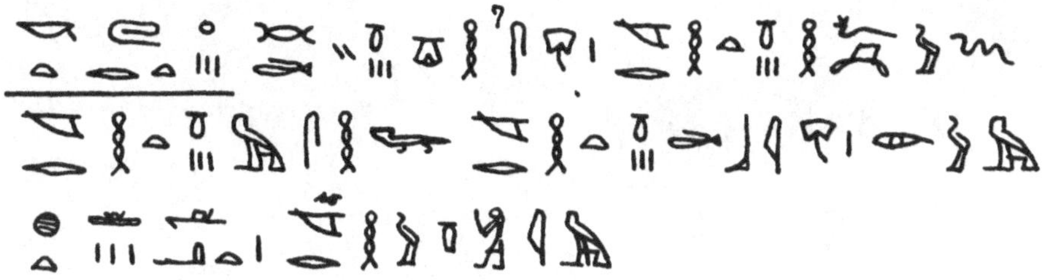

XI A 3 Haarentfernungsmittel

H 155 (10, 16-18)

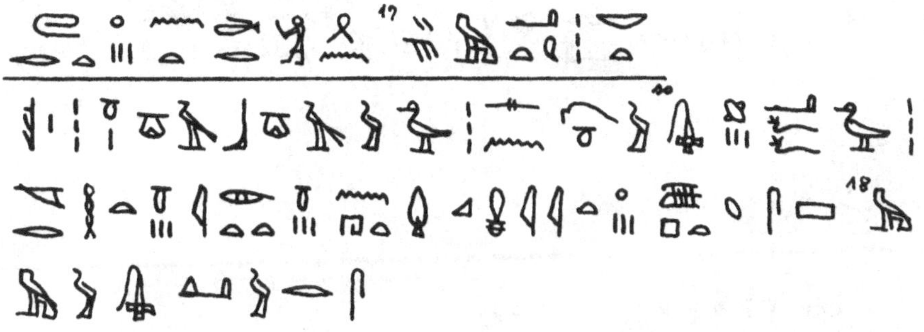

H 156 (10, 18)

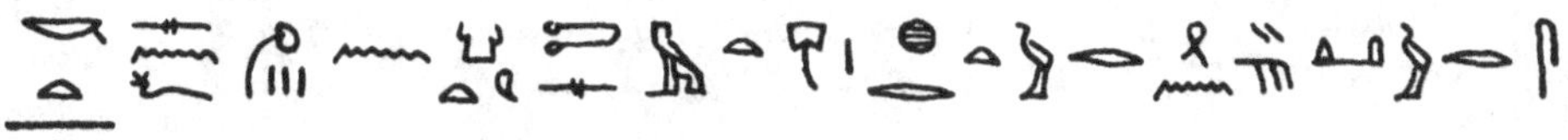

Eb 476 (67, 5-7)

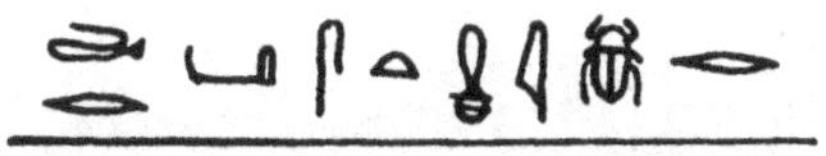

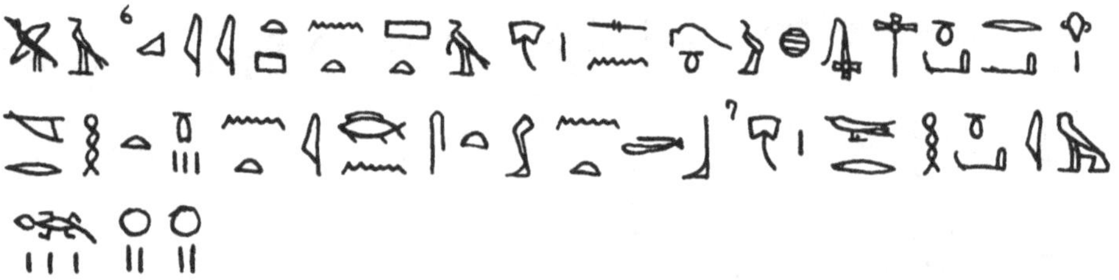

XI B Körper

1. Gesicht

Eb 716 (87, 6–8)

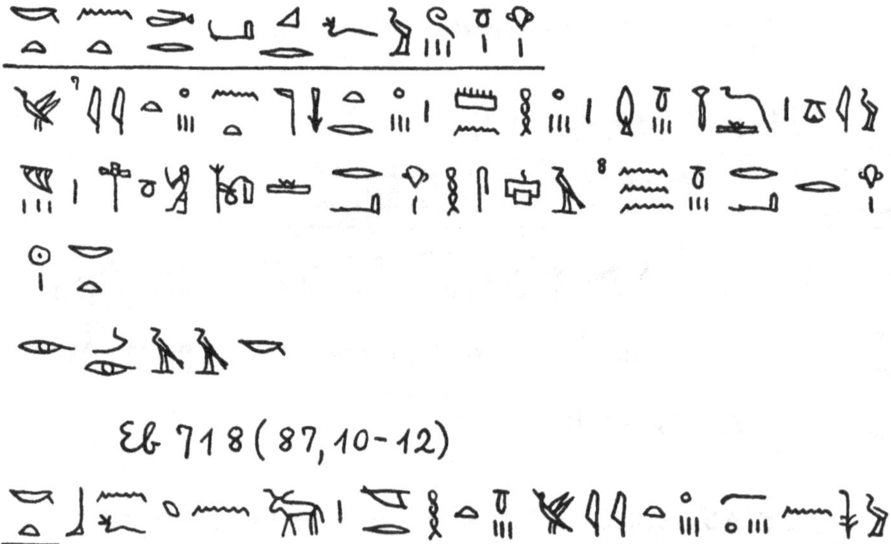

Eb 718 (87, 10–12)

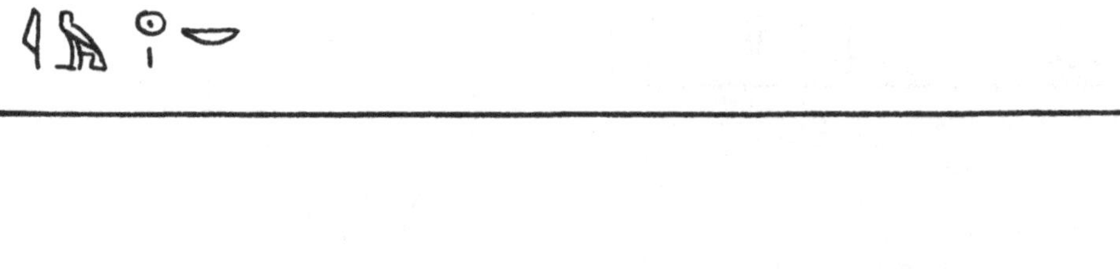

Eb 719 (87, 12-13)

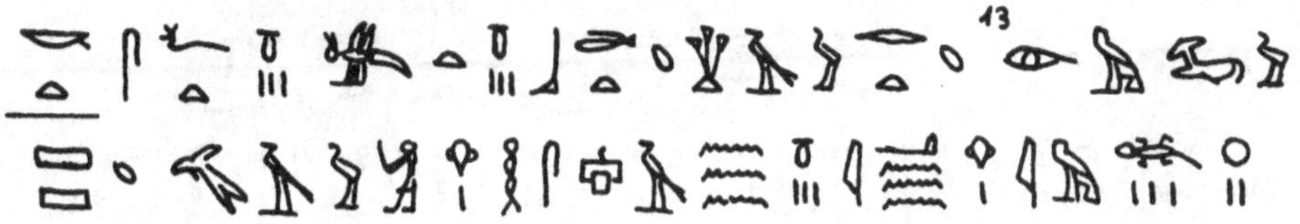

Eb 720 (87, 13-15)

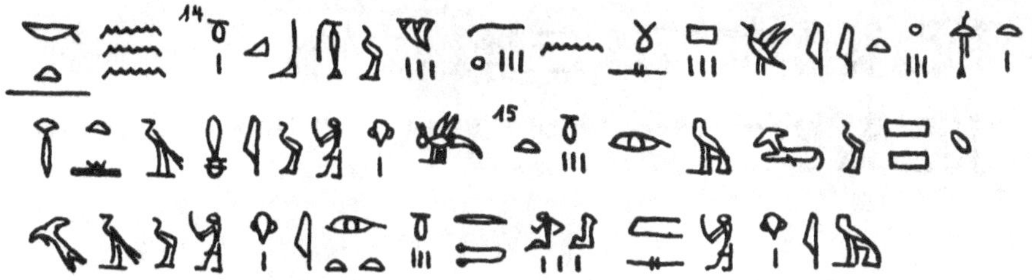

Eb 721 (87, 15-17)

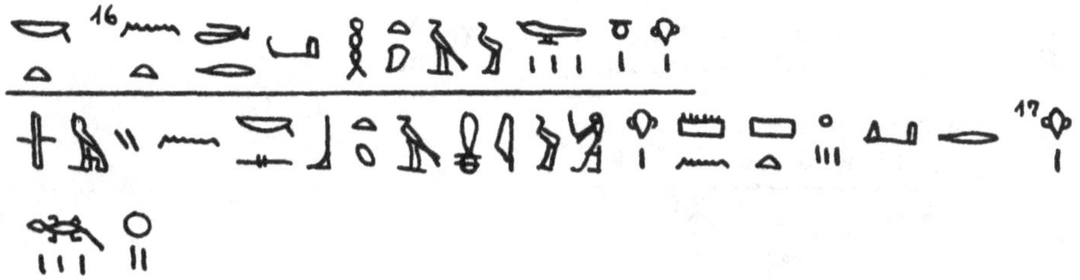

XI B 2 Haut

H 153 (10, 14-15) = Eb 714 (87, 3-4) = Sm 21, 3-6

H
Eb
Sm

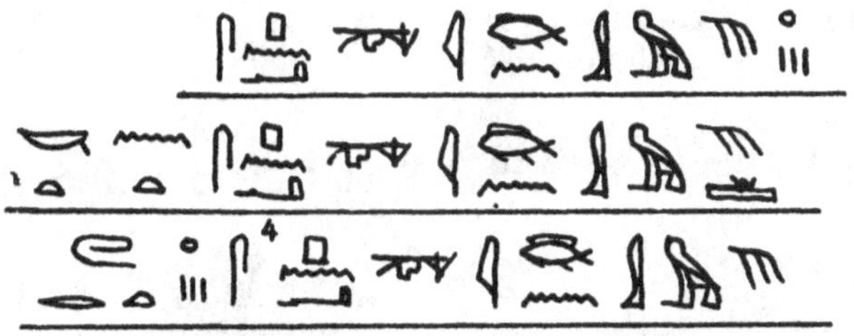

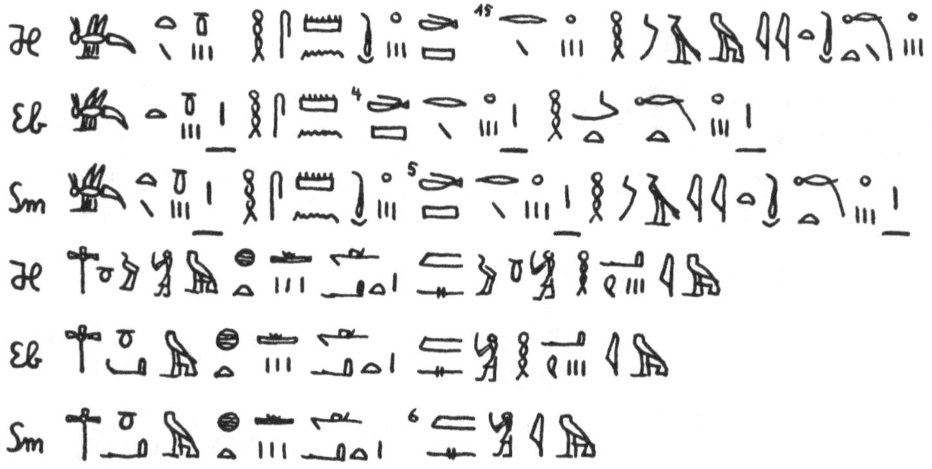

He 154 (10,15–16) = Eb 715 (87,4–6) = Sm 21,6–8

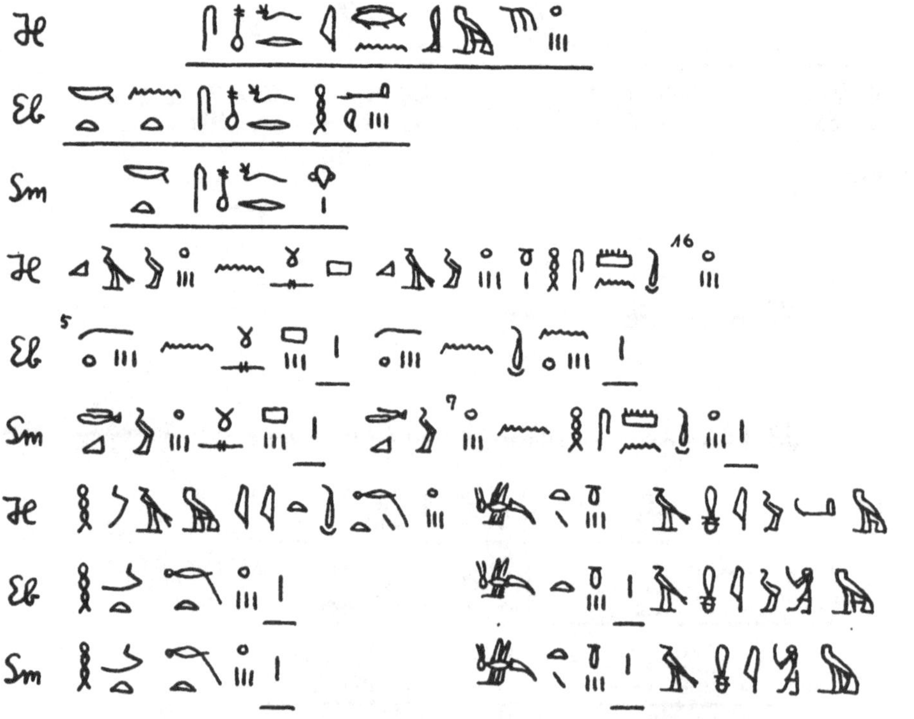

H

Eb

Sm

H

Eb

Sm

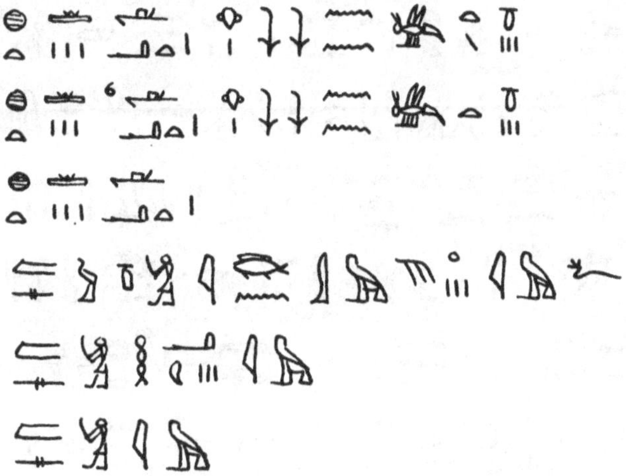

Sm 21,9 – 22,10

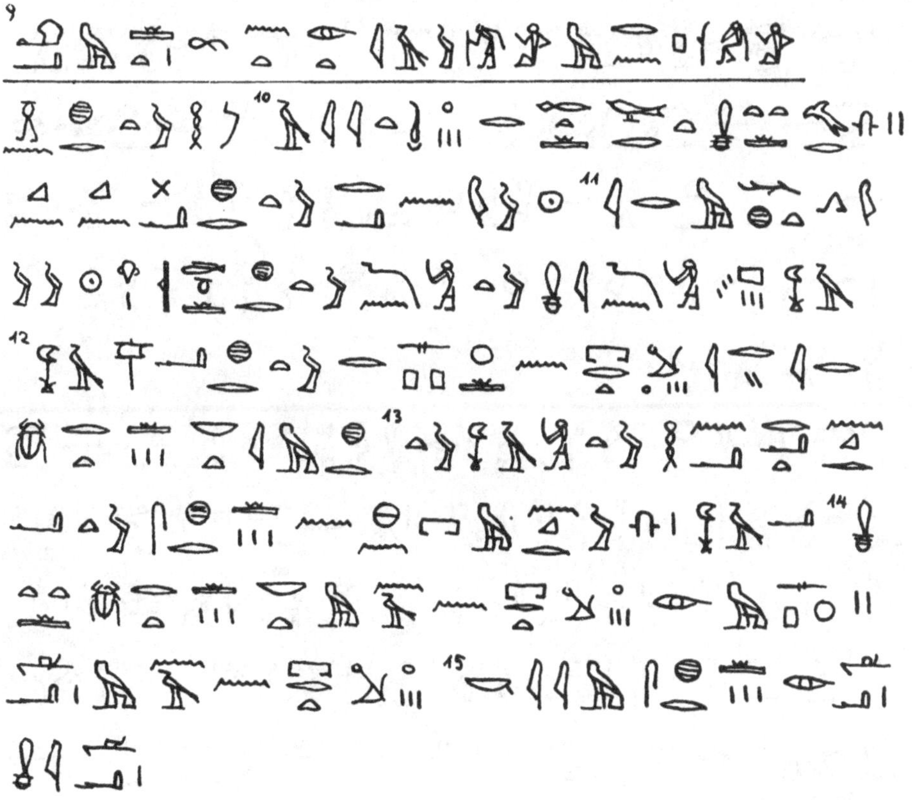

522

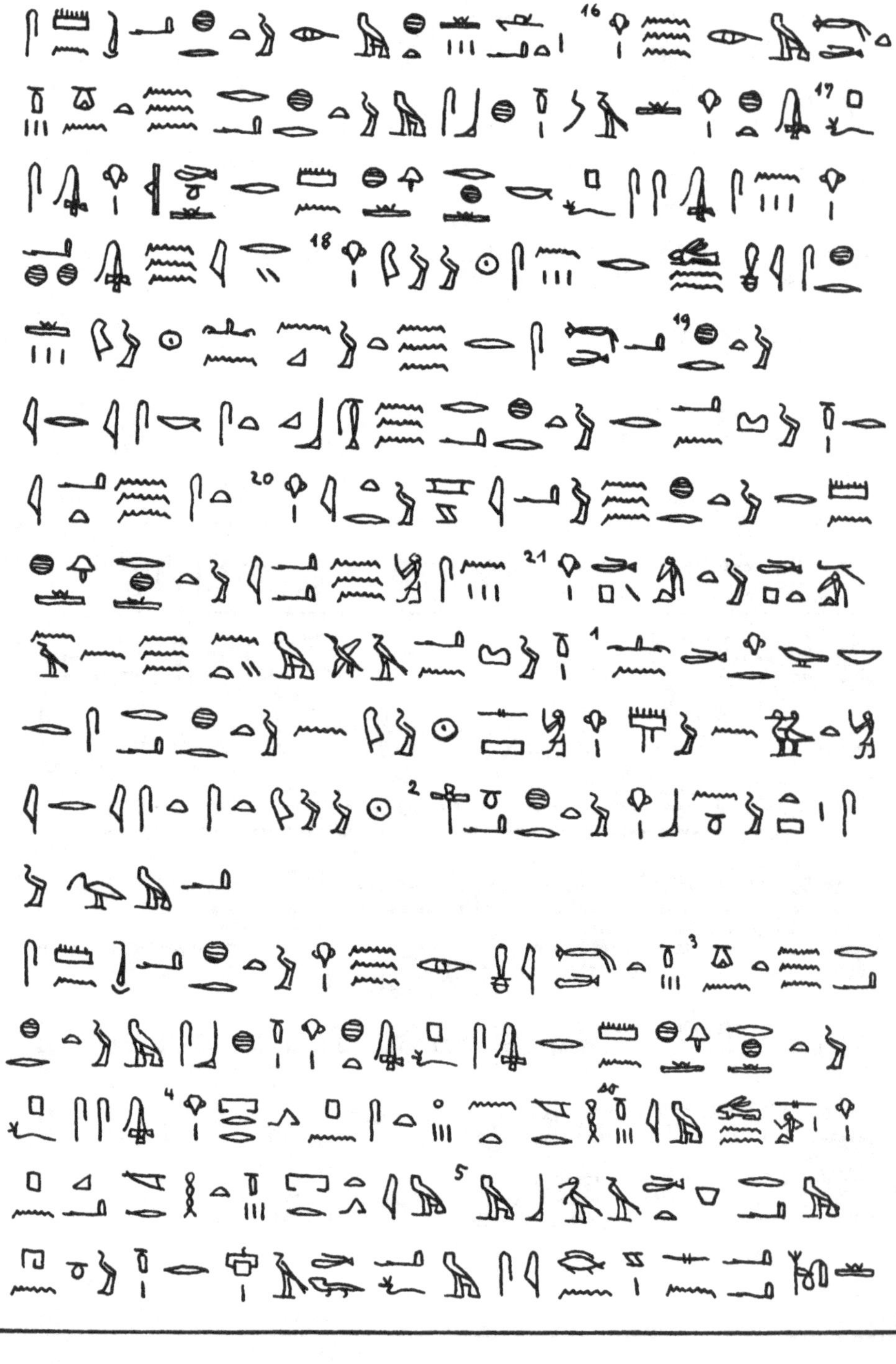

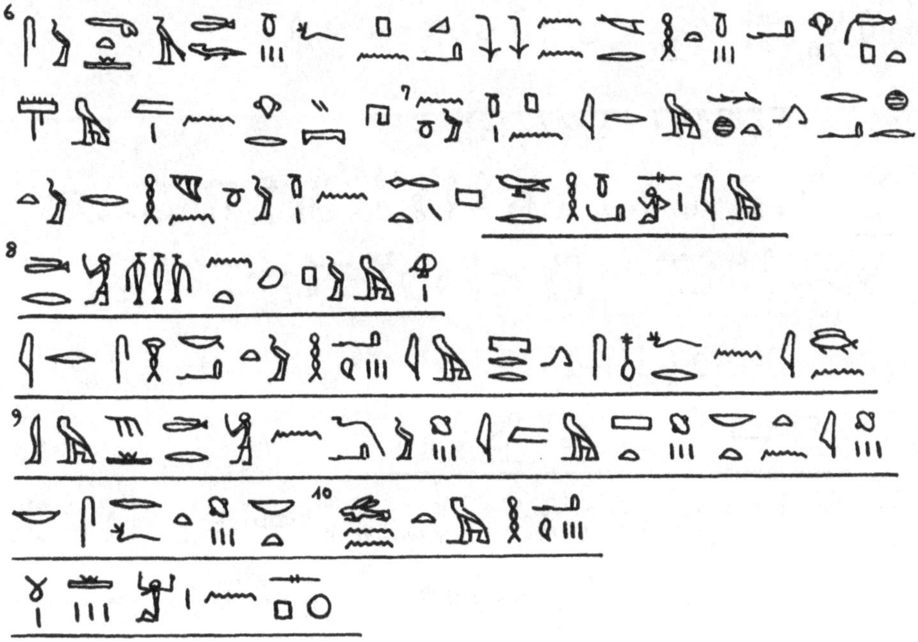

XI B 3 Körpergeruch

Eb 709 (86, 10-11)

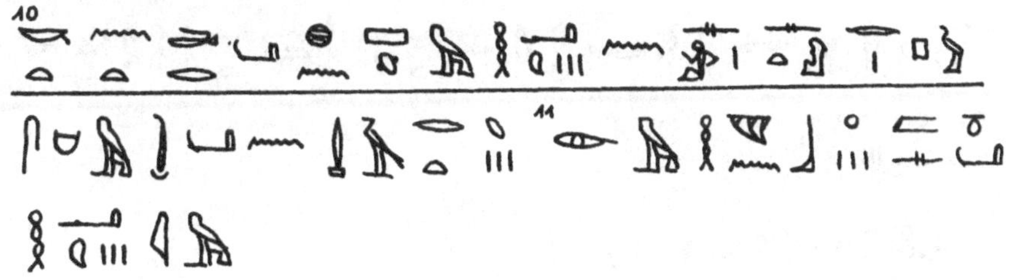

Eb 710 (86, 11-13)

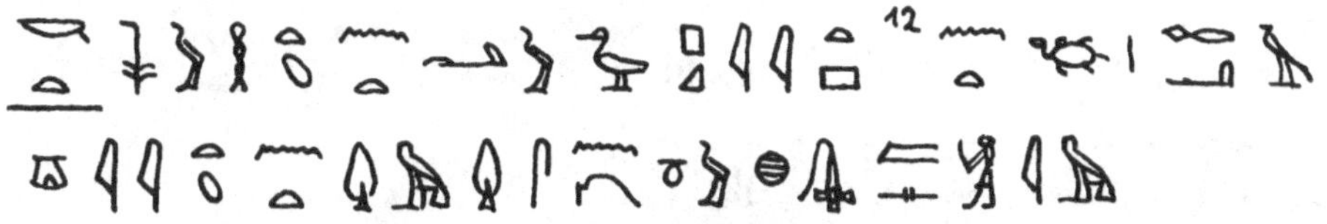

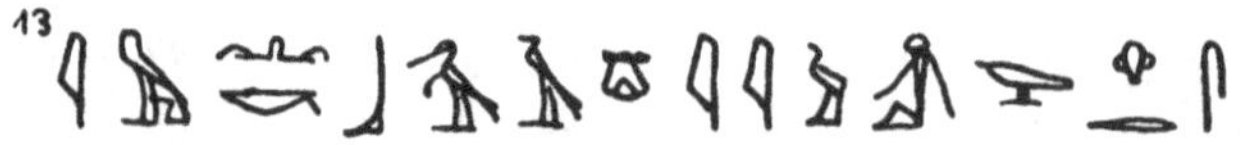

Eb 711 (86, 13–14)

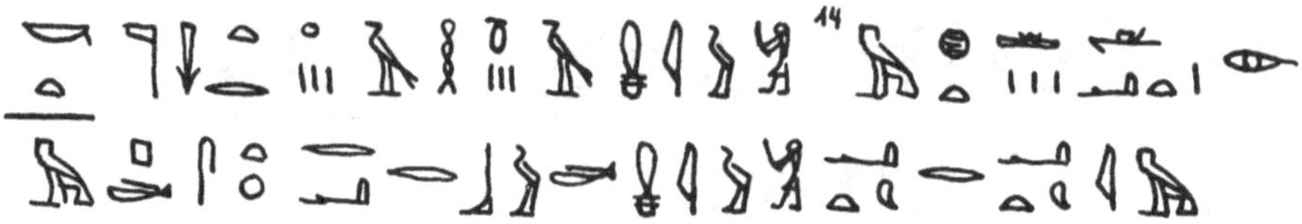

H 32 (3, 1–2)

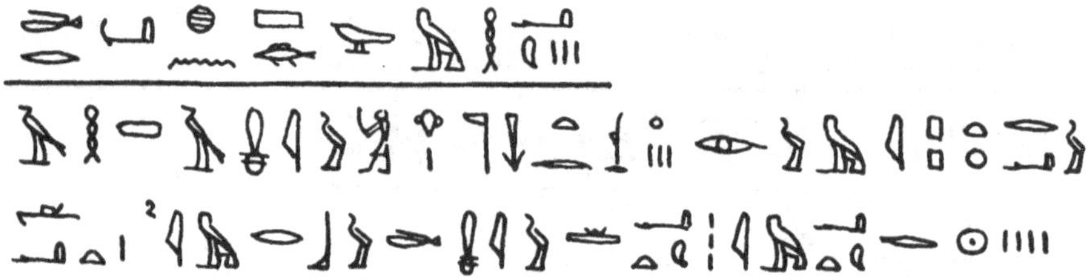

H 151 (10, 12–13)

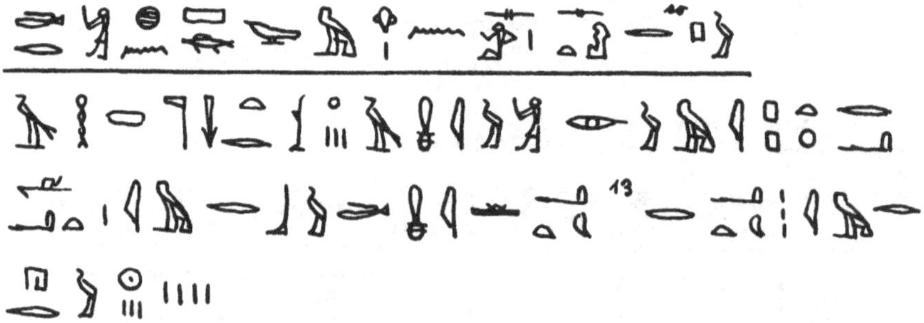

Eb 708 (86, 8–9)

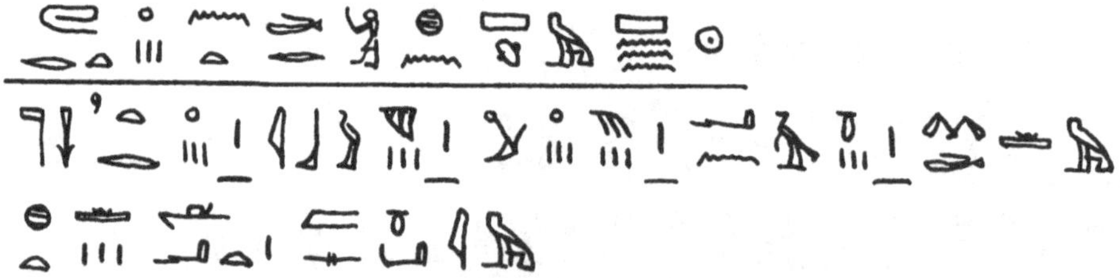

H 31 (2,17–3,1)

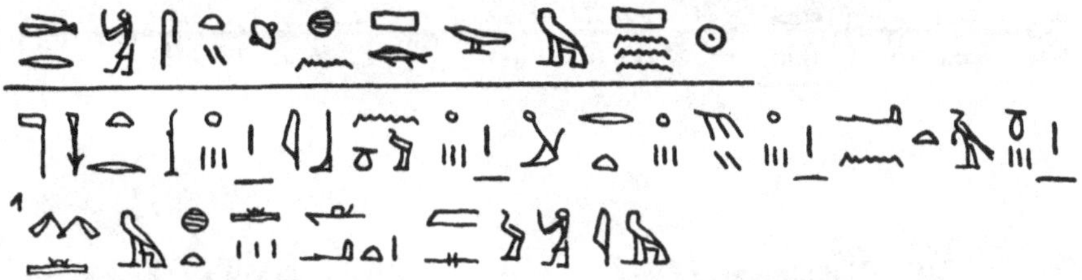

H 150 (10,11–12)

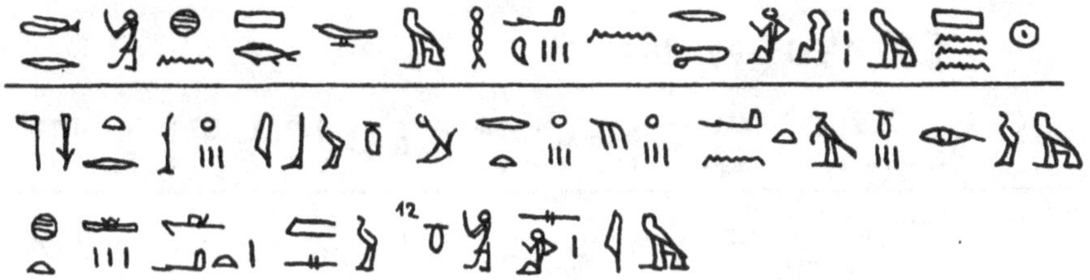

XI B 4 Abführmittel

Eb 713 (87,1–3) = H 152 (10,13–14)

Eb 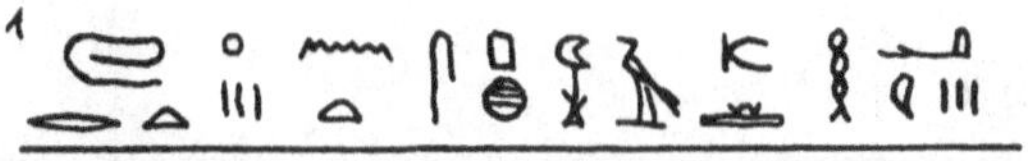

H 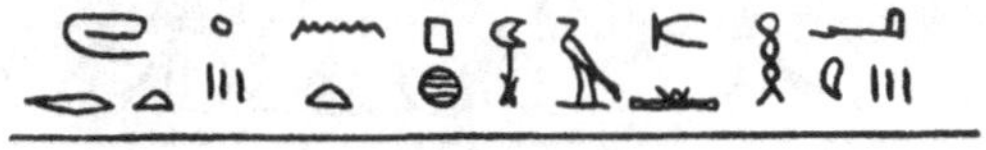

Eb 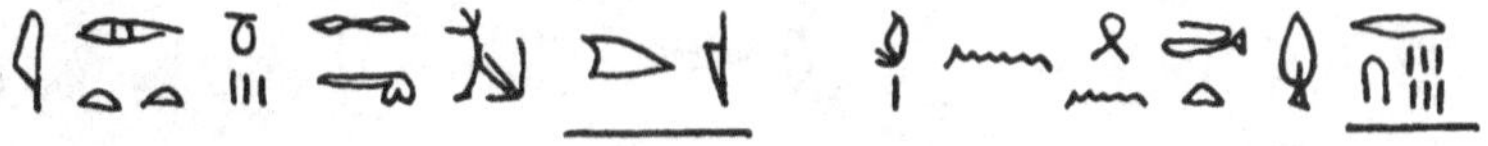

H 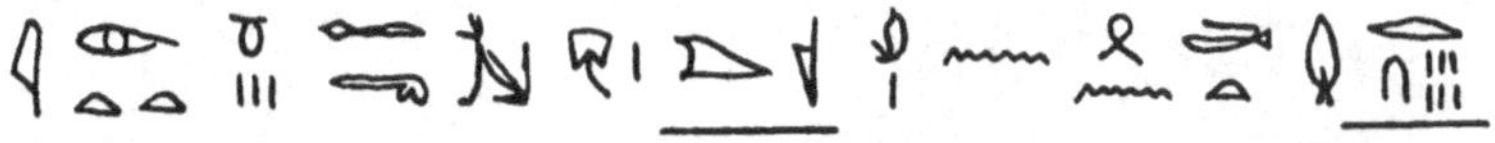

Eb 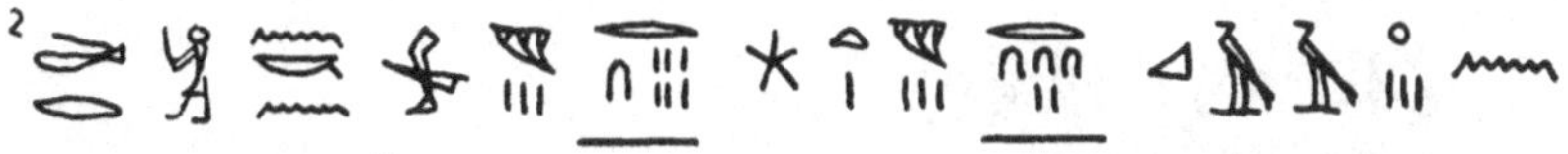

H 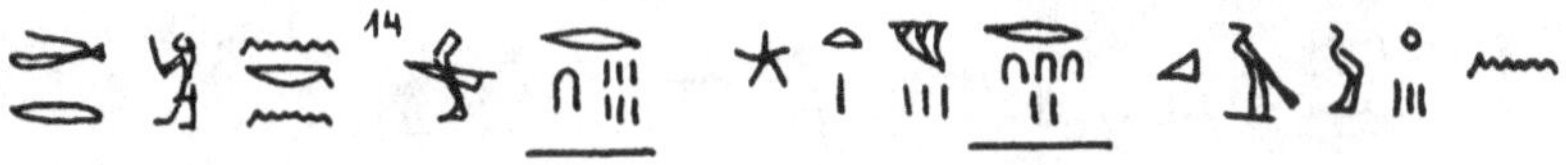

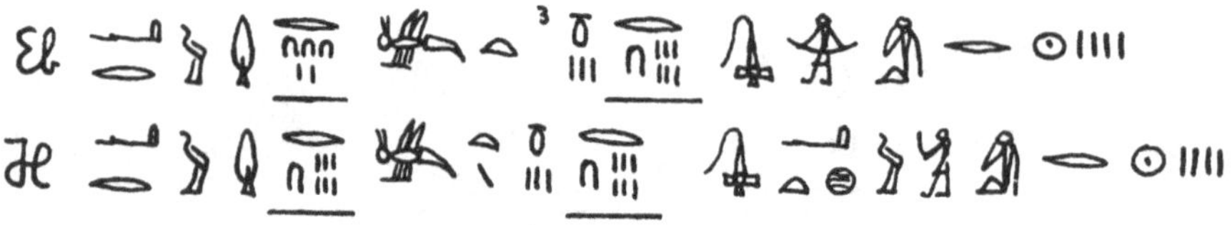

XII Hausmittel gegen schädliche Tiere

Eb 840 (97, 15-16)

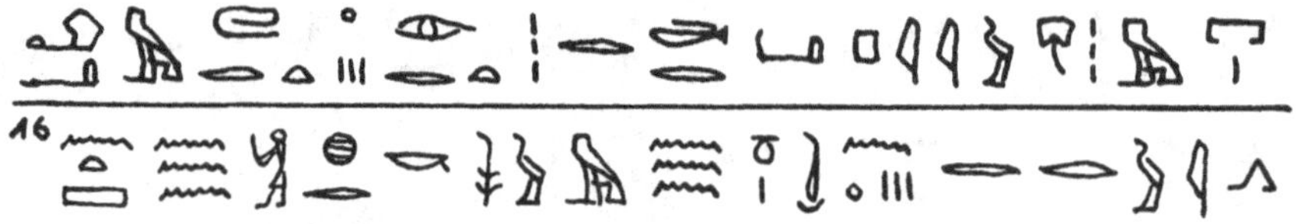

Eb 841 (97, 16-17)

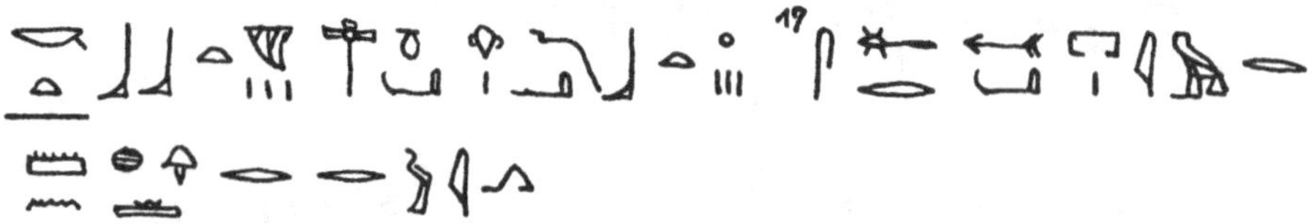

Eb 842 (97, 17-19)

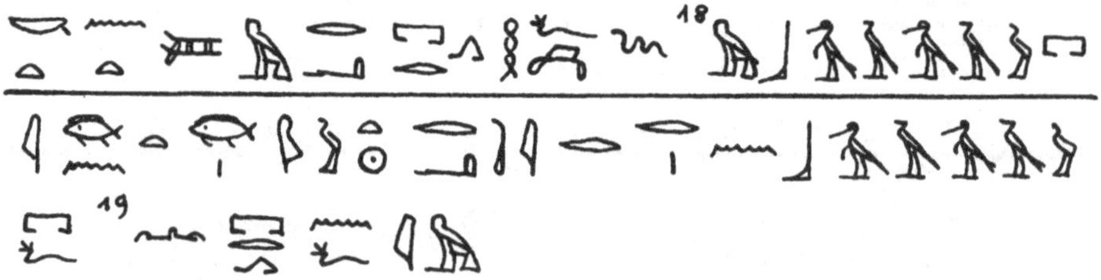

Eb 843 (97, 19)

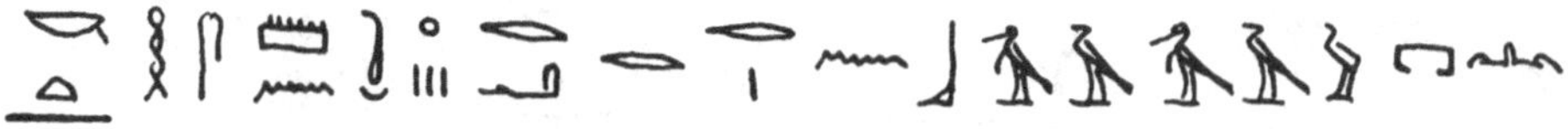

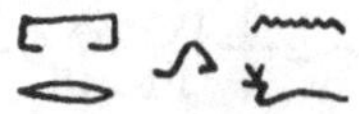

Eb 844 (97, 20)

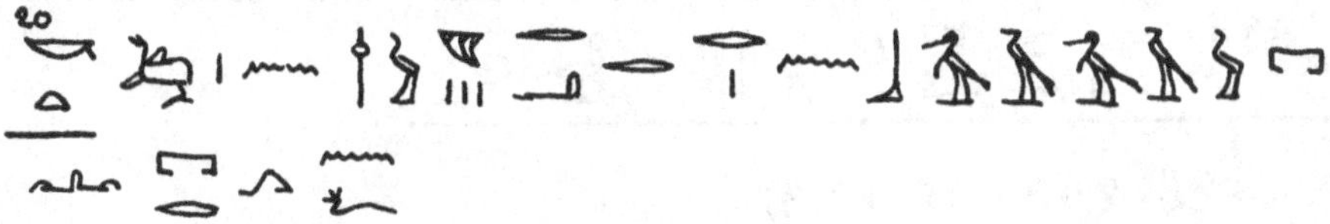

Eb 845 (97, 20-21)

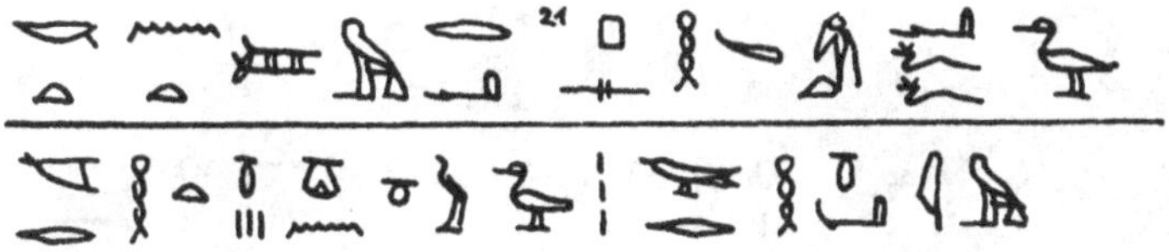

Eb 846 (97, 21-98, 1)

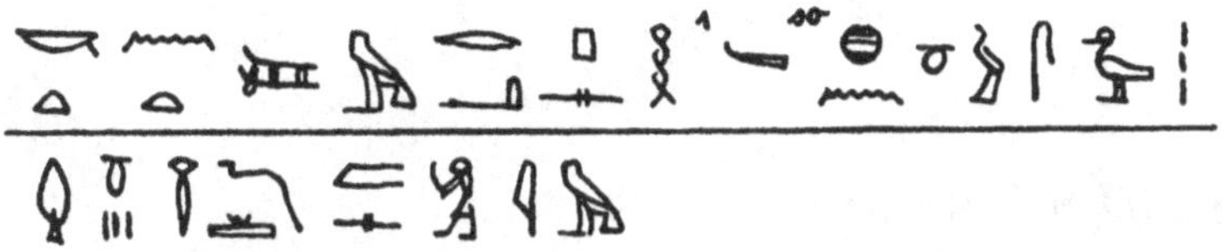

Eb 847 (98, 1-2)

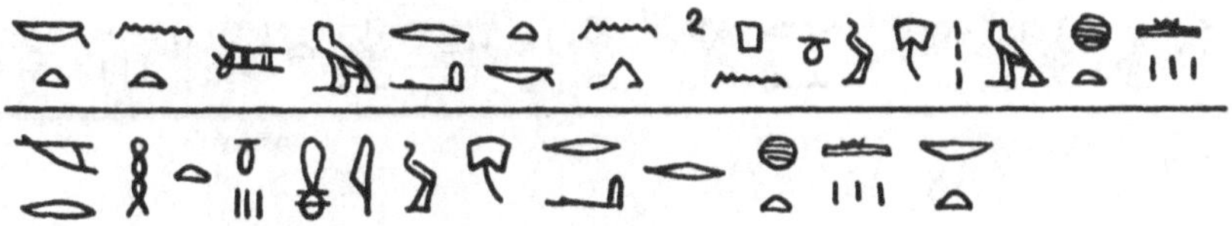

Eb 848 (98, 2-6)

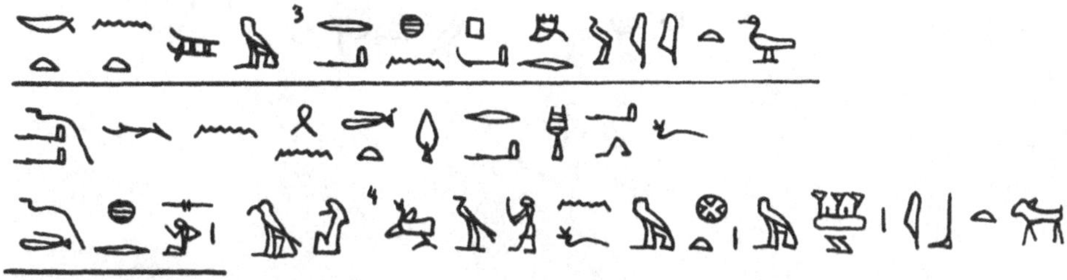

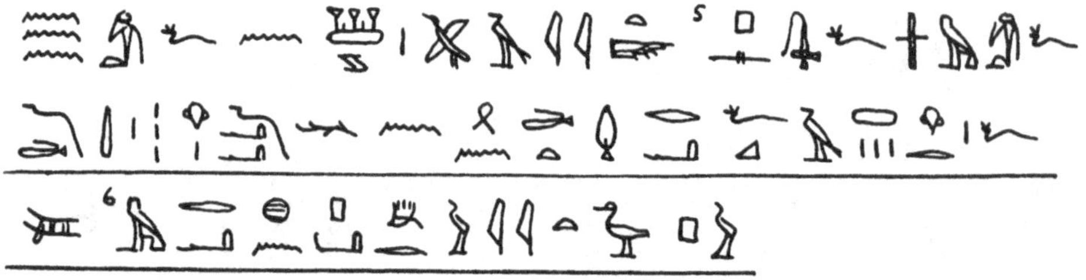

Eb 849 (98, 6-9)

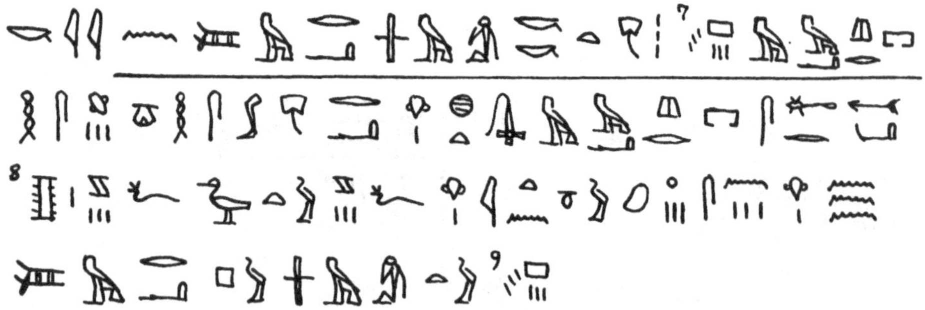

Eb 850 (98, 9-10)

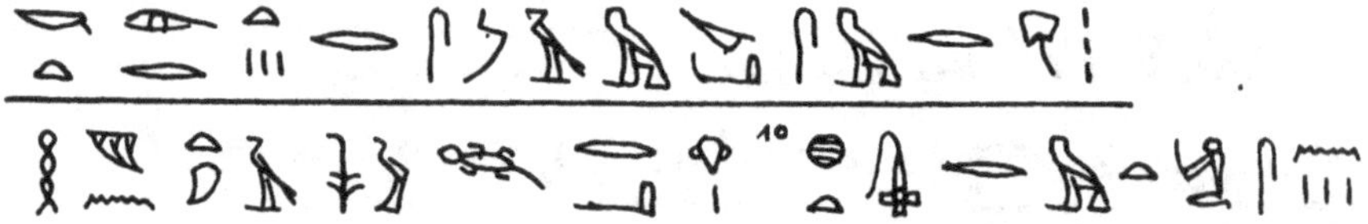

Eb 851 (98, 10-11)

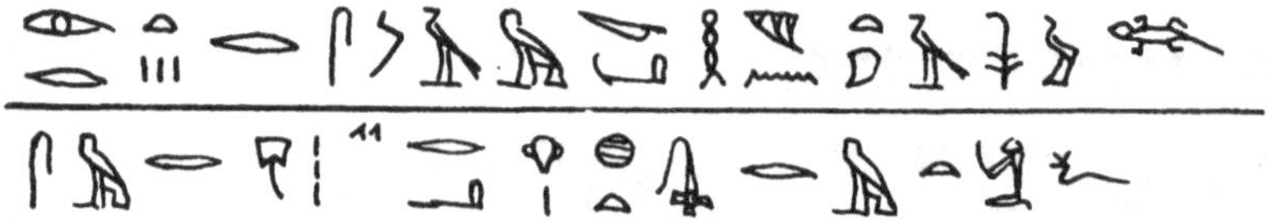

XIII Von der Verwendung der Rizinuspflanze (dgm)

Eb 251 (47, 15 – 48, 3)

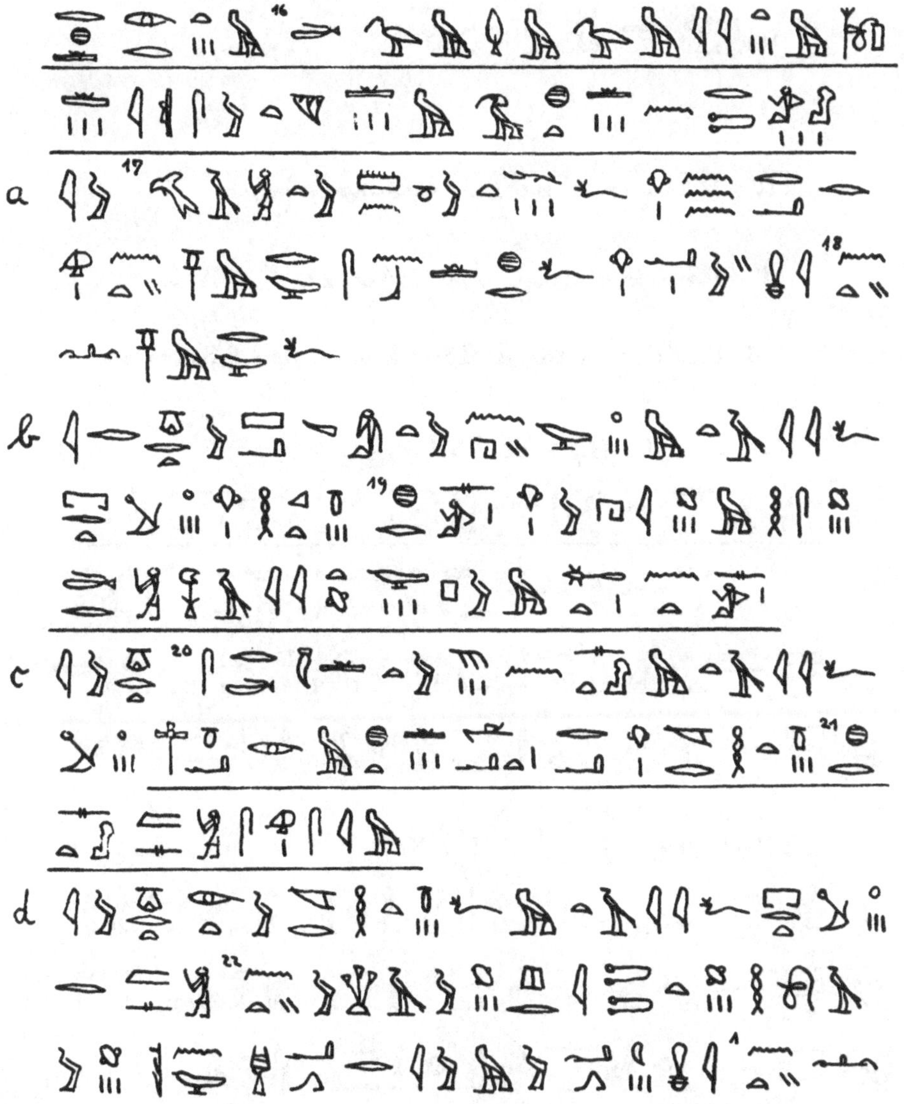

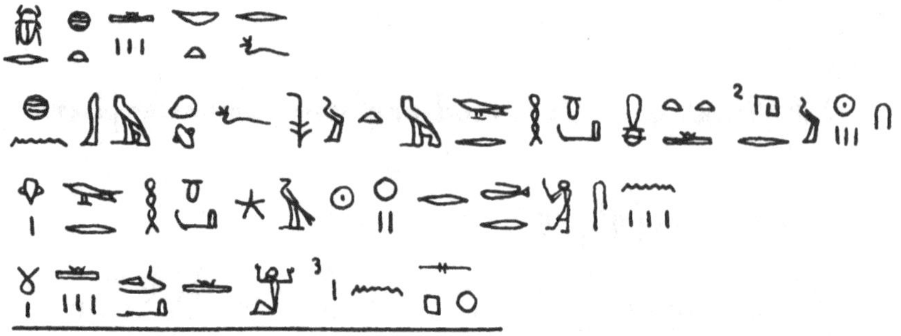

XIV Allgemeine Begleitsprüche

A Anwendung der Mittel

1. Auflegen und Abnehmen der Verbände

Eb 1 (1,1-11) = H 78 (6,5-11)

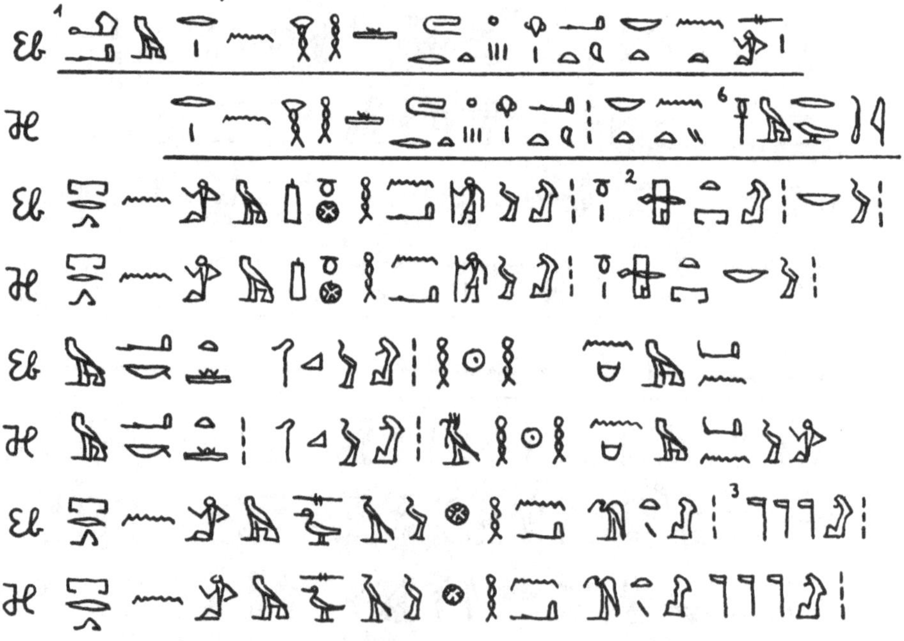

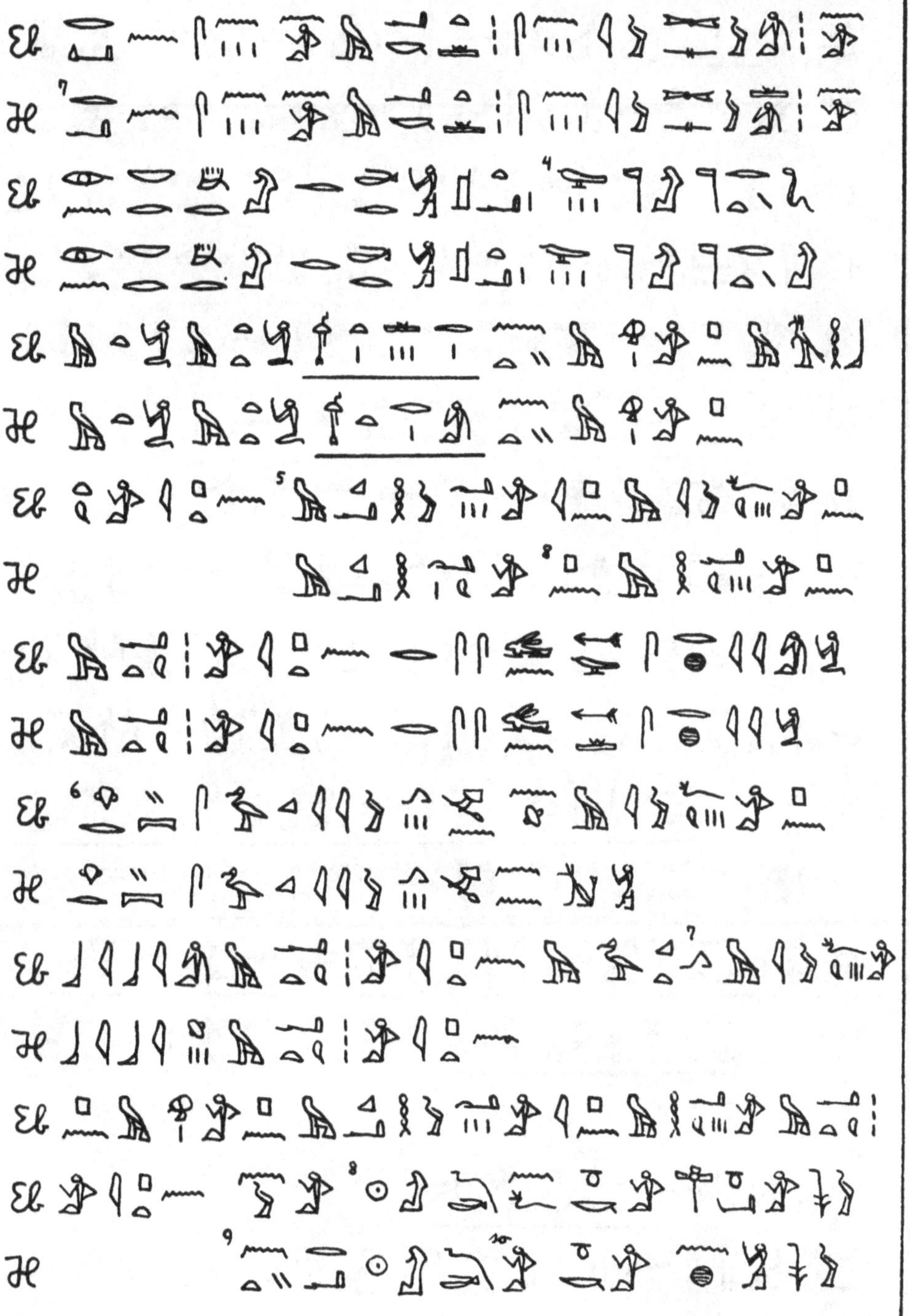

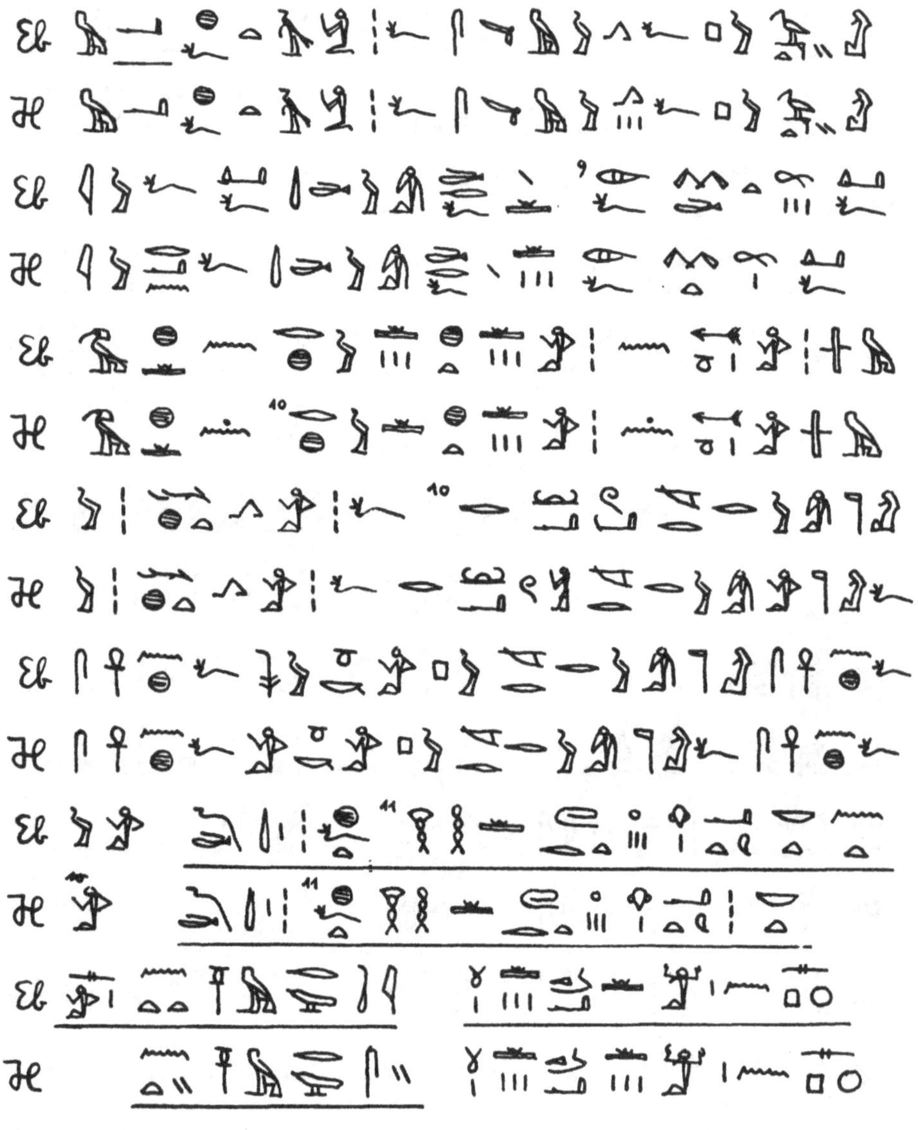

Eb 2 (1,12–2,1)

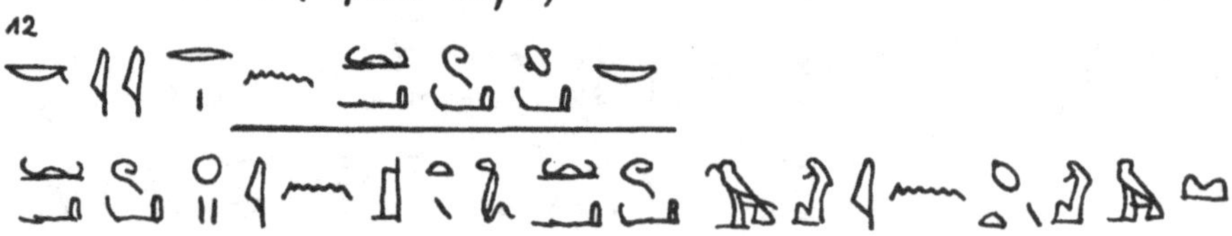

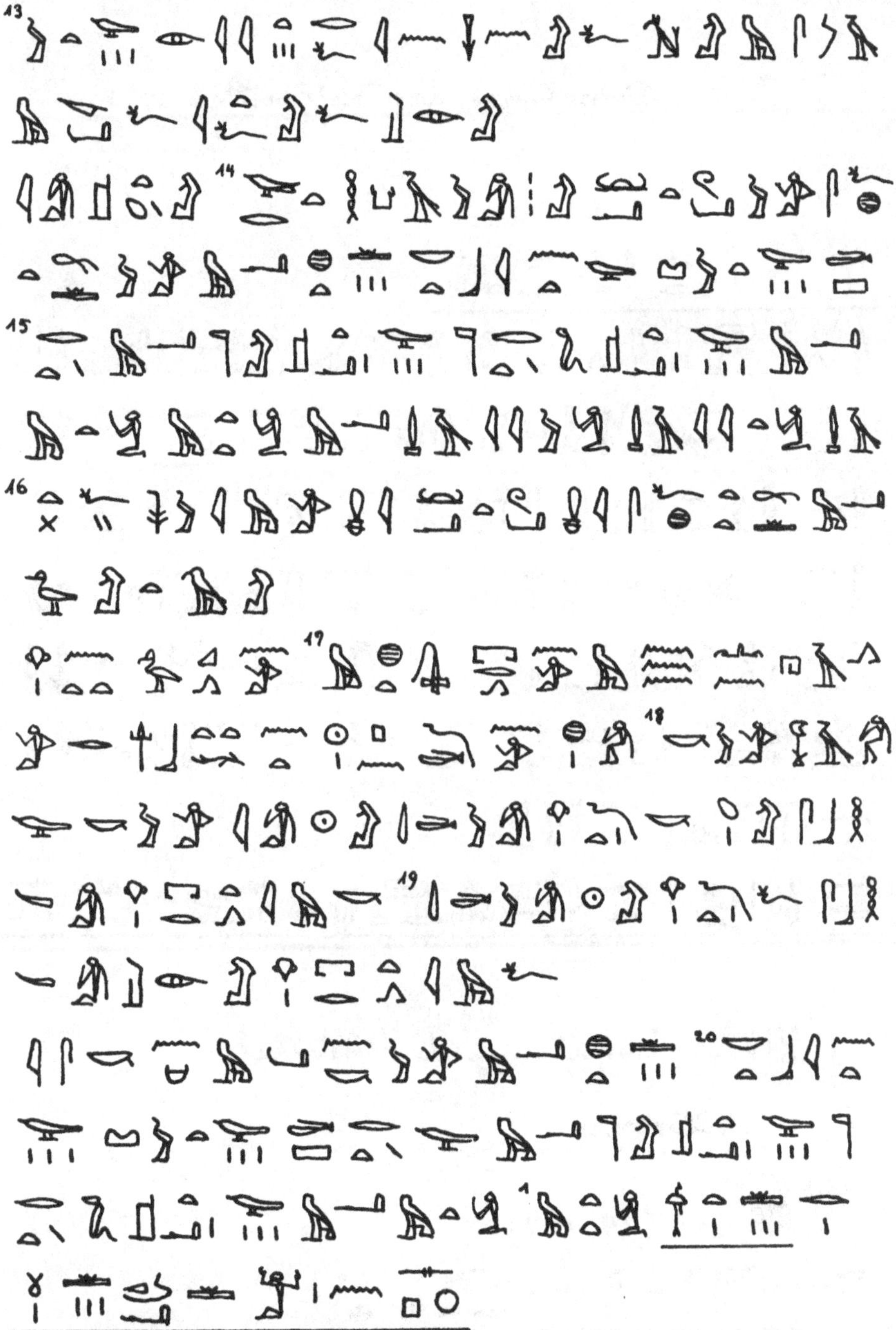

XIV A 2 Einnehmen der Heilmittel

Eb 3 (2,1-6)

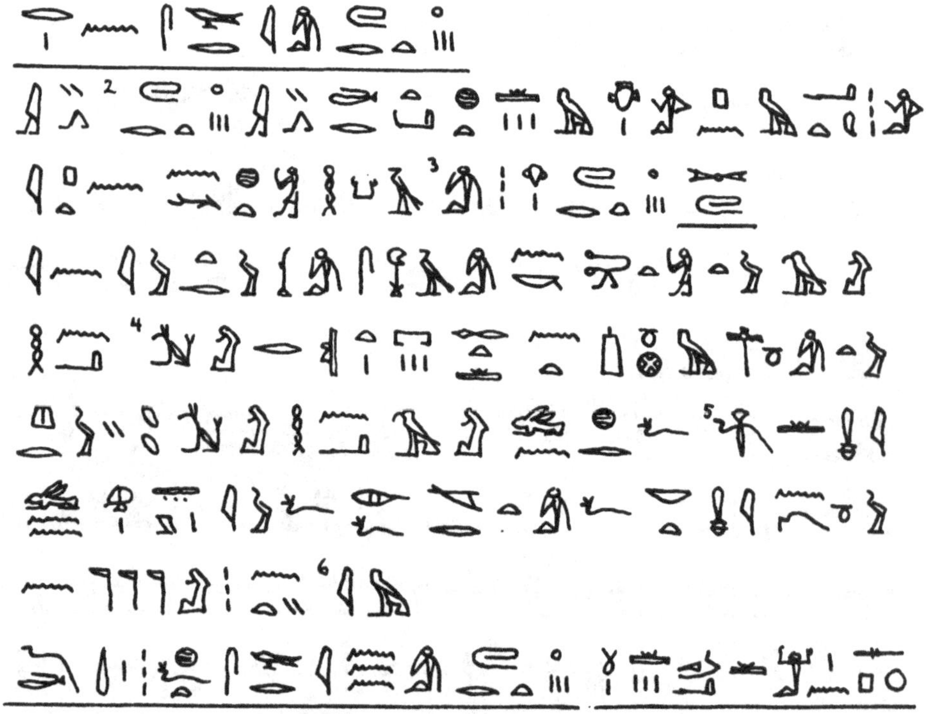

XIV B Bereitung der Mittel

1. Drogen

H 214 (14,4-7)

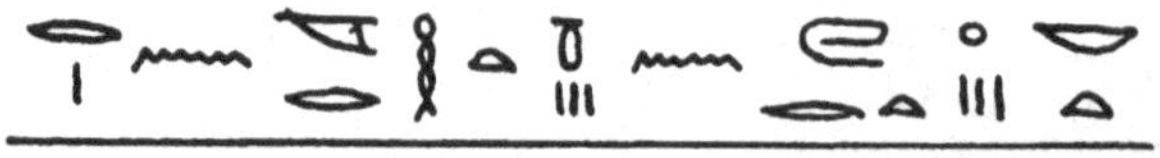

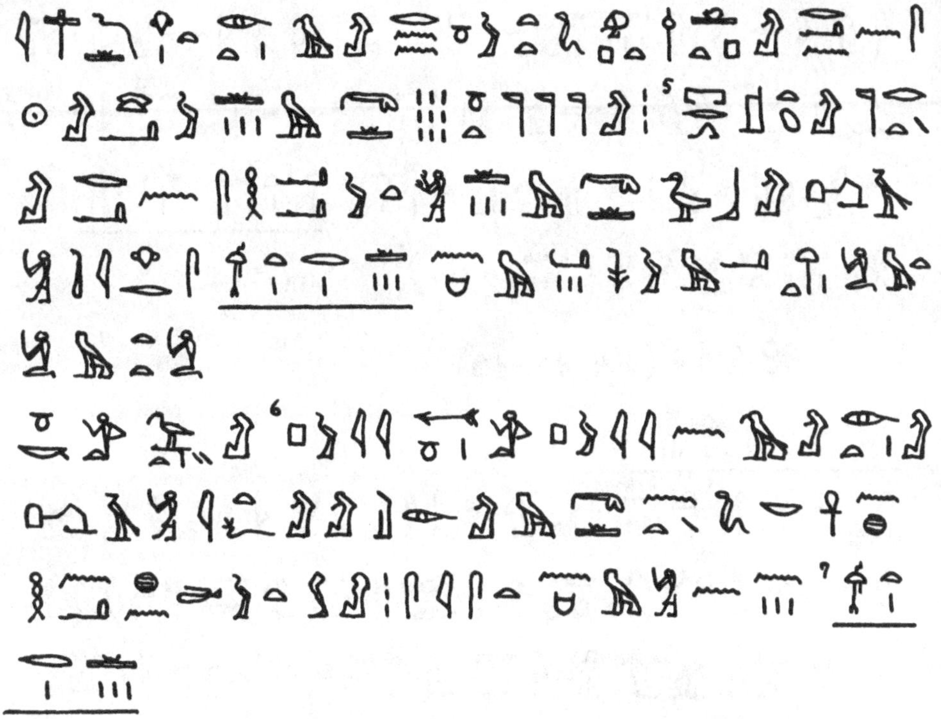

ℋ 215 (14,7–10)

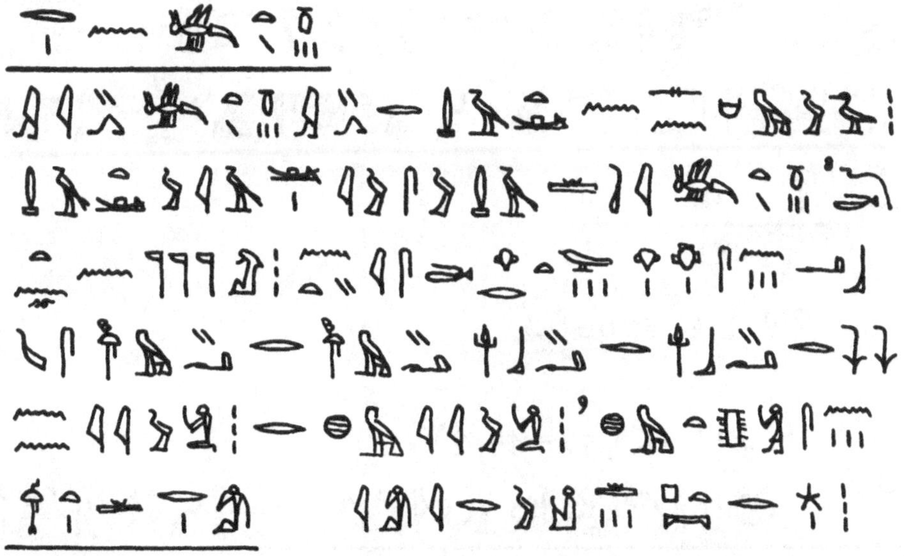

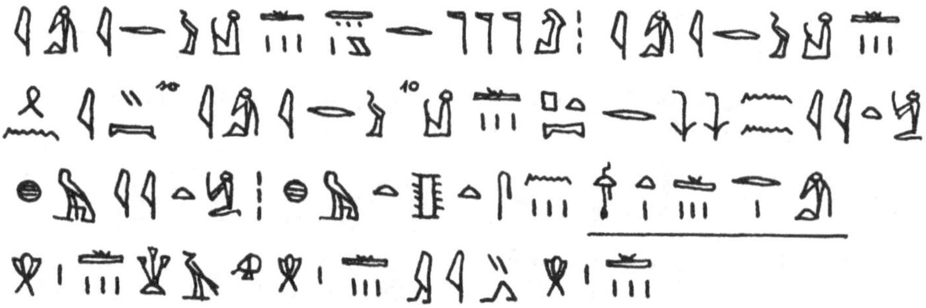

H 216 (14, 10-13)

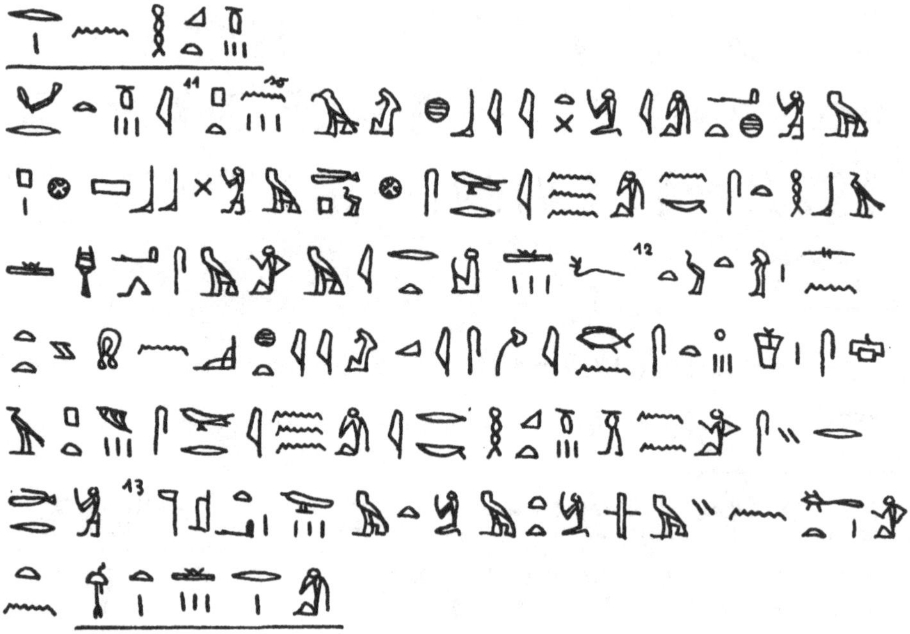

XIV B 2 Maße

H 212 (13, 17–14, 2)

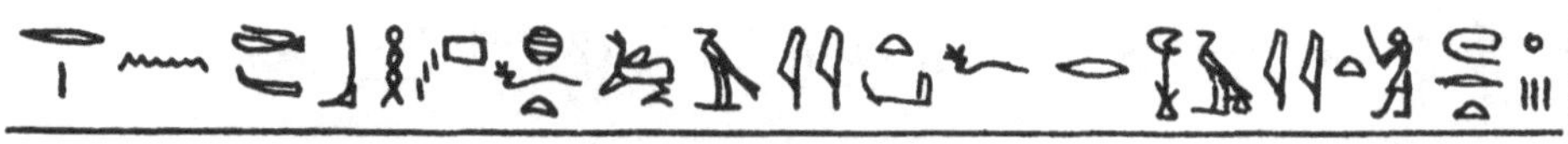

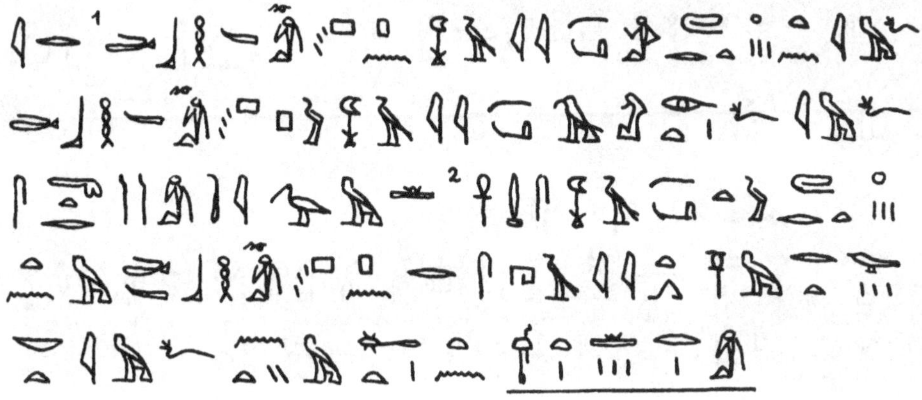

H 213 (14, 2-4)

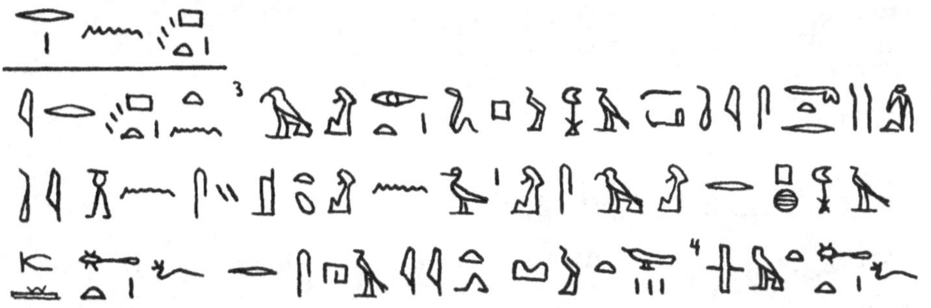

XV Nicht einzugliedernde Texte

A Rezeptfolgen

1. Bln 21–28

Bln 21 (2,7–8)

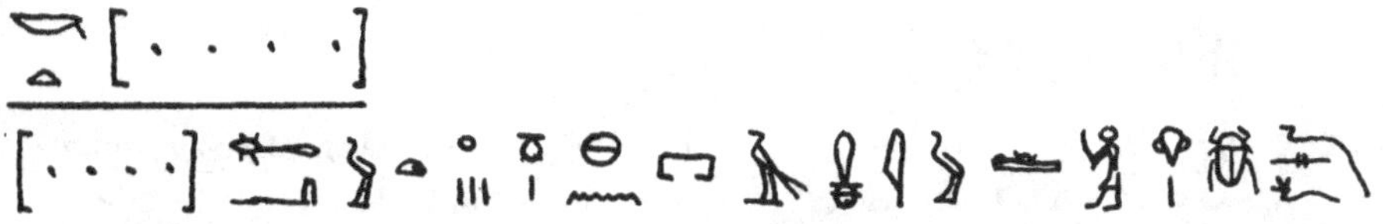

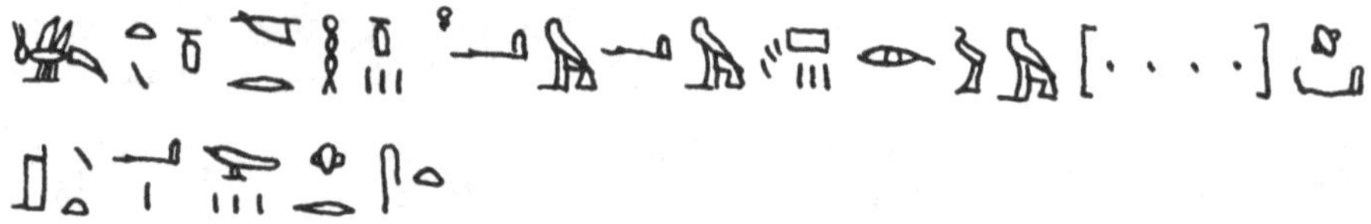

Bln 22 (2, 8-9)

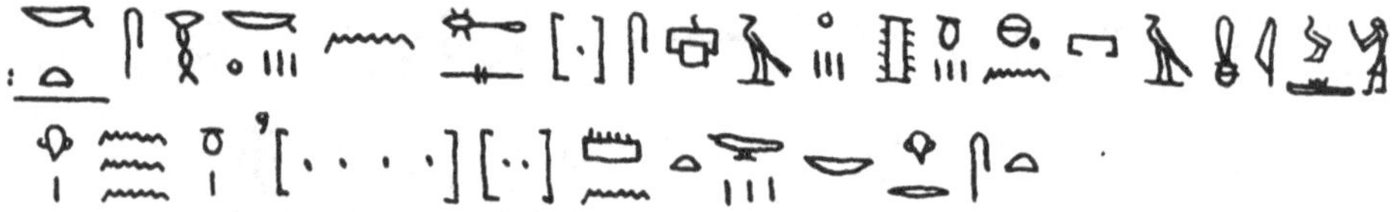

Bln 23 (2, 9-10)

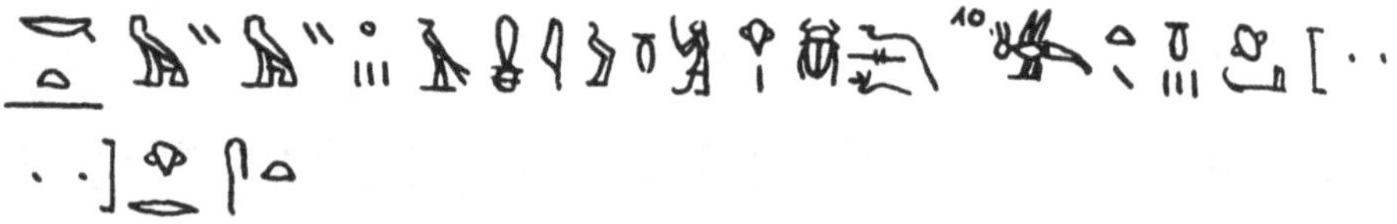

Bln 24 (2, 10-3, 1)

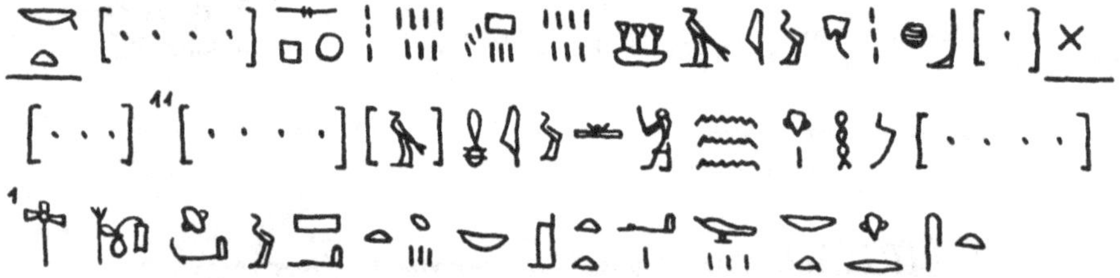

Bln 25 (3, 1)

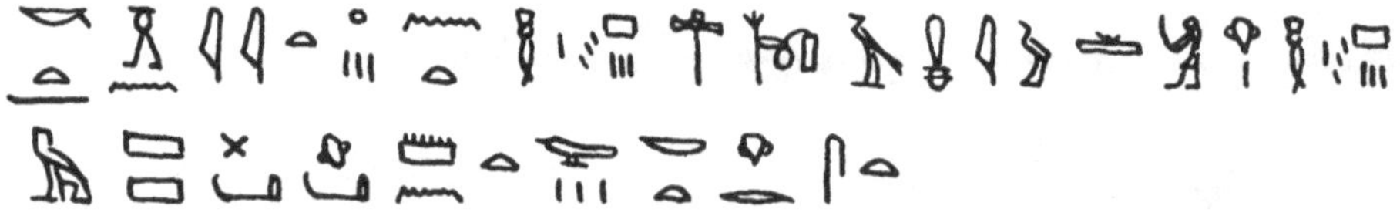

Bln 26 (3, 1-2)

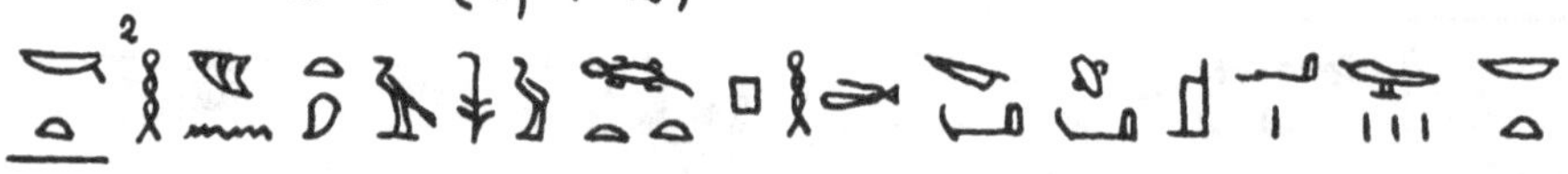

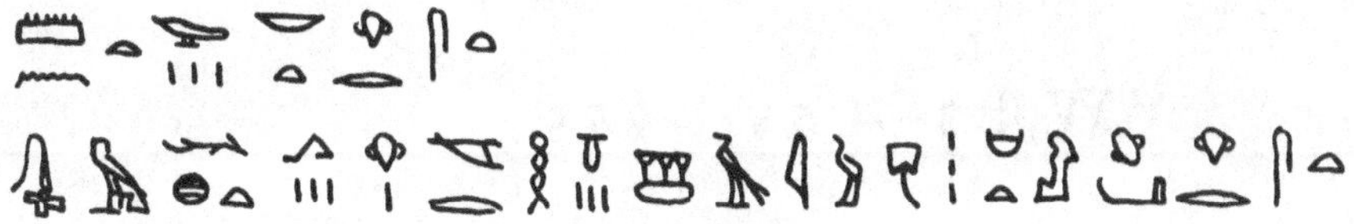

Bln 27 (3,2-3)

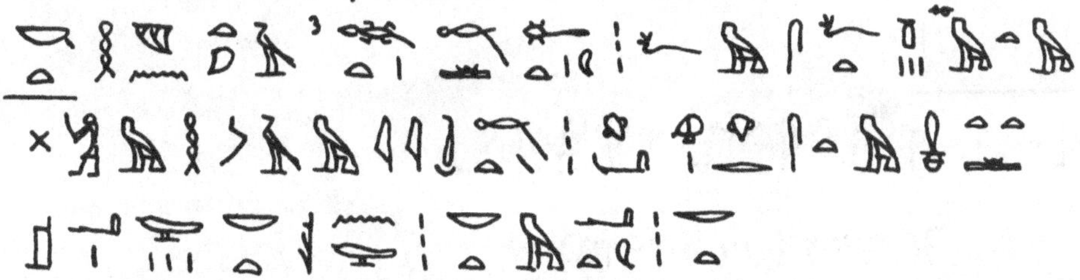

Bln 28 (3,3-4)

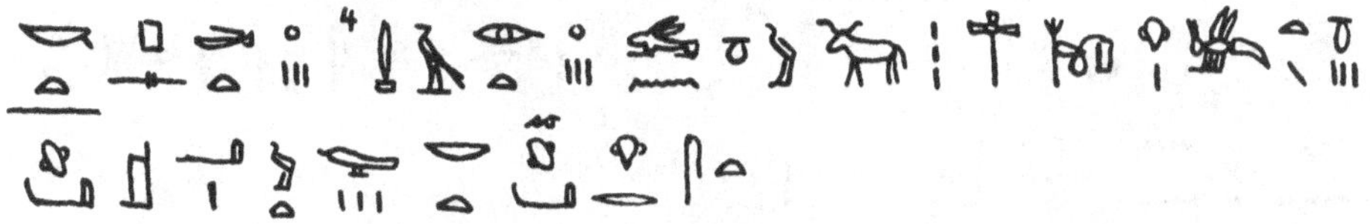

XV A 2 H 5 und H 6

H 5 (1,5)

[. . . .]

[. . . .] 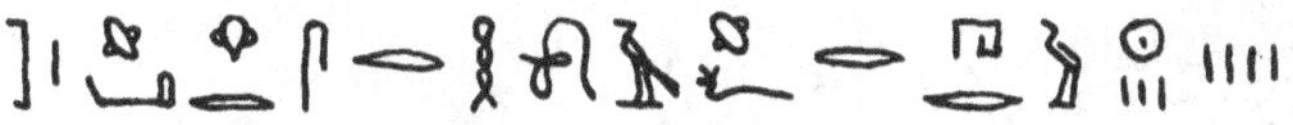

H 6 (1,5-6)

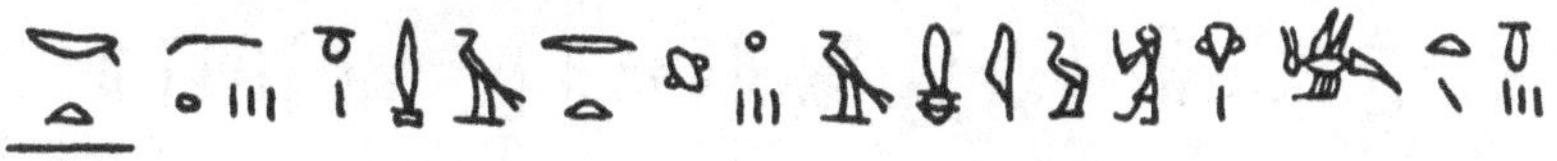

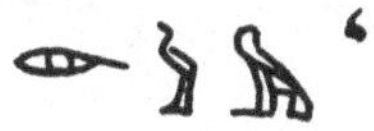 [. . . .]

XV A 3 H 256–259

H 256 (17, 9–10)

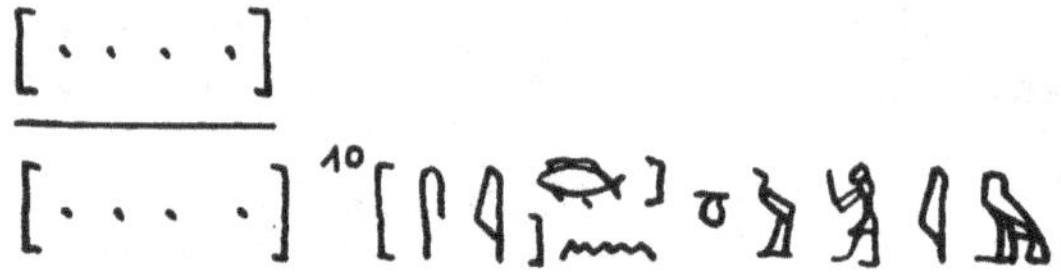

H 257 (17, 10–12)

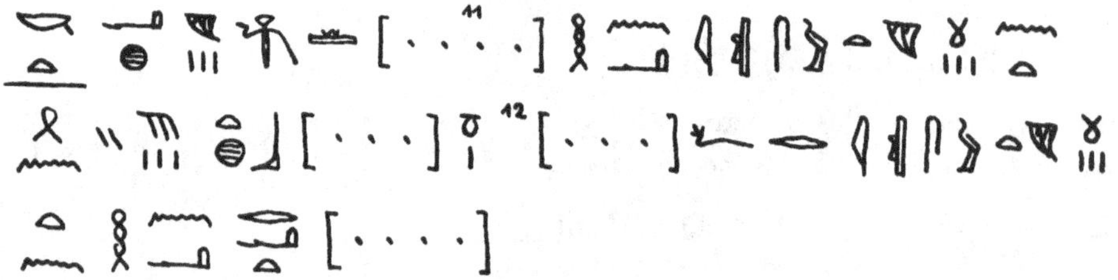

H 258 (17, 12–14)

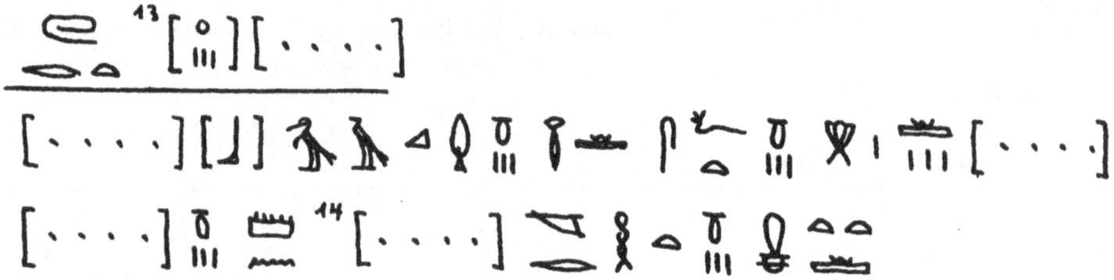

H 259 (17, 14–16)

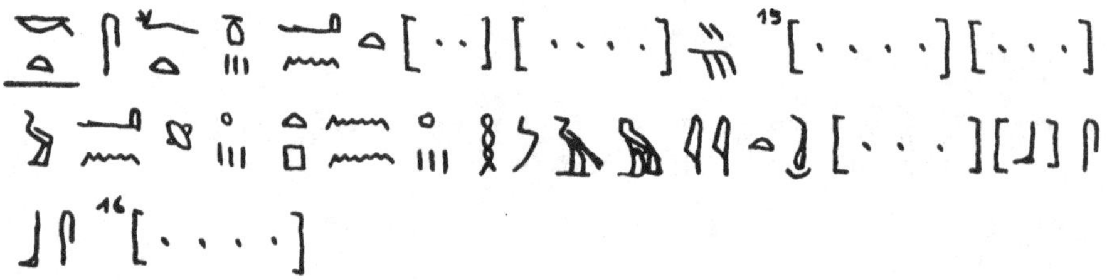

XV A 4 Pap. Louvre E 4864 Rs 1,4-2,1

1, 4-5

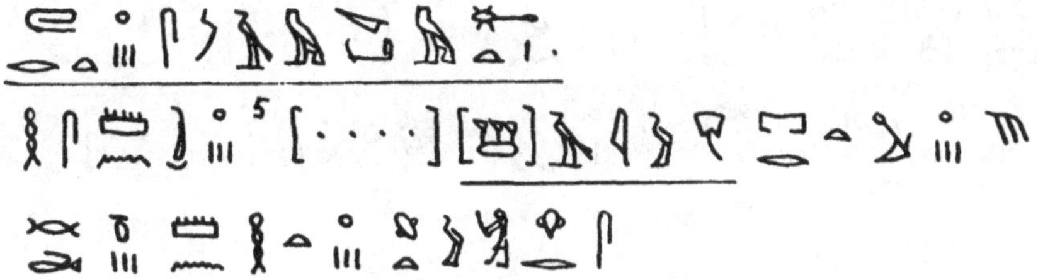

1, 6-7

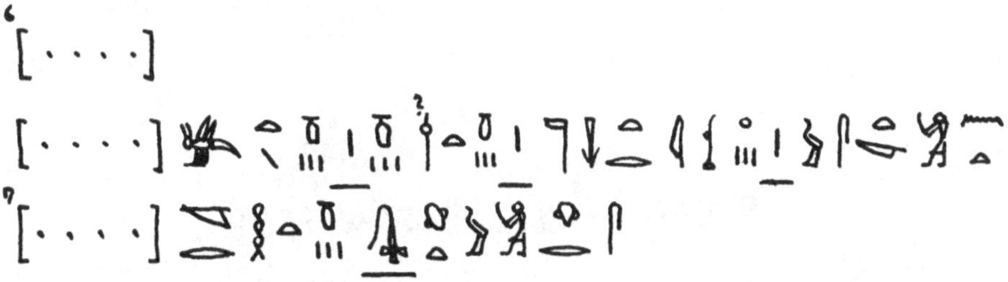

1, 7-8

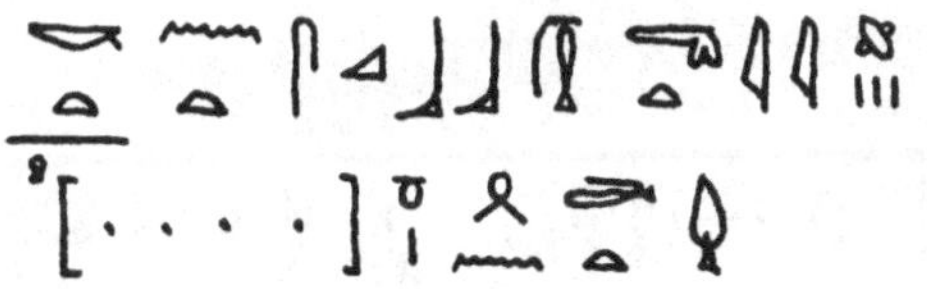

1, 8-9

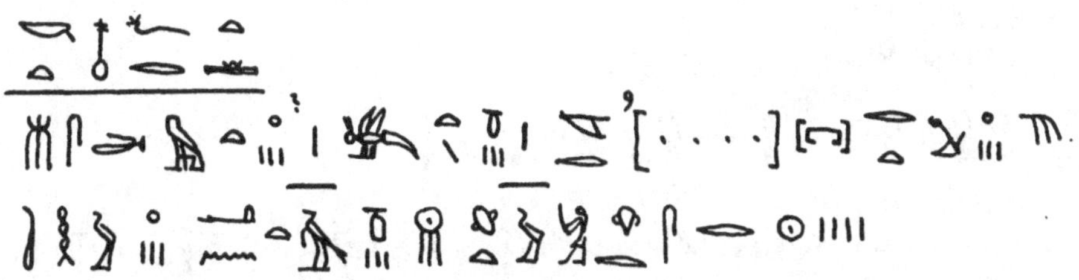

1, 9–10

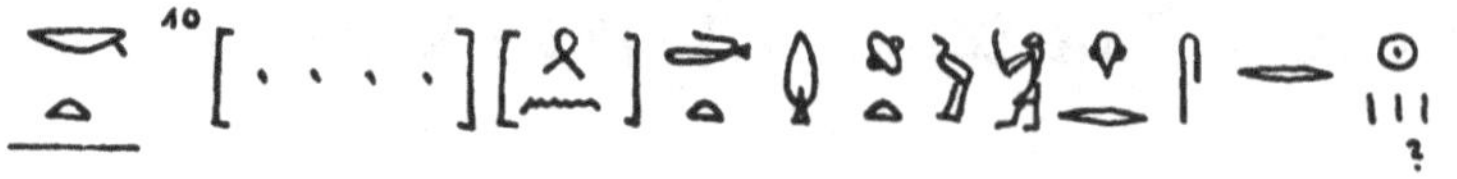

1, 10–12

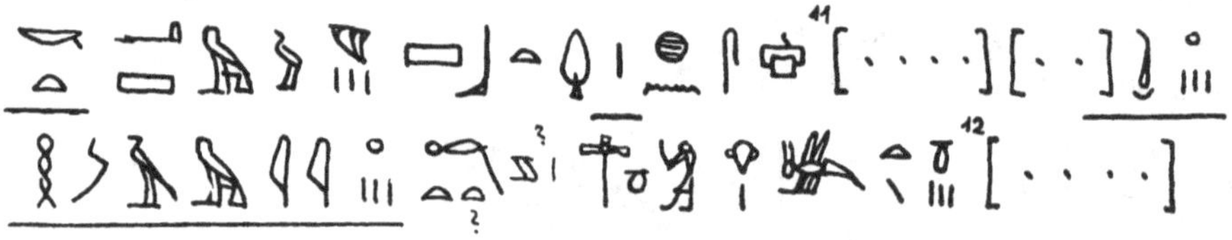

1, 12 – 2, 1

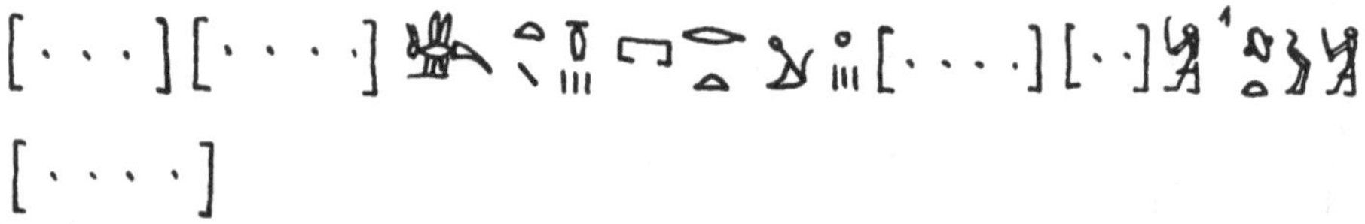

XV A 5 Ostrakon Berlin 5570

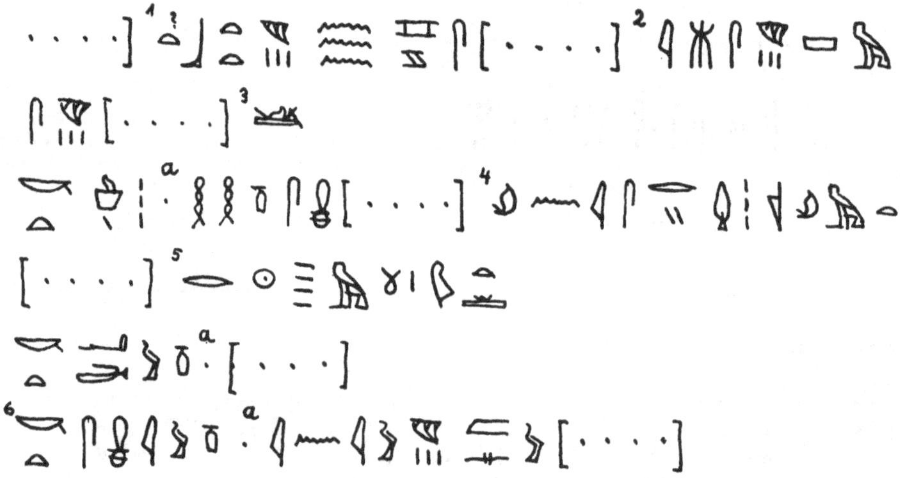

[a] unbekanntes Zeichen (für ein Maß?) – vgl. Hierat. Pap. Berl. III 27.

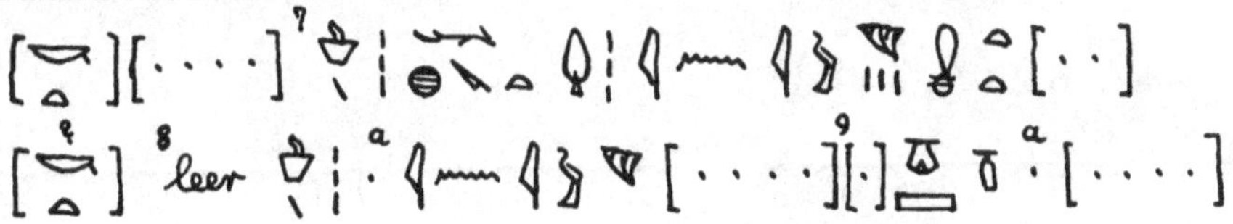

XV A 6 Ram IV C 10–11 und 11–12

Ram IV C 10–11

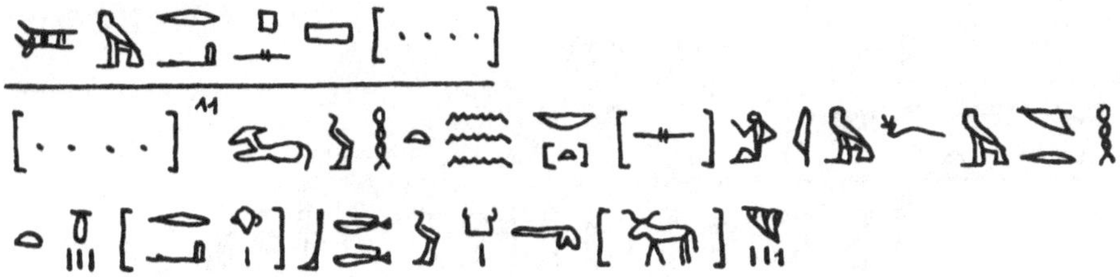

Ram IV C 11–12

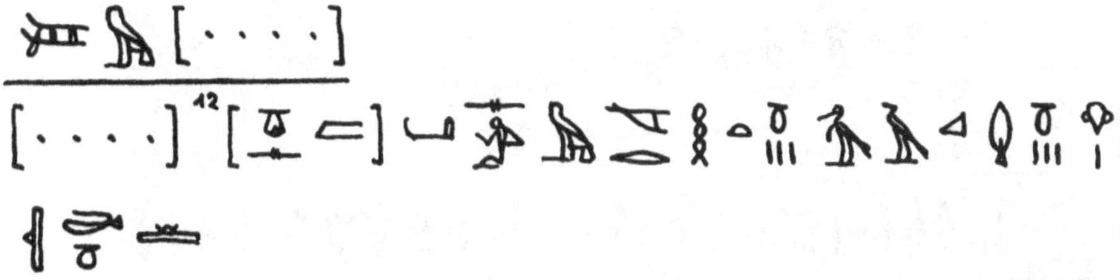

XV A 7 L 11 und L 12

L 11 (4,5–7)

Spruch ohne Überschrift; darin 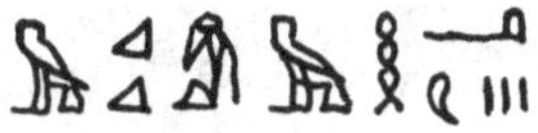

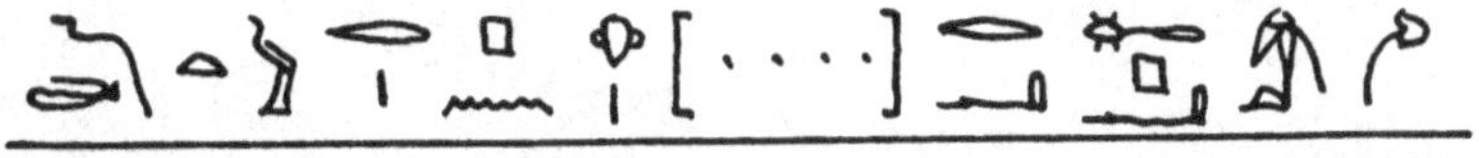

𝓛 12 (4,7–8)

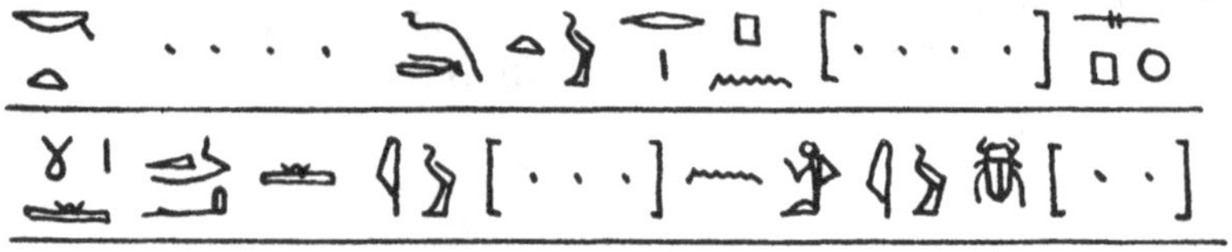

XV B Einzeltexte

ℋ 246 (16,10–11)

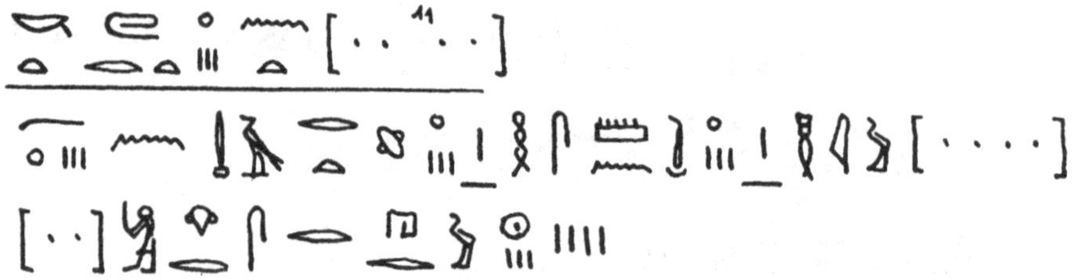

ℋ 248 (16,12–13)

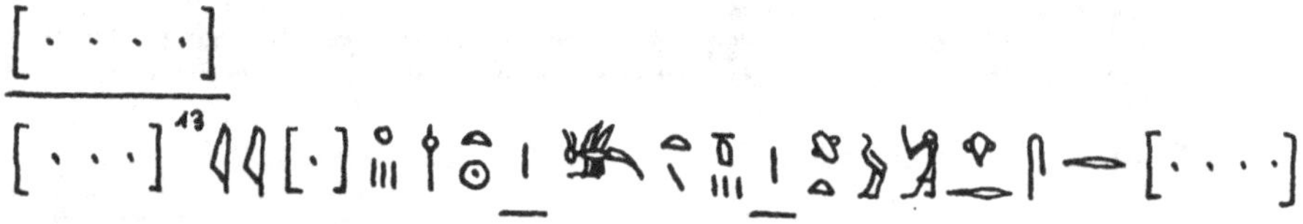

Ram IV E I 2–3

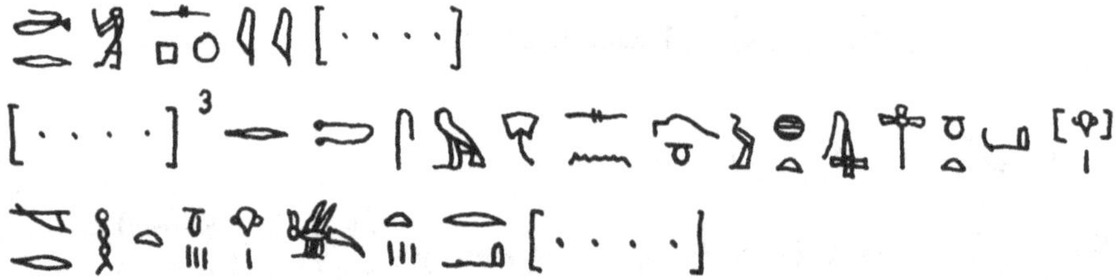

Ram IV E I 1–2

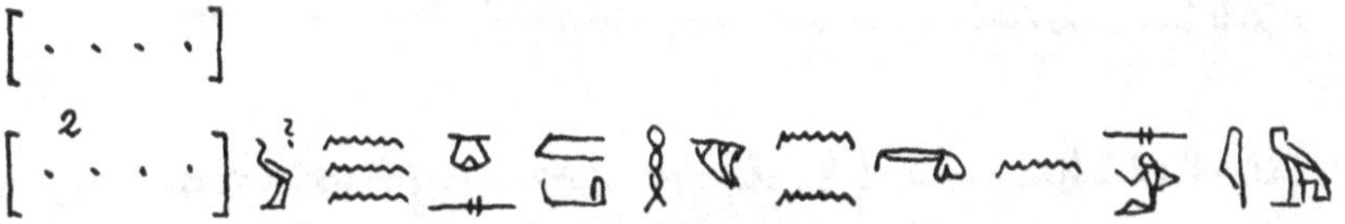

Ram III B 5–6

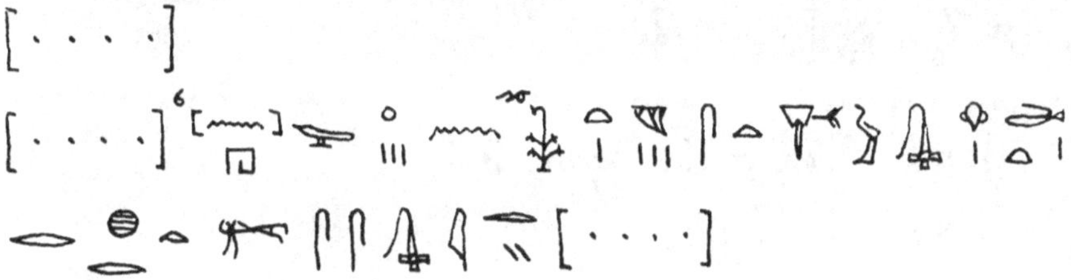

Ram III B 3–4

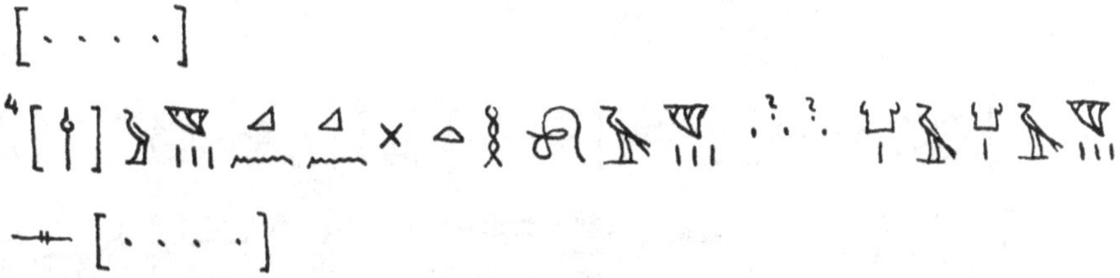

Pap. Leiden Verso XIX

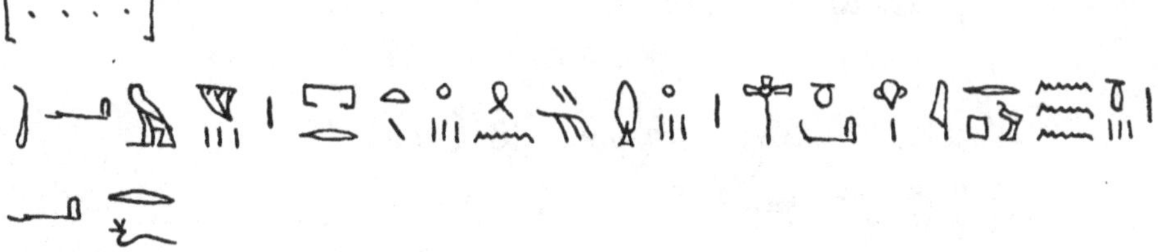

XVI Anhang

Tierheilkunde (Veterinärpapyrus Kahun)

Kah. Veter. Fragm. A

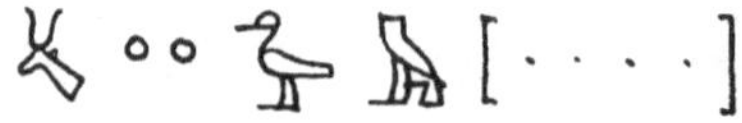

Kah. Veter. Fragm. B

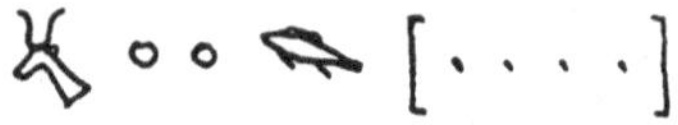

Kah. Veter. Fragm. C + H (5-10)

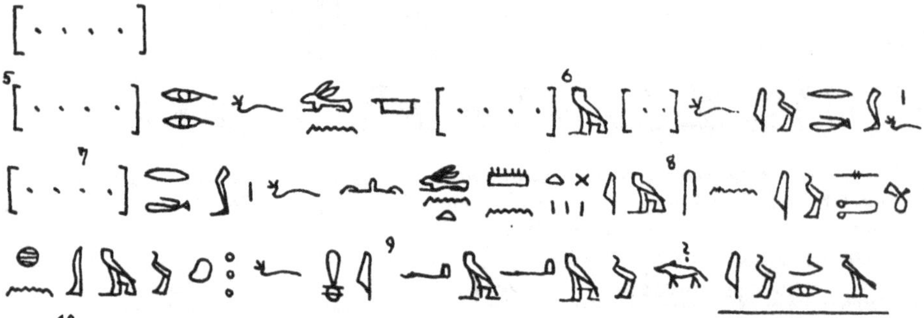

10 [. . . .] Rest der Zeile leer

Kah. Veter. Fragm. H (11)

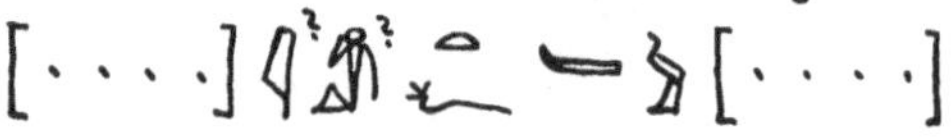

Kah. Veter. Fragm. D (12-15)

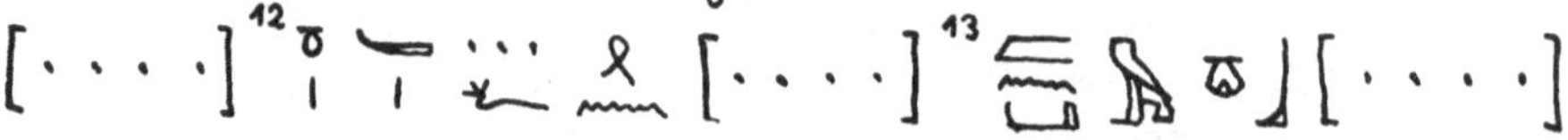

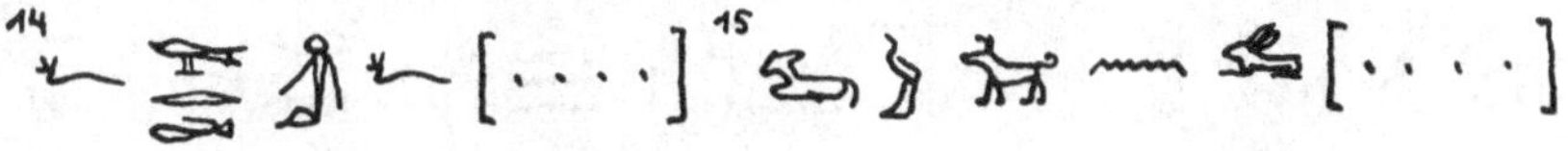

Kah. Veter. (17–33)

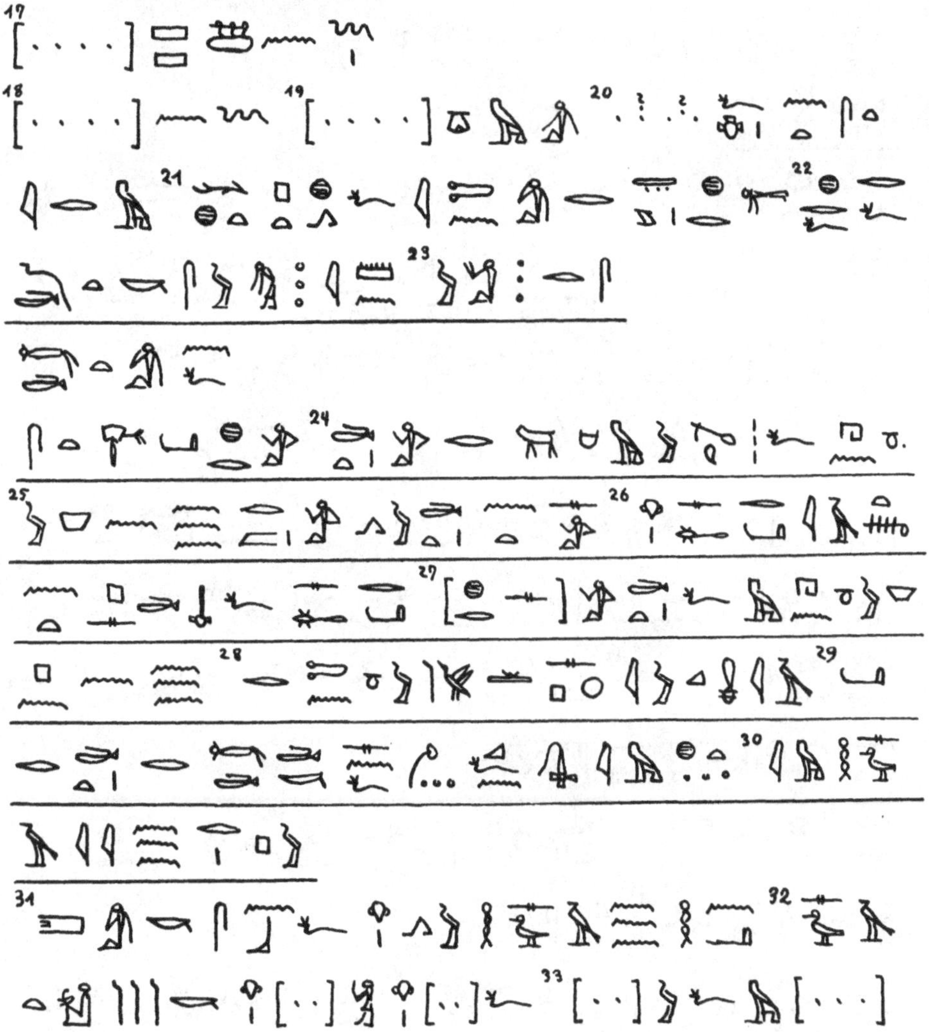

Kah. Veter. (34–56)

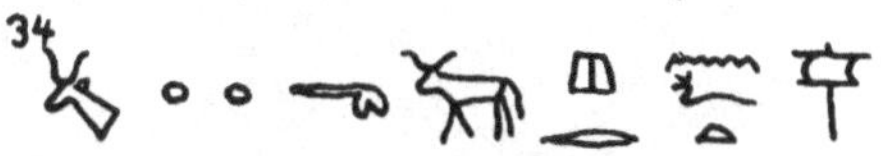

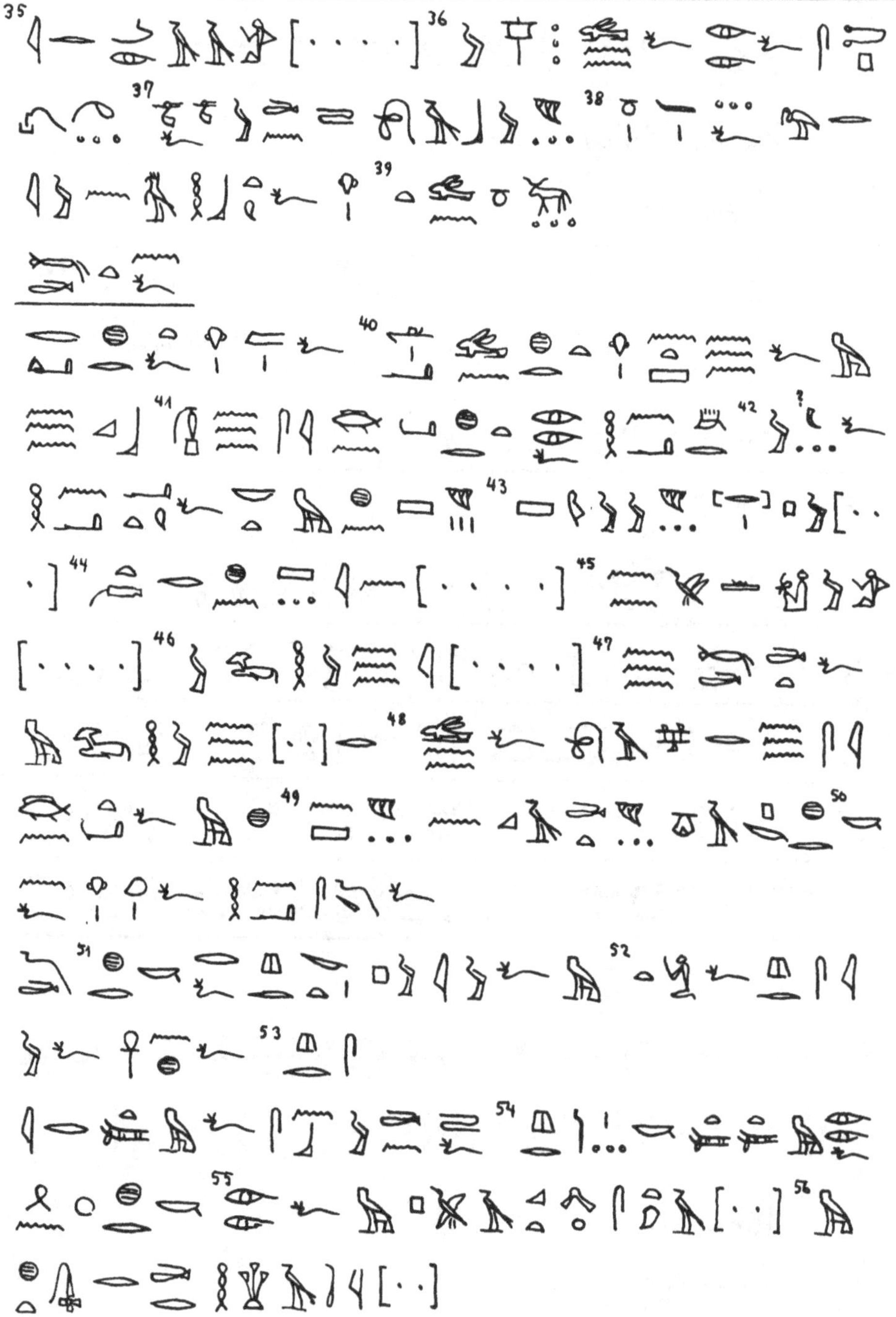

Kah. Veter. (57-69)

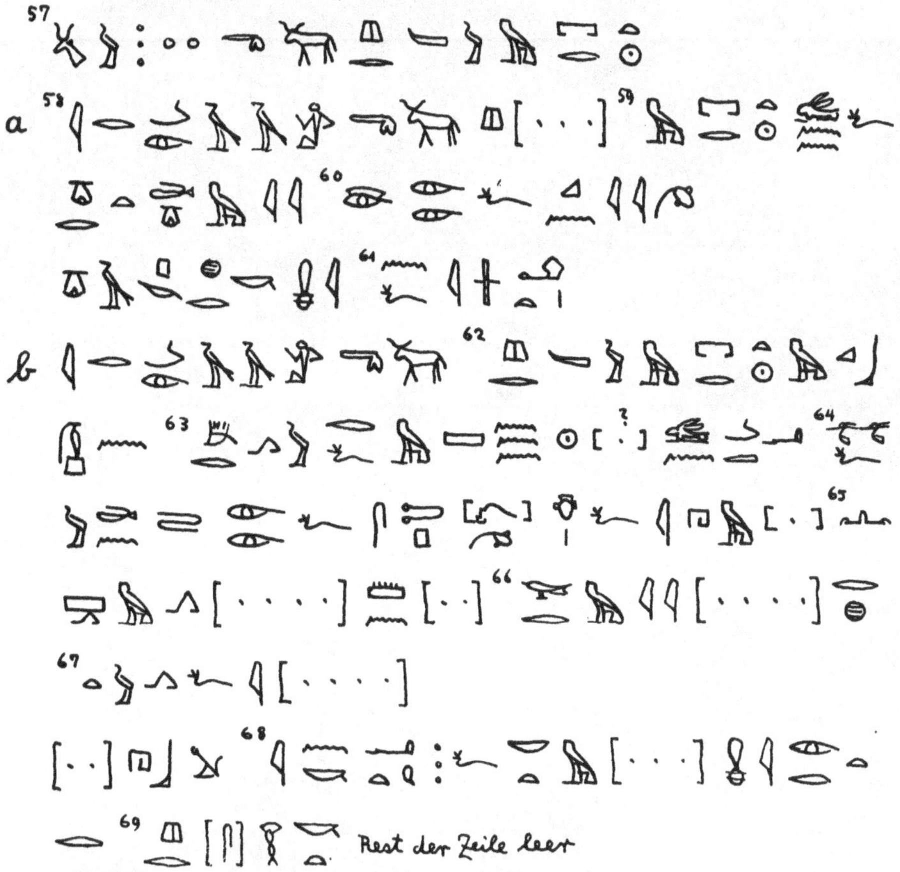

Nachweis der Einzeltexte

Nachweis der Einzeltexte

Pap. Berlin 3038

Bln 1	(1,1)	IV 112	V 197	Bln 31	(3,6–7)	IV 165	V 289
Bln 2	(1,1)	IV 110	V 193	Bln 32	(3,7)	IV 165	V 289
Bln 3	(1,2)	IV 112	V 197	Bln 33	(3,7–8)	IV 165	V 290
Bln 4	(1,2–3)	IV 111	V 194	Bln 34	(3,8)	IV 164	V 287
Bln 5	(1,3–4)	IV 112	V 197	Bln 35	(3,8–11)	IV 65	V 110
Bln 6	(1,4–5)	IV 113	V 197	Bln 36	(3,11–12)	IV 163	V 286
Bln 7	(1,5–6)	IV 113	V 198	Bln 37	(3,12)	IV 166	V 290
Bln 8	(1,6)	IV 113	V 198	Bln 38	(3,12–4,1)	IV 163	V 285
Bln 9	(1,6–7)	IV 113	V 198	Bln 39	(4,1–2)	IV 166	V 290
Bln 10	(1,7–9)	IV 113	V 198	Bln 40	(4,2)	IV 166	V 290
Bln 11	(1,9)	IV 113	V 199	Bln 41	(4,2)	IV 165	V 289
Bln 12	(1,9–11)	IV 113	V 199	Bln 42	(4,3–4)	IV 166	V 290
Bln 13	(1,11–2,1)	IV 284	V 488	Bln 43	(4,4)	IV 166	V 290
Bln 14	(2,1–2)	IV 284	V 488	Bln 44	(4,4–5)	IV 165	V 289
Bln 15	(2,2–3)	IV 284	V 489	Bln 45	(4,5)	IV 166	V 291
Bln 16	(2,3)	IV 284	V 489	Bln 46	(4,5–8)	IV 167	V 292
Bln 17	(2,3–4)	IV 284	V 488	Bln 47	(4,8)	IV 165	V 289
Bln 18	(2,4–5)	IV 284	V 488	Bln 48	(4,8–11)	IV 139	V 243
Bln 19	(2,5)	IV 254	V 434	Bln 49	(4,11–12)	IV 32	V 56
Bln 20	(2,5–7)	IV 254	V 434	Bln 50	(4,12)	IV 32	V 57
Bln 21	(2,7–8)	IV 312	V 537	Bln 51	(4,12–5,1)	IV 20	V 35
Bln 22	(2,8–9)	IV 312	V 538	Bln 52	(5,1–4)	IV 239	V 412
Bln 23	(2,9–10)	IV 312	V 538	Bln 53	(5,4–5)	IV 239	V 412
Bln 24	(2,10–3,1)	IV 312	V 538	Bln 54	(5,5–6)	IV 239	V 412
Bln 25	(3,1)	IV 312	V 538	Bln 55	(5,6–7)	IV 239	V 413
Bln 26	(3,1–2)	IV 312	V 538	Bln 56	(5,7–8)	IV 139	V 243
Bln 27	(3,2–3)	IV 313	V 539	Bln 57	(5,8–9)	IV 240	V 413
Bln 28	(3,3–4)	IV 313	V 539	Bln 58	(5,9–11)	IV 151	V 265
Bln 29	(3,5)	IV 164	V 287	Bln 59	(5,11–12)	IV 151	V 265
Bln 30	(3,5–6)	IV 294	V 506	Bln 60	(5,12–6,1)	IV 152	V 265

Bln 61	(6,1–2)	IV 152	V 266
Bln 62	(6,2)	IV 152	V 266
Bln 63	(6,3)	IV 152	V 266
Bln 64	(6,3–5)	IV 152	V 266
Bln 65	(6,5)	IV 152	V 266
Bln 66	(6,6)	IV 261	V 447
Bln 67	(6,7)	IV 261	V 447
Bln 68	(6,8–9)	IV 261	V 447
Bln 69	(6,9–10)	IV 261	V 447
Bln 70	(6,10–11)	IV 63	V 107
Bln 71	(6,11)	IV 63	V 107
Bln 72	(7,1)	IV 261	V 448
Bln 73	(7,1)	IV 261	V 448
Bln 74	(7,1–2)	IV 13	V 23
Bln 75	(7,2–3)	IV 67	V 115
Bln 76	(7,4–5)	IV 65	V 111
Bln 77	(7,5)	IV 98	V 171
Bln 78	(7,6)	IV 212	V 368
Bln 79	(7,7)	IV 212	V 368
Bln 80	(7,7–8)	IV 249	V 426
Bln 81	(7,8)	IV 249	V 426
Bln 82	(7,8)	IV 249	V 427
Bln 83	(7,8–9)	IV 249	V 427
Bln 84	(7,9–10)	IV 249	V 427
Bln 85	(7,10–11)	IV 249	V 427
Bln 86	(7,11)	IV 250	V 427
Bln 87	(7,11–12)	IV 250	V 427
Bln 88	(7,12–8,1)	IV 250	V 428
Bln 89	(8,1–2)	IV 262	V 448
Bln 90	(8,2)	IV 262	V 448
Bln 91	(8,2–3)	IV 262	V 448
Bln 92	(8,3–4)	IV 262	V 449
Bln 93	(8,4)	IV 262	V 449
Bln 94	(8,4–5)	IV 262	V 449
Bln 95	(8,5–6)	IV 262	V 449
Bln 96	(8,6)	IV 262	V 449
Bln 97	(8,6–7)	IV 249	V 426
Bln 98	(8,7–8)	IV 263	V 450
Bln 99	(8,8–9)	IV 263	V 450
Bln 100	(8,9–10)	IV 263	V 450
Bln 101	(8,10–11)	IV 263	V 450
Bln 102	(8,11–12)	IV 263	V 451
Bln 103	(8,12–9,1)	IV 263	V 451
Bln 104	(9,2–3)	IV 264	V 451
Bln 105	(9,3)	IV 264	V 451
Bln 106	(9,3–4)	IV 264	V 452
Bln 107	(9,4–5)	IV 248	V 425
Bln 108	(9,5–6)	IV 249	V 426
Bln 109	(9,6–7)	IV 155	V 272
Bln 110	(9,7)	IV 155	V 272
Bln 111	(9,7)	IV 155	V 272
Bln 112	(9,7–9)	IV 155	V 272
Bln 113	(9,9)	IV 155	V 272
Bln 114	(9,9–10)	IV 151	V 264
Bln 115	(9,11–12)	IV 149	V 262
Bln 116	(9,12–10,2)	IV 151	V 264
Bln 117	(10,2–3)	IV 99	V 172
Bln 118	(10,3–5)	IV 240	V 414
Bln 119	(10,5–7)	IV 75	V 130
Bln 120	(10,7–9)	IV 78	V 134
Bln 121	(10,9–10)	IV 78	V 134
Bln 122	(10,10–11)	IV 82	V 141
Bln 123	(10,11–12)	IV 81	V 140
Bln 124	(10,12)	IV 82	V 141
Bln 125	(11,1)	IV 76	V 131
Bln 126	(11,1–2)	IV 76	V 131
Bln 127	(11,2)	IV 76	V 131
Bln 128	(11,2)	IV 76	V 131
Bln 129	(11,2–3)	IV 76	V 131
Bln 130	(11,3)	IV 76	V 131
Bln 131	(11,3)	IV 76	V 132
Bln 132	(11,3–4)	IV 76	V 132
Bln 133	(11,4)	IV 77	V 132
Bln 134	(11,4)	IV 77	V 132
Bln 135	(11,5)	IV 77	V 132
Bln 136	(11,5–6)	IV 108	V 189
Bln 137	(11,6–7)	IV 108	V 190
Bln 138	(11,7–11)	IV 159	V 280
Bln 139	(11,11–12)	IV 159	V 281
Bln 140	(11,12–12,1)	IV 159	V 281
Bln 141	(12,1–2)	IV 159	V 281
Bln 142	(12,2–3)	IV 159	V 281
Bln 143	(12,3–4)	IV 159	V 281
Bln 144	(12,4)	IV 160	V 282
Bln 145	(12,4–5)	IV 160	V 282
Bln 146	(12,5)	IV 160	V 282

Bln 147	(12,5–6)	IV 160	V 282
Bln 148	(12,6–8)	IV 121	V 211
Bln 149	(12,8–9)	IV 109	V 190
Bln 150	(12,9–10)	IV 157	V 277
Bln 151	(12,10–11)	IV 157	V 277
Bln 152	(12,11–12)	IV 158	V 277
Bln 153	(12,12–13,3)	IV 106	V 185
Bln 154	(13,3–8)	IV 104	V 182
Bln 155	(13,8–10)	IV 105	V 183
Bln 156	(13,10–11)	IV 105	V 184
Bln 157	(13,11–14,3)	IV 105	V 184
Bln 158	(14,3–4)	IV 107	V 187
Bln 159	(14,4–5)	IV 107	V 187
Bln 160	(14,5–6)	IV 108	V 188
Bln 161	(14,6–9)	IV 75	V 129
Bln 162	(14,9–11)	IV 75	V 130
Bln 163a	(15,1–5)	IV 7	V 12
Bln 163b	(15,5–6)	IV 8	V 13
Bln 163c	(15,6–8)	IV 8	V 13
Bln 163d	(15,8–9)	IV 8	V 14
Bln 163e	(15,9–10)	IV 9	V 15
Bln 163f	(15,10–16,1)	IV 9	V 15
Bln 163g	(16,1–3)	IV 9	V 16
Bln 163h	(16,3–17,1)	IV 10	V 17
Bln 164	(17,1–6)	IV 125	V 218
Bln 165	(17,6–7)	IV 158	V 278
Bln 166	(17,7–8)	IV 136	V 238
Bln 167	(17,9–10)	IV 169	V 295
Bln 168	(17,10–18,1)	IV 13	V 23
Bln 169	(18,1–2)	IV 79	V 135
Bln 170	(18,2–3)	IV 106	V 184
Bln 171	(18,3–4)	IV 136	V 238
Bln 172	(18,4–6)	IV 169	V 295
Bln 173	(18,6–7)	IV 169	V 295
Bln 174	(18,7–9)	IV 23	V 41
Bln 175	(18,10–11)	IV 23	V 41
Bln 176	(18,11–12)	IV 23	V 42
Bln 177	(18,12–19,1)	IV 24	V 42
Bln 178	(19,1–2)	IV 24	V 42
Bln 179	(19,2–3)	IV 129	V 227
Bln 180	(19,3–4)	IV 129	V 227
Bln 181	(19,4)	IV 129	V 227
Bln 182	(19,4–5)	IV 129	V 227
Bln 183	(19,5–6)	IV 135	V 237
Bln 184	(19,7–11)	IV 15	V 25
Bln 185	(19,11–20,4)	IV 15	V 26
Bln 186	(20,4–6)	IV 15	V 27
Bln 187	(20,6–7)	IV 158	V 278
Bln 188	(20,7–9)	IV 158	V 279
Bln 189	(20,9–21,3)	IV 153	V 267
Bln 190	(21,3–9)	IV 171	V 298
Bln 191	(21,9–11)	IV 104	V 181
Bln 192	(Rs. 1,1–2)	IV 277	V 478
Bln 193	(Rs. 1,3–4)	IV 274	V 471
Bln 194	(Rs. 1,5–6)	IV 274	V 471
Bln 195	(Rs. 1,7–8)	IV 274	V 471
Bln 196	(Rs. 1,9–11)	IV 274	V 472
Bln 197	(Rs. 1,11–13)	IV 275	V 472
Bln 198	(Rs. 2,1–2)	IV 275	V 473
Bln 199	(Rs. 2,2–5)	IV 275	V 474
Bln 200	(Rs. 2,6–8)	IV 63	V 108
Bln 201	(Rs. 2,8–10)	IV 63	V 108
Bln 202	(Rs. 2,11)	IV 63	V 108
Bln 203	(Rs. 2,12)	IV 63	V 108
Bln 204	(Rs. 3,1–12)	IV 170	V 298

Pap. Chester Beatty VI

Bt 1	(1,1–7)	IV 126	V 220
Bt 2	(1,8–2,9)	IV 127	V 222
Bt 3	(2,10–3,9)	IV 127	V 222
Bt 4	(3,10–13)	IV 127	V 222
Bt 5	(4,1–10)	IV 127	V 223
Bt 6	(4,11–5,5)	IV 127	V 223
Bt 7	(5,5–6)	IV 126	V 221
Bt 8	(5,6–7)	IV 126	V 221
Bt 9	(5,7–8)	IV 125	V 220
Bt 10	(5,8–12)	IV 128	V 224
Bt 11	(5,12–6,1)	IV 132	V 232
Bt 12	(6,1–2)	IV 133	V 233
Bt 13a	(6,2–6)	IV 128	V 224
Bt 13b	(6,6–8)	IV 128	V 225

Bt 14	(6,8–10)	IV 86	V 147	Bt 30	(8,1–3)	IV 142	V 249
Bt 15	(6,10–11)	IV 86	V 147	Bt 31	(8,3–4)	IV 146	V 255
Bt 16	(6,13 A und 12)	IV 141	V 247	Bt 32	(8,4–5)	IV 146	V 255
Bt 17	(6,12–13)	IV 141	V 247	Bt 33	(8,5–6)	IV 170	V 296
Bt 18	(6,13–7,2)	IV 99	V 173	Bt 34	(8,6–7)	IV 170	V 297
Bt 19	(7,2–3)	IV 100	V 173	Bt 35	(8,7–8)	IV 170	V 297
Bt 20	(7,3–4)	IV 145	V 253	Bt 36	(8,8–9)	IV 170	V 297
Bt 21	(7,4–5)	IV 145	V 253	Bt 37	(8,9–11)	IV 138	V 242
Bt 22	(7,5–6)	IV 145	V 254	Bt 38	(8,11–13)	IV 138	V 242
Bt 23	(7,6–8)	IV 146	V 254	Bt 39	(8,13)	IV 139	V 242
Bt 24	(7,8–9)	IV 146	V 254	Bt 40	(8,14)	IV 139	V 242
Bt 25	(7,9–10)	IV 142	V 248	Bt 41	(8,14)	IV 139	V 243
Bt 26	(7,10–12)	IV 142	V 248	Bt Rs.	1,5–7	IV 257	V 438
Bt 27	(7,12–13)	IV 142	V 248	Bt Rs.	1,7–2,2	IV 256	V 437
Bt 28	(7,13–14)	IV 142	V 248	Bt Rs.	2,2–5	IV 155	V 273
Bt 29	(7,14–8,1)	IV 142	V 249	Bt Rs.	2,5–9	IV 156	V 273

Pap. Carlsberg Nr VIII

Carlsberg I	(1,1–3)	IV 278	V 478
Carlsberg II	(1,3–5)	IV 276	V 475
Carlsberg III	(1,6–x + 3)	IV 276	V 474
Carlsberg IV	(1,x + 4 –x + 6)	IV 273	V 469
Carlsberg V	(1,x + 6–2,1)	IV 276	V 475
Carlsberg VI	(2,1–3)	IV 275	V 473
Carlsberg VII	(2,3–6)	IV 276	V 475

Pap. Ebers

Eb 1	(1,1–11)	IV 308	V 530	Eb 16	(4,22–5,7)	IV 120	V 210
Eb 2	(1,12–2,1)	IV 308	V 532	Eb 17	(5,8–16)	IV 120	V 211
Eb 3	(2,1–6)	IV 309	V 534	Eb 18	(5,17–6,1)	IV 118	V 207
Eb 4	(2a,7–10)	IV 103	V 179	Eb 19	(6,2–9)	IV 118	V 207
Eb 5	(2a,11–15)	IV 103	V 180	Eb 20	(6,10–16)	IV 110	V 192
Eb 6	(2a,16–20)	IV 103	V 180	Eb 21	(6,17–7,1)	IV 86	V 147
Eb 7	(2b,7–11)	IV 120	V 210	Eb 22	(7,2–10)	IV 118	V 207
Eb 8	(2b,12–16)	IV 122	V 215	Eb 23	(7,11–8,2)	IV 119	V 208
Eb 9	(2b,17–3,2)	IV 122	V 213	Eb 24	(8,3–11)	IV 119	V 208
Eb 10	(3,3–9)	IV 122	V 213	Eb 25	(8,12–16)	IV 119	V 208
Eb 11	(3,10–17)	IV 122	V 214	Eb 26	(8,17–9,9)	IV 123	V 216
Eb 12	(3,18–22)	IV 122	V 214	Eb 27	(9,10–15)	IV 121	V 213
Eb 13	(4,1–11)	IV 122	V 214	Eb 28	(9,16–10,2)	IV 121	V 212
Eb 14	(4,12–16)	IV 122	V 214	Eb 29	(10,3–8)	IV 121	V 212
Eb 15	(4,17–21)	IV 122	V 215	Eb 30	(10,9–14)	IV 109	V 191

Eb 31	(10,15–11,2)	IV 109	V 192
Eb 32	(11,3–6)	IV 119	V 209
Eb 33	(11,7–9)	IV 120	V 209
Eb 34	(11,10–17)	IV 120	V 211
Eb 35	(11,18–12,3)	IV 86	V 148
Eb 36	(12,4–9)	IV 121	V 212
Eb 37	(12,10–16)	IV 121	V 213
Eb 38	(12,17–13,1)	IV 120	V 211
Eb 39	(13,2–11)	IV 109	V 191
Eb 40	(13,12–15)	IV 102	V 177
Eb 41	(13,16–21)	IV 103	V 179
Eb 42	(14,1–6)	IV 103	V 180
Eb 43	(14,7–10)	IV 103	V 179
Eb 44	(14,11–17)	IV 124	V 216
Eb 45	(14,18–22)	IV 124	V 216
Eb 46	(15,1–9)	IV 124	V 217
Eb 47	(15,10–15)	IV 124	V 217
Eb 48	(15,16–16,6)	IV 124	V 217
Eb 49	(16,7–14)	IV 158	V 278
Eb 50	(16,15–18)	IV 110	V 193
Eb 51	(16,19–20)	IV 110	V 193
Eb 52	(16,21–17,1)	IV 110	V 193
Eb 53	(17,2–5)	IV 114	V 199
Eb 54	(17,5–8)	IV 114	V 200
Eb 55	(17,9–13)	IV 110	V 193
Eb 56	(17,14–18)	IV 110	V 194
Eb 57	(17,19–18,2)	IV 111	V 194
Eb 58	(18,3–6)	IV 111	V 194
Eb 59	(18,7–15)	IV 111	V 194
Eb 60	(18,16–20)	IV 111	V 195
Eb 61	(18,21–19,10)	IV 111	V 195
Eb 62	(19,11–19)	IV 111	V 195
Eb 63	(19,19–22)	IV 112	V 196
Eb 64	(20,1–8)	IV 114	V 200
Eb 65	(20,9–15)	IV 112	V 196
Eb 66	(20,16–22)	IV 114	V 200
Eb 67	(20,23–21,7)	IV 116	V 204
Eb 68	(21,8–14)	IV 112	V 196
Eb 69	(21,14–20)	IV 116	V 204
Eb 70	(21,21–23)	IV 112	V 196
Eb 71	(22,1–2)	IV 112	V 197
Eb 72	(22,2–3)	IV 114	V 201
Eb 73	(22,3–5)	IV 114	V 201
Eb 74	(22,5–6)	IV 115	V 201
Eb 75	(22,6–7)	IV 115	V 201
Eb 76	(22,7–9)	IV 115	V 201
Eb 77	(22,9–10)	IV 115	V 202
Eb 78	(22,10–11)	IV 115	V 202
Eb 79	(22,11–12)	IV 115	V 202
Eb 80	(22,13–14)	IV 115	V 202
Eb 81	(22,14–15)	IV 116	V 202
Eb 82	(22,16–17)	IV 116	V 203
Eb 83	(22,17–19)	IV 116	V 203
Eb 84	(22,19–23,1)	IV 116	V 203
Eb 85	(23,1–2)	IV 116	V 204
Eb 86	(23,2–4)	IV 104	V 182
Eb 87	(23,4–5)	IV 107	V 186
Eb 88	(23,5–7)	IV 107	V 186
Eb 89	(23,7–9)	IV 107	V 187
Eb 90	(23,9–14)	IV 246	V 421
Eb 91	(23,14–19)	IV 246	V 422
Eb 92	(23,19–24,1)	IV 247	V 423
Eb 93	(24,1–3)	IV 248	V 425
Eb 94	(24,4–6)	IV 247	V 423
Eb 95	(24,6–8)	IV 246	V 422
Eb 96	(24,8–9)	IV 247	V 424
Eb 97	(24,9–12)	IV 104	V 182
Eb 98	(24,12–13)	IV 11	V 19
Eb 99	(24,14–18)	IV 150	V 263
Eb 100	(24,18–20)	IV 106	V 185
Eb 101	(24,20–25,3)	IV 106	V 185
Eb 102	(25,3–8)	IV 108	V 188
Eb 103	(25,8–11)	IV 106	V 186
Eb 104	(25,11–13)	IV 244	V 418
Eb 105	(25,13–15)	IV 244	V 418
Eb 106	(25,15–17)	IV 244	V 418
Eb 107	(25,17–18)	IV 244	V 418
Eb 108	(25,19–20)	IV 244	V 419
Eb 109	(25,20–26,2)	IV 244	V 419
Eb 110	(26,2–4)	IV 245	V 419
Eb 111	(26,4–7)	IV 245	V 419
Eb 112	(26,7–9)	IV 245	V 420
Eb 113	(26,9–11)	IV 245	V 420
Eb 114	(26,11–14)	IV 245	V 420
Eb 115	(26,14–17)	IV 248	V 424
Eb 116	(26,17–20)	IV 245	V 421

Eb 117	(26,20–21)	IV 245	V 420	Eb 160	(33,10–12)	IV 130	V 228
Eb 118	(26,21–27,1)	IV 246	V 421	Eb 161	(33,12–13)	IV 132	V 232
Eb 119	(27,2–4)	IV 248	V 424	Eb 162	(33,13–15)	IV 125	V 220
Eb 120	(27,4–5)	IV 246	V 421	Eb 163	(33,16–19)	IV 130	V 228
Eb 121	(27,5–7)	IV 12	V 21	Eb 164	(33,19–34,2)	IV 140	V 245
Eb 122	(27,7–11)	IV 65	V 110	Eb 165	(34,3–5)	IV 117	V 204
Eb 123	(27,11–14)	IV 12	V 22	Eb 166	(34,5–6)	IV 117	V 205
Eb 124	(27,14–16)	IV 12	V 22	Eb 167	(34,7–10)	IV 117	V 205
Eb 125	(27,16–17)	IV 252	V 432	Eb 168	(34,10–13)	IV 150	V 262
Eb 126	(27,17–19)	IV 13	V 23	Eb 169	(34,14–15)	IV 287	V 494
Eb 127	(27,19–21)	IV 13	V 23	Eb 170	(34,16–17)	IV 150	V 263
Eb 128	(27,21–30,2)	IV 82	V 141	Eb 171	(34,18–19)	IV 150	V 263
Eb 129	(30,2–4)	IV 13	V 22	Eb 172	(34,19–21)	IV 150	V 263
Eb 130	(30,4–6)	IV 208	V 363	Eb 173	(35,1–2)	IV 150	V 263
Eb 131	(30,6–17)	IV 14	V 24	Eb 174	(35,2–4)	IV 287	V 494
Eb 132	(30,18–19)	IV 131	V 229	Eb 175	(35,4–5)	IV 144	V 252
Eb 133	(30,19–31,1)	IV 131	V 229	Eb 176	(35,5–6)	IV 144	V 252
Eb 134	(31,1–2)	IV 131	V 230	Eb 177	(35,7–8)	IV 144	V 252
Eb 135	(31,2–2a)	IV 131	V 230	Eb 178	(35,8–9)	IV 144	V 252
Eb 136	(31,2a–4)	IV 131	V 230	Eb 179	(35,9–10)	IV 144	V 253
Eb 137	(31,4–6)	IV 131	V 231	Eb 180	(35,10–11)	IV 145	V 253
Eb 138	(31,6–8)	IV 151	V 264	Eb 181	(35,11–12)	IV 145	V 253
Eb 139	(31,8–11)	IV 143	V 250	Eb 182	(35,12–14)	IV 117	V 206
Eb 140	(31,11–13)	IV 130	V 228	Eb 183	(35,14–15)	IV 85	V 145
Eb 141	(31,13–15)	IV 124	V 218	Eb 184	(35,15–18)	IV 85	V 146
Eb 142	(31,15–16)	IV 142	V 249	Eb 185	(35,18–21)	IV 86	V 148
Eb 143	(31,16–17)	IV 128	V 226	Eb 186	(35,21–36,2)	IV 85	V 146
Eb 144	(31,17–20)	IV 132	V 231	Eb 187	(36,2–3)	IV 85	V 146
Eb 145	(31,20–32,3)	IV 125	V 219	Eb 188	(36,4–17)	IV 88	V 150
Eb 146	(32,3–4)	IV 125	V 219	Eb 189	(36,17–37,4)	IV 88	V 152
Eb 147	(32,4–5)	IV 131	V 229	Eb 190	(37,4–10)	IV 89	V 152
Eb 148	(32,6–7)	IV 131	V 229	Eb 191	(37,10–17)	IV 89	V 153
Eb 149	(32,8–9)	IV 131	V 230	Eb 192	(37,17–38,3)	IV 89	V 155
Eb 150	(32,9)	IV 131	V 230	Eb 193	(38,3–10)	IV 90	V 156
Eb 151	(32,10–12)	IV 131	V 230	Eb 194	(38,10–17)	IV 89	V 153
Eb 152	(32,13–15)	IV 131	V 231	Eb 195	(38,17–39,2)	IV 89	V 155
Eb 153	(32,15–17)	IV 142	V 249	Eb 196	(39,2–7)	IV 90	V 157
Eb 154	(32,17–33,1)	IV 143	V 250	Eb 197	(39,7–12)	IV 90	V 157
Eb 155	(33,1–4)	IV 143	V 250	Eb 198	(39,12–21)	IV 91	V 158
Eb 156	(33,4–6)	IV 129	V 226	Eb 199	(39,21–40,5)	IV 91	V 159
Eb 157	(33,6–8)	IV 129	V 226	Eb 200	(40,5–10)	IV 91	V 159
Eb 158	(33,8–9)	IV 129	V 226	Eb 201	(40,10–14)	IV 92	V 160
Eb 159	(33,9–10)	IV 129	V 227	Eb 202	(40,14–18)	IV 92	V 160

Eb 203	(40,18–41,5)	IV 92	V 161
Eb 204	(41,5–13)	IV 93	V 161
Eb 205	(41,13–21)	IV 93	V 162
Eb 206	(41,21–42,8)	IV 94	V 163
Eb 207	(42,8–43,2)	IV 94	V 164
Eb 208	(43,2–4)	IV 95	V 165
Eb 209	(43,4–8)	IV 101	V 176
Eb 210	(43,8–13)	IV 101	V 176
Eb 211	(43,13–15)	IV 95	V 166
Eb 212	(43,15–19)	IV 95	V 166
Eb 213	(43,19–21)	IV 95	V 166
Eb 214	(43,21–44,1)	IV 95	V 167
Eb 215	(44,1–3)	IV 96	V 167
Eb 216	(44,4–5)	IV 96	V 167
Eb 217	(44,5–7)	IV 97	V 170
Eb 218	(44,7–8)	IV 98	V 171
Eb 219	(44,8–10)	IV 141	V 247
Eb 220	(44,11–12)	IV 98	V 171
Eb 221	(44,13–15)	IV 146	V 256
Eb 222	(44,15–17)	IV 146	V 256
Eb 223	(44,17–19)	IV 147	V 257
Eb 224	(44,19–22)	IV 147	V 257
Eb 225	(44,22–45,4)	IV 147	V 258
Eb 226	(45,4–6)	IV 148	V 259
Eb 227	(45,6–8)	IV 148	V 260
Eb 228	(45,9–10)	IV 148	V 260
Eb 229	(45,10–12)	IV 148	V 260
Eb 230	(45,12–13)	IV 99	V 171
Eb 231	(45,13–16)	IV 149	V 261
Eb 232	(45,16–18)	IV 149	V 261
Eb 233	(45,18–20)	IV 99	V 172
Eb 234	(45,20–21)	IV 99	V 173
Eb 235	(45,21–22)	IV 99	V 173
Eb 236	(45,23)	IV 148	V 259
Eb 237	(46,1)	IV 148	V 260
Eb 238	(46,2–3)	IV 149	V 261
Eb 239	(46,4–5)	IV 149	V 262
Eb 240	(46,6–8)	IV 149	V 262
Eb 241	(46,8–9)	IV 152	V 267
Eb 242	(46,10–16)	IV 259	V 442
Eb 243	(46,16–19)	IV 259	V 443
Eb 244	(46,19–22)	IV 260	V 443
Eb 245	(46,22–47,1)	IV 260	V 444
Eb 246	(47,2–5)	IV 260	V 445
Eb 247	(47,5–10)	IV 260	V 445
Eb 248	(47,10–12)	IV 35	V 61
Eb 249	(47,13–14)	IV 35	V 62
Eb 250	(47,14–15)	IV 36	V 62
Eb 251	(47,15–48,3)	IV 307	V 529
Eb 252	(48,3–5)	IV 41	V 71
Eb 253	(48,5–7)	IV 34	V 59
Eb 254	(48,7–9)	IV 34	V 59
Eb 255	(48,9–10)	IV 34	V 60
Eb 256	(48,10–11)	IV 34	V 60
Eb 257	(48,11–13)	IV 34	V 60
Eb 258	(48,13–14)	IV 35	V 60
Eb 259	(48,14–17)	IV 35	V 60
Eb 260	(48,17–20)	IV 35	V 61
Eb 261	(48,21–22)	IV 133	V 233
Eb 262	(48,22–49,2)	IV 294	V 507
Eb 263	(49,2–4)	IV 137	V 239
Eb 264	(49,4–6)	IV 135	V 236
Eb 265	(49,6–8)	IV 144	V 251
Eb 266	(49,8–10)	IV 137	V 239
Eb 267	(49,10–11)	IV 134	V 233
Eb 268	(49,12–13)	IV 134	V 234
Eb 269	(49,13–14)	IV 137	V 240
Eb 270	(49,14–15)	IV 137	V 240
Eb 271	(49,15–17)	IV 137	V 239
Eb 272	(49,17–18)	IV 137	V 240
Eb 272bis	(49,18–21)	IV 295	V 507
Eb 273	(49,21–50,2)	IV 294	V 507
Eb 274	(50,2–3)	IV 134	V 234
Eb 275	(50,4)	IV 134	V 234
Eb 276	(50,5–6)	IV 135	V 236
Eb 277	(50,6–8)	IV 134	V 234
Eb 278	(50,8–9)	IV 134	V 235
Eb 279	(50,10–11)	IV 135	V 235
Eb 280	(50,11)	IV 135	V 236
Eb 281	(50,11–13)	IV 135	V 236
Eb 282	(50,13–15)	IV 138	V 240
Eb 283	(50,16–21)	IV 140	V 246
Eb 284	(50,21–51,3)	IV 96	V 168
Eb 285	(51,3–5)	IV 96	V 168
Eb 286	(51,6)	IV 96	V 168
Eb 287	(51,6–7)	IV 96	V 168

Eb 288	(51,7–8)	IV 97	V 169
Eb 289	(51,8–9)	IV 97	V 169
Eb 290	(51,9)	IV 97	V 169
Eb 291	(51,10–11)	IV 97	V 169
Eb 292	(51,12–13)	IV 97	V 169
Eb 293	(51,13–14)	IV 97	V 169
Eb 294	(51,15–19)	IV 140	V 244
Eb 295	(51,19–52,1)	IV 68	V 117
Eb 296	(52,1–7)	IV 108	V 188
Eb 297	(52,7–10)	IV 108	V 189
Eb 298	(52,10–13)	IV 40	V 69
Eb 299	(52,13–15)	IV 40	V 70
Eb 300	(52,15–17)	IV 108	V 190
Eb 301	(52,17–19)	IV 254	V 433
Eb 302	(52,19–20)	IV 156	V 275
Eb 303	(52,21–22)	IV 250	V 428
Eb 304	(52,22)	IV 250	V 428
Eb 305	(53,1–2)	IV 161	V 283
Eb 306	(53,2–3)	IV 162	V 284
Eb 307	(53,3–6)	IV 161	V 283
Eb 308	(53,6–9)	IV 162	V 284
Eb 309	(53,9–10)	IV 162	V 284
Eb 310	(53,10–12)	IV 162	V 285
Eb 311	(53,12–15)	IV 163	V 285
Eb 312	(53,15–18)	IV 163	V 285
Eb 313	(53,18–21)	IV 162	V 284
Eb 314	(53,21–54,1)	IV 163	V 286
Eb 315	(54,1–3)	IV 163	V 286
Eb 316	(54,3–4)	IV 164	V 287
Eb 317	(54,4–5)	IV 164	V 287
Eb 318	(54,5–6)	IV 164	V 287
Eb 319	(54,6–8)	IV 164	V 287
Eb 320	(54,8–9)	IV 167	V 292
Eb 321	(54,10–12)	IV 164	V 288
Eb 322	(54,12–14)	IV 165	V 288
Eb 323	(54,14–17)	IV 165	V 288
Eb 324	(54,17–18)	IV 162	V 283
Eb 325	(54,18–55,1)	IV 166	V 291
Eb 326	(55,2–4)	IV 167	V 292
Eb 327	(55,4–7)	IV 167	V 293
Eb 328	(55,7–9)	IV 168	V 293
Eb 329	(55,9–10)	IV 168	V 293
Eb 330	(55,10–12)	IV 168	V 294
Eb 331	(55,12–13)	IV 168	V 293
Eb 332	(55,13–14)	IV 168	V 294
Eb 333	(55,14–16)	IV 168	V 294
Eb 334	(55,16–19	IV 168	V 294
Eb 335	(55,19–20)	IV 168	V 294
Eb 336	(55,20–56,6)	IV 46	V 79
Eb 337	(56,6–10)	IV 53	V 90
Eb 338	(56,10–11)	IV 53	V 90
Eb 339	(56,11–15)	IV 46	V 80
Eb 340	(56,15–16)	IV 46	V 80
Eb 341	(56,16–17)	IV 44	V 76
Eb 342	(56,17–19)	IV 54	V 92
Eb 343	(56,19–21)	IV 54	V 92
Eb 344	(56,21–57,2)	IV 54	V 92
Eb 345	(57,2–4)	IV 59	V 99
Eb 346	(57,4–5)	IV 44	V 76
Eb 347	(57,5–6)	IV 49	V 84
Eb 348	(57,6–8)	IV 47	V 82
Eb 349	(57,8–9)	IV 53	V 90
Eb 350	(57,10–11)	IV 45	V 78
Eb 351	(57,11–12)	IV 49	V 84
Eb 352	(57,12)	IV 48	V 82
Eb 353	(57,13–14)	IV 52	V 89
Eb 354	(57,14–15)	IV 51	V 87
Eb 355	(57,15–17)	IV 45	V 77
Eb 356	(57,17–21)	IV 50	V 86
Eb 357	(57,21–58,2)	IV 50	V 86
Eb 358	(58,2)	IV 50	V 86
Eb 359	(58,3–6)	IV 56	V 95
Eb 360	(58,6–15)	IV 49	V 84
Eb 361	(58,15–17)	IV 52	V 88
Eb 362	(58,17–20)	IV 52	V 88
Eb 363	(58,20–21)	IV 52	V 89
Eb 364	(58,21–22)	IV 52	V 89
Eb 365	(59,1–2)	IV 41	V 71
Eb 366	(59,2–3)	IV 52	V 89
Eb 367	(59,3–6)	IV 47	V 81
Eb 368	(59,6–10a)	IV 45	V 77
Eb 369	(59,10–13)	IV 41	V 72
Eb 370	(59,13–15)	IV 41	V 72
Eb 371	(59,15–16)	IV 42	V 72
Eb 372	(59,16–17)	IV 42	V 73
Eb 373	(59,17–18)	IV 42	V 72

Eb 374	(59,18–20)	IV 42	V 73	Eb 417	(63,1–2)	IV 51	V 88
Eb 375	(59,20–21)	IV 42	V 73	Eb 418	(63,2–3)	IV 64	V 109
Eb 376	(59,21–60,1)	IV 54	V 91	Eb 419	(63,4–6)	IV 56	V 96
Eb 377	(60,1–3)	IV 54	V 92	Eb 420	(63,6–7)	IV 50	V 86
Eb 378	(60,3–6)	IV 43	V 75	Eb 421	(63,7–8)	IV 47	V 81
Eb 379	(60,6–7)	IV 43	V 75	Eb 422	(63,8–11)	IV 59	V 100
Eb 380	(60,7–8)	IV 43	V 75	Eb 423	(63,11–12)	IV 45	V 78
Eb 381	(60,8–10)	IV 53	V 91	Eb 424	(63,12–13)	IV 57	V 97
Eb 382	(60,10–11)	IV 49	V 83	Eb 425	(63,14–18)	IV 57	V 98
Eb 383	(60,12–13)	IV 45	V 78	Eb 426	(63,18–19)	IV 58	V 98
Eb 384	(60,13–16)	IV 48	V 82	Eb 427	(63,19–20)	IV 58	V 98
Eb 385	(60,16–61,1)	IV 44	V 75	Eb 428	(63,21–64,1)	IV 58	V 98
Eb 386	(61,1–3)	IV 44	V 76	Eb 429	(64,1–3)	IV 58	V 99
Eb 387	(61,3–4)	IV 48	V 82	Eb 430	(64,3–4)	IV 45	V 78
Eb 388	(61,4–6)	IV 55	V 94	Eb 431	(64,4–5)	IV 51	V 87
Eb 389	(61,6–8)	IV 56	V 95	Eb 432	(64,5–7)	IV 210	V 365
Eb 390	(61,8–9)	IV 56	V 95	Eb 433	(64,7–8)	IV 210	V 366
Eb 391	(61,9–11)	IV 40	V 70	Eb 434	(64,8–9)	IV 210	V 366
Eb 392	(61,12–14)	IV 43	V 74	Eb 435	(64,9–11)	IV 211	V 366
Eb 393	(61,14–16)	IV 55	V 94	Eb 436	(64,11–13)	IV 211	V 367
Eb 394	(61,16–17)	IV 55	V 94	Eb 437	(64,14–15)	IV 36	V 63
Eb 395	(61,17–18)	IV 55	V 94	Eb 438	(64,15–16)	IV 36	V 64
Eb 396	(61,18–19)	IV 54	V 93	Eb 439	(64,16–17)	IV 37	V 64
Eb 397	(61,19–20)	IV 55	V 93	Eb 440	(64,17–18)	IV 37	V 64
Eb 398	(61,20–21)	IV 55	V 93	Eb 441	(64,18–19)	IV 37	V 64
Eb 399	(61,21–62,2)	IV 55	V 93	Eb 442	(64,19–20)	IV 37	V 64
Eb 400	(62,2–3)	IV 56	V 96	Eb 443	(64,20–21)	IV 37	V 64
Eb 401	(62,3–4)	IV 56	V 96	Eb 444	(64,21–65,1)	IV 37	V 65
Eb 402	(62,4–5)	IV 48	V 83	Eb 445	(65,1–2)	IV 37	V 65
Eb 403	(62,5–6)	IV 48	V 83	Eb 446	(65,2–3)	IV 37	V 65
Eb 404	(62,6)	IV 48	V 83	Eb 447	(65,3–4)	IV 37	V 65
Eb 405	(62,6–7)	IV 48	V 83	Eb 448	(65,4–5)	IV 38	V 65
Eb 406	(62,7)	IV 49	V 83	Eb 449	(65,5–7)	IV 38	V 65
Eb 407	(62,7–8)	IV 45	V 78	Eb 450	(65,7–8)	IV 37	V 64
Eb 408	(62,9–10)	IV 51	V 87	Eb 451	(65,8–9)	IV 296	V 510
Eb 409	(62,10–12)	IV 42	V 73	Eb 452	(65,9–10)	IV 296	V 510
Eb 410	(62,12–13)	IV 42	V 73	Eb 453	(65,10–12)	IV 296	V 511
Eb 411	(62,13–14)	IV 42	V 74	Eb 454	(65,12–13)	IV 297	V 511
Eb 412	(62,14–15)	IV 43	V 74	Eb 455	(65,13–14)	IV 297	V 511
Eb 413	(62,15–17)	IV 43	V 74	Eb 456	(65,14–16)	IV 297	V 512
Eb 414	(62,17–18)	IV 55	V 94	Eb 457	(65,16–18)	IV 297	V 512
Eb 415	(62,18–21)	IV 47	V 80	Eb 458	(65,18–19)	IV 297	V 512
Eb 416	(62,22–63,1)	IV 51	V 88	Eb 459	(65,19–20)	IV 296	V 510

Eb 460	(65,20–22)	IV 296	V 510
Eb 461	(66,1–2)	IV 296	V 511
Eb 462	(66,2–4)	IV 297	V 512
Eb 463	(66,4–7)	IV 298	V 513
Eb 464	(66,7–9)	IV 298	V 514
Eb 465	(66,9–12)	IV 298	V 514
Eb 466	(66,12–13)	IV 298	V 514
Eb 467	(66,13–15)	IV 299	V 515
Eb 468	(66,15–18)	IV 289	V 497
Eb 469	(66,18–19)	IV 299	V 515
Eb 470	(66,19–21)	IV 299	V 515
Eb 471	(66,21–67,1)	IV 299	V 515
Eb 472	(67,1–2)	IV 299	V 516
Eb 473	(67,2–3)	IV 299	V 516
Eb 474	(67,3–4)	IV 289	V 497
Eb 475	(67,4–5)	IV 289	V 498
Eb 476	(67,5–7)	IV 300	V 517
Eb 477	(67,7–9)	IV 87	V 149
Eb 478	(67,9–11)	IV 87	V 149
Eb 479	(67,11–13)	IV 87	V 149
Eb 480	(67,13–15)	IV 87	V 150
Eb 481	(67,15–16)	IV 87	V 151
Eb 482	(67,17–22)	IV 214	V 371
Eb 483	(67,22–68,1)	IV 214	V 372
Eb 484	(68,1–3)	IV 216	V 376
Eb 485	(68,3–4)	IV 218	V 378
Eb 486	(68,4–5)	IV 214	V 371
Eb 487	(68,5–7)	IV 216	V 375
Eb 488	(68,7–8)	IV 218	V 379
Eb 489	(68,8–9)	IV 216	V 375
Eb 490	(68,10–12)	IV 217	V 378
Eb 491	(68,12–15)	IV 220	V 383
Eb 492	(68,15–16)	IV 215	V 373
Eb 493	(68,16–17)	IV 215	V 373
Eb 494	(68,17–18)	IV 217	V 377
Eb 495	(68,19–20)	IV 217	V 377
Eb 496	(68,20)	IV 216	V 376
Eb 497	(68,20–69,1)	IV 216	V 376
Eb 498	(69,1–2)	IV 218	V 378
Eb 499	(69,3–5)	IV 215	V 373
Eb 500	(69,6–7)	IV 215	V 374
Eb 501	(69,7–10)	IV 220	V 382
Eb 502	(69,10)	IV 220	V 382
Eb 503	(69,10–11)	IV 220	V 382
Eb 504	(69,11–13)	IV 218	V 379
Eb 505	(69,13–14)	IV 218	V 380
Eb 506	(69,14)	IV 219	V 380
Eb 507	(69,14–15)	IV 219	V 380
Eb 508	(69,15)	IV 219	V 380
Eb 509	(69,16–17)	IV 219	V 381
Eb 510	(69,18–19)	IV 209	V 364
Eb 511	(69,19–20)	IV 209	V 364
Eb 512	(69,20–21)	IV 209	V 364
Eb 513	(69.21)	IV 209	V 364
Eb 514	(69,21–22)	IV 209	V 364
Eb 515	(70,1–2)	IV 203	V 354
Eb 516	(70,2–4)	IV 204	V 355
Eb 517	(70,4–6)	IV 207	V 360
Eb 518	(70,6–7)	IV 206	V 359
Eb 519	(70,7–9)	IV 206	V 359
Eb 520	(70,9–10)	IV 204	V 356
Eb 521	(70,10–11)	IV 205	V 356
Eb 522	(70,11–20)	IV 205	V 357
Eb 523	(70,20–21)	IV 204	V 355
Eb 524	(70,21–22)	IV 204	V 356
Eb 525	(70,22)	IV 204	V 356
Eb 526	(70,23–24)	IV 208	V 363
Eb 527	(70,24–71,1)	IV 208	V 363
Eb 528	(71,1–3)	IV 203	V 355
Eb 529	(71,3–4)	IV 204	V 355
Eb 530	(71,4–5)	IV 205	V 358
Eb 531	(71,5–6)	IV 206	V 358
Eb 532	(71,6–7)	IV 206	V 358
Eb 533	(71,7–8)	IV 206	V 359
Eb 534	(71,8–10)	IV 207	V 360
Eb 535	(71,10–11)	IV 207	V 360
Eb 536	(71,11–13)	IV 205	V 358
Eb 537	(71,13)	IV 208	V 362
Eb 538	(71,14)	IV 208	V 362
Eb 539	(71,14–16)	IV 208	V 361
Eb 540	(71,16–18)	IV 206	V 358
Eb 541	(71,18–19)	IV 204	V 356
Eb 542	(71,19–21)	IV 206	V 359
Eb 543	(71,21–72,1)	IV 251	V 430
Eb 544	(72,1–3)	IV 251	V 430
Eb 545	(72,3)	IV 251	V 430

Eb 546	(72,3–6)	IV 252	V 430
Eb 547	(72,6–7)	IV 252	V 431
Eb 548	(72,7–8)	IV 252	V 431
Eb 549	(72,8–9)	IV 252	V 431
Eb 550	(72,9–10)	IV 252	V 431
Eb 551	(72,10–12)	IV 241	V 415
Eb 552	(72,12–13)	IV 241	V 415
Eb 553	(72,13–14)	IV 67	V 114
Eb 554	(72,14–16)	IV 66	V 113
Eb 555	(72,16–18)	IV 67	V 114
Eb 556	(72,19–20)	IV 235	V 406
Eb 557	(72,21–73,2)	IV 234	V 404
Eb 558	(73,2)	IV 234	V 404
Eb 559	(73,3–4)	IV 234	V 404
Eb 560	(73,4–6)	IV 234	V 405
Eb 561	(73,6–7)	IV 77	V 133
Eb 562	(73,7–9)	IV 80	V 138
Eb 563	(73,9–11)	IV 235	V 407
Eb 564	(73,11–12)	IV 235	V 407
Eb 565	(73,12–17)	IV 234	V 405
Eb 566	(73,18–19)	IV 230	V 399
Eb 567	(73,19–21)	IV 235	V 406
Eb 568	(73,21–74,1)	IV 231	V 401
Eb 569	(74,2–3)	IV 236	V 408
Eb 570	(74,3–4)	IV 236	V 408
Eb 571	(74,4–9)	IV 237	V 409
Eb 572	(74,9–10)	IV 231	V 401
Eb 573	(74,10–11)	IV 231	V 401
Eb 574	(74,11–13)	IV 231	V 402
Eb 575	(74,13–14)	IV 231	V 402
Eb 576	(74,14–16)	IV 237	V 409
Eb 577	(74,16–17)	IV 231	V 402
Eb 578	(74,17–18)	IV 231	V 402
Eb 579	(74,18–19)	IV 231	V 402
Eb 580	(74,19–21)	IV 232	V 402
Eb 581	(74,21)	IV 232	V 403
Eb 582	(74,21–75,2)	IV 232	V 403
Eb 583	(75,2–4)	IV 232	V 403
Eb 584	(75,4–5)	IV 12	V 21
Eb 585	(75,5–7)	IV 109	V 190
Eb 586	(75,7)	IV 109	V 191
Eb 587	(75,7–8)	IV 109	V 191
Eb 588	(75,8–10)	IV 237	V 409
Eb 589	(75,10–14)	IV 235	V 407
Eb 590	(75,14–15)	IV 232	V 403
Eb 591	(75,16–18)	IV 80	V 137
Eb 592	(75,19–76,1)	IV 242	V 416
Eb 593	(76,1–4)	IV 157	V 276
Eb 594	(76,4–6)	IV 157	V 276
Eb 595	(76,6–8)	IV 234	V 405
Eb 596	(76,8–9)	IV 243	V 417
Eb 597	(76,9–12)	IV 157	V 277
Eb 598	(76,12–14)	IV 253	V 432
Eb 599	(76,14–15)	IV 253	V 432
Eb 600	(76,15–16)	IV 253	V 432
Eb 601	(76,16–18)	IV 253	V 433
Eb 602	(76,18–19)	IV 138	V 241
Eb 603	(76,19–21)	IV 79	V 135
Eb 604	(76,21–77,1)	IV 80	V 138
Eb 605	(77,2–3)	IV 80	V 137
Eb 606	(77,3–4)	IV 80	V 137
Eb 607	(77,4–5)	IV 81	V 139
Eb 608	(77,5–9)	IV 79	V 136
Eb 609	(77,9–12)	IV 80	V 137
Eb 610	(77,12–14)	IV 79	V 136
Eb 611	(77,14–15)	IV 78	V 133
Eb 612	(77,15–17)	IV 81	V 140
Eb 613	(77,17–18)	IV 82	V 141
Eb 614	(77,18–78,2)	IV 83	V 142
Eb 615	(78,2–3)	IV 78	V 133
Eb 616	(78,4–6)	IV 72	V 123
Eb 617	(78,6–10)	IV 73	V 124
Eb 618	(78,10–11)	IV 70	V 119
Eb 619	(78,11)	IV 70	V 119
Eb 620	(78,12–16)	IV 70	V 118
Eb 621	(78,16–18)	IV 72	V 123
Eb 622	(78,18–19)	IV 74	V 128
Eb 623	(78,19–21)	IV 75	V 129
Eb 624	(78,21–79,2)	IV 75	V 129
Eb 625	(79,2–4)	IV 256	V 437
Eb 626	(79,4–5)	IV 256	V 437
Eb 627	(79,5–7)	IV 18	V 31
Eb 628	(79,7–8)	IV 18	V 32
Eb 629	(79,8)	IV 18	V 32
Eb 630	(79,8–9)	IV 18	V 31
Eb 631	(79,10–14)	IV 102	V 177

Eb 632	(79,14–17)	IV 102	V 177	Eb 675	(84,1–5)	IV 26	V 46
Eb 633	(79,17–19)	IV 102	V 178	Eb 676	(84,5–6)	IV 26	V 46
Eb 634	(79,19–22)	IV 81	V 139	Eb 677	(84,6–8)	IV 26	V 47
Eb 635	(79,22–80,2)	IV 27	V 48	Eb 678	(84,8–10)	IV 26	V 47
Eb 636	(80,2–4)	IV 202	V 353	Eb 679	(84,10–12)	IV 27	V 47
Eb 637	(80,4–6)	IV 29	V 50	Eb 680	(84,12–13)	IV 27	V 47
Eb 638	(80,6–8)	IV 29	V 51	Eb 681	(84,13–15)	IV 24	V 42
Eb 639	(80,8–9)	IV 29	V 51	Eb 682	(84,15–17)	IV 24	V 42
Eb 640	(80,9–14)	IV 29	V 51	Eb 683	(84,17–18)	IV 24	V 43
Eb 641	(80,14–15)	IV 29	V 51	Eb 684	(84,18–20)	IV 23	V 41
Eb 642	(80,15–17)	IV 16	V 27	Eb 685	(84,20)	IV 23	V 41
Eb 643	(80,17–18)	IV 16	V 28	Eb 686	(84,20–85,1)	IV 18	V 30
Eb 644	(80,18–19)	IV 24	V 43	Eb 687	(85,2–3)	IV 17	V 30
Eb 645	(80,19–21)	IV 24	V 43	Eb 688	(85,3–5)	IV 22	V 38
Eb 646	(80,21–81,1)	IV 24	V 43	Eb 689	(85,5–7)	IV 28	V 50
Eb 647	(81,1–4)	IV 72	V 122	Eb 690	(85,7–8)	IV 29	V 52
Eb 648	(81,4–6)	IV 72	V 123	Eb 691	(85,8–9)	IV 30	V 52
Eb 649	(81,7–10)	IV 21	V 37	Eb 692	(85,9–10)	IV 30	V 52
Eb 650	(81,10–14)	IV 84	V 144	Eb 693	(85,10–12)	IV 20	V 35
Eb 651	(81,14–17)	IV 19	V 32	Eb 694	(85,12)	IV 25	V 44
Eb 652	(81,17–20)	IV 16	V 28	Eb 695	(85,13–14)	IV 18	V 31
Eb 653	(81,20–82,1)	IV 19	V 33	Eb 696	(85,14–16)	IV 83	V 143
Eb 654	(82,1–4)	IV 84	V 144	Eb 697	(85,16–17)	IV 67	V 115
Eb 655	(82,4–6)	IV 84	V 145	Eb 698	(85,17–18)	IV 68	V 115
Eb 656	(82,7–10)	IV 25	V 44	Eb 699	(85,18–19)	IV 68	V 116
Eb 657	(82,10–13)	IV 22	V 38	Eb 700	(85,19–20)	IV 68	V 116
Eb 658	(82,13–16)	IV 28	V 49	Eb 701	(85,20–21)	IV 68	V 116
Eb 659	(82,16–17)	IV 32	V 56	Eb 702	(85,21–86,1)	IV 68	V 116
Eb 660	(82,18–19)	IV 32	V 57	Eb 703	(86,1)	IV 68	V 116
Eb 661	(82,19–20)	IV 32	V 57	Eb 704	(86,2–3)	IV 68	V 116
Eb 662	(82,20–22)	IV 23	V 40	Eb 705	(86,4–5)	IV 135	V 237
Eb 663	(82,22–83,8)	IV 30	V 52	Eb 706	(86,5–6)	IV 135	V 237
Eb 664	(83,8–9)	IV 27	V 48	Eb 707	(86,6–8)	IV 136	V 237
Eb 665	(83,9–10)	IV 27	V 48	Eb 708	(86,8–9)	IV 304	V 524
Eb 666	(83,10–12)	IV 27	V 48	Eb 709	(86,10–11)	IV 303	V 523
Eb 667	(83,12–13)	IV 28	V 49	Eb 710	(86,11–13)	IV 303	V 523
Eb 668	(83,13–14)	IV 28	V 49	Eb 711	(86,13–14)	IV 303	V 524
Eb 669	(83,14–15)	IV 28	V 49	Eb 712	(86,15–21)	IV 39	V 67
Eb 670	(83,15–18)	IV 25	V 45	Eb 713	(87,1–3)	IV 304	V 525
Eb 671	(83,18–19)	IV 25	V 45	Eb 714	(87,3–4)	IV 302	V 519
Eb 672	(83,19–20)	IV 25	V 45	Eb 715	(87,4–6)	IV 302	V 520
Eb 673	(83,20–22)	IV 26	V 46	Eb 716	(87,6–8)	IV 301	V 518
Eb 674	(83,22–84,1)	IV 26	V 46	Eb 717	(87,8–10)	IV 290	V 498

Eb 718	(87,10–12)	IV 301	V 518	Eb 761	(90,14)	IV 64	V 108
Eb 719	(87,12–13)	IV 301	V 519	Eb 762	(90,14–15)	IV 64	V 109
Eb 720	(87,13–15)	IV 301	V 519	Eb 763	(90,15–91,1)	IV 64	V 109
Eb 721	(87,15–17)	IV 301	V 519	Eb 764	(91,2–3)	IV 61	V 104
Eb 722	(87,17–19)	IV 243	V 417	Eb 765	(91,3–5)	IV 61	V 104
Eb 723	(87,19–88,1)	IV 242	V 416	Eb 766	(91,5–19)	IV 61	V 104
Eb 724	(88,1–2)	IV 243	V 416	Eb 767	(91,19–92,2)	IV 62	V 106
Eb 725	(88,2–3)	IV 243	V 417	Eb 768	(92,3–4)	IV 62	V 106
Eb 726	(88,4–5)	IV 212	V 369	Eb 769	(92,4–5)	IV 62	V 106
Eb 727	(88,5–6)	IV 213	V 369	Eb 770	(92,5–6)	IV 62	V 107
Eb 728	(88,6–7)	IV 213	V 369	Eb 771	(92,7–8)	IV 38	V 66
Eb 729	(88,7)	IV 213	V 369	Eb 772	(92,8–9)	IV 38	V 66
Eb 730	(88,8–9)	IV 213	V 369	Eb 773	(92,9–10)	IV 38	V 66
Eb 731	(88,9–10)	IV 213	V 370	Eb 774	(92,10–12)	IV 38	V 66
Eb 732	(88,10–12)	IV 213	V 370	Eb 775	(92,12–13)	IV 38	V 67
Eb 733	(88,13–16)	IV 266	V 456	Eb 776	(92,13–16)	IV 39	V 67
Eb 734	(88,16–19)	IV 240	V 413	Eb 777	(92,16–18)	IV 39	V 67
Eb 735	(88,19–20)	IV 240	V 414	Eb 778	(92,19–20)	IV 40	V 70
Eb 736	(88,21)	IV 240	V 414	Eb 779	(92,20–21)	IV 40	V 70
Eb 737	(88,21–22)	IV 240	V 414	Eb 780	(92,21–93,1)	IV 257	V 437
Eb 738	(89,1)	IV 240	V 414	Eb 781	(93,1–3)	IV 257	V 437
Eb 739	(89,2–3)	IV 65	V 111	Eb 782	(93,3–5)	IV 292	V 501
Eb 740	(89,3–4)	IV 65	V 112	Eb 783	(93,6–8)	IV 277	V 476
Eb 741	(89,4–6)	IV 67	V 115	Eb 784	(93,9–10)	IV 286	V 492
Eb 742	(89,6–7)	IV 66	V 113	Eb 785	(93,10–11)	IV 286	V 493
Eb 743	(89,7–8)	IV 65	V 112	Eb 786	(93,11–16)	IV 286	V 492
Eb 744	(89,8)	IV 65	V 112	Eb 787	(93,16–17)	IV 286	V 492
Eb 745	(89,8–9)	IV 66	V 112	Eb 788	(93,17–18)	IV 286	V 491
Eb 746	(89,10–11)	IV 66	V 113	Eb 789	(93,18–20)	IV 282	V 486
Eb 747	(89,11–12)	IV 66	V 113	Eb 790	(93,20–21)	IV 283	V 486
Eb 748	(89,12–13)	IV 66	V 112	Eb 791	(93,21–94,1)	IV 283	V 487
Eb 749	(89,14–15)	IV 67	V 114	Eb 792	(94,2–3)	IV 283	V 487
Eb 750	(89,16–18)	IV 157	V 275	Eb 793	(94,3–5)	IV 283	V 487
Eb 751	(89,18–20)	IV 154	V 271	Eb 794	(94,5–7)	IV 283	V 487
Eb 752	(89,20–22)	IV 153	V 269	Eb 795	(94,7–8)	IV 282	V 486
Eb 753	(89,22–23)	IV 154	V 271	Eb 796	(94,8–10)	IV 286	V 491
Eb 754	(89,23–90,2)	IV 154	V 270	Eb 797	(94,10–11)	IV 279	V 480
Eb 755	(90,2–3)	IV 154	V 271	Eb 798	(94,11–13)	IV 279	V 480
Eb 756	(90,4–5)	IV 154	V 270	Eb 799	(94,13–14)	IV 279	V 481
Eb 757	(90,6–7)	IV 100	V 175	Eb 800	(94,14–15)	IV 278	V 478
Eb 758	(90,7–11)	IV 101	V 175	Eb 801	(94,15–16)	IV 278	V 479
Eb 759	(90,11–13)	IV 101	V 175	Eb 802	(94,16–17)	IV 278	V 479
Eb 760	(90,13–14)	IV 101	V 175	Eb 803	(94,17–18)	IV 278	V 479

Eb 804	(94,18–19)	IV 278	V 479
Eb 805	(94,19)	IV 278	V 479
Eb 806	(94,19–21)	IV 278	V 479
Eb 807	(94,21–22)	IV 279	V 479
Eb 808	(95,1–3)	IV 285	V 491
Eb 809	(95,3–5)	IV 285	V 491
Eb 810	(95,5–7)	IV 284	V 488
Eb 811	(95,7–14)	IV 284	V 489
Eb 812	(95,15–16)	IV 282	V 486
Eb 813	(95,16–18)	IV 282	V 485
Eb 814	(95,18–19)	IV 282	V 485
Eb 815	(95,19–21)	IV 287	V 493
Eb 816	(95,21–22)	IV 287	V 493
Eb 817	(95,22–96,2)	IV 287	V 494
Eb 818	(96,2–4)	IV 282	V 485
Eb 819	(96,4–5)	IV 282	V 485
Eb 820	(96,5–7)	IV 281	V 484
Eb 821	(96,7–8)	IV 281	V 484
Eb 822	(96,8–9)	IV 281	V 484
Eb 823	(96,9–11)	IV 280	V 483
Eb 824	(96,11)	IV 281	V 483
Eb 825	(96,11–12)	IV 281	V 483
Eb 826	(96,12)	IV 281	V 483
Eb 827	(96,12)	IV 281	V 484
Eb 828	(96,13–14)	IV 279	V 481
Eb 829	(96,14–15)	IV 280	V 481
Eb 830	(96,15–16)	IV 280	V 481
Eb 831	(96,16–20)	IV 271	V 465
Eb 832	(96,20–97,1)	IV 271	V 465
Eb 833	(97,1–7)	IV 271	V 466
Eb 834	(97,7–8)	IV 281	V 484
Eb 835	(97,8–9)	IV 288	V 496
Eb 836	(97,10–11)	IV 285	V 490
Eb 837	(97,11–12)	IV 285	V 490
Eb 838	(97,13–14)	IV 291	V 500
Eb 839	(97,14–15)	IV 291	V 500
Eb 840	(97,15–16)	IV 305	V 526
Eb 841	(97,16–17)	IV 305	V 526
Eb 842	(97,17–19)	IV 305	V 526
Eb 843	(97,19)	IV 305	V 526
Eb 844	(97,20)	IV 305	V 527
Eb 845	(97,20–21)	IV 305	V 527
Eb 846	(97,21–98,1)	IV 305	V 527
Eb 847	(98,1–2)	IV 306	V 527
Eb 848	(98,2–6)	IV 306	V 527
Eb 849	(98,6–9)	IV 306	V 528
Eb 850	(98,9–10)	IV 306	V 528
Eb 851	(98,10–11)	IV 306	V 528
Eb 852	(98,12–14b)	IV 290	V 499
Eb 853	(98,14b–18b)	IV 290	V 499
Eb 854	(99,1)	IV 1	V 1
Eb 854a	(99,2–5)	IV 1	V 1
Eb 854b	(99,5–6)	IV 1	V 1
Eb 854c	(99,6–10)	IV 1	V 2
Eb 854 zu c	(99,19–21)	IV 2	V 3
Eb 854d	(99,10–12)	IV 1	V 2
Eb 854e	(99,14–17)	IV 2	V 2
Eb 854f	(100,2–5)	IV 2	V 3
Eb 854g	(100,5–6)	IV 2	V 3
Eb 854h	(100,6–7)	IV 2	V 3
Eb 854i	(100,7)	IV 2	V 4
Eb 854k	(100,7–8)	IV 2	V 4
Eb 854l	(100,8–10)	IV 3	V 4
Eb 854m	(100,10)	IV 3	V 4
Eb 854n	(100,11)	IV 3	V 4
Eb 854o	(100,11–14)	IV 3	V 4
Eb 855a	(99,12–14)	IV 2	V 2
Eb 855b	(99,17–18)	IV 5	V 8
Eb 855c	(99,18–19)	IV 5	V 8
Eb 855d	(99,21–100,1)	IV 6	V 10
Eb 855e	(100,14–16)	IV 5	V 8
Eb 855f	(100,16–17)	IV 5	V 8
Eb 855g	(100,17–18)	IV 5	V 9
Eb 855h	(100,18–101,2)	IV 4	V 6
Eb 855i	(101,2–5)	IV 4	V 7
Eb 855k	(101,5–8)	IV 4	V 7
Eb 855l	(101,8)	IV 5	V 9
Eb 855l bis	(101,8–10)	IV 4	V 7
Eb 855m	(101,11)	IV 5	V 7
Eb 855n	(101,11–14)	IV 6	V 10
Eb 855o	(101,14–15)	IV 4	V 6
Eb 855p	(101,15–18)	IV 6	V 10
Eb 855q	(101,18–20)	IV 6	V 10
Eb 855r	(101,20)	IV 4	V 6
Eb 855s	(101,20–102,2)	IV 3	V 5
Eb 855t	(102,2–4)	IV 3	V 5

Pap. Hearst

H 45	(3,15–17)	IV 11	V 20	H 88	(7,10)	IV 140	V 245
H 46	(3,17–4,1)	IV 12	V 20	H 89	(7,10–11)	IV 210	V 365
H 47	(4,1–2)	IV 106	V 185	H 90	(7,11–12)	IV 210	V 365
H 48	(4,2–3)	IV 97	V 170	H 91	(7,12)	IV 210	V 365
H 49	(4,3)	IV 98	V 171	H 92	(7,12)	IV 210	V 365
H 50	(4,4)	IV 97	V 170	H 93	(7,12–13)	IV 130	V 229
H 51	(4,4–5)	IV 99	V 172	H 94	(7,14–16)	IV 22	V 38
H 52	(4,5–6)	IV 99	V 172	H 95	(7,16–8,1)	IV 20	V 36
H 53	(4,6)	IV 103	V 179	H 96	(8,1–2)	IV 18	V 31
H 54	(4,6–7)	IV 117	V 205	H 97	(8,2)	IV 18	V 32
H 55	(4,7–8)	IV 103	V 180	H 98	(8,3)	IV 18	V 32
H 56	(4,8)	IV 103	V 180	H 99	(8,3–4)	IV 24	V 43
H 57	(4,8–9)	IV 86	V 148	H 100	(8,4–5)	IV 33	V 58
H 58	(4,9–10)	IV 120	V 210	H 101	(8,5–6)	IV 16	V 28
H 59	(4,10–11)	IV 123	V 215	H 102	(8,6)	IV 19	V 33
H 60	(4,11)	IV 123	V 215	H 103	(8,7)	IV 19	V 33
H 61	(4,11–12)	IV 166	V 291	H 104	(8,7–8)	IV 17	V 29
H 62	(4,12–14)	IV 132	V 232	H 105	(8,8)	IV 17	V 29
H 63	(4,14–15)	IV 134	V 234	H 106	(8,8–9)	IV 17	V 29
H 64	(4,15–16)	IV 134	V 235	H 107	(8,9–10)	IV 17	V 29
H 65	(4,16)	IV 135	V 236	H 108	(8,10)	IV 17	V 30
H 66	(4,16–5,1)	IV 135	V 235	H 109	(8,10–11)	IV 17	V 30
H 67	(5,1–2)	IV 136	V 238	H 110	(8,11–12)	IV 25	V 44
H 68	(5,2–4)	IV 138	V 240	H 111	(8,12–13)	IV 16	V 27
H 69	(5,4–5)	IV 143	V 251	H 112	(8,13)	IV 16	V 28
H 70	(5,5–7)	IV 144	V 251	H 113	(8,13–14)	IV 23	V 40
H 71	(5,7–9)	IV 259	V 443	H 114	(8,14)	IV 32	V 57
H 72	(5,9–10)	IV 260	V 443	H 115	(8,14–15)	IV 32	V 58
H 73	(5,10–12)	IV 260	V 444	H 116	(8,15–16)	IV 72	V 122
H 74	(5,12–15)	IV 260	V 445	H 117	(8,16)	IV 32	V 57
H 75	(5,15–6,2)	IV 260	V 445	H 118	(8,16–17)	IV 32	V 57
H 76	(6,2–4)	IV 35	V 61	H 119	(8,17)	IV 32	V 57
H 77	(6,4–5)	IV 35	V 62	H 120	(8,17–18)	IV 23	V 40
H 78	(6,5–11)	IV 308	V 530	H 121	(8,18–9,1)	IV 20	V 35
H 79	(6,11–12)	IV 146	V 256	H 122	(9,1–2)	IV 16	V 28
H 80	(6,12–14)	IV 146	V 256	H 123	(9,2–3)	IV 84	V 144
H 81	(6,14–15)	IV 147	V 257	H 124	(9,3–4)	IV 84	V 145
H 82	(6,15–16)	IV 147	V 257	H 125	(9,4–5)	IV 235	V 407
H 83	(6,16–7,2)	IV 147	V 258	H 126	(9,5–6)	IV 235	V 407
H 84	(7,2–4)	IV 148	V 259	H 127	(9,6–7)	IV 230	V 399
H 85	(7,4–6)	IV 152	V 267	H 128	(9,7–8)	IV 235	V 406
H 86	(7,7–9)	IV 147	V 258	H 129	(9,8–9)	IV 243	V 416
H 87	(7,9–10)	IV 148	V 260	H 130	(9,9)	IV 243	V 417

H 131	(9,9–10)	IV 156	V 275
H 132	(9,10–11)	IV 237	V 410
H 133	(9,11–12)	IV 236	V 408
H 134	(9,12–13)	IV 253	V 433
H 135	(9,13)	IV 253	V 433
H 136	(9,13–14)	IV 230	V 400
H 137	(9,14–15)	IV 230	V 400
H 138	(9,15–16)	IV 238	V 411
H 139	(9,16–17)	IV 230	V 400
H 140	(9,18–10,1)	IV 234	V 404
H 141	(10,1)	IV 234	V 404
H 142	(10,1–2)	IV 18	V 31
H 143	(10,2–4)	IV 157	V 276
H 144	(10,4–5)	IV 299	V 516
H 145	(10,5–6)	IV 299	V 516
H 146	(10,6–7)	IV 300	V 517
H 147	(10,7–9)	IV 297	V 513
H 148	(10,9–10)	IV 298	V 513
H 149	(10,10–11)	IV 298	V 514
H 150	(10,11–12)	IV 304	V 525
H 151	(10,12–13)	IV 303	V 524
H 152	(10,13–14)	IV 304	V 525
H 153	(10,14–15)	IV 302	V 519
H 154	(10,15–16)	IV 302	V 520
H 155	(10,16–18)	IV 300	V 517
H 156	(10,18)	IV 300	V 517
H 157	(10,18–11,1)	IV 289	V 498
H 158	(11,1)	IV 289	V 498
H 159	(11,1–3)	IV 266	V 456
H 160	(11,3–6)	IV 250	V 428
H 161	(11,6–7)	IV 251	V 429
H 162	(11,7)	IV 251	V 429
H 163	(11,7)	IV 251	V 429
H 164	(11,7–8)	IV 251	V 429
H 165	(11,8)	IV 251	V 429
H 166	(11,8–9)	IV 251	V 430
H 167	(11,9–10)	IV 40	V 69
H 168	(11,10–11)	IV 254	V 435
H 169	(11,11–12)	IV 255	V 435
H 170	(11,12–15)	IV 258	V 440
H 171	(11,15–16)	IV 258	V 439
H 172	(11,16–17)	IV 257	V 438
H 173	(11,17–21,1)	IV 72	V 123
H 174	(12,1–3)	IV 73	V 124
H 175	(12,3–5)	IV 70	V 118
H 176	(12,5–6)	IV 70	V 119
H 177	(12,6–7)	IV 70	V 119
H 178	(12,7)	IV 70	V 119
H 179	(12,7–8)	IV 74	V 128
H 180	(12,9)	IV 71	V 120
H 181	(12,9)	IV 71	V 120
H 182	(12,9–10)	IV 74	V 127
H 183	(12,10–11)	IV 74	V 127
H 184	(12,11–13)	IV 74	V 127
H 185	(12,13–14)	IV 71	V 121
H 186	(12,14)	IV 71	V 121
H 187	(12,15)	IV 71	V 121
H 188	(12,15–16)	IV 70	V 119
H 189	(12,16–17)	IV 70	V 120
H 190	(12,17)	IV 70	V 120
H 191	(12,17–13,1)	IV 71	V 120
H 192	(13,1–2)	IV 71	V 120
H 193	(13,2–3)	IV 71	V 121
H 194	(13,3–4)	IV 72	V 122
H 195	(13,4)	IV 71	V 121
H 196	(13,5)	IV 73	V 125
H 197	(13,5–6)	IV 72	V 121
H 198	(13,5)	IV 72	V 122
H 199	(13,6–7)	IV 73	V 126
H 200	(13,7–8)	IV 73	V 125
H 201	(13,8–9)	IV 73	V 126
H 202	(13,9–10)	IV 73	V 126
H 203	(13,10)	IV 73	V 126
H 204	(13,10–11)	IV 74	V 128
H 205	(13,11–12)	IV 75	V 128
H 206	(13,12–13)	IV 153	V 269
H 207	(13,13–14)	IV 154	V 270
H 208	(13,14–15)	IV 154	V 270
H 209	(13,15–16)	IV 154	V 270
H 210	(13,16)	IV 154	V 271
H 211	(13,16–17)	IV 154	V 271
H 212	(13,17–14,2)	IV 311	V 536
H 213	(14,2–4)	IV 311	V 537
H 214	(14,4–7)	IV 310	V 534
H 215	(14,7–10)	IV 310	V 535
H 216	(14,10–13)	IV 310	V 536

H 217	(14,13–14)	IV 200	V 349
H 218	(14,14–15)	IV 200	V 349
H 219	(14,15–16)	IV 200	V 350
H 220	(14,16–17)	IV 201	V 350
H 221	(14,17–15,1)	IV 201	V 350
H 222	(15,1–2)	IV 201	V 351
H 223	(15,2)	IV 201	V 351
H 224	(15,3)	IV 201	V 351
H 225	(15,3–4)	IV 202	V 351
H 226	(15,4–5)	IV 202	V 352
H 227	(15,5–6)	IV 202	V 352
H 228	(15,6–8)	IV 19	V 33
H 229	(15,8–10)	IV 19	V 34
H 230	(15,10)	IV 19	V 34
H 231	(15,10–11)	IV 20	V 34
H 232	(15,11–13)	IV 22	V 39
H 233	(15,13–14)	IV 202	V 352
H 234	(15,14–15)	IV 202	V 353
H 235	(15,15–16)	IV 230	V 400
H 236	(15,16–16,1)	IV 230	V 401
H 237	(16,1–2)	IV 20	V 34
H 238	(16,2–4)	IV 21	V 36
H 239	(16,4–5)	IV 211	V 367
H 240	(16,5)	IV 211	V 367
H 241	(16,5–6)	IV 211	V 367
H 242	(16,6–7)	IV 211	V 367
H 243	(16,7–8)	IV 211	V 368
H 244	(16,8–9)	IV 211	V 368
H 245	(16,9–10)	IV 203	V 354
H 246	(16,10–11)	IV 316	V 544
H 247	(16,11–12)	IV 81	V 140
H 248	(16,12–13)	IV 316	V 544
H 249	(16,13–14)	IV 21	V 36
H 250	(16,14–17)	IV 21	V 37
H 251	(16,17–17,3)	IV 21	V 37
H 252	(17,3–4)	IV 81	V 140
H 253	(17,4–5)	IV 248	V 425
H 254	(17,5–6)	IV 248	V 425
H 255	(17,6–9)	IV 248	V 425
H 256	(17,9–10)	IV 313	V 540
H 257	(17,10–12)	IV 313	V 540
H 258	(17,12–14)	IV 313	V 540
H 259	(17,14–16)	IV 314	V 540
H 260	(17,16–18,3)	IV 203	V 354

Pap. Kahun (med.)

Kah 1	(1,1–5)	IV 267	V 457
Kah 2	(1,5–8)	IV 267	V 458
Kah 3	(1,8–12)	IV 267	V 458
Kah 4	(1,12–15)	IV 268	V 458
Kah 5	(1,15–20)	IV 268	V 459
Kah 6	(1,20–22)	IV 268	V 459
Kah 7	(1,23–25)	IV 268	V 460
Kah 8	(1,25–27)	IV 268	V 460
Kah 9	(1,27–29)	IV 269	V 460
Kah 10	(2,1–5)	IV 269	V 461
Kah 11	(2,5–7)	IV 269	V 461
Kah 12	(2,7–11)	IV 269	V 462
Kah 13	(2,11–18)	IV 270	V 462
Kah 14	(2,18–20)	IV 270	V 463
Kah 15	(2,20–21)	IV 270	V 463
Kah 16	(2,22–25)	IV 270	V 463
Kah 17	(2,25–30)	IV 270	V 464
Kah 18	(3,1–2)	IV 288	V 495
Kah 19	(3,2–3)	IV 276	V 476
Kah 20	(3,3–6)	IV 288	V 495
Kah 21	(3,6)	IV 277	V 477
Kah 22	(3,7)	IV 277	V 477
Kah 23	(3,7–8)	IV 277	V 477
Kah 24	(3,8–9)	IV 277	V 477
Kah 25	(3,9–11)	IV 271	V 464
Kah 26	(3,12–14)	IV 272	V 468
Kah 27	(3,15–17)	IV 273	V 468
Kah 28	(3,17–19)	IV 273	V 469
Kah 29	(3,19–20)	IV 273	V 469
Kah 30	(3,20–23)	IV 273	V 470
Kah 31	(3,23–24)	IV 274	V 470
Kah 32	(3,24–25)	IV 274	V 470
Kah 33	(3,25–26)	IV 287	V 494
Kah 34	(3,27–28)	IV 288	V 495

Pap. Kahun (veter.)

Kah. Veter. Fragm. A	IV 317	V 546
Kah. Veter. Fragm. B	IV 317	V 546
Kah. Veter. Fragm. C + H (5–10)	IV 317	V 546
Kah. Veter. Fragm. H (11)	IV 317	V 546
Kah. Veter. Fragm. D (12–15)	IV 317	V 546
Kah. Veter. (17–33)	IV 318	V 547
Kah. Veter. (34–56)	IV 318	V 547
Kah. Veter. (57–69)	IV 318	V 549

Pap. London (Brit. Museum 10059)

L 1	(1,1–2)	IV 237	V 410
L 2	(1,2–10)	IV 237	V 410
L 3	(1,11–2,1)	IV 238	V 410
L 4	(2,1–3)	IV 203	V 353
L 5	(2,4–3,1)	IV 156	V 275
L 6	(3,1–5)	IV 255	V 435
L 7	(3,5–6)	IV 255	V 436
L 8	(3,6–8)	IV 255	V 436
L 9	(3,8–4,1)	IV 255	V 436
L 10	(4,1–5)	IV 255	V 436
L 11	(4,5–7)	IV 315	V 543
L 12	(4,7–8)	IV 315	V 544
L 13	(4,8–13)	IV 288	V 496
L 14	(5,1–6,1)	IV 100	V 174
L 15	(6,1–2)	IV 217	V 377
L 16	(6,2–3)	IV 217	V 377
L 17	(6,3–4)	IV 218	V 378
L 18	(6,4–6)	IV 217	V 377
L 19	(6,6)	IV 252	V 431
L 20	(6,6–7)	IV 221	V 383
L 21	(6,7–9)	IV 221	V 383
L 22	(7,1–8)	IV 60	V 103
L 23	(7,8–11)	IV 60	V 103
L 24	(8,1–7)	IV 264	V 452
L 25	(8,8–9,4)	IV 156	V 274
L 26	(10,1–5)	IV 14	V 25
L 27	(10,6–10)	IV 259	V 441
L 28	(10,10–13)	IV 259	V 442
L 29	(10,13–11,1)	IV 207	V 360
L 30	(11,2–3)	IV 254	V 434
L 31	(11,3–4)	IV 254	V 435
L 32	(11,4–6)	IV 258	V 440
L 33	(11,6–7)	IV 258	V 441
L 34	(11,8–12,1)	IV 50	V 85
L 35	(12,2–3)	IV 49	V 85
L 36	(12,3–14)	IV 50	V 85
L 37	(13,1–3)	IV 158	V 279
L 38	(13,3–7)	IV 153	V 268
L 39	(13,7–9)	IV 289	V 497
L 40	(13,9–14)	IV 280	V 482
L 41	(13,14–14,1)	IV 280	V 482
L 42	(14,1–2)	IV 280	V 482
L 43	(14,2–3)	IV 207	V 361
L 44	(14,4–5)	IV 207	V 361
L 45	(14,5–8)	IV 283	V 487
L 46	(14,8–14)	IV 214	V 372
L 47	(14,14–15,2)	IV 215	V 373
L 48	(15,2–4)	IV 216	V 374
L 49	(15,4)	IV 215	V 373
L 50	(15,4–5)	IV 215	V 373
L 51	(15,5–6)	IV 216	V 375
L 52	(15,6–7)	IV 218	V 379
L 53	(15,7)	IV 219	V 381
L 54	(15,7–8)	IV 219	V 381
L 55	(15,8–10)	IV 219	V 381
L 56	(15,10–11)	IV 218	V 379
L 57	(15,11–12)	IV 218	V 380
L 58	(15,12–13)	IV 219	V 380
L 59	(15,13)	IV 219	V 380
L 60	(15,13–14)	IV 219	V 380
L 61	(15,14–15)	IV 220	V 382

Pap. Berlin 3027

Ostraka

Pap. Chester Beatty V

Pap. Chester Beatty VIII

Pap. Chester Beatty XV

Pap. Leiden I 343 + I 345

Pap. Leiden Recto XXII 1 + x + 1–2	IV 259	V 441
Pap. Leiden Recto XXVI 7–9	IV 77	V 132
Pap. Leiden Recto XXVI 9–10	IV 77	V 132
Pap. Leiden Recto XXVI 11	IV 77	V 133
Pap. Leiden Recto XXVI 11–12	IV 77	V 133
Pap. Leiden Recto XXVI 12–XXVIII 5	IV 83	V 142
Pap. Leiden Verso III 1–IV 8	IV 265	V 453
Pap. Leiden Verso V 8–VII 5	IV 265	V 454
Pap. Leiden Verso IX 12–X 5	IV 83	V 143
Pap. Leiden Verso XIX	IV 316	V 545
Pap. Leiden Verso XXIII 1	IV 79	V 135

Pap. Louvre E 4864 Verso

Pap. Louvre E 4864 Rs. 1,4–2,1	IV 314	V 541
Pap. Louvre E 4864 Rs. 2,4	IV 114	V 199

Pap. Turin 31 + 77

Pap. Turin 31 + 77,3–5	IV 212	V 368

Pap. Ramesseum III

Ram III A 1–2	IV 295	V 509
Ram III A 3–4	IV 80	V 138
Ram III A 7–8	IV 272	V 467
Ram III A 8	IV 286	V 493
Ram III A 9	IV 292	V 502
Ram III A 10–11	IV 110	V 192
Ram III A 13	IV 58	V 99
Ram III A 14–15	IV 53	V 89
Ram III A 15–16	IV 59	V 100
Ram III A 16	IV 58	V 99
Ram III A 17	IV 58	V 99
Ram III A 17–18–19	IV 59	V 101
Ram III A 19–20	IV 59	V 101
Ram III A 20–21	IV 53	V 91
Ram III A 21	IV 60	V 101
Ram III A 21–22	IV 60	V 101
Ram III A 22–24	IV 60	V 102
Ram III A 24–25	IV 57	V 96
Ram III A 25	IV 57	V 97
Ram III A 25–26	IV 57	V 97
Ram III A 26	IV 57	V 97
Ram III A 26–27	IV 110	V 192
Ram III A 27	IV 13	V 23
Ram III A 28–29	IV 113	V 199
Ram III A 29–30	IV 123	V 216
Ram III A 30–31	IV 295	V 508
Ram III B 1–2	IV 81	V 139
Ram III B 3	IV 254	V 434
Ram III B 3–4	IV 316	V 545
Ram III B 5	IV 214	V 371
Ram III B 5–6	IV 316	V 545
Ram III B 8–10	IV 39	V 69
Ram III B 10	IV 248	V 424
Ram III B 10–11	IV 292	V 503
Ram III B 12–14	IV 295	V 509
Ram III B 14–17	IV 292	V 502
Ram III B 19–20	IV 292	V 502
Ram III B 20–23	IV 293	V 504
Ram III B 23–34	IV 293	V 504

Pap. Ramesseum IV

Ram IV A 2–4	IV 272	V 467
Ram IV B 1–5	IV 288	V 496
Ram IV C 2–3	IV 277	V 476
Ram IV C 3–4	IV 288	V 496
Ram IV C 4–6	IV 288	V 496
Ram IV C 6–7	IV 294	V 506
Ram IV C 7	IV 213	V 370
Ram IV C 8–10	IV 238	V 411
Ram IV C 10–11	IV 315	V 543
Ram IV C 11–12	IV 315	V 543
Ram IV C 12–15	IV 295	V 508
Ram IV C 15–16	IV 291	V 501
Ram IV C 17–24	IV 291	V 500
Ram IV C 25–28	IV 279	V 480
Ram IV C 28–29	IV 279	V 480
Ram IV D II 1–4	IV 285	V 490
Ram IV E I 1–2	IV 316	V 545
Ram IV E I 2–3	IV 316	V 544

Pap. Ramesseum V

Ram V Nr. I	IV 80	V 136
Ram V Nr. II	IV 25	V 44
Ram V Nr. III	IV 28	V 50
Ram V Nr. IV	IV 30	V 54
Ram V Nr. V	IV 22	V 38
Ram V Nr. VI	IV 31	V 54
Ram V Nr. VII	IV 31	V 54
Ram V Nr. VIII	IV 31	V 54
Ram V Nr. IX	IV 31	V 55
Ram V Nr. X	IV 31	V 55
Ram V Nr. XI	IV 31	V 55
Ram V Nr. XII	IV 30	V 53
Ram V Nr. XIII	IV 30	V 53
Ram V Nr. XIV	IV 32	V 58
Ram V Nr. XV	IV 28	V 49
Ram V Nr. XVI	IV 27	V 47
Ram V Nr. XVII	IV 32	V 56
Ram V Nr. XVIII	IV 22	V 39
Ram V Nr. XIX	IV 33	V 58
Ram V Nr. XX	IV 31	V 55

Pap. Edwin Smith

Sm Fall 1 (x–1,12)	IV 172	V 299
Sm Fall 2 (1,12–18)	IV 173	V 301
Sm Fall 3 (1,18–2,2)	IV 173	V 301
Sm Fall 4 (2,2–11)	IV 174	V 303
Sm Fall 5 (2,11–17)	IV 175	V 304
Sm Fall 6 (2,17–3,1)	IV 176	V 305
Sm Fall 7 (3,2–4,4)	IV 176	V 307
Sm Fall 8 (4,5–18)	IV 178	V 311
Sm Fall 9 (4,19–5,5)	IV 180	V 313
Sm Fall 10 (5,5–9)	IV 180	V 314
Sm Fall 11 (5,10–15)	IV 181	V 315
Sm Fall 12 (5,16–6,3)	IV 181	V 316
Sm Fall 13 (6,3–7)	IV 182	V 318
Sm Fall 14 (6,7–14)	IV 182	V 318
Sm Fall 15 (6,14–17)	IV 183	V 319
Sm Fall 16 (6,17–21)	IV 183	V 319
Sm Fall 17 (7,1–7)	IV 183	V 320
Sm Fall 18 (7,7–14)	IV 184	V 321
Sm Fall 19 (7,14–22)	IV 184	V 321
Sm Fall 20 (7,22–8,5)	IV 185	V 322
Sm Fall 21 (8,6–9)	IV 185	V 323
Sm Fall 22 (8,9–17)	IV 186	V 324
Sm Fall 23 (8,18–22)	IV 186	V 325
Sm Fall 24 (8,22–9,2)	IV 187	V 326
Sm Fall 25 (9,2–6)	IV 187	V 326
Sm Fall 26 (9,6–13)	IV 187	V 327
Sm Fall 27 (9,13–18)	IV 188	V 327
Sm Fall 28 (9,18–10,3)	IV 188	V 328
Sm Fall 29 (10,3–8)	IV 189	V 329
Sm Fall 30 (10,8–12)	IV 189	V 329
Sm Fall 31 (10,12–22)	IV 189	V 330
Sm Fall 32 (11,1–9)	IV 190	V 331

Texte, die in den Noten erwähnt oder übersetzt werden

FSC
www.fsc.org
MIX
Papier | Fördert gute Waldnutzung
FSC® C083411

Kolibri 360 GmbH
Ferdinand-Jühlke-Straße 7
99095 Erfurt, Deutschland
produktsicherheit@kolibri360.de